国家出版基金项目
NATIONAL PUBLICATION FOUNDATION

"十三五"国家重点出版物出版规划项目

本草纲目研究集成

本草纲目药物古今图鉴 四 | 虫鳞介禽兽人部

郑金生 张志斌 编著

总主编

张志斌 郑金生

科学出版社
龙门书局
北京

内 容 简 介

　　《本草纲目药物古今图鉴》是"本草纲目研究集成"丛书的子书之一。书中以《本草纲目》中的药物（古代有药图者）为单元，图文结合，以鉴定诸药来源为主旨。全书52章。"总论"4章，介绍古代本草药图发展史及相关书籍的概况与特色。"各论"48章，论药1 459种，汇集古代药图近20 000幅。药物分类及各章药物排列与《本草纲目》48卷各论相对应。每药下分4项：【品图】大致按时代先后出示相关药图，再经比较品评，遴选原创药图供鉴药之用。【文录】摘取古本草中论述药物来源的主要条文。【鉴药】运用古本草资料与原创药图，结合现代研究成果，鉴定药物基原。【小结】出示鉴药结论，附以现代药物彩照辅助认药。全书有现代药物彩照1 200余幅。本书有益于了解古代药物来源及主要运用历史，也有助于阅读使用《本草纲目》。

　　本书适合中医药研究与爱好者，以及动物、植物、矿物研究人员参阅。

图书在版编目（CIP）数据

本草纲目药物古今图鉴. 四, 虫鳞介禽兽人部 / 郑金生, 张志斌编著.
— 北京：龙门书局, 2020.4
　（本草纲目研究集成）
　国家出版基金项目　　"十三五"国家重点出版物出版规划项目
　ISBN 978-7-5088-5561-5

　Ⅰ.①本…　Ⅱ.①郑…　②张…　Ⅲ.①《本草纲目》–图集

Ⅳ.①R281.3-64

　中国版本图书馆CIP数据核字（2019）第090457号

责任编辑：鲍　燕　曹丽英 / 责任校对：王晓茜
责任印制：肖　兴 / 封面设计：黄华斌

科 学 出 版 社
龍 門 書 局 出版
北京东黄城根北街 16 号
邮政编码：100717
http://www.sciencep.com

北京汇瑞嘉合文化发展有限公司 印刷
科学出版社发行　各地新华书店经销
*
2020年4月第 一 版　开本：787×1092　1/16
2020年4月第一次印刷　印张：69 1/2
字数：1648 000
定价：680.00元
（如有印装质量问题，我社负责调换）

本草纲目研究集成

学术指导委员会

主　　任　王永炎

委　　员　曹洪欣　黄璐琦　吕爱平
　　　　　谢雁鸣　王燕平

本草纲目研究集成

编辑委员会

本草纲目药物古今图鉴

编撰工作组

编　　著　郑金生　张志斌

主　　审　邬家林

协　　编　汪惟刚　侯酉娟

古代药图修整者　张志斌　叶　子

药物照片拍摄者　邬家林　陈虎彪　骆　斌
　　　　　　　　吴　双　屠鹏飞　林余霖
　　　　　　　　杨根锚　区靖彤　黄红平
　　　　　　　　张雯洁　梁之桃　陈　飞
　　　　　　　　甄　艳　于大猛　李春玲
　　　　　　　　李　强

总　序

　　进入21世纪，面向高概念时代，科学、人文互补互动，整体论、还原论朝向融通共进。中医学人更应重视传承，并在传承基础上创新。对享誉全球的重大古医籍做认真系统的梳理、完善、发掘、升华而正本清源，以提高学术影响力。晚近，虽有运用多基因网络开展证候、方剂组学研究，其成果用现代科技语言表述，对医疗保健具有一定意义。然而积学以启真，述学以为道，系统化、规范化，多方位、高层次的文献研究，当是一切中医药研究项目的本底，确是基础的基础，必须有清醒的认识，至关重要。

　　中医千年古籍，贵为今用。然古籍之所以能为今用，端赖世代传承，多方诠释，始能沟通古今，励行继承创新。深思中医学的发展史，实乃历代医家与时俱进，结合实践，对前辈贤哲大家之医籍、理论、概念、学说进行诠释的历史。诠释的任务在于传达、翻译、解释、阐明与创新。诠释就是要在客体（即被诠释的文本）框架上，赋予时代的精神，增添时代的价值。无疑，诠释也是创新。

　　明代李时珍好学敏思，勤于实践，治学沉潜敦厚。博求百家而不倦，确系闻名古今之伟大医药科学家，备受中外各界人士景仰。明代著名学者王世贞称其为"真北斗以南一人"，莫斯科大学将其敬列为世界史上最伟大的六十名科学家之一（其中仅有两位中国科学家）。其巨著《本草纲目》博而不繁，详而知要，求性理之精微，乃格物之通典。英国著名生物学家达尔文称之为"中国古代百科全书"。2011年《本草纲目》被联合国教科文组织列入"世界记忆名录"（同时被列入的仅两部中医药古籍），实为中国传统文化之优秀代表。欲使这样一部不朽的宝典惠泽医林，流传后世，广播世界，更当努力诠释，整理发扬。此乃"本草纲目研究集成"丛书之所由作也。

　　中国中医科学院成立60年以来，前辈学者名医于坎坷中筚路蓝缕，负重前行，启迪后学，笃志薪火传承。志斌张教授、金生郑教授，出自前辈经纬李教授、继兴马教授之门下，致力医史文献研究数十年，勤勉精进，研究成果累累。2008年岁末，志斌、金生二位学长，联袂应邀赴德国洪堡大学，参与《本草纲目》研究国际合作课题。历时三年余，所获甚丰。2012年两位教授归国后，向我提出开展《本草纲目》系列研究的建议，令我敬佩。这是具有现实意义的大事，旋即与二位共议筹谋，欲编纂成就一部大型丛书，命其名曰"本草纲目研究集成"。课题开始之初，得到中医临床基础医学研究所领导的支持，立项开展前期准备工作。2015年"本草纲目研究集成"项目获得国家出版基金资助，是课题顺利开展的良好机遇与条件。

中医药学是将科学技术与人文精神融合得最好的学科，而《本草纲目》则是最能体现科学百科精神的古代本草学著作，除了丰富的医药学知识之外，也饱含语言文字学、古代哲学、儒释道学、地理学、历史学等社会科学内容与生物学、矿物学、博物学等自然科学内容，真可谓是"博大精深"。要做好、做深、做精《本草纲目》的诠释研究，实非易事。在志斌、金生二位教授具体组织下，联合国内中医、中药、植物、历史地理、语言文字、出版规范等方面专家，组成研究团队。该团队成员曾完成《中华大典》下属之《药学分典》《卫生学分典》《医学分典·妇科总部》，以及《海外中医珍善本古籍丛刊》《温病大成》《中医养生大成》等多项大型课题与巨著编纂。如此多学科整合之团队，不惟多领域知识兼备，且组织及编纂经验丰富，已然积累众多海内外珍稀古医籍资料，是为"本草纲目研究集成"编纂之坚实基础。

李时珍生于明正德十三年（1518）。他穷毕生之智慧财力，殚精竭虑，呕心沥血，经三次大修，终于明万历六年（1578）编成《本草纲目》。至公元2018年，乃时珍诞辰500周年，亦恰逢《本草纲目》成书440周年。志斌、金生两位教授及其团队各位学者能团结一心，与科学出版社精诚合作，潜心数年，将我国古代名著《本草纲目》研究推向一个高峰！此志当勉，此诚可嘉，此举堪赞！我国中医事业有这样一批不受浮躁世风之影响，矢志不渝于"自由之思想，独立之精神"的学者，令我备受鼓舞。冀望书成之时培育一辈新知，壮大团队。感慨之余，聊撰数语，乐观厥成。

中央文史研究馆馆员
中国工程院院士　王永炎

丙申年元月初六

　　"本草纲目研究集成"是本着重视传承，并在传承基础上创新之目的，围绕明代李时珍《本草纲目》（此下简称《纲目》）进行系统化、规范化，多方位、高层次整理研究而撰著的一套学术丛书。

　　《纲目》不仅是中华民族传统文化的宝典，也是进入"世界记忆名录"、符合世界意义的文献遗产。欲使这样一部宝典惠泽当代，流芳后世，广播世界，更当努力诠注阐释，整理发扬。本丛书针对《纲目》之形制与内涵，以"存真、使用、完善、提高、发扬"为宗旨，多方位进行系统深入研究，撰成多种专著，总称为"本草纲目研究集成"。

　　我国伟大的医药学家李时珍，深明天地品物生灭无穷，古今用药隐显有异；亦熟谙本草不可轻言，名不核则误取，性不核则误施，动关人命。故其奋编摩之志，穷毕生精力，撰成《纲目》巨著。至公元2018年，乃李时珍诞辰500周年，亦恰逢《纲目》成书440周年。当此之际，我们选择《纲目》系列研究作为一项重点研究课题，希望能通过这样一项纯学术性的研究，来纪念伟大的医药学家李时珍。

　　为集思广益，本课题成员曾反复讨论应从何处着手进行具有创新意义的研究。《纲目》问世400余年间，以其为资料渊薮，经节编、类纂、增删、续补、阐释之后续本草多至数百。中、外基于《纲目》而形成的研究专著、简体标点、注释语译、外文译注等书，亦不下数百。至于相关研究文章则数以千计。尽管如此，至今《纲目》研究仍存在巨大的空间。诸如《纲目》文本之失真，严格意义现代标点本之缺如，系统追溯《纲目》所引原始文献之空白，《纲目》药物及药图全面研究之未备，书中涉及各种术语源流含义研究之贫乏，乃至《纲目》未收及后出本草资料尚未得到拾遗汇编等，都有待完善与弥补。

　　在明确了《纲目》研究尚存在的差距与空间之后，我们决定以"存真、使用、完善、提高、发扬"为宗旨，编撰下列各种学术研究著作。

　　1.《本草纲目导读》：此为整个丛书之"序曲"。该书重点任务是引导读者进入《纲目》这座宏伟的"金谷园"。

2.《本草纲目影校对照》：将珍贵的《纲目》金陵本原刻影印，并结合校点文字及校记脚注，采用单双页对照形式，以繁体字竖排的版式配以现代标点，并首次标注书名线、专名线。这样的影印与校点相结合方式，在《纲目》研究中尚属首创。此举旨在最大程度地保存《本草纲目》原刻及文本之真，且又便于现代读者阅读。

3.《本草纲目详注》：全面注释书中疑难词汇术语，尤注重药、病、书、人、地等名称。此书名为"详注"，力求选词全面，切忌避难就易。注释简明有据，体现中外现代相关研究成果与中医特色，以求便于现代运用，兼补《纲目》语焉不详之憾。

4.《本草纲目引文溯源》：《纲目》"引文溯源"方式亦为该丛书首创。《纲目》引文宏富，且经李时珍删繁汰芜，萃取精华，故文多精简，更切实用。然明人好改前人书，李时珍亦未能免俗，其删改之引文利弊兼存。此外，《纲目》虽能标注引文出处，却多有引而不确、注而不明之弊。本书追溯时珍引文之原文，旨在既显现李时珍锤炼引文之功力，又保存《纲目》引文之真、落实文献出处，提高该书的可信度，以便读者更为准确地理解《纲目》文义。

5.《本草纲目图考》：此书研究角度乃前所未有。该书将金陵本、江西本、钱（蔚起）本、张（绍棠）本四大版本药图（各千余幅）逐一进行比较，考释《纲目》药图异同之原委，及其与前后本草药图之承继关系，有助于考证药物品种之本真，弥补《纲目》原附药图简陋之不足。

6.《本草纲目药物古今图鉴》：以《纲目》所载药物为单元，汇聚古代传统本草遗存之近两万幅药图（含刻本墨线图及手绘彩图），配以现代药物基原精良摄影，并结合现代研究成果，逐一考察诸图所示药物基原。该书药物虽基于《纲目》，然所鉴之图涉及古今，其便用、提高之益，又非局促于《纲目》一书。

7.《本草纲目辞典》：此书之名虽非首创，然编纂三原则却系独有：不避难藏拙、不抄袭敷衍、立足时珍本意。坚持此三原则，旨在体现专书辞典特色，以别于此前之同名书。所收词目涉及药、病、书、人、地、方剂、炮制等术语，以及冷僻字词典故。每一词条将遵循史源学原则，追溯词源，展示词证，保证释义之原创性。此书不惟有益于阅读《纲目》，亦可有裨于阅读其他中医古籍。

8.《本草纲目续编》：该书虽非诠释《纲目》，却属继承时珍遗志，发扬《纲目》传统之新书。该书从时珍未见之本草古籍及时珍身后涌现之古代传统医药书（截止于1911年）中遴选资料，撷粹删重，释疑辨误，仿《纲目》体例，编纂成书。该书是继《纲目》之后，对传统本草知识又一次汇编总结。

9.《本草纲目研究札记》：这是一部体裁灵活、文风多样、内容广泛的著作。目的在于展示上述诸书在校勘、注释、溯源、考释图文等研究中之思路与依据。《纲目》被誉为"中国古代的百科全书",凡属上述诸书尚未能穷尽之《纲目》相关研究,例如《纲目》相关的文化思考与文字研究等,都可以"研究札记"形式进入该书。因此,该书既可为本丛书上述子书研究之总"后台",亦可为《纲目》其他研究之新"舞台",庶几可免遗珠之憾。

10.《全标原版本草纲目》:属《本草纲目》校点本,此分册是应读者需求、经编委会讨论增加的,目的是为适应读者购阅需求。将《本草纲目影校对照》的影印页予以删除,再次重订全部校勘内容,保留"全标"(即全式标点,在现代标点符号之外,标注书名线、专名线)、"原版"(以多种金陵本原刻为校勘底本、繁体竖排)的特色,而成此书。故在《本草纲目》书名前冠以"全标原版"以明此本特点。

最后需要说明的是,由于项目设计的高度、难度及广度,需要更多的研究时间。而且,在研究过程中,我们为了适应广大读者的强烈要求,在原计划8种书的基础上又增加了2种。为了保证按时结项,我们对研究计划进行再次调整,决定还是按完成8种书来结项,而将《本草纲目辞典》《本草纲目详注》两书移到稍后期再行完成。

本丛书学术指导委员会主任王永炎院士对诠释学有一个引人入胜的理解,他认为,诠释学的任务在于传达、解释、阐明和创新,需要独立之精神、自由之思想。本书的设计,正是基于这样的一种精神。我们希望通过这样可以单独存在的各种子书,相互紧密关联形成一个有机的整体,以期更好地存《纲目》之真,使诠释更为合理,阐明更为清晰,寓创新于其中。通过这样的研究,使《纲目》这一不朽之作在我们这一代的手中,注入时代的血肉,体现学术的灵魂,插上创新的翅膀。

当然,我们也深知,《纲目》研究的诸多空白与短板,并非本丛书能一次全部解决。在《纲目》整理研究方面,我们不敢说能做到完美,但希望我们的努力,能使《纲目》研究朝着更为完美的方向迈进一大步。

张志斌　郑金生

2018年12月12日

　　《本草纲目药物古今图鉴》（以下简称《图鉴》）是"本草纲目研究集成"所含子书之一。本书以《本草纲目》（以下简称《纲目》）的药物（有古代药图者）为单元，图文结合，以鉴定药物基原为主，从实用角度品鉴历代药图为辅，配以现代药物基原照片，使之展示相关药物的来源及历代运用。简言之，本书名为"图鉴"，旨在"以图鉴药"，兼及"以实鉴图"。

　　"以图鉴药"兴起于魏晋隋唐，留存至今的宋元明清药图尚有2万余幅。唐《新修本草》分《本草》正文、《图经》、《药图》三部分，其形式如孔志约序所云："铅翰昭章，定群言之得失；丹青绮焕，备庶物之形容。"宋·苏颂对这种"图以载其形色，经以释其同异"的编纂方法十分赞赏。唐《天宝单方药图》进一步合药物图、文于一书。受此启发，苏颂编纂了《本草图经》（第一部墨线版刻图谱）。该书遂成为后世本草药图的实际源头。

　　绘制或仿绘药图，需要经过专门的绘画训练。要绘出高质量的药图，更必须具备药物鉴别知识。然而精通药物兼能绘画的人才毕竟不多。因此，即便是官修的《本草图经》，其药图来源不一，故质量参差不齐。质量高的写生图，可以借以判断植物科属，质量低的药图，不过示意而已，无法作为鉴定药物来源的依据。有鉴于此，自古对药图价值就有不同的意见。

　　南宋·陈衍《宝庆本草折衷》有"撤图像例"，声明删撤药图。理由主要是医家"悉用见成之药"，且药材多经加工炮制，难见药物原形，"虽具诸图，何以比验"？还有一类示意，"若食盐画其人以运水土，若阿胶画其亭以盖井泉；若䗪虫乃画其木，或斑猫乃画其豆，此等之画，尤泛滥焉"。所以陈衍认为有精切的文字记载就够了，不必用药图。明代李时珍撰《纲目》，类例谨严，但独不言利用药图。他在评价《本草图经》时，称赞该书"考证详明，颇有发挥"，但却批评此书"图与说异，两不相应。或有图无说，或有物失图，或说是图非"。《纲目》正文通篇不言药图，其中原因还值得进一步研究。

从古本草药图对鉴定药物来源的实际作用来看，其作用是毋庸置疑的。《本草图经》中从药物产区进献上来的某些写生药图，出色地解决了许多药物基原问题。例如该书的4幅人参图中，独有"潞州人参"的根、叶形态与历代所用的五加科植物人参Panax ginseng C. A. Mey.相符，是为当时上党产人参的铁证。南宋画家王介，将其住地附近的植物药编绘而成《履巉岩本草》，初衷是"或恐园丁野妇，皮肤小疾，无昏暮叩门入市之劳，随手可用，此置图之本意也"。该书绘制的虎耳草、凌霄花、小金星凤尾草等图均栩栩如生，确实有助于就地采药。至于医家难见药物原形的问题，明代药家李中立《本草原始》别开生面，绘制了数百幅药材写生图，部分解决了医家辨药的问题。因此，历史事实证明药图有益于辨药识药，不能因为部分药图或图谱存在某些问题而斥为无用。

药图质量的高低，固然与画技有密切关系，但更重要的是取决于绘图者对药物基原特点的深入观察与把握。热衷草药的画家王介，擅长写生绘图的药家李中立，是本草绘图的佼佼者。明代宫廷或民间画家参与的本草绘图，只要是依据实物写生的药用动植物，就能有裨药物鉴定。如《本草品汇精要》中的麋鹿、鲨、薏苡草（实为玉米）等图，最能反映药物基原的特征。明代藩王朱橚，留意于搜求救荒食品，"于是购田夫野老，得甲坼勾萌者四百余种，植于一圃，躬自阅视，候其滋长成熟，乃召画工绘之为图，仍疏其花实根干皮叶之可食者，汇次为书一帙，名曰《救荒本草》"。这又是另一种编撰本草图谱的方式。由于有画家参与写生绘图，故其药图具有很高的学术价值。清代大臣、嘉庆间状元吴其濬，具有很高的文化修养，酷好钻研植物。他宦游各地，广采博览，亲自观察并绘图。他手绘的药图非常接近当今的科学绘图，故而他编纂的《植物名实图考》成为连接古本草学与现代植物学的桥梁。此外，某些地方本草的插图，虽然绘图者的画技拙劣，但他们却是熟知草药的专家，因此极为简练的笔画往往表现的是最突出的植物鉴别特征。这类药图的价值也不可小觑。

毋庸讳言的是，现存古本草配有药图者，并非皆如上述诸书的质量那么高。最为多见的是书商采用"绣像"的形式以促销药书。这些书商配制的插图多仿前人所绘，但常随意删改。仿绘者画技一般不太高，其图往往愈仿愈劣。明代宫廷画师绘制的几种彩色本草药图，在将前人墨线图改为彩绘的过程中，为求美观，局部变更药图，或将药材（如根部、果实等）写生图与前人药图"嫁接"在一起，或根据文字描述想象绘图（如《食物本草》的"落花生""枳椇"图等）。至于因追求药图的美观，随意更换药图的现象也经常发生，例如明末钱蔚起、清末张绍棠都曾大量改换《纲目》的药图。此类药图数量很大，流传最广，且常在普及性医药书中出现，因此影响甚大。以上现象的存在，使现存的本草药图鱼龙混杂，确实给本草绘图带来了一定的负面影响。

近现代以来，中药与动植物学者在考证古本草药物时，都非常注意利用古药图。

但因古本草收藏过于分散，新中国成立初期对本草的调研与发掘还不够，因此在改革开放以前，古本草药图并没有得到充分的利用。随着近几十年本草研究的快速进展，诸如《履巉岩本草》《本草品汇精要》《食物本草》《补遗雷公炮制便览》《草木便方》等本草图谱陆续得到发掘整理，为本草考证增添了不少新的史料。经过20多年的努力，由我们团队编纂的《中华大典·药学分典》于2013年全部出版。该书除10册古本草文字类编之外（计2 175万字），还有《图录总部》5册（墨线图3册，彩图2册）。该总部收录现存34种本草中的墨线图16 634幅，彩色药图4 425幅，共计21 059幅药图。《图录总部》的出版，基本结束了本草考证药图难搜寻、难复制的局面。这批药图就是我们敢于设计《本草纲目药物古今图鉴》的资料基础。

在"本草纲目研究集成"课题设计中，《纲目》药物考证是重中之重。考证《纲目》药物，自然必须充分发挥历代本草的文字记载与药图的作用。因此，我们决定以《纲目》药物有古本草药图者为对象，这样一来，则每一药的考证都能体现图文结合，同时又能借此机会，系统梳理评鉴一下古本草药图。所谓"有古本草药图者"，其中"古本草"指1911年以前成书的传统本草书。所选"药图"，以该图的"名"（图名）或"实"（表现的实物）与《纲目》某药的名或实相同为标准。在古本草中没有相应绘图的《纲目》药物，大多属于"有名未用"及"附录"药，或难以绘成图形者。此类药物数量甚少，暂不考虑收入《图鉴》。确定此原则后，有古本草药图的《纲目》药物共1 459种，收录的古本草药图多达近20 000幅。

这些有图的《纲目》药，各自有图数量不一。多则一药数十幅，少则一两幅。面对数以万计的药图，如何完成"以图鉴药"与"以实鉴图"两大任务？为此我们两位编著者与主审邬家林先生反复磋商，确定基本路线是：品图—文录—鉴药—小结（配现代药物基原照片）。

【品图】为各论诸药论述的第一步，旨在遴选原创图。其内容有二：先将某药相关古本草药图大致按时代为序排列，标以序号。然后逐图比较，缕清该药各图之间的承继关系，从中遴选出具有原创意义的药图，作为鉴定药物基原之用。这一过程将指出哪些药图属于仿绘承袭图。有些仿绘图会采用删改、截图、美化、拼图等方式，使其图看似与原图不同，但实际上没有改变原创图的主要特点，无法提供任何新的鉴药依据。所以鉴药之前先品图，让具有原创意义的药图进入到下一步鉴药。在"品图"一项中，将介绍与该药相关的药图总数、缕出有承继关系的药图系列，遴选出体现时代用药特点、真实反映绘图者意愿的原创或新增创意的药图。

【文录】是第二步，即选取历代本草中涉及药物产地生境、形态习性、气味质地、别名种类等具有鉴别药物来源意义的文字，标注原始出处。这些文字同样必须具有原创性。设置这一环节，是试图提供给读者更多、更全面的原始信息，供读者检验下一步"鉴药"环节所引文献是否得当。有了"文录"，"鉴药"时就无须再大段引录原文，而将论述集中于药物的主要鉴别特征。在"鉴药"过程中，凡引用"文录"中的文字，不再注明详细出处。只有涉及"文录"所无的其他资料中的研究，才用脚注形式注明参考文献。

【鉴药】是第三步，也是最重要的一步。该项行文一般先文后图。"先文"即综合分析古本草有关该药的出典、释名、古今运用情况，以及药物形态习性、生境产地等记载，寻找药物的鉴别特征。然后将历史文献考证和现实品种使用情况结合起来进行考察，推断最有可能的药物基原。"后图"即罗列"品图"项下遴选出来的原创图，逐一分析其图特点，与前文字记载互相印证，借以评鉴原创药图的药物基原与表现方法。

【小结】是完成了以上三项工作之后，所出示的最后结论。结论展示考证所得药物基原，以及重要药图所发挥的作用。基原明确者均列出现代分类的学名。"小结"之后，某些药物配以由专家提供的能反映药物基原特征的现代摄影彩照（全书收药物彩照1 200余幅，其中绝大部分是由邬家林教授提供）。

整理考证千余种药物基原，利用近2万幅图片，需要本书采用简洁明了、近乎程式化的统一论述体例。以上就是我们为本书设计的编纂路线与行文体例。

"鉴药"是本书的重心，故本书主体是单味药考原的集合。现代药物本草考证的文章很多，有时一味药就需要花费很多笔墨。本书论述各药则力求简明，紧密结合古本草论述与插图，抓住原创的、具有鉴定意义的图文，运用现代分类知识，突出基原鉴定的要点。与此同时，充分汲取现代最新研究成果，在有限的篇幅内完成基原考订和药图评鉴。

古本草药物基原的考证，涉及药物命名（音、形、义，方言、译音等）、外部形态（根茎叶花果等特征）、内部性质（气味质地、断面纹理等）、习性（动植物生长过程显现的某些特异性）、产地（地域分布与道地）、生境（适合生长的环境）、出现与传入时代、传世品种的现状，以及该药的特殊性质与功效等。

以上基原考订的各种角度，最常用的是药物基原的名称、外形、产地等，尤其是动植物学专家，对原动植物的外形鉴定更是轻车熟路、游刃有余。现代本草学家谢宗万先生更注重将历史文献考证和传世现实使用品种相结合。这是因为民间传承力量非常强大，许多古老的地区传统用药习惯与经验可以沿袭至今。谢宗万《本草品种论述》在调查各地用药品种方面做了大量的工作，为古代药物基原考证提供了有力的依据，开拓了本草考证颇有特色的新途径。谢老用此方法解决了许多古代悬而未决的药物来源问题（如白前与白薇等）。其弟子邬家林也汲取这种方法考证了猪牙皂、辟虺雷等药物的基原。

另一个值得注意的药物基原考证方法，就是尊重中医用药的疗效与经验。这一方法古代本草学家早就已经采用。例如"白头翁"一药。汉末张仲景《伤寒论》以其治热痢。其名因此药有白茸毛、似老人头而得。但此白毛生在哪里？梁·陶弘景说："近根处有白茸，状似人白头。"《唐本草》说："实大者如鸡子，白毛寸余，皆披下似囊头，正似白头老翁，故名焉。"这"根头白茸"与"果实披毛"两种说法，自古争议不休。但是《唐本草》还出示了一条最过硬的证据："其白头翁根，甚疗毒痢。"谢宗万考察当今多用的毛茛科植物白头翁*Pulsatilla chinensis*（Bunge）Regel，其瘦果宿存长花柱上有长柔毛，聚合果集成头状，密生长柔毛，正符合"实大者如鸡子，白毛寸余，皆披下似囊头"。同时本品根头顶端绒毛特多成丛，也符合"近根处有白茸，状似人白头"。更有力的证据是，此种白头翁无论现代试验还是临床研究，都具有治疗痢疾的功效。因此可以一锤定音：古代白头翁的基原就是毛茛科植物白头翁（*P. chinensis*）。

李时珍在《纲目》中，经常运用药物实效来辅助判断药物来源。例如李时珍认为防葵无毒，凭此可以与有毒的狼毒相区别。又如李时珍说："古方吐药往往用杜衡者，非杜衡也，乃及己也。及己似细辛而有毒，吐人……杜衡则无毒，不吐人，功虽不及细辛，而亦能散风寒，下气消痰，行水破血也。"从中药的功效来判别混淆药物的例子，在古代并不罕见。例如人参，自古以来就是补益良药，需求量很大，因此很早就出现了不同种类的伪品。梁·陶弘景介绍的人参，实际上是真伪并存。一种伪品"形长而黄，状如防风，多润实而甘。俗用不入服，乃重百济者"。同时他又引了高丽人作的《人参赞》，曰："三桠五叶，背阳向阴。"《唐本草》讥讽陶氏："陶说人参苗乃是荠苨、桔梗，不悟《高丽赞》也。"只有具备"三桠五叶，背阳向阴"特征的人参才是正品。宋代《本草图经》介绍的"新罗人参"，就完全符合上述特征。但在民间，还是有很多以根形如人的植物来伪充人参的现象。为此，苏颂记载了一种验证人参的方法："相传欲试上党人参者，当使二人同走，一与人参含之，一不与，度走三五里许，其不含人参者必大喘，含者气息自如者，其人参乃真也。"此法即以人参补气效果来确定真伪。此故事未必是真，其试验结果也未必可靠。但可以肯定的是，宋代所用正品人参皆属野山参，只要临床运用，就能知道其补气功效非任何伪品所能及。明代李时珍提到："近又有薄夫以人参完浸取汁自啜，乃晒干复售，谓之汤参，全不任用，不可不察。"可见临床是否"任用"、产生人参所应有的强大补气效果，是验证人参的终极手段。

现代科技手段要验证"汤参"这类伪品并不困难。但在古代殊为不易。但这不等于说古人就不重视药物内部成分的鉴别。古人特别重视依靠口尝鼻嗅，来辨别由药物所含不同成分所产生的特异性的气息与味道。古代的甘草尽管有很多不同种的甘草属植物，但其共同的特点是具有甘草特有的甜味。又如徐长卿，其根细瘦，陶弘景说"其根正如细辛，小短扁扁尔，气亦相似"。说"气亦相似"，证明陶弘景并不知道细辛气味与徐长卿气味的不同。《唐本草》不仅正确地描述了徐长卿的形态，且特别指出其根"黄色而有臊气"。这种"臊气"就是它所含丹皮酚发出的特殊气味，是为重要的鉴别依据。它如鱼腥草、败酱草、白鲜皮等，皆以特殊气味命名，也是最明显的鉴别特征。

本书鉴药，在注意选择具有原创意义的图合文的同时，充分注意汲取历代传统鉴药经验与现代学者的考证成果，特别注意参考传世的现实使用的中药种类，然后运用现代分类方法，尽可能确定其分类位置。

在使用古代药图方面，也有很多值得注意的环节。古本草中的插图并非现代意义的科学绘图，若拘泥于用现代科学绘图的标准去衡量古代药图，则势必格格不入。关于药图的考察，王家葵等《本草纲目图考》在"总论"中已经有比较深入的探讨。尤其是"写实图像中的文化因素""图绘者对其实物种的认知与表现"，以及与绘图学相关的"图像中的细节"均已加论述。因此，本书"总论"则侧重从文献学的角度，介绍历代含有药图的本草书籍的形成、绘图者及其图形的特点。

《本草纲目图考》（以下简称《图考》）与本书同为"本草纲目研究集成"的子书，同样都要涉及药图、药物。《图考》重在"考图"，即考《纲目》四大版本之药图，辨其异同及与其前后其他本草药图之继承关系，分析其原委，兼考相关药物之本真。本书重在"鉴药"，即利用历代古本草插图，考求《纲目》药物的基原。在以图鉴药的同时，兼及品评相关药图之是非。《图考》《图鉴》二书殊途而同归，都是为了深入整理与发掘《纲目》与药物、药图相关的内容。由于此二书在《纲目》研究领域皆属首创，无前例可循。是耶非耶，有待读者批评指正。

郑金生　张志斌

2019年2月10日

凡例

一、本书以明·李时珍《本草纲目》（以下简称《纲目》）药物有古本草药图者为主体，集取1911年以前成书的传统本草书中的药物相关插图及文字资料，分析各药诸图之间的承继关系、确定具有原创意义的药图，进而考求药物的来源。所选"药图"以该图的"名"（图名）或"实"（表现的实物）与《纲目》某药的名或实相同为标准。

二、本书正文分"总论""各论"两部分。

1. "总论"叙述中国1911年前历代本草中的药物图绘发展概况，品鉴历代配图本草书的旨趣与得失。

2. "各论"按《纲目》原书药物分类为序，以药名为单元，下分4项：

【品图】罗列该药相关本草插图。诸图排列大致按该图所在本草书成书先后为序，少数例外（如《纲目》钱本、张本列于金陵本之后）。各图下注序号、书名、图名。诸图之后比较分析各图之间的传承关系，鉴别原创药图。

【文录】摘取古本草中与药物基原考证主要相关条文。

【鉴药】概述该药的出典、释名、古今运用情况，以及药物主要来源及特征描述。进而引据现代研究成果或出示本书考证所得，并逐一评鉴原创药图的药物基原与表现方法。

【小结】概括评鉴药物来源及原创药图主要特点。必要时附以现代植物或药材照片。

3. 正文之后有"药物正名索引""拉丁学名索引""主要引用书目"。

三、诸药图下的出处多用简称。正文中若引用古本草书名反复出现，亦用简称。诸书名简称与全称对照见下"插图本草书排列及简称对照表"。

四、各论"文录"所载原文，如同条之内无大小字区别，统一使用5号字。若需要区别大小字，则将原小字用圆括号"（ ）"括住，字号不作区别。

五、某些古籍中的阴文（黑底白字）若用于表示《神农本草经》文，本书亦照旧使用阴文。若仅表示文献出处，则将原字体加粗。

六、各论除"文录"所引书名不注文献出处外，其余所引文献均当页见注。

七、现代药物基原或药材照片旨在辅助辨认药物。凡药物属日常多见物品、古代药图已有较好的写生图者，或罕用难见之物，概不配现代照片。

八、此下"插图本草书排列及简称对照表"大致按成书年代为序排列。但为方便比较，《本草纲目》三个系统的版本图排列在一起。若某本草书绘图时代与成书之时不一致，则在其书全名后予以说明。

插图本草书排列及简称对照表

简称	全名及有关说明
图经（大）	《本草图经》（存《大观经史证类备急本草》中）
图经（政）	《本草图经》（存《新修政和经史证类备用本草》中）
图经（绍）	《本草图经》（存《绍兴校定经史证类备急本草》中）
履巉岩	《履巉岩本草》
歌括	《本草歌括》（明成化元年（1465）插图）
饮膳	《饮膳正要》
救荒	《救荒本草》
滇南图	《滇南本草图说》（清乾隆三十八年（1773）抄本）
滇南（务）	《滇南本草》（务本堂本，清光绪十三年（1887）刻本）
品汇	《本草品汇精要》（18世纪初安乐堂本）
野菜谱	《野菜谱》（《救荒野谱》）
蒙筌	《本草蒙筌》（明崇祯初刻本）
食物	《食物本草》（明嘉靖宫廷画师绘）
太乙	《太乙仙制本草药性大全》
茹草	《茹草编》
雷公	《补遗雷公炮制便览》
纲目（金）	《本草纲目》（金陵本）
纲目（钱）	《本草纲目》（钱蔚起本，1640年改绘药图）
纲目（张）	《本草纲目》（张绍棠本，1885年改绘药图）
三才	《三才图会》
原始	《本草原始》
金石	《金石昆虫草木状》（原为彩图，本书多用早期复制的黑白片）
汇言	《本草汇言》
博录	《野菜博录》
图谱	《本草图谱》
野谱补	《救荒野谱补遗》
本草汇	《本草汇》
类纂	《本草纲目类纂必读》
备要	《本草备要》（清乾隆刻本所附图）
会纂	《食物本草会纂》
求真	《本草求真》（清乾隆刻本所附图）
质问	《质问本草》
草木典	《古今图书集成·草木典》
禽虫典	《古今图书集成·禽虫典》
精绘	《精绘本草图》（清嘉庆以后节选抄绘）
草药	《草药图经》
图考	《植物名实图考》
便方	《草木便方》
图说	《本草简明图说》

本草纲目药物古今图鉴

四 虫鳞介禽兽人部

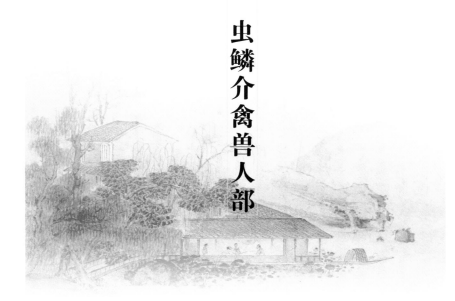

四

虫鳞介禽兽人部

第三十九章　虫部

按："虫部"是《本草纲目》讨论"生物之微者"的一个大部。"生物"有多种含义，本部含义是"活着的动物"。按照李时珍设部"从微至巨"的原则，该部属于动物中之最微小的一类。然而从类别来说，虫（蟲）部又是最繁盛的一部，故时珍曰："其类甚繁，故字从三虫会意。"

按先秦科学技术名著《考工记》当时的观察，"小虫之属"有种种新奇之事。例如有外骨（骨在外）、内骨（骨在内），行动有却行（倒着走）、仄行（侧着走）、连行（艰难缓行）、纡行（屈曲而行）。其发声鸣叫也多种多样，有脰鸣（用颈项发声）、注鸣（"注"同"咮"，用嘴发声）、旁鸣（发声部位在身体两侧）、翼鸣（振动翅膀发声）、股鸣（摩擦肢体发声）、胸鸣（靠胸部发声）等。这类动物的繁殖方式多种多样，有胎生、卵生、风生、湿生、化生的不同，其功效性质也各不相同。所以李时珍认为对这些"各具性气"的虫类，"圣人"也需要经过辨析，"录其功，明其毒"，以便在虫类运用上趋利避害。

李时珍列举了早期典籍中对虫的利用与防范方面的许多例证。例如《礼记》中记载了"蜩、蜜、蚔、蚳"（蝉、蚱蜢、蚂蚁、蚁卵）可供食用。古代方书记载"蜈、蚕、蟾、蝎"（蜈蚣、僵蚕、蟾蜍、蝎子）可作药物。《周官》中设置了各种针对虫类的官职，例如其中"庶氏"管清除毒蛊，"剪氏"管清除蠹虫，"蝈氏"管驱除蛙类，"赤发氏"负责清除壁里的狸虫（蠨蛸之类），"壶涿氏"专司清除水虫（水狐、水蜮之类）。对此李时珍非常感慨："圣人之于微琐，罔不致慎。学者可不究夫物理而察其良毒乎？"于是他收集了有功或有害的虫子106种，分为"卵生""化生""湿生"三类，合为此"虫部"。

本章集取有古代相关插图的虫类77种（含附录药），品鉴其图文，考证其基原。本部的虫类有很多是人所熟知的，如蜜蜂、蚂蚁、蛙类、蜘蛛等。但正如梁·陶弘景所云："凡蜂、蚁、蛙、蝉，其类最多。"这些似乎一看就知的动物，其实包含着一大类不同种属的小动物（有的体型微小）。要凭借古本草粗略的文字、粗糙的绘图来确定它们的现代分类位置，很不容易。因此本书出示的虫类学名，只能是最多见或最具代表性的属种。此外，在人类漫长的发展史上，有过水湿潢潦的时期，各种水虫滋生，危害甚大，因而也留下了许多致病虫类的传闻。其中水狐、水蜮、射工、沙虱等众多名目，或虚无，或真实，或真假混杂。这类水虫辨识尚且不易，画图就更加困难，不免有一些臆想之图，无法全都当真。此外，虫部还有极少数属于有害的、令人生厌的种类（如蝇、蚊、虱、蛔等），其实不一定用其作药，只是专门为其立条、示其毒性及防治法而已。即便作药，也已是历史陈迹。

虫之一　卵生类上

39-1　蜂蜜

【品图】

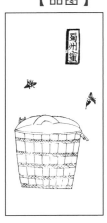

图 1　图经（大）·蜀州蜜

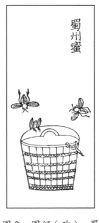

图 2　图经（政）·蜀州蜜

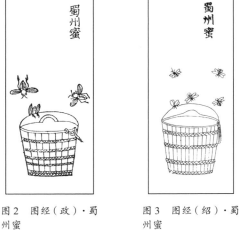

图 3　图经（绍）·蜀州蜜

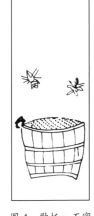

图 4　歌括·石蜜

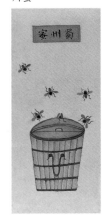

图 5　品汇·蜀州蜜

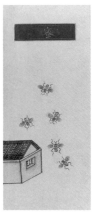

图 6　食物·蜜

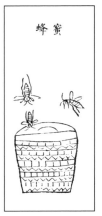

图 7　蒙筌·蜜蜂

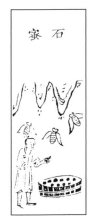

图 8　太乙·石蜜

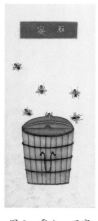

图 9　雷公·石蜜

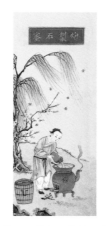

图 10　雷公·炮制石蜜

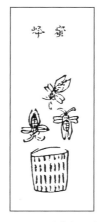

图 11　纲目（金）·蜜蜂

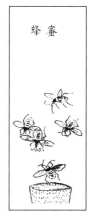

图 12　纲目（钱）·蜜蜂

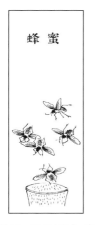

图 13　纲目（张）·蜜蜂

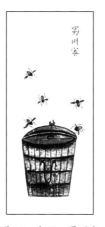

图 14　金石·蜀州蜜

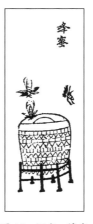

图 15　汇言·蜂蜜

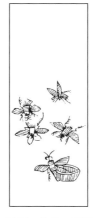

图 16　备要·蜜蜂

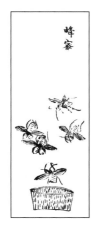

图 17　求真·蜂蜜

　　本品17图，取自16书，其中5幅彩图。有承继关系的图仅1个书类。

　　《本草图经》：该书"蜀州蜜"图分别存于《大观》（图1）、《政和》（图2）、《绍兴》（图3）。此三传本药图大同小异（蜜蜂数目不同），今以《政和》图2为《图经》图的代表。

　　仿绘该图的墨线图有：《本草歌括》"石蜜"（图4，仿绘图1，只有2只蜜蜂。图形简陋，蜜蜂走形）、《本草蒙筌》"蜜蜂"（图7）、《本草纲目》金陵本"蜜蜂"（图11，仿绘《图经》政和本图2,3只蜜蜂，放大，下有蜂桶，无盖。此图应当名为"蜂蜜"）、《本草汇言》"蜂蜜"（图15，给蜂桶增加了底座）。此外，仿绘《纲目》金陵本图11的图有《纲目》钱本图12（蜜蜂5只，蜂桶缩小，只露上半）。《纲目》

张本图13又仿钱本图12。另《本草备要》图16、《本草求真》图17均仿绘钱本图12。

仿绘该图的彩色图有：《本草品汇精要》"蜀州蜜"（图5，蜜蜂似乎参照实物重绘，且绘了6只蜜蜂）。此后仿绘《品汇》图5的彩图有《补遗雷公炮制便览》"石蜜"（图9）、《金石昆虫草木状》"蜀州蜜"（图14）。

以上17图中，除外13幅仿绘图，原创图有4幅（图2、6、8、10），详见下"鉴药"项。

【文录】

《别录》（见《证类》卷20"石蜜"）生武都山谷、河源山谷及诸山石中。色白如膏者良。

梁《本草经集注》（同上）陶隐居云：石蜜即崖蜜也，高山岩石间作之，色青赤，味小酽，食之心烦，其蜂黑色似虻。又木蜜，呼为食蜜，悬树枝作之，色青白。树空及人家养作之者亦白而浓厚味美。凡蜂作蜜，皆须人小便以酿诸花，乃得和熟，状似作饴须蘖也。又有土蜜，于土中作之，色青白，味酽。今出晋安檀崖者多土蜜，云最胜。出东阳临海诸处多木蜜。出于潜、怀安诸县多崖蜜。亦有杂木及人家养者。例皆被添，殆无淳者，必须新自看取之，乃无杂尔。且又多被煎煮，其江南向西诸蜜，皆是木蜜，添杂最多，不可为药用。

唐《唐本草》（同上）《唐本》注云：上蜜出氐、羌中并胜。前说者，陶以未见，故以南土为证尔。今京下白蜜如凝酥，甘美耐久，全不用江南者。说者今自有以水牛乳煎沙糖作者，亦名石蜜。此既蜂作，宜去石字。后条蜡蜜，宜单称尔。

唐《本草拾遗》（同上）陈藏器云：按寻常蜜，亦有木中作者，亦有土中作者。北方地燥，多在土中；南方地湿，多在木中。各随土地所有而生，其蜜一也。崖蜜别是一蜂，如陶所说出南方岩岭间，生悬崖上，蜂大如虻，房着岩窟，以长竿刺令蜜出，承取之，多者至三四石，味酽色绿，入药用胜于丸蜜。苏恭是荆襄间人，地无崖险，不知之者，应未博闻。今云石蜜，正是岩蜜也，宜改为岩字。

宋《本草图经》（同上）《图经》曰：张司空云：远方山郡幽僻处出蜜，所著绝岩石壁，非攀缘所及，惟于山顶篮舆，自垂挂下，遂得采取。蜂去余蜡着石，有鸟如雀，群飞来，啄之殆尽，至春蜂归如旧，人亦占护其处，谓之蜜塞。其鸟谓之灵雀。其蜜即今之石蜜也。食蜜有两种，一种在山林木上作房，一种人家作窠槛收养之，其蜂甚小而微黄，蜜皆浓厚而味美。又近世宣州有黄连蜜，色黄，味小苦，雍、洛间有梨花蜜，如凝脂。亳州太清宫有桧花蜜，色小赤。南京柘城县有何首乌蜜，色更赤。并以蜂采其花作之，各随其花色，而性之温凉亦相近也。

宋《本草衍义》卷17"石蜜"《嘉祐本草》石蜜收虫鱼部中，又见果部。新书取苏恭说，直将石字不用。石蜜既自有本条，煎炼亦自有法，今人谓之乳糖，则虫部石蜜自是差误，不当更言石蜜也。本经以谓白如膏者良。由是知石蜜字，乃白蜜字无疑。去古既远，亦文字传写之误，故今人尚言白沙蜜。盖经久则陈白而沙，新收者惟稀而黄……山蜜多石中，或古木中，有经三二年，或一得而取之，气味醇厚。人家窠槛中蓄养者，则一岁春秋二取之。取之既数，则蜜居房中日少，气味不足，所以不逮陈白者日月足也。虽收之，才过夏亦酸坏。

明《本草纲目》卷39 "蜂蜜"【释名】蜂糖（俗名）。生岩石者名石蜜（《本经》）、石饴（同上）、岩蜜。【时珍曰】蜜以密成，故谓之蜜。《本经》原作石蜜，盖以生岩石者为良耳，而诸家反致疑辩。今直题曰蜂蜜，正名也。【正误】【时珍曰】按本经云：石蜜生诸山石中，色白如膏者良。则是蜜取山石者为胜矣。苏恭不考山石字，因乳糖同名而欲去石字；寇氏不知真蜜有白沙而伪蜜稀黄，但以新久立说，并误矣。凡试蜜以烧红火箸插入，提出起气是真，起烟是伪。【集解】【时珍曰】陈藏器所谓灵雀者，小鸟也。一名蜜母，黑色。正月则至岩石间寻求安处，群蜂随之也。南方有之。

【鉴药】

"石蜜"首见于《本经》。寇宗奭认为"石"字是"白"字之误。李时珍释名云："蜜以密成，故谓之蜜。《本经》原作石蜜，盖以生岩石者为良耳，而诸家反致疑辩。今直题曰蜂蜜，正名也。"《纲目》改"蜂蜜"为正名。《本经》载蜜"主心腹邪气，诸惊痫痓，安五藏诸不足，益气补中，止痛解毒，除众病，和百药。久服强志轻身，不饥不老"。《别录》补充"养脾气，除心烦，食饮不下，止肠澼，肌中疼痛，口疮，明耳目"诸功治。本品为食药两用之品，古代医方虽较少以蜜作为主药，但常作为炮制药物辅料及调和诸药之用。

古代本草对"蜜"的关注点是不相同的。《本经》《别录》主要关注的是蜜的功效主治。其次是蜜的质量："色白如膏者良。"生境只提到"生武都山谷、河源山谷及诸山石中"。故早期蜜称"石蜜"，与其来源于山谷、山石有关，多为野生蜂所酿之蜜。东汉"武都"治今甘肃成县。

梁·陶弘景《本草经集注》主要关注蜂蜜的生境，且根据不同生境将蜜划分为"崖蜜（石蜜）""木蜜（食蜜）""土蜜""人家养者"4类。崖蜜"高山岩石间作之，色青赤，味小酽，食之心烦，其蜂黑色似虻……出于潜、怀安诸县多崖蜜"。这里特意提到"崖蜜"蜜蜂的形态。木蜜"悬树枝作之，色青白。树空及人家养作之者亦白而浓厚味美……出东阳临海诸处多木蜜"。此说明木蜜也包括人工养殖者，早期养蜂多挂在树枝上。土蜜"于土中作之，色青白，味酽。今出晋安檀崖者多土蜜，云最胜"。人工养殖者最不被看好："亦有杂木及人家养者。例皆被添，殆无淳者，必须亲自看取之，乃无杂尔。且又多被煎煮，其江南向西诸蜜，皆是木蜜，添杂最多，不可为药用。"陶弘景提到的产地有晋安（今福建南安市）、东阳（梁代为江苏盱眙东南）、於潜（治今浙江临安市於潜镇）、怀安（今安徽宁国市）等。受南朝地域限制，陶氏提到的这些地方皆在南方。

唐代国家统一，因此蜂蜜地区的来源更广。苏敬《唐本草》提到了两类蜜，一类"上蜜出氐、羌中并胜"。还有一类"京下白蜜如凝酥，甘美耐久，全不用江南者"。苏敬还指责"陶以未见，故以南土为证尔"。苏敬说不用江南蜜，氐、羌蜜为佳，那是因为唐代国家的政治中心是陕西长安一带，地近氐、羌。唐代江南地区可能还是用当地的蜜。苏敬还提到当时出了另外一种"石蜜"，乃"以水牛乳煎沙糖作者"。故苏敬提出"此既蜂作，宜去石字"。

唐·陈藏器把蜜的生境与地区结合起来议论："按寻常蜜，亦有木中作者，亦有土中作者。北方地燥，多在土中；南方地湿，多在木中。各随土地所有而生，其蜜一也。"他也注意到"石蜜"之名不准确，因此建议改石蜜为"崖蜜"，以区别于生在土、木上的一般的蜜。但他特别指出："崖蜜别是一蜂。如陶所说出南方岩岭间……入药用胜于凡蜜。"这说明陈氏注意到蜜蜂种类的不同，会影响到蜜的质量。今《中华本草》认为"石蜜"（"崖蜜"）为蜜蜂科动物岩蜂（野蜜蜂）*Apis dorsata* Fabr.所酿，现代家养者为蜜蜂科动物为中华蜜蜂*Apis cerana* Fabr.、意大利蜜蜂*Apis mellifera* L.所酿。[1]

宋·苏颂《本草图经》在讨论蜜的来源时，没有采用陶弘景的生境分类法，也不泛泛讨论地区所产的蜜。他将蜜分为"石蜜"（即前"崖蜜"）与"食蜜"两大类，前者属于野生蜜，采集非常困难。"食蜜"又分两种："一种在山林木上作房，一种人家作窠槛收养之，其蜂甚小而微黄，蜜皆浓厚而味美。"苏氏并没有认为家养的蜜不好。但他第一次谈到了酿蜜用的花粉与蜜的性质密切相关："又近世宣州有黄连蜜，色黄，味小苦，雍、洛间有梨花蜜，如凝脂。亳州太清宫有桧花蜜，色小赤。南京柘城县有何首乌蜜，色更赤。并以蜂采其花作之，各随其花色，而性之温凉亦相近也。"这表明，到宋代以后，随着需求的增加，人工养蜂占据了上风，且对花粉来源给予了高度重视。明·卢和、汪颖《食物本草》对此有更进一步的阐述："蜜……要之，当以花为主，山野之中，花色良毒甚杂，蜂必采其粪秽，方得成蜜，其间必有制伏之妙，不得而知。故夏冬为上，秋次之，春则易变而酸。闽广蜜极热，以其龙荔、草果、槟榔花类热多，雪霜亦少故也。川蜜温，西南之蜜则凉矣。"这又把花的来源、性质与地区联系起来。

北宋末寇宗奭称崖蜜为"山蜜"，并将其与家养者进行比较："山蜜多石中，或古木中，有经三二年，或一得而取之，气味醇厚。人家窠槛中蓄养者，则一岁春秋二取之。取之既数，则蜜居房中日少，气味不足，所以不逮陈白者日月足也。虽收之，

————————
1　国家中医药管理局《中华本草》编委会：《中华本草》（9），上海：上海科学技术出版社，1999：212.

才过夏亦酸坏。"但寇氏言"今人尚言白沙蜜。盖经久则陈白而沙，新收者惟稀而黄"，遭到李时珍的批评："寇氏不知真蜜有白沙而伪蜜稀黄，但以新久立说，并误矣。"这就提出了一个蜜辨真伪的问题。时珍认为"凡试蜜以烧红火箸插入，提出起气是真，起烟是伪"。

古本草插图所能表达的内容远没有文字那样广泛，大多只能示意蜜为蜂酿、生成环境等。今统而述之。**《本草图经》**"蜀州蜜"（图2）绘3只蜜蜂围绕着一个带盖的木桶飞舞。此图大概示意人工养蜂。宋代人工养蜂已很普遍。至于其蜂箱何以成木桶形，尚待研究。"蜀州"即今四川崇州市，可能是当时养蜂较出名的地方。仿绘此图的后世药图，只有《本草品汇精要》图5所绘蜜蜂最为逼真。其余皆不如本图精细。**《食物本草》**"蜜"（图6）绘数只正在飞舞的蜜蜂。背景是一座居民的瓦屋。这样的图题名"蜜蜂"更为合适。**《太乙仙制本草药性大全》**"石蜜"（图8）3只蜜蜂、一个扁形的木盆。此木盆可能是《图经》蜂桶的缩减。图上方有钟乳石，示意为山崖。左下一个人物，示意人工养蜂。此图将崖蜜、家养蜜糅合在一幅图中。**《补遗雷公炮制便览》**"炮制石蜜"（图10）乃据《雷公炮炙论》有"炼蜜"法绘图。其图上方为春风杨柳、桃花盛开，蜜蜂翻飞，示意蜜蜂采蜜。左下为蜂桶，示意此蜂为人工养殖。右边是一人将小瓮中的蜂蜜倾倒在一锅内，其下有火，示意炼蜜。

【小结】

"石蜜"即"蜂蜜"，为《本经》记载的早期药物之一。早期蜂蜜均来自诸山石中野蜂所酿，故称"石蜜"。梁《本草经集注》蜜蜂已有"人家养者"。此外依据不同生境又有"崖蜜（石蜜）""木蜜（食蜜）""土蜜"之分。唐代以"上蜜出氐、羌中并胜"。同时出现了同名异物的"石蜜"（"水牛乳煎沙糖作者"）。唐·陈藏器注意到"崖蜜别是一蜂"。此即蜜蜂科动物岩蜂（野蜜蜂）*Apis dorsata* Fabr.。人工养殖的蜜蜂今有中华蜜蜂*Apis cerana* Fabr.与意大利蜜蜂*Apis mellifera* L.。宋代苏颂注意到酿蜜用的花粉种类与蜜的性质密切相关。李时珍介绍了辨蜂蜜真伪的方法。

39-2 蜜蜡

【品图】

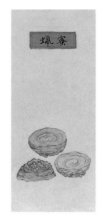

图 1　品汇·蜜蜡

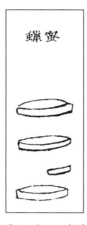

图 2　太乙·蜜蜡

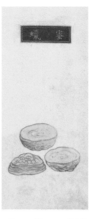

图 3　雷公·蜜蜡

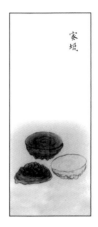

图 4　金石·蜜蜡

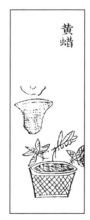

图 5　便方·黄蜡

本品5图，取自5书，其中3幅彩图。有承继关系的图仅1个书类。

《本草品汇精要》：该书"蜜蜡"（图1）的仿绘者有《补遗雷公炮制便览》图3、《金石昆虫草木状》图4。

以上5图中，除外2幅仿绘图，原创图尚有3幅（图1、2、5），详见下"鉴药"项。

【文录】

《别录》（见《证类》卷20"蜜蜡"）　生武都山谷，生于蜜房、木石间。

梁《本草经集注》（同上）　陶隐居云：此蜜蜡尔，生于蜜中，谓蜜蜡。蜂皆先以此为蜜跖（音只），煎蜜亦得，初时极香软。人更煮炼，或加少醋、酒，便黄赤，以作烛色为好。今药家皆应用白蜡，但取削之，于夏月日暴百日许，自然白。卒用之，亦可烊，内水中十余过，亦白。

唐《唐本草》（同上）　《唐本》注云：除蜜字为佳，蜜已见石蜜条中也。

宋《本草衍义》卷17"石蜜"　白蜡本条中盖不言性味，只是言其色白尔。既有黄白二色，今只言白蜡，是取蜡之精英者，其黄蜡只置而不言。黄则蜡陈，白则蜡新，亦是蜜取陈，蜡取新也。《唐注》云"除蜜字为佳"。今详之：蜜字不可除，除之即不显蜡自何处来。

明《本草纲目》卷39"蜜蜡"【释名】【时珍曰】蜡，犹鬣也。蜂造蜜蜡而皆成鬣也。【集解】【时珍曰】蜡乃蜜脾底也。取蜜后炼过，滤入水中，候凝取之。色黄者俗名黄蜡，煎炼极净色白者为白蜡，非新则白而久则黄也。与今时所用虫造白蜡不同。

【鉴药】

"蜜蜡"首见于《本经》。时珍释名曰："蜡，犹鬣[1]也。蜂造蜜蜡而皆成鬣也。"又名"蜜脾底"。"蜜脾"是蜜蜂营造的酿蜜的房。其形如脾，故名。《格物要论》："蜂采百芳酿蜜，其房如脾，故谓之蜜脾。""蜜脾底"，即酿蜜蜂房的最底部，其形质就是"蜡"，乃蜜蜂中的工蜂分泌的蜡质。人工取蜜后将蜡炼过，入水候凝，色黄者名黄蜡，煎炼极净色白者为白蜡。此白蜡与虫造白蜡的来源完全不同。

按"蜜脾底"就是大块的蜡质。取完其上的蜂蜜后，将蜜脾底加热炼制，即可得蜡。《中华本草》称将取去蜂蜜后的蜂巢，入水锅加热熔化，除去泡沫杂质，趁热过滤，放冷，蜂蜡即凝结成块，浮于水面。[2]此法似指野外的自然蜂窝。"蜜脾底"似为人工养蜂时蜂箱中形成的蜡质底。故时珍称取蜜脾底直接炼制取蜡。其原动物见前"蜂蜜"条，不赘。

1.《本草品汇精要》：该书"蜜蜡"（图1）所绘为3块类圆锥形的黄色物。顶部参差不齐，底部凹陷，有环形纹理。此可能是当时制取的黄蜡形状。

2.《太乙仙制本草药性大全》：该书"蜜蜡"（图2）所绘为4块扁而圆厚的片状物，也可能是制取蜡所得的成品样式。

3.《草木便方》：该书"黄蜡"（图5）分上下两部分。下面为蜂桶与蜜蜂，此类似上条"蜂蜜"《图经》"蜀州蜜"之图所绘，旨在显示此蜡乃蜜蜂所为。上面又有2物，在上者圆形有孔。在下者如广口杯状物，不明是否示意蜜蜡与蜂窝。待考。

【小结】

"蜜蜡"是蜜蜂分泌的蜡质,常处在酿蜜的蜂房(其形如脾)底部,故又名蜜脾底。初炼成者为黄蜡，精炼后的蜡为白蜡。分泌蜜蜡的原动物见上条"蜂蜜"。

1　鬣：时珍释"蜡"联系此"鬣"字。按"鬣"（liè）与"蜡"的发音并不相同。其本意是向上指的头发或须毛。时珍云"蜂造蜜蜡而皆成鬣也"，颇为费解。故此释名显得牵强。

2　国家中医药管理局《中华本草》编委会：《中华本草》（9），上海：上海科学技术出版社，1999：222.

39-3 蜜蜂

【品图】

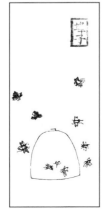

图1 图经（大）·蜂子

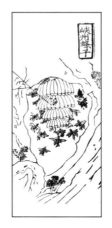

图2 图经（大）·峡州蜂子

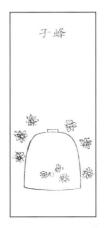

图3 图经（政）·蜂子

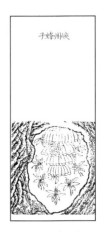

图4 图经（政）·峡州蜂子

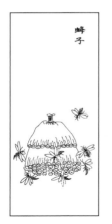

图5 图经（绍）·蜂子

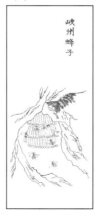

图6 图经（绍）·峡州蜂子

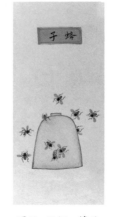

图7 品汇·蜂子

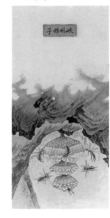

图8 品汇·峡州蜂子

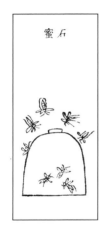

图9 蒙筌·石蜜

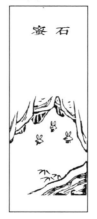

图10 太乙·石蜜

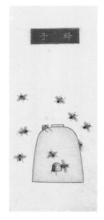

图11 雷公·蜂子

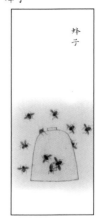

图12 金石·蜂子

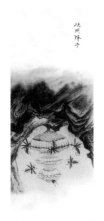

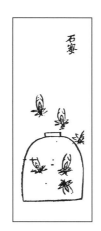
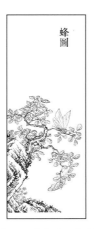
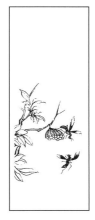

图 13　金石·峡州 　　图 14　汇言·石蜜　　　图 15　禽虫典·蜂图　　　图 16　图说·蜂蜜
蜂子

本品16图，取自11书，其中4幅彩图。有承继关系的图仅1个书类。

《本草图经》：该书2图。"蜂子""峡州蜂子"图分别存于《大观》(图1、2)、《政和》(图3、4)、《绍兴》(图5、6)。此三传本药图大同小异(《绍兴》图5完全不同，乃蜂窝状。详见下"鉴药"项)，今以《政和》图3、4为《图经》图的代表。

仿绘《图经》2图的墨线图有：《本草蒙筌》"石蜜"(图9,乃仿绘《图经》图3)、《太乙仙制本草药性大全》"石蜜"(图10,仿绘《图经》图4，但蜂窝紧贴山洞上顶，不分层，用黑条纹块表示)、《本草汇言》"石蜜"(图14，乃仿绘《图经》图3)。

仿绘《图经》2图的彩色图有：《本草品汇精要》"蜂子"(图7,仿绘时在钟状蜂箱下部开了一方形口子，有蜜蜂从中爬出。其蜜蜂似写生得来，形体较小，翅膀甚短)、"峡州蜂子"(图8,其蜜蜂形体很长，与图7似为不同的蜜蜂)。此后仿绘《品汇》图7的彩图有《补遗雷公炮制便览》"蜂子"(图11)。另《金石昆虫草木状》"蜂子"(图12)、"峡州蜂子"(图13)依次仿绘《品汇》图7、图8。

以上16图中，除外12幅仿绘图，原创图有4幅(图3、4、15、16)，详见下"鉴药"项。

【文录】

《本经》《别录》(见《证类》卷20"蜂子") 蜂子……大黄蜂子……土蜂子……一名蜚零。生武都山谷。

梁《本草经集注》(同上) 陶隐居云：前直云蜂子，即应是蜜蜂子也。取其未成头足时炒食之。又酒渍以傅面，令面悦白。黄蜂则人家屋上者及瓠(音侯)瓠蜂也。

唐《本草拾遗》(同上)《陈藏器本草》云：蜂子……此即蜜房中白如蛹者。其穴居者名土蜂，最大，螫人至死，其子亦大、白，功用同蜜蜂子也……按土蜂赤黑色。

宋《本草图经》(同上)《图经》曰：今处处皆有之。蜂子，即蜜蜂子也。在蜜脾中，如蛹而白色。大黄蜂子，即人家屋上作房及大木间蛢（音侯）蜼（音娄）蜂子也。岭南人亦作馔食之。蜂并黄色，比蜜蜂更大。土蜂子，即穴土居者，其蜂最大，螫人或至死。凡用蜂子，并取头足未成者佳。

　　明《本草纲目》卷39 "蜜蜂" 【释名】蜡蜂（《纲目》）、蜜。【时珍曰】蜂尾垂锋，故谓之蜂。蜂有礼范，故谓之蜜。《礼记》云：范则冠而蝉有绣。《化书》云：蜂有君臣之礼。是矣。【集解】【时珍曰】蜂子，即蜜蜂子未成时白蛹也。《礼记》有雀、鷃、蜩、范，皆以供食，则自古食之矣。其蜂有三种。一种在林木或土穴中作房，为野蜂。一种人家以器收养者，为家蜂，并小而微黄，蜜皆浓美；一种在山岩高峻处作房，即石蜜也，其蜂黑色似牛虻。三者皆群居有王，王大于众蜂而色青苍。皆一日两衙，应潮上下。凡蜂之雄者尾锐，雌者尾岐，相交则黄退。嗅花则以须代鼻，采花则以股抱之。按王元之《蜂记》云：蜂王无毒。窠之始营，必造一台，大如桃李。王居台上，生子于中。王之子尽复为王，岁分其族而去。其分也，或铺如扇，或圆如罂，拥其王而去。王之所在，蜂不敢螫。若失其王，则众溃而死。其酿蜜如脾，谓之蜜脾。凡取其蜜不可多，多则蜂饥而不蕃。又不可少，少则蜂惰而不作。

【鉴药】

　　"蜂子"首见于《本经》，其下包括"大黄蜂子""土蜂子"。《本草纲目》以"蜜蜂"为正名，其药用部位则仍为"蜂子"。李时珍释"蜂"曰："蜂尾垂锋，故谓之蜂。"《本经》载蜂子"主风头，除蛊毒，补虚羸，伤中"；大黄蜂子"久服令人光泽好颜色，不老"。土蜂子"主痈肿"。古代早期蜂子也是一种比较高档次的食物。时珍曰："《礼记》有雀、鷃、蜩、范，皆以供食，则自古食之矣。""范"一作"蜜"，皆为蜜蜂别名。

　　梁·陶弘景云："蜂子，即应是蜜蜂子也。取其未成头足时炒食之。"陈藏器曰："此即蜜房中白如蛹者。"据此，"蜂子"并非是俗称蜜蜂的"蜂子"，而是蜜蜂之卵孵化出来的幼虫，要求是"未成头足时"的幼虫。但时珍改此条为"蜜蜂"，则似乎整个蜜蜂都可入药，此非《本经》原意。其原动物陶弘景提到2种：家养的"蜜蜂"，屋上、树上做窠的"黄蜂"（蛢蜼蜂）。陈藏器提到一种"土蜂"。此蜂穴居，体型大，赤黑色，毒性大（螫人至死）。但它们的幼虫功用相同。宋《本草图经》提到的也是这3种蜂。

　　李时珍认为"蜂子"的原动物亦是3种，其中"家蜂"即前述"蜜蜂"。其图形"小而微黄"。"野蜂"则包括了"在林木或土穴中作房"的"黄蜂"和"土蜂"。另外一种没有命名，"在山岩高峻处作房，即石蜜也，其蜂黑色似牛虻"。其中的"家蜂"，今为蜜蜂科动物中华蜜蜂 *Apis cerana* Fabr. 与意大利蜜蜂 *Apis mellifera* L.。在山岩作房者，即蜜蜂科动物岩蜂（野蜜蜂）*Apis dorsata* Fabr.，此与蜂蜜条的原动物是一致的。至于"土蜂"与"黄蜂"（蛢蜼蜂），本条后还有专条，不赘。

1.《本草图经》：该书2图。其中“蜂子”（图3）绘一钟形“罩子”，上有小口。其内示意有3只蜜蜂，“罩”外又有6只蜜蜂。《品汇》图7在此“罩子”下方开了一个小方口，还画了一只蜜蜂正从里外爬。据此，此“罩”实际是当时的一种人工饲养蜜蜂的蜂箱。周围的蜜蜂就属“蜜蜂”或“家蜂”。本图所绘蜜蜂有翅2对，《品汇》图7所绘全身黄褐色，只有一对翅。综合考察，其蜂乃家养的中华蜜蜂A. cerana及其同属近缘动物。又“峡州蜂子”（图4）筑巢于山洞，蜂巢下垂而大。蜂体型大而长，似为岩蜂（野蜜蜂）A. dorsata。《绍兴》传本“蜂子”（图5）绘一大蜂巢。

2.《古今图书集成·禽虫典》：该书“蜂图”（图15）绘野外树上有2只“蜂”。其翅大而先端尖锐，不透明，腹部长圆柱形。此类蝴蝶，非蜜蜂，当是画士以意绘之。

3.《本草简明图说》：该书“蜂蜜”（图16）绘一小蜂窝悬挂在树枝上。有两只昆虫，单翅一对，腰细，腹部豆荚形，多节。此非蜜蜂科动物，来源不明。

【小结】

“蜂子”为《本经》所载早期动物之一，为多种蜜蜂科动物的“白如蛹”的幼虫。早期此蜂子既可入药，亦可食用。其原动物多见的有“家蜂”（蜜蜂），即今蜜蜂科动物中华蜜蜂Apis cerana Fabr.与意大利蜜蜂Apis mellifera L.。另有山岩作房的岩蜂（野蜜蜂）Apis dorsata Fabr.。其他“土蜂”与“黄蜂”（另有专条）的幼虫亦等同入药。《本草图经》所绘图反映了家蜂与岩峰的形态与生境。

39–4　土蜂

【品图】

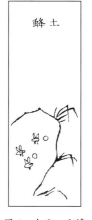

图1　太乙·土蜂

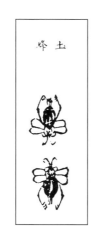

图2　纲目（金）·土蜂

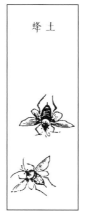

图3　纲目（钱）·土蜂

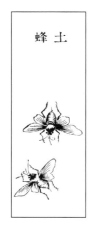

图4　纲目（张）·土蜂

本品5图，取自5书。有承继关系的图仅1个书类。

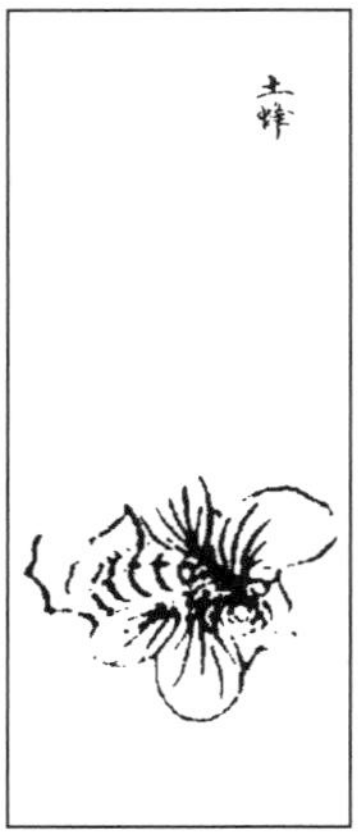

图 5 图说·土蜂

《本草纲目》（金陵本）：该书"土蜂"（图2）的仿绘者有《纲目》钱本图3、《纲目》张本图4。

以上5图中，除外2幅仿绘图，原创图尚有3幅（图1、2、5），详见下"鉴药"项。

【文录】

《本经》《别录》（见《证类》卷20"蜂子"） 土蜂子……一名蚠零。生武都山谷。

唐《本草拾遗》（同上） 陈藏器云：蜂子……其穴居者名土蜂，最大，螫人至死……按土蜂赤黑色。

宋《本草图经》（同上）《图经》曰：蜂……而今宣城蜂子乃掘地取之，似土蜂也。故郭璞注《尔雅》土蜂云：今江东呼大蜂在地中作房者，为土蜂，啖其子，即马蜂。荆、巴间呼为蟺（音惮）。

明《本草纲目》卷39"土蜂"【释名】蟺蜂（音蝉。同上）、马蜂。

【鉴药】

李时珍注"土蜂"出《别录》。实则"土蜂子"见于《本经》"蜂子"条下，未单独立条。陈藏器云："其穴居者名土蜂。"其幼虫（土蜂子）"主痈肿"。《别录》补治"嗌痛"，即咽喉痛。后世稀见使用。

关于本品来源，唐·陈藏器云："其穴居者名土蜂，最大，螫人至死……按土蜂赤黑色。"可见本品特点是居于土穴，体型甚大，赤黑色，毒性甚大。《嘉祐》引《尔雅》注，其原文为：《尔雅》（郭璞注）："土蠭。（今江东呼大蠭在地中作房者呼土蜂。啖其子。即马蠭。今荆巴间呼为蟺，音蝉。）"苏颂云："而今宣城蜂子乃掘地取之，似土蜂也。"据考"穴居""地中作房"的土蜂，系指胡蜂科（Vespidae）种类，其中土胡蜂属（Vespula）个别种筑巢于地穴中，例如土胡蜂 V.lewlsii、黑纹土胡蜂 V. bicolor，均个体较大，筑巢地下，黑红色或有黑纹分布全身。[1]此与陈藏器所"土蜂赤黑色"相符。或有将土蜂定为 Discolia vittifrons Ssch. 者。但土蜂科（Vecollidae）的雌蜂是挖土寻觅幼虫，在其上产卵，并不在土中作房。故土蜂应定为 Vespula 属种类为是。[2]

1.《太乙仙制本草药性大全》：该书"土蜂"（图1）绘山石上3只小蜂，其形简陋，无法知其来源。

2.《本草纲目》（金陵本）：该书"土蜂"（图2）绘两只蜂，各有双翅一对，甚短。

1 鲁冲：对本草七种蜂类的物种考证，中药材，1994，17（2）:41.（谢宗万：《本草纲目药物彩色图鉴》，北京：人民卫生出版社，2000：366.该书亦将土蜂原动物定为 Vespula sp.。）

2 谢宗万：《本草纲目药物彩色图鉴》，北京：人民卫生出版社，2000：366.

触须2，腹部枣核形。其形类蜜蜂而不尽然。此本示意图，无法苛求。

3.《**本草简明图说**》：该书"土蜂"（图5）绘花上一蜂，双翅甚大，腹部有黑色环带。此亦近似蜜蜂，但头部细节不明，难以定论。

【小结】

"土蜂"见于《本经》"蜂子"条下。《纲目》将其单独立条。本品特点是"穴居""地中作房"。今或考此为胡蜂科（*Vespidae*）土胡蜂属的一种*Vespula sp.*。现存古本草"土蜂"图皆无与此属昆虫相符者。

39–5　大黄蜂

【品图】

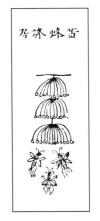 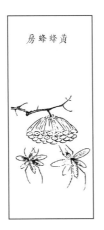 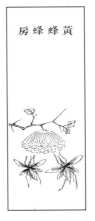 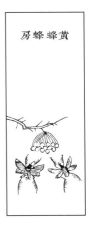

图1　纲目（金）·黄　　图2　纲目（钱）·黄　　图3　纲目（张）·黄　　图4　备要·黄蜂
蜂蜂房　　　　　　　　蜂蜂房　　　　　　　　蜂蜂房　　　　　　　　蜂房

本品4图，取自4书。有承继关系的图仅1个书类。

《**本草纲目**》（**钱本**）：该书"黄蜂蜂房"（图2）的仿绘者有《纲目》张本图3、《本草备要》图4。

以上4图中，除外2幅仿绘图，原创图尚有2幅（图1、2），详见下"鉴药"项。

【文录】

《**本经**》《**别录**》（见《证类》卷20"**蜂子**"）　**大黄蜂子**……。

梁《**本草经集注**》（**同上**）　陶隐居云……黄蜂则人家屋上者及偎（音侯）狐蜂也。

宋《**本草图经**》（**同上**）《图经》曰：大黄蜂子，即人家屋上作房及大木间偎（音候）狐（音娄）蜂子也。岭南人亦作馔食之。蜂并黄色，比蜜蜂更大……谨按《岭表录异》载宣、歙人取蜂子法，大蜂结房于山林间，大如巨钟，其中数百层，土人采时，须以草衣蔽体，以捍其毒螫，复以烟火熏散蜂母，乃敢攀缘岩木，断其蒂。一房蜂子或五六斗至一石，以盐炒暴干，寄入京洛，以为方物。然房中蜂子，三分之一翅足已成，则不堪用。详此木上作房，盖㼐㼐类也。/（见《证类》卷20 "露蜂房"）

露蜂房……此木上大黄蜂窠也。大者如瓮，小者如桶，其蜂黑色，长寸许，螫牛、马及人乃至欲死者，用此尤效。

后蜀《蜀本草》（见《证类》卷20 "露蜂房"）《蜀本》:《图经》云：树上大黄蜂窠也。大者如瓮，小者如桶。今所在有，十一月、十二月采。

明《本草纲目》卷39 "大黄蜂" 【释名】黑色者名胡蜂（《广雅》）、壶蜂（《方言》）、㼐㼐蜂（音钩娄）、玄瓠蜂。【时珍曰】凡物黑色者，谓之胡。其壶、瓠、㼐㼐，皆象形命名也。㼐㼐，苦瓠之名，《楚辞》云 "玄蜂若壶" 是矣。大黄蜂色黄，㼐㼐蜂色黑，乃一类二种也。陶说为是。

【鉴药】

李时珍注 "大黄蜂" 出《别录》。实则 "大黄蜂子" 见于《本经》"蜂子" 条下，未单独立条。《纲目》将其单独立条。其幼虫（大黄蜂子）、蜂窝（露蜂房）均可入药，尤以后者多用于攻毒杀虫治痈肿。

关于其来源，梁·陶弘景云："黄蜂则人家屋上者及瓠瓠蜂也。" 唐本《图经》（《蜀本草》引）亦云："树上大黄蜂窠也。大者如瓮，小者如桶。今所在有。" 可知此蜂不属于家养之蜜蜂，而是野生的黄蜂，其窠的特点是大型，如瓮如桶。宋《本草图经》介绍："蜂并黄色，比蜜蜂更大……谨按《岭表录异》载宣、歙人取蜂子法，大蜂结房于山林间，大如巨钟，其中数百层……一房蜂子或五六斗至一石。" 可见其窠之巨。苏颂载其形则云："其蜂黑色，长寸许，螫牛、马及人乃至欲死者。" 李时珍引《广雅》："黑色者名胡蜂。" 但查原书未能溯得其源。时珍云："大黄蜂色黄，㼐㼐蜂色黑，乃一类二种也。陶说为是。" 也就是说黄蜂可以是相似的两种蜂。今或认为色黑者为胡蜂科（*Vespidae*）大胡蜂属（*Vespa*）种类，色黄者则为马蜂科马蜂属（*Polistes*）种类。鲁冲认为古本草所载大黄蜂应是大胡蜂属中树上筑巢的种类，例如大胡蜂 *Vespa crabvo*、大黄蜂 *V. ducalis*。[1] 但现代做大黄蜂入药者有马蜂科的大黄蜂 *Polistes mandarinus* Saussure、华黄蜂 *P. chinensis* Saussure、长脚黄蜂 *P. yokchama* Red，以及胡蜂科的斑胡峰 *Vespa mandarinia* Sn.。[2]

1.《本草纲目》（金陵本）：该书 "黄蜂蜂房"（图1）的图名是很不严谨的。蜂房的来源很多，仅取 "黄蜂" 则不能反映 "露蜂房" 的真实用药来源。此图是在

1 鲁冲：对本草七种蜂类的物种考证，中药材，1994，17（2）：41.
2 高士贤：《历代本草药用动物》，北京：人民卫生出版社，2013：8.

《图经》"峡州蜂子"（见39-3"蜜蜂"图4）基础上简化而成。按说不能算是原创图。但鲁冲认为《本草纲目》附图所绘大黄蜂极有可能是大巢蜂*Vespa auralta* var. *nigrothorax*。其巢筑于大树上，椭圆形，有外包，分10—20层。[1]《纲目》附图并未指明"大黄蜂"者，只有此"黄蜂蜂房"图。

2.《本草纲目》（钱本）：该书"黄蜂蜂房"（图2）虽说可能参考了《图经》"蜀州露蜂房"图，但其莲蓬状的构图有可能是写实图，实物中常可见此蜂房之形。但这种蜂巢不是黄蜂之巢，而是其他野蜂所筑。至于该图所绘"黄蜂"，示意而已，难以定种。

【小结】

"大黄蜂"见于《本经》"蜂子"条下，未单独立条，属早期药物之一。此蜂好在屋上及山林间筑巢，蜂巢甚大。据苏颂、李时珍所载其形，或考其色黑者为胡蜂科胡蜂属昆虫（Vespa），色黄者为马蜂科马蜂属（*Polistes*）昆虫。现代入药者有马蜂科大黄蜂*Polistes mandarinus* Saussure、华黄蜂*P. chinensis* Saussure、长脚黄蜂*P. yokchama* Red。胡蜂科的斑胡蜂*Vespa mandarinia* Sn.。《本草纲目》金陵本"黄蜂蜂房"图乃仿绘图，钱本此图虽有可能是写实图，但不是黄蜂之蜂房。

39-6　露蜂房

【品图】

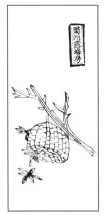
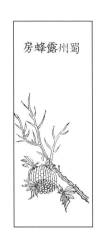
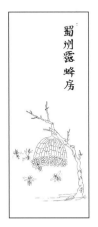
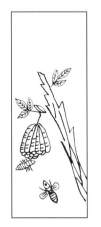

图1　图经（大）·蜀州露蜂房　　图2　图经（政）·蜀州露蜂房　　图3　图经（绍）·蜀州露蜂房　　图4　歌括·露蜂房

1　鲁冲：对本草七种蜂类的物种考证，中药材，1994，17（2）：41.

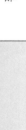

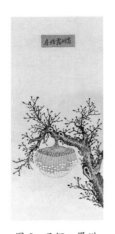

图 5 品汇·蜀州
露蜂房

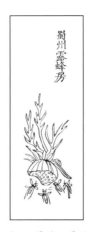

图 6 蒙筌·蜀州
露蜂房

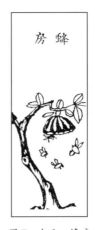

图 7 太乙·蜂房

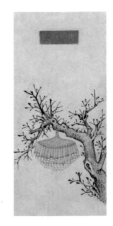

图 8 雷公·露蜂房

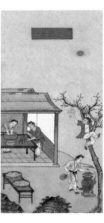

图 9 雷公·炮制露
蜂房

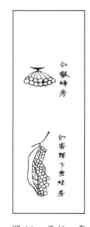

图 10 原始·露
蜂房

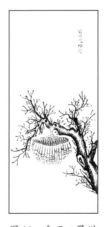

图 11 金石·蜀州
露蜂房

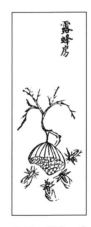

图 12 汇言·露
蜂房

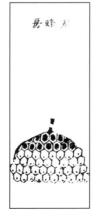

图 13 类纂·露蜂房

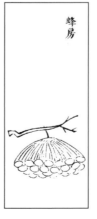

图 14 本草汇·蜂房

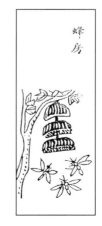

图 15 便方·蜂房

本品15图，取自14书，其中4幅彩图。有承继关系的图可分3个书类。

《本草图经》：该书"蜀州露蜂房"图分别存于《大观》（图1）《政和》（图2）《绍兴》（图3）。此三传本药图大同小异（图3将悬挂蜂房的树枝改为小树），今以《政和》图2为《图经》图的代表。

仿绘该图的墨线图有：《本草歌括》"露蜂房"（图4，仿绘图1，高度简化，在树枝上增加了几片树叶）、《本草蒙筌》"蜀州露蜂房"（图6，仿绘图2，将蜂房改绘成倒垂莲蓬状）。此后《本草汇言》"露蜂房"（图12）又仿绘《蒙筌》图6。

《本草品汇精要》：该书"蜀州露蜂房"（图5）的仿绘彩图有《补遗雷公炮制便览》"露蜂房"（图8）、《金石昆虫草木状》"蜀州露蜂房"（图11）。

《本草原始》：该书"露蜂房"（图10）的仿绘图有《本草汇》图14（取图10中莲蓬状蜂房再加修饰，单独成此图）。

以上15图中，除外8幅仿绘图，原创图有7幅（图2、5、7、9、10、13、15），详见下"鉴药"项。

【文录】

《本经》《别录》（见《证类》卷21"露蜂房"）　一名蜂肠，一名百穿，一名蜂勒（音窠）。生牂牁山谷。七月七日采，阴干。

梁《本草经集注》（同上）　陶隐居云：此蜂房多在树腹中及地中，今此曰露蜂，当用人家屋间及树枝间苞裹者。乃远举牂牁，未解所以。

题·刘宋《雷公炮炙论》（同上）　雷公云：凡使，其窠有四件：一名革蜂窠；二名石蜂窠；三名独蜂窠；四名草蜂窠是也。大者一丈二丈围，在大树膊者，内窠小膈六百二十个，围大者有一千二百四十个蜂。其窠粘木蒂，是七姑木汁，盖是牛粪沫，隔是叶叶。石蜂窠，只在人家屋上，大小如拳，色苍黑，内有青色蜂二十一个，不然只有十四个，其盖是石垢，粘处是七姑木汁，隔是竹蚛。次有独蜂窠，大小只如鹅卵大，皮厚苍黄色，是小蜂肉并蜂翅，盛向里只有一个蜂，大如小石燕子许，人、马若遭螫着立亡。

唐《唐本草》（同上）《唐本》此蜂房，用树上悬、得风露者。其蜂黄黑色，长寸许，螫马、牛、人，乃至欲死者，用此皆有效，非人家屋下小小蜂房也。

后蜀《蜀本草》（同上）《蜀本》：《图经》云：树上大黄蜂窠也。大者如瓮，小者如桶。今所在有，十一月、十二月采。

宋《本草图经》（同上）《图经》曰：露蜂房……此木上大黄蜂窠也……用此尤效。人家屋间亦往往有之，但小而力慢，不堪用，不若山林中得风露气者佳。

宋《本草衍义》卷17"露蜂房"　有两种，一种小而其色淡黄，窠长六七寸至一尺者，阔二三寸，如蜜脾下垂，一边是房，多在丛木郁翳之中，世谓之牛舌蜂。

又一种或在高木上，或屋之下，外作固，如三四斗许，小者亦一二斗，中有窠，如瓠之状，由此得名。蜂色赤黄，其形大于诸蜂，世谓之玄瓠蜂。蜀本《图经》言十一月、十二月采者，应避生息之时也。今人用露蜂房，兼用此两种。

明《本草纲目》卷39"**露蜂房**"【释名】紫金沙。【集解】【时珍曰】革蜂，乃山中大黄蜂也，其房有重重如楼台者。石蜂、草蜂，寻常所见蜂也。独蜂，俗名七里蜂者是矣，其毒最猛。

【鉴药】

"露蜂房"首见于《本经》。《唐本草》释名云："此蜂房，用树上悬、得风露者。"《本经》载其"主惊痫瘛疭，寒热邪气，癫疾，鬼精蛊毒，肠痔"。《别录》曰："又疗蜂毒，毒肿。"后世多用其攻毒杀虫，疗疮肿。

关于本品来源，观"露蜂房"命名，可知必须是能见风露的蜂房。梁·陶弘景云："此蜂房多在树腹中及地中，今此曰露蜂，当用人家屋间及树枝间苞裹者。"《唐本草》指出"用树上悬、得风露者"都是同一意见。因此也就排除了穴居的土蜂窠。

但是地面上的蜂窠也有不同的蜂所筑的不同形状的蜂窠，对此诸家本草各有己见。《雷公炮炙论》云："其窠有四件：一名革蜂窠；二名石蜂窠；三名独蜂窠；四名草蜂窠是也。"李时珍解释这4种蜂："革蜂，乃山中大黄蜂也，其房有重重如楼台者。石蜂、草蜂，寻常所见蜂也。独蜂，俗名七里蜂者是矣，其毒最猛。"从蜂房的形状来看，大者周径可达一两丈，小者仅如拳。更小的只有鹅蛋大（参上"文录"）。雷教的意见是只用"革蜂窠"，也就是大黄蜂所筑的那种最大的蜂巢。

唐本《图经》支持这种意见："树上大黄蜂窠也。大者如瓮，小者如桶。"宋《图经》也是这种意见，而且补充了理由："人家屋间亦往往有之，但小而力慢，不堪用，不若山林中得风露气者佳。"宋·寇宗奭的意见略有不同："有两种，一种小而其色淡黄，窠长六七寸至一尺者，阔二三寸，如蜜脾下垂，一边是房，多在丛木郁翳之中，世谓之牛舌蜂。又一种或在高木上，或屋之下，外作固，如三四斗许，小者亦一二斗，中有窠，如瓠之状，由此得名。蜂色赤黄，其形大于诸蜂，世谓之玄瓠蜂。"这种"玄瓠蜂"就是马蜂科的大黄蜂*Polistes mandarinus* Saussure。[1]

综上所述，古本草的露蜂房应该取用悬挂在林间或屋间能得风露的蜂窠。但对原动物，现代书籍有不同的记载。《本草纲目药物彩色图鉴》认为，按古本草所述蜂窠的形态，可知为胡蜂科与马蜂科的种类。这与现今药用露蜂房亦相吻合。蜂之种类很多，首选胡蜂科的斑胡蜂*Vespa mandarinia Sm.*为代表。[2]《中华本草》认为目前在药材中发现胡蜂科的10余种蜂巢均作露蜂房入药。其原动物为胡蜂科昆虫黄星

1　高士贤：《历代本草药用动物》，北京：人民卫生出版社，2013：8.
2　谢宗万：《本草纲目药物彩色图鉴》，北京：人民卫生出版社，2000：366.

长脚黄蜂*Polistes mandarinus* Saussure或多种近缘昆虫的巢。[1]《历代本草药用动物》则认为除胡蜂科的斑胡蜂之外，常见的还有胡蜂科的黑尾胡蜂*Vespa ducalis* Sm.、马蜂科的陆马蜂*Polistes rothneyi grahmi* Vecht和柞蚕马蜂*Polistes galliscus* (L.)等。[2]但不管其原动物如何，古代对露蜂房的图形大致都符合古本草所载。今统而述之。

《本草图经》"蜀州露蜂房"（图2）绘一树枝上悬挂的蜂房。有几只大蜂在围着蜂房飞。此属露蜂房。"蜀州"即今四川崇州市。《本草品汇精要》"蜀州露蜂房"（图5）构图虽参考了《图经》图2，但其悬挂的大蜂房则属写实图。该图没有像其他露蜂房图那样画几只蜂，就是突出蜂房的形状。《太乙仙制本草药性大全》"蜂房"（图7）的蜂房呈莲蓬状下垂，体型较小，不同于大黄蜂之类所筑的巢。《补遗雷公炮制便览》"炮制露蜂房"（图9）与《雷公炮炙论》所述方法有差异。雷公法为："凡使革蜂窠，先须以鸦豆枕等同拌蒸，从己至未出，去鸦豆枕了，晒干用之。"按法只需要蒸过晒干就行。但此图表现了采集（右上一人在树上摘蜂窠）、切碎（图上屋中一人在切蜂房）、拌辅料（左上一人双手浸在盆中搅拌）、水煮（右下炉灶上只有锅，没有甑，故只能煮）、晒干（左下竹匾里盛有煮好的蜂房）。此法少见医书记载。《本草原始》"露蜂房"（图10）画了两种蜂房，上图云"如瓠蜂房"，但其蜂房呈下垂莲蓬状，这不是"瓠蜂"（指大黄蜂）的蜂巢形状，而是一般野蜂的巢。下图有图注"如蜜脾下垂蜂房"。其图为悬挂的"蜜脾"（酿蜜之房）形，也是古本草唯一表现"蜜脾"的图。其原动物也是野蜂。《本草纲目类纂必读》"露蜂房"（图13）仅绘药材蜂房，其特点是清晰地展示了蜂房内的六角形小房，此在古本草图也是首次。《草木便方》"蜂房"（图15）绘的是树上悬挂的重叠似塔型的大蜂巢。所绘蜂的个体也比较大。此乃大黄蜂之类所筑的蜂巢。本草图所绘的蜂房证明宋·寇宗奭所说的两种露蜂房才是入药的主流。寇氏所云"如蜜脾下垂"的蜂房，可见于《本草原始》所绘。"如瓠之状"的大蜂房，则见于《本草图经》《草木便方》等书所绘。

【小结】

"露蜂房"为《本经》所载的早期药物之一。据陶弘景、《唐本草》所载，本品为地面林间、屋间能见风露的蜂房。雷敩、唐本《图经》、宋《图经》都主张用大黄蜂窠，即马蜂科大黄蜂*Polistes mandarinus* Saussure、胡蜂科的斑胡蜂*Vespa mandarinia* Sm.及其同属近缘昆虫所建的蜂巢。寇宗奭根据实际运用，指出入药的蜂房有大小两种。大者如瓠如塔，小者如莲蓬、如蜜脾下垂。现存原创的露蜂房本草图此两类的蜂房都有，其中如莲蓬下垂的小蜂房也占了一定的比例。

---

1 国家中医药管理局《中华本草》编委会：《中华本草》（9），上海：上海科学技术出版社，1999：228.
2 高士贤：《历代本草药用动物》，北京：人民卫生出版社，2013：478.

39-7　竹蜂

【品图】

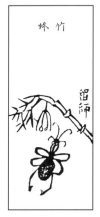
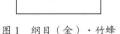
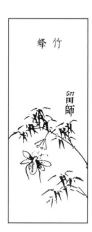
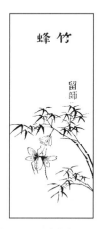
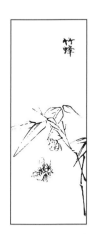

图1　纲目（金）·竹蜂　　图2　纲目（钱）·竹蜂　　图3　纲目（张）·竹蜂　　图4　图说·竹蜂

本品4图，取自4书。有承继关系的图仅1个书类。

《本草纲目》（金陵本）：该书"竹蜂"（图1）的仿绘者为《纲目》钱本图2（仅略加修饰，增添数枝竹叶而已）。此后仿绘《纲目》钱本图2的有《纲目》张本图3、《本草简明图说》图4（将竹叶改为白描，构图不变）。

以上4图中，除外3幅仿绘图，原创图仅有1幅（图1），详见下"鉴药"项。

【文录】

　　唐《本草拾遗》（见《证类》卷22"三十六种陈藏器馀·留师蜜"）　陈藏器云：蜂如小指大，正黑色。啮竹为窠，蜜如稠糖，酸甜好食。《方言》云：留师，竹蜂也。

　　明《本草纲目》卷39"竹蜂"　【释名】留师（郭璞作笛师）。【集解】【时珍曰】《六帖》云：竹蜜蜂出蜀中。于野竹上结窠，绀色，大如鸡子，长寸许，有蒂。窠有蜜，甘倍常蜜。即此也。按今人家一种黑蜂，大如指头，能穴竹木而居，腹中有蜜，小儿扑杀取食，亦此类也。

4318

【鉴药】

　　"竹蜂"为《本草拾遗》"留师蜜"的原动物名。李时珍将其作为《纲目》正条名，但药用部位还是竹蜂所酿之蜜。陈藏器云：此蜂"啮竹为窠"，或因此得名。《拾遗》载其蜜"主牙齿蟨痛，口中疮"。后世医方未见用此。

　　关于"留师蜜"的原动物，陈藏器云："蜂如小指大，正黑色。啮竹为窠，蜜如稠糖，酸甜好食。"又引"《方言》云：留师，竹蜂也"。查《方言》卷11"蠭"郭璞注"壶蠭"云："今黑蠭穿竹木作孔，亦有蜜者。或呼笛师。"[1]"笛""留"形近，或因此致误。清·钱绎《方言笺疏》云："其小儿黑、细腰者，常居竹管中，能鸣，声如蟋蟀。俗谓之螅蛉子，盖即所谓笛师，以声为名也。"[2]此可作为"留"为"笛"之误的旁证。《白孔六帖》"蜜"条："竹蜜（蜀中有竹蜜蜂，好于野竹上结窠，窠大如鸡子，有蒂长尺许，窠与蜜并绀色可爱，甘倍于常蜜。）"[3]李时珍补充说："按今人家一种黑蜂，大如指头，能穴竹木而居，腹中有蜜，小儿扑杀取食，亦此类也。"

　　《中华本草》据《拾遗》《纲目》所载，认为古代竹蜂与今木蜂属数种蜂相似，其原动物为木蜂科动物竹蜂*Xylocopa dissimilis* (Lep.)。[4]鲁冲认为应归为切叶花蜂科切叶花蜂属（*Megachile*）中以竹为生的种类，如*M. daeleinii*、*M. pseudomonticala*等均筑巢于竹子中，分布于江浙地带。[5]

　　《本草纲目》（金陵本）：该本"竹蜂"（图1）为示意图。有图注"留师"，即竹蜂的《拾遗》原名。此图绘一竹，悬一简陋的小蜂窠。此蜂"啮竹为窠"，何用窠为？故绘一蜂巢乃属蛇足。蜂房下绘一只放大的"竹蜂"。其形与该本绘其他物种的蜂形似，无法深究。故此图所绘全凭想象，不能作为考察物种的依据。

【小结】

　　"竹蜂"为《本草拾遗》"留师蜜"的原动物名。"留师"或为"笛师"之误。据郭璞注《方言》、陈藏器《拾遗》、《白孔六帖》及李时珍所载，今或考竹蜂为木蜂科动物竹蜂*Xylocopa dissimilis* (Lep.)，或考为切叶花蜂科切叶花蜂属（*Megachile*）中以竹为生的种类。《本草纲目》金陵本"竹蜂"（图1）为示意图，误绘其筑巢悬于竹枝之上。

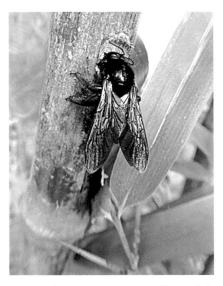

图 5　竹蜂 *Xylocopa dissimilis* 正在啮竹为窠

1　[汉]扬雄撰，[晋]郭璞注，[清]卢文弨校：《輶轩使者绝代语释别国方言》，《丛书集成初编》影《聚珍版丛书》本，上海：商务印书馆，1936：99-100.

2　[清]钱绎撰集：《方言笺疏》，上海：上海古籍出版社，1984：635.

3　[唐]白居易撰，[南宋]孔传续撰：《唐宋白孔六帖》卷十六"蜜"，明刻本：16.

4　国家中医药管理局《中华本草》编委会：《中华本草》（9），上海：上海科学技术出版社，1999：227.

5　鲁冲：对本草七种蜂类的物种考证，中药材，1994，17（2）：41.

39-8　赤翅蜂

【品图】

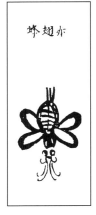

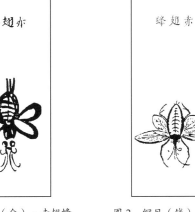

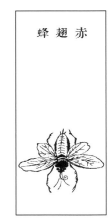

图 1　纲目（金）·赤翅蜂　　图 2　纲目（钱）·赤翅蜂　　图 3　纲目（张）·赤翅蜂

本品3图，出自3书。除图1为原创图外，图2、图3均为仿绘中有修润之图。详见下"鉴药"项。

【文录】

唐《本草拾遗》（见《证类》卷22"三十六种陈藏器馀·赤翅蜂"）　陈藏器云：出岭南，如土蜂，翅赤头黑，穿土为窠，食蜘蛛。大如螃蟹。遥知蜂来，皆狼狈藏隐。蜂以预知其处，相食如此者无遗也。

明《本草纲目》卷39"赤翅蜂"【集解】【时珍曰】此毒蜂穿土作窠者。一种独蜂作窠于木，亦此类也。其窠大如鹅卵，皮厚苍黄色。只有一个蜂，大如小石燕子，人、马被螫立亡也。

【鉴药】

"赤翅蜂"首见于《本草拾遗》。以翅赤得名。《拾遗》载外用"主蜘蛛咬及丁肿，疮病疮"。其蜂窠土亦可"傅蜘蛛咬处"。后世医方书未见用此入方者。

关于其生境、形态，陈藏器云："出岭南，如土蜂，翅赤头黑，穿土为窠，食蜘蛛。大如螃蟹。"其习性"穿土为窠，食蜘蛛"，外形"翅赤头黑"。据此，《中药大辞典》定此种为胡蜂科的赤翅蜂 *Vespa simillima* Smich。[1]《本草纲目药物彩色图鉴》谓此为

1　江苏新医学院：《中药大辞典》，上海：上海科学技术出版社，1977：1097.

蛛蜂科赤翅蜂*Mignimia sinensis* Smith。[1]鲁冲认为此应归于蛛蜂科（*Pompilidae*）玳瑁蜂属（*Pompllus*）种类，如黄边玳瑁蜂*P. unifasciatus*（Smith）。鲁氏认为胡蜂科胡蜂属（*Vespa*）种类并不都以蜘蛛为食，且无红翅。该属筑巢于地下者，已归为土蜂。故鲁氏认为将本属的*Vespa simillima* Smich定为赤翅蜂值得商榷。[2]综上所述，赤翅蜂的分类位置还值得更进一步予以确认。

此外，李时珍还提到了一种蜂，云"一种独蜂作窠于木，亦此类也。其窠大如鹅卵，皮厚苍黄色。只有一个蜂，大如小石燕子，人、马被螫立亡也"。此"独蜂"即《雷公炮炙论》"露蜂房"提到的4种蜂之一："次有独蜂窠，大小只如鹅卵大，皮厚苍黄色，是小蜂肉并蜂翅，盛向里只有一个蜂，大如小石燕子许，人、马若遭螫着立亡。"此蜂翅不赤，作窠于木，不知时珍为何说其与赤翅蜂为一类。

《本草纲目》（金陵本）：该书"赤翅蜂"（图1）仅绘一蜂，双翅，尾针3，与该本所绘蜜蜂、土蜂、竹蜂差异不大，又无色彩，非写实图，难以作为考证之用。

【小结】

"赤翅蜂"为《本草拾遗》所载，最明显的形性是翅赤头黑，穿土为窠，食蜘蛛。现代对其原植物的考订有胡蜂科赤翅蜂*Vespa simillima* Smich、蛛蜂科赤翅蜂*Mignimia sinensis* Smith、黄边玳瑁蜂*Pompllus unifasciatus*（Smith）等不同意见。《本草纲目》（金陵本）非写实图，无法提供考证依据。

39–9　独脚蜂

【品图】

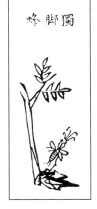 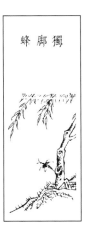 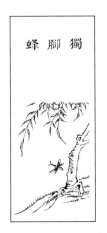

图1　纲目（全）·独脚蜂　　图2　纲目（钱）·独脚蜂　　图3　纲目（张）·独脚蜂

1　谢宗万：《本草纲目药物彩色图鉴》，北京：人民卫生出版社，2000：367.
2　鲁冲：对本草七种蜂类的物种考证，中药材，1994,17（2）：41.

本品3图，出自3书。其中《本草纲目》金陵本"独脚蜂"（图1）为原创图，《纲目》钱本图2将图1示意之树实物化，蜂形予以修饰，构图为水平镜像，全图仍属仿绘图。该图高明一点的是将此蜂尾部与树相连。但若要说画士旨在表现此蜂将产卵管插入树皮，恐怕连画士自己也不敢承认。李时珍未对此蜂实际形态增添任何新的内容，不懂医药的画士更未必能得见实物。故此"独脚"的表现，乃不满于金陵本图1的怪异而做出的修改，似无深意。《纲目》张本图3又再仿绘钱本图2，此蜂的尾部已经与树干不相接，完全看不到有任何"一足连树根不得去"的示意。详见下"鉴药"项。

【文录】

唐《本草拾遗》（见《证类》卷22"三十六种陈藏器馀·独脚蜂"）　陈藏器云：所用同前。似小蜂，黑色，不能动摇。五月采取，出岭南。又有独脚蚁，功用同蜂。亦连树根下，能动摇，出岭南。

明《本草纲目》卷39"独脚蜂"【集解】【时珍曰】岭南有树小儿、树蛱蝶，及此蜂、蚁，皆生于树，是亦气化，乃无情而生有情也。《酉阳杂俎》云：岭南毒菌，夜有光，经雨则腐化为巨蜂，黑色，其喙若锯，长三分，啮人甚毒。物类之变化不一有如此。

【鉴药】

"独脚蜂"首见于《本草拾遗》。陈藏器云其"一足"，或据此得名。藏器云其功用同赤翅蜂，亦即主蜘蛛咬、丁肿及痐病疮等。后世医方书未见用此入方者。

关于本品的形态，藏器云："似小蜂，黑色，一足。连树根不得去，不能动摇。五月采取，出岭南。"此药《中药大辞典》《中华本草》均未载。鲁冲首次提出此蜂的"一足，连树根不得去"，就是树蜂（Siricidae）产卵管。树蜂产卵的特性是：先将尾部末端细长的产卵管插入树干或树皮下，有时易被树皮卡住，不易拔出，形似"独脚"，易捕捉。比较典型的物种有云杉大树蜂*Sirex gigas*、小树蜂*Paururus juvencus*。[1]谢宗万亦认为独脚蜂为树蜂科动物，其种为黑顶树蜂*Tremex apicalis* Matsunura。[2]

李时珍在本条中补充的意见是："岭南有树小儿、树蛱蝶，及此蜂、蚁，皆生于树，是亦气化，乃无情而生有情也。"可见时珍是将独脚蜂视为树里生长出来动物，属于"无情而生有情"的例子，这与现代学者考证的结果风马牛不相及。

《本草纲目》（金陵本）：该书"独脚蜂"（图1）绘一树下有一蜂，其翅下有一线与树根相连。这是按陈藏器所云"一足"想象绘成的。现代学者考此"足"乃树

1　鲁冲：对本草七种蜂类的物种考证，中药材，1994，17（2）：41.

2　谢宗万：《本草纲目药物彩色图鉴》，北京：人民卫生出版社，2000：367.

蜂的产卵管，不可能如此图所绘。此图非写实，无足为凭。

【小结】

"独脚蜂"为《本草拾遗》记载的一种习性奇特的蜂类。陈藏器云其"一足连树根不得去"，时珍误以为乃从树里生出的蜂。今学者考所谓"一足"，乃树蜂产卵将尾部末端细长的产卵管插入树皮引起的误解。据此推定独脚蜂乃树蜂科（*Siricidae*）的某些物种。或以该科黑顶树蜂*Tremex apicalis* Matsunura作为独脚蜂的原动物。《本草纲目》（金陵本）有该蜂唯一的原创绘图，但非来自写实，难以反映此蜂真貌。

39–10　蠛蠓

【品图】

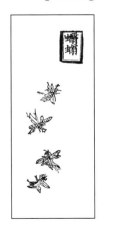 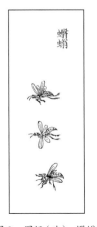 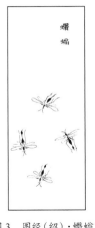 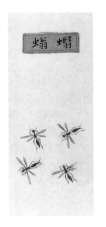

图1　图经（大）·蠛蠓　　图2　图经（政）·蠛蠓　　图3　图经（绍）·蠛蠓　　图4　品汇·蠛蠓

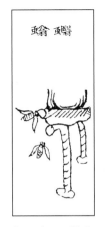 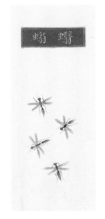 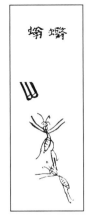 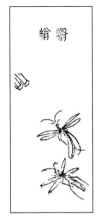

图5　太乙·蠛蠓　　图6　雷公·蠛蠓　　图7　纲目（金）·蠛蠓　　图8　纲目（钱）·蠛蠓

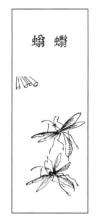

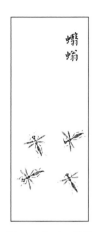

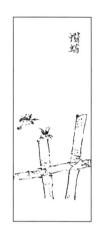

图 9　纲目（张）·蠮螉　　　图 10　金石·蠮螉　　　图 11　图说·蠮螉

本品11图，取自11书，其中3幅彩图。有承继关系的图可分3个书类。

《本草图经》：该书"蠮螉"图分别存于《大观》（图1）、《政和》（图2）、《绍兴》（图3）。其中图1、图2大同小异，但《绍兴》图3却是原创图。今以《政和》图2为《图经》图的代表。

《本草图经》（《绍兴》本）：该书"蠮螉"（图3）的仿绘图有《本草品汇精要》图4。此后《补遗雷公炮制便览》图6、《金石昆虫草木状》图10均分别仿绘《品汇》图5。

《本草纲目》（金陵本）：该书"蠮螉"（图7）的仿绘图有《纲目》钱本图8、《纲目》张本图9。

以上11图，除外6幅仿绘图，原创图5幅（图2、3、5、7、11），详见下"鉴药"项。

【文录】

《别录》（见《证类》卷22"蠮螉"） 一名土蜂。生熊耳川谷及牂牁，或人屋间。

梁《本草经集注》（同上） 陶隐居云：此类甚多，虽名土蜂，不就土中为窟，谓捷（力展切）土作房尔。今一种黑色，腰甚细，衔泥于人室及器物边作房，如并竹管者是也。其生子如粟米大置中，乃捕取草上青蜘蛛十余枚满中，仍塞口，以拟其子大为粮也。其一种入芦竹管中者，亦取草上青虫，一名蜾蠃。诗人云："螟蛉有子，蜾蠃负之。"言细腰物无雌，皆取青虫，教祝（音咒）便变成己子，斯为谬矣。造诗者乃可不详，未审夫子何为因其僻邪。圣人有阙，多皆类此。

唐《唐本草》（同上） 《唐本》注云：土蜂，土中为窠，大如乌蜂，不伤人，非蠮螉，蠮螉不入土中为窠。虽一名土蜂，非蠮螉也。

后蜀《蜀本草》（同上） 《蜀本》：按《尔雅》果蠃，蒲卢。注云：即细腰蜂也，俗呼为蠮螉。《诗》云：螟蛉之子，蜾蠃负之。注曰：螟蛉，桑虫也。蜾蠃，蒲卢也。言蒲卢负持桑虫，以成其子，乃知蠮螉即蒲卢也。蒲卢即细腰蜂也。据此，不独负持桑虫，以他虫入穴，捷泥封之，数日则成蜂飞去。陶云是先生子如粟在穴，然捕它虫以为之食。今人有候其封穴了，坏而看之，果见有卵如粟在死虫之上，则如陶说矣。而诗人以为喻者，盖知其大而不知其细也。陶又说此蜂黑色，腰甚细，能捷泥在屋壁间作房，如并竹管者是也。亦有入竹管中、器物间作穴者，但以泥封其穴口而已。《图经》云：捷泥作窠，或双或只，得处便作，不拘土石竹木间，今所在皆有之。

宋《本草图经》（同上）《图经》曰……谨按郭璞注《尔雅》果蠃，蒲卢。云：即细腰蜂也。俗呼为蠮螉。又《诗·小雅》云：螟蛉有子，蜾蠃负之。注：螟蛉，桑虫也。蜾蠃，蒲卢也。言蒲卢取桑虫之子，负持而去，妪养之，以成其子。又杨雄《法言》云：螟蛉之子殪，而逢果蠃祝之曰：类我类我。注云：蜾蠃遇螟蛉而受化，久乃变成蜂尔。据诸经传，皆言此蜂取他虫而化为己子。陶隐居乃谓生子如粟米大，在其房中，乃捕取草虫以拟其子大为粮耳。又有人坏其房而看之，果见有卵如粟在死虫之上，皆如陶之说。

宋《本草衍义》卷17"**蠮螉**" 诸家所论备矣，然终不敢舍《诗》之意。尝析窠而视之，果有子，如半粟米大，其色白而微黄，所负虫亦在其中，乃青菜虫，却在子下，不与虫相着。又非叶虫及草上青虫，应是诸虫皆可也。陶隐居所说近之矣。人取此房，研细，醋调，涂蜂虿。

明《本草纲目》卷39"**蠮螉**"【释名】细腰蜂（《庄子》）。【时珍曰】蠮螉，象其声也。

【鉴药】

"蠮螉"首见于《本经》。李时珍释名云："蠮螉，象其声也。"《本经》载其"主久聋，咳逆，毒气出刺，出汗"。《别录》载蠮螉"疗鼻窒"，其"土房"（即蠮螉的窠）"主痈肿，风头"。古医方书有用蠮螉、蠮螉窠入方者。明清以后罕见用此。

本品虽然很少入药，但却因为《诗经·小雅·小宛》中有"螟蛉有子，蜾蠃负之"一句，以至于后世将义子称为"螟蛉子"。《诗经》这句诗源于一个古老的传说：蠮螉（又名"蜾蠃"）腰很细，无雌性，于是就取青虫（桑虫名为"螟蛉"）带回自己的窠，不断地对青虫说"类我类我"，然后"螟蛉"就化为"蜾蠃"之子。此传说版本很多，详参"文录"。

此故事是否当真？古代信的人还不少。因为他们打开蠮螉的窠，发现窠里果然有青虫（螟蛉）。于是就笃信蠮螉养螟蛉为己子。梁·陶弘景最早打破这个传说。

陶弘景云："今一种黑色，腰甚细，衔泥于人室及器物边作房，如并竹管者是也。其生子如粟米大置中，乃捕取草上青蜘蛛十余枚满中，仍塞口，以拟其子大为粮也。其一种入芦竹管中者，亦取草上青虫。一名蜾蠃。诗人云'螟蛉有子，蜾蠃负之'。言细腰物无雌，皆取青虫，教祝便变成已子，斯为谬矣。"原来蠮螉房（即窠也）确实有其他的虫体，不是用来做义子的，是给蠮螉的孩子们准备的口粮。但《诗经》毕竟影响大，陶弘景破解的疑案知者甚少。宋·寇宗奭重复了陶弘景的实地考察："尝析窠而视之，果有子，如半粟米大，其色白而微黄，其所负虫亦在其中，乃青菜虫，却在子下，不与虫相着。又非叶虫及草上青虫，应是诸虫皆可也。陶隐居所说近之矣。"说明蠮螉能有子，它背进窠里的虫子都在蠮螉子（幼虫）的下面。作口粮的虫子也不止一种。所以寇氏认为陶弘景说的是对的。

在诸家本草探讨这个故事真相的时候，也顺便介绍了蠮螉的形态：黑色，腰甚细，有别名"果蠃""蒲卢""细腰蜂"。此蜂不生活在土里，而是衔泥在地面做窠，地点不限，墙壁、树上，有地方就筑巢。其窠或如壶、如球、如并排放着的两竹管，或者就利用竹管、器物做窠等。其中放入捕来的昆虫，产卵其上，幼虫出即以其他虫为食。现代最通行的意见，此蠮螉为蜾蠃科昆虫蜾蠃*Eumenes pomiformis* Fabr.。[1]也有考为泥蜂（细腰蜂）科（*Sphecidae*)昆虫在房上、树上筑巢的种类，如黄腰类我蜂*Sceliphron madraspatanum*。此昆虫也常以尺蠖、螟虫的幼虫为食。[2]

1.《**本草图经**》：该书"蠮螉"（图2）绘3只蠮螉。图1有4只，但其形状与图2基本一致。其形似蜂，但其腰却看不出很细，故此图特征不明显。

2.《**本草图经**》（《绍兴》本）：该书"蠮螉"（图3）绘4只蠮螉，此同图1，但形态却完全不同于图1、图2。所绘昆虫最明显的特征是腰细，其腹呈纺锤形，第1、2节稍小，形成了细腰。这是南宋医官与画士对《大观》图进行的修改，属于新绘图。《本草品汇精要》有条件看到宫廷所藏《图经》三传本的图，从中选择了《绍兴》新绘图，再对照实物予以修润。其图4的形状较《绍兴》图3又更接近实物。

3.《**太乙仙制本草药性大全**》：该书"蠮螉"（图5）有2只蜂，其右的背景似乎是一个建筑物，两块大石压着两根柱上。蠮螉在其石缝里筑巢。其蜂的腰并不细，蠮螉筑巢示意图而已。

4.《**本草纲目**》（金陵本）：该书"蠮螉"（图7）绘两只蠮螉，其腰甚细。其画士无法见到《绍兴》《品汇》，却能绘出接近实物的蠮螉，可能是参照了实物。毕竟蠮螉到处都有，并不难寻。其图上方两管状物，示意是其所作房。此后钱本仿绘，线条虽更流畅精细，但细腰特征反不如金陵本图7明显。

1　国家中医药管理局《中华本草》编委会 :《中华本草》（9），上海 : 上海科学技术出版社，1999 :211.（高士贤 :《历代本草药用动物》，北京 : 人民卫生出版社，2013 : 487.该书亦考为蜾蠃科昆虫蜾蠃，但学名为*Anterhynchium flavomarginatum* Smith.。）

2　鲁冲 : 对本草七种蜂类的物种考证，中药材，1994，17（2）：41.

5.《**本草简明图说**》：该书"蠮螉"（图11）在竹制篱笆顶端绘两只小蜂，细腰特征不明显。

【小结】

"蠮螉"为《本经》所载早期药物之一。历代本草对其形态、功用的讨论不多，但热衷于讨论蠮螉（即蜾蠃）是否真拿螟蛉为己子。陶弘景、寇宗奭亲自检查蠮螉的窠，破解了这一疑案。据陶弘景及其以后诸家本草的记载，今以本品为蜾蠃科昆虫蜾蠃*Eumenes pomiformis* Fabr.或考为泥蜂（细腰蜂）科（*Sphecidae*)昆虫，如黄腰类我蜂*Sceliphron madraspatanum*之类。《绍兴本草》《本草纲目》金陵本所绘蠮螉图最接近实物。

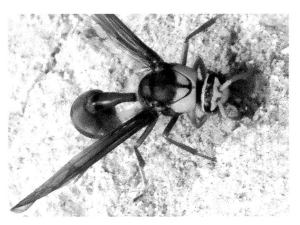

图 12　蜾蠃 *Eumenes pomiformis* 正在寻找土缝中的幼虫

39–11　虫白蜡

【品图】

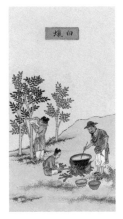

图 1　品汇·白蜡

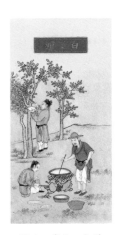

图 2　雷公·白蜡

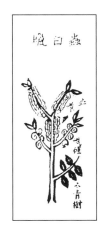

图 3　纲目（金）·虫白蜡

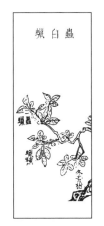

图 4　纲目（钱）·虫白蜡

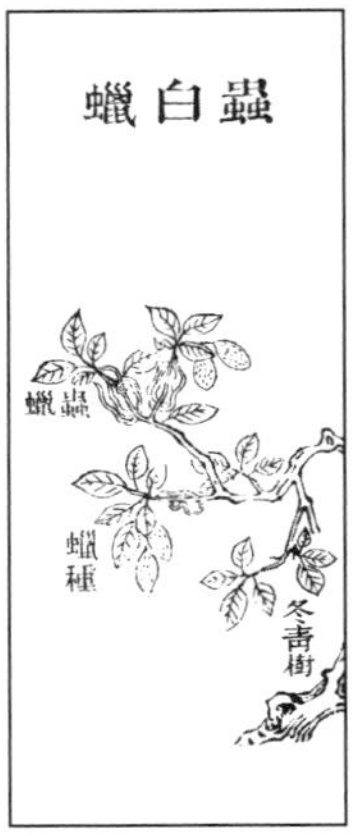

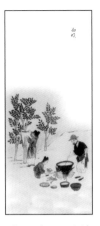

图 5　纲目（张）·虫白蜡

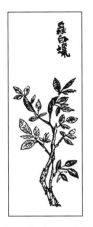

图 6　金石·白蜡

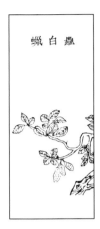

图 7　汇言·虫白蜡

图 8　备要·虫白蜡

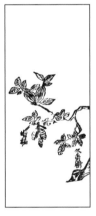

图 9　求真·虫蜡
冬青树

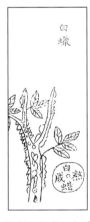

图 10　便方·白蜡

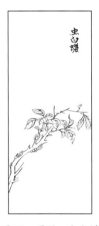

图 11　图说·虫白蜡

　　本品11图，取自11书，其中3幅彩图。有承继关系的图可分2个书类。

　　《本草品汇精要》：该书"白蜡"（图1）的仿绘者有《补遗雷公炮制便览》图2《金石昆虫草木状》图6。

　　《本草纲目》（钱本）：该书"虫白蜡"（图4）的仿绘者有《纲目》张本图5、《本草备要》图8、《本草求真》图9、《本草简明图说》图11。

　　以上11图中，除外6幅仿绘图，原创图尚有5幅（图1、3、4、7、10），详见下"鉴药"项。

【文录】

　　元《癸辛杂识·续集下》　江浙之地，旧无白蜡。十余年前，有道人自淮间带白蜡虫子来求售。状如小芡实，价以升计。其法以盆桎树（桎字未详），树叶类茱萸叶，生水傍，可扦而活。三年成大树，每以芒种前以黄草布作小囊，贮虫子十余枚，遍挂之树间，至五月则每一子中出虫数百，若蠛蠓。遗白粪于枝梗间，此即白蜡，则不复见矣。至八月中，始剥而取之，用沸汤煎之，即成蜡矣（其法如煎黄蜡同）。又遗子于树枝间，初甚细，至来春则渐大。二三月仍收其子，如前法。散育之，或闻细叶冬青树亦可用。其利甚博，与育蚕之利相上下，白蜡之价比黄蜡常高数倍也。[1]

明《本草集要》卷6"白蜡"（一名虫蜡。属金，冬青树上细虫，食树液而生者。）全禀收敛坚凝之气，外科之要药。

明《本草品汇精要》卷29"蜜蜡"（附白蜡）谨按：一种蜡树，即冬青树也。高及丈，时畜蜡虫于上，食其津液，日渐成膏，缠积枝干，于白露前采之，如法煎炼，遂成白蜡。其质坚莹，非蜜房中取蜡烊制之精华作者也。

明《本草会编》（见《纲目》卷39"虫白蜡"）机曰：虫白蜡与蜜蜡之白者不同，乃小虫所作也。其虫食冬青树汁，久而化为白脂，粘敷树枝。人谓虫屎着树而然，非也。至秋刮取，以水煮溶，滤置冷水中，则凝聚成块矣。碎之，文理如白石膏而莹澈。人以和油浇烛，大胜蜜蜡也。

明《太乙仙制本草药性大全·本草精义》卷8"蜜蜡"又种白蜡，人家多栽种冬青树，二三月多买蜡虫挂于树上，至九十月将枝上白壳皮刮下，用甑久蒸，滴下锅内者即白蜡也。

明《本草纲目》卷39"虫白蜡"【集解】【时珍曰】唐、宋以前，浇烛、入药所用白蜡皆蜜蜡也。此虫白蜡则自元以来，人始知之，今则为日用物矣。四川、湖、广、滇南、闽、岭、吴、越东南诸郡皆有之，以川、滇、衡、永产者为胜。蜡树枝叶状类冬青，四时不凋。五月开白花成丛，结实累累，大如蔓荆子，生青熟紫。冬青树子则红色也。其虫大如虮虱，芒种后则延缘树枝，食汁吐涎，粘于嫩茎，化为白脂，乃结成蜡，状如凝霜。处暑后则剥取，谓之蜡渣。若过白露，即粘住难刮矣。其渣炼化滤净，或甑中蒸化，沥下器中，待凝成块，即为蜡也。其虫嫩时白色作蜡，及老则赤黑色，乃结苞于树枝。初若黍米大，入春渐长，大如鸡头子，紫赤色，累累抱枝，宛若树之结实也。盖虫将遗卵作房，正如雀瓮、螵蛸之类尔。俗呼为蜡种，亦曰蜡子。子内皆白卵，如细虮，一包数百。次年立夏日摘下，以箬叶包之，分系各树。芒种后苞拆卵化，虫乃延出叶底，复上树作蜡也。树下要洁净，防蚁食其虫。又有水蜡树，叶微似榆，亦可放虫生蜡。甜槠树亦可产蜡。

第三十九章　虫部

---

1 ［宋末元初］周密《癸辛杂识·续集下》，《丛书集成新编》影《学津讨原》，台北：新文丰出版公司，1986：479-480.

【鉴药】

李时珍注"虫白蜡"首出明·汪机《本草会编》。然此前明·王纶《本草集要》（1496年）已有"白蜡"（一名虫蜡）专条。《集要》载其为"外科之要药。生肌止血定痛，接骨续筋，补虚"。后世直接用虫白蜡入药者少，但明以后将此蜡与蜜蜡混合做成蜡皮封固蜜丸，运用甚多。最多使用的还和油制成蜡烛供照明用。

关于虫白蜡出现的历史，李时珍云："唐、宋以前，浇烛、入药所用白蜡皆蜜蜡也。此虫白蜡则自元以来，人始知之，今则为日用物矣。"由于此蜡产自树上，后世亦称"木蜡"，以别"蜂蜡"（蜜蜡）。时珍未言本品见于元代何书。今所见医药书中，以《丹溪心法》卷5"拾遗杂论"所载为早："白蜡属金，禀收敛坚凝之气，外科之要药。生肌止血，定痛接骨，续筋补虚。与合欢树皮同入长肌肉膏药，用之神效。"《本草集要》几乎全文照录。另外宋末元初周密《癸辛杂识·续集》，其中详细地谈到白蜡虫子出现的年代，放虫、收蜡、留种的过程（详见上"文录"）。据此，虫白蜡在江南传播的年代约在元初。

关于虫白蜡的生成制取，《癸辛杂识》所载虽详，但疏于取蜡制蜡。《本草集要》重在谈虫与树："冬青树上细虫，食树液而生者。"《本草品汇精要》则云："谨按：一种蜡树，即冬青树也。高及丈，时畜蜡虫于上，食其津液，日渐成膏，缠积枝干，于白露前采之，如法煎炼，遂成白蜡。"这里没说是蜡虫"遗白粪于枝梗间"，而是说"食其津液，日渐成膏，缠积枝干"。《太乙仙制本草药性大全》谈及采用制蜡时云："九十月将枝上白壳皮刮下，用甑久蒸，滴下锅内者即白蜡也。"此为蒸蜡法。《本草会编》曰："其虫食冬青树汁，久而化为白脂，粘敷树枝。人谓虫屎着树而然，非也。至秋刮取，以水煮溶，滤置冷水中，则凝聚成块矣。"此制煮蜡法，与制蜜蜡法同。李时珍则云："其虫大如虮虱，芒种后则延缘树枝，食汁吐涎，粘于嫩茎，化为白脂，乃结成蜡，状如凝霜。处暑后则剥取，谓之蜡渣……其渣炼化滤净，或甑中蒸化，沥下器中，待凝成块，即为蜡也。"此说最为明晰。可见白蜡不是蜡虫的粪便，而是"食汁吐涎，粘于嫩茎，化为白脂，乃结成蜡"。

这种能分泌蜡质的虫，时珍述其形为："其虫嫩时白色作蜡，及老则赤黑色，乃结苞于树枝。初若黍米大，入春渐长，大如鸡头子，紫赤色，累累抱枝，宛若树之结实也……俗呼为蜡种，亦曰蜡子。子内皆白卵，如细虮，一包数百……芒种后苞拆卵化，虫乃延出叶底，复上树作蜡也。"这种昆虫，《中华本草》谓其原动物与今蚧科（介壳虫科）动物白蜡虫 *Ericerus pela* Chavannes相符。其雄虫分泌的蜡质经精制即可得白蜡（木蜡）。其栖息的树种甚多，包括木犀科植物白蜡树、女贞树，以及女贞属其他植物的枝干上。[1]

1　国家中医药管理局《中华本草》编委会：《中华本草》（9），上海：上海科学技术出版社，1999：172.

古本草图多表现白蜡生在树上的形态及制取的过程，无白蜡虫的放大图形。今统而述之。《本草品汇精要》"白蜡"（图1）左上一童子在刮取树干上缠积的白脂，用碗盛接。图下有简易炉灶，一口大锅中熬者白色的液体。一人搅拌，一人烧火。此水煮法制炼白蜡。《本草纲目》（金陵本）"虫白蜡"（图3）为示意图，中间是树形，右下图注云"冬青树"（此示意图无法展示树木特征）。树中间枝条上有圆形物，图注"蜡种"，即泌蜡后的圆形虫体。树枝上部有脂质物缠裹树枝，此雄虫所泌，虫在脂内。故图注云"蜡虫"，实无法看见。《本草纲目》（钱本）"虫白蜡"（图4）将图案示意物绘成实物状，依然分、上中、下加图注"蜡虫""蜡种""冬青树"。由于是实物化，故包裹树枝的白蜡比较膨大，泌蜡后的虫体（圆形物）甚小。仿绘此图的《纲目》张本图5又另外在树枝上添绘了囊状的虫瘿，但图注仍同钱本图4。《本草汇言》"虫白蜡"（图7）在上部两嫩枝上有贴附物，类似桑螵蛸，而不像是缠附的白蜡。或画士按桑螵蛸绘制此图。《草木便方》"白蜡"（图10）为示意图，绘整个树干树枝都被一层不整齐的脂质物包裹。下方图注"熬成白蜡"。其示意效果远不如《纲目》金陵本。

【小结】

"虫白蜡"又名"白蜡"，首出明·王纶《本草集要》。宋末元初周密《癸辛杂识·续集》详述白蜡虫出现的年代、放虫、收蜡、留种的过程。后世本草又补充蜡虫形状、采蜡制蜡法等，尤以李时珍所述最为精详。分泌白蜡的是蚧科(介壳虫科）动物白蜡虫*Ericerus pela* Chavannes雄虫。其蜡质精制即得白蜡（木蜡）。蜡虫栖息在木犀科植物白蜡树、女贞树，

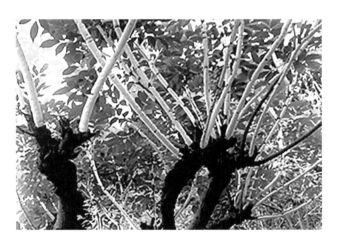

图 12 白蜡虫 *Ericerus pela* 寄生在白蜡树枝上分泌的虫蜡质

以及女贞属其他植物的枝干上。《本草品汇精要》绘制了采蜡熬蜡过程。《本草纲目》（金陵本）示意图展示了白蜡虫栖息的"冬青树""蜡种"及缠裹树枝的白蜡质。

39-12　紫铆

【品图】

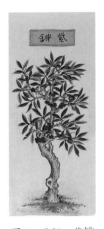 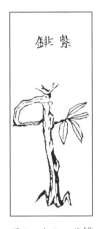 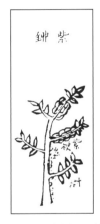 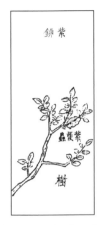

图1　品汇·紫铆　　图2　太乙·紫铆　　图3　纲目（金）·紫铆　　图4　纲目（钱）·紫铆

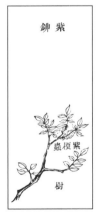 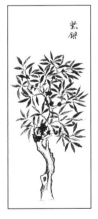 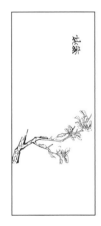

图5　纲目（张）·紫铆　　图6　金石·紫铆　　图7　图说·紫铆

本品7图，取自7书，其中2幅彩图。有承继关系的图可分2个书类。

《本草品汇精要》：该书"紫铆"（图1）的仿绘者有《金石昆虫草木状》图6。

《本草纲目》（金陵本）：该书"紫铆"（图3）的仿绘者有《纲目》钱本图4。此后仿钱本图4的有《纲目》张本图5、《本草简明图说》图7。

以上7图中，除外4幅仿绘图，原创图尚有3幅（图1、2、3），详见下"鉴药"项。

【文录】

唐《唐本草》（见《证类》卷13"紫铆　骐驎竭"）　与骐驎竭二物大同小异。/《唐本》注云：紫色如胶。作赤麖（音京）皮及宝钿，用为假色，亦以胶宝物。云蚁于海畔树藤皮中为之。紫铆树名渴廪，骐驎竭树名渴留，喻如蜂造蜜。斫取用之。《吴录》谓之赤胶者。

唐末《海药本草》（同上）　《海药》云：谨按《广州记》云：生南海山谷。其树紫赤色，是木中津液成也。治湿痒疮疥，宜入膏用。又可造胡燕脂，余滓则主作家使也。又骐驎竭，谨按《南越志》云：是紫铆树之脂也。

宋《开宝本草》（同上）　《别本》注云：紫铆、骐驎竭二物同条，功效全别。紫铆色赤而黑，其叶大如盘，矿从叶上出。骐驎竭色黄而赤……叶如樱桃，三角，成竭从木中出，如松脂。

宋《本草图经》（同上）　《图经》曰：今按段成式《酉阳杂俎》云：紫铆出真腊国，国人呼为勒佉。亦出波斯国。木高丈许，枝干繁郁，叶似橘柚，冬不凋落。三月花开，不结子。每月雾露微雨沾濡，其枝条则为紫铆。波斯国使人呼及沙利，两人说如此。而真腊国使人言：是蚁运土上于木端作窠，蚁壤为雾露所沾，即化为紫铆。又《交州地志》亦云：本州岛岁贡紫铆，出于蚁壤。乃知与血竭虽俱出于木，而非一物，明矣。今医方亦罕用，惟染家所须耳。

宋《本草衍义》卷14"紫铆"　紫如糖霜，结于细枝上累累然，紫黑色，研破则红。今人用造绵烟脂，迩来亦难得。余如经。

明《本草纲目》卷39"紫铆"　【释名】紫梗。【时珍曰】铆与矿同。此物色紫，状如矿石，破开乃红，故名。今南番连枝折取，谓之紫梗是矣。【集解】【时珍曰】紫铆出南番。乃细虫如蚁、虱，缘树枝造成，正如今之冬青树上小虫造白蜡一般，故人多插枝造之。今吴人用造胭脂。按张勃《吴录》云：九真移风县，有土赤色如胶。人视土知其有蚁，因垦发，以木枝插其上，则蚁缘而上，生漆凝结，如螳螂螵蛸子之状。人折漆以染絮物，其色正赤，谓之蚁漆赤絮。此即紫铆也。

【鉴药】

"紫铆"首见于《唐本草》，与"骐驎竭"同条。《日华子本草》将此二药分别立条。李时珍释其名曰："铆与矿同。此物色紫，状如矿石，破开乃红，故名。"因"铆"与"矿"音义均同，故后世亦写作"矿"。《唐本草》载其与"骐驎竭"同功："主五藏邪气，带下，止痛，破积血，金疮生肉。"《日华子》仅载其"治驴马蹄漏，可熔补"。可见少用于治疗。《本草衍义》云"今人用造绵烟脂"，更与医药远离。然明后期及清代本品以"紫草茸"之名，用于治痘疹血热毒壅，号为神药。现代《中华本草》仍以"紫草茸"为正名，云首见《本经逢原》，可清热、凉血、解毒。[1]

1　国家中医药管理局《中华本草》编委会：《中华本草》（9），上海：上海科学技术出版社，1999：171.

　　"紫铆"在唐宋本草中主要辨其与"骐驎竭"的来源异同。《唐本草》云："紫色如胶。作赤麖（音京）皮及宝钿，用为假色，亦以胶宝物。云蚁于海畔树藤皮中为之。紫铆树名渴廪，骐驎竭树名渴留，喻如蜂造蜜。斫取用之。《吴录》谓之赤胶者。"从这段话提到可染色、胶物，又云"蚁于海畔树藤皮中为之"，则此当为"紫铆"，非骐驎竭。《唐本草》所引西晋·张勃《吴录》，其佚文（见《御览》卷947"蚁"）云："九真移风县有赤絮如胶，人视土知有蚁，因垦发，以木枝插其中，则蚁缘而生漆坚凝，如螳螂子螵蛸也。折漆，以染其色正赤，所作赤絮，则此胶也。"观此则在西晋之时，人们早已知道这种可染色的"赤絮如胶"物，就是虫胶。唐·段成式《西阳杂俎》记载："紫铆树出真腊，国使冲都尉沙门陀沙尼拔陁言：'蚁运土于树下作窠，蚁壤得雨露，结而成紫铆。'"其中也提到与"蚁"有关。这与树脂"骐驎竭"有很大的不同。但因为其胶的颜色与骐驎竭（血竭）近似，故有传说"紫铆树名渴廪，骐驎竭树名渴留"，"紫铆"被当成了树名或树脂的名字。

　　这一误解也同样可见于《海药本草》："紫铆，谨按《广州记》云：生南海山谷。其树紫赤色，是木中津液成也。治湿痒疮疥，宜入膏用。又可造胡燕脂，余滓则主作家使也。又骐驎竭，谨按《南越志》云：是紫铆树之脂也。"此书的记载将"紫铆"作为树名，将"骐驎竭"作为此树中的津液或树脂。但其中"可造胡燕脂"则是"紫铆"（虫胶）之功。

　　宋代的诸家本草，已经认识到"紫铆"与"骐驎竭"同条是个错误。《开宝本草》引"《别本》注"："紫铆、骐驎竭二物同条，功效全别。紫铆色赤而黑，其叶大如盘，矿从叶上出。骐驎竭色黄而赤……叶如樱桃，三角，成竭从木中出，如松脂。"这种说法虽然仍把"紫铆"当成树叶里分泌的"矿"，而骐驎竭则是另一种树的树干分泌的树脂。宋·苏颂《图经》引证了几条前人文献，说法各不相同，毋庸枚举（参上"文录"），最后结论是："乃知与血竭虽俱出于木，而非一物，明矣。今医方亦罕用，惟染家所须耳。"其实哪里"明"了？苏颂也无法归纳"紫铆"究竟是什么，不过知道与血竭不是一物而已。因为当时医方罕用，只有染家才用"紫铆"染色，故苏颂也就到此打住了。注重实物考察的寇宗奭仔细地描述了其药材的形状："紫如糖霜，结于细枝上累累然，紫黑色，研破则红。今人用造绵烟脂，迩来亦难得。"

　　南宋至元代，有关紫铆的研究甚少。宋·陈衍《宝庆本草折衷》云："观紫铆形如桑椹中衔木枝，其色暗紫，研之则浅红。《杨氏方》用为末，沸汤调服以止血崩。及观骐麟竭，块如没药，亮如镜面，其色明紫，研之则深红，置屑粒于纸上炙洋，流如鲜血。《秘要方》用佐暖剂以滋血涸。今薄夫以紫草茸团以胶物，贯以木枝，伪以为铆。又煎松泪、栓（敕丁切）乳与降真香脂，伪而为竭。一失认辨，功效复邈，可不择欤。"[1]这段记载表明，紫钾与骐骥竭一直在临床运用，功效不同，药材差异更大，而且都有伪品。其中紫钾的伪品是"以紫草茸团以胶物，贯以木枝"而成。紫钾第一次与"紫草茸"链接。

真正弄清楚"紫钾"为何物的是李时珍："今南番连枝折取，谓之紫梗是矣……紫钾出南番。乃细虫如蚁、虱，缘树枝造成，正如今之冬青树上小虫造白蜡一般，故人多插枝造之。"他引用了张勃《吴录》，认为紫钾与虫白蜡的形成是一样的，都是昆虫分泌的物质，缠积在树枝上。但限于条件，此物当时多来自国外，无法了解其虫的形象。现代研究认为紫钾是胶蚧科昆虫紫胶虫*Laccifer lacca* Kerr在树枝上分泌的干燥胶质。[2]

"紫钾"的来源刚刚明确，与此同时又出现了新的混乱。明·谭应梦撰"真似宜辨论"，[3]论中提到一种治痘的神药"紫草茸"。其形为："色淡红，出乌思藏，着大树枝梗上，如白蜡，然竟不辨其何树。先时价如金。"谭氏认为南方没有这种紫草茸，故"都误以沉黎之紫草皮丝为茸矣"。观其形则知，此"紫草茸"就是"紫钾"。清·赵学敏对此紫草茸的看法是："似紫矿，亦无的解。以其亲试历效，故存其说，以俟后之博访。"[4]现代药店紫草茸亦是此物。但据考证，紫草茸用治痘疹始于宋代，直到明代中期以前医方所用的紫草茸均是紫草科植物紫草多茸毛的嫩芽。[5]明后期至今，紫草茸逐渐不再用植物紫草，而是用虫胶。此虫胶内地不产，早在南宋陈衍就提到有"以紫草茸团以胶物，贯以木枝"伪造"紫钾"。明·谭应梦也提到南方"都误以沉黎之紫草皮丝为茸矣"。于是"假作真时真亦假"，真正的紫钾因一般人不知道叫什么名字，就以伪品"紫草茸"的名字来称呼。今市面的中药店、工具书亦多用"紫草茸"作"紫钾"，这种现象亟待纠正。

古代的"紫钾"图停留在明代的水平，此后以"紫草茸"为名的药图尚未发现。

1.《本草品汇精要》：该书"紫钾"（图1）所绘为一棵树，树干及树枝上有成团的紫色虫胶缠裹。虽然其树形为虚构，但其虫胶的生成大致情况已经展示。

2.《太乙仙制本草药性大全》：该书"紫钾"（图2）绘一近乎枯萎之树，有残留大树叶数片，通体未再发现有其他示意之物。错误图也！

3.《本草纲目》（金陵本）：该书"紫钾"（图3）与"虫白蜡"图相似，亦为示意图，右下枝叶处有图注"树"，树的上部枝条缠裹虫胶，图注为"紫梗虫"。示意"紫钾"乃虫胶生于枝条。此据时珍之说绘制，非写实图。

1　［宋］陈衍撰，郑金生校点：《宝庆本草折衷》，见《南宋珍稀本草三种》，北京：人民卫生出版社，2007：515.

2　国家中医药管理局《中华本草》编委会：《中华本草》（9），上海：上海科学技术出版社，1999：171.

3　［明］谭应梦："真似宜辨论"，见明·樊如柏《续刻简易验方》卷六《删订痘疹神应书全集》17页，明刊清印本。

4　［清］赵学敏：《本草纲目拾遗》卷5，北京：人民卫生出版社，1957：125.

5　卢穗万、郑金生：紫草茸名实功效考辨，中国中药杂志，2001，26（8）：562.

【小结】

"紫铆"在《唐本草》与"骐驎竭"同条。唐宋本草多辨析此二药的来源与区别，知其为两种不同来源的药品，也能区别两者的功效与药材形状，但却始终没有十分明确"紫铆"的生长形式。李时珍认为是"细虫如蚁、虱，缘树枝造成，正如今之冬青树上小虫造白蜡一般"。此结论与现代研究"紫铆"乃胶蚧科昆虫紫胶虫*Laccifer lacca* Kerr在树枝上分泌的干燥胶质相符。明中期治痘神药"紫草茸"亦即紫胶虫分泌的虫胶。之所以被误称"紫草茸"，乃从南宋开始，就有用"紫草茸团以胶物，贯以木枝"的伪品存在。故正品也就被冠以"紫草茸"之名。《本草品汇精要》《本草纲目》金陵本所绘示意图，均能反映虫胶缠枝的虫胶生长状态。

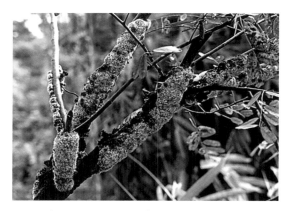

图 12　紫胶虫 *Laccifer lacca* 寄生在山合欢树枝上分泌胶质

39–13　五倍子

【品图】

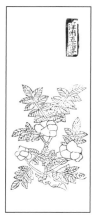 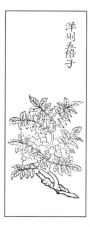 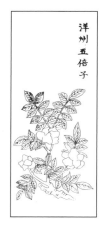 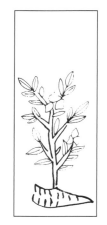

图 1　图经（大）·洋州五倍子　　图 2　图经（政）·洋州五倍子　　图 3　图经（绍）·洋州五倍子　　图 4　歌括·五倍子

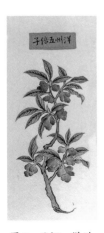

图 5　品汇·洋州
五倍子

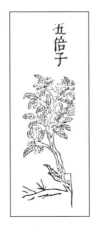

图 6　蒙筌·五倍子

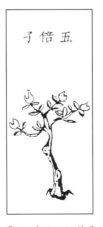

图 7　太乙·五倍子

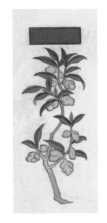

图 8　雷公·五倍子

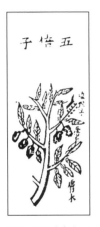

图 9　纲目（金）·五
倍子

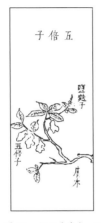

图 10　纲目（钱）·五
倍子

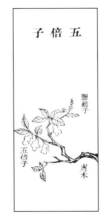

图 11　纲目（张）·五
倍子

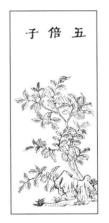

图 12　三才·五
倍子

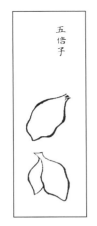

图 13　原始·五
倍子

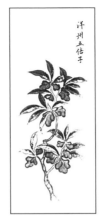

图 14　金石·洋
州五倍子

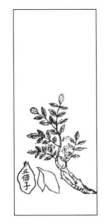

图 15　汇言·五
倍子

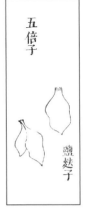

图 16　本草汇·五
倍子

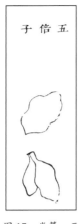

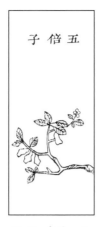

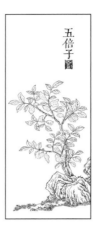

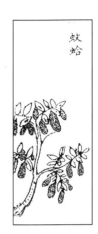

图17　类纂·五　　　　图18　备要·五　　　　图19　禽虫典·五　　　　图20　便方·蚊蛤
倍子　　　　　　　　倍子　　　　　　　　倍子图

本品20图，取自20书，其中3幅彩图。有承继关系的图可分3个书类。

《本草图经》：该书"洋州五倍子"图分别存于《大观》（图1）《政和》（图2）《绍兴》（图3）。此三传本药图大同小异，今以《政和》图2为《图经》图的代表。

仿绘该图的墨线图有：《本草歌括》"五倍子"（图4，高度简化）、《三才图会》"洋州五倍子"（图12）将图2枝条改绘为小树，茎干有小刺，所绘五倍子如带柄果实样，再增添草石背景。此后《古今图书集成·禽虫典》"五倍子图"（图19）又在图12的基础上略加修润。

仿绘该图的彩色图有：《本草品汇精要》"洋州五倍子"（图5，其中五倍子之形色及生长部位表明画士曾参考过五倍子药材实物，但原植物仿绘失真）。此后仿绘《品汇》图5的有《补遗雷公炮制便览》"五倍子"（图8）、《金石昆虫草木状》"洋州五倍子"（图14）。

《本草纲目》（钱本）：该书"五倍子"（图10）的仿绘图有《纲目》张本图11《本草备要》图18。

《本草原始》：该书"五倍子"（图13）的仿绘图有《本草汇言》图15（该图左下为五倍子药材，仿绘自图13，右上为其仿绘《图经》图2的原植物图，五倍子不明显）、《本草汇》图16（除仿绘图13外，另加图注"盐麸子"）、《本草纲目类纂必读》图17。

以上20图中，除外13幅仿绘图，原创图有7幅（图2、6、7、9、10、13、20），详见下"鉴药"项。

【文录】

宋《开宝本草》（见《证类》卷13"五倍子"）　一名文蛤。在处有。其子色青，大者如拳，内多虫。一名百虫仓。

宋《本草图经》（同上）《图经》曰：云在处有之，今以蜀中者为胜。生肤木叶上，七月结实，无花。其木青黄色。其实青，至熟而黄。大者如拳，内多虫。九月采子，暴干。

明《本草品汇精要》卷19"五倍子" 谨按：五倍子附木叶而生，其木高丈许，青黄色，叶如冬青，厚而光泽，四月开细黄花，有实如豆，人亦取食之。其叶可以饲猪，故名猪草树，又名肤木。于五六月露零叶底，凝结成窠，初白渐黄，小者如指，大者如儿拳，经霜采之，久则其中有虫，及白花茸茸然，盖禀露气之精华，钟木之脉液而成者也。

明《本草蒙筌》卷4"五倍子" 百药煎者，亦此造成。（新鲜五倍子十斤，春捣烂细，磁缸盛，稻草盖合七昼夜，取出复捣，加桔梗、甘草末各二两，又合一七，仍捣仍合，务过七次，捏成饼锭，晒干任用。如无新鲜，用干倍子水渍为之。）肺胀喘咳不休，嚼化数饼即止。

明《本草纲目》卷39"五倍子"【释名】法酿过名百药煎。【时珍曰】五倍当作五楼，见《山海经》。其形似海中文蛤，故亦同名。百虫仓，会意也。百药煎，隐名也。【集解】【时珍曰】五倍子，宋《开宝本草》收入草部，《嘉祐本草》移入木部，虽知生于肤木之上，而不知其乃虫所造也。肤木即盐肤子木也，详见果部"盐麸子"下。此木生丛林处者，五六月有小虫如蚁，食其汁，老则遗种，结小球于叶间，正如蛄蟴之作雀瓮，蜡虫之作蜡子也。初起甚小，渐渐长坚，其大如拳，或小如菱，形状圆长不等。初时青绿，久则细黄，缀于枝叶，宛若结成。其壳坚脆，其中空虚，有细虫如螘蠓，山人霜降前采取，蒸杀货之。否则，虫必穿坏而壳薄且腐矣。皮工造为百药煎，以染皂色，大为时用。他树亦有此虫球，不入药用，木性殊也。/百药煎【修治】【时珍曰】用五倍子为粗末。每一斤，以真茶一两煎浓汁，入酵糟四两，搐烂拌和，器盛置糠缸中罨之，待发起如发面状即成矣。捏作饼丸，晒干用。

【鉴药】

"五倍子"首见于《开宝本草》。《中华本草》注首出《本草拾遗》。但此是据唐慎微引一句《本草拾遗·序》（实为《雷公炮炙论》），不能证明《拾遗》有独立的五倍子条，故不能作为出处依据。李时珍云："五倍当作五楼，见《山海经》。"然未释其义。《开宝》载其"疗齿宣疳䘌，肺脏风毒流溢皮肤，作风湿癣疮，瘙痒脓水，五痔下血不止，小儿面鼻疳疮。"后世医方书时见用之，亦多为染色的原料。

据宋·苏颂《图经》云："生肤木叶上。""肤木"即"盐肤木"，又名"楼木"，即漆树科植物盐肤木*Rhus chinensis* Mill.。该植物已见本书"32-11盐麸子"，此处不赘。"五倍子"之所以缀以"子"字，是因为其初进入本草时，被作为盐肤木的果实。《开宝》云："其子色青，大者如拳，内多虫。一名百虫仓。"说明此"子"并非植物果实，乃虫瘿，贮藏的是虫子。宋《图经》也将本品作为果实："今以蜀中者为胜。生肤木叶上，七月结实，无花。其木青黄色。其实青，至熟而黄。大者如拳，内多虫。九月采子，暴干。"盐肤木并非不开花结实，但其果实形状形如豆，并非"大者如拳"，也不是"生肤木叶上"。

对此问题，《本草品汇精要》的记载前进了一大步："五倍子附木叶而生，其木高丈许，青黄色，叶如冬青，厚而光泽，四月开细黄花，有实如豆，人亦取食之。其叶可以饲猪，故名猪草树，又名肤木。于五六月露零叶底，凝结成窠，初白渐黄，小者如指，大者如儿拳，经霜采之，久则其中有虫，及白花茸茸然，盖禀露气之精华，钟木之脉液而成者也。"由此可见，五倍子并非肤木的果实，而是叶底长出的大小不一、内有虫子的"窠"。至于这"窠"从何来？《品汇》的解释是错的："盖禀露气之精华，钟木之脉液而成者也。"

李时珍完美地解释了这个问题："五倍子，宋《开宝本草》收入草部，《嘉祐本草》移入木部，虽知生于肤木之上，而不知其乃虫所造也。肤木即盐肤子木也，详见果部'盐麸子'下。此木生丛林处者，五六月有小虫如蚁，食其汁，老则遗种，结小球于叶间，正如蛄蟖之作雀瓮，蜡虫之作蜡子也。初起甚小，渐渐长坚，其大如拳，或小如菱，形状圆长不等。初时青绿，久则细黄，缀于枝叶，宛若结成。其壳坚脆，其中空虚，有细虫如蟆蠓。山人霜降前采取，蒸杀货之。否则，虫必穿坏而壳薄且腐矣。"据此，则知五倍子实为"小虫"的虫瘿。《中华本草》认为此小虫即寄生在漆树科树上的寄生倍蚜科昆虫角倍蚜 *Malaphis chinensis*（Bell）或倍蛋蚜 *M. paitan* Tsai et Tang。前者多寄生在盐肤木上，后者的寄主植物为青麸杨及红麸杨。李时珍认为："他树亦有此虫球，不入药用，木性殊也。"这些虫瘿形状大小不一，有疣状或角状突起的习称"角倍"；表面较平无突起的习称"肚倍"。这些虫瘿的采集期应该在虫瘿内的幼蚜虫尚未长成成虫之前，否则虫瘿开裂，一般认为质量不佳。采集后立即沸水煮数分钟，以杀死瘿内的幼虫。

五倍子单独可以入药或作他用，但若经过酿制而成为"百药煎"，其所含鞣质水解后析出溶解度较低的白色没食子酸结晶，甚有益于医疗与染色。陈嘉谟云：百药煎"肺胀喘咳不休，噙化数饼即止。"李时珍云："法酿过名百药煎。""皮工造为百药煎，以染皂色，大为时用。"明代陈嘉谟《本草蒙筌》、李梃《医学入门》、李时珍《本草纲目》均记载了多种制取百药煎的方法，是为我国在有机医药化学上的成就之一。[1]百药煎在北宋《圣济总录》即已见于医方使用。

1 朱晟、何端生：《中药简史》，桂林：广西师范大学出版社，2007：292-294.

1.《**本草图经**》：该书"洋州五倍子"（图2）所绘的植物，叶为单数羽状复叶，此为漆树科植物盐肤木。叶间有成丛的如花瓣、如手指般的物体即示意为五倍子。由于其时对五倍子的认识还不很深入，所绘虫瘿仍似果实，带有长柄。"洋州"即今陕西西乡县。

2.《**本草蒙筌**》：该书"五倍子"（图6）无论是寄主植物还是虫瘿，都离实物相差甚远。尤其是虫瘿，绘成伞形花序状，可以算是错图。

3.《**太乙仙制本草药性大全**》：该书"五倍子"（图7）将"五倍子"绘在树枝顶端，如同果实，亦属误图。

4.《**本草纲目**》（**金陵本**）：该书"五倍子"（图9）为示意图，主体是一棵树。右下角图注"肤木"，指盐肤木。但其叶绘成单身复叶状，此非盐肤木的特点。右中段有图注"五倍子"，用黑色在枝条叶基部绘带柄、下垂的枣状物。右上段有图注"盐肤子"，此是指该树的果穗。此图虽然有很多与实物不尽相符之处，但作为示意图，大致位置还是交代得比较清楚。《纲目》钱本仿绘图（图11）希图将金陵本图案式示意图改绘得更实物化，其示意效果确实比金陵本更一目了然，尤其是五倍子的形象似参考实物绘制。但其寄主植物则改绘得毫无盐肤木之形。

5.《**本草原始**》：该书"五倍子"（图13）仅绘五倍子药材图，其形状逼真，基本上都属于"肚倍"类的五倍子，表面没有疣状、角状突起。

6.《**草木便方**》：该书"蚊蛤"（图20）为示意图。图名"蚊蛤"，一作"文蛤"，是形容五倍子的形状如海中的文蛤。其寄主植物为单数羽状复叶，叶基部有夸大的纺锤体状、瓜状的黑色"五倍子"。作为示意图，基本能达意。

【**小结**】

"五倍子"为《开宝本草》首出药。既可用于治疗，又能用作染色原料。宋代本草常将本品误会成盐肤木的果实，故其名后带"子"字。《本草品汇精要》指出本品是叶底之"窠"，肤木另有花实，《本草纲目》则指出五倍子"乃虫所造"。现代研究此虫乃寄生在漆树科某些树上的寄生倍蚜科昆虫角倍蚜*Malaphis chinensis*（Bell）或倍蛋蚜*M. paitan* Tsai et Tang。这些蚜虫形成的虫瘿即五倍子。将虫

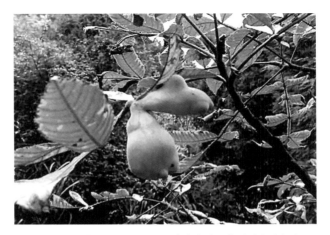

图21　倍蛋蚜 *Malaphis paitan* 寄生在盐肤木树叶上的虫瘿

瘿再经酿制可成"百药煎"，其医疗与染色效果更佳，是为古代有机医药化学上的成就之一。古本草图大多关注的是五倍子与寄主植物的关系、五倍子的形状等。《本草品汇精要》《本草原始》等书都有较好的图形。

39–14　螳螂　桑螵蛸

【品图】

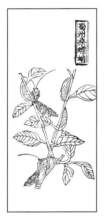 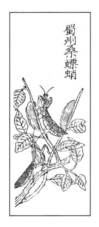 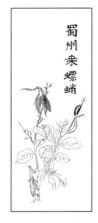 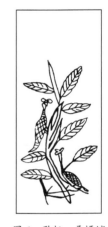

图1　图经（大）·蜀州桑螵蛸　　图2　图经（政）·蜀州桑螵蛸　　图3　图经（绍）·蜀州桑螵蛸　　图4　歌括·桑螵蛸

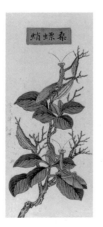 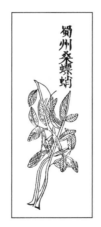 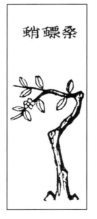 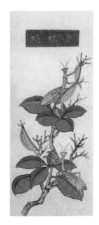

图5　品汇·桑螵蛸　　图6　蒙筌·蜀州桑螵蛸　　图7　太乙·桑螵蛸　　图8　雷公·桑螵蛸

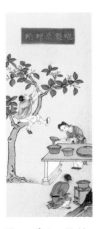

图 9　雷公·炮制
桑螵蛸

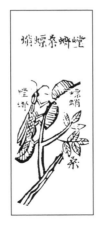

图 10　纲目（金）·螳
螂桑螵蛸

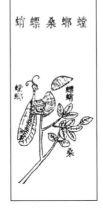

图 11　纲目（钱）·螳
螂桑螵蛸

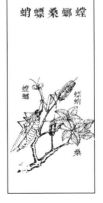

图 12　纲目（张）·螳
螂桑螵蛸

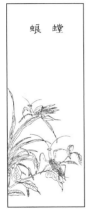

图 13　三才·螳螂

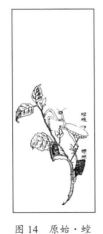

图 14　原始·螳
螂螵蛸

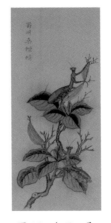

图 15　金石·桑
螵蛸

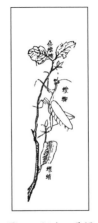

图 16　汇言·桑螵
蛸螳螂

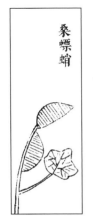

图 17　本草汇·桑
螵蛸

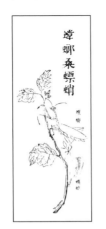

图 18　类纂·螳
螂桑螵蛸

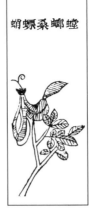

图 19　备要·螳
螂桑螵蛸

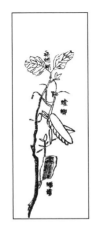

图 20　求真·桑
螵蛸螳螂

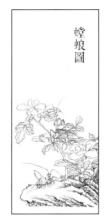

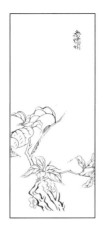

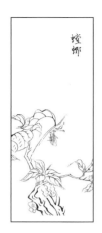

图 21　禽虫典·螳蜋图　　　　图 22　图说·桑螵蛸　　　　图 23　图说·螳螂

本品23图，取自21书，其中4幅彩图。有承继关系的图可分2个书类。

《本草图经》：该书"蜀州桑螵蛸"图分别存于《大观》（图1）、《政和》（图2）、《绍兴》（图3）。此三传本药图大同小异，今以《政和》图2为《图经》图的代表。

仿绘该图的墨线图有：《本草歌括》"桑螵蛸"（图4，仿绘图1，高度简化，螳螂皆省去翅膀，桑螵蛸也不明显）、《本草蒙筌》"蜀州桑螵蛸"（图6，简化之后桑螵蛸尚留了一个，螳螂也略去了）、《本草纲目》金陵本"螳螂桑螵蛸"（图10，将图2大刀阔斧予以简化，最后只剩下几个要素，分别按该书对类似图的惯例，加图注指示不同部位，如"桑""螵蛸""螳螂"。对此示意图，无法按写实图苛求）。此后仿绘《纲目》金陵本图10的有《纲目》钱本图11、《本草汇》"桑螵蛸"（图17，再加简省，只剩下两个螵蛸、一片桑叶）。再仿绘《纲目》钱本图11的有《本草备要》"螳螂桑螵蛸"（图19，走形太多）。另《本草简明图说》将钱本图11分成两图，再师其意分别绘成"桑螵蛸"（图22）、"螳螂"（图23）。

仿绘该图的彩色图有：《本草品汇精要》"螳螂桑螵蛸"（图5，该图参照实物敷色、绘形，栩栩如生，桑螵蛸的质地尤其真实）。此后仿绘《品汇》图5的有《补遗雷公炮制便览》"桑螵蛸"（图8）、《金石昆虫草木状》"螳螂桑螵蛸"（图15）。

《本草原始》：该书"螳螂螵蛸"（图14）的仿绘图有《本草汇言》"桑螵蛸螳螂"（图16）、《本草纲目类纂必读》"螳螂桑螵蛸"（图18）、《本草求真》"桑螵蛸螳螂"（图20）。

以上23图中，除外16幅仿绘图，原创图有7幅（图2、7、9、12、13、14、21），详见下"鉴药"项。

【文录】

《本经》《别录》(见《证类》卷20"桑螵蛸") 一名蚀肬，生桑枝上，螳螂子也。二月、三月采蒸之，当火炙。不尔令人泄。

梁《本草经集注》（同上）　陶隐居云：俗呼螳螂为蚚（音石）螋，逢树便产，以桑上者为好，是兼得桑皮之津气。市人恐非真，皆令合枝断取之尔，伪者亦以胶着桑枝之上也。

后蜀《蜀本草》（同上）《蜀本》：《图经》云：此物多在小桑树上，丛荆棘间，并螳螂卵也，三月、四月中，一枝出小螳螂数百枚。

宋《本草图经》（同上）《图经》曰：《尔雅》云：莫貐（户各切），蟷螂、蛑。郭璞云：蟷螂，有斧虫，江东呼为石螂。又云：不过，蚚（丁郎切）蠰（息详切）。蚚蠰，蟷螂别名也。其子蜱（音裨）蛸（音萧），一名蟱（普莫切）蟭（音焦），蚚蠰卵也。

明《本草纲目》卷39 “螳螂　桑螵蛸”【释名】刀螂（《纲目》）、拒斧（《说文》）、蚀疣（音尤）。其子房名螵蛸（音飘绡）、致神（《别录》）、野狐鼻涕。【时珍曰】蚚螋，两臂如斧，当辙不避，故得当郎之名，俗呼为刀螋。兖人谓之拒斧，又呼不过也。代人谓之天马，因其首如骧马也。燕、赵之间谓之蚀疣。疣即疣子，小肉赘也。今人病疣者，往往捕此食之，其来有自矣。其子房名螵蛸者，其状轻飘如绡。村人每炙焦饲小儿，云止夜尿，则蟱蟭、致神之名，盖取诸此。《酉阳杂俎》谓之野狐鼻涕，象形也。又扬雄《方言》云：螳螂或谓之髡，或谓之羊羊。齐、兖以东谓之敷常。螵蛸亦名夷冒。【集解】【时珍曰】螳螋，骧首奋臂，修颈大腹，二手四足，善缘而捷，以须代鼻，喜食人发，能翳叶捕蝉。或云术家取翳作法，可以引形。深秋乳子作房，粘着枝上，即螵蛸也。房长寸许，大如拇指，其内重重有膈房。每房有子如蛆卵，至芒种节后一齐出。故《月令》有云：仲夏螳螋生也。

【鉴药】

“桑螵蛸”首见于《本经》。李时珍释其名曰：“其子房名螵蛸者，其状轻飘如绡也。”《本经》载其“主伤中，疝瘕，阴痿，益精生子，女子血闭腰痛，通五淋，利小便水道”。《别录》曰：“又疗男子虚损，五藏气微，梦寐失精遗溺，久服益气养神”。古今常用于补肾助阳、固精缩尿。

关于本品的来源，《本经》云“生桑枝上”。《别录》云“螳螂子也”。此说法并不精确。李时珍的表述法是螳螂“子房”，亦即是螳螂的卵鞘（存有虫卵的特殊囊袋）。梁·陶弘景云：“俗呼螳螂为蚚（音石）螋，逢树便产，以桑上者为好，是兼得桑皮之津气。”“以桑上者为好”是古代的一种固有观念，如同桑寄生一样，其实螳螂产卵并不固定在桑树上。故唐本《图经》（《蜀本草》所引）云：“此物多在小桑树上，丛荆棘间，并螳螂卵也，三月、四月中，一枝出小螳螂数百枚。”李时珍云：螳螂“深秋乳子作房，粘着枝上，即螵蛸也。房长寸许，大如拇指，其内重重有膈房。每房有子如蛆卵，至芒种节后一齐出。”药用的桑螵蛸不用螳螂子成熟飞走后的空壳，故《本经》就记载"采蒸之"。

至于螳螂，很早就见于我国早期文献记载。"螳螂捕蝉，黄雀在后"的成语在汉·刘向《说苑》就有记载。宋·苏颂《图经》已经引用了多种早期文献中记载的螳螂（参上"文录"）。李时珍云："螳蜋，骧首奋臂，修颈大腹，二手四足，善缘而捷，以须代鼻""两臂如斧，当辙不避。"此即螳螂科多种动物的总称。不同螳螂其子房（螵蛸）的形状也有不同。李时珍云"房长寸许，大如拇指"，所指为今药材中的"团螵蛸"，其原动物为中华绿螳螂（大刀螂）*Paratenodera sinensis* Saussure。此为当前桑螵蛸的商品主流。陶弘景认为"以桑上者为好"则是指"长螵蛸"而言，其原动物是南方刀螳*Tenodera aridifolia* Stoll.。[1]《中华本草》所列桑螵蛸的原动物除以上两种外，还列举了广腹螳螂*Hierodula patellifera* Saville。[2]现存古代本草图中，多数是将螳螂与桑螵蛸绘在同一图中，但药用则取桑螵蛸。鉴于诸图所示都比较简单，今统而述之。

《本草图经》"蜀州桑螵蛸"（图2）绘两只螳螂，在两根枝条上各贴附着一个豆荚状的卵鞘。其树之叶不似桑，说明画士所见的桑螵蛸也未必尽产于桑树。该图的仿绘图中，最为写实的是《本草品汇精要》图5。"蜀州"即今四川崇州市。《太乙仙制本草药性大全》"桑螵蛸"（图7）只有一棵丑陋的树，枝稍有一朵5瓣花，并无螵蛸。《补遗雷公炮制便览》"螳螂桑螵蛸"（图9）乃按《雷公炮炙论》的"浸炮"法绘制。雷公法为："采得去核子，用沸浆水浸淘七遍，令水遍沸，于瓷锅中熬令干用。"图左一人在树上采桑螵蛸，图右上紫衣人在一盆中淘洗药材，此或示意"用沸浆水浸淘七遍"。右下一人在灶前烧火煮干药材。寇宗奭认为"浸炮之法，不若略蒸过为佳"。《本草纲目》张本"螳螂桑螵蛸"（图12）的构图、图注等虽然同钱本图11，但其螳螂与螵蛸均参照实物重新绘过，可以作为写实图。《三才图会》"螳蜋"（图13）为单独的螳螂图，与实物接近。《本草原始》"螳螂、螵蛸"（图14）为写实图，其所绘桑树、螳蜋、螵蛸都比较准确。螵蛸还切开露出断面。《古今图书集成·禽虫典》"螳蜋图"（图21）为新绘之图，其螳螂形态亦很逼真。

【小结】

"桑螵蛸"为《本经》所载早期药物之一。据《本经》《别录》、陶弘景、唐本《图经》、《本草纲目》的记载，本品为螳螂科多种动物的卵鞘（古称子房或螵蛸）。其原动物为中华绿螳螂（大刀螂）*Paratenodera sinensis* Saussure、南方刀螳*Tenodera aridifolia* Stoll.、广腹螳螂*Hierodula patellifera* Saville等。《本草图经》《本草纲目》张本、《本草原始》等书均有较好的插图。

1　谢宗万：《本草纲目药物彩色图鉴》，北京：人民卫生出版社，2000：369.
2　国家中医药管理局《中华本草》编委会：《中华本草》（9），上海：上海科学技术出版社，1999：157.

39-15 雀瓮

【品图】

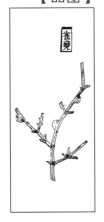

图 1 图经(大)·雀瓮

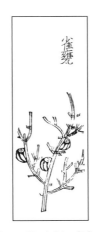

图 2 图经(政)·雀瓮

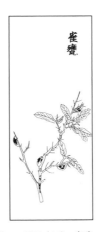

图 3 图经(绍)·雀瓮

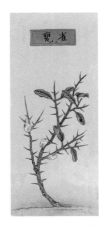

图 4 品汇·雀瓮

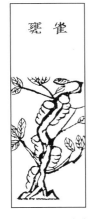

图 5 太乙·雀瓮

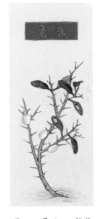

图 6 雷公·雀瓮

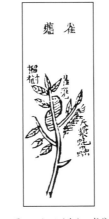

图 7 纲目(金)·雀瓮

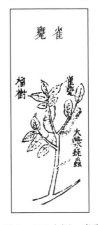

图 8 纲目(钱)·雀瓮

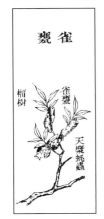

图 9 纲目(张)·雀瓮

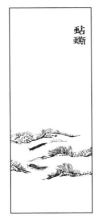

图 10 三才·蚰蜥

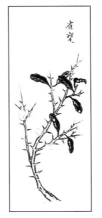

图 11 金石·雀瓮

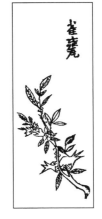

图 12 汇言·雀瓮

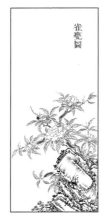
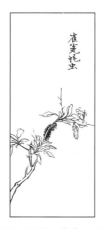

图13　禽虫典·雀瓮图　　图14　图说·雀瓮·蚝虫

本品14图，取自14书，其中3幅彩图。有承继关系的图可分2个书类。

《本草图经》：该书"雀瓮"图分别存于《大观》（图1）、《政和》（图2）、《绍兴》（图3）。此三传本药图大同小异，今以《政和》图2为《图经》图的代表。仿绘该图的彩色图有《本草品汇精要》图4（所绘雀瓮为写实之图）。此后仿绘《品汇》图4的有《补遗雷公炮制便览》图6（其叶片上有两白色的甲虫，与此雀瓮无关）、《金石昆虫草木状》图11。

《本草纲目》（金陵本）：该书"雀瓮"（图7）的仿绘图有《纲目》钱本图8（其蚝虫更真，但雀瓮却难以达意）、《纲目》张本图9（予以修饰，更贴近实物，且增绘石榴一枚，以示此为榴树）。

以上14图中，除外7幅仿绘图，原创图有7幅（图2、5、7、10、12、13、14），详见下"鉴药"项。

【文录】

《本经》《别录》（见《证类》卷22"**雀瓮**"）　**一名躁舍。** 生汉中，采蒸之，生树枝间，蛄（音髯）蟖（音斯）房也。八月取。

梁《本草经集注》（同上）　陶隐居云：蛄蟖，蚝（七吏切）虫也。此虫多在石榴树上，俗为蚝虫，其背毛亦螫人。生卵形如鸡子，大如巴豆，今方家亦不用此。蚝，一作蛓（七吏切）尔。

唐《唐本草》（同上）《唐本》注云：此物紫白间斑，状似砗磲文可爱，大者如雀卵，在树间似螺蛸虫也。

唐《本草拾遗》（同上）　陈藏器云：本经云蛄蟖房。苏云蚝虫卵也。且蚝虫身扁，背上有刺，大小如蚕，安有卵如雀卵哉，苏为深误耳。雀痈一名雀瓮，为其形似瓮而名之。痈、瓮声近耳。其雀虫好在果树上，背有五色裀毛，刺人有毒。欲老者，口中吐白汁，凝聚渐硬，正如雀卵，子在其中作蛹，以瓮为茧，羽化而出，作蛾放子如蚕子于叶间，岂有蚝虫卵如雀卵大也。

后蜀《蜀本草》（同上）《蜀本》：雀好食之，俗谓之雀儿饭瓮。

宋《本草图经》（同上）《图经》曰：雀瓮，蛄蟖房也。生江中木枝上，今处处有之。蛄蟖，蚝（七吏切）虫也，亦曰蛓（与蚝同）。毛虫好在石榴木上，似蚕而短，背上有五色斑，刺螫人有毒，欲老者口吐白汁，凝聚渐坚硬，正如雀卵，故名之。

一名雀痈，痈、瓮声近耳，其子在瓮中作蛹，如蚕之在茧也。久而作蛾出，枝间叶上放子如蚕子，复为虫。旧注以瓮为虫卵，非也。一曰雀好食其瓮中子，故俗间呼为雀儿饭瓮，又名棘刚子，又名天浆子。八月采，蒸之。

宋《本草衍义》卷17"雀瓮" 多在棘枝上，故又名棘刚子。

明《本草纲目》卷39"雀瓮" 【释名】蛄虫窠（音刺）、躁舍（《本经》）、天浆子（《图经》）、红姑娘（《纲目》）、毛虫。【时珍曰】俗呼毛虫，又名杨瘌子，因有螫毒也。此虫多生石榴树上，故名天浆。天浆乃甜榴之名也。【集解】【时珍曰】蛄蟖处处树上有之，牡丹上尤多。入药惟取榴棘上、房内有蛹者，正如螵蛸取桑上者。

【鉴药】

"雀瓮"首见于《本经》。陈藏器云："为其形似瓮而名之。"《蜀本草》云："雀好食之，俗谓之雀儿饭瓮。"后者义长。《本经》载其"主小儿惊痫，寒热，结气，蛊毒，鬼疰"。古代医方或用之，今罕见用者。

关于本品来源，《别录》云："生汉中，采蒸之，生树枝间，蛄（音髯）蟖（音斯）房也。"梁·陶弘景《本草经集注》云："蛄蟖，蛄（七吏切）虫也。此虫多在石榴树上，俗为蛄虫，其背毛亦螫人。生卵形如鸡子，大如巴豆，今方家亦不用此。蛄，一作截（七吏切）尔。"今俗称毛虫。《唐本草》又云"此物紫白间斑，状似砗磲文可爱，大者如雀卵，在树间似螵蛸虫也。"此言雀瓮有紫白斑不假，但说其"大者如雀卵"，当误。故唐·陈藏器云："蛄虫身扁，背上有刺，大小如蚕，安有卵如雀卵哉，苏为深误耳……其雀虫好在果树上，背有五色裥毛，刺人有毒。欲老者，口中吐白汁，凝聚渐硬，正如雀卵，子在其中作蛹，以瓮为茧，羽化而出，作蛾放子如蚕子于叶间，岂有蛄虫卵如雀卵大也。"李时珍亦云：蛄蟖，"俗呼毛虫，又名杨瘌子，因有螫毒也……蛄蟖处处树上有之，牡丹上尤多。入药惟取榴棘上、房内有蛹者，正如螵蛸取桑上者。"可见，雀瓮实为一种昆虫的虫茧。其原动物今考作刺蛾科动物黄刺蛾*Cnidocampa flavescens* Walker［*Monema flavescens* Walker］。[1]药用"房内有蛹者"，是取代有石灰质硬茧内的老熟幼虫。[2]故《别录》载"采蒸之"，杀死茧内之虫。

雀瓮与蛄蟖（毛虫）均为常见之物，故多数药图都能大致绘出其形。今将其原创图统而述之。《本草图经》"雀瓮"（图2）绘一植物枝干上有3枚"雀瓮"，形如蜗牛，表面有黑色条纹。此大约是表现《唐本草》所云"紫白间斑，状似砗磲文"。其仿绘图《本草品汇精要》图4则将黑条纹改绘为小贝状，更加形象。**《太乙仙制本草药**

1 国家中医药管理局《中华本草》编委会：《中华本草》(9)，上海：上海科学技术出版社，1999：176.

2 谢宗万：《本草纲目药物彩色图鉴》，北京：人民卫生出版社，2000：369.

性大全》"雀瓮"（图5）绘一树之干贴附着数个长条面包似的物体。此非雀瓮，不明所指。《本草纲目》金陵本"雀瓮"（图7）采用该书虫类常用的以文配图法，在示意的树枝上，将附属物一一注明。此图从上到下依次注"榴树""雀瓮""天浆、蚝虫"。其所绘雀瓮过长，类似桑螵蛸。蚝虫形状亦欠佳。故此后仿绘图或予以修饰。《三才图会》"蚝蛒"（图10）仅绘野外地上有2条"蚝蛒"（毛虫），其形亦类蜈蚣，未能较好表现原物之貌。《本草汇言》"雀瓮"（图12）绘榴枝（有石榴果）上有若干小凸起，但这并非雀瓮之形。此图令人琢磨不透究竟何处有雀瓮。《古今图书集成·禽虫典》"雀瓮"（图13）绘榴树枝干上爬着一条条的毛虫，有的毛虫头或尾部有圆形物，中有数裂纹，疑即是本图所示的"雀瓮"。舍此没有其他类似雀瓮之物。《本草简明图说》"雀瓮"（图14）绘一榴枝，上有一条毛虫。枝稍前端有一悬挂的囊袋状物，可能是示意"雀瓮"。然此并非雀瓮！

【小结】

"雀瓮"为《本经》所载早期药物之一。据《别录》《本草经集注》《唐本草》《本草拾遗》《本草纲目》所载，此为刺蛾科动物黄刺蛾*Cnidocampa flavescens* Walker所结的虫茧，内有虫蛹。《本草图经》及其仿绘图《本草品汇精要》所绘最为真切。其余或为示意图，或属误图。

39–16　蚕

【品图】

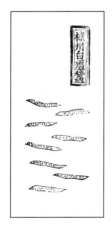 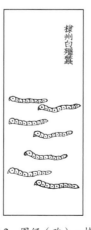 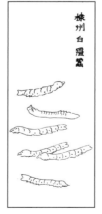 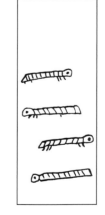

图1　图经（大）·棣州白僵蚕　　图2　图经（政）·棣州白僵蚕　　图3　图经（绍）·棣州白僵蚕　　图4　歌括·白僵蚕

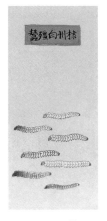

图 5　品汇·棣州
白僵蚕

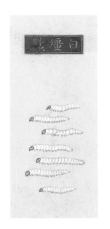

图 6　品汇·蚕退

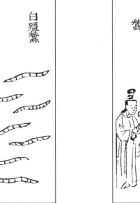

图 7　蒙筌·白僵蚕

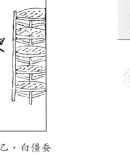

图 8　太乙·白僵蚕

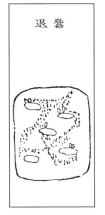

图 9　太乙·蚕退

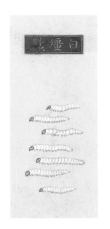

图 10　雷公·白僵蚕

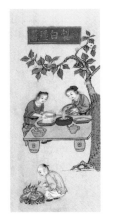

图 11　雷公·炮制
白僵蚕

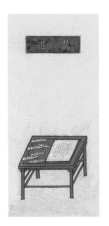

图 12　雷公·蚕退

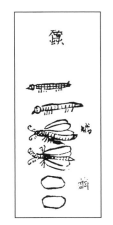

图 13　纲目（金）·蚕

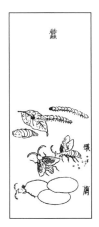

图 14　纲目（钱）·蚕

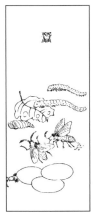

图 15　纲目（张）·蚕

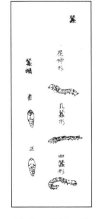

图 16　原始·蚕

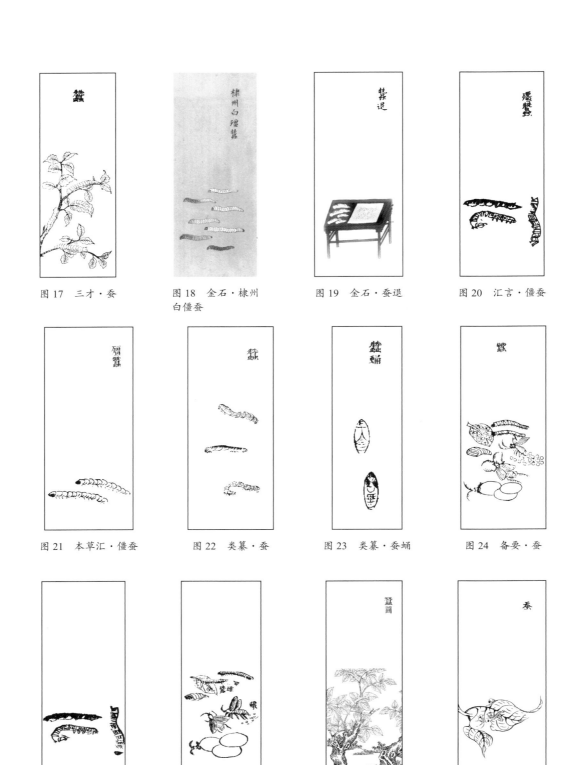

图 17　三才·蚕

图 18　金石·棣州白僵蚕

图 19　金石·蚕退

图 20　汇言·僵蚕

图 21　本草汇·僵蚕

图 22　类纂·蚕

图 23　类纂·蚕蛹

图 24　备要·蚕

图 25　求真·僵蚕

图 26　求真·雄蚕蛾

图 27　禽虫典·蚕图

图 28　图说·蚕

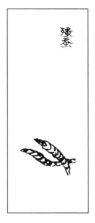

图 29　图说·僵蚕

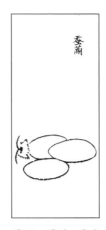

图 30　图说·蚕茧

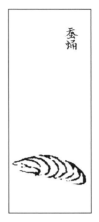

图 31　图说·蚕蛹

本品31图，取自21书，其中7幅彩图。有承继关系的图可分5个书类。

《本草图经》：该书"棣州白僵蚕"图分别存于《大观》（图1）、《政和》（图2）、《绍兴》（图3）。此三传本药图大同小异，今以《政和》图2为《图经》图的代表。仿绘该图的墨线图有《本草歌括》"白僵蚕"（图4，仿绘图1）、《本草蒙筌》"白僵蚕"（图7，增加3条僵蚕）。仿绘该图的彩色图有《本草品汇精要》"棣州白僵蚕"（图5，增加3条僵蚕，形态逼真）。此后仿绘《品汇》图5的有《补遗雷公炮制便览》"白僵蚕"（图10）、《金石昆虫草木状》"棣州白僵蚕"（图18）。

《本草品汇精要》：该书"蚕退"（图6）的仿绘图有《补遗雷公炮制便览》图12、《金石昆虫草木状》图19。

《本草纲目》（金陵本）：该书"蚕"（图13）的仿绘图有《纲目》钱本图14（依然分上蚕、中蛾、下茧3部分，但每一部分都仿中有改。例如蚕有2条活蚕，另左上为半截蚕形。另增绘有孔洞的桑叶1片。"蛾"在活动，一只正在产卵。"茧"增绘1只，一蛾正在破茧欲出）、《纲目》张本图15（略加修饰）、《本草汇》"僵蚕"（图21，取钱本图14上部2条蚕）、《本草备要》"蚕"（图24，基本仿绘）、《本草求真》"雄蚕蛾"（图26，图稍微压缩）、《本草简明图说》"蚕茧"（图30，仿绘图14最下面的"茧"）、"蚕蛹"（图31，仿绘图14左上角的纺锤体形状的物体，按本书理解是蚕蛹）。

《本草原始》：该书"蚕"（图16）的仿绘图有"本草汇言""僵蚕"（图20，3条僵蚕排列不同）、《本草纲目类纂必读》"蚕"（图22，仿绘图16右边的蚕形，并取消图注）、"蚕蛹"（图23，仿绘图16左边的蚕蛹形，亦取消了图注）。此后《本草求真》图25又仿绘《汇言》图20。

《三才图会》：该书"蚕"（图17）的仿绘图有《古今图书集成·禽虫典》"蚕图"（图27）。该图在图17的基础上，将原枝条改绘成大树，然数条蚕爬在枝叶上则仿绘自《三才》。

以上31图中，除外21幅仿绘图，原创图有10幅（图2、6、8、9、11、13、16、17、28、29），详见下"鉴药"项。

【文录】

《别录》（见《证类》卷21"白僵蚕"） 生颖川平泽。四月取自死者，勿令中湿，湿有毒，不可用。

梁《本草经集注》（同上） 陶隐居云：人家养蚕时，有合箔皆僵者，即暴燥都不坏。今见小白色，似有盐度者为好。末以涂马齿，即不能食草，以桑叶拭去乃还食，此明蚕即马类也。

唐《唐本草》（同上）《唐本》注云……此白僵死蚕，皆白色，陶云似有盐度，此误矣。

后蜀《蜀本草》（同上）《蜀本》:《图经》云：用僵死白色者，再生一生俱用，今所在有之。

宋《本草图经》（同上）《图经》曰：白僵蚕，生颖川平泽，今所在养蚕处皆有之。用自僵死白色而条直者为佳……用时仍去绵丝及子，炒过。

唐《本草拾遗》（见《证类》卷22"茧卤汁"） 盐茧瓮下收之……此汁是茧中蛹汁，故能杀虫，非为卤碱也

宋《嘉祐本草》（见《证类》卷21"蚕退"） 一名马鸣退。近世医家多用蚕退纸，而东方诸医用蚕欲老眠起所蜕皮，虽二者之用各殊，然东人所用者为正。

宋《本草衍义》卷17"白僵蚕" 然蚕有两三番，惟头番僵蚕最佳，大而无蛆……其蚕蛾，则第二番者，以其敏于生育。/"蚕退" 此则眠起时所蜕皮是也。其蚕退纸，谓之蚕连，亦烧灰用之。

明《本草纲目》卷39"蚕"【释名】自死者名白僵蚕。【时珍曰】蠶从朁，象其头身之形，从蚰，以其繁也。俗作"蚕"字者，非矣。蚕音腆，蚯蚓之名也。蚕病风死，其色自白，故曰白。僵，死而不朽曰僵。再养者曰原蚕。蚕之屎曰沙；皮曰蜕；瓮曰茧；蛹曰蟥，音龟；蛾曰罗；卵曰蚔，音允。蚕初出曰蚊，音苗。蚕纸曰连也。【集解】【时珍曰】蚕，孕丝虫也。种类甚多，有大、小、白、乌、斑色之异。其虫属阳，喜燥恶湿，食而不饮，三眠三起，二十七日而老。自卵出而为蚊，自蚊蜕而为蚕，蚕而茧，茧而蛹，蛹而蛾。蛾而卵，卵而复蚊。亦有胎生者，与母同老。盖神虫也。南粤有三眠、四眠、两生、七出、八出者。其茧有黄、白二色。《尔雅》云：蠔，桑茧也。雔由，樗茧也。蚢，萧茧也。棘茧、栾茧皆各因所食之叶命名。而蠔，即今桑上野蚕也。今之柘蚕与桑蚕并育，即棘茧是也。南海横州有枫茧，丝作钓缗。凡诸草木皆有蚑蠋之类，食叶吐丝，不如蚕丝可以衣被天下，故莫得并称。凡蚕类入药，俱用食桑者。

【鉴药】

"白僵蚕"首见于《本经》。《唐本草》云"此白僵死蚕，皆白色"，故名。《纲目》又将《本草拾遗》"乌烂死蚕""茧卤汁"、《嘉祐本草》"蚕退"合并到本条。《本经》载白僵蚕"主小儿惊痫夜啼，去三虫，灭黑䵟，令人面色好，男子阴疡（音亦）病"。《别录》补充治"女子崩中赤白，产后余痛，灭诸疮瘢痕"。后世常用其祛风解痉，化痰散结。此外，在"白僵蚕"条下还记载了乌烂死蚕、蚕蛹、茧卤汁（茧中蛹汁）、蚕茧（已出蛾之茧）、蚕蜕（蚕蜕皮）、蚕连（载蚕子空壳的纸）、缫丝汤等与蚕相关的药物及运用。

蚕桑是我国古代重要的产业。白僵蚕是因病自死的蚕。故《别录》云："取自死者。"梁·陶弘景《本草经集注》云："人家养蚕时，有合箔皆僵者，即暴燥都不坏。今见小白色，似有盐度者为好。"看来这是养蚕者的厄运，染菌者成片死亡。死后的蚕体白色。唐本《图经》（见《蜀本草》引）云："用僵死白色者，再生一生俱用。"《本草衍义》则云："然蚕有两三番，惟头番僵蚕最佳。"所谓"头番""一生""再生"，是指一年中养的第一次、第二次蚕。古代虽然有"头番僵蚕最佳"的说法，但实际运用并不很讲究是哪番的蚕。蚕是蚕蛾科动物家蚕*Bombyx mori* L.的幼虫。现代研究表明，引起家蚕幼虫僵死的原因是其感染了白僵菌*Beauveria bassiana* (Bals.) Vaillant。

古本草有关的插图大多是表现白僵蚕的形体、与蚕相关的药用部位（如蚕退、蚕蛹）、养蚕场所、生长过程等。今统而述之。《本草图经》"棣州白僵蚕"（图2）绘7条已僵死的蚕。宋代的"棣州"即今山东惠民县。《本草品汇精要》"蚕退"（图6）是该书新绘图。蚕从幼到老，要经过几次蜕皮。这些蜕下来的蚕皮即"蚕退"，一名马鸣退。容易引起混淆的是还有一种"蚕退纸"，也含有"蚕退"二字，但来源不一样。蚕蛾产卵一般是用纸承接。春来蚕蛾卵孵化，幼虫从卵壳中钻出，留下了满是空卵壳的纸，即是"蚕退纸"。此图画的就是这两种蚕退。左边是幼虫蜕下的皮，右边是承载蚕卵壳的纸，又叫"蚕连"。《太乙仙制本草药性大全》"白僵蚕"（图8）右边是养蚕时的木架，每一格有扁箔箩，内有桑叶与蚕。左边一人，手持叶片（桑叶），示意这是养蚕之地。自然也是可能发生白僵蚕的地方。"蚕退"（图9）绘一张纸，纸上有出茧的蚕蛾。蚕蛾出茧交媾之后立即产卵于纸上，故此纸有一排排的蚕卵。纸上左下还有一茧尚未被咬破。《补遗雷公炮制便览》"炮制白僵蚕"（图11）乃据《雷公炮炙论》之法绘图。雷公法为："凡使，先须以糯米泔浸一日，待蚕桑涎出如蜗牛涎浮于水面上，然后漉出，微火焙干，以布净拭蚕上黄肉毛并黑口甲了，单捣筛如粉用也。"图中左上一人正端着一盆液体倾倒在另一大钵盂中，此可能是示意糯米泔浸、以出桑涎。左下一童子在简易炉灶上烘焙蚕体。左上绿衣人正在筛粉，旁有杵钵，用于捣碎焙干的蚕体。《本草纲目》金陵本"白僵蚕"（图13）从上到下依次为蚕（上面一条蚕体中间有一纵线，下面一条无线，不明是示意僵蚕还是活蚕）、"蛾"（蚕蛾）、"茧"（蚕茧）。总图为"蚕"，或是示意蚕的几个生长过程。《本草原始》"蚕"（图16）绘的是蚕与蚕蛹的形状。左面有蚕的"屈伸形""直蚕形""曲蚕形"；左面的是"蚕蛹"的正面与反面。故此图不是为白僵蚕而设，是介绍蚕的形状。《三才图会》"蚕"（图17）也不是为"白僵蚕"而绘，乃表现野外蚕在桑树上的生长情况。《本草简明图说》有2图，其中"蚕"（图28）绘蚕食桑叶。"白僵蚕"（图29）绘两条僵蚕，直条条的，无脚，故为死蚕。

【小结】

"白僵蚕"为《本经》记载的早期药物之一。据《别录》《本草经集注》《唐本草》、唐本《图经》《本草衍义》等书所载，白僵蚕是蚕蛾科动物家蚕*Bombyx mori* L.幼虫感染白僵菌*Beauveria bassiana* (Bals.) Vaillant而死的躯体。但古本草及相关书籍的插图，除表现白僵蚕的形体（如《本草图经》）外，也表现与蚕相关的入药部位（如《本草品汇精要》"蚕退"图）、养蚕场所（如《太乙仙制本草药性大全》"白僵蚕"图）及其他有关的图形。

39–17　原蚕

【品图】

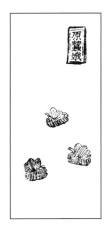

图1　图经（大）·原蚕蛾

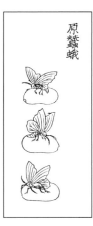

图2　图经（政）·原蚕蛾

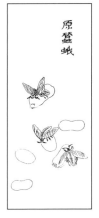

图3　图经（绍）·原蚕蛾

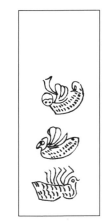

图4　歌括·原蚕蛾

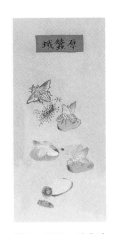

图 5　品汇·原蚕蛾

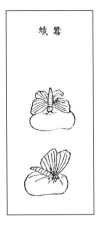

图 6　蒙筌·蚕蛾

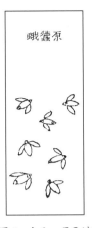

图 7　太乙·原蚕蛾

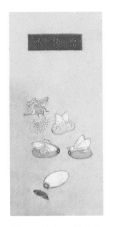

图 8　雷公·原蚕蛾

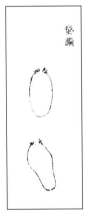

图 9　原始·蛾茧

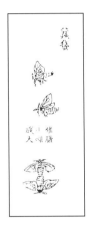

图 10　原始·蚕蛾

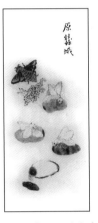

图 11　金石·原蚕蛾

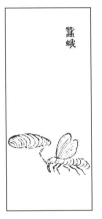

图 12　本草汇·蚕蛾

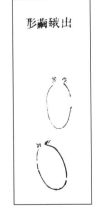

图 13　类纂·出蛾茧形

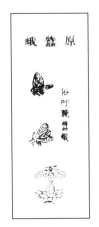

图 14　类纂·原蚕蛾

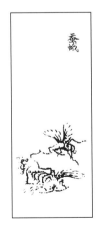

图 15　图说·蚕蛾

本品15图，取自13书，其中3幅彩图。有承继关系的图可分3个书类。

《**本草图经**》：该书"原蚕蛾"图分别存于《大观》（图1）《政和》（图2）《绍兴》（图3）。此三传本药图大同小异，今以《政和》图2为《图经》图的代表。仿绘该图的墨线图有《本草歌括》图4（仿绘大失真，看起来像小鸭子）、《本草蒙筌》图6（基本仿绘，仅少绘1个蚕蛾）。

《**本草品汇精要**》：该书"原蚕蛾"（图5）的仿绘彩图有《补遗雷公炮制便览》图8、《金石昆虫草木状》图11。

《**本草原始**》：该书2图。"蚕茧"（图9）、"蚕蛾"（图10）。依次仿绘此2图的有《本草纲目类纂必读》图13、图14。

此外，《本草汇》"蚕蛾"（图12）是从《本草纲目》钱本"蚕"图的上层、中层各选一个蚕蛹与蚕蛾予以仿绘。又《本草简明图说》"蚕蛾"（图15）也是从《纲目》钱本"蚕"图的中层仿绘其蚕蛾2只（参"39-16白僵蚕"条）。故此2图亦属仿绘图。

以上15图中，除外10幅仿绘图，原创图有5幅（图2、5、7、9、10），详见下"鉴药"项。

【文录】

梁《本草经集注》（见《证类》卷21"白僵蚕"） 陶隐居云：末以涂马齿，即不能食草，以桑叶拭去乃还食，此明蚕即马类也。

梁《本草经集注》（见《证类》卷21"原蚕蛾"） 陶隐居云：原蚕是重养者，俗呼为魏蚕。道家用其蛾止精，其翁茧入术用。屎，名蚕沙。

宋《本草图经》（同上）《图经》曰：原蚕蛾，本经不载所出州土，今东南州郡多养此蚕，处皆有之。此是重养者，俗呼为晚蚕。北人不甚复养，恶其损桑。而《周礼》禁原蚕者，郑康成注云：为其伤马，伤马亦是其一事耳。《淮南子》曰：原蚕一岁再登，非不利也。然王法禁之者，为其残桑是也，人既稀养，市中货者亦多早蛾，不可用也。

宋《本草衍义》卷17"原蚕蛾" 有原复敏速之义，此则第二番蛾也。

明《本草蒙筌》卷11"白僵蚕" 茧内变化，名原蚕蛾……盖原释再字，乃重养晚蚕。入药务择雄蛾，以其敏于生育。

明《本草纲目》卷39"原蚕" 【释名】晚蚕（《日华》）、夏蚕（《广志》）、热蚕。【时珍曰】按郑玄注《周礼》云：原，再也。谓再养者。郭璞注《方言》云：魏，细也。秦、晋人所呼。今转为二蚕是矣。《永嘉记》云：郡蚕自三月至十月有八辈。谓蚕种为蚙，再养为珍，珍子为爱。【集解】【时珍曰】马与龙同气，故有龙马。而蚕又与马同气，故蚕有龙头、马头者。蜀人谓蚕之先为马头娘者以此。好事者因附会其说，以为马皮卷女，入桑化蚕，谬矣。北人重马，故禁之。南方无马，则有一岁至再、至三，及七出、八出者矣。然先王仁爱及物，盖不忍其一岁再致汤镬，且妨农事，亦不独专为害马、残桑而已。

　　明《本草原始》卷11"白僵蚕"　原蚕蛾，俗呼晚蚕蛾。雄腹小，雌腹大。出蛾茧形，有黄色、白色者。雌雄交媾之形。

【鉴药】

　　"原蚕蛾"首见于《名医别录》。李时珍释其名曰："按郑玄注《周礼》云：原，再也。谓再养者。"也就是一年之内的第二拨蚕的蚕蛾。《别录》载其"雄者，有小毒。主益精气，强阴道，交接不倦，亦止精。"另载其"屎"（陶弘景称"蚕沙"）"主肠鸣。热中消渴，风痹瘾疹。"后世医方虽有用蚕蛾、蚕沙入药者，但以"蚕沙"（或称"晚蚕沙"）运用较多。

　　本品乃常见之物。《别录》称用"雄者"，即雄蚕蛾。梁·陶弘景云："原蚕是重养者，俗呼为魏蚕。"宋·苏颂《图经》云："原蚕蛾，本经不载所出州土，今东南州郡多养此蚕，处皆有之。此是重养者，俗呼为晚蚕。北人不甚复养，恶其损桑。而《周礼》禁原蚕者，郑康成注云：为其伤马，伤马亦是其一事耳。《淮南子》曰：原蚕一岁再登，非不利也。然王法禁之者，为其残桑是也，人既稀养，市中货者亦多早蛾，不可用也。"可见按王法是禁止饲养第二拨蚕的，理由是对马匹、桑树的损害很大，不利于持续再生产。但在实际运用中，似乎不大讲究。因为本草中没有介绍辨别初蚕与原蚕的区别，因此实际运用时是无法进行选择的。至于雌雄，《本草原始》云："雄腹小，雌腹大。"其来源与上条"白僵蚕"一样，皆属于蚕蛾科动物家蚕*Bombyx mori* L.蚕蛾雄虫的全体。

　　古本草中关于蚕蛾的图形，有的已经见于"白僵蚕"条，可参"39-16白僵蚕"。但因"原蚕蛾"在《别录》单独成条，故也有为之配图者。今统而述之。

　　《本草图经》"原蚕蛾"（图2）绘3个蚕茧上各趴着一只蚕蛾，示意蚕蛾是从蚕茧中钻出来的。形态逼真。《本草品汇精要》"原蚕蛾"（图5）中间的3个黄色蚕茧（均已破口）上也趴着3只蚕蛾，此乃仿绘《图经》图2并予以敷色。其新创意在于另增绘了一只雌蚕蛾，正在产卵。又在图下绘了一个剪开口的蚕茧，开口处有一个蚕蛹，示意蚕茧与蚕蛹、蚕蛾的关系。此图可能参照了实物，非常真切。《太乙仙制本草药性大全》"原蚕蛾"（图7）为示意图，甚至难以知道所绘为蚕蛾。因为具备此形状的蛾子种类太多。《本草原始》有2图。"蚕茧"（图9）绘两个蚕茧，上端似都开了口。说明蚕蛾已经钻出来了。"蚕蛾"（图10）分上下两部分。有图注"雄腹小，雌腹大"。上图有两只蚕蛾，雄者腹小，在上，雌者腹大，在下。下图两只蚕蛾在交尾，该书正文解说曰："雌雄交媾之形。"又云"出蛾茧形，有黄色、白色者"。

但因此为墨线图，无法表示。前《品汇》图5所示就是黄蚕茧。

【小结】

"原蚕蛾"为《名医别录》所载早期药用之一，即一年之内的第二拨蚕的蚕蛾。其原动物为蚕蛾科动物家蚕*Bombyx mori* L.。药用雄蚕蛾的全体。《本草图经》《本草品汇精要》《本草原始》均有较好的写实图。

39–18　石蚕

【品图】

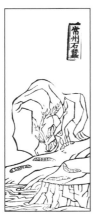
图1　图经（大）·常州石蚕

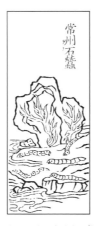
图2　图经（政）·常州石蚕

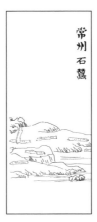
图3　图经（绍）·常州石蚕

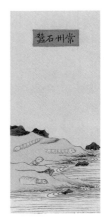
图4　品汇·常州石蚕

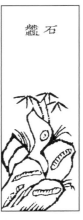
图5　太乙·石蚕

图6　雷公·石蚕

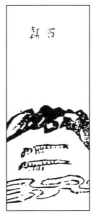
图7　纲目（金）·石蚕

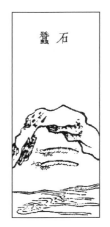
图8　纲目（钱）·石蚕

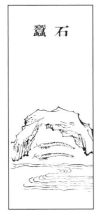
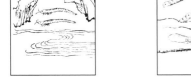
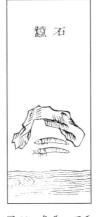
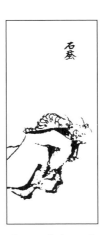

图 9　纲目（张）·石蚕　　　图 10　金石·常州石蚕　　　图 11　备要·石蚕　　　图 12　图说·石蚕

本品12图，取自12书，其中4幅彩图。有承继关系的可分2个书类。

《本草图经》：该书"常州石蚕"图分别存于《大观》（图1）《政和》（图2）《绍兴》（图3）。此三传本药图中，图1、图2构图相似，图3构图全变，但立意相同。今以《绍兴》图3为《图经》图的代表。仿绘该图的彩色图有《本草品汇精要》"常州石蚕"（图4）。此后仿绘图4的彩图有《补遗雷公炮制便览》图6、《金石昆虫草木状》图10。

《本草纲目》（金陵本）：该书"石蚕"（图7）的仿绘图有《纲目》钱本图8。仿绘《纲目》钱本图8的有《纲目》张本图9、《本草备要》图11。又《本草简明图说》"石蚕"（图12）将大山石缩小，将"石蚕"从水里移到石上，水则无矣。以上3仿绘图的"石蚕"形体均未变。

以上12图中，除外9幅仿绘图，原创图有3幅（图3、5、7），详见下"鉴药"项。

【文录】

《本经》《别录》（见《证类》卷22 "石蚕"）　一名沙虱。生江汉池泽。

梁《本草经集注》（同上）　陶隐居云：李云江左无识此者，谓为草根，其实类虫，形如老蚕，生附石。伧（助庚切）人得而食之，味咸而微辛。李之所言有理，但江汉非伧地尔，大都应是生气物，犹如海中蛎蛤辈，附石生不动，亦皆活物也。今俗用草根黑色多角节，亦似蚕，恐未是实。方家不用沙虱，自是东间水中细虫。人入水浴，着人略不可见，痛如针刺，挑亦得之。今此名或同尔，非其所称也。

唐《唐本草》（同上）　石蚕，形似蚕，细小有角节，青黑色。生江汉侧石穴中，岐陇间亦有，北人不多用，采者遂绝尔。今陇州采送之。

后蜀《蜀本草》（同上）　《蜀本》注：李云江左无识此者，谓是草根，生附石间，其实如老蚕。如此则合在草部矣！今既在虫部，又一名沙虱，则是沙石间所生者一种虫也。陶云犹如蛎蛤辈，附石而生，近之矣。苏亦未识，而云似蚕，有节，青黑，生江汉石穴中。此则半似说虫半似草，更云不采遂绝，妄亦甚也。按此虫所在水石间有之，取以为钩饵者是也。今马湖石门出此最多。彼人好啖之，云咸、微辛。李、苏二说，殆不足凭也。

宋《本草图经》（同上）《图经》曰……都无定论。《蜀本草》注云：此虫所在水石间有之，人取以为钩饵。马湖石门出取最多。彼人亦好啖之，云味咸、小辛。今此类川、广中多有之。草根之似蚕者，亦名石蚕，出福州及信州山石上，四时当有，其苗青，亦有节，三月采根，焙干。

《别录》（见《证类》卷30"有名未用·石蛊虫"）生石中。

唐《本草拾遗》（同上）陈藏器云：伊洛间水底石下，有虫如蚕，解放丝连缀小石如茧，春夏羽化作小蛾水上飞。一名石下新妇。

宋《本草衍义》卷17"石蚕"石蚕，谓之为草则缪矣……有附生水中石上，作丝茧如钗股，长寸许，以蔽其身，色如泥，蚕在其中，此所以谓之石蚕也。今方家用者绝稀。此亦水中虫耳，山河中多。

明《本草纲目》卷39"石蚕"【释名】石蛊虫（《别录》）。【时珍曰】按《吴普本草》沙虱作沙蜂。【集解】【时珍曰】《本经》石蚕，《别录》石蛊，今观陈、寇二说及主治功用，盖是一物无疑矣。又石类亦有石蚕，与此不同。

【鉴药】

动物"石蚕"首见于《本经》。李时珍又将出《别录》、被置于"有名未用"的"石蛊虫"并入该条下。另外《开宝本草》也著录了"石蚕"，据考可能是钟乳类的石头（参"10-34石蚕"）。《本经》载其"主五癃，破石淋，堕胎。肉：解结气，利水道，除热"。后世医方罕用此药。

关于本品的来源，早期本草大多不明。《本经》"石蚕"条云"一名沙虱"。《别录》仅云"生江汉池泽"。"江汉"相当于今湖北江汉平原。梁·陶弘景云："李云江左无识此者，谓为草根，其实类虫，形如老蚕，生附石。伧（助庚切）人得而食之，味咸而微辛。李之所言有理，但江汉非伧地尔，大都应是生气物，犹如海中蛎蛤辈，附石生不动，亦皆活物也。今俗用草根黑色多角节，亦似蚕，恐未是实。方家不用沙虱，自是东间水中细虫。"从陶氏的记载，可以看出当时对此物认识的混乱。

"沙虱"在水虫盛行的时代是引起疾病的病原之一，非常细小，肉眼难见，无法充当药物。三国时李当之说"江左"（长江以南）无人识得此药，据说此草根，但实际是如老蚕的虫。"伧人"（南北朝时南方人对北方人的蔑称）敢食用它。陶弘景的意见石蚕应当是贴石而生、如海中蛤蜊之类的活物。《唐本草》记载石蚕"形似蚕，细小有角节，青黑色。生江汉侧石穴中，岐陇间亦有，北人不多用，采者遂绝尔。今陇州采送之。"按此似乎是陆上石穴中的生物。以上说法不一，或为草根，或如"蛎蛤"，或是石穴中虫，莫衷一是。

唐《本草拾遗》"石蠹虫"条下说："伊洛间水底石下，有虫如蚕，解放丝连缀小石如茧，春夏羽化作小蛾水上飞。一名石下新妇。"按陈藏器的意见，这是一种昆虫，其幼虫期如蚕、生水底石下。后蜀《蜀本草》也认为《唐本草》诸家所说都错的："按此虫所在水石间有之，取以为钩铒者是也。今马湖石门出此最多。彼人好啖之，云咸、微辛。李、苏二说，殆不足凭也。"此明显与陈藏器之说相同。

宋·苏颂《图经》引述虽多，却无定见。宋·寇宗奭《本草衍义》则云："石蚕，谓之为草则缪矣……有附生水中石上，作丝茧如钗股，长寸许，以蔽其身，色如泥，蚕在其中，此所以谓之石蚕也。今方家用者绝稀。此亦水中虫耳，山河中多。"此说亦与陈藏器之说接近。李时珍倾向于陈藏器、寇宗奭二家之说，于是将"石蠹虫"与"石蚕"合并。现代研究的意见与陈藏器所云相符，谓是石蛾科动物中华石蛾*Phryganea japonica* Ml.的幼虫。[1]其形态及生活习性与陈藏器、寇宗奭所说吻合。

古本草插图的绘图者多据文字绘制石蚕生长的环境图，并非据实绘图。以下统而述之。**《本草图经》**：该书三传本中，《大观》图1、《政和》图2构图相同，均有山石，但后世无仿绘者。《绍兴》"常州石蚕"（图3）影响到《本草品汇精要》系列彩图。此图无山石，仅为一般濒水岸。岸边石上有蚕状物数条。**《太乙仙制本草药性大全》**：该书"石蚕"（图5）所绘为不临水的山石。石上有蚕状物数条。**《本草纲目》（金陵本）**：该书"石蚕"（图7）上似石穴之顶，下临流水，中有蚕状动物。以上示意图都不能令人将其与昆虫幼虫联系起来。

【小结】

"石蚕"为《本经》所载早期药物之一。关于本品来源，《本经》《别录》记载简略。梁·陶弘景所载亦有数说。据陈藏器、寇宗奭所载，石蚕当为生于水边的一种昆虫的幼虫。考为石蛾科动物中华石蛾*Phryganea japonica* Ml.的幼虫。古本草所绘之图都不能令人明确石蚕为昆虫幼虫的事实。

1　谢宗万：《本草纲目药物彩色图鉴》，北京：人民卫生出版社，2000：370-371.

39–19　九香虫

【品图】

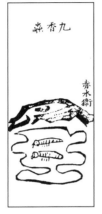 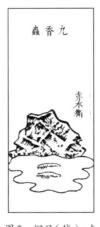 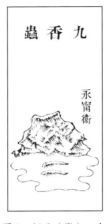 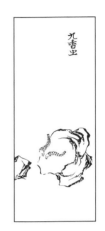

图1　纲目（金）·九
香虫

图2　纲目（钱）·九
香虫

图3　纲目（张）·九
香虫

图4　图说·九香虫

本品4图，取自4书。有承继关系的图仅1个书类。

《本草纲目》（金陵本）：该书"九香虫"（图1）的仿绘者有《纲目》钱本图2（将原图"赤水卫"下黑色不明物改绘为大山石）。此后《纲目》张本图3又仿绘钱本图2，略加修饰。《本草简明图说》图4将大山石缩小，将"九香虫"从水里移到石上，水则无矣。以上3仿绘图的"九香虫"形体均未变。

以上4图中，除外3幅仿绘图，原创图仅1幅（图1），详见下"鉴药"项。

【文录】

明《本草纲目》卷39"九香虫"【释名】黑兜虫。【集解】【时珍曰】九香虫产于贵州永宁卫赤水河中。大如小指头，状如水龟，身青黑色。至冬伏于石下，土人多取之，以充人事。至惊蛰后即飞出，不可用矣。

清《本草新编》卷5"九香虫"　……虫中之至佳者。入丸散中，以扶衰弱最宜，但不宜入于汤剂，以其性滑，恐动大便耳……或问：九香虫产于西蜀，得其真者为佳，近人不知真假，何能取效乎？曰：九香虫不止西蜀有之，江南未尝不生。但生于江南者，无香气耳，无香气者即无效。

清《归砚录》卷1　包公剡云：黔中出九香虫，生涧水中。春、夏出游水面者不可用，秋、冬潜伏崖石下，土人掀石得虫，辄以售人。服之宜子，不但房术之需也……今药肆中所售，用者鲜效，岂产非其地乎？抑采非其时乎？

【鉴药】

"九香虫"首见于《本草纲目》。《中华本草》释名云："色棕黑，成虫能放出臭气，故名黑兜虫、屁板虫。言九香者反字也。"[1]李时珍载其主"膈脘滞气，脾肾亏损，壮元阳"。清代此药曾时兴一时，现代亦有使用者。

《纲目》增此新药，主要依据明·张时彻《摄生众妙方》（1550年）中的"乌龙丸"改写而成。该方云："四川何总兵常服……妙在九香虫一物，其虫一名黑兜子，如小指头大，产在贵州赤水卫河中，至冬伏于石下，取之。其他地方居大，多有收者。此虫惊蛰后即飞出，不可用。"时珍于集解中介绍的形态，比该方多"状如水龟，身青黑色"。其产地在今四川叙永县西城。据以上所载形态，即今蝽科动物九香虫*Aspongopus chinensis* Dallas的成虫全体。

《本草纲目》（金陵本）："九香虫"（图1）与同书的"石蚕"几乎同形。区别在本图"九香虫"在水中，"石蚕"在水滨。时珍云本品"状如水龟"，此图则状如石蚕。可知此图乃凭空杜撰。本图有注"赤水卫"，原见《摄生众妙方》，时珍已改成"永宁卫赤水河"。此图不察，仍作"赤水卫"，至《纲目》张本始改为永宁卫。

【小结】

"九香虫"乃《本草纲目》新增药。原始素材取自明·张时彻《摄生众妙方》。据该方所载及李时珍增补，本品即今蝽科动物九香虫*Aspongopus chinensis* Dallas的成虫全体。《本草纲目》金陵本九香虫图纯属想象绘成。

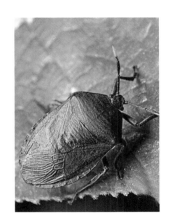

图 5　九香虫 *Aspongopus chinensis*

39-20　海蚕

【品图】

本品1图，为原创图。详见下"鉴药"项。

【文录】

唐末《海药本草》（见《证类》卷21"二种海药馀·海蚕沙"）

《海药》云：谨按《南州记》云：生南海山石间。其蚕形大如拇指，沙甚白，如玉粉状，每有节……难得真者，多只被人以水搜葛粉、

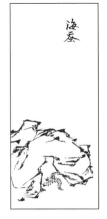

图 1　图说·海蚕

1　国家中医药管理局《中华本草》编委会：《中华本草》（9），上海：上海科学技术出版社，1999：173.

石灰，以梳齿隐成，此即非也，纵服无益，反损人，慎服之。

【鉴药】

"海蚕"首载于唐末之《海药本草》。原载"生南海……蚕形"，或因此得名。《海药》载其"主虚劳冷气，诸风不遂，久服令人光泽，补虚羸，轻身延年不老"。后世未见用者。

"海蚕"条取材于唐或唐以前人徐表所撰《南州记》。该书载其生境、形态为："生南海山石间，其蚕形大如拇指，沙甚白，如玉粉状，每有节。"此形态描述简单，多据传闻，故无法考其基原。

《本草简明图说》：该书"海蚕"（图1）绘制山石洞中有两条类蚕的虫子，乃想象示意图。

【小结】

海蚕为《海药本草》所载传闻中的一种似蚕形的动物，基原不明。《本草简明图说》所绘亦为想象图。

39–21　雪蚕

【品图】

本品1图，为原创图。详见下"鉴药"项。

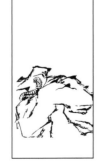

图1　图说·雪蚕

【文录】

明《本草纲目》卷39"雪蚕"【释名】雪蛆。【集解】【时珍曰】按叶子奇《草木子》云：雪蚕生阴山以北，及峨嵋山北，人谓之雪蛆。二山积雪，历世不消。其中生此，大如瓠，味极甘美。又王子年《拾遗记》云：员峤之山有冰蚕，长六七寸，黑色有鳞角。以霜雪覆之则作茧，长一尺。抽五色丝织为文锦，入水不濡，投火不燎。尧时海人献之，其质轻暖柔滑。按此，亦雪蚕之类也。

【鉴药】

"雪蛆"首见于《本草纲目》。据载产于雪山，状如蛆，或以此得名。时珍谓本品"解内热渴疾"。后世医方未见用者。

本条乃李时珍据《草木子》《拾遗记》二书的材料综合设立此条。其中元末明初叶子奇《草木子》（1378年）卷1下"观物篇"云："世间万物无不生虫……阴山以北，积雪历世不消，生蛆如瓠，谓之雪蛆，味极甘美"。又前秦·王嘉（子年）《拾遗记》卷10"诸名山"："员峤山，一名环丘山……有冰蚕，长七尺，黑色，有角有鳞，以霜雪覆之，然后作茧，长一尺，其色五彩，织为文锦，入水不濡，以之投火，经宿不燎。唐尧之世，海人献之，尧以为黼黻。"观此二文，多据传闻，未必实有其物，无法考知基原。

《本草简明图说》：该书"雪蛆"（图1）一书始出附图。绘制山石上有一条类蚕的虫子。图形与上条海蚕非常相似，乃想象示意图。

【小结】

"雪蛆"为《本草纲目》据《草木子》《拾遗记》所载传闻中的"雪蛆""冰蚕"综合成条，基原不明。《本草简明图说》所绘亦为想象图。

39–22　枸杞虫

【品图】

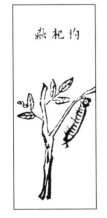 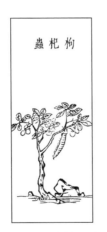 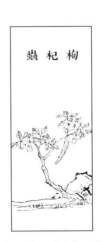 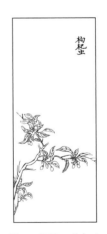

图1　纲目（金）·枸　　图2　纲目（钱）·枸　　图3　纲目（张）·枸　　图4　图说·枸杞虫
杞虫　　　　　　　　杞虫　　　　　　　　杞虫

本品4图，取自4书。有承继关系的图仅1个书类。

《本草纲目》（金陵本）：该书"枸杞虫"（图1）的仿绘者有《纲目》钱本图2（将原图之示意之枸杞树实物化，且绘数个枸杞子。然虫形不变）。此后《纲目》张本图3又仿绘钱本图2，略加修饰。《本草简明图说》图4将原枸杞树改作枝条，多增枸杞子，虫形也缩小。

以上4图中，除外3幅仿绘图，原创图仅1幅（图1），详见下"鉴药"项。

【文录】

唐《本草拾遗》（见《证类》卷22"三十六种陈藏器馀·苟杞上虫"） 陈藏器云：作茧子为蛹时取之，曝干，炙令黄，和干地黄为丸服之，大起阳，益精。其虫如蚕，食苟杞叶。

明《本草纲目》卷39"枸杞虫" 【释名】蠋（《尔雅》）。【集解】【时珍曰】此《尔雅》所谓"蚇，乌蠋也"。其状如蚕，亦有五色者。老则作茧，化蛾孚子。诸草木上皆有之，亦各随所食草木之性。故《广志》云：藿蠋香，槐蠋臭。

【鉴药】

"苟杞上虫"首见于《本草拾遗》。原载"主益阳道，令人悦泽有子"。《纲目》以"枸杞虫"为正名。后世未见有使用者。

关于本品的生境、形态，陈藏器云："其虫如蚕，食苟杞叶。"李时珍将此与《尔雅·释虫》"蚇，乌蠋"联系起来，云"其状如蚕，亦有五色者。老则作茧，化蛾孚子。诸草木上皆有之，亦各随所食草木之性。"如此说来，此虫之名不是因虫而得，而是因栖息的植物而得。然许多昆虫都是幼时如蚕，老来作茧，化蛾孵卵，如何区别？故此原动物不明。

《本草纲目》（金陵本）：该书"枸杞虫"（图1）的枝干叶片都极简单，无法确认为枸杞。其虫如蚕，然硕大无比，咬住树枝，悬挂其下。这样的示意图令人望而生畏。故其后的仿绘图为之写实绘枸杞树，或缩小虫形，使之大致合乎比例。此想象绘图，滥竽充数。

【小结】

"枸杞虫"即首见于《本草拾遗》的"苟杞上虫"，仅知"其虫如蚕，食苟杞叶。"李时珍认为此虫诸草木上皆有，各随所食草木之性。故其品种难以确定。《本草纲目》金陵本所绘乃想象示意图。

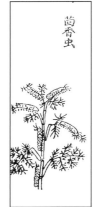

图1 便方·茴香虫

39–23 蘹香虫

【品图】

本品1图，为原创图。详见下"鉴药"项。

【文录】

明《本草纲目》卷39"蘹香虫" 【集解】【时珍曰】生蘹香

枝叶中。状如尺蠖，青色。

【鉴药】

"薆香虫"首见于《本草纲目》。原载主治"小肠疝气"。后世稀见用者，然《草木便方》亦载此药，故知在某些地方本草亦载此药，可知民间仍在使用。

关于其生境形态，仅见李时珍云："生薆香枝叶中。状如尺蠖，青色。"薆香即伞形科植物小茴香*Foeniculum vulgare* Mill.。据考其上常生一种黄凤蝶幼虫，确系青色，并带有黑色斑纹。此幼虫也可在伞形科其他植物上见到。此昆虫即凤蝶科的黄凤蝶*Papilio machoni* Linnaeus，药用其幼虫。[1]

《草木便方》：该书"茴香虫"（图1）所绘植物有2—3回单数羽状复叶，叶细如丝发，此伞形科植物小茴香F. *vulgare*。茎杆上有6条夸大形体的蠕虫，形如蚕，与实物较接近。该书整理者结合当地使用情况，考此为凤蝶科动物黄凤蝶P.*machoni*幼虫干燥体。[2]

【小结】

"薆香虫"为《本草纲目》。据其所载形态，今其成虫为凤蝶科动物黄凤蝶*Papilio machoni* Linnaeus，药用其幼虫。《草木便方》所绘示意图较好地表现了其幼虫的特征。

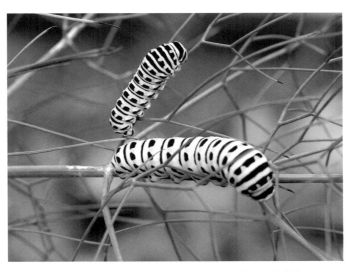

图2 黄凤蝶 *Papilio machoni* 的幼虫（小茴香枝上的茴香虫）

1 谢宗万：《本草纲目药物彩色图鉴》，北京：人民卫生出版社，2000：371-372.
2 ［清］刘善述原著，赵素云、李文虎、孙西整理：《草木便方》，重庆：重庆出版社，1988：413.

第四十章　虫部

虫之二　卵生类下

40-1　青蚨

【品图】

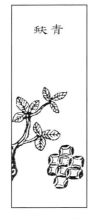

图1　太乙·青蚨

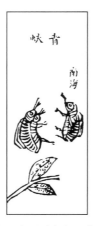

图2　纲目（金）·青蚨

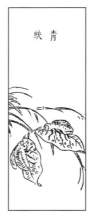

图3　纲目（钱）·青蚨

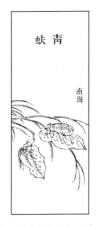

图4　纲目（张）·青蚨

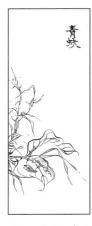

图5　图说·青蚨

本品5图，取自5书。有承继关系的图仅1个书类。

《本草纲目》（钱本）：该书"青蚨"（图3）的仿绘者有《纲目》张本图4、《本草简明图说》图5。

以上5图中，除外2幅仿绘图，原创图尚有3幅（图1、2、3），详见下"鉴药"项。

【文录】

唐《本草拾遗》（见《证类》卷22"三十六种陈藏器馀·青蚨"）

陈藏器云：生南海，状如蝉，其子着木，取以涂钱，皆归本处，一名蟱蜗。《广雅》云：青蚨也。《搜神记》曰：南方有虫，名蝍蠣，如蝉，大辛美，可食。其子如蚕种。取其子归，则母飞来，虽潜取，必知处。杀其母涂钱，子涂贯，用钱则自还。《淮南子·万毕》云：青蚨一名鱼伯，以母血涂八十一钱，以子血涂八十一钱，置子用母，置母用子，皆自还也。

唐末《海药本草》（同上）《海药》云：谨按《异志》云：生南海诸山，雄雌常处不相舍。

明《本草纲目》卷40"青蚨"【释名】蚨蝉、蒲虻（音萌）、鱼父。【集解】【时珍曰】按《异物志》云：青蚨形如蝉而长。其子如虾子，着青叶上。得其子则母飞来。煎食甚辛而美。《峋嵝神书》云：青蚨，一名蒲虻，似小蝉，又如虻，青色有光。生于池泽，多集蒲叶上。春生子于蒲上，八八为行，或九九为行，如大蚕子而圆。取其母血及火灸子血涂钱，市物仍自还归，用之无穷，诚仙术也。其说俱仿佛。但藏器云子着木上，稍有不同。而许氏《说文》亦曰：青蚨，水虫也。盖水虫而产子于草木尔。

【鉴药】

"青蚨"首见于《本草拾遗》。名义不详。原载"主补中，益阳道，去冷气，令人悦泽。"后世医方未见使用者。

李时珍在《本草纲目》中排列每卷诸药时，一般将常用重要药物置于卷前。青蚨未见人用，却居于卷40之首，可能与一个流传久远的"青蚨还钱"典故有关。《拾遗》引《淮南子·万毕》提到此典故。今《太平御览》卷950有《淮南万毕术》的佚文："青蚨还钱。青蚨，一名鱼伯，或曰蒲虻。以其子母各等，置瓮中，埋东行阴垣下。三日后开之，即相从。以母血涂八十一钱，亦以子血涂八十一钱。更互市（置子用母，置母用子，钱皆自还）。"这个典故还存于多种古代文献中，版本较多，不离"还钱"。

至于青蚨的形态，《说文·虫部》："青蚨，水虫。"陈藏器云："生南海，状如蝉，其子着木。"干宝《搜神记》（《御览》卷950）曰："南方有虫，名蟛蝚。形大如蝉，味辛美可食。其子着草叶如蚕种。""蟛蝚"，陈藏器引作"蚏蠣"。李时珍引《峋嵝神书》云："青蚨，一名蒲虻，似小蝉，又如虻，青色有光。生于池泽，多集蒲叶上。春生子于蒲上，八八为行，或九九为行，如大蚕子而圆。"

据以上文字记载，或考本品为一种青色的蝉，属今蝉科（*Cicadidae*）动物的一种。[1] 虞国跃撰文考证青蚨就是负子蝽科田鳖亚科动物桂花蝉*Lethocerus indicus* Lepeletier et Serville。[2]桂花蝉分布在广东、广西、海南、台湾、江西和云南等地，与陈藏器所云"生南海"相符。其生活习性是将卵产在水生植物露出水面的茎上，由雄虫看护。此与"其子着草叶如蚕种"的记载亦相符。至于青蚨母子相从的习性，该文引《鬼

1　谢宗万：《本草纲目药物彩色图鉴》，北京：人民卫生出版社，2000：373.

2　虞国跃："青蚨"考，大自然，2014（3）：40-43.

谷子》之文曰："若蚨母之从子也。出无间，入无联。独往独来，莫之能止。"据现代观察研究，这种"蚨母护卵"的行为主要雄虫来承担，古代难以区分其雌雄是可以理解的。该文也引用了《淮南万毕术》，并提到现代观察证明青蚨从子（雄虫护卵）的习性。此外，虞氏还提到我国部分地区有食用桂花蝉的习俗，从多方面证实青蚨就是今桂花蝉。

青蚨具有传奇色彩，古人当有寻觅者。然宋代以后对青蚨的记载并不多见。古本草图中所绘估计多据传闻，想象绘图。今统而述之。《太乙仙制本草药性大全》"青蚨"（图1）左绘一树，枝梢3叶，无任何动物附于其上。右下是相连的铜钱图案。如此创意，只能说是"钱环"，不是"还钱"。《本草纲目》金陵本"青蚨"（图2）有图注"南海"，此是生境。图上方有3只蝉形物。右边1只较大。左边似为大小两只，示意母子不离。其下为一叶面有多数小圆圈的草叶，或示意"子着草叶如蚕种"。《纲目》钱本"青蚨"（图3）绘两蝉状物，各自在一草叶上。叶面亦有多数圆形物，示意虫卵。以上3图，皆系臆想绘图。

【小结】

"青蚨"为《本草拾遗》记载的一种具有"补中，益阳道，去冷气"作用的药物。古代流传着"青蚨还钱"的传奇故事。现代学者根据古代有关青蚨的分布、形态、习性，考证青蚨实即负子蝽科田鳖亚科动物桂花蝉 *Lethocerus indicus* Lepeletier et Serville。然古代3幅原创图皆凭臆想绘图，难作考证依据。

40-2 蛱蝶

【品图】

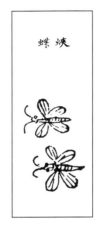
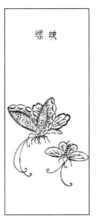
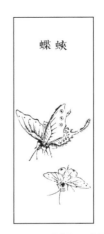
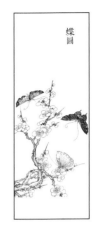

图1 纲目（金）·蛱蝶　　图2 纲目（钱）·蛱蝶　　图3 纲目（张）·蛱蝶　　图4 禽虫典·蝶图

本品5图，取自5书。有承继关系的图仅1个书类。

《本草纲目》（钱本）：该书"蛱蝶"（图2）的仿绘者有《纲目》张本图3、《本草简明图说》图5。以上5图中，除外2幅结构相仿之图外，原创图尚有3幅（图1、2、4），详见下"鉴药"项。

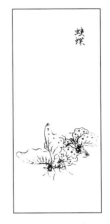

图5　图说·蛱蝶

【文录】

明《本草纲目》卷40"蛱蝶"【释名】蜓蝶（蜓音叶）、蝴蝶。【时珍曰】蛱蝶轻薄，夹翅而飞，荣荣然也。蝶美于须，蛾美于眉，故又名蝴蝶，俗谓须为胡也。【集解】【时珍曰】蝶，蛾类也。大曰蝶，小曰蛾。其种甚繁，皆四翅有粉，好嗅花香，以须代鼻，其交以鼻，交则粉退。《古今注》谓橘蠹化蝶，《尔雅翼》谓菜虫化蝶，《列子》谓乌足之叶化蝶，《埤雅》谓蔬菜化蝶，《酉阳杂俎》谓百合花化蝶，《北户录》谓树叶化蝶如丹青，野史谓彩裙化蝶，皆各据其所见者而言尔。盖不知蠹蝎诸虫，至老俱各蜕而为蝶、为蛾，如蚕之必羽化也。朽衣物亦必生虫而化。草木花叶之化者，乃气化、风化也。其色亦各随其虫所食花叶，及所化之物色而然。杨慎《丹铅录》云：有草蝶、水蝶在水中。《岭南异物志》载：有人浮南海，见蛱蝶大如蒲帆，称肉得八十斤，啖之极肥美。

【鉴药】

"蛱蝶"首见于《本草纲目》。即蝴蝶。李时珍释名云："蛱蝶轻薄，夹翅而飞，荣荣然也。蝶美于须，蛾美于眉，故又名蝴蝶，俗谓须为胡也。"且载其主治小儿脱肛。后世未见使用者。

蝴蝶为尽人皆知的动物。作为药物，其作用甚微，用者亦稀。但作为具有博物性质的本草著作，收录并记载其相关的资料是非常必要的。李时珍首先辨析"蝶""蛾"异同："蝶，蛾类也。大曰蝶，小曰蛾。其种甚繁，皆四翅有粉，好嗅花香，以须代鼻，其交以鼻，交则粉退。"时珍还广采关于蛱蝶生成的记载，其中有"橘蠹化蝶""菜虫化蝶""乌足之叶化蝶""蔬菜化蝶""树叶化蝶""彩裙化蝶"等说法（参上"文录"）。时珍指出："盖不知蠹蝎诸虫，至老俱各蜕而为蝶、为蛾，如蚕之必羽化也。"至于《北户录》卷1"蛱蝶枝"提到的树枝上"缀蛱蝶凡二十余个"，形似木叶者，可能是类似"枯叶蝶"的拟态种类，为适应环境而形成的自然伪装。但本条"蛱蝶"的原动物，则涉及太广，只能说此为鳞翅目蛱蝶科（*Cicadidae*）动物的某些种。

《本草纲目》金陵本"蛱蝶"（图1）绘2只昆虫，图案式示意图，十分粗糙。据时珍所云："蝶美于须，蛾美于眉。"此昆虫有两长须，则属蝶类。《纲目》钱本"蛱蝶"（图2）为写实图，其形逼真，仍很难追溯其原动物种属。后之仿绘者，构图虽同，蝶形则异。《古今图书集成·禽虫典》"蝶图"（图4）重新绘图，绘野外桃花为背景，绘3只形态各异的美丽蝴蝶。

【小结】

"蛱蝶"为《本草纲目》所载新药。本条所载功用有限，但收集了许多古代有关蝴蝶的史料。据时珍曰"蝶美于须"，则其原动物为今鳞翅目蛱蝶科（Cicadidae）动物的某些种类。今存古本草图所绘蛱蝶皆能显示本科动物的特点，但无法确定其种属。

40-3　蜻蛉

【品图】

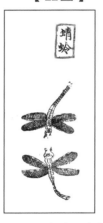
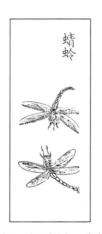
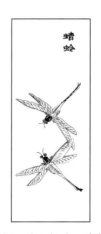
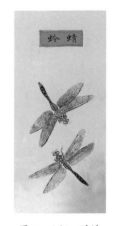

图1　图经（大）·蜻蛉　　图2　图经（政）·蜻蛉　　图3　图经（绍）·蜻蛉　　图4　品汇·蜻蛉

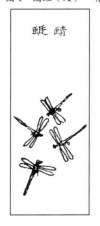
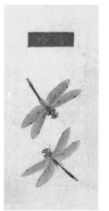
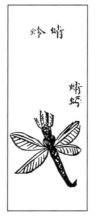
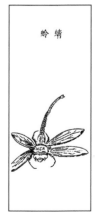

图5　太乙·蜻蜓　　图6　雷公·蜻蛉　　图7　纲目（金）·蜻蛉　　图8　纲目（钱）·蜻蛉

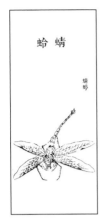

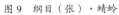

图 9　纲目（张）·蜻蛉

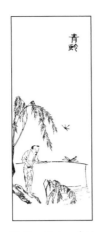

图 10　三才·青蛉

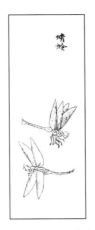

图 11　原始·蜻蛉

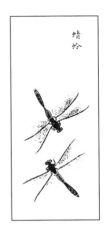

图 12　金石·蜻蛉

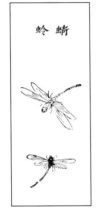

图 13　类纂·蜻蛉

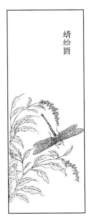

图 14　禽虫典·蜻蛉图

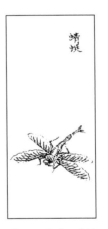

图 15　图说·蜻蜓

　　本品15图，取自15书，其中3幅彩图。有承继关系的图可分2个书类。

　　《本草图经》：该书"蜻蛉"图分别存于《大观》（图1）、《政和》（图2）、《绍兴》（图3）。此三传本药图大同小异，今以《政和》图2为《图经》图的代表。

　　仿绘该图的墨线图有：《太乙仙制本草药性大全》"蜻蛉"（图5，大概形态同图2，绘4只蜻蜓）、《本草纲目》金陵本"蜻蛉"（图7，所绘似仿《图经》图2中的下方一只）、《纲目》钱本图8（似仿《图经》图2中的上方一只，但尾节更多，增绘后脚1对）、《本草原始》图11（仿《图经》图2，绘雌雄两只蜻蜓，似参照实物予以修润）。此后《纲目》张本图9又仿绘钱本图8、《本草纲目类纂必读》图13又仿《原始》图11。

　　《本草品汇精要》：该书"蜻蛉"（图4）的构图虽似《图经》图2，但已属写生新绘图。仿绘该书彩图的有《补遗雷公炮制便览》图6、《金石昆虫草木状》图12。

　　以上15图中，除外11幅仿绘图，原创图有4幅（图2、4、10、14），详见下"鉴药"项。

【文录】

梁《本草经集注》（见《证类》卷22"蜻蛉"）　陶隐居云：此有五六种，今用青色大眼者，一名诸乘，俗呼胡蜊，道家用以止精。眼可化为青珠。其余黄细及黑者，不入药用，一名蜻蛚。

后蜀《蜀本草》（同上）《蜀本》：蜻蜓六足四翼，好飞溪渠侧。

宋《本草图经》（同上）《图经》曰：蜻蛉，旧不载所出州郡，今所在水际多有之。此有数种，当用青色大眼者为良。其余黄赤及黑色者不入用。俗间正名蜻蜓，而不甚须也。道家则多用之。

宋《本草衍义》卷17"蜻蛉"　其中一种最大，京师名为马大头者是，身绿色。雌者，腰间一遭碧色。用则当用雄者。陶隐居以谓青色大眼，一类之中元无，青者眼一类皆大。此物生化于水中，故多飞水上。

明《本草纲目》卷40"蜻蛉"　【释名】蜻虰（音丁）、蜻蝏（亦作蜓）、虰蛵（音馨）、负劳《尔雅》、䗢（音忽）、纱羊（《纲目》）、赤者名赤卒。【时珍曰】蜻、䗢，言其色青葱也。蛉、虰，言其状伶仃也，或云其尾如丁也。或云其尾好亭而挺，故曰蝏，曰蜓。俗名纱羊，言其翅如纱也。按崔豹《古今注》云：大而色青者曰蜻蜓；小而黄者，江东名胡黎，淮南名蟪蛄，鄱阳名江鸡；小而赤者，名曰赤卒，曰绛绡，曰赤衣使者，曰赤弁丈人；大而玄绀者，辽海名绀蟠，亦曰天鸡。陶氏谓胡黎为蜻蛉，未考此耳。【集解】【时珍曰】蜻蛉大头露目，短颈长腰弹尾，翼薄如纱。食蚊、虻，饮露水。《造化权舆》云：水虿化䗢。罗愿云：水虿化蜻蛉，蜻蛉仍交于水上，附物散卵，复为水虿也。张华《博物志》亦言：五月五日，埋蜻蛉头于户内，可化青珠，未知然否。古方惟用大而青者。近时房中术亦有用红色者。崔豹云：辽海间有绀蟠虫，如蜻蛉而玄绀色，六七月群飞阇天。夷人食之，云海中青虾所化也。《云南志》云：澜沧蒲蛮诸地，凡土蜂、蜻蛉、蚱蜢之类，无不食之也。

【鉴药】

"蜻蛉"首见于《名医别录》。又名蜻虰、蝏、蜻蜓、䗢、纱羊等。李时珍释名曰："蜻、䗢，言其色青葱也。蛉、虰，言其状伶仃也，或云其尾如丁也。或云其尾好亭而挺，故曰蝏，曰蜓。俗名纱羊，言其翅如纱也。"《别录》载其"强阴，止精"。梁·陶弘景云："道家用以止精。眼可化为青珠。"宋《图经》云："俗间正名蜻蜓，而不甚须也。道家则多用之。"可见直到宋代，医家并不用此，为道家所用。后世医方偶见用此。

蜻蜓为寻常易见之动物，种类甚多。梁·陶弘景所云："此有五六种，今用青色大眼者，一名诸乘，俗呼胡蜊……其余黄细及黑者，不入药用，一名蜻蛚。"可见当时所用蜻蜓只有"青色大眼"一种，并不用"黄细及黑者"。当然，之所以用"青色大眼"，是道家认为此可以使眼化青珠，并非医家有特别要求。

关于蜻蜓的形态，《蜀本草》云："蜻蜓六足四翼，好飞溪渠侧。"宋·寇宗奭云："其中一种最大，京师名为马大头者是，身绿色。雌者，腰间一遭碧色。用则当用雄者……此物生化于水中，故多飞水上。"李时珍云："蜻蛉大头露目，短颈长腰弹尾，翼薄如纱。食蚊、虻，饮露水。"据以上所述的蜻蜓形态及其习性，此即今蜓科动物碧尾蜓（大蜻蜓）*Anax parthenope* Selys。另李时珍云："古方惟用大而青者。近时房中术亦有用红色者。"这大概是指明代术士房中术方中所用之蜻蜓。据《中华本草》所载，红色蜻蜓只有蜻科动物赤蜻蜓*Crocothemis servilia* (Drury)。此外，李时珍引述了古代诸家关于蜻蜓的某些传闻，因与医药无关，不予赘述。《中华本草》在蜻蜓原动物一项下，还列举了夏赤卒、褐顶赤卒、黄衣等蜻蜓，此非本草所论，亦不罗列。

古本草图中的蜻蜓种类少，且多为仿绘，故统而述之。《本草图经》"蜻蛉"（图2）所绘乃写实图，突出了本草所载"四翼""状伶仃""尾如丁""翅如纱"的特点，但此图没有表现其"六足"，此乃瑕疵。这一缺陷也影响到后世仿绘者，多未表现其足。《纲目》钱本图8、张本图9补充了2足。《本草品汇精要》"蜻蛉"（图4）的构图仍似图2，但整体似参照实物予以重绘。其体多青黄色，复眼大，翅膜质，透明，六足。此当为碧尾蜓（大蜻蜓）*A.parthenope*。《三才图会》"蜻蛉"（图10）乃画家遣兴之作。图中绘一杨柳岸，钓叟持竿钓鱼，蜻蜓飞停其上。非关医药，不多议。《古今图书集成·禽虫典》"蜻蛉"（图14）绘蓼草之间，一只蜻蜓飞下。此蜻蜓乃写实之作，六足四翼、尾如丁、翅如纱，无不与本草所载合。此亦是碧尾蜓（大蜻蜓）*A. parthenope*之图。

【小结】

"蜻蛉"为《名医别录》所载早期药物之一。古代"道家用以止精。眼可化为青珠"，医家罕用。受道家用药影响，本草所载入药者多用"青色大眼者"。此种即今蜓科动物碧尾蜓（大蜻蜓）*Anax parthenope* Selys。明代房中术用红色蜻蜓，此为蜻科动物赤蜻蜓*Crocothemis servilia* (Drury)。《本草图经》所绘已能表现蜻蛉的主要特点。《本草品汇精要》彩色写实"蜻蛉"更是形象准确。《古今图书集成·禽虫典》"蜻蛉"亦是精确的写实图。

40-4 樗鸡

【品图】

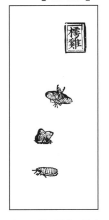

图1　图经（大）·樗鸡

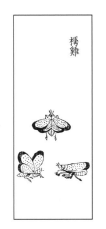

图2　图经（政）·樗鸡

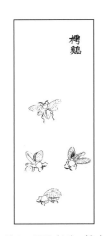

图3　图经（绍）·樗鸡

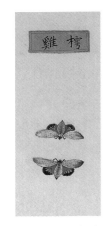

图4　品汇·樗鸡

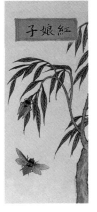

图5　品汇·红娘子

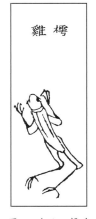

图6　太乙·樗鸡

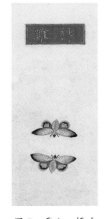

图7　雷公·樗鸡

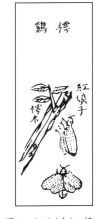

图8　纲目（金）·樗鸡

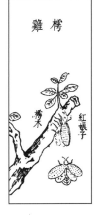

图9　纲目（钱）·樗鸡

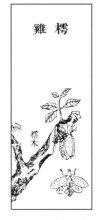

图10　纲目（张）·樗鸡

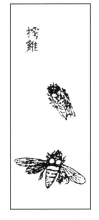

图11　原始·樗鸡

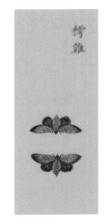

图12　金石·樗鸡

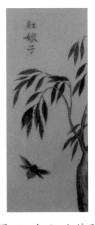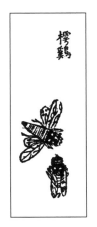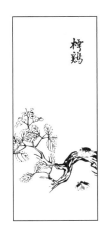

图 13　金石·红娘子　　　图 14　汇言·樗鸡　　　图 15　图说·樗鸡

本品15图，取自13书，其中3幅彩图。有承继关系的图可分3个书类。

《本草图经》：该书"樗鸡"图分别存于《大观》（图1）、《政和》（图2）、《绍兴》（图3）。此三传本药图大同小异（《政和》图2樗鸡形状与图1、图3有异），今以《政和》图2为《图经》图的代表。

仿绘该图的墨线图有：《本草纲目》金陵本"樗鸡（图8，所绘2只昆虫取自《图经》图2中的2只，但消除了粗黑边，增添了"樗木"背景）。《纲目》钱本图9又仿金陵本图8，背景树为修饰。《纲目》张本图10又仿钱本图9。

《本草品汇精要》：该书2图。"樗鸡"（图4）、"红娘子"（图5）完全新绘。仿绘其中"樗鸡"（图4）的有《补遗雷公炮制便览》图7。依次仿绘《品汇》2图的有《金石昆虫草木状》"樗鸡"（图12）、"红娘子"（图13）。

《本草原始》：该书"樗鸡"（图11）的仿绘者有《本草汇言》图14。

以上15图中，除外9幅仿绘图，原创图有6幅（图2、4、5、6、11、15），详见下"鉴药"项。

【文录】

《别录》（见《证类》卷21"樗鸡"）　生河内川谷樗树上。七月采，暴干。

梁《本草经集注》（同上）　陶隐居云：形似寒螀而小，今出梁州，方用至稀，惟合大麝香丸用之。樗树似漆而臭，今以此树上为好，亦如芜菁、亭长，必以芜、葛上为良矣。

唐《唐本草》（同上）《唐本》注云：此物有二种，以五色具者为雄，良；青黑质白斑者是雌，不入药用。今出歧州，河内无此物也。

宋《本草图经》（同上）《图经》曰：樗鸡，生河内川谷樗木上，今近都皆有之。形似寒螀而小，七月采，暴干。谨按《尔雅》云：螒（音翰），天鸡。郭璞注云：小虫，黑身赤头。一名莎鸡，又曰樗鸠。李巡曰：一名酸鸡。《广雅》谓之樗鸡。苏恭云：五色具者为雄，良；青黑质白斑者是雌，不入药。然今所谓莎鸡者，亦生樗木上，六月后出飞，而振羽索索作声，人或畜之樊中。但头方腹大，翅羽外青内红，而身不黑，头不赤，此殊不类，盖别一种而同名也。今在樗木上者，人呼为红娘子，头、翅皆赤，乃如旧说，然不知樗鸡，疑即是此，盖古今之称不同耳。古今大麝香丸用之，近人少用，故亦鲜别。

宋《本草衍义》卷17"樗鸡"　东、西京界尤多。形类蚕蛾，但头足微黑，翅两重，外一重灰色，下一重深红，五色皆具。腹大，此即樗鸡也。

明《本草纲目》卷40"樗鸡"　【释名】红娘子（《纲目》）、灰花蛾。【时珍曰】其鸣以时，故得鸡名。《广雅》作樗鸠，《广志》作犨鸡，皆讹矣。其羽文彩，故俗呼红娘子、灰花蛾云。【集解】【时珍曰】樗即臭椿也。此物初生，头方而扁，尖喙向下，六足重翼，黑色。及长则能飞，外翼灰黄有斑点，内翅五色相间。其居树上，布置成行。秋深生子在樗皮上。苏恭、寇宗奭之说得之。苏颂引郭璞以为莎鸡者，误矣。莎鸡居莎草间，蟋蟀之类，似蝗而班，有翅数重，下翅正赤，六月飞而振羽有声。详见陆机《毛诗疏义》。而罗愿《尔雅翼》以莎鸡为络纬，即俗名纺丝者。

【鉴药】

"樗鸡"首见于《本经》。《别录》载其生樗树上。时珍谓"其鸣以时，故得鸡名"。《本经》载其"味苦平。主心腹邪气，阴痿，益精强志，生子好色，补中轻身"。《别录》增补："有小毒。又疗腰痛，下气，强阴多精，不可近目。"宋代出现"红娘子"别名。古医方中樗鸡之名较红娘子为少。其治多用于恶疮干癣、瘰疬瘕痕诸症。

樗鸡分布很广，好生樗树上，诸本草对此无异议。然以栖息樗树为特征的昆虫不止一种，故古本草家对樗鸡形色颇多异说。据现代研究，古樗鸡有类蛾、类蝉两种。类蛾者乃今蜡蝉科（樗鸡科）动物樗鸡（斑衣蜡蝉）*Lycorma delicatula* White。其头狭小，淡褐色，腹部宽大，类蛾形。类蝉者乃蝉科动物红娘子（黑翅红娘子）*Huechys sanguine* de Geet、短翅红娘子 *H. thoracica* Distant等。其头方类蝉，尖喙向下，复眼明显，五色相间。现代药材多用类蝉的红娘子。本条先述现代研究所得，旨在明确此两类动物的特点，以便辨析古代文字及图形所载。

樗鸡一物，在古代本草中很早就有不同来源。梁·陶弘景云："形似寒螀而小。""寒螀"即寒蝉。类蝉者即今红娘子 *H. sanguine*。《唐本草》云："此物有二种，以五色具者为雄，良；青黑质白斑者是雌，不入药用。"但无论今之樗鸡还是红娘子，其雌雄都没有如此区别。"五色具者"实为今红娘子的特点，"青黑质白斑者"是今樗鸡的特点。宋·寇宗奭最重实际调查，他所见的樗鸡"形类蚕蛾，但头足微黑，翅两重，外一重灰色，下一重深红，五色皆具。腹大，此即樗鸡也"。"类蛾"即头小的樗鸡*L. delicatula*。

以上诸家所云，皆系自家观察所得，言简无歧义。但苏颂、李时珍所云，则多系综述，或糅合今樗鸡、红娘子两类动物特点，故往往引起歧义。宋·苏颂《图经》好引经据典。其所引郭璞注《尔雅》的莎鸡，遭李时珍垢评："莎鸡居莎草间，蟋蟀之类，似蝗而班，有翅数重，下翅正赤，六月飞而振羽有声。"苏颂自己也觉得莎鸡不像是樗鸡，故曰"此殊不类，盖别一种而同名也"。其实连名也不同，更非同类。但苏颂提到："今在樗木上者，人呼为红娘子，头、翅皆赤，乃如旧说，然不知樗鸡，疑即是此，盖古今之称不同耳。古今大麝香丸用之，近人少用，故亦鲜别。"这才是宋代所用"樗鸡"的实况。很明显，宋代已经使用"头、翅皆赤"的红娘子作樗鸡使用，且不知道古代樗鸡的模样。苏颂以为是"古今之称不同"的问题，实际上，原动物已然不同。

李时珍没有将不同来源的樗鸡与红娘子区分设条，而是将"红娘子"作为"樗鸡"的别名，与"灰花蛾"（此今之樗鸡）并列，且误注"红娘子"之名出《纲目》。除别名混淆外，时珍对樗鸡的描述也糅合诸家之说："此物初生，头方而扁，尖喙向下，六足重翼，黑色。及长则能飞，外翼灰黄有班点，内翅五色相间。其居树上，布置成行。秋深生子在樗皮上。苏恭、寇宗奭之说得之。"头方、尖喙，是蝉的特点，则此物当是今红娘子之类。但"外翼灰黄有班点"却不是红娘子应有之色。既云"外翼灰黄"，又云"重翼、黑色"，实是自相矛盾。时珍云"苏恭、寇宗奭之说得之"，殊不知苏恭说的是两种动物来源，寇宗奭说的是樗鸡，不是红娘子。可见时珍并未意识到樗鸡有不同来源。苏颂、李时珍之说已糅合前人之说，并无定见。古本草绘图同样反映了两种不同来源的樗鸡。

1.**《本草图经》**：该书"樗鸡"（图2）与图1、图3的大体形态相同，头皆小，腹皆大，重翼，表面多斑点，此均为樗鸡的特征。图2的昆虫之翼边缘有显著的黑色，此与樗鸡*L. delicatula*翅端黑色相符。《政和》曾修改过《大观》的图形，此一例也。

2.**《本草品汇精要》**：该书2图。"樗鸡"（图4）的构图仿《图经》图2，但图中昆虫为新绘。此虫头小、腹大、外翅灰褐，此类樗鸡*L. delicatula*。此种内翅基部呈红色，但此图表现的是内翅上黑下白，此非樗鸡所应有。"红娘子"（图5）为新创图，绘樗树及两只"红娘子"。其头部明显方形，尖喙，有复眼，此似蝉。其中胸背板黑色，两侧有红色斑，腹部红色，此类今红娘子*H. sanguine*及其近缘动物。

3.**《太乙仙制本草药性大全》**：该书"樗鸡"（图6）不类昆虫，倒类似青蛙之类。莫非绘图者将樗鸡误作田鸡？

4.**《本草原始》**：该书"樗鸡"（图11）头大而方，初看似蝉。因系黑白图，无法知其颜色，但从形态所示（尤其是中胸背板两侧的斑块），此当为今红娘子*H. sanguine*及其近缘动物。

5.《本草简明图说》：该书"樗鸡"（图15）构图类似《纲目》钱本图9，但"樗鸡"的位置与形态均不同。其"樗鸡"甚小，虽放大也只知其大致形态仍是小头、大腹。故此示意为类蛾之樗鸡。

【小结】

"樗鸡"为《本经》记载的早期药物之一，以栖息樗树得名。其原动物很早就有不用的来源。梁·陶弘景及《唐本草》所云雄樗鸡类蝉，当为今蝉科动物红娘子 *Huechys sanguine* White。《唐本草》所云雌者及寇宗奭所言类蛾，则为今之蜡蝉科（樗鸡科）动物樗鸡（斑衣蜡蝉）*Lycorma delicatula* White。当今所用皆为类蝉的红娘子。《本草图经》《本草品汇精要》"樗鸡"所绘均樗鸡 *L. delicatula*。《本草原始》所绘则为红娘子 *H. sanguine*。

40-5 斑蝥

【品图】

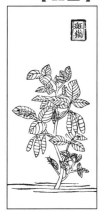

图1 图经（大）·斑猫

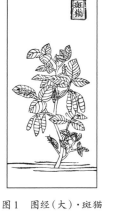

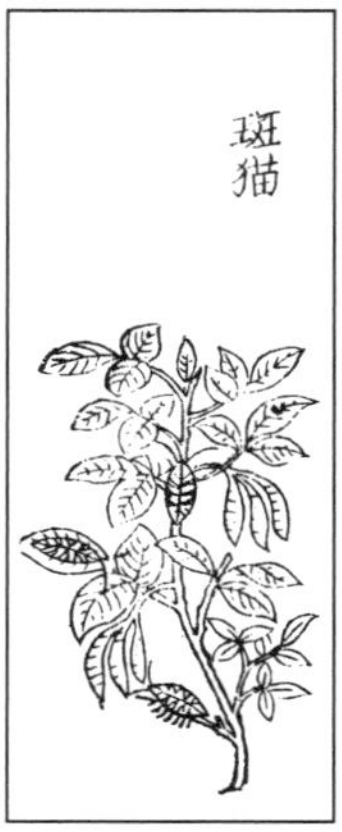

图2 图经（政）·斑猫

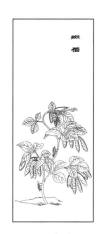

图3 图经（绍）·斑猫

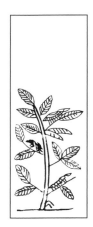

图4 歌括·斑猫

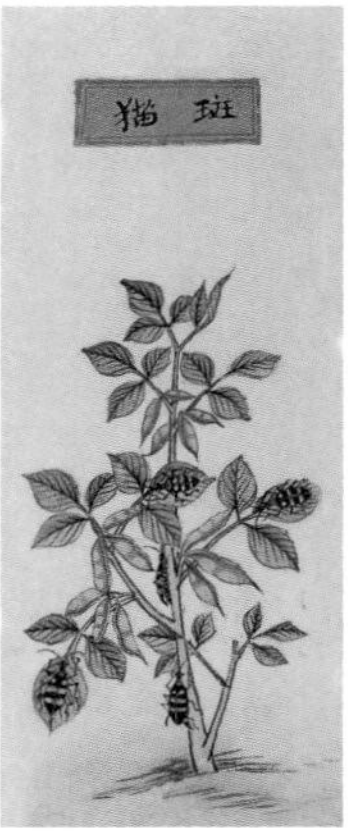

图5 品汇·斑猫

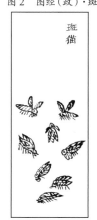

图6 蒙筌·斑猫

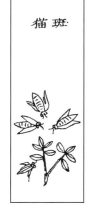

图7 太乙·斑猫

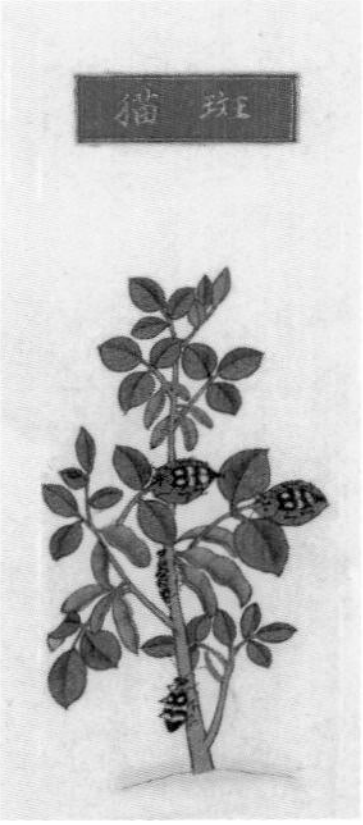

图8 雷公·斑猫

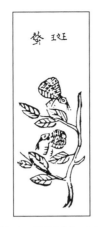

图 10 纲目（金）·斑蝥

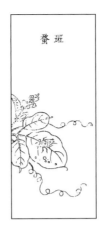

图 11 纲目（钱）·斑蝥

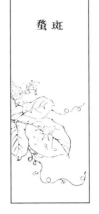

图 12 纲目（张）·斑蝥

图 9 雷公·炮制
斑猫

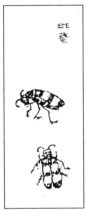

图 13 原始·斑蝥

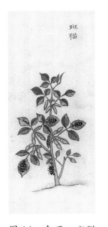

图 14 金石·斑猫

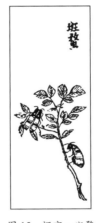

图 15 汇言·斑蝥

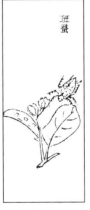

图 16 本草汇·班蝥

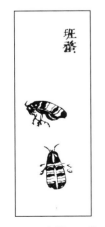

图 17 类纂·斑蝥

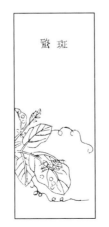

图 18 备要·斑蝥

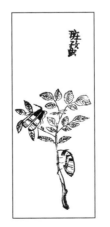

图 19 求真·斑蝥

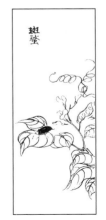

图 20 图说·斑蝥

本品20图，取自19书，其中4幅彩图。有承继关系的图可分4个书类。

《本草图经》：该书"斑蝥"图分别存于《大观》（图1）、《政和》（图2）、《绍兴》（图3）。此三传本药图大同小异，今以《政和》图2为《图经》图的代表。仿绘该图的墨线图有《本草歌括》"斑蝥"（图4，仿绘图1，高度简化，仅绘1只斑蝥，用黑色表示）。

《本草品汇精要》：该书"斑蝥"（图5）的仿绘彩图有《补遗雷公炮制便览》图8、《金石昆虫草木状》图14。

《本草纲目》（钱本）：该书"斑蝥"（图11）的仿绘图有《纲目》张本图12、《本草备要》图18。《本草汇》图16乃仿绘《纲目》钱本图11左上角一豆荚、一叶、两朵花、一只"斑蝥"。《本草简明图说》图20构图仿绘钱本图11。斑蝥背部黑色。

《本草原始》：该书"斑蝥"（图13）的仿绘者有《本草汇言》图15（另增绘一植物茎枝，仿绘的两只斑蝥爬在植物枝上）、《本草纲目类纂必读》图17基本仿绘图13。另《本草求真》图19又仿绘《汇言》图15。

以上20图中，除外12幅仿绘图，原创图有8幅（图2、5、6、7、9、10、11、13），详见下"鉴药"项。

【文录】

《本经》《别录》（见《证类》卷22"斑猫"） 一名龙尾。生河东川谷。八月取，阴干。

三国《吴普本草》（同上） 吴氏云：斑猫，一名斑蚝（音刺），一名龙蚝，一名斑菌，一名腃发，一名盘蛰，一名晏青……生河内川谷或生水石。

梁《本草经集注》（同上） 陶隐居云：豆花时取之，甲上黄黑斑色如巴豆大者是也。

后蜀《蜀本草》（同上）《蜀本》：《图经》云：七月、八月，大豆叶上甲虫，长五六分，黄斑文乌腹者，今所在有之。

梁《本草经集注》（见《证类》卷22"葛上亭长"） 陶隐居云：此一虫五变，为疗皆相似，二月、三月在芫花上，即呼芫青；四月、五月在王不留行上，即呼王不留行虫；六月、七月在葛花上，即呼为葛上亭长；八月在豆花上，即呼斑猫；九月、十月欲还地蛰，即呼为地胆。此是伪地胆尔，为疗犹同其类。

题·刘宋《雷公炮炙论》（见《证类》卷22"芫青"） 雷公云……其芫蜻觜尖，背上有一画黄。斑猫背上一画黄，一画黑，觜尖处一小点赤，在豆叶上居，食豆叶汁。

明《本草纲目》卷40"斑蝥"【释名】斑猫（《本经》）。【时珍曰】斑言其色，蝥刺言其毒，如矛刺也。亦作螌蝥，俗讹为斑猫。又讹斑蚝为斑尾也。《吴普本草》又名斑菌，曰腃发，曰晏青。【集解】【时珍曰】按《本经》《别录》，四虫采取时月，正与陶说相合。《深师方》用亭长，所注亦同。自是一类，随其所居、所出之时而命名尔。苏恭强辟，陶说亦自欠明。按《太平御览》引《神农本草经》云：春食芫花为芫青，夏食葛花为亭长，秋食豆花为斑蝥，冬入地中为地胆，黑头赤尾。其说甚明，而唐、宋校正者反失收取，更致纷纭，何哉？陶氏之王不留行虫，雷氏之赤头，方药未有用者。要皆此类，固可理推。余见"地胆"。

【鉴药】

"斑猫"首见于《本经》。《本草纲目》以"斑蝥"为正名，且将《本草拾遗》"蟚蝥虫"并入本条。李时珍释其名曰："斑言其色，蝥刺言其毒，如矛刺也。亦作蟚蝥，俗讹为斑猫。"本品有毒。《本经》载其"主寒热鬼疰，蛊毒鼠瘘，疥癣恶疮，疽蚀死肌，破石癃"。《别录》云主"血积，伤人肌，堕胎"。后世医方书多用于破血散结，治癥瘕瘰疬。外用蚀疮攻毒。

关于本品生境、形态，梁·陶弘景云："豆花时取之，甲上黄黑斑色如巴豆大者是也。"特点比较明确，即甲虫，背上有黄黑斑纹，大小如巴豆。但陶弘景错误认为"此一虫五变"，随着一年月份的不同，分别变成不同的虫子。其中"八月在豆花上，即呼斑猫"。随月变虫自是荒谬，但斑蝥生活的季节与栖息的植物却很明确。唐本《图经》（见《蜀本草》引）"斑猫"条亦云："七月、八月，大豆叶上甲虫，长五六分，黄斑文乌腹者，今所在有之。"《雷公炮炙论》所述形态、习性更细致："斑猫背上一画黄，一画黑，觜尖处一小点赤，在豆叶上居，食豆叶汁。"所谓"背上一画黄，一画黑"，即指其鞘翅合拢时，显露出较宽的一道黑、一道黄的横带，特征非常明确。根据上述记载，今以本品为芫青科动物南方大斑蝥（大斑芫青）*Mylabris phalerata* Pallas或其同属动物黄黑小斑蝥（眼斑芫青）*M. cichorii* Linnaeus）。[1]

古本草绘制斑蝥时，经常以其栖息的豆科植物为背景，再绘数只虫子。以下统而述之。《本草图经》"斑猫"（图2）绘一带豆荚、三小叶的豆科植物，其枝叶上趴着3只"斑猫"。此虫椭圆形，有横斑纹，但头足都不明显，很难定是斑蝥。《本草品汇精要》"斑猫"（图5）构图仿绘图2，其斑猫显然是写生所得。触角2，6足，鞘翅中央前后各有一道黄色波纹状横带，合拢即如披上甲壳，有黄黑相间的波纹。此即南方大斑蝥*M. phalerata*及其同属近缘动物。《本草蒙筌》"斑猫"（图6）绘8只斑猫，形态各异，比较粗糙。有个别尚能看出其鞘翅的白黑横道，应该是示意为芫青科动物斑蝥。《太乙仙制本草药性大全》"斑猫"（图7）绘几片草叶，有几只斑蝥凑过来。其虫子虽然画得很粗糙，难以定种，但大体形态还是近似的。《补遗雷公炮

1　国家中医药管理局《中华本草》编委会：《中华本草》（9），上海：上海科学技术出版社，1999：199.

制便览》"斑蝥"（图9）乃据有毒虫类药的一般炮制法（用糯米泔浸炒）绘图的。图上方一人在倾倒米泔，下方一人在锅内拌炒斑蝥。《本草纲目》金陵本"斑蝥"（图10）为示意图，绘一枝叶上有两只"斑蝥"。此图拙劣，无法认为其所绘是在示意斑蝥。《纲目》钱本"斑蝥"（图11）将图10的植物枝叶改绘成带豆荚的豆科植物枝叶，其叶面爬了一只昆虫，其形难以被认为是斑蝥。《本草原始》"斑蝥"（图13）绘两只斑蝥，非常真实，乃写实之作。其背上鞘翅的黑白横道的特点显露无遗。此即南方大斑蝥 *M. phalerata* 或其同属近缘动物。

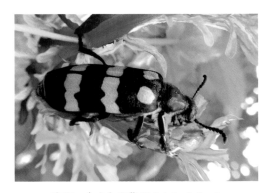

图 21　南方大斑蝥 *Mylabris phalerata*

【小结】

　　"斑猫"（斑蝥）为《本经》记载的早期药物之一。据陶弘景《集注》、《雷公炮炙论》、唐本《图经》等书记载，其明显特征是"背上一画黄，一画黑"。此为今芫青科动物南方大斑蝥（大斑芫青）*Mylabris phalerata* Pallas 或其同属动物黄黑小斑蝥（眼斑芫青）*M. cichorii* Linnaeus。《本草品汇精要》《本草原始》所绘"斑蝥"均能突出其主要特征。

40–6　芫青

【品图】

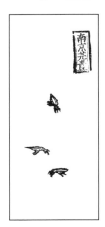

图 1　图经（大）·南京芫青

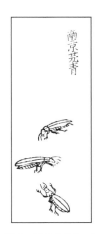

图 2　图经（政）·南京芫青

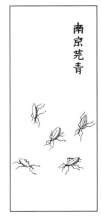

图 3　图经（绍）·南京芫青

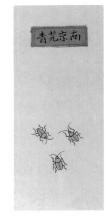

图 4　品汇·南京芫青

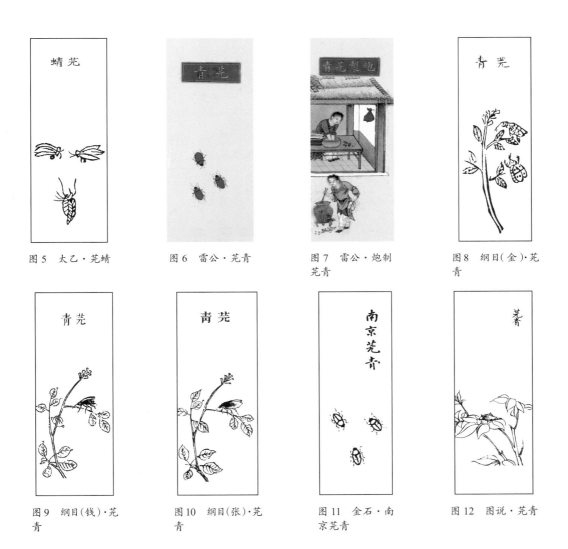

图 5　太乙·芫蜻　　　图 6　雷公·芫青　　　图 7　雷公·炮制　　　图 8　纲目（金）·芫
　　　　　　　　　　　　　　　　　　　　　　　芫青　　　　　　　　青

图 9　纲目（钱）·芫　　图 10　纲目（张）·芫　　图 11　金石·南　　　图 12　图说·芫青
　　　青　　　　　　　　　　　青　　　　　　　　京芫青

　　本品12图，取自11书，其中4幅彩图。有承继关系的图可分2个书类。

　　《本草图经》：该书"南京芫青"图分别存于《大观》（图1）、《政和》（图2）、《绍兴》（图3）。此三传本药图大同小异。今以《政和》图2为《图经》图的代表。仿绘该图的彩色图有《本草品汇精要》"南京芫青"（图4）。此后《补遗雷公炮制便览》"芫青"（图6）、《金石昆虫草木状》"南京芫青"（图11）均仿绘《品汇》图4。

　　《本草纲目》（金陵本）：该书"芫青"（图8）的仿绘图有《纲目》钱本图9（植物略有修饰，仅绘1只芫青，其形态与芫青仍有差距）。此后仿绘钱本图9的有《纲目》张本图10（芫青略加修饰）、《本草简明图说》图12（植物重新改绘，但芫青更小而难见）。

　　以上12图中，除外8幅仿绘图，原创图有4幅（图2、5、7、8），详见下"鉴药"项。

【文录】

《别录》（见《证类》卷22"芫青"） 三月取，暴干。

梁《本草经集注》（同上） 陶隐居云：芫花时取之，青黑色。

后蜀《蜀本草》（同上）《蜀本》：《图经》云：形大小如班猫，纯清绿色，今出宁州也。

宋《本草图经》同上 《图经》曰：今处处有之。其形颇与班猫相类，但纯青绿色，背上一道黄文，尖啄。三、四月芫花发时乃生，多就花上采之，暴干。凡用斑猫、芫菁、亭长之类，须以糯米同炒，看米色黄黑即为熟，便出之，去头足及翅翼，更以乱发裹之，挂屋东荣一宿，然后用之，则去毒矣。

唐《唐本草》（见《证类》卷22"葛上亭长"）《唐本》注云：芫青出宁州……且芫青、斑猫形段相似……

明《本草纲目》卷40"芫青"【释名】青娘子。【时珍曰】居芫花上而色青，故名芫青。世俗讳之，呼为青娘子，以配红娘子也。【集解】【时珍曰】但连芫花茎叶采置地上，一夕尽自出也。

【鉴药】

"芫青"首见于《名医别录》。一名"青娘子"。李时珍释其名曰："居芫花上而色青，故名芫青。世俗讳之，呼为青娘子，以配红娘子也。"《别录》载其"有毒。主蛊毒，风疰，鬼疰，堕胎"。古代医方或见用之。

关于本品的生境、形态，梁·陶隐居云："芫花时取之，青黑色。"《唐本草》"葛上亭长"条云："芫青出宁州""且芫青、斑猫形段相似"。唐本《图经》（《蜀本草》引）所言与《唐本草》相似："形大小如班猫，纯清绿色，今出宁州也。""宁州"即今甘肃宁县。宋·苏颂《图经》采纳了《唐本草》及其《图经》的意见，并予以补充："今处处有之。其形颇与班猫相类，但纯青绿色，背上一道黄文，尖啄。三四月芫花发时乃生，多就花上采之。"可见"芫青""斑蝥"当为同类动物，此与现代认为芫青与斑蝥皆为芫青科动物是相符的。芫青即该科动物绿芫青 *Lytta caragana* Pallas。

《本草图经》"南京芫青"（图2）所绘昆虫头小，略呈三角形。鞘翅合并时成长椭圆形或短剑形。据《图经》所述："形颇与班猫相类，但纯青绿色，背上一道黄文，尖啄。"此种芫青据考为缝纹绿芫青 *Lytta suture* Motschulsky。[1]《太乙仙制本草药性大全》"芫青"（图5）绘3只芫青，图形甚简。上方2只似欲展翅，下方一只似乎附着在一小片树叶上。其形近似，却不足以肯定是芫青。《补遗雷公炮制便览》"炮制芫青"（图7）乃据《雷公炮炙论》之法绘制。雷公法为："凡修事芫蜻……并用

---

1 高士贤：《历代本草药用动物》，北京：人民卫生出版社，2013：123.

糯米小麻子相拌同炒，待米黄黑出，去麻子等，去两翅足并头，用血余裹悬于东墙角上一夜，至明取用。"故图中屋内一桌，上有芫青3只，绿色，背中有一黄线。另有两盆，可能分别盛有糯米与芝麻，一人伸手在大盆里，可能示意将芫青与之搅拌。图下方一人在炉上的锅里炒药。屋角右上方悬挂着一绿色口袋，其中装的是炒好的药，过一夜，以便使用。**《本草纲目》**金陵本"芫青"（图8）为示意图，左绘一植物，其枝叶上有两只昆虫，下面一只近似芫青，其身体略嫌短促。上面一只过于粗糙，无法解读。

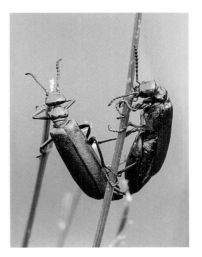

图 13　绿芫青 *Lytta caragana*

【小结】

"芫青"为《名医别录》所载早期药物之一。据陶隐居、《唐本草》及唐《图经》、宋《图经》的记载，本品当为芫青科动物绿芫青*Lytta caragana* Pallas及其同属近缘动物。《本草图经》所绘"南京芫青"据考为缝纹绿芫青*Lytta suture* Motschulsky。

40-7　葛上亭长

【品图】

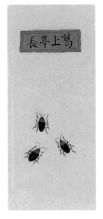

图 1　品汇·葛上亭长

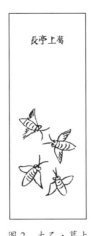

图 2　太乙·葛上亭长

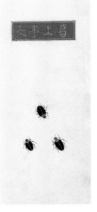

图 3　雷公·葛上亭长

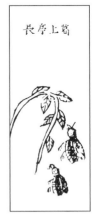

图 4　纲目（金）·葛上亭长

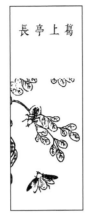
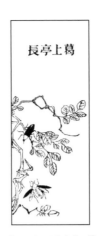
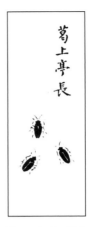
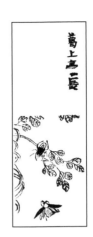

图 5　纲目（钱）·葛
上亭长　　　　图 6　纲目（张）·葛
上亭长　　　　图 7　金石·葛上
亭长　　　　图 8　求真·葛上
亭长

本品8图，取自8书，其中3幅彩图。有承继关系的图可分2个书类。

《本草品汇精要》：该书"葛上亭长"（图1）的仿绘者有《补遗雷公炮制便览》图3、《金石昆虫草木状》图7。

《本草纲目》（金陵本）：该书"葛上亭长"（图4）的仿绘者有《纲目》钱本图5。该图将图中单叶植物改为三出复叶，似豆科植物。又将原粗糙的昆虫图改绘得更像小头大腹的蛾类昆虫。此后，《纲目》张本图6又仿绘钱本图5，其中上方的昆虫黑身，狭长椭圆形，更类似芫青科动物。《本草求真》图8亦仿绘钱本图5，图形拙劣。

以上8图中，除外5幅仿绘图，原创图尚有3幅（图1、2、4），详见下"鉴药"项。

【文录】

《别录》（见《证类》卷22"葛上亭长"）　七月取，暴干。

梁《本草经集注》（同上）　陶隐居云：葛花时取之，身黑而头赤，喻如人着玄衣赤帻，故名亭长……亭长，腹中有卵，白如米粒，

唐《唐本草》（同上）《唐本》注云……亭长出雍州。

后蜀《蜀本草》（同上）《蜀本》：《图经》云：五月、六月葛叶上采取之，形似芫青而苍黑色。

题·刘宋《雷公炮炙论》（见《证类》卷22"芫青"）　雷公云：亭长形黑黄，在蔓叶上居，食蔓胶汁。赤头额上有大红一点，身黑。用各有处。

明《本草纲目》卷40"葛上亭长"【集解】【时珍曰】陶言黑身赤头，故名亭长。而雷氏别出赤头，不言出处，似谬。

【鉴药】

"葛上亭长"首见于《名医别录》。陶弘景释名曰："身黑而头赤，喻如人着玄

衣赤帻，故名亭长。"《别录》载其"有毒。主蛊毒，鬼疰，破淋结，积聚，堕胎"。宋代及其以前医方时有用者。宋《图经》云："亭长、地胆稀有使者，人亦少采捕。"宋以后使用者日稀。

关于本品的生境、形态，陶弘景云："葛花时取之，身黑而头赤，喻如人着玄衣赤帻……腹中有卵，白如米粒。"《雷公炮炙论》云："亭长形黑黄，在蔓叶上居，食蔓胶汁。赤头额上有大红一点，身黑。"唐本《图经》（《蜀本草》所引）云："五月、六月葛叶上采取之，形似芫青而苍黑色。"以上记载均指出本品身黑、头赤，似芫青，栖息在葛叶上。据谢宗万考证：芫青科豆芫青属（Epicauta）有多种昆虫，多数为赤头黑身，但也有黑头者，如黑芫青。葛上亭长应是指该属多种昆虫而言，很难分清某种。谢氏列举习见的锯角豆芫青Epicauta gorhami Marseul作为葛上亭长的代表。[1]

与斑蝥、芫青相比，葛上亭长在古代甚少使用，故知者不多，能绘出准确图形者少，今统而述之。《本草品汇精要》"葛上亭长"（图1）绘3只昆虫，赤头、黑身，但其形不似芫青，颇似按"玄衣赤帻"想象绘图。《太乙仙制本草药性大全》"葛上亭长"（图2）绘4只似蛾非蛾的昆虫，原动物不明。《本草纲目》金陵本"葛上亭长"（图4）为示意图。左上为示意葛上亭长栖息的植物，右下绘2只昆虫，背部黑色。但图形粗糙，难以遽定。

【小结】

"葛上亭长"为《名医别录》记载的早期药物之一。宋以后用者日稀。据陶弘景、《雷公炮炙论》、唐本《图经》所载本品形态，或考为芫青科豆芫青属（Epicauta）多种昆虫，其中习见者有锯角豆芫青Epicauta gorhami Marseul等。古本草图中虽有几幅原创图，但均非写实之作。

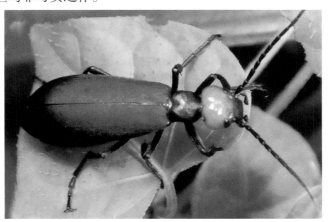

图9　锯角豆芫青 *Epicauta gorhami*

1　谢宗万：《本草纲目药物彩色图鉴》，北京：人民卫生出版社，2000：375.

40-8 地胆

【品图】

图1 品汇·地胆

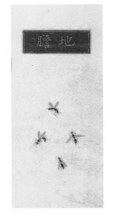

图2 雷公·地胆

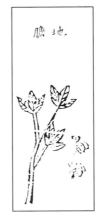

图3 纲目(金)·地胆

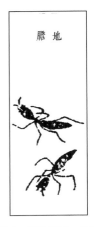

图4 纲目(钱)·地胆

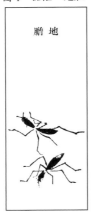

图5 纲目(张)·地胆

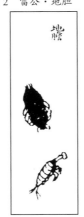

图6 原始·地胆

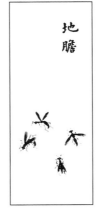

图7 金石·地胆

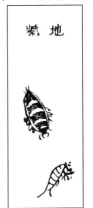

图8 类纂·地胆

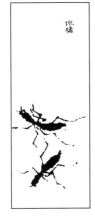

图9 图说·地胆

本品9图，取自9书，其中3幅彩图。有承继关系的图可分3个书类。

《本草品汇精要》：该书"地胆"（图1）的仿绘者有《补遗雷公炮制便览》图2、《金石昆虫草木状》图7。

《本草纲目》（钱本）：该书"地胆"（图4）的仿绘者有《纲目》张本图5、《本草简明图说》图9。

《本草原始》：该书"地胆"（图6）的仿绘者有《本草纲目类纂必读》图8。

以上9图中，除外5幅仿绘图，原创图尚有4幅（图1、3、4、6），详见下"鉴药"项。

【文录】

《**本经**》《**别录**》（见《证类》卷22"地胆"）**一名蚖青**，一名青蛙（乌娲切）。生汶山川谷，八月取。

梁《**本草经集注**》（同上） 陶隐居云：真者出梁州，状如大马蚁，有翼。伪者即斑猫所化，状如大豆。大都疗体略同，必不能得真尔，此亦可用，故有蚖青之名。蚖字乃异，恐是相承误矣。/（见《证类》卷22"葛上亭长"） 陶隐居云：此一虫五变，为疗皆相似……九月、十月欲还地蛰，即呼为地胆。此是伪地胆尔，为疗犹同其类。

唐《**唐本草**》（见《证类》卷22"地胆"）《唐本》注云：形如大马蚁者，今见出邠州者是也。状如大豆者，未见也。/（见《证类》卷22"葛上亭长"）幽州地胆，三月至十月，草菜上采，非地中取。陶之所言，恐浪证之尔。

后蜀《**蜀本草**》（见《证类》卷22"地胆"）《蜀本》:《图经》云：二月、三月、八月、九月，草菜上取之，形倍黑色，芫菁所化也。

宋《**本草图经**》（见《证类》卷22"芫青"）《图经》曰……今医家多只用斑猫、芫青，而亭长、地胆稀有使者，人亦少采捕。既不得其详，故不备载。

明《**本草纲目**》卷40"地胆"【释名】青蟖（携）。【时珍曰】地胆者，居地中，其色如胆也。按《太平御览》引《广雅》云：地胆、地要，青蟖也。又引《吴普本草》云：地胆，一名杜龙，一名青虹。陶弘景以蟖字为蛙字，音乌娲切者，误矣。宋本因之，今俱厘政也。【集解】【时珍曰】今处处有之，在地中或墙石内，盖芫青、亭长之类，冬月入蛰者，状如斑蝥。苏恭未见，反非陶说，非也。《本经》别名芫青，尤为可证。既曰地胆，不应复在草菜上矣。盖芫青，青绿色；斑蝥，黄斑色；亭长，黑身赤头；地胆，黑头赤尾。色虽不同，功亦相近。

【鉴药】

"地胆"首见于《本经》。李时珍释名云："地胆者，居地中，其色如胆也。"但地胆并不居地中，时珍之说有误。《本经》载其"有毒。主鬼疰，寒热鼠瘘，恶疮死肌，破癥瘕，堕胎"。《别录》云"蚀疮中恶肉，鼻中息肉，散结气石淋"。宋元及其以前医方书或有用者，今用者甚稀。

关于本品生境、形态，以梁·陶弘景记述最早："真者出梁州，状如大马蚁，有翼。伪者即斑猫所化，状如大豆。大都疗体略同，必不能得真尔，此亦可用，故有蚖青之名。蚖字乃异，恐是相承误矣。"陶氏在"葛上亭长"条下，将地胆也算进"一虫五变"的最后一变，云"九月、十月欲还地蛰，即呼为地胆。此是伪地胆尔，为疗犹同其类。"可见本品自古被视为真品的是"状如大马蚁，有翼"的类型。也有如豆形的伪地胆，但《唐本草》指出这种伪品还没见过。

《唐本草》"葛上亭长"条指出："幽州地胆，三月至十月，草菜上采，非地中取。"唐本《图经》(《蜀本草》所引)亦云:"二月、三月、八月、九月,草菜上取之,形倍黑色,芜菁所化也。"可知地胆的习性还栖息于草菜等植物上。陶弘景说地胆乃"地蛰"、李时珍所说"冬月入蛰者,状如斑蝥"的地胆是不存在的。《唐本草》的说法与现代研究芜青科动物不以成虫地下过冬的观察是一致的。《中华本草》云现今药用地胆确系芜青科动物,包括地胆*Meloe coarctatus* Motschulsky、长地胆*M. violcews* Linnaeus。[1]李时珍对地胆看来不是很熟悉。他说地胆"黑头赤尾",似乎没有亲自观察过地胆。宋·苏颂云:"今医家多只用斑猫、芜青,而亭长、地胆稀有使者,人亦少采捕。既不得其详,故不备载。"可见本品在宋代用者已稀。古代本草图所绘的本品形态当考其是否属于写实。

1.《本草品汇精要》:该书"地胆"(图1)所绘昆虫确实类似带翅的大蚂蚁,其身黄褐色,有黑横纹,腹部甚小。此与唐本《图经》所云"形倍黑色"不符,可能是依据文字绘成图。

2.《本草纲目》(金陵本):该书"地胆"(图3)的构图与同书的斑蝥、芜青、葛上亭长图相近。其形体亦看不出有任何与大蚂蚁相似之出。故此图非写实图,不足作为讨论地胆原动物的依据。

3.《本草纲目》(钱本):该书"地胆"(图4)绘两只大黑蚂蚁状的动物。但其致命缺陷是无鞘翅,此与陶弘景"状如大马蚁,有翼"不合,也与今芜青科动物特征不符。此外该图昆虫的触角甚短、前一对足位于腰部、头胸与腹部的比例等亦与地胆差距颇大,可能是仿蚂蚁绘的图。

4.《本草原始》:该书"地胆"(图6)按说应该是写实图。图上方所绘,其体黑色,形体较大,头部过大,六足蜷缩,毫无蚂蚁之形。图下方所绘,其体白色,无触须,侧面看似小鳖。总之此图所绘两种动物均不似地胆,原动物待考。

【小结】

"地胆"为《本经》记载的早期药物之一。据陶弘景、《唐本草》、唐本《图经》等记载的生境、形态,本品当为芜青科动物,其中有地胆*Meloe coarctatus* Motschulsky、长地胆*M. violcews* Linnaeus等种类。此物宋以后稀用,古代本草图所绘形态多据文字记载想象绘图,均非写实图。

---

1 国家中医药管理局《中华本草》编委会:《中华本草》(9),上海:上海科学技术出版社,1999:198.

40-9　蜘蛛

【品图】

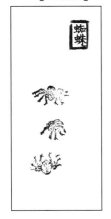

图1　图经（大）·蜘蛛

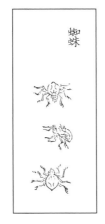

图2　图经（政）·蜘蛛

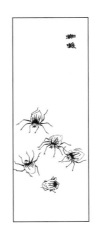

图3　图经（绍）·蜘蛛

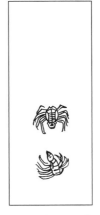

图4　歌括·蜘蛛

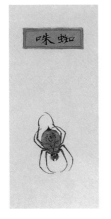

图5　品汇·蜘蛛

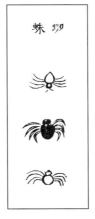

图6　蒙筌·蜘蛛

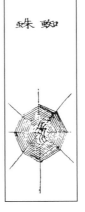

图7　太乙·蜘蛛

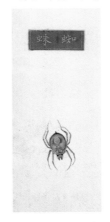

图8　雷公·蜘蛛

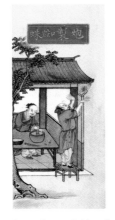

图9　雷公·炮制蜘蛛

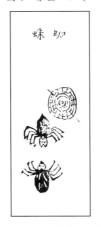

图10　纲目（金）·蜘蛛

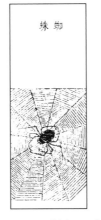

图11　纲目（钱）·蜘蛛

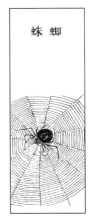

图12　纲目（张）·蜘蛛

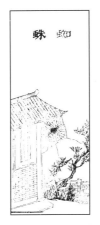

图 13　三才·蜘蛛

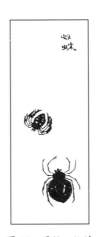

图 14　原始·蜘蛛

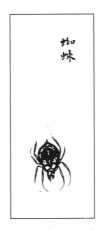

图 15　金石·蜘蛛

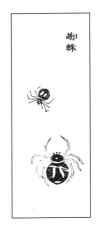

图 16　类纂·蜘蛛

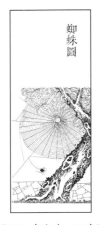

图 17　禽虫典·蜘蛛图

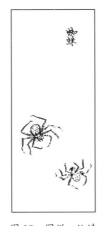

图 18　图说·蜘蛛

本品18图，取自17书，其中4幅彩图。有承继关系的图可分4个书类。

《本草图经》：该书"蜘蛛"图分别存于《大观》（图1）、《政和》（图2）、《绍兴》（图3）。此三传本药图大同小异，今以《政和》图2为《图经》图的代表。仿绘该图的墨线图有《本草歌括》图4（图形粗糙）、《本草蒙筌》图6（图形已被抽象成图案）。

《本草品汇精要》：该书"蜘蛛"（图5）的仿绘彩图有《补遗雷公炮制便览》图8、《金石昆虫草木状》图15。

《本草纲目》（钱本）：该书"蜘蛛"（图11）的仿绘图有《纲目》张本图12、《本草简明图说》图18（仅仿绘其蜘蛛，且添加1只。不绘蛛网）。

《本草原始》：该书"蜘蛛"（图14）的仿绘图有《本草纲目类纂必读》图16。

以上18图中，除外9幅仿绘图，原创图有9幅（图2、5、7、9、10、11、13、14、17），详见下"鉴药"项。

【文录】

梁《本草经集注》（见《证类》卷22"蜘蛛"）　陶隐居云：蜘蛛类数十种，《尔雅》止载七八种尔，今此用悬网状如鱼罾者，亦名蠾蟊……有赤斑者，俗名络新妇，亦入方术用之。其余杂种，并不入药。《诗》云：蟏（音萧）蛸（音鞘）在户，正谓此也。

题·刘宋《雷公炮炙论》（同上）　雷公云：凡使，勿用五色者，兼大身上有刺毛生者，并薄小者，已上并不堪用。凡欲用，要在屋西面有网、身小尻大、腹内有苍黄脓者，真也。

唐《唐本草》（同上）《唐本》注云：剑南、山东为此虫啮，疮中出丝，屡有死者。

宋《本草图经》（同上）《图经》曰：蜘蛛，旧不著生出州郡，今处处有之。其类极多。《尔雅》云：次䖆（音秋），蜘蛛（音与知朱字同）。蜘蛛，蛛蝥。郭璞云：江东呼蝦（音虾）蝥者。又云：土蜘蛛，在地布网者；草蜘蛛，络幕草上者；蟏（音萧）蛸（音鞘），长踦，小蜘蛛长脚者，俗呼为喜子。陶隐居云：当用悬网状如鱼罾者，亦名蛈蟷。则《尔雅》所为蛛蝥，郭璞所谓蝃蝥者是也。

唐《本草拾遗》（见《证类》卷21 "二十一种陈藏器馀·蛈蟷"） 陈藏器云：按蛈蟷在孔穴中及草木稠密处，作网如蚕丝为幕络者，就中开一门出入，形段小，似蜘蛛而斑小……陶云：罾网，此正蜘蛛也，非为蜘蛛。此物族类非一也。

宋《本草衍义》卷17 "蜘蛛" 蜘蛛，品亦多，皆有毒。经不言用是何种。今人多用人家檐角、篱头、陌巷之间，空中作圆网，大腹，深灰色者。

明《本草纲目》卷40 "蜘蛛" 【释名】次䖆秋（《尔雅》）、蝃蝓（属俞，《方言》）、蛈蟷（亦作蝃蝥，音拙谋）。【时珍曰】按王安石《字说》云：设一面之网，物触而后诛之。知乎诛义者，故曰蜘蛛。《尔雅》作蠅蠅，从黾，黾者大腹也。扬雄《方言》云：自关而东呼为蝃蝓，侏儒语转也。北燕、朝鲜之间，谓之蟷蝥。齐人又呼为杜公。蛈蟷见下。【集解】【时珍曰】蜘蛛布网，其丝右绕。其类甚多，大小颜色不一。《尔雅》但分蜘蛛、草、土及蟏蛸四种而已。蜘蛛啮人甚毒，往往见于典籍……郑晓《吾学编》云：西域赛蓝地方，夏秋间草生小黑蜘蛛，甚毒，啮人痛声彻地……元稹《长庆集》云：巴中蜘蛛大而毒，甚者身边数寸，踦长数倍，竹木被网皆死。

【鉴药】

"蜘蛛"首见于《名医别录》。李时珍释名曰："按王安石《字说》云：设一面之网，物触而后诛之。知乎诛义者，故曰蜘蛛。《尔雅》作蠅蠅，从黾，黾者大腹也。"时珍好引《字说》，内多臆测之言。《中华本草》谓："蛛，金文象蜘蛛之形。"《别录》载其"主大人、小儿㿉"。《唐本草》引《别录》云："疗小儿大腹丁奚，三年不能行者，又主蛇毒、温疟、霍乱，止呕逆。"后世医方书时有用者，今用者稀。

蜘蛛是日常易见之物。梁·陶弘景云："蜘蛛类数十种，《尔雅》止载七八种尔。"医药所用为何种？陶氏认为"今此用悬网状如鱼罾者，亦名蛈蟷……有赤斑者，俗名络新妇，亦入方术用之。其余杂种，并不入药。""蛈蟷"在《本草拾遗》单独立条。陈藏器云："按蛈蟷在孔穴中及草木稠密处，作网如蚕丝为幕络者，就中开一门出入，形段小，似蜘蛛而斑小。"陈氏认为这确实是蜘蛛，但不是药用的蜘蛛，因为蜘蛛族类并不是只有一种。

雷敩《雷公炮炙论》对药用蜘蛛的要求是："凡使，勿用五色者，兼大身上有刺毛生者，并薄小者，已上并不堪用。凡欲用，要在屋西面有网、身小尻大、腹内有苍黄脓者，真也。"宋·苏颂《图经》罗列了一大堆古代的各种蜘蛛（见上"文录"），但就是不表态用哪一种入药。李时珍也是如此。寇宗奭则云："蜘蛛品亦多，皆有毒。经不言用是何种。今人多用人家檐角、篱头、陋巷之间，空中作圆网，大腹，深灰色者。"故现代学者多主张以圆网蛛科昆虫大腹圆网蛛*Aranea ventricosa* (L. Koch)的成虫作为《本经》蜘蛛的原动物。此种蜘蛛与雷敩、寇宗奭所说相符。[1]

　　古本草中绘蜘蛛者甚多，粗得其形并不难，但要精确却也不易。今统而述之。

　　《**本草图经**》"蜘蛛"（图2）绘3只蜘蛛，头胸小，腹大，正与大腹圆网蛛*A. ventricosa*相符。《**本草品汇精要**》"蜘蛛"（图5）仅绘1只蜘蛛，非常细致。亦属常见之蛛。《**太乙仙制本草药性大全**》"蜘蛛"（图7）与众不同绘出车轮状蛛网为背景，且蛛网线条颇为规整，为该书难得的精细之图。其网中的蜘蛛看不太清楚。《**补遗雷公炮制便览**》"炮制蜘蛛"（图9）乃按《雷公炮炙论》之法绘图。雷公法为："凡用，去头、足了，研如膏，投入药中用。"图中增加了右上方捕捉蜘蛛的场景。屋内一人正在研磨蜘蛛。桌上摆着小刀与蜘蛛头脚。《**本草纲目**》金陵本"蜘蛛"（图10）分两部分，主体是两只蜘蛛，与《图经》图2所绘近似。有创意的是在右上角增绘了一个圆蛛网，此网远不如《太乙》图7之蛛网。《**纲目**》钱本"蜘蛛"（图11）不绘全网，以网中心的蜘蛛为主体，效果很好。蜘蛛也绘得非常精细。《**三才图会**》"蜘蛛"（图13）绘山野人家屋角的蛛网，中心蜘蛛模糊不清。《**本草原始**》"蜘蛛"（图14）绘两只黑蜘蛛，似为写实之图。《**古今图书集成·禽虫典**》"蜘蛛"（图17）在一近墙的大树上画一硕大蛛网，中心的蜘蛛正是大腹圆网蛛*A. ventricosa*。另一小蜘蛛正在织网。

【小结】

　　"蜘蛛"为《名医别录》记载的早期药物之一。蜘蛛种类很多，据雷敩、寇宗奭所载，入药用"大腹"者，即今圆网蛛科昆虫大腹圆网蛛*Aranea ventricosa* (L. Koch)。几乎所有的相关本草图都能画出蜘蛛的正确形态。其中《本草图经》《本草品汇精要》《本草纲目》钱本、《本草原始》《古今图书集成·禽虫典》等所绘尤佳。

1　国家中医药管理局《中华本草》编委会：《中华本草》(9)，上海：上海科学技术出版社，1999：136；谢宗万：《本草纲目药物彩色图鉴》，北京：人民卫生出版社，2000：376.

40-10　草蜘蛛

【品图】

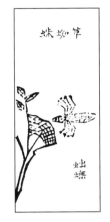
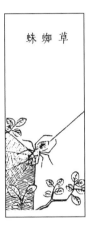
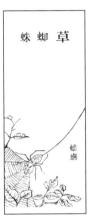

图1　纲目(金)·草蜘蛛　　　图2　纲目(钱)·草蜘蛛　　　图3　纲目(张)·草蜘蛛

本品3图,取自3书。其中图1为原创图,其余两图均为仿绘图。详见下"鉴药"项。

【文录】

梁《本草经集注》(见《证类》卷22"蜘蛛") 陶隐居云:蜘蛛类数十种,《尔雅》止载七八种尔,今此用悬网状如鱼罾者,亦名蚰蟱。

唐《本草拾遗》(见《证类》卷21"二十一种陈藏器馀·蚰蟱") 陈藏器云:按蚰蟱在孔穴中及草木稠密处,作网如蚕丝为幕络者,就中开一门出入,形段小,似蜘蛛而斑小。

明《本草纲目》卷40"草蜘蛛" 【集解】【时珍曰】《尔雅》蟰䖦,鼅蟊也。草蟰䖦,在草上络幕者,据此则陶氏所谓蚰蟱,正与《尔雅》相合,而陈氏所谓蚰蟱,即《尔雅》之草蜘蛛也,今改正之。然草上亦有数种,入药亦取其大者尔。有甚毒者,不可不知。李氏《三元书》云:草上花蜘蛛丝最毒,能缠断牛尾。有人遗尿,丝缠其阴至断烂也。又沈存中《笔谈》言草上花蜘蛛咬人,为天蛇毒,则误矣。详见鳞部"天蛇"下。

【鉴药】

"蚰蟱"首次立条见《本草拾遗》。李时珍遵《尔雅》改用"草蜘蛛"为正名。草蜘蛛,"在草上络幕者"(时珍)。时珍载其"主丁肿出根"。后世医方或用其丝去瘤疣、截疟。今用者稀。

关于本品的生境形态,梁·陶弘景曾认为《别录》蜘蛛的原动物就是"悬网状如鱼罾者，亦名蚰蟱"。唐·陈藏器纠正说："蚰蟱在孔穴中及草木稠密处，作网如蚕丝为幕络者，就中开一门出入，形段小，似蜘蛛而斑小。"此非《别录》所用的"蜘蛛"（参上条"蜘蛛"）。李时珍认为："草蜘蛛，在草上络幕者，据此则陶氏所谓蚰蟱，正与《尔雅》相合，而陈氏所谓蚰蟱，即《尔雅》之草蜘蛛也。"这种草蜘蛛据考与今漏斗网蛛科动物迷宫漏斗蛛 *Agelena labyrinthica* (Clerck)相符，药用其全虫。

《本草纲目》(金陵本)：该书"草蜘蛛"（图1）有图注"蚰蟱"。其图按陶弘景所云"悬网状如鱼罾"，绘草棵中一渔网状的蛛网。另绘一只腹部甚长的"草蜘蛛"飞向蛛网。此图无论是虫还是网皆凭想象绘成。其后仿绘此图的钱本图2，其构图思路全同图1，但所绘动物照样不是写实图。

【小结】

"草蜘蛛"即《本草拾遗》的"蚰蟱"。据陈藏器、李时珍所述，草蜘蛛即今漏斗网蛛科动物迷宫漏斗蛛 *Agelena labyrinthica* (Clerck)。《本草纲目》金陵本及其后的附图本均未能绘出草蜘蛛的形体特点。

40-11　壁钱

【品图】

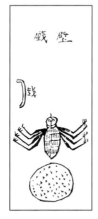 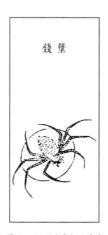 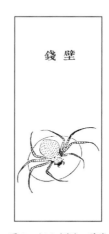 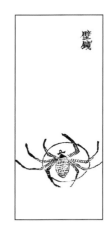

图1　纲目（金）·壁钱　　图2　纲目（钱）·壁钱　　图3　纲目（张）·壁钱　　图4　求真·壁钱

本品6图，取自6书。有承继关系的图仅1个书类。

《本草纲目》(钱本)：该书"壁钱"（图2）的仿绘者有《纲目》张本图3、《本草求真》图4。

以上6图中，除外2幅仿绘图，原创图尚有4幅（图1、2、5、6），详见下"鉴药"项。

【文录】

唐《本草拾遗》（见《证类》卷22"三十六种陈藏器馀·壁钱"） 陈藏器云：虫似蜘蛛，作白幕如钱，在暗壁间，此土人呼为壁茧。

明《本草纲目》卷40"壁钱" 【释名】壁镜。【时珍曰】皆以窠形命名也。【集解】【时珍曰】大如蜘蛛，而形扁斑色，八足而长，亦时蜕壳，其膜色光白如茧。或云其虫有毒，咬人至死。

【鉴药】

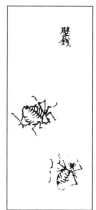

图5 便方·壁钱　图6 图说·壁钱

"壁钱"首见于《本草拾遗》。李时珍释名曰："皆以窠形命名也。"《拾遗》载其"主鼻衄及金疮，下血不止……亦疗外野鸡病下血。其虫上钱幕，主小儿呕吐逆"。古医方书或见用此，或名壁上白蟢窠、墙上白蛛窠等。今民间多用其窠幕止血。

关于本品来源，陈藏器云："壁钱，虫似蜘蛛，作白幕如钱，在暗壁间，此土人呼为壁茧。"李时珍云："大如蜘蛛，而形扁斑色，八足而长，亦时蜕壳，其膜色光白如茧。或云其虫有毒，咬人至死。"据以上所述虫形及其习性，今考其原动物为壁钱科动物华南壁钱 *Uroctea compactilis* (L. Koch)、北国壁钱 *Uroctea lesserti* Schenkel。其入药或用壁钱虫体，或用此虫之窠幕（一名"白幕""钱幕""壁茧""白蟢窠""白蛛窠"等）。窠幕即壁钱（虫）在墙壁、屋角结网营造的白色卵囊，圆形似铜钱，成薄膜状，如蚕作茧，亦有绢丝样的光泽。里面或有原虫蜕壳等。

1.《本草纲目》（金陵本）：该书"壁钱"（图1）为示意图，分3个部分，中间是"壁钱"动物，与该书所绘蜘蛛没有太大的差别。上方似为其窠贴墙的断面侧视图，薄膜覆盖，与墙面有一定的空间。下方是其窠幕的正视图，其形圆如钱，乃丝织就。

2.《本草纲目》（钱本）：该书"壁钱"（图2）可能不理解上方如门把手的窠幕断面，改绘时消除掉原图上层，将中、下两图合在一起。其"壁钱"（动物）倒是绘得很清晰，与北国壁钱 *U. lesserti* 近似，然仍有差距。但其腹下的如圆规画就的圈，却令人难以与实物联系起来。故此改图还不如示意图1。

3.《草木便方》：该书"壁钱"（图5）绘一墙垣，其上有多数带放射状丝的类圆形物，此即壁钱所结的窠幕，其幕四周引出许多放射状的触丝。其幕中心分层，可供产卵及隐蔽用。此图对表现壁钱窠十分有创意。

4.《本草简明图说》：该书"壁钱"（图6）绘两只昆虫，蜘蛛形，但很难确定就是壁钱科动物。

【小结】

"壁钱"为唐《本草拾遗》所载虫类药。据陈藏器、李时珍所述形态，其原动物为壁钱科动物华南壁钱*Uroctea compactilis* (L. Koch)、北国壁钱*Uroctea lesserti* Schenkel。作为示意图，《本草纲目》金陵本所绘能指示壁钱与其窠幕（壁茧、白蟢窠）之间的关系。《草木便方》所绘则能示意壁钱窠在墙垣生长的模样。

40-12 蛪蟷

【品图】

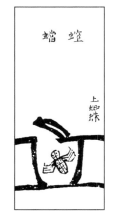 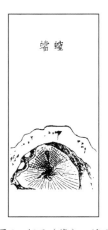 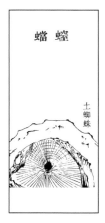

图1 纲目（金）·蛪蟷　　图2 纲目（钱）·蛪蟷　　图3 纲目（张）·蛪蟷

本品3图，取自3书。图1、图2均为原创图，图3仿绘图2。详见下"鉴药"项。

【文录】

唐《本草拾遗》（见《证类》卷22"三十六种陈藏器馀·蛪蟷"）　陈藏器云：似蜘蛛，穴土为窠。《尔雅》云：蛈（音迭）蝪（音荡）。郭注云：蛪蟷也。穴上有盖，覆穴口，今呼为颠蟷虫，河北人呼为蛈蝎，音蛭蟷，是处有之。

明《本草纲目》卷40"蛪蟷"　【释名】蛈母《纲目》、土蜘蛛。【集解】【时珍曰】蛈蝎，即《尔雅》土蜘蛛也，土中布网。按段成式《酉阳杂俎》云：斋前雨后多颠当窠，深如蚓穴，网丝其中，土盖与地平，大如榆荚。常仰捍其盖，伺蝇、蠖过，辄翻盖捕之。才入复闭，与地一色，无隙可寻，而蜂复食之。秦中儿谣云：颠当颠当牢守门，蠮螉寇汝无处奔。

【鉴药】

"蛪蟷"（dié dāng）首见于《本草拾遗》。名义未详。《拾遗》载其"有毒。主一切疗肿，附骨疽蚀等疮，宿肉赘瘤……主丁肿出根"。后世医方罕见用此。

蝼蛄是很早就有记载的动物。《尔雅·释虫》："王，蚚蜴。"晋·郭璞注："即蝼蛄。"此昆虫有个非常智慧的习性。陈藏器曰："似蜘蛛，穴土为窠……穴上有盖，覆穴口，今呼为颠蝼虫，河北人呼为蚚蜴，音蛭螗，是处有之。"此虫利用设陷阱的方法猎取食物，故特别引人注目。唐代段成式《酉阳杂俎》卷17所载"颠当"即此物。段氏曰："成式书斋前，每雨后多颠当。窠（俗人所呼）深如蚓穴，网丝其中，土盖与地平，大如榆荚，常仰捍其盖，伺蝇、蠖过，辄翻盖捕之，才入复闭，与地一色，并无丝隙可寻也。其形似蜘蛛（如墙角乱纲中者）。《尔雅》谓之'王，蚚蜴'。《鬼谷子》谓之蚚母。秦中儿童戏曰：'颠当颠当牢守门，蝙蝠寇汝无处奔。'"据考此蝼蛄为蝼蛄科拉土蛛属动物无疑。本属动物我国有5种，《中药大辞典》（1977年）载蝼蛄学名为 *Latouchia davidi* (Simon)。据我国蜘蛛学家王凤振先生意见：此种在全国只分布在西藏，且很少见。据陈藏器"蝼蛄是处之"，段成式"秦中儿谣"的地理分布情况，则本草蝼蛄的学名当为 *Latouchia pavlovi* Schenkel。[1]其原动物较一般蜘蛛更丑陋。时珍只有引述，没有个人观察新得，疑其未必见过此动物。除《本草纲目》附图外，尚无他人为之绘图。

1.《本草纲目》（金陵本）：该书"蝼蛄"（图1）有图注"土蜘蛛"。此图为土蜘蛛洞穴的横截面示意图，洞口一侧连着微张开的盖板。此盖实物为圆形薄片，平时掀开令其竖立于洞口边。虫过则抓捕入洞，旋即合盖覆闭洞口。盖面与地同色，覆闭后盖面与地平。洞内有虫，与实物相差较大。

2.《本草纲目》（钱本）：该书"蝼蛄"（图2）绘一土穴，俯视其中，内结有网。据记载，蝼蛄穴居土中，抽丝作圆形的巢，上面有椭圆形的盖，可以启动。常将盖放开，俟小虫误入而捕食之。[2]此图描绘洞内网巢，未展示捕虫机关。

【小结】

"蝼蛄"为唐《本草拾遗》所载。据陈藏器、段成式、李时珍所载，本草中的蝼蛄当为蝼蛄科动物蝼蛄 *Latouchia pavlovi* Schenkel。《纲目》金陵本所附洞穴横截面示意图，展示捕虫机关与虫体。钱本所绘图表达蝼蛄洞穴内的网巢。

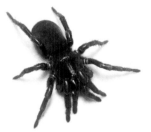

图4　蝼蛄 *Latouchia pavlovi*

1　谢宗万：《本草纲目药物彩色图鉴》，北京：人民卫生出版社，2000：377.(高士贤《历代本草药用动物名实图考》提到我国蜘蛛学家王凤振先生之名。另其中"秦中儿谣"非出李时珍，乃唐·段成式《酉阳杂俎》之文。今将原文"李时珍"径改为"段成式"。)

2　高士贤：《历代本草药用动物名实图考》，北京：人民卫生出版社，2013：444.

40-13 蝎

【品图】

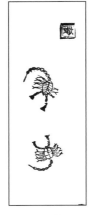

图1 图经（大）·蝎

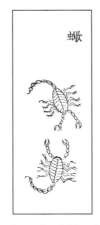

图2 图经（政）·蝎

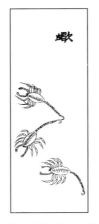

图3 图经（绍）·蝎

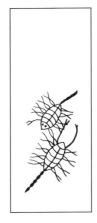

图4 歌括·蝎

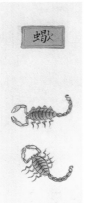

图5 品汇·蝎

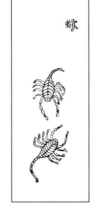

图6 蒙筌·蝎

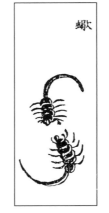

图7 太乙·蝎

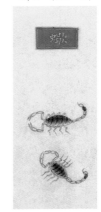

图8 雷公·蝎

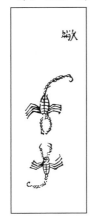

图9 纲目（金）·蝎

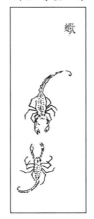

图10 纲目（钱）·蝎

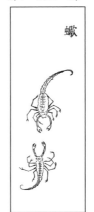

图11 纲目（张）·蝎

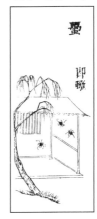

图12 三才·蚕

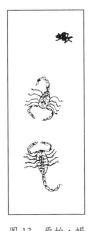

图 13　原始·蝎

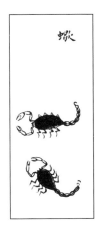

图 14　金石·蝎

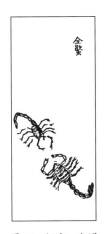

图 15　汇言·全蝎

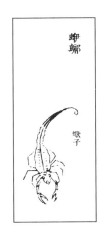

图 16　本草汇·蛜蝌

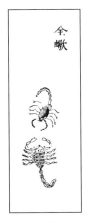

图 17　类纂·全蝎

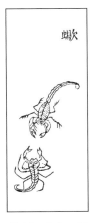

图 18　备要·蝎

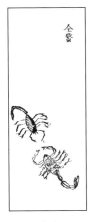

图 19　求真·全蝎

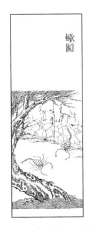

图 20　禽虫典·蝎图

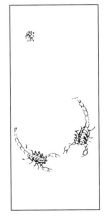

图 21　图说·蝎

　　本品21图，取自21书，其中3幅彩图。有承继关系的图可分2书类。

　　《本草图经》：该书"蝎"图分别存于《大观》（图1）、《政和》（图2）、《绍兴》（图3，有3只蝎）。此三传本的药图大同小异，今以《政和》图2为《图经》图的代表。

　　仿绘该图的墨线图有：《本草歌括》图4（仿绘图1，严重失真）、《本草蒙筌》图6、《太乙仙制本草药性大全》图7（黑色，尾不呈念珠状，无蝎之螯肢，多处瑕疵）、《本草纲目》金陵本图9（基本仿绘）、《纲目》钱本图10（基本仿绘）、《本草原始》图13（基本仿绘）。此后仿绘钱本图10的有《纲目》张本图11、《本草汇》"蛜蝌"（图16，有图注"蝎子"）、《本草备要》图18。仿绘《原始》

图13的有《本草汇言》图15、《本草纲目类纂必读》图17。《本草求真》图19又仿绘《汇言》图15。

《本草品汇精要》：该书"蝎"（图5）的仿绘彩图有《补遗雷公炮制便览》图8、《金石昆虫草木状》图14。

以上21图中，除外16幅仿绘图，原创图有5幅（图2、5、12、20、21），详见下"鉴药"项。

【文录】

宋《开宝本草》（见《证类》卷22"蝎"）　形紧小者良（出青州者良。）

后蜀《蜀本草》（同上）　蝎，紧小者名蛜蝌。

宋《本草图经》（同上）《图经》曰：今京东西及河、陕州郡皆有之。采无时。用之欲紧小者。今人捕得，皆火逼干死收之。方书谓之蛜蝌。

宋《本草衍义》卷17"蝎"　蝎，大人、小儿通用，治小儿惊风，不可阙也。有用全者，有只用稍者，稍力尤功。今青州山中石下捕得，慢火逼，或烈日中煞，蝎渴热时，乃与青泥食之，既满腹，以火逼杀之，故其色多赤，欲其体重而售之故也。医家用之，皆悉去土。

明《本草纲目》卷40"蝎"　【释名】虿尾虫。【时珍曰】按《唐史》云：剑南本无蝎，有主簿将至，遂呼为主簿虫。又张揖《广雅》云：杜白，蝎也。陆机《诗疏》云：虿，一名杜白，幽州人谓之蝎。观此，则主薄乃杜白之讹，而后人遂傅会其说。许慎云：蝎，虿尾虫也。长尾为虿，短尾为蝎。葛洪云：蝎前为螫，后为虿。古语云：蜂、虿垂芒，其毒在尾，今入药有全用者，谓之全蝎；有用尾者，谓之蝎稍，其力尤紧。【集解】【时珍曰】蝎形如水龟，八足而长尾，有节色青。今捕者多以盐泥食之，入药去足焙用。

【鉴药】

李时珍注"蝎"首出《开宝本草》。然《嘉祐本草》在本条下引《蜀本草》之文。开宝之时，宋与后蜀为敌国，故《开宝》虽引其书而不言。本条当首见于《蜀本草》。《中华本草》释名云："蝎本名虿（蠆），古文字为蝎子之形。"《开宝》载其"有毒。疗诸风瘾疹及中风，半身不遂，口眼㖞斜，语涩，手足抽掣"。古今皆为息风镇痉、解疮毒肿常用药。

"蝎"多产于北方。《开宝》载"出青州者良"。"青州"即今山东青州市。宋·苏颂云："今京东西及河、陕州郡皆有之。""京东西"即今河南开封以东、以西的河南地区。"河州"即今甘肃导和县；"陕州"即今陕西西安市。

"蝎"为常见之物，古本草谓"蝎，紧小者名蛜蝌"（《蜀本草》），以"形紧小者良"（《开宝》）。又寇宗奭云："有用全者，有只用稍者，稍力尤功。"李时珍亦云："古语云：蜂、虿垂芒，其毒在尾，今入药有全用者，谓之全蝎；有用尾者，谓之蝎稍，其力尤紧。"真正描写其形态者是李时珍。时珍云："蝎形如水黾，八足而长尾，有节色青。"据此，蝎当为钳蝎科动物东亚钳蝎*Buthus martensi* Karsch，药用其虫的全体。

蝎的形态比较有特点，故古本草的蝎图大多皆能得其形。今统而述之。

《**本草图经**》"蝎"（图2）绘2只蝎，完全符合"八足而长尾，有节"的特点，当为东亚钳蝎*B. martensi*d的写实图。《**本草品汇精要**》"蝎"（图5）绘2只彩色蝎子，准确地反映了其青黄色的全体。《**三才图会**》"虿"（图12）有图注"即蝎"。图中绘一空舍墙壁上有3只蝎。此非医药书，故未突出蝎的位置。《**古今图书集成·禽虫典**》"蝎图"（图20）绘村舍墙脚边的两只蝎，其螯肢、蝎尾皆过于夸张失真。《**本草简明图说**》"蝎"（图21）所绘的两只蝎子，立体感强，比较准确，此即东亚钳蝎*B. martensi*d。

【小结】

"蝎"首出《蜀本草》。据《蜀本草》《开宝本草》《本草纲目》等书的记载，本品即今钳蝎科动物东亚钳蝎*Buthus martensi* Karsch的全体。《本草图经》《本草品汇精要》《本草简明图说》等书绘有较准确的蝎图。

40-14　水蛭

【品图】

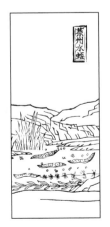 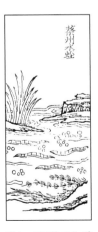 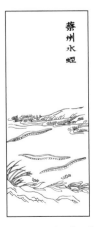 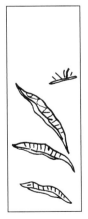

图1　图经（大）·蔡州水蛭

图2　图经（政）·蔡州水蛭

图3　图经（绍）·蔡州水蛭

图4　歌括·水蛭

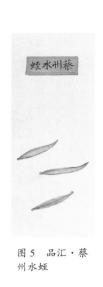

图 5 品汇·蔡州水蛭

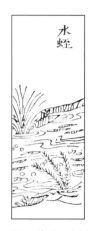

图 6 蒙筌·水蛭

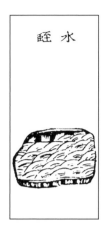

图 7 太乙·水蛭

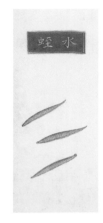

图 8 雷公·水蛭

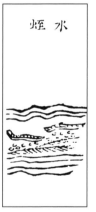

图 9 纲目（金）·水蛭

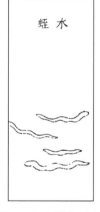

图 10 纲目（钱）·水蛭

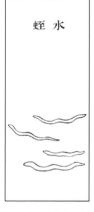

图 11 纲目（张）·水蛭

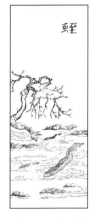

图 12 三才·蛭

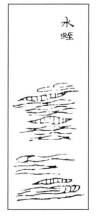

图 13 原始·水蛭

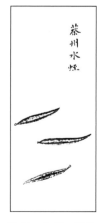

图 14 金石·蔡州水蛭

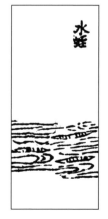

图 15 汇言·水蛭

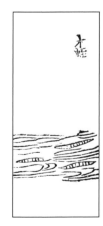

图 16 求真·水蛭

本品18图，取自18书。其中3彩图。有承继关系的图可分3书类。

《**本草图经**》：该书"蔡州水蛭"图分别存于《大观》（图1）、《政和》（图2）、《绍兴》（图3）。此三传本的药图大同小异，今以《政和》图2为《图经》图的代表。

仿绘该图的墨线图有：《本草歌括》图4（删减背景，突出水蛭）、《本草蒙筌》图6（基本仿绘）、《本草纲目》金陵本图9（简化背景，水蛭粗大失真）《本草原始》图13（简化背景，仿绘水中之蛭）。此后仿绘《纲目》金陵本图9者有钱本图10（完全消除背景，只绘两头尖之水蛭）。《纲目》张本图11又仿绘钱本图10。仿绘《原始》图13者有《本草汇言》图15。《本草求真》图16又仿绘《汇言》图15。

《**本草品汇精要**》：该书"蔡州水蛭"（图5）的仿绘彩图有《补遗雷公炮制便览》图8、《金石昆虫草木状》图14。

《**三才图会**》：该书"蛭"（图12）的仿绘者有《古今图书集成·禽虫典》"水蛭图"（图17）。

以上18图中，除外13幅仿绘图，原创图尚有5幅（图2、5、7、12、18），详见下"鉴药"项。

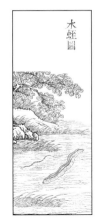 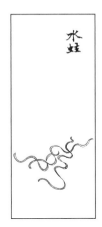

图 17　禽虫典·水蛭图　图 18　图说·水蛭

【文录】

《**别录**》（见《证类》卷22"水蛭"）　一名蚑，一名至掌。生雷泽池泽。五月、六月采，暴干。

梁《**本草经集注**》（同上）　陶隐居云：蚑（音蜞），今复有数种，此用马蜞，得啮人腹中有血者，仍干为佳。山蚑及诸小者皆不用。

唐《**唐本草**》（同上）《唐本》注云：此物有草蛭、水蛭。大者长尺，名马蛭，一名马蜞。并能啮牛、马、人血。今俗多取水中小者，用之大效，不必要须食人血满腹者。其草蛭，在深山草上，人行即傅着胫股，不觉，遂于肉中产育，亦大为害，山人自有疗法也。

后蜀《**蜀本草**》（同上）《蜀本》：勿误采石蛭、泥蛭用。石、泥二蛭，头尖，腰粗，色赤，不入药，误食之，则令人眼中如生烟，渐致枯损。今用水中小者耳。

宋《**本草图经**》（同上）《图经》曰：水蛭，生雷泽池泽，今近处河池中多有之。一名蜞。此有数种：生水中者名水蛭，亦名马蟥；生山中者名石蛭；生草中者名草蛭；生泥中者名泥蛭。并皆着人及牛、马股胫间，啮咂其血，甚者入肉中，产育为害亦大。水蛭有长尺者，用之当以小者为佳。六月采，暴干。

　　宋《本草衍义》卷17"水蛭"　大者京师又谓之马鳖，腹黄者谓之马黄。

　　宋《绍兴本草》卷18"水蛭"　绍兴校定……唯破血之性多矣。池泽中皆产之。当云味咸苦、微寒、有毒是也。入药取小而坚者佳。

　　明《本草纲目》卷40"水蛭"　【时珍曰】方音讹蛭为痴，故俗有水痴、草痴之称。【集解】【时珍曰】李石《续博物志》云：南方木痴似鼻涕，闻人气闪闪而动，就人体成疮，惟以麝香、朱砂涂之即愈。此即草蛭也。

【鉴药】

　　"水蛭"首见于《本经》。古文献未见解释"蛭"之名义者。《本经》载其"主逐恶血，瘀血，月闭，破血瘕，积聚，无子，利水道"。《别录》云"有毒……又堕胎"。古今皆用其破血通经，逐瘀散癥。

　　水蛭是常见的环节动物，其种类甚多，南方尤为多见。《尔雅·释鱼》："蛭，虮。"晋·郭璞注："今江东呼水中蛭虫入人肉者为虮。"这是比较局限的解释，即生活于水中、入人肉吸血的一类"蛭"，一般称为"水蛭"。《别录》所载"生雷泽池泽"者即此类。梁·陶弘景更明确地说："蚑（音蜞），今复有数种，此用马蜞，得啮人腹中有血者，仍干为佳。山蚑及诸小者皆不用。"这种"马蜞"就是水蛭，或称马蟥，以"啮人腹中有血"为特点，其他"山蚑及诸小者皆不用"，即生长在山间及个体很小的"蚑"（"蛭"）都不入药。

　　《唐本草》明确指明了药用水蛭的范围："此物有草蛭、水蛭。大者长尺，名马蛭，一名马蜞。并能咂牛、马、人血。今俗多取水中小者，用之大效，不必要须食人血满腹者。其草蛭，在深山草上，人行即傅着胫股，不觉，遂于肉中产育，亦大为害，山人自有疗法也。"《蜀本草》则云："勿误采石蛭、泥蛭用。石、泥二蛭，头尖，腰粗，色赤，不入药，误食之，则令人眼中如生烟，渐致枯损。今用水中小者耳。"苏颂《图经》亦云："此有数种：生水中者名水蛭，亦名马蟥；生山中者名石蛭；生草中者名草蛭；生泥中者名泥蛭。"尽管以上涉及的"蛭"类名称甚多，但多是根据其所存在的环境来命名的。若从形态辨别，则以《蜀本草》所言最为明确，凡"头尖，腰粗，色赤"者，不入药。水中生者虽然有大有小，但其体扁呈带状，一端有吸盘，色暗绿，与不能入药的蛭类很好区别。

　　但水中之蛭也有大有小，这就需要考虑陶弘景所云"啮人腹中有血"这一条件了。当然这不是说捕得的水蛭都要有一肚子血的才能入药，但至少是能"啮人吸血"者。《中华本草》提到"今药用水蛭亦非一种，诸多种水蛭中以日本医蛭*Hirudo* *nipponica* (Whitman）和宽体金钱蛭*Whitmania pigra* (Whitman)为常用"。[1]谢宗万考现今水蛭药材有两类，一类为医蛭属（*Hirudo*)，能吸血；一类为蚂蟥属（*Whitmania*），不吸血，应该以吸血种类为正宗，[2]且符合古本草所云"水中小者"为佳的条件。

　　水蛭形体简单，但有自己的特点。以下将古本草相关原创图予以统而评之。

　　《**本草图经**》"蔡州水蛭"（图2）的画面一大半被背景占据。背景为山水之间，水中有4条水蛭，两头尖，有环节，短而粗，扁带状。其形体大，乃是为突出水蛭而绘，非真有如此粗大的水蛭。此水蛭除两头尖与实物不合之外，其他均可认作水蛭。"蔡州"即今河南汝南县。《**本草品汇精要**》"蔡州水蛭"（图5）乃彩图，摒弃一切背景，写实绘制3条水蛭，每条的一头都有吸盘，此即今日本医蛭*H. nipponica*。《**太乙仙制本草药性大全**》"水蛭"（图7）似乎绘的是汹涌的山涧水，但却找不到水蛭在哪里！《**三才图会**》"蛭"（图12）绘水溪中有两条一大一小的水蛭。大者粗壮似海鳗，小者类似《图经》图2所绘，两头尖。排除夸大形体的因素，此二水蛭虽不很准确，但也近似。仿绘此图的《**古今图书集成·禽虫典**》图17将此二水蛭略加改进，小水蛭两头不尖，似有吸盘，有所改进，但却绘成长线形。大水蛭依然憨粗，与实物仍有差距。画士们不解医药，若他们能照实物写生，断不至于绘出这样的图形。《**本草简明图说**》"水蛭"（图18）简直是胡来，所绘如蛇，何曾有蛭！

【小结】

　　"水蛭"为《本经》记载的早期药物之一，至今仍为中医所用。蛭类虽多，但据郭璞注、陶弘景、《唐本草》《蜀本草》、苏颂《图经》的解说，皆生水中、啮人吸血、小者为佳，此即今日本医蛭*Hirudo nipponica* (Whitman）。诸本草图中，《本草品汇精要》所绘即此种。然由画士所绘的非医药书《三才图会》《古今图书集成·禽虫典》中，绘出了水中大小两种水蛭图，除小型的日本医蛭外，可能也包括今大型的宽体金钱蛭*Whitmania pigra* (Whitman)。

1　国家中医药管理局《中华本草》编委会：《中华本草》（9），上海：上海科学技术出版社，1999：26.

2　谢宗万：《本草纲目药物彩色图鉴》，北京：人民卫生出版社，2000：378.

40-15　蚁

【品图】

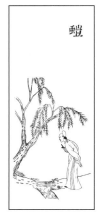

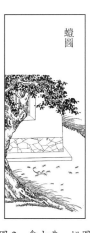

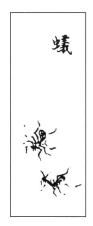

图1　三才·蚁　　　　图2　禽虫典·蚁图　　　　图3　图说·蚁

本品3图，取自3书。3图均为原创图。详见下"鉴药"项。

【文录】

宋《通志·昆虫草木略》　蚁之类多。《尔雅》曰：蚍蜉，大蚁。小者，蚁。蚔，杠蚁。蠪，飞蚁。其子蚳。按蚁亦作螘。大蚁，即马蚁也，大而黑，郭云：俗呼马蚍蜉。小蚁，谓小黄蚁也，以其种极多，故专其名。杠蚁，是一种大蚁，赤色斑驳者。飞蚁，有翅而飞者。凡蚁，老则皆生翅，能飞，遂化为他类矣。蚳，蚁卵也，似饭粒，亦可为酱。《周礼》醢人：蜃蚳醢。

明《本草纲目》卷40"蚁"　【释名】玄驹（亦作蚼）、蚍蜉。【时珍曰】蚁有君臣之义，故字从义。亦作螘。大者为蚍蜉，亦曰马蚁。赤者名蚳，飞者名蠪。扬雄《方言》云：齐、鲁之间谓之蚼蚁，梁、益之间谓之玄蚼，幽、燕谓之蚁蛘。《夏小正》云：十二月，玄蚼奔，谓蚁入蛰也。大蚁喜醋战，故有马驹之称；而崔豹《古今注》遂以蚁妖附会其说，谬矣。今不取。【集解】【时珍曰】蚁处处有之。有大、小、黑、白、黄、赤数种，穴居卵生。其居有等，其行有队。能知雨候，春出冬蛰。壅土成封，曰蚁封、曰及蚁垤、蚁塿、蚁冢，壮其如封、垤、塿、冢也。其卵名蚳，音迟。山人掘之，有至斗石者。古人食之，故《内则》《周官》馈食之豆有蚳醢也。今惟南夷食之。刘恂《岭表录异》云：交、广溪峒间酋长，多取蚁卵淘净为酱，云味似肉酱，非尊贵不可得也。又云：岭南多蚁，其窠如薄絮囊。连带枝叶，彼人以布袋贮之，卖与养柑子者，以辟蠹虫。《五行记》云：后魏时，兖州有赤蚁与黑蚁斗，长六七步，广四寸，赤蚁断头死。则《离骚》所谓南方赤蚁若象，玄蜂若壶者，非寓言也。又按陈藏器言：岭南有独脚蚁，一足连树根下，止能动摇，不能脱去。亦一异者也。

清《本草纲目拾遗》卷10"山蚂蚁窠（子）" 朱乐只云：山草中有之，系草树之叶结成，大者如斗，冬月取之，蚁在土而不在窠矣……张圣来云：山蚁生深山穷谷中，头如虎，有牙钳甚铦利，有翼能飞。凡虎食人过饱则醉，醉后即吐，蚁食其唾余，则形变虎头而生翼。即以其所吐涎啮树汁草浆，和山土酿如泥，缘树枝成窠。其窠重叠如蜂窝，内有台，外则黄白纹，大如斗，挂树枝上。山人见其窠，以烟熏去蚁，采之入药。/子：白如粞米，俗呼状元子，大力丸用之。然微有毒，食之作胀。《纲目》蚁下仅存其名，无主治。近行伍中营医以此合壮药，颇效。益气力，泽颜色。/敏按：蚁有各种，入药用窠，则取山蚁窠。盖山蚁形大，在草中或树根内作窠。其子粗如粒米，入药力太猛。用子以黄色细蚁所生子为佳，盖此蚁力最大，能举等身铁。故人食其子，亦力大也。/《宦游笔记》：广人美味有蚁子酱，于山间收蚁卵，淘净滓垢，卤以为酱。诧为珍品，则其子亦无毒矣。

【鉴药】

本品首见于《本草纲目》[1]。时珍释名曰："蚁有君臣之义，故字从义。亦作蚁。"该条下提及蚁卵可食，"独脚蚁"捣涂治丁肿疽毒。清·赵学敏云："《纲目》蚁下仅存其名，无主治。"《本草纲目拾遗》始记载入药用山蚁窠，蚁卵可合壮药，益气力，泽颜色。现代亦有用本品补肾益精、通经活络、解毒消肿者。

关于本品生境、形态，李时珍述之甚详："蚁处处有之。有大、小、黑、白、黄、赤数种，穴居卵生。其居有等，其行有队。能知雨候，春出冬蛰。壅土成封，曰蚁封、曰及蚁垤、蚁塿、蚁冢，壮其如封、垤、塿、冢也。其卵名蚳，音迟。山人掘之，有至斗石者。古人食之，故《内则》《周官》馈食之豆有蚳醢也。今惟南夷食之。"据此，《中华本草》认为现代以多种蚂蚁成虫入药，其中列举的种类有蚁科动物丝光褐林蚁*Formica fusca* Linnaeus、拟黑多翅蚁*Polyrhachis vicina* Roger等多种无毒蚂蚁的虫体。时珍提及的"独脚蚁"乃见于《本草拾遗》"独脚蜂"条下，属古代传闻，来源不明。《纲目》无蚁图。今蚁图见于非医药书，或出于画家之手。以下统而述之。

《三才图会》"蚁"（图1）绘一长衫书生在观察蚂蚁排队上树。《古今图书集成·禽虫典》"蚁图"（图2）墙角树下群蚁搬运食物。《本草简明图说》"蚁"（图3）惟绘两只蚂蚁，难以判别其种。

1　关于本品入药首见书籍，《中华本草》提及"全体入药则见于明代《彝医书》"，然"蚂蚁"条下未见引用《彝医书》所载文字；《中国中医古籍总目》未载该书名。故此书之年代尚不明，待寻考。

【小结】

"蚁"为《本草纲目》首次引入本草。然仅存其名，述其习性等，无主治。《本草纲目拾遗》始载入药用山蚁窠及蚁卵。现代亦以多种蚂蚁成虫入药，其中有蚁科动物丝光褐林蚁*Formica fusca* Linnaeus、拟黑多翅蚁*Polyrhachis vicina* Roger等多种无毒蚂蚁的虫体。与蚂蚁有关之图甚少，且无法借以确定其蚂蚁的种类。

40–16 蛆

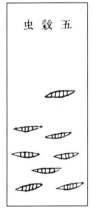 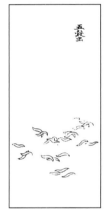

图1 备要·五谷虫　图2 图说·五谷虫

【品图】

本品2图，取自2书。此2图均为原创图。详见下"鉴药"项。

【文录】

明《本草纲目》卷40"蛆"【释名】【时珍曰】蛆行趑趄，故谓之蛆。或云沮洳则生，亦通。【集解】【时珍曰】蛆，蝇之子也。凡物败臭则生之。

【鉴药】

本品首见于《本草纲目》。时珍释名云："蛆行趑趄，故谓之蛆。或云沮洳则生，亦通。"且载其"治小儿诸疳积疳疮，热病谵妄，毒痢作吐"。清代《本草备要》称"粪蛆"为"五谷虫"，用作泻热、疗疳药。现代亦有用者。

本条的设立，是建立在临床实践基础上，与依据旧有文献基础上的新增条有所不同。故此条所附药方甚多。医方书中用粪蛆，多见于宋代。时珍归纳诸书，设此新条，清代临床药书多采录之。清·浦士贞《夕庵读本草快编》云："粪中者名五谷虫，谓其得糟粕之性也，故治小儿疳积、疳膨，大人热病谵妄，毒痢作呕，脾胃艰于运化，俱可加之，有益无损尔！"时珍云："蛆，蝇之子也。凡物败臭则生之。"据此，蛆当为蝇的幼体，蝇则为蝇科动物，今以丽蝇科动物大头金蝇*Chrysomya megcephala* Fab.及其近缘动物的幼虫洗净干燥后入药。

1.《本草备要》：该书附图本"五谷虫"（图1）绘数条蛆虫（或为干燥后之虫体），图虽简而得其形。

2.《本草简明图说》：该书"五谷虫"（图2）图形亦简，但似乎为活体。

【小结】

"蛆"为《本草纲目》新增药。一名"五谷虫"。该药是在宋元明医家实践用药基础上总结而成。蛆为蝇的幼体，其原动物为丽蝇科大头金蝇*Chrysomya megcephala* Fab.及其近缘动物。古代本草附图虽少，但能绘出其形。

40–17　蝇

【品图】

本品2图，取自2书，均为原创图。详见下"鉴药"项。

【文录】

明《本草纲目》卷40"蝇"【释名】【时珍曰】 蝇飞营营，其声自呼，故名。【集解】【时珍曰】蝇处处有之。夏出冬蛰，喜暖恶寒。苍者声雄壮，负金者声清括，青者粪能败物，巨者首如火，麻者茅根所化。蝇声在鼻，而足喜交。其蛆胎生。蛆入灰中蜕化为蝇，如蚕、蝎之化蛾也。蝇溺水死，得灰复活。故《淮南子》云：烂灰生蝇。古人憎之，多有辟法。一种小蟢蛛，专捕食之，谓之蝇虎者是也。

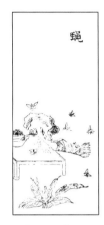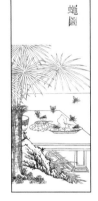

图1　三才·蝇　　图2　禽虫典·蝇图

【鉴药】

"蝇"首见于《本草纲目》。时珍释名曰："蝇飞营营，其声自呼，故名"。时珍又曰："蝇，古方未见用者。近时《普济方》载此法，云出《海上名方》也。"《海上名方》用蝇子末嗜鼻治倒睫。后世未见转引使用者。

关于蝇的习性，时珍曰："蝇处处有之。夏出冬蛰，喜暖恶寒。苍者声雄壮，负金者声清括，青者粪能败物，巨者首如火，麻者茅根所化……"此种习性及"粪能败物"的蝇，当为蝇总科（*Muscoidea*）动物的成虫。据考"巨者首如火"为丽蝇科昆虫大头金蝇*Chrysomyia megcephala* Fab.，其余苍者、负金、青者、麻者亦各有种名，[1]不赘。

1.《三才图会》：该书"蝇"（图1）绘户外敞开放置的食物，容易招惹苍蝇。

1　谢宗万：《本草纲目药物彩色图鉴》，北京：人民卫生出版社，2000：379.

2.《古今图书集成·禽虫典》：该书"蝇"（图2）创意与图1相同，都是提示户外敞开放置的食物容易招引苍蝇。但图为新绘，构图场景不同，此为户外放置的盆、盂等。苍蝇也绘得比较精细。

【小结】

"蝇"是《本草纲目》新增之药。李时珍描述了蝇的习性与种类，可知"蝇"即今蝇总科（*Muscoidea*）的动物。其中包括丽蝇科昆虫大头金蝇*Chrysomyia megcephala* Fab.等多种蝇。非医药书《三才图会》《古今图书集成·禽虫典》所绘图画，均为户外敞开放置的食物招惹来若干苍蝇。

40-18　人虱

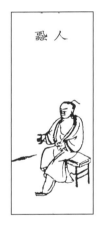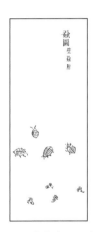

图1　太乙·人虱　图2　禽虫典·虱图

【品图】

本品2图，取自2书，均为原创图。详见下"鉴药"项。

【文录】

《酉阳杂俎》续集卷2　相传人将死，虱离身。或云取病虱于床前，可以卜病。将差，虱行向病者；背则死。

明《本草纲目》卷40"人虱"【释名】【时珍曰】蝨，从卂从虫。卂音迅，虫音昆，虱行卂疾而昆繁故也。俗作虱。【集解】【时珍曰】人物皆有虱，但形各不同。始由气化，而后乃遗卵出虮也。《草木子》言其六足，行必向北。《抱朴子》云：头虱黑，着身变白；身虱白，着头变黑，所渐然也。又有虱癥、虱瘤诸方法，可见虱之为害非小也。……又今人阴毛中多生阴虱，痒不可当，肉中挑出，皆八足而扁，或白或红。古方不载。

【鉴药】

"人虱"首出于《本草拾遗》。时珍释名曰："蝨，从卂从虫。卂音迅，虫音昆，虱行卂疾而昆繁故也。俗作虱。"《纲目》于此条下记录数方，多用人虱治疗肿刺疮等。后世未见使用。

关于其形态习性，时珍曰："人物皆有虱，但形各不同。始由气化，而后乃遗卵出虮也。……《抱朴子》云：头虱黑，着身变白；身虱白，着头变黑，所渐然也……

又今人阴毛中多生阴虱，痒不可当，肉中挑出，皆八足而扁，或白或红。"这种旧时常见的昆虫，环境卫生不好的地区较为多见。时珍所述人虱，即虱科动物人虱*Phthirus humanus* L.。又随所处人身不同部位而不同，有头虱和体虱两个亚种。[1]这两个亚种不会变更其所处的体位，因此也不会出现"头虱黑，着身变白；身虱白，着头变黑"的情况。阴虱则另是一种虱科动物，主要寄生在人体阴毛区或肛周，也或见于腋毛与胸毛区。上述寄生于活人体的虱子也可以引起其他传染病。当今随着卫生条件的改善，人虱已大大减少。

1.《**太乙仙制本草药性大全**》"人虱"（图1）并无人虱图形，绘一人坐在方凳子上，袒胸，右手前伸，大概示意刚捏死了1只虱子。此属想象示意图。

2.《**古今图书集成·禽虫典**》"虱图"（图2）仅绘4只人虱，6足2须（触角），大致与实物相同。另附"壁虱"在此4图之下（图小难辨）。

【小结】

"人虱"为唐《本草拾遗》所载药，旧时用于治疗肿刺疮方。此动物即虱科动物人虱*Phthirus humanus* L.。本草中此物之图甚少，《古今图书集成·禽虫典》绘有虱子之形。

第四十章　虫部

4417

1　谢宗万：《本草纲目药物彩色图鉴》，北京：人民卫生出版社，2000：380.

第四十一章　虫部

虫之三　化生类

41–1　蛴螬

【品图】

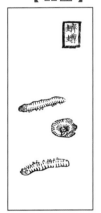
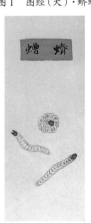

图 1　图经（大）·蛴螬

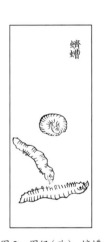

图 2　图经（政）·蛴螬

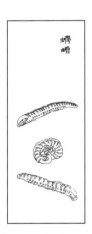

图 3　图经（绍）·蛴螬

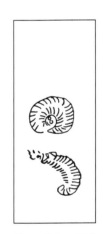

图 4　歌括·蛴螬

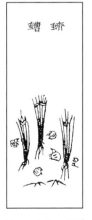

图 5　品汇·蛴螬

图 6　太乙·蛴螬

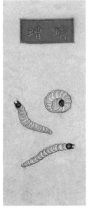

图 7　雷公·蛴螬

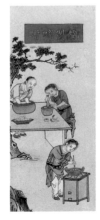

图 8　雷公·炮制蛴螬

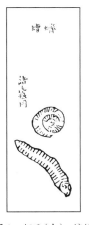

图9 纲目(金)·蛴螬

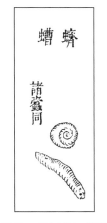

图10 纲目(钱)·蛴螬

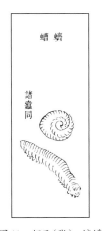

图11 纲目(张)·蛴螬

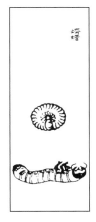

图12 原始·蛴螬

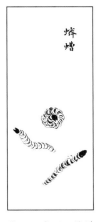

图13 金石·蛴螬

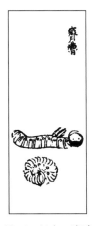

图14 汇言·蛴螬

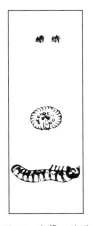

图15 类纂·蛴螬

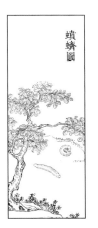

图16 禽虫典·蟥蛴图

本品17图,取自16书,其中4幅彩图。有承继关系的图仅1个书类。

《本草图经》:该书"蛴螬"图分别存于《大观》(图1)、《政和》(图2)、《绍兴》(图3)。此三传本药图大同小异,今以《政和》图2为《图经》图的代表。

仿绘该图的墨线图有:《本草歌括》图4(较粗糙)、《本草纲目》金陵本图9(图形较粗糙,另加图注"诸蠹同"。此图注不符合李时珍对蛴螬来源的观点。所谓"诸蠹",包括了各种树木上的蠹虫,这是《唐本草》的观点)、《本草原始》(图12,图虫体环节清晰,头嘴、足描绘细致。直条的虫腹部朝上,此即陶弘景所云"以背行,乃驶于脚")、《古今图书集成·禽虫典》"蟥蛴图"(图16,

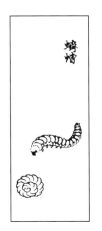

图17 图说·蛴螬

另增山野树下为背景）。此外仿绘《纲目》金陵本图9者有《纲目》钱本图10、张本图11。另《本草简明图说》图17仿绘张本图11，其中直体的蛴螬绘制甚精，可能参照了实物修润。仿绘《原始》图12的还有《本草汇言》图14、《本草纲目类纂必读》图15。

仿绘该图的彩色图有：《本草品汇精要》图5（除敷色外，似乎还参照实物予以修润）。此后仿绘《品汇》图5者有《补遗雷公炮制便览》图7、《金石昆虫草木状》图13。

以上17图中，除外14幅仿绘图，原创图有3幅（图2、6、8），详见下"鉴药"项。

【文录】

《本经》《别录》（见《证类》卷21"**蛴螬**"）　**一名蟦蛴**，一名蛴（音肥）齐，一名勃齐。生河内平泽及人家积粪草中。取无时，反行者良。

梁《本草经集注》（同上）　陶隐居云：大者如足大指，以背行，乃驶于脚，杂猪蹄作羹，与乳母不能别之。《诗》云：领如蝤蛴，今此别之，名以蛴字在下，恐此云此蛴螬倒尔。

唐《唐本草》（同上）《唐本》注云：此虫有在粪聚，或在腐木中。其在腐柳树中者，内外洁白；土粪中者，皮黄内黑黯。形色既异，土木又殊，当以木中者为胜。采虽无时，亦宜取冬月为佳。

题·刘宋《雷公炮炙论》（同上）　雷公云：凡使，桑树、柏树中者妙。

后蜀《蜀本草》（同上）《蜀本》：今据《尔雅》蟦，蛴螬。注云：在粪土中。《本经》亦云：一名蟦蛴。又云：生积粪草中，则此外恐非也，今诸朽树中蠹虫，俗通谓之蝎，莫如其主疗，惟桑树中者，近方用之，治眼得效。又《尔雅》蝎，蛣蛆。又蝎，桑蠹。注云：即蛣蛆也。又据有名未用，存用未识部虫类中，有桑蠹一条云：味甘，无毒。主心暴痛，金疮内生不足，即此是也。苏云：当以木中者为胜，今独谓其不然者，谓生出既殊，主疗亦别。虽有毒，无毒易见，而相使、相恶难知。又蝎不共号蛴螬，蟦不兼名蛣蛆，几以处疗，当自审之也。

唐《本草拾遗》（同上）　陈藏器云：按蛴螬居粪土中，身短足长，背有毛筋。但从水入秋，蜕为蝉，飞空饮露，能鸣高洁。蝎在朽木中，食木心，穿如锥小刀。一名蠹，身长足短，口黑无毛，节慢。至春羽化为天牛，两角状如水牛，色黑背有白点，上下缘木，飞腾不遥。二虫出处既殊，形质又别，苏乃混其状，总名蛴螬，异乎蔡谟彭蜞，几为所误。苏敬此注，乃千虑一失矣。《尔雅》云：蟦，蛴螬，蛴蝎。郭注云：蛴螬在粪土中，蝎在木中，桑蠹是也。饰通名蝎，所在异也。又云：啮桑，注云：似蝎牛，长角，有白点，喜啮桑树作孔也。

宋《本草图经》（同上）《图经》曰：今医家与蓐妇下乳药用之，乃是掘粪土中者，其效殊速。乃知苏说未可据也。

宋《本草衍义》卷17"蛴螬"　此虫诸腐木根下有之。构木津甘，故根下多有此虫，其木身未有完者。亦有生于粪土中者，虽肥大，但腹中黑，不若木中者，虽瘦而稍白。

明《本草纲目》卷41"蛴螬"　【释名】地蚕（郭璞）、应条（《吴普》）。【时珍曰】蛴螬，《方言》作蝤蛴，象其蠹物之声。或谓是齐人曹氏之子所化，盖谬说也。蟦、蠔，言其状肥也。乳齐，言其通乳也。《别录》作敦齐，误矣。【集解】【时珍曰】其状如蚕而大，身短节促，足长有毛。生树根及粪土中者，外黄内黑；生旧茅屋上者，外白内黯。皆湿热之气熏蒸而化，宋齐丘所谓燥湿相育，不母而生，是矣。久则羽化而去。

【鉴药】

"蛴螬"首见于《本经》。一名"一名蟦蛴，一名蠔（音肥）齐"。李时珍释名曰："蛴螬，《方言》作蝤蛴，象其蠹物之声。或谓是齐人曹氏之子所化，盖谬说也。"《中华本草》引《广雅疏证》，谓"蟦""蠔"音同义通，均言其幼虫体肥之状。《本经》载其"主恶血，血瘀痹气，破折血在胁下坚满痛，月闭，目中淫肤，青翳白膜"。《别录》载其"有毒。疗吐血在胸腹不去及破骨蟄折，血结，金疮内塞，产后中寒，下乳汁"。后世医方书或有用者。现代江苏、安徽等多地有产，主销华东，其他地区少用。[1]

关于本品的生境，《唐本草》云："此虫有在粪聚，或在腐木中。其在腐柳树中者，内外洁白；土粪中者，皮黄内黑黯。形色既异，土木又殊，当以木中者为胜。"《雷公炮炙论》也持这个观点："凡使，桑树、柏树中者妙。"寇宗奭亦云："此虫诸腐木根下有之。构木津甘，故根下多有此虫，其木身未有完者。亦有生于粪土中者，虽肥大，但腹中黑，不若木中者，虽瘦而稍白。"可见此类意见是蛴螬有生于粪土、腐木。后者更洁白，因为被认为更佳。

但《别录》最早的记载是蛴螬生"积粪草中"。唐·陈藏器同意以这种蛴螬为正品："按蛴螬居粪土中，身短足长，背有毛筋。但从水入秋，蜕为蝉，飞空饮露，能鸣高洁。蝎在朽木中，食木心，穿如锥小刀。一名蠹，身长足短，口黑无毛，节慢。至春羽化为天牛，两角状如水牛，色黑背有白点，上下缘木，飞腾不遥。二虫出处既殊，形质又别，苏乃混其状，总名蛴螬，异乎蔡谟彭蜞，几为所误。苏敬此注，乃千虑一失矣。"陈藏器说蛴螬"蜕为蝉"的说法自然是错误的，但这并不妨碍他指出居粪土草中的蛴螬与居树木中的蠹虫并非同一物。《蜀本草》也对此提出异议："又云生积粪草中，则此外恐非也。"宋·苏颂《图经》云："今医家与蓐妇下乳药用之，乃是掘粪土中者，其效殊速。乃知苏说未可据也。"此从疗效肯定了粪土中的蛴螬

1　国家中医药管理局《中华本草》编委会：《中华本草》（9），上海：上海科学技术出版社，1999：208.

才是正品。

关于本品的形态，梁·陶弘景云："大者如足大指，以背行，乃驶于脚。杂猪蹄作羹，与乳母不能别之。"这句话的前半部述其虫大小及行走方式，后半部乃言其肥腻之状。《唐本草》云"腐柳树中者，内外洁白；土粪中者，皮黄内黑黯"。陈藏器言土中之"蛴螬……身短足长，背有毛筋"。寇宗奭云其土中者肥而腹中黑；木中者瘦而白。李时珍云："其状如蚕而大，身短节促，足长有毛。生树根及粪土中者，外黄内黑；生旧茅屋上者，外白内黯。"可见生土中与生木中两类蛴螬的形态也是差别明显的。

今《中华本草》谓本品为鳃金龟科动物东北大黑鳃金龟*Holotrichia diomphalia* Bates及其近缘动物的幼虫。[1]谢宗万认为据李时珍所述，为蛴螬原动物当为金龟子科动物白星花金龟*Protaetia brevitarsis*（Lewis），其幼虫入药。[2]除以上两种动物之外，高士贤还列举了其他相近似动物6种，[3]兹不一一列举。王家葵等认为，花金龟科动物的幼虫脚细弱，主要靠背部的肌肉和刚毛行动，即所谓的"背行"。由此知这种蛴螬应该是白星花金龟*P. brevitarsis*（Lewis）之类。在木中之蛴螬，恐是鳃金龟科的幼虫，如东北大黑鳃金龟*H. diomphalia* Bates、暗黑鳃金龟（*H. parallela*）之类。[4]

以上原动物虽多，但它们的幼虫形态多相似。以下将古本草相关原创插图统而述之。

《本草图经》"蛴螬"（图2）绘3条幼虫，2条直（其中一条腹部朝上，是为表现其"反行"的习性），一条卷曲成环状。其形虽嫌粗糙，但大体形状仍属蛴螬。其仿绘图中，《绍兴》本图3、《本草品汇精要》图5、《本草原始》图12、《本草简明图说》图17所绘均较图2更为写实。《太乙仙制本草药性大全》"蛴螬"（图6）所绘乃植物，似为荸荠，有可能是引"蛴""荠"发音相似而将图误置。《补遗雷公炮制便览》"炮制蛴螬"（图8）乃遵《雷公炮炙论》之法绘制。雷公法为："凡收得后阴干，干后与糯米同炒，待米焦黑为度，然后去米，取之，去口畔并身上肉毛并黑尘了，作三四截，碾成粉用之。"故图中右下一人在将本品与糯米同炒。右上一人在将炒好的药物再加研磨。唯有左上一人双手在大盆里作拌和状，不明其示意。

【小结】

"蛴螬"为《本经》所载早期药物之一。关于本品的来源，古本草中有两种意见。《别录》等认为蛴螬生积粪草中，《唐本草》等认为有在粪聚，或在腐木中两类。这

1　国家中医药管理局《中华本草》编委会：《中华本草》（9），上海：上海科学技术出版社，1999：208.
2　谢宗万：《本草纲目药物彩色图鉴》，北京：人民卫生出版社，2000：381.
3　高士贤：《历代本草药用动物名实图考》，北京：人民卫生出版社，2013：332-334.
4　王家葵、蒋淼、胡颖翀：《本草纲目图考》，北京：科学出版社，2018：1478.

1　国家中医药管理局《中华本草》编委会：《中华本草》（9），上海：上海科学技术出版社，1999：208.
2　谢宗万：《本草纲目药物彩色图鉴》，北京：人民卫生出版社，2000：381.
3　高士贤：《历代本草药用动物名实图考》，北京：人民卫生出版社，2013：332-334.
4　王家葵、蒋淼、胡颖翀：《本草纲目图考》，北京：科学出版社，2018：1478.

两类蛴螬的习性也有所不同。现代研究认为蛴螬涉及多种昆虫，其原动物有金龟子科动物白星花金龟*Protaetia brevitarsis*（Lewis）及其近缘动物，也有鳃金龟科动物东北大黑鳃金龟*Holotrichia diomphalia* Bates及其近缘动物的幼虫。前一类蛴螬因脚细弱，主要靠背部肌肉与刚毛行动。符合"以背行"、生于粪土的特征。后一类蛴螬或属树木蠹虫，其色更白。《本草图经》所绘当为生于粪土之蛴螬。

41–2 蚱蝉

【品图】

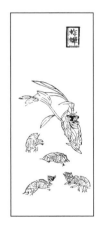

图1 图经（大）·蚱蝉

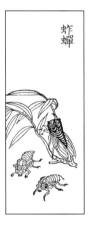

图2 图经（政）·蚱蝉

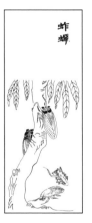

图3 图经（绍）·蚱蝉

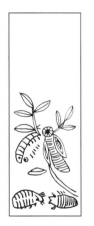

图4 歌括·蚱蝉

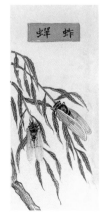

图5 品汇·蚱蝉

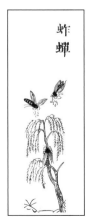

图6 蒙筌·蚱蝉

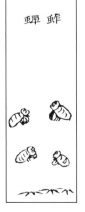

图7 太乙·蚱蝉

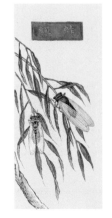

图8 雷公·蚱蝉

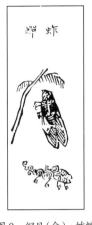

图 9　纲目（金）·蚱蝉

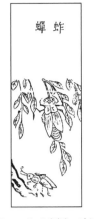

图 10　纲目（钱）·蚱蝉

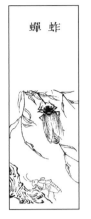

图 11　纲目（张）·蚱蝉

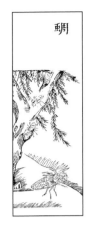

图 12　三才·蜩

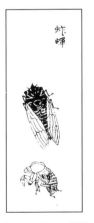

图 13　原始·蚱蝉

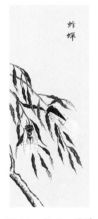

图 14　金石·蚱蝉

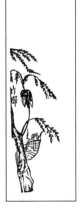

图 15　汇言·蚱蝉

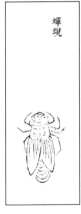

图 16　本草汇·蝉蜕

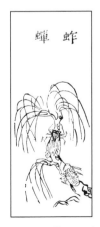

图 17　类纂·蚱蝉

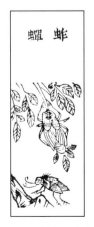

图 18　备要·蚱蝉

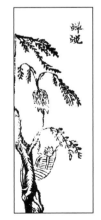

图 19　求真·蝉蜕

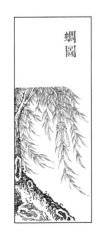

图 20　禽虫典·蜩图

本品21图，取自21书，其中3幅彩图。有承继关系的图可分2个书类。

《本草图经》：该书"蚱蝉"图分别存于《大观》（图1）、《政和》（图2）、《绍兴》（图3）。此三传本药图大同小异（《绍兴》图3改背景枝条与全树），今以《政和》图2为《图经》图的代表。

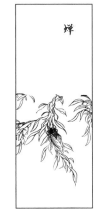

图21　图说·蝉

仿绘该图的墨线图有：《本草歌括》图4（高度简化，严重失真）、《本草蒙筌》图6（图形狭长，故改变构图，但其创意仍同《图经》）、《本草纲目》金陵本图9（此图将《图经》"蚱蝉"与"蝉花"二图合并于一图，高度简化原图，仅取示意的树枝、蝉的成虫、蝉花三物）。此后仿绘《纲目》金陵本图9者有《纲目》钱本图10、张本图11、《本草备要》图18。此外《本草简明图说》图21仿绘张本图11。又，仿绘钱本图10的还有《本草汇言》图15、《本草汇》"蝉蜕"（图16，该书仅仿绘钱本的那只蝉）。此后《本草纲目类纂必读》图17、《本草求真》"蝉蜕"（图19）又仿绘《汇言》图15，但将图中的"蚱蝉"2字抹去。

仿绘该图的彩色图有：《本草品汇精要》图5（参照蝉的实物予以修润）。此后仿绘《品汇》图5者有《补遗雷公炮制便览》图8、《金石昆虫草木状》图14。

《三才图会》：该书"蜩"（图12）的仿绘图有《古今图书集成·禽虫典》"蜩图"（图20）。后者看似与图12区别较大，但其图名相同、构图相仿。其蝉仅有1只，比图12画得好。但作为专业画家，对寻常多见的蝉，理应画得更加出色。

以上21图中，除外17幅仿绘图，原创图有4幅（图2、7、12、13），详见下"鉴药"项。

【文录】

《本经》《别录》（见《证类》卷21"蚱蝉"）　**生杨柳上**。五月采，蒸干之，勿令蠹。

梁《本草经集注》（同上）　陶隐居云：蚱字音作笮，即是哑（乌下切）蝉。哑蝉，雌蝉也，不能鸣者。蝉类甚多。《庄子》云：蟪蛄不知春秋，则是今四月、五月小紫青色者。而《离骚》云：蟪蛄鸣兮啾啾，岁暮兮不自聊，此乃寒螀尔，九月、十月中，鸣甚凄急；又二月中便鸣者名蛥（音宁）母，似寒螀而小；七月、八月鸣者名蛁（音雕）蟟（音辽），色青。今此云生杨柳树上是。《诗》云：鸣蜩嘒嘒者，形大而黑，伛偻丈夫，止是掇此，昔人啖之。故《礼》有雀、鷃（音晏）、蜩、范，范有冠，蝉有绥，亦谓此蜩。此蜩复五月便鸣。

唐《唐本草》（同上）　《唐本》注云：又云蚱者，鸣蝉也……今云哑蝉，哑蝉则雌蝉也，极乖体用，按诸虫兽，以雄者为良也。

唐《本草拾遗》（同上）　陈藏器：蟪蛄、寒螀、蛁蟟、宁母、蜩、范并蝉，注：

陶云螗蜩，四月、五月鸣，小小紫色者。而《离骚》云：螗蜩鸣兮啾啾，此乃寒螀耳。二月鸣者名宁母，似寒螀而小。七月鸣者名蛁蟟，色青。《诗》曰：鸣蜩嘒嘒，形大而黑，古人食之。《古礼》云：雀、鷃、蜩、范，范有冠，蝉有緌，按蜩已上五虫，并蝉属也。《本经》云：蝼蛄，一名螜蛄，本功外，其脑煮汁服，主产后胞不出。自有正传，然螗蛄非蝼蛄，二物名字参错耳。《字林》云：蝒，螗蛄也；蝘，蝉属也。《草木疏》云：蝉，一名蛁蟟。青、徐间谓之螇螰，楚人名之蟪蛄，秦、燕谓之蛱蛴。郭璞注云：俗呼之为蝒，宋、卫谓之蜩蟧，楚谓之蟪蛄，关东谓之蝭蟧。陶又注桑螵蛸云：俗呼螳螂为蛁蟟，螳螂即非蝉类，陶误也。蛁蟟退皮研，一钱匕，井花水服，主呀病。寒螀、蜩、范，《月令》谓蜺也。宁母亦小蝉。《礼》注云：蜩，蝉也；范，蜂也。已有本经。自蜩已上，并无别功也。

后蜀《蜀本草》（同上）《蜀本》：《图经》云：此鸣蝉也，六月、七月收，蒸干之。陶云是哑蝉，不能鸣者，雌蝉也。二说既相矛盾。今据《玉篇》云：蚱者，蝉声也。如此则非哑蝉明矣。且蝉类甚多，有螗蛄、寒螀之名。又《尔雅》云：蜩，马蜩，蜺，寒蜩。皆蝉也。按《礼记》云：仲夏之月，蝉始鸣。本经云"五月采"，即是此也，其余不入药用。

宋《本草图经》（同上）《图经》曰：按字书解蚱字云：蝉声也。《月令》：仲夏之月，蝉始鸣，言五月始有此蝉鸣也。而《本经》亦云五月采，正与《月令》所记始鸣者同时。如此苏说得之矣。蝉类甚多，《尔雅》云：蜩，马蜩。郭璞云注：蜩中最大者为马蝉。今夏中所鸣者，比众蝉最大。陶又引《诗》：鸣蜩嘒嘒。云是形大而黑，昔人所啖者。又礼冠之饰附蝉者，亦黑而大，皆此类也。然则《尔雅》所谓马蜩，诗人所谓鸣蜩，《月令》礼家所谓蝉，本草所谓蚱蝉。其实一种。蝉类虽众，而为时用者，独此一种耳。又医方多用蝉壳，亦此蝉所蜕壳也，又名枯蝉。本生于土中，云是蛣蜣所转丸，久而化成此虫，至夏便登木而蜕。/陶又引《诗》：鸣蜩嘒嘒。云是形大而黑，昔人所啖者。又礼冠之饰附蝉者，亦黑而大，皆此类也。。蝉类虽众，而为时用者，独此一种耳。又医方多用蝉壳，亦此蝉所蜕壳也，又名枯蝉。

宋《本草衍义》卷17"蚱蝉" 夏月身与声皆大者是。始终一般声，仍皆乘昏夜出土中，升高处，背壳坼蝉出。所以皆夜出者，一以畏人，二畏日炙，干其壳而不能蜕也。至时寒则坠地，小儿蓄之，虽数日亦不须食。古人以谓饮风露，信有之，盖不粪而溺，亦可见矣。

明《本草纲目》卷41"蚱蝉" 【释名】蜩（音调）、齐女。【时珍曰】按王充《论衡》云：蛴螬化腹蜟，腹蜟拆背出而为蝉。则是腹蜟者，育于腹也。蝉者，变化相禅也。蚱，音窄，蝉声也。蜩，其音调也。崔豹《古今注》言：齐王后怨王而死，化为蝉，故蝉名齐女。此谬说也。按诗人美庄姜为齐侯之子，螓首蛾眉。螓亦蝉名，人隐其名，呼为齐女，义盖取此。其品甚多，详辨见下。【集解】【时珍曰】蝉，诸蜩总名也。皆自蛴螬、腹蜟变而为蝉，亦有转丸化成者，皆三十日而死。俱方首广额，两翼六足，以胁而鸣，吸风饮露，溺而不粪。古人食之，夜以火取，谓之耀蝉。《尔雅》《淮南子》、扬雄《方言》、陆机《草木疏》《陈藏器本草》诸书所载，往往混乱不一。今考定于左，庶不误用也。夏月始鸣，大而色黑者，蚱蝉也，又曰蝒，音绵，曰马蜩，《豳诗》"五月鸣蜩"者是也。头上有花冠，曰螗蜩，曰螇，曰胡蝉，《荡诗》"如蜩如螗"者是也。具五色者，曰蜋蜩，见《夏小正》。并可入药用。小而有文者，曰螓，曰麦蚻。小而色青绿者，曰茅蜩，曰茅蜩。秋月鸣而色青紫者，曰蟪蛄，曰蛁蟟，曰蜓蚞，曰螇螰，曰蚞蛥，音舌决。小而色青赤者，曰寒蝉，曰寒蜩，曰寒螀，曰蜺。未得秋风，则瘖不能鸣，谓之哑蝉，亦曰瘖蝉。二三月鸣，而小于寒螀者，曰蛴母。并不入药。

【鉴药】

"蚱蝉"首见于《本经》。李时珍释其名曰："蝉者，变化相禅也。蚱，音窄，蝉声也。"《本经》载其"主小儿惊痫，夜啼，癫病，寒热"；《别录》载其主"惊悸，妇人乳难，胞衣不出，又堕胎"。唐以前多用蚱蝉成虫，唐代蝉蜕进入本草，唐宋之时蝉花亦开始使用。

蝉很早就见诸中国典籍。蝉的形体、习性也经常被艺术家、诗人骚客作为创作的素材。但在本草学中，最初的记载极为简单。《本经》"蚱蝉"只在"蝉"字前冠以"蚱"字，作为指示其种类。又载其"生杨柳上"，是其生境。"蚱蝉"条未言药用部位，则其入药当为成虫的全体。蝉在古今，其若虫、成虫皆为美食之一。故《本经》《别录》所载功效，乃用其全虫。

古人很早就知道蝉类甚众。李时珍归纳"蝉"的共同特点是："蝉，诸蜩总名也……俱方首广额，两翼六足，以胁而鸣，吸风饮露，溺而不粪。古人食之。"再细加区分，则不同形状、鸣声、不同季节出现的蝉，往往都各有其名，且为不同种的蝉。同一种蝉，不同地区的名字也不一样。对此，李时珍经考订，有一段精辟的总结，详见上"文录"《本草纲目》"时珍曰"，兹不赘引。本书为药物图鉴，不可能面面俱到，只能重点探讨古代药用蝉的种类。

梁·陶弘景从名称入手，云"'蚱'字音作'笮'，即是哑蝉。哑蝉，雌蝉也，不能鸣者"。他把蚱蝉当作"哑蝉，雌蝉"，受到后世本草学家的批评。例如《唐本草》云："蚱者，鸣蝉也……今云哑蝉，哑蝉则雌蝉也，极乖体用。按诸虫兽，以雄者为良也。"从而指出陶氏所说"哑蝉则雌蝉"虽然没错，但说"蚱蝉"就是"哑蝉"则为大错。唐本《图经》（见《蜀本草》引）与《唐本草》观点一样："《玉篇》云：蚱者，蝉声也。如此则非哑蝉明矣。"会鸣叫的蝉种类也很多，这就需要进一步辨

　　陶弘景在列举了一年之中不同时节鸣叫的蝉类（蟪蛄、虴母、蛁蟟）之后，指出"《诗》云'鸣蜩嘒嘒'者，形大而黑……昔人啖之"。这种形大而黑的"鸣蜩"，五月便鸣，可以食用。唐本《图经》认为："此鸣蝉也，六月、七月收，蒸干之……按《礼记》云：仲夏之月，蝉始鸣。《本经》云'五月采'，即是此也，其余不入药用。"寇宗奭云：药用蝉"夏月身与声皆大者是，始终一般声"。李时珍归纳为："夏月始鸣，大而色黑者，蚱蝉也。"可知阴历五月鸣叫最盛、且体大黑色的蚱蝉，即今最为多见的蝉科动物蚱蝉 *Cryototympana pustulata* Fabr.。其他蝉还有数种，但作为成虫，不在使用之列。

　　以上成虫的使用，到宋代已经形成共识。苏颂《图经》总结说："然则《尔雅》所谓马蜩，诗人所谓鸣蜩，《月令》礼家所谓蝉，本草所谓蚱蝉，其实一种。蝉类虽众，而为时用者，独此一种耳。"最晚在宋代，蝉的药用部位开始转移。苏颂云："又医方多用蝉壳，亦此蝉所蜕壳也，又名枯蝉。本生于土中……至夏便登木而蜕。"药用部位由成虫转为蜕壳，就资源保护来说，似乎更为有利。蝉蜕的使用在本草中最晚见于唐《药性论》，与蚱蝉分别单独立条，其功用为："蝉蜕，使，主治小儿浑身壮热，惊痫，兼能止渴。"后世用蝉蜕，基本沿袭此功用。蝉蜕的来源，本草未见讨论。李时珍也没有将蝉蜕单独立条，仍然置于"蚱蝉"条下，且云："蝉乃土木余气所化，饮风吸露，其气清虚。故其主疗皆一切风热之证。古人用身，后人用蜕，大抵治藏府经络，当用蝉身；治皮肤疮疡风热，当用蝉蜕，各从其类也。"蝉蜕轻薄易碎，古人虽未刻意要求使用哪一种蝉，但可推想除蚱蝉 *C. pustulata* 之外，也很难据蝉蜕来区分种类，其来源应该更为宽松。

　　宋·苏颂在提到蝉蜕的同时，还提到"今蜀中有一种蝉，其蜕壳头上有一角如花冠状，谓之蝉花，西人有赍至都下者，医工云入药最奇。"李时珍将"蝉花"单独立条（见下条），本条不赘述。以下为蚱蝉相关原创图评鉴。

　　1.《本草图经》：该书"蚱蝉"（图2）构图简洁，运笔洗练。一蝉附于柳枝，其下有两只蝉蜕。其中心蝉的形态十分准确传神：方首广额，两翼六足。故此图后世仿绘者众。其中《本草品汇精要》虽未绘蝉蜕，但蚱蝉之形鲜活生动。

　　2.《太乙仙制本草药性大全》：该书"蚱蝉"（图7）甚拙劣，不议也罢。

　　3.《三才图会》：该书"蜩"（图12）绘杨柳岸边数只蚱蝉。一只成虫在地，两只若虫在树上似在蜕壳。作为专业画家所绘的蝉，实在无法给予过高的评价。

　　4.《本草原始》：该书"蚱蝉"（图13）是作者李中立亲手写生绘制，上为全虫，下为蝉蜕，准确传神。

【小结】

"蚱蝉"为《本经》所载早期药物之一。唐代以前主要用蝉身，此后逐渐多用蝉蜕。在使用蝉身阶段，以"夏月始鸣，大而色黑者"者为正品，此即今蝉科动物蚱蝉 *Cryototympana pustulata* Fabr.。蝉蜕的原动物当也以蚱蝉为主，但古人并无仅用蚱蝉蜕壳的记载。《本草图经》《本草原始》所绘蚱蝉图均为写实得来，十分准确。

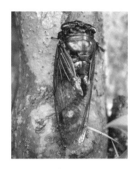

图 22　蚱蝉 *Cryototympana pustulata*

41-3　蝉花

【品图】

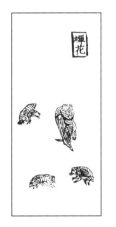

图 1　图经（大）·蝉花

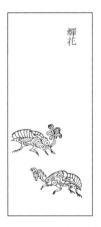

图 2　图经（政）·蝉花

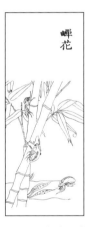

图 3　图经（绍）·蝉花

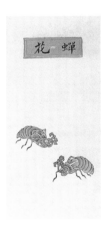

图 4　品汇·蝉花

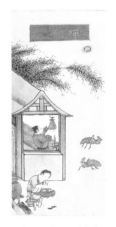

图 5　雷公·蝉花

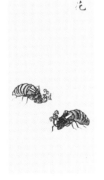

图 6　金石·蝉花

本品6图，取自6书，其中3幅彩图。有承继关系的图仅1个书类。

《本草图经》：该书"蝉花"图分别存于《大观》（图1）、《政和》（图2）、《绍兴》（图3）。此三传本药图各不相同。今均作为原创图对待，详见下"鉴药"项。

仿绘图2的彩色图有：《本草品汇精要》"蝉花"（图4）。此后《补遗雷公炮制便览》"蝉花"（图5）的一半仿绘图4，另一半属新绘图。《金石昆虫草木状》"蝉花"（图6）则全仿《品汇》图4。

以上6图中,除外2幅半仿绘图,原创图有3幅半（图1、2、3为原创,图5半幅原创）,详见下"鉴药"项。

【文录】

题·刘宋《雷公炮炙论》（见《证类》卷21"蚱蝉"） 雷公云：凡使,要白花全者。

宋《本草图经》（同上）《图经》曰：今蜀中有一种蝉,其蜕壳头上有一角如花冠状,谓之蝉花,西人有赍至都下者,医工云入药最奇。

宋《证类本草》卷21"蝉花" 所在皆有,七月采。生苦竹林者良,花出土上。

宋《本草衍义》卷17"蚱蝉" 西川有蝉花,乃是蝉在壳中不出,而化为花,自顶中出。

明《本草纲目》卷41"蝉花" 【释名】冠蝉（《礼注》）、胡蝉（《毛诗》）、螗蜩（同上）、螇。【时珍曰】花、冠,以象名也。胡,其状如胡也。唐,黑色也。古俗谓之胡蝉,江南谓之螗,蜀人谓之蝉花。【集解】【时珍曰】蝉花,即冠蝉也。《礼记》所谓"蜎则冠而蝉有绥"者是矣。绥音蕤,冠缨也。陆云《寒蝉赋》云：蝉有五德。头上有帻,文也；含气吸露,清也；黍稷不享,廉也；处不巢居,俭也；应候有常,信也。陆佃《埤雅》云：螗首方广有冠,似蝉而小,鸣声清亮。

【鉴药】

李时珍注"蝉花"首见于《证类本草》。《证类》卷21目录中,"蝉花"之前有墨盖子,应该说在主流本草中,唐慎微首次为"蝉花"立条。但唐慎微在此条下,又引了《雷公炮炙论》的条文,因此不排除其条文素材取自《炮炙论》。其名因形而得,故李时珍云："花……以象名也。"唐慎微定其主治为："主小儿天吊,惊痫瘛疭,夜啼心悸。"后世亦多沿用此功治。

在唐慎微之前,最早描述蝉花的是宋·苏颂《图经》。其文见于"蚱蝉"条之下："今蜀中有一种蝉,其蜕壳头上有一角如花冠状,谓之蝉花,西人有赍至都下者,医工云入药最奇。"可见此药的来源是医疗经验所得。唐慎微是四川医家,对其家乡的新药方物应该是比较熟悉的。由他将此物续补为新药是最自然不过的事。但他又补充了一条看似谈炮制的条文,此文出自雷敩《雷公炮炙论》。今存其条文第一句话是："凡使,要白花全者。"说明这确实是在谈"蝉花"。《证类》"蝉花"条云："所在皆有,七月采。生苦竹林者良,花出土上。"土下面才是蝉体。寇宗奭亦云："西川有蝉花,乃是蝉在壳中不出,而化为花,自顶中出。"这与后世声名显赫的冬虫夏草的形成过程相似。即蝉的若虫（幼虫）在土里生活期间,被麦角菌科真菌感染后死去,真菌占据了蝉幼虫的虫体,并在原来的虫头部长出树枝状的菌类子实体,其状类花。这就是寇宗奭所云"蝉在壳中不出,而化为花,自顶中出"的真实原因。现代研究表明,感染并寄生于蝉幼虫体的是麦角菌科真菌蝉棒束孢菌*Isaria* *cicadae* Miquel、大蝉草 *Cordyceps cicadae* Shing。所谓的"花",即从蝉幼虫头部抽出的蝉棒束孢菌的孢梗束,以及大蝉草的子座。[1]至于寄主,或云是蝉科动物山蝉 *Cicada frammata* Dist。[2]但也可以是其他的蝉幼体。中药的蝉花,实际上是真菌与寄生蝉幼虫的复合体。

李时珍在蝉花条没有介绍他的观察所得,但补充了一些前人的相关记载。其中真正介绍蝉花的只有宋祁《方物赞》,其原文见于宋·宋祁《益部方物略记》:"蝉不能蜕,委于林下。花生厥首,兹谓物化。右蝉花二川山林中皆有之。蝉之不蜕者,至秋则花,其头长一二寸,黄碧色。治小儿瘈疭,又能已疟。"其他皆属于过度解说。例如"释名"中将本属蝉名的冠蝉、胡蝉、蟪蛄、螗等都说成是蝉花的别名。甚至把《礼记》的"蝉有緌"、西晋·陆云《寒蝉赋》"蝉有五德"之一的"头上有緌"都解释为蝉花的"花"。蝉花可见的蝉体不过是死蝉的躯壳,蝉花的实体已是真菌,如何能与"蝉有五德"联系得上呢?

古本草最早的"蝉花"图见于宋代,其原创图不多,今分而述之。

1.《**本草图经**》:该书《大观》本"蝉花"(图1)4个小图,全是蝉蜕,未见有蝉花。《政和》本图2有2个虫体,其头部有初生蕨苗似的"花",这才是真正的蝉花写实图。《绍兴》本图3,绘竹丛中有3只虫,观其形,羽翼未成,颇类蝉的若虫(幼虫)。这说明最早的《图经》图,并没有表现出真正的蝉花。《政和》官修时予以改绘。但《绍兴》无法得见《政和》图,又另行改绘,遂形成三个传本皆不相同的蝉花图。后世《品汇》仿绘时,选择了《政和》本所绘,可见《品汇》负责"验药形质"的官员还是有一定的眼力的。

2.《**补遗雷公炮制便览**》:该书"蝉花"(图5)右边两只黄色的虫体即蝉花,仿绘自《品汇》图4。左边实际为"炮制蝉花"图。《雷公炮炙论》有炮制蝉花法,其法为:"收得后,于屋下东角悬干,去甲土后,用浆水煮一日,至夜焙干,碾细用之。"故图中屋内有一人手持悬挂在屋角的蓝布袋,示意阴干。左下有一炉,可以用来煮药或焙干药物,但只绘出半边炉灶,无人操作。炉旁一人端着研钵在研磨药物,是最后的一个工序。屋后有竹林,示意其中多产蝉花。

【小结】

"蝉花"首见于《证类本草》,但此前的《雷公炮炙论》已提到了类似蝉花的内容。据苏颂、唐慎微、寇宗奭所述,此为"蝉在壳中不出,而化为花,自顶中出"。据现代研究,蝉花是真菌与寄生蝉幼虫的复合体,即麦角菌科真菌蝉棒束孢菌 *Isaria cicadae* Miquel 或大蝉草 *Cordyceps cicadae* Shing 感染并寄生于蝉幼虫体内,然后从

1 国家中医药管理局《中华本草》编委会:《中华本草》(1),上海:上海科学技术出版社,1999:499.
2 谢宗万:《本草纲目药物彩色图鉴》,北京:人民卫生出版社,2000:384.

蝉幼虫头部抽出蝉棒束孢菌的孢梗束及大蝉草的子座。《本草图经》(《政和》本)绘制了较好的蝉花图。

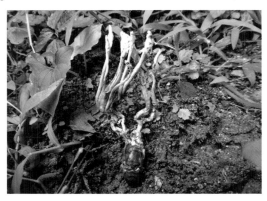

图7 蝉花野外生长实景(蝉棒束孢菌寄生在山蝉体内后,从头部长出孢梗束)

41-4 蛣螂

【品图】

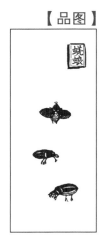

图1 图经(大)·蛣螂

图2 图经(政)·蛣螂

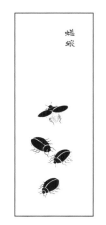

图3 图经(绍)·蛣螂

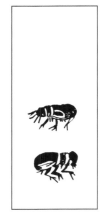

图4 歌括·蛣螂

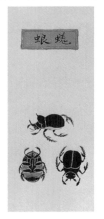

图5 品汇·蛣螂

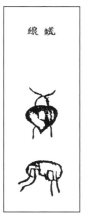

图6 太乙·蛣螂

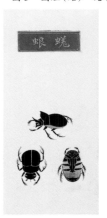

图7 雷公·蛣螂

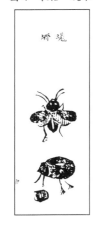

图8 纲目(金)·蛣螂

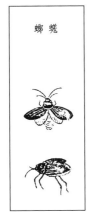

图9　纲目（钱）·蜣螂

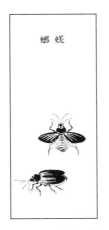

图10　纲目（张）·蜣螂

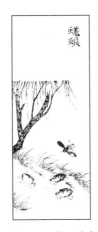

图11　三才·蜣蜋

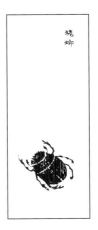

图12　原始·蜣螂

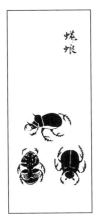

图13　金石·蜣蜋

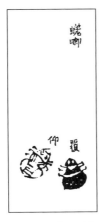

图14　汇言·蜣螂

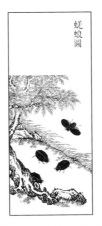

图15　禽虫典·蜣蜋图

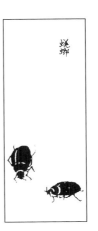

图16　图说·蜣螂

本品16图，取自16书，其中3幅彩图。有承继关系的图可分3个书类。

《本草图经》：该书"蜣螂"图分别存于《大观》（图1，3虫）《政和》（图2，2虫）、《绍兴》（图3，4虫）。此三传本药图大同小异，今以《政和》图2为《图经》图的代表。

仿绘该图的墨线图有：《本草歌括》图4（仿绘图1，仅取原图下面2只虫，阴刻）、《本草纲目》金陵本图8（仿绘图2，在下方增加了一个转丸）。此后仿绘金陵本图8的有钱本图9、张本图10（此二图描绘更精细，但形态照旧，唯抹去了图8的蜣螂转丸）。《本草简明图说》图16仿绘《图经》图2下面的一只蜣螂，但绘了两只，摆放位置不同。

《本草品汇精要》：该书"蜣螂"（图5）的仿绘彩图有《补遗雷公炮制便览》图7、《金石昆虫草木状》图13。

《三才图会》：该书"蜣螂"（图11）的仿绘图有《古今图书集成·禽虫典》"蜣螂"（图15，将原图背景中的柳树改为其他的树种。除更加美化背景外，蜣螂虫形态无大改变）。

以上16图中，除外10幅仿绘图，原创图有6幅（图2、5、6、11、12、14），详见下"鉴药"项。

【文录】

《本经》《别录》（见《证类》卷22"蜣螂"） 一名蛣蜣。火熬之良。生长沙池泽。五月五日取，蒸藏之，临用当炙，勿置水中，令人吐。

梁《本草经集注》（同上） 陶隐居云：《庄子》云：蛣蜣之智，在于转丸。其喜入人粪中，取屎丸而却推之，俗名为推丸。当取大者，其类有三四种，以鼻头扁者为真。

后蜀《蜀本草》（同上）《蜀本》：《图经》云：此类多种，取鼻高目深者，名胡蜣螂，今所在皆有之。

宋《本草图经》（同上）《图经》曰：蜣螂，生长沙池泽，今处处有之。其类极多，取其大者。又鼻高目深者，名胡蜣螂，用之最佳。五月五日取，蒸而藏之，临用当炙。

宋《本草衍义》卷17"蜣螂" 大小二种：一种大者为胡蜣螂，身黑光，腹翼下有小黄子，附母而飞行，昼不出，夜方飞出，至人家庭户中，见灯光则来。一种小者，身黑暗，昼方飞出，夜不飞。今当用胡蜣螂。

明《本草纲目》卷41"蜣螂" 【释名】推车客（《纲目》）、黑牛儿（同上）、铁甲将军（同上）、夜游将军。【时珍曰】崔豹《古今注》谓之转丸、弄丸，俗呼推车客，皆取此义也。其虫深目高鼻，状如羌胡，背负黑甲，状如武士，故有蜣螂、将军之称。【集解】【时珍曰】蜣螂以土包粪，转而成丸，雄曳雌推，置于坎中，覆之而去。数日有小蜣螂出，盖孚乳于中也。

【鉴药】

"蜣螂"首见于《本经》。李时珍释名云："其虫深目高鼻，状如羌胡"，故名。《本经》载其"主小儿惊痫，瘈疭，腹胀，寒热，大人癫疾狂易"。后世医方书或有用之者，现代药材市场少见此物，民间时有用之者。

蜣螂是一种习性独特的昆虫，很早就记载于我国多种早期文献中。例如陶弘景云："《庄子》云：蛣蜣之智，在于转丸。其喜入人粪中，取屎丸而却推之，俗名为推丸。"俗名屎壳郎。李时珍解释其转丸习性："蜣螂以土包粪，转而成丸。雄曳雌推，置于坎中，覆之而去。数日有小蜣螂出，盖孚乳于中也。"可见转丸是为了藏卵、孵卵，为后代准备食物与藏身之地。

蜣螂的种类也非常多。本草学家对药用蜣螂的来源有不同意见。陶弘景云："当取大者，其类有三四种，以鼻头扁者为真。"现代或认为此即金龟子科动物大蜣螂

Scarabaeus sacer L.。唐本《图经》(《蜀本草》引）则云："此类多种,取鼻高目深者,名胡蜣螂,今所在皆有之。"所谓"鼻高",是指其头部有一基部粗大、向上收尖的角突,被古人趣指像胡人高大的鼻子。宋·寇宗奭亦云:蜣螂有"大小二种:一种大者为胡蜣螂,身黑光,腹翼下有小黄子,附母而飞行,昼不出,夜方飞出,至人家庭户中,见灯光则来。一种小者,身黑暗,昼方飞出,夜不飞。今当用胡蜣螂。"此即金龟子科动物屎壳郎*Catharsius molossus* (Linnaeus)。此后宋本《图经》基本复述前人之言。然称"生长沙池泽,今处处有之。其类极多"。李时珍虽然没有多补充观察所得,但收集了民间多种俗名,如推车客、黑牛儿、铁甲将军、夜游将军等。这些别名从不同角度显示了蜣螂的形态习性特点。

《本草图经》"蜣蜋"（图2）仅绘2只虫。其体黑色,一字展翅。此蜣螂仅粗得其形,尚未表现出其铁甲般支棱突起的特点,尤其是头部小而尖,与实物尚有差距。**《本草品汇精要》**"蜣蜋"（图5）当为写生图,分别绘出了蜣螂的侧面、背面、腹面。上面一只蜣螂侧面图,显示了高鼻,表明此当为胡蜣,亦即今屎壳郎*C. molossus*。**《太乙仙制本草药性大全》**"蜣蜋"（图6）为抽象示意图。上图似为虫体背面,成心形,其头尾线条的示意不明。侧面图似为有4长足之虫。以上均不似蜣螂。《三才图会》"蜣蜋"（图11）绘杨柳岸边草地上有"蜣螂"数只,爬行者之形似图2所绘蜣螂而体稍长,飞翔者近似蜜蜂。**《本草原始》**"蜣螂"（图12）似为写实图。其虫体宽阔,接近大蜣螂*S. sacer*。**《本草汇言》**"蜣螂"（图14）绘2只"蜣螂",图注一"仰"一"覆"。仰者露腹,覆者露背,创意不错,但形体绘制欠佳,难以表现蜣螂特征。

【小结】

"蜣螂"为《本经》所载的早期药物之一,后世用者不多。陶弘景谓"当取大者……以鼻头扁者为真。"此即金龟子科动物大蜣螂*Scarabaeus sacer* L.。唐本《图经》则"取鼻高目深者",此即同科动物屎壳郎*Catharsius molossus* (Linnaeus)。《本草品汇精要》《本草原始》有较好的写实图。

41–5　蜉蝣

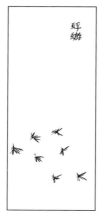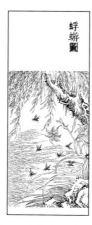

图1　三才·蜉蝣　　图2　禽虫典·蜉蝣图

【品图】

本品2图，取自2书。此2图均有其新创意。详见下"鉴药"项。

【文录】

明《本草纲目》卷41"蜉蝣"【时珍曰】

蜉蝣，一名渠略，似蛣蜣而小，大如指头，身狭而长，有角，黄黑色，甲下有翅能飞。夏月雨后丛生粪土中，朝生暮死。猪好啖之。人取炙食，云美于蝉也。盖蜣螂、蜉蝣、腹蜟、天牛，皆蛴螬、蠹、蝎所化。此亦蜣螂之一种，不可不知也。或曰：蜉蝣，水虫也。状似蚕蛾，朝生暮死。

【鉴药】

"蜉蝣"原置于《本草纲目》"蜣螂"条"集解"后，作为附录药。未载此药见于何文献，仅有"时珍曰"述其形性。

时珍所述"蜉蝣"有两种，其一为："一名渠略，似蛣蜣而小，大如指头，身狭而长，有角，黄黑色，甲下有翅能飞。夏月雨后丛生粪土中，朝生暮死。猪好啖之。人取炙食，云美于蝉也。"高士贤详考此段话出于多种早期文献，其中最重要的有：《尔雅》："蜉蝣，渠略。"郭璞注："似蛣蜣，身狭而长，有角，黄黑色，丛生粪土中，朝生暮死。猪好啖之。"[1]又，陆机《毛诗草木鸟兽虫鱼疏》："蜉蝣之羽：蜉蝣，方土语也，通谓之渠略。似甲虫，有角，大如指，长三四寸，下有翅，能飞，夏月，阴雨时地中出，今人烧炙，啖之美如蝉也。"[2]高氏谓此为有角的甲虫，身体狭长，大如指，色黄黑出粪土中。据此形态、生态，可断定此种蜉蝣属于鞘翅目的一种甲虫（*Coleoptera* sp.），其种属待考。[3]

其二为："蜉蝣，水虫也。状似蚕蛾，朝生暮死。"此语似从宋·罗愿《尔雅翼·释

1　［晋］郭璞注：《尔雅》，《丛书集成初编》影《五雅全书》本，上海：商务印书馆，1937：111.

2　［晋］陆机撰：《毛诗草木鸟兽虫鱼疏》卷下，《丛书集成初编》影《古经解汇函》本，上海：商务印书馆，1936：60.

3　高士贤：《历代本草药用动物名实图考》，北京：人民卫生出版社，2013：365.

虫》中化裁而来。其文曰："许叔重注《淮南子》言，朝菌者，朝生暮死之虫也。生水上，状似蚕蛾，一名孳母，海南谓之虫邪。则亦蜉蝣之类。"[1]此类蜉蝣即蜉蝣目（Ephemeroptera）的动物，常见的有蜉蝣科昆虫蜉蝣Anadastus filiformis Fabric。本草诸书未见有蜉蝣图，今类书中有此图。

1.《三才图会》：该书"蜉蝣"（图1）无背景，唯绘7只飞动的虫子，虫形生动，形态特征明显，当为写生图。

2.《古今图书集成·禽虫典》：该书"蜉蝣图"（图2）有柳树、山丹、山石、水波等背景，但图中7只飞动的蜉蝣，似仿绘自《三才》图1。

【小结】

"蜉蝣"为《本草纲目》"蜈螂"条附录药。其中李时珍据前人文献综合而成的条文，含两种蜉蝣。其一为有角甲虫，属鞘翅目的一种甲虫（Coleoptera sp.）。其二为水虫似蚕蛾，朝生暮死。此或为蜉蝣目（Ephemeroptera）动物，如蜉蝣科昆虫蜉蝣Anadastus filiformis Fabric等。《三才图会》有蜉蝣图，似为蜉蝣A. filiformis的写实图。

41–6　天牛

【品图】

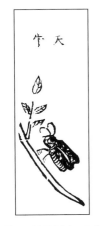 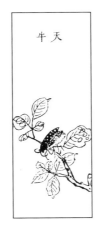 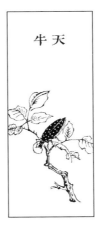 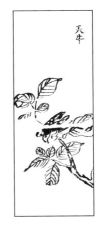

图1　纲目（金）·天牛　　图2　纲目（钱）·天牛　　图3　纲目（张）·天牛　　图4　求真·天牛

1　［宋］罗愿撰，［元］洪焱祖释：《尔雅翼》，《丛书集成初编》据《学津讨原》本排印，上海：商务印书馆，1939：272.

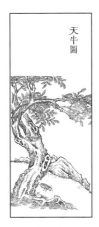
图5 禽虫典·天牛

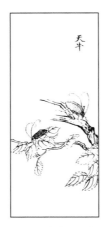
图6 图说·天牛

本品6图，取自6书。有承继关系的图仅1个书类。

《本草纲目》（钱本）：该书"天牛"（图2）的仿绘者有《纲目》张本图3、《本草求真》图4。

以上6图中，除外2幅仿绘图，原创图尚有6幅（图1、2、5、6），详见下"鉴药"项。

【文录】

唐《本草拾遗》（见《证类》卷21"蛴螬"）

陈藏器云……蝎在朽木中，食木心，穿如锥小刀。一名蠹，身长足短，口黑无毛，节慢。至春羽化为天牛，两角状如水牛，色黑背有白点，上下缘木，飞腾不遥。

明《本草纲目》卷41"天牛"【释名】天水牛（《纲目》）、八角儿（同上），一角者名独角仙。【时珍曰】此虫有黑角如八字，似水牛角，故名。亦有一角者。【集解】【时珍曰】天牛处处有之。大如蝉，黑甲光如漆，甲上有黄白点，甲下有翅能飞。目前有二黑角甚长，前向如水牛角，能动。其喙黑而扁，如钳甚利，亦似蜈蚣喙。六足在腹，乃诸树蠹虫所化也。夏月有之，出则主雨。按《尔雅》：蠰，啮桑也。郭璞注云：状似天牛长角，体有白点，善啮桑树，作孔藏之。江东呼为啮发。此以天牛、啮桑为二物也。而苏东坡《天水牛》诗云：两角徒自长，空飞不服箱。为牛竟何益？利吻穴枯桑。此则谓天牛即啮桑也。大抵在桑树者，即为啮桑尔。一角者，名独角仙。入药并去甲、翅、角、足用。

【鉴药】

"天牛"首见于《本草纲目》。《中华本草》云出《本草拾遗》，然"天牛"只是出现在《拾遗》解说"蛴螬"的行文中，非专门立条，故不能作为出典。陈藏器云："天牛，两角状如水牛"，故名。时珍载其主治"疟疾寒热，小儿急惊风，及疔肿箭镞入肉，去痣靥"。后世用此者稀。

关于本品的生境、形态，陈藏器云："蝎在朽木中，食木心，穿如锥小刀。一名蠹，身长足短，口黑无毛，节慢。至春羽化为天牛，两角状如水牛，色黑背有白点，上下缘木，飞腾不遥。"其中角如水牛、黑背白点，最是特征。李时珍在"天牛"条搜寻了多种古籍，其中与陈藏器所云相似者有："天牛处处有之。大如蝉，黑甲光如漆，甲上有黄白点，甲下有翅能飞。目前有二黑角甚长，前向如水牛角，能动。其喙黑而扁，如钳甚利，亦似蜈蚣喙。六足在腹，乃诸树蠹虫所化也。"又，时珍引《尔雅·释虫》（郭注），其原文为："蠰，啮桑。（似天牛，长角，体有白点，喜啮桑树，作孔入其中。江东呼为啮发。）"《中华本草》据以上诸家所述，谓"古之天牛并非一种，但据其所述形性，当为天牛科昆虫无疑。"所云"色黑背有白点"者多指沟胫天牛科动物星天牛Anoplophora chinensis Forster。此外，天牛科动物桑天牛Apriona germari (Hope)及其近缘昆虫的全虫也属其原动物。[1]

至于李时珍所云"一角者，名独角仙。入药并去甲、翅、角、足用"。此不属于天牛，不该在本条下提及此物。"独角仙"乃金龟子科Scarabaeidae昆虫双叉犀金龟Allomyrina dichotoma Linnaeus。

《本草纲目》金陵本 "天牛"（图1）绘一枝条，上有一虫，头有两只牛角状物，背黑色，有白点。此虫过于粗糙，虽知其示意，但无法据此定种。**《纲目》钱本** "天牛"（图2）树叶更阔，但无法确定树种。其上有昆虫1只。头上有两短触须。背上有明显的小圆白点。此虫形不似写实图。**《古今图书集成·禽虫典》** "天牛"（图5）画面很美，山树之间有一昆虫，头有两个小触角。此亦不是天牛图。**《简明本草图说》** "天牛"（图6）的构图近似钱本图2，但树枝上两只昆虫的长触角（分节）是十分典型的天牛类昆虫。此二昆虫之一背黑色，有白点，此或为星天牛A. chinensis。另一只背部白色，有麻点，可能是其近缘动物。

另《本草纲目图考》引用了五代黄筌《写生珍禽图》中的天牛工笔写生图。该图所绘据考应是桑天牛Apriona germari。[2]

【小结】

"天牛"为《本草纲目》新增药。但关于本品的形态描述可见于晋·郭璞注《尔雅》、唐《本草拾遗》、明《本草纲目》。据上述诸书所载，本品的特点是有很长的触角，此为天牛科多种昆虫，其中"色黑背有白点"者为星天牛Anoplophora chinensis Forster。另桑天牛Apriona germari (Hope)及其近缘昆虫亦属古天牛之类。但多数本草书中所绘的天牛的触角都不够长，唯《简明本草图说》天牛图表现了这一特征。

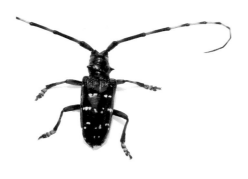

图 7 星天牛 Anoplophora chinensis

1 国家中医药管理局《中华本草》编委会 :《中华本草》(9)，上海 : 上海科学技术出版社，1999 : 203.
2 王家葵、蒋淼、胡颖翀 :《本草纲目图考》，北京 : 科学出版社，2018 : 1484.

【品图】

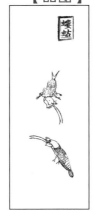

图 1　图经（大）·蝼蛄

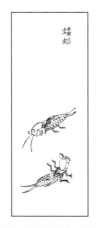

图 2　图经（政）·蝼蛄

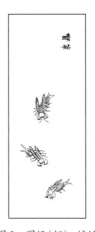

图 3　图经（绍）·蝼蛄

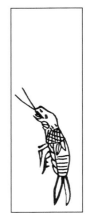

图 4　歌括·蝼蛄

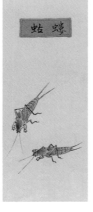

图 5　品汇·蝼蛄

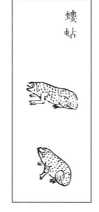

图 6　蒙筌·蝼蛄

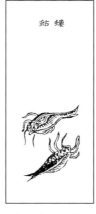

图 7　太乙·蝼蛄

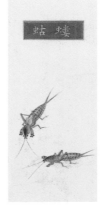

图 8　雷公·蝼蛄

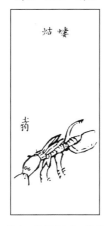

图 9　纲目（金）·蝼蛄

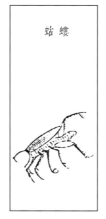

图 10　纲目（钱）·蝼蛄

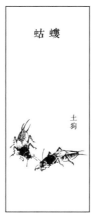

图 11　纲目（张）·蝼蛄

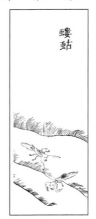

图 12　三才·蝼蛄

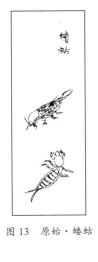

图 13 原始·蝼蛄

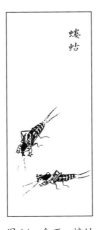

图 14 金石·蝼蛄

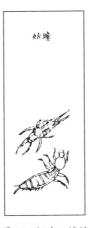

图 15 汇言·蝼蛄

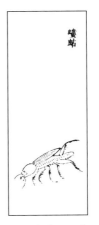

图 16 本草汇·蝼蛄

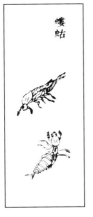

图 17 类纂·蝼蛄

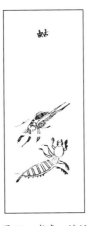

图 18 求真·蝼蛄

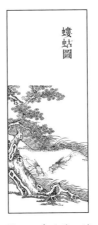

图 19 禽虫典·蝼
蛄图

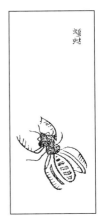

图 20 便方·蝼蛄

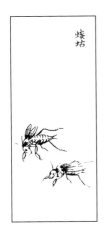

图 21 图说·蝼蛄

本品21图，取自21书，其中3幅彩图。有承继关系的图可分2个书类。

《本草图经》：该书"蝼蛄"图分别存于《大观》(图1)、《政和》(图2)、《绍兴》(图3，多绘1只虫)。此三传本药图大同小异，今以《政和》图2为《图经》图的代表。

直接仿绘该图的墨线图有：《本草歌括》图4(仿绘图1，仅绘虫1只)、《太乙仙制本草药性大全》图7(其构图及大体形状表明此乃仿绘《图经》图2，但画技太差，模仿都难胜任，故绘成此不虫不鱼的形状。《本草纲目》金陵本图9(仿绘图2上面那只虫。图注"土狗"，乃蝼蛄别名。此图虽系仿绘，却多处不到位)、《三才图会》(图12，仿绘图2，但走形失真。另添加了野外背景)、《本草原始》图13（基本仿绘，略有修饰）。此后上述仿绘图又形成了几个小书系。仿绘《纲目》金陵本图9的有《纲目》钱本图10、《本草汇》图16。仿绘《三才》图12的有《古今图书集成·禽虫典》"蝼蛄图"（图19，该书野外草树背景几乎充满画面，蝼蛄则绘得几近蝗虫）。仿绘《原始》图13的有《本草汇言》图15、《本草纲目类纂必读》图17。此后《本草求真》图18又仿绘《汇言》图15。

仿绘该图的彩色图有：《本草品汇精要》图5（其色逼真，形态生动，唯后足类蝗虫、鞘翅不很明显）。此后仿绘《品汇》图5的有《补遗雷公炮制便览》图8、《金石昆虫草木状》图14。

《本草纲目》（张本）：该书"蝼蛄"（图11）新绘，其仿绘图有《本草简明图说》图21（犹不及图11生动准确）。

以上21图中，除外17幅仿绘图，原创图有4幅（图2、6、11、20），详见下"鉴药"项。

【文录】

《本经》《别录》（见《证类》卷22"蝼蛄"）一名蟪蛄，一名天蝼，一名蟹。生东城平泽，夜出者良，夏至取，暴干。

宋《本草图经》（同上）《图经》曰：今处处有之。穴地粪壤中而生，夜则出求食……夏至后取，暴干，以夜出者良……孔颖达《正义》云：有五能而不能成技之虫也。又引蔡邕《劝学篇》云：硕鼠五能不成一技术。注云：能飞不能过屋；能缘不能穷木；能游不能度谷；能穴不能掩身；能走不能免人。《荀子》云：梧鼠五技而穷。并为此蝼蛄也……然则蝼蛄与此鼠二物而同名硕鼠者也。蝼蛄有技而穷，此鼠技不穷，故不同耳。蝼蛄又名梧鼠，《本经》未见也。

宋《本草衍义》卷17"蝼蛄" 此虫当立夏后，至夜则鸣，《月令》谓之"蝼蝈鸣"者是矣。其声如蚯蚓。此乃是五技而无一长者。

明《本草纲目》卷41"蝼蛄" 【释名】蝼蝈（《月令》）、仙姑（《古今注》）、石鼠（《古今注》）、土狗（俗名）。【时珍曰】《周礼注》云：蝼，臭也。此虫气臭，故得蝼名。曰姑，曰婆，曰娘子，皆称虫之名。蟪蛄同蝉名，蝼蝈同蛙名，石鼠同硕鼠名，梧鼠同飞生名，皆名同物异也。【集解】【时珍曰】蝼蛄穴土而居，有短翅四足。雄者善鸣而飞，雌者腹大羽小，不善飞翔，吸风食土，喜就灯光。入药用雄。或云用火烧地赤，置蝼于上，任其跳死，覆者雄，仰者雌也。《类从》云：磨铁致蛄，汗鞸引兔。物相感也。

【鉴药】

"蝼蛄"首见于《本经》。李时珍释名曰："《周礼注》云：'蝼，臭也。'此虫气臭，故得蝼名。曰姑，曰婆，曰娘子，皆称虫之名。"《本经》载其"主产难，出肉中刺，溃痈肿，下哽噎，解毒，除恶疮"。古代医方时或见用，后世民间亦用之。

"蝼蛄"为常见的农作物害虫，我国早期文献多记载其名。民间传说其"颇协鬼神""为鬼所使"，人见则打杀。古人又讥其"有五能而不能成技"，总之此虫古今名声皆差（详参本条"文录"）。宋《本草图经》云："今处处有之。穴地粪壤中而生，夜则出求食。"李时珍云："蝼蛄穴土而居，有短翅四足。雄者善鸣而飞，雌者腹大羽小，不善飞翔，吸风食土，喜就灯光。入药用雄。"据此可知本品为蝼蛄科蝼蛄属*Gryllotalpa*动物无疑。此属分布面广、常见，当今药店所能购的蝼蛄为非洲蝼蛄*Gryllotalpa africana* Palisot et Beauvois及华北蝼蛄*Gryllotalpa unispina* Saussure两种。[1]本品虽然常见，但其形还比较复杂，故古代有关本品的精品原创墨线图很少。今统而述之。

《本草图经》三传本的"蝼蛄"图皆不相同，除摆放位置、蝼蛄数量外，其表现方法也不尽相同。比较而言，此三传本的蝼蛄墨线图在古代同类图中都算佳品。其中（图2）更好。其扁铲状的前足、纺锤形的腹部，以及燕尾般的一对尾毛均能清晰表达，可见此为写实图。此后仿绘此图的《本草品汇精要》彩图亦很精美。《本草蒙筌》"蝼蛄"（图6）所绘分明是两只蛙。之所以造成这样的错误，大概是《证类》卷22"蝼蛄"与"蛙"图是紧邻，不慎误置。或"蝼蝈同蛙名"，导致误绘。《本草纲目》张本"蝼蛄"（图11）似为写生图，描述精细，且形态生动。前后翅在诸图中表达最明晰。《草木便方》"蝼蛄"（图20）画技较差，无法恰到好处地绘出其特点。但细揣摩此图，其示意效果尚可。尤其是头部的两根触须、宽大的前足、粗大的后足都能看出来。但其鞘翅、腹部草率简略，未绘出蝼蛄特征。

【小结】

"蝼蛄"为《本经》所载早期药物之一。据李时珍所述形态及本草附图，可知本品即蝼蛄科蝼蛄属*Gryllotalpa*。至今亦用者有非洲蝼蛄*Gryllotalpa africana* Palisot et Beauvois及华北蝼蛄*Gryllotalpa unispina* Saussure。《本草图经》《本草纲目》张本所绘蝼蛄图为写实图，能突出蝼蛄的形态特征。

1　谢宗万：《本草纲目药物彩色图鉴》，北京：人民卫生出版社，2000：385.

41-8 萤火

【品图】

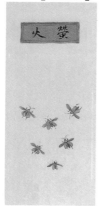

图 1 品汇·萤火

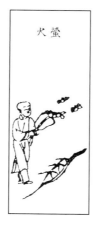

图 2 太乙·萤火

图 3 雷公·萤火

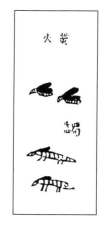

图 4 纲目(金)·萤火

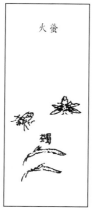

图 5 纲目(钱)·萤火

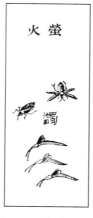

图 6 纲目(张)·萤火

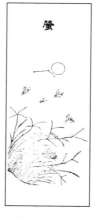

图 7 三才·萤

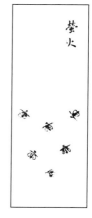

图 8 金石·萤火

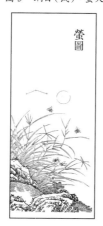

图 9 禽虫典·萤图

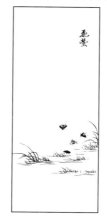

图 10 图说·飞萤

本品10图，取自10书，其中3幅彩图。有承继关系的图可分3个书类。

《本草品汇精要》：该书"萤火"（图1）的仿绘者有《补遗雷公炮制便览》图3、《金石昆虫草木状》图8。

《本草纲目》（金陵本）：该书"萤火"（图4）的仿绘者有《纲目》钱本图5（构图、图注均同图4，但将上方飞翔的两只萤火予以改绘，接近实物）。《纲目》张本图6又仿绘图5，并将下方的"蝍"（萤蛆）予以修润。

《三才图会》：该书"萤"（图7）的仿绘者为《古今图书集成·禽虫典》"萤图"（图9），后者背景又增山石。

以上10幅图中，除外5幅仿绘图，原创图尚有5幅（图1、2、4、7、10），详见下"鉴药"项。

【文录】

《本经》《别录》（见《证类》卷22"萤火"） **一名夜光，**一名放光，一名熠耀，一名即炤。生阶地池泽。七月七日取，阴干。

梁《本草经集注》（同上） 陶隐居云：此是腐草及烂竹根所化，初犹未如虫，腹下已有光，数日便变而能飞。方术家捕取内酒中令死，乃干之，俗药用之亦稀。

后蜀《蜀本草》（同上）《蜀本》注云：《尔雅》云，萤火，即炤。注曰：夜飞，腹下有火，按此虫是朽草所化也。《吕氏春秋》云"腐草化为萤"是也。

三国《吴普本草》（见《御览》卷97） 一名夜照，一名熠耀，一名救火，一名景天，一名据火，一名挟火。

宋《本草衍义》卷17"萤" 常在大暑前后飞出，是得大火之气而化，故如此明照也。今人用者少。《月令》虽曰腐草所化，然非阴湿处终无。

明《本草纲目》卷41"萤火" 【释名】宵烛（《古今注》）、丹鸟。【时珍曰】萤从荧省。荧，小火也，会意。《豳风》：熠耀宵行。宵行乃虫名，熠耀其光也。《诗》注及本草皆误以熠耀为萤名矣。【集解】【时珍曰】萤有三种。一种小而宵飞，腹下光明，乃茅根所化也，《吕氏月令》所谓"腐草化为萤"者是也。一种长如蛆蠋，尾后有光，无翼不飞，乃竹根所化也，一名蠲，俗名萤蛆，《明堂月令》所谓"腐草化谓蠲"者是也，其名宵行，茅竹之根，夜视有光，复感湿热之气，遂变化成形尔。一种水萤，居水中，唐李子卿《水萤赋》所谓"彼何为而化草，此何为而居泉"是也。入药用飞萤。

【鉴药】

"萤火"首见于《本经》。李时珍释名曰："萤从荧省。荧，小火也，会意。"《中华本草》谓"灯烛之光谓之荧。荧亦泛指光亮。后人因类别字而改萤"。《本经》载其"主明目，小儿火疮伤，热气蛊毒鬼疰，通神精"。后世医方用者甚稀。

"萤火虫"因其尾部发光而广为人知。其别名甚众（如夜光、放光、熠耀、即炤等），大多均与光亮相关。但《吴普本草》载其别名中有"景天""救火""据火"，恐是将植物"景天"的别名误置其下。本品虫体细小，据早期人们对其习性的观察，仅知其喜欢"生阶地池泽"，但不知其如何繁殖。故《吕氏春秋》等早期文献有"腐草化为萤"的说法。梁·陶弘景亦云："此是腐草及烂竹根所化，初犹未如虫，腹下已有光，数日便变而能飞。"陶氏增加了烂竹根能化萤之说。陶氏观察到此虫尚未变成虫时，其"腹下已有光"，这与现知萤火虫幼虫都会发光是一致的。腐草、竹根化萤实为谬说。此虫亦有雌雄，其腹下荧光的作用之一即是寻求配偶。陶弘景还提到："方术家捕取内酒中令死，乃干之，俗药用之亦稀。"寇宗奭亦云"今人用者少"。说明此物并不被医家看重。《本经》记载其"蛊毒鬼疰，通神精"，大概也是方术家的说法，并非实际疗效。

李时珍谓"萤有三种"："一种小而宵飞，腹下光明"；"一种长如蛆蠋，尾后有光，无翼不飞"；"一种水萤，居水中"。这3种萤确实有区别，但他将前两种分别作为茅根所化与竹根所化，则纯属臆测。清·郝懿行《尔雅义疏》云："今验萤火有二种：一种飞者，形小头赤；一种无翼，形似大蛆，灰黑色，而腹下火光大于飞者，乃《诗》所谓宵行，《尔雅》之即炤，亦当兼此二种，但说者止见飞萤耳。"[1]郝氏所云"飞者"，属于萤火之雄虫，形体小，有翅且翅长，能飞；所云"形似大蛆"者，乃雌虫，无翅或翅短，体型比雄虫大。两者都能发荧光，但雌虫的荧光比雄虫更亮。郝氏所见，则萤之雌雄也。时珍说的前两种亦是雌雄，与茅根还是竹根无关。至于"水萤"，乃水栖类萤火。另有陆栖类萤火，且此类种类更多。李时珍云"入药用飞萤"，则似以雄者入药。此药用者甚稀，未见记载实用状况如何。今一般中药书均将本品的原动物定为萤科熠萤属（*Luciola*）的萤火虫*Luciola vitticolis* Kies.。此为陆栖类型的萤火虫。

《本草品汇精要》"萤火"（图1）绘虫6只，其形体、触须、鞘翅等均与实物合。尾部色深。但似少了中间一对足。仿绘其图的《补遗雷公炮制便览》在仿绘时将其尾部用明显的红色予以标志。然萤火之光常见者为黄色和绿色，有时为红色。此用红色，或为显目。《太乙仙制本草药性大全》"萤火"（图2）绘一人手持扇，其前有数只示意用的萤火。此大概示意追萤、扑萤。但其所绘之虫乃写意，根本无法辨识。《本草纲目》金陵本"萤火"（图4）其上2只萤，均为飞萤。钱本仿绘，将此2萤绘成一展翅，其翅长，当为雄萤。一合翅，其翅短，或为雌萤。下为"蠲"（juān），俗名"萤蛆"，其状类蛆而有极短之翅，此即幼虫。《三才图会》"萤火"（图7）上为月及星，示意萤火夜行。另绘飞萤4只，停息于草上者3只，形态则一。《本草简明图说》"萤火"（图10）背景为水草之地。所绘萤火贴水面而飞。其形仍似《纲目》张本图6所绘。

【小结】

"萤火"为《本经》所载早期药物之一。据李时珍所述，本品即萤科动物萤火虫*Luciola vitticolis* Kies.。《本草品汇精要》所绘萤火较好。

---

1 此先见《本草纲目图考》引用，今核查无误。原文见［清］郝懿行撰：《尔雅义疏》（下三·释虫），上海：上海古籍出版社(影印《郝氏遗书》本)，2017：1160.

41-9　衣鱼

【品图】

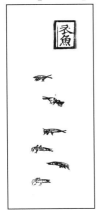

图1　图经（大）·衣鱼

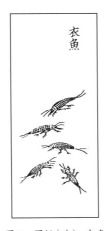

图2　图经（政）·衣鱼

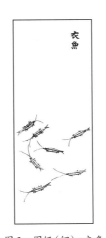

图3　图经（绍）·衣鱼

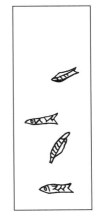

图4　歌括·衣鱼

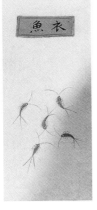

图5　品汇·衣鱼

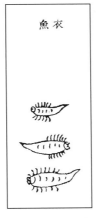

图6　太乙·衣鱼

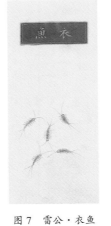

图7　雷公·衣鱼

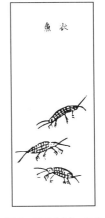

图8　纲目（金）·衣鱼

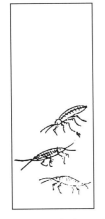

图9　纲目（钱）·衣鱼

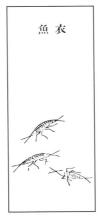

图10　纲目（张）·衣鱼

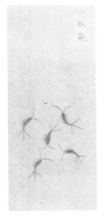

图11　金石·衣鱼

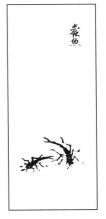

图12　图说·蠹鱼

本品12图，取自12书，其中3幅彩图。有承继关系的图可分2个书类。

《本草图经》：该书"衣鱼"图分别存于《大观》（图1）、《政和》（图2）、《绍兴》（图3）。此三传本药图所绘衣鱼数量及摆放法均不同，然"衣鱼"基本一致。今以《政和》图2为《图经》图的代表。

仿绘该图的墨线图有：《本草歌括》图4（有2枚似仿绘图1，但已走形；另两枚直接绘成鱼形）、《本草纲目》金陵本图8（仿绘图2，尚得其形）。此后仿绘金陵本图8的有《纲目》钱本图9。仿绘钱本图9的有《纲目》张本图10。

《本草品汇精要》：该书"衣鱼"（图5）的仿绘彩图有《补遗雷公炮制便览》图7、《金石昆虫草木状》图11。

以上12图中，除外8幅仿绘图，原创图有4幅（图2、5、6、12），详见下"鉴药"项。

【文录】

《本经》《别录》（见《证类》卷22"衣鱼"）　一名白鱼，一名蟫（音谈）。生咸阳平泽。

梁《本草经集注》（同上）　陶隐居云：衣中乃有，而不可常得，多在书中，亦可用。

宋《本草图经》（同上）《图经》曰：今处处有之。衣中乃少，而多在书卷中。《尔雅》所谓蟫（潭、寻二音），白鱼。郭璞云：衣、书中虫，一名蛃（音丙）鱼是也……今人谓之壁鱼。

宋《本草衍义》卷17"衣鱼"　多在故书中，久不动。帛中或有之，不若故纸中多也。身有厚粉，手搐之则落，亦啮毳衣。用处亦少。其形稍似鱼，其尾又分二歧。

明《本草纲目》卷41"衣鱼"【释名】蠹鱼。【时珍曰】白，其色也。壁，其居也。蟫，其状态也。丙，其尾形也。【集解】【时珍曰】衣鱼甚蠹衣帛书画，始则黄色，老则有白粉，碎之如银。可打纸笺。按段成式言：何讽于书中得一发长四寸，卷之无端，用力绝之，两端滴水。一方士云：此名脉望，乃衣鱼三食神仙字则化为此。夜持向天，可以坠星，求丹。又异于吞鱼致仙之说。大抵谬妄，宜辩正之。

【鉴药】

"衣鱼"首见于《本经》。甚蠹衣帛，形稍似鱼，故名。《本经》载其"主妇人疝瘕，小便不利，小儿中风项强背起，摩之"。《别录》云："又疗淋，堕胎，涂疮灭瘢。"后世医方书偶见用之。今无用者。

关于本品的形态，观其名可知其形似鱼。又《本经》载其"一名白鱼"，知其色白。梁·陶弘景云："衣中乃有，而不可常得，多在书中，亦可用。"宋·苏颂《本草图经》引《尔雅》："蟫，白鱼。"晋·郭璞注："衣、书中虫，一名蛃鱼。"可见此昆虫很早就为人知。苏颂云："今人谓之壁鱼。"因其亦居壁间得此名。宋·寇宗奭《本草衍义》云："多在故书中，久不动。帛中或有之，不若故纸中多也。身有厚粉，手搐之则落，亦啮毳衣。用处亦少。其形稍似鱼，其尾又分二歧。"可见寇氏对衣鱼有很细致的观察。李时珍则云："衣鱼甚蠹衣帛书画，始则黄色，老则有白粉，碎之如银。可打纸笺。"以上诸家记载的衣鱼，据考与今衣鱼科动物衣鱼*Lepisma saccharina* Linnaeus和毛衣鱼*Ctenolepisma Villosa* Fabr.的形态与习性相符。古籍中或载与衣鱼相关的故事或笑话，因无关医药，不赘引（参上"文录"）。

1.《本草图经》：该书三传本的"衣鱼"图中，图1虫形太小，宛如小鱼苗，不易辨认。图2比较清晰，两条细长的触角，6足，躯体细梭状。除尾须仅2条、少绘一条外，其余皆如实物。图3有触角，虫体细梭状，此似衣鱼。然此虫尾如鱼尾，如短刺般的足4对，此又不似衣鱼。故此三传本之中，唯有图2所绘最接近原物。

2.《本草品汇精要》：该书"衣鱼"（图5）为彩绘，有衣鱼5枚，触角3条，尾须3条，均十分准确。唯足为4对，多出1对，是该图的瑕疵。

3.《太乙仙制本草药性大全》：该书"衣鱼"（图6）既无触角，也无尾须，只有多足的虫体，并无衣鱼之形。

4.《本草简明图说》：该书的"蠹鱼"（图12）所绘之虫亦有分叉的尾，但为二分叉，不是尾须3条。由于采用的是写意笔法，难辨细部，只能观其整体。其足3对，皆有关节，且后肢长而强劲，此如蚱蜢，全无"鱼"态。故此图非写实，难以为据。

【小结】

"衣鱼"为《本经》所载早期药用之一。据寇宗奭、李时珍的记载，衣鱼即今衣鱼科动物衣鱼*Lepisma saccharina* Linnaeus和毛衣鱼*Ctenolepisma Villosa* Fabr.。《本草图经》（《政和》本）、《本草品汇精要》所绘衣鱼虽各有小瑕疵，但仍能表现衣鱼的特征。

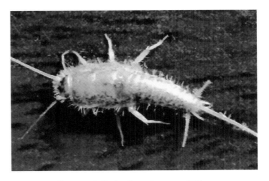

图13　毛衣鱼 *Ctenolepisma Villosa*

41-10 鼠妇

【品图】

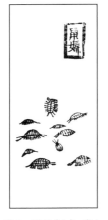

图1　图经(大)·鼠妇

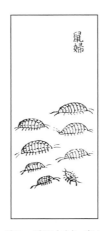

图2　图经(政)·鼠妇

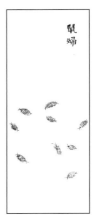

图3　图经(绍)·鼠妇

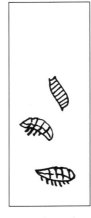

图4　歌括·鼠妇

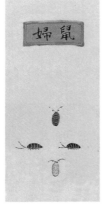

图5　品汇·鼠妇

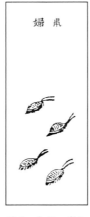

图6　太乙·鼠妇

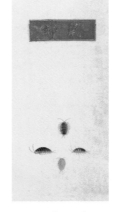

图7　雷公·鼠妇

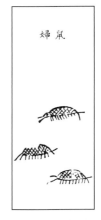

图8　纲目(金)·鼠妇

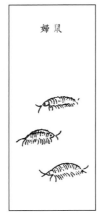

图9　纲目(钱)·鼠妇

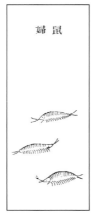

图10　纲目(张)·鼠妇

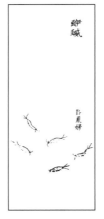

图11　三才·蚰蜒

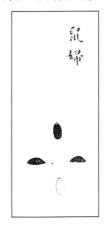

图12　金石·鼠妇

本品14图，取自14书，其中3幅彩图。有承继关系的图可分3个书类。

《本草图经》：该书"鼠妇"图分别存于《大观》（图1）、《政和》（图2）、《绍兴》（图3）。此三传本药图所绘鼠妇数量不一，形体大同小异。今以《政和》图2为《图经》图的代表。

仿绘该图的墨线图有：《本草歌括》图4（图形拙劣，无头无尾，严重失真）、《本草纲目》金陵本图8（仿绘图2，改原图清晰的胸腹环节为网脉鳞片状）。此后《纲目》钱本图9仿绘金陵本图8，构图、虫数、头尾形状均同图8，但将胸腹网脉改为密集环节。此均为未见过鼠妇的画士所为。《纲目》张本图10又仿绘钱本图9。

《本草品汇精要》：该书"鼠妇"（图5）的仿绘彩图有《补遗雷公炮制便览》图7、《金石昆虫草木状》图12。

《三才图会》：该书"蚰蜒"（图11）的仿绘图为《古今图书集成·禽虫典》"蚰蜒图"（图13）。该图保留了图11的几只虫形，但增添了村舍院墙、老树假山的背景。

以上14图中，除外9幅仿绘图，原创图有5幅（图2、5、6、11、14），详见下"鉴药"项。

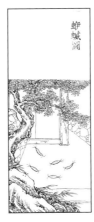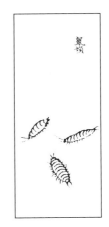

图13　禽虫典·蚰蜒图　图14　图说·鼠妇

【文录】

《本经》《别录》（见《证类》卷22 "鼠妇"） 一名负蟠，一名蚰蜒，一名蛜蝛。生魏郡平谷及人家地上，五月五日取。

梁《本草经集注》（同上） 陶隐居云：一名鼠负，言鼠多在坎中，背则负之，今作妇字，如似乖理。又一名鼠姑。

后蜀《蜀本草》（同上）《蜀本》：多在瓮器底及土坎中，常惹着鼠背，故名之也。俗亦谓之鼠粘，犹如菜耳，名羊负来也。

宋《本草图经》（同上）《图经》曰：今处处有之。多在下湿处瓮底及土坎中……《诗·东山》云：蚰蝛在室。郑笺云：此物家无人则生。然《本经》亦有此名，是今人所谓湿生虫者也。五月五日取。

宋《本草衍义》卷17 "鼠妇" 此湿生虫也。多足，其色如蚓，背有横纹蹙起，大者长三四分。在处有之，砖甃及下湿处多。用处绝少。

明《本草纲目》卷41 "鼠妇" 【释名】负蟠（烦。《尔雅》）、地鸡（《纲目》）、地虱。【时珍曰】按陆佃《埤雅》云：鼠负，食之令人善淫，故有妇名。又名鼠姑，犹鼠妇也。

鼠粘，犹鼠负也。然则妇、负二义俱通矣。因湿化生，故俗名湿生虫。曰地鸡、地虱者，象形也。【集解】【时珍曰】形似衣鱼稍大，灰色。

【鉴药】

"鼠妇"首见于《本经》。陶弘景云："一名鼠负。言鼠多在坎中，背则负之。今作'妇'字，如似乖理。"李时珍云："鼠负，食之令人善淫，故有妇名。"《中华本草》云："今按，此虫喜低凹暗湿处，与鼠性相似。其背委屈，如有所负，故名。传写作鼠妇，又演化而为鼠姑。"后者似更在理。《本经》载其"主气癃，不得小便，妇人月闭血瘕，痫痓寒热，利水道"。汉·张仲景治久疟之大鳖甲丸用此，苏颂云是"以其主寒热也"。后世医方亦时有用者，然用得不多。

关于本品生境，《尔雅·释虫》："蟠，鼠负。"晋·郭璞注："瓮器底虫。"《蜀本草》云"多在瓮器底及土坎中"。宋·苏颂："今人所谓湿生虫者也。"可见此物喜潮湿阴暗之地。

关于其形态，晋·陆机《毛诗草木鸟兽虫鱼疏》云："伊威在室：伊威一名委黍，一名鼠妇。在壁根下、瓮底土中生，似白鱼者是也。""白鱼"即衣鱼。宋·寇宗奭云："湿生虫也。多足，其色如蚓，背有横纹蹙起，大者长三四分。在处有之，砖甃及下湿处多。用处绝少。"李时珍仅云："形似衣鱼稍大，灰色。"以上以寇宗奭所言最详。特别要注意的是"多足，其色如蚓，背有横纹蹙起，大者长三四分"这几个特征，因为这不是一般的比拟，是具体的形容，有量化数据。

古本草中的鼠妇是一类湿生动物的总名称。其共同特点是体形小，形态相似，常卷曲成团。此类动物属于今节肢动物门等足目下鼠妇科及其相邻的潮虫科、球鼠妇科等不同的科。现代诸书考定的原动物不尽相同，使用的中文动物名及科名也不统一。《中华本草》所载原动物为卷甲虫科动物普通卷甲虫 *Armadillidium vulgare* (Latrelle)或潮虫科动物鼠妇 *Porcellio scaber* Latreille。[1]《本草纲目药物彩色图鉴》认为据古本草所载，此当为蜡鼠妇科动物长鼠妇 *Porcellio erongata* Shen。现今市售鼠妇主要为卷地鳖科动物平甲虫。[2]亦即《药典》收载鼠妇虫药材原动物潮虫科动物平甲虫 *Armadillidium vulgare* (Latrelle)。此外，《动物药志》还收载了几种此类不同种的动物，兹不赘举。如果考虑到本草所载的鼠妇"其色如蚓""灰色"，那么就可以排除那些背甲黑色或色深的种类。如果考虑本草记载"背有横纹蹙起，大者长三四分""形似衣鱼稍大"，那么就可以排除那些体宽、过长的种类。鉴于古本草的描述大多比较宽泛，故古本草最合适的原动物还有待进一步的比较与讨论。

《本草图经》"鼠妇"（图2）是《图经》三传本中画得最好的图。该图表现了"背

1　国家中医药管理局《中华本草》编委会：《中华本草》(9)，上海：上海科学技术出版社，1999：111.

2　谢宗万：《本草纲目药物彩色图鉴》，北京：人民卫生出版社，2000：386.

有横纹蹙起"、长卵形、扁平、多足等特征，与今鼠妇*Porcellio scaber* Latreille比较接近。《**本草品汇精要**》"鼠妇"（图5）为彩色图，其胸背颜色深褐色，环节明显但数量较少。其触角较长且形态特殊。不明画士是否取用了当时所用的"鼠妇"为写实标本。其原动物与鼠妇近似，具体种不明。《**太乙仙制本草药性大全**》"鼠妇"（图6）所绘有较长的触角，背部隆起如鳖形，无环节。具体动物不明。《**三才图会**》"鼠妇"（图11）有图注"即鼠妇"，但所绘之图前有两触须，后有三尾须，体瘦长，此乃典型的"衣鱼"图。大概受李时珍云"形似衣鱼稍大"的影响，错误绘成此图。《**本草简明图说**》"鼠妇"（图14）整体形状与《图经》图2有近似之处，但体型更圆而不扁平。不明是仿绘引起的差异，还是另有所本。待考。

【小结】

"鼠妇"为《本经》所载早期药物之一。此虫喜居潮湿阴暗之地。据陆机、寇宗奭、李时珍等记载，本品属于节肢动物门等足目好几个科（如鼠妇科、潮虫科等）的动物。现代比较多用的是普通卷甲虫（平甲虫）*Armadillidium vulgare* (Latrelle)、鼠妇*Porcellio scaber* Latreille、长鼠妇*Porcellio erongata* Shen等。《本草图经》（《政和》本）所绘似为写实图，形态接近鼠妇*P. scaber*。《本草品汇精要》似为写实图，原动物不明。《三才图会》误绘成"衣鱼"图。

41–11　䗪虫

【品图】

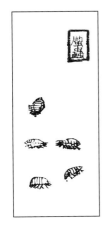
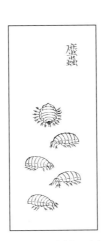
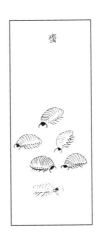
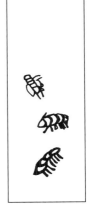

图1　图经（大）·䗪虫　　图2　图经（政）·䗪虫　　图3　图经（绍）·䗪虫　　图4　歌括·䗪虫

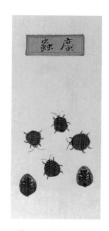

图 5　品汇·䗪虫

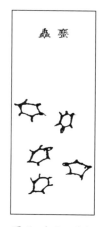

图 6　太乙·䗪虫

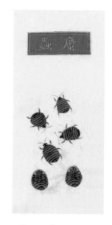

图 7　雷公·䗪虫

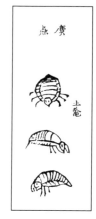

图 8　纲目（金）·䗪虫

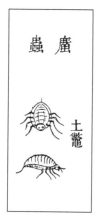

图 9　纲目（钱）·䗪虫

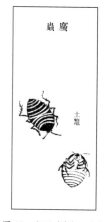

图 10　纲目（张）·䗪虫

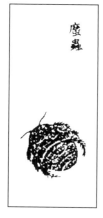

图 11　原始·䗪虫

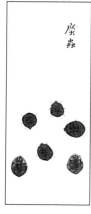

图 12　金石·䗪虫

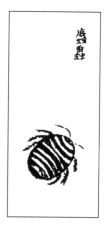

图 13　汇言·䗪虫

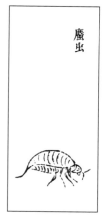

图 14　本草汇·䗪虫

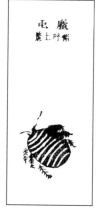

图 15　类纂·䗪虫

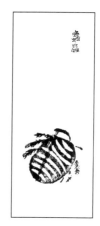

图 16　求真·䗪虫

本品18图，取自18书，其中3幅彩图。有承继关系的图可分4个书类。

《本草图经》：该书"䗪虫"图分别存于《大观》(图1)、《政和》(图2)、《绍兴》(图3)。此三传本药图大同小异，今以《政和》图2为《图经》图的代表。

仿绘该图的墨线图有：《本草歌括》图4(图形拙劣，严重失真)、《本草纲目》金陵本(图8，该图从图2中选取3枚予以仿绘，但予以简化。原图多足，被修改为3对)。此后仿绘金陵本图8的有钱本图9(又省去最下一枚，且3对足被绘成4对足)。另《本草汇》图14选取钱本下面一枚予以仿绘。

《本草品汇精要》：该书"䗪虫"(图5)的仿绘彩图有《补遗雷公炮制便览》图7、《金石昆虫草木状》图12。

《本草纲目》(张本)：该书"䗪虫"(图10)的仿绘图有《本草简明图说》图18(该图上面一只乃仿绘图10，略有改进。下面一枚属新绘1侧面图)。

《本草原始》：该书"䗪虫"(图11)的仿绘者有《本草汇言》图13、《本草纲目类纂必读》图15。另《本草求真》图16又仿绘《汇言》图13。

以上18图中，除外12幅仿绘图，原创图有6幅(图2、5、6、10、11、17)，详见下"鉴药"项。

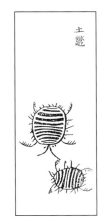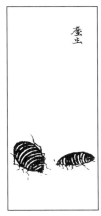

图17　便方·土鳖　　图18　图说·䗪虫

【文录】

《本经》《别录》(见《证类》卷21"**䗪虫**") **一名地鳖**，一名土鳖。生河东川泽及沙中、人家墙壁下土中湿处。十月暴干。

梁《本草经集注》(同上) 陶隐居云：形扁扁如鳖，故名土鳖，而有甲，不能飞，小有臭气，今人家亦有之。

唐《唐本草》(同上)《唐本》注云：此物好生鼠壤土中及屋壁下，状似鼠妇，而大者寸余，形小似鳖，无甲，但有鳞也。

宋《本草衍义》卷17"䗪虫" 今人谓之簸箕虫，为其像形也。

明《本草纲目》卷41"䗪虫"【释名】地鳖(《本经》)。【时珍曰】按陆农师云：䗪逢申日则过街，故名过街。《袖珍方》名蚵蚾虫。《鲍氏方》名地蜱虫。【集解】【时珍曰】处处有之，与灯蛾相牝牡。

【鉴药】

"䗪虫"首见于《本经》。一名地鳖、土鳖。梁·陶弘景释名云："形扁扁如鳖，故名土鳖"。《本经》载其"主心腹寒热洗洗，血积癥瘕，破坚，下血闭，生子大良。"汉·张仲景所用大黄䗪虫丸、大鳖甲丸均用此破坚积、下瘀血，为古今常用药。

关于本品的生境及形态，《别录》最早的记载是"生河东川泽及沙中、人家墙壁下土中湿处"。陶弘景则云："形扁扁如鳖，故名土鳖，而有甲不能飞，小有臭气，今人家亦有之。"此处的"甲"，是指其胸、腹背板如披甲。《唐本草》云："此物好生鼠壤土中及屋壁下，状似鼠妇，而大者寸余，形小似鳖，无甲，但有鳞也。"其中"状似鼠妇"只是一个比拟，形容其扁平、有环节。但鼠妇小（约1cm），䗪虫大（约2—3cm），且呈阔卵形，故或云似鳖，或云似簸箕。寇宗奭云："今人谓之簸箕虫，为其像形也。"以上诸家所述，即今鳖蠊科动物地鳖（中华地鳖）*Eupolyphaga sinensis* Walker、冀地鳖*Steleophaga plancyi* (Boleny)［*Polyphaga plancyi* Bolivar］。[1]

《本草图经》"䗪虫"（图2）所绘昆虫扁平、阔卵形、有环节，此似䗪虫，但其足5—8对，与䗪虫3对足不符。《本草品汇精要》"䗪虫"（图5）未照绘《图经》图2，其新绘之虫分背、腹两类，触须一对，细而长，胸背有波状纹。此为地鳖*E. sinensis*类的写实图。《太乙仙制本草药性大全》"䗪虫"（图6）所绘近似现代的苯环，乃小鳖的抽象图，与䗪虫无关。《纲目》张本"䗪虫"（图10）绘2只虫，一背面，黑底白纹，2触须，6足，乃地鳖*E. sinensis*类的写实图。《本草原始》"䗪虫"（图11）仅绘虫1只，黑色，白环纹，触须2，足3对。唯其足带毛。此当为地鳖*E. sinensis*类的药材写实图。《草木便方》"䗪虫"（图17）图形拙劣，示一宽卵形的虫，前有2触须，然仅4足，周边多毛。此图与䗪虫有相似之处，但过于简单失实，无法定种。

【小结】

"䗪虫"为《本经》所载早期药物之一。据《本经》所载"地鳖"别名，及陶弘景、《唐本草》、寇宗奭所记本品的生境、形态，可知其即今鳖蠊科动物地鳖（中华地鳖）*Eupolyphaga sinensis* Walker、冀地鳖*Steleophaga plancyi* (Boleny)。《本草品汇精要》《纲目》张本、《本草原始》等书所绘之图为写实图，其原动物为地鳖*E. sinensis*类。

1　国家中医药管理局《中华本草》编委会：《中华本草》（9），上海：上海科学技术出版社，1999：152.

41-12　蜚蠊

【品图】

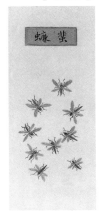

图 1　品汇·蜚蠊

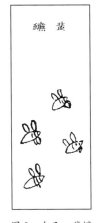

图 2　太乙·蜚蠊

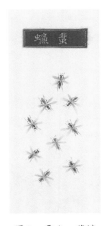

图 3　雷公·蜚蠊

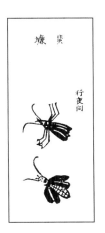

图 4　纲目（金）·蜚蠊

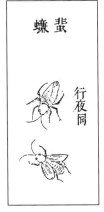

图 5　纲目（钱）·蜚蠊

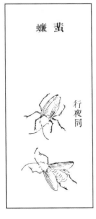

图 6　纲目（张）·蜚蠊

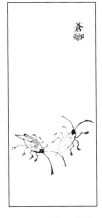

图 7　三才·苍蝍

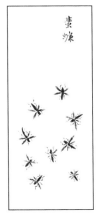

图 8　金石·蜚蠊

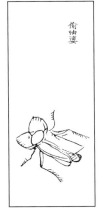

图 9　便方·偷油婆

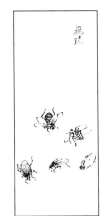

图 10　图说·飞蠊

本品10图，取自10书，其中3幅彩图。有承继关系的图可分2个书类。

《**本草品汇精要**》：该书"蜚蠊"（图1）的仿绘者有《补遗雷公炮制便览》图3、《金石昆虫草木状》图8。

《**本草纲目**》（**钱本**）：该书"蜚蠊"（图5）的仿绘者有《纲目》张本图6。

以上10图中，除外3幅仿绘图，原创图尚有7幅（图1、2、4、5、7、9、10），详见下"鉴药"项。

【文录】

《别录》（见《证类》卷21"蜚蠊"）　生晋阳川泽及人家屋间，立秋采。

梁《本草经集注》（同上）　陶隐居云：形亦似䗪虫而轻小能飞，本在草中。八月、九月知寒，多入人家屋里逃尔。有两三种，以作廉姜气者为真，南人亦啖之。

唐《唐本草》（同上）　《唐本》注云：此虫，味辛辣而臭，汉中人食下，言下气，名曰石姜，一名卢蟹（音肥），一名负盘。《别录》云：形似蚕蛾，腹下赤，二月、八月采，此即南人谓之滑虫者也。

后蜀《蜀本草》（同上）　《蜀本》：《图经》云：金州、房州等山人啖之，谓之石姜，多在林树间，百十为聚。

唐《本草拾遗》（见《证类》卷21"二十一种陈藏器馀·负蠜"）　陈藏器云：按飞廉一名负盘，蜀人食之，辛辣也，已出《本经》。《左传》云：蜚不为灾。杜注云：蜚，负蠜也。如蝗虫，及夜行。一名负盘，即㝡盘虫也。名字及虫相似，终非一物也。

/（见《证类》卷30"行夜"）　陈藏器云：㝡盘虫，一名负盘，一名夜行蜚蠊，又名负盘。虽则相似，终非一物，戎人食之，味极辛辣。㝡盘虫有短翅，飞不远，好夜中出行，触之气出也。

明《本草纲目》卷41"蜚蠊"　【释名】茶婆虫（《纲目》）、香娘子。【时珍曰】蜚蠊、行夜、蠸螉三种，西南夷皆食之，混呼为负盘。俗又讹盘为婆，而讳称为香娘子也。【集解】【时珍曰】今人家壁间、灶下极多，甚者聚至千百。身似蚕蛾，腹背俱赤，两翅能飞，喜灯火光，其气甚臭，其屎尤甚。罗愿云：此物好以清旦食稻花，日出则散也。水中一种酷似之。

清《本草纲目拾遗》卷10"灶马"　今之灶马，俗呼赃郎，又作蟑螂，《纲目》所谓蜚蠊也。《纲目》虫部亦有灶马，形如蟋蟀，今人名灶壁鸡又与蟑螂别。濒湖于蜚蠊条下无治疗疳诸法，今备录之。

【鉴药】

"蜚蠊"首见于《本经》。古本草未直接释其名。《尔雅》："蜚，蠦蜰。"郭璞注："蜰即负盘臭虫。"《中华本草》曰："按，蠦蜰急呼为蠊，当是蠦蜰之合音。"其意思是能飞的"蠦蜰"即是蜚蠊。姑存此说。《本经》载其"主血瘀癥坚，寒热，破积聚，喉咽闭，内寒无子"。后世医方亦见使用。《本草纲目拾遗》载其治疳积之方甚多。现代少用，然亦有以本品为食物者。

由于同样具有别名"负盘"昆虫还有两种（行夜、蠸螉），故古本草常将此三者混称。这3种昆虫在南方都有人喜食，更加重了它们之间的混淆。例如梁·陶弘景云："形亦似䗪虫而轻小能飞，本在草中。八月、九月知寒，多入人家屋里逃尔。有两三种，以作廉姜气者为真，南人亦啖之。"其中提到"形亦似䗪虫而轻小能飞"者，与蜚蠊（今多称为蟑螂）相似。但若"作廉姜气"，则是"行夜"（今俗称"放屁虫"）。

同样，《唐本草》也将蜚蠊与行夜混淆："此虫，味辛辣而臭，汉中人食下，言下气，名曰石姜，一名卢蟹（音肥），一名负盘。《别录》云：形似蚕蛾，腹下赤，二月、八月采，此即南人谓之滑虫者也。"所谓"味辛辣而臭"者，亦是指"行夜"而言。但所谓"滑虫"，"形似蚕蛾，腹下赤"，则指蜚蠊。其身油滑，其色赤。唐本《图经》（《蜀本草》引）云："金州、房州等山人啖之，谓之石姜，多在林树间，百十为聚。""金州"即今陕西安康市，"房州"即今湖北竹山县。所谓"石姜""多在林树间"等，还是指行夜。蜚蠊虽也有臭气，但毫无辛辣、廉姜气味，乃一种特殊的油腻味，不等其放屁，即便爬过也会留下此种气味。蜚蠊也能在户外，但最多见的还是在屋内。故《别录》很早就记载："生晋阳川泽及人家屋间。"绝非"多在林树间"

唐·陈藏器在"负蠜""行夜"两条中都提到"飞廉"（即蜚蠊），且认识到这两者"名字及虫相似，终非一物也"。其中"行夜"条讲得更清楚："宊盘虫，一名负盘，一名夜行蜚蠊，又名负盘。虽则相似，终非一物。戎人食之，味极辛辣。宊盘虫有短翅，飞不远，好夜中出行，触之气出也。"即"行夜"的别名为"夜行蜚蠊""好夜中出行""味极辛辣""触之气出"。这些特点都是蜚蠊（蟑螂）所无。

李时珍在本条中收录的别名"石姜""卢蟹"实际上也是"行夜"，不应该作为蜚蠊的别名。但李时珍指出："蜚蠊、行夜、蟗螽三种，西南夷皆食之，混呼为负盘。""今人家壁间、灶下极多，甚者聚至千百。身似蚕蛾，腹背俱赤，两翅能飞，喜灯火光，其气甚臭，其屎尤甚。"这才是抓住了蜚蠊的特异性。其气虽臭，但不辛辣。此虫边吃边排，故极其污染食物，为人所厌。且多居壁间、灶下，非多在林野。综上所述，蜚蠊即今蜚蠊科动物美洲大蠊*Periplaneta americana* (Linnaeus)、东方蜚蠊*Blatta orientalis* Linnaeus、澳洲蜚蠊*Periplaneta australasiae* (Fabricius)。[1]行夜乃今步行虫科动物虎斑步䗂*Pheropsophus jessoensis* (Moraw)。[2]本品因名称造成的混乱，在本草图中也可见到。以下将本品相关的插图统而述之。

《本草品汇精要》"蜚蠊"（图1）绘飞翔着的昆虫9只，其形态与蜚蠊相差甚大。蜚蠊虫体椭圆形而扁而无"腰"，不善飞而善疾爬，故一般绘图不绘其展翅状。此虫双翅，细腰，与该书的蠮螉相似。蠮螉可参本书"39-10蠮螉"。《品汇》的"蜚虻"与"蜚蠊"条前后邻接。蜚虻为单翅如蜜蜂，与此双翅的错蜚蠊图绘的不是同一动物。画士绘此图的依据尚不明了。**《太乙仙制本草药性大全》**"蜚蠊"（图2）所绘亦似双翅蜂，图形拙劣，无法揣测其所示何意。**《本草纲目》金陵本**"蜚蠊"（图4）有图注"行夜同"。此明显与李时珍的原意悖逆，且不明蜚蠊与行夜是不同的昆虫。

1　国家中医药管理局《中华本草》编委会：《中华本草》（9），上海：上海科学技术出版社，1999：150.
2　国家中医药管理局《中华本草》编委会：《中华本草》（9），上海：上海科学技术出版社，1999：194.

此图所绘之虫有长丝状触角，头小，双翅，此与蜚蠊相符。但其三对足分别聚在一处，背、腹不同色，此又不似蜚蠊，其虫体有几分类似该书所绘"灶马、促织"（见下条）。**《纲目》钱本**"蜚蠊"（图5）构图虽同金陵本图4，但虫体另绘。其上一只爬行的虫更像蜚蠊实物。下一只展翅状，但前后翅不等大。此图虽也有瑕疵，但可能已据实物加以改绘，故能基本反映蜚蠊面貌。《三才图会》"苍蝇"（图7）之名与今蟑螂名近似。其图虽简，但却较生动地表现了蜚蠊的形态。其长触角，小头，扁平体，6足，鞘翅覆盖于腹部背面。此似为蜚蠊科动物美洲大蠊*P. americana*。**《草木便方》**"偷油婆"（图9）所绘之虫头部触角与前足相连，给人错觉头部特大。其图拙劣，但长触角、6足，扁平身等仍与蜚蠊多处相似。**《本草简明图说》**"飞蠊"（图10）绘虫5枚，其敛翅者形似蜚蠊，展翅者近似蜜蜂。不明画士绘图依据。

【小结】

"蜚蠊"为《本经》记载的早期药物之一。古本草"蜚蠊"条中，经常将蜚蠊（蟑螂）、行夜（放屁虫）混为一谈。依据陈藏器、李时珍的辨析，可知蜚蠊即今蜚蠊科动物美洲大蠊*Periplaneta americana* (Linnaeus)、东方蜚蠊*Blatta orientalis* Linnaeus、澳洲蜚蠊*Periplaneta australasiae* (Fabricius)。行夜乃今步行虫科动物虎斑步䖫*Pheropsophus jessoensis* (Moraw)。古本草中准确的蜚蠊图甚少。《本草纲目》钱本、《三才图会》所绘基本能反映蜚蠊的真实形态。

41–13　灶马

【品图】

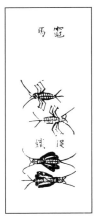 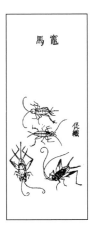 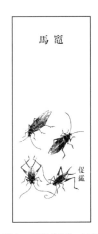 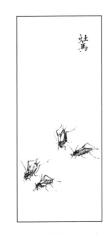

图1　纲目（金）·灶马　　图2　纲目（钱）·灶马　　图3　纲目（张）·灶马　　图4　图说·灶马

本品4图，取自4书，均为原创或有新创意的图。详见下"鉴药"项。

【文录】

明《本草纲目》卷41"灶马"【释名】灶鸡（俗）。【集解】【时珍曰】灶马处处有之，穴灶而居。按《酉阳杂俎》云：灶马状如促织稍大，脚长，好穴灶旁。俗言灶有马，足食之兆。

【鉴药】

"灶马"首见于《本草纲目》。或因其所居之地（灶）与其形状（马）得名。时珍载其可捣敷竹刺入肉。后世医方书未见用此入药。然或以此作蟋蟀使用。

关于本品的生境与形态，唐·段成式《酉阳杂俎》："灶马，状如促织，稍大，脚长，好穴于灶侧。"时珍曰："灶马处处有之，穴灶而居。"可见本品与促织（蟋蟀）相似。明·彭大翼《山堂肆考》"灶鸡"云："灶虫好穴于灶侧，一名灶马，一名灶鸡。形类促织而身软，长须，两股能跳，食锅中余沫。促织则有翼而黑色，性刚善斗；灶鸡则无翼而褐色，身弱而易死，其声亦曰织织。"[1]据考，此种灶马当为穴螽科动物突灶螽*Diestrammena japonica*，今四川客家还将这种昆虫称为"灶鸡子"。[2]《本草纲目药物彩色图鉴》则考灶马为蟋蟀科动物细纹油葫芦*Gryllodes sigilltus* (Walker)。[3]《历代本草药用动物名实图考》认为据"灶马状如促织，稍大，脚长"的特征，可知为蟋蟀科动物油葫芦*Gryllodes chinenesis* (Weber)无疑。据调查现今药用蟋蟀，其原动物为棺头蟋蟀、蟋蟀和油葫芦三种。前面两种个头较小，应为促织（蟋蟀），油葫芦则稍大，脚长，应为灶马。现今药材将灶马（油葫芦）同作蟋蟀使用。[4]以上多种原动物均有灶马之名，且分类亲缘关系密切，而古本草叙述又极为简略，可以作为灶马的多来源原动物。

古本草关于本品只有4图，此4图各不相同，今统而述之：

《本草纲目》金陵本"灶马"（图1）有2种动物，上为灶马，下为促织。其灶马无翅、6足，有尾针（细管状产卵器）及尾毛一对，故看起来像三根尾毛。此皆类灶马[5]。然其6足皆细瘦，体现不了后脚腿粗大的特征，是其不足。"促织"2只，有翅，触角长，有尾毛。但未绘6足，是其缺陷。**《纲目》钱本**"灶马"（图2）构图同图1。上下各1对虫。上"灶马"仍保持无翅、长触角等特征，且将后腿画得更粗壮，然却绘出8足，或是忙中出错？但画士注意将下面一只灶马的产卵器不绘，以示一公一母。此下之"促

---

1 《本草纲目图考》先行引用，见［明］彭大翼撰：《山堂肆考》卷228"昆虫"，文渊阁《四库全书》本。

2 王家葵、蒋淼、胡颖翀《本草纲目图考》，北京：科学出版社，2018：1495.另据"360百科""突灶螽"条介绍："川东民间和福建龙岩客家一带叫'灶鸡子'。属于直翅目穴螽科。"此与《本草纲目图考》结论相符。

3 谢宗万：《本草纲目药物彩色图鉴》，北京：人民卫生出版社，2000：388.

4 高士贤：《历代本草药用动物名实图考》，北京：人民卫生出版社，2013：140.

5 《本草纲目图考》认为更接近于蟋蟀科灶蟋一类。

织"，似为写生图，形态生动，此即一对雌雄蟋蟀。《纲目》张本"灶马"（图3）构图亦是上下各一种动物，但上图原应该是灶马，却重新绘了一种虫：长触角，长翅覆盖腹部，小头，6足，此与蜚蠊（蟑螂）近似。考清《本草纲目拾遗》"灶马"条云："今之灶马，俗呼赃郎，又作蟑螂，《纲目》所谓蜚蠊也。"疑此本即据清代习惯，绘蟑螂作灶马。其下促织，则仿钱本图2，但左侧一只未绘出其产卵器。《本草简明图说》"灶马"（图4）绘2对虫子，皆有翅。其中3只翅小，左下1只翅膀独大。观其形，均似蟋蟀，而无灶马矣。

【小结】

"灶马"为《本草纲目》新增药。据《酉阳杂俎》《本草纲目》《山堂肆考》所载，今或考其为穴螽科动物突灶螽 *Diestrammena japonica*，或考为蟋蟀科动物细纹油葫芦 *Gryllodes sigilltus*（Walker）、油葫芦 *Gryllodes chinenesis*（Weber）。此三种均为近缘动物，或可作为灶马的多个原动物来源。《本草纲目》金陵本所绘"灶马"注意到其无翅、6足等特点。《纲目》钱本注意到"灶马"后腿，但均有不足之处。《纲目》张本"灶马"按清代习惯，将灶马绘成了蟑螂。

41-14　促织

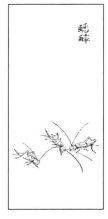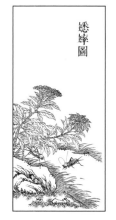

图1　三才·蟋蟀　　图2　禽虫典·蟋蟀图

【品图】

本品2图，来自2书，均为原创图。详见下"鉴药"项。

【文录】

明《本草纲目》卷41"促织"【时珍曰】促织，蟋蟀也。一名蜻，一名蜻蛚。陆机《诗义疏》云：似蝗而小，正黑有光泽如漆，有翅及角，善跳好斗，立秋后则夜鸣。《豳风》云"七月在野，八月在宇，九月在户，十月蟋蟀，入我床下"是矣。古方未用，附此以俟。

清《本草纲目拾遗》卷10"蟋蟀"《纲目》于灶马下附促织，仅列其名，云"古方未用。附此以俟考。"……赵际昌云：斗虫之戏，蟋蟀最盛。其百战百胜者，俗呼为将军。其虫至冬必死，勿轻弃去，留以救产厄，神验。

【鉴药】

"促织"见于《本草纲目》"灶马"的附录药。李时珍谓"古方未用,附此以俟"。然《本草纲目拾遗》补充了本品治小便闭、小儿遗尿、水蛊、痘科诸症等,或用于产科催生。现代少用。

"促织"一名蟋蟀。《诗经·豳风》有"十月蟋蟀,入我床下"之句。晋·陆机《毛诗草木鸟兽虫鱼疏》卷下"蟋蟀在堂"注云:"蟋蟀似蝗而小,正黑,有光泽如漆,有角翅。"古代斗蟋蟀之风甚炽,故本品为常见之物。然李时珍尚未发现用此入药之例,故未专门立条。清·龙柏《药性考》始将其作为独立药物。赵学敏《本草纲目拾遗》引用诸方,其中引"许景尼云:斗蟋蟀家,冬则封盆,待其自死,成对干之,留为产科、痘科用。须成对者入药。"此条遂成为鲁迅讥讽"旧医"蟋蟀入药要用原配之话把。殊不知蟋蟀直到清中期才进入本草,用者极罕,何能作为中医用药代表?何况所有用以斗戏的蟋蟀都是雄虫,言"成对"者,只是用以表示数字而已,并非言其"雌雄原配"。

蟋蟀的种类甚多,其代表种即今蟋蟀科动物蟋蟀*Scapipedus asperses* Walker。另据调查,除上种外,还有棺头蟋蟀*Loxoblemmus doenitzi* Stein也是主要原动物。[1]关于蟋蟀的本草绘图,在上条"灶马"条下,有4幅图中都绘有促织,可以参看其"鉴药"的解说。此条仅取2图:

1.《三才图会》"蟋蟀"(图1)绘3只虫,其长触角、有翅、3对足,后足尤其粗壮,此当为蟋蟀科(*Gryllidae*)动物。

2.《古今图书集成·禽虫典》"蟋蟀图"(图2)在鸡冠花为背景的野外草地,有两只蟋蟀,其形类蝗,然其触角甚细长,尾须亦长,不似蝗虫触角又粗又短,故其虫亦为蟋蟀科(*Gryllidae*)动物。

【小结】

"促织"为《本草纲目》"灶马"下的附录药。清·龙柏《药性考》始将其作为独立药。据《毛诗草木鸟兽虫鱼疏》所载,本品即今蟋蟀科动物蟋蟀*Scapipedus asperses* Walker、棺头蟋蟀*Loxoblemmus doenitzi* Stein等。《本草纲目》三个附图本均在"灶马"图中绘有促织。另《三才图会》《古今图书集成·禽虫典》均有较好的蟋蟀图。

1　高士贤:《历代本草药用动物名实图考》,北京:人民卫生出版社,2013:140.

41–15　蠮螉

【品图】

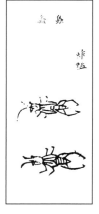 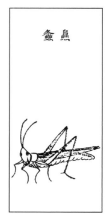 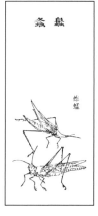 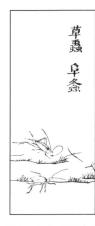

图1　纲目（全）·蠮螉　　图2　纲目（钱）·蠮螉　　图3　纲目（张）·蠮螉　　图4　三才·草虫阜螽

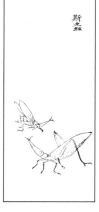 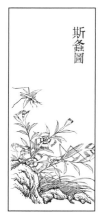 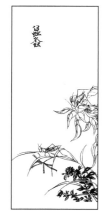

图5　三才·斯螽　　图6　禽虫典·斯螽图　　图7　图说·蠮螉

本品7图，取自6书。有承继关系的图仅1个书类。

《三才图会》：该书"斯螽"（图5）的仿绘者有《古今图书集成·禽虫典》"斯螽图"图6（增添有石竹科植物的野外背景）。

以上7图中，除外1幅仿绘图，原创或有部分新创意的图尚有6幅（图1、2、3、4、5、7），详见下"鉴药"项。

【文录】

唐《本草拾遗》（见《证类》卷21 "二十一种陈藏器馀·蠮螉"）　陈藏器云：蠮螉、蚯蚓二物异类同穴，为雄雌，令人相爱。五月五日收取，夫妻带之。蠮螉如蝗虫，东人呼为舴艋，有毒，有黑斑者，候交时取之。

明《本草纲目》卷41"蠜螽"　【释名】负蠜（音烦）、蚱蜢。【时珍曰】此有数种，蠜螽，总名也。江东呼为蚱蜢，谓其瘦长善跳，窄而猛也。螽亦作蚣。【集解】【时珍曰】蠜螽，在草上者曰草螽，在土中者曰土螽，似草螽而大者曰螽斯，似螽斯而细长者曰蟿螽。《尔雅》云：蠜螽，蜙也。草螽，负蠜也。斯螽，蚣蝑也。蟿螽，螇蚸也。土螽，蠰蹊也。数种皆类蝗，而大小不一。长角修股，善跳，有青、黑、斑数色，亦能害稼。五月动股作声，至冬入土穴中。芒部夷人食之。蔡邕《月令》云：其类乳于土中，深埋其卵，至夏始出。陆佃云：草虫鸣于上风，蚯蚓鸣于下风，因风而化。性不忌而一母百子。故《诗》云：喓喓草虫，趯趯蠜螽。蝗亦螽类，大而方首，首有王字。沴气所生，蔽天而飞，性畏金声。北人炒食之。一生八十一子。冬有大雪，则入土而死。

清《本草纲目拾遗》卷10"蚱蜢"　《纲目》"蠜螽"仅引《拾遗》佩药一条，并无主治。按：蚱蜢初夏大火始有，得秋金之气而繁，性窜烈，能开关透窍。一种灰色而小者，名土砾，不入药用；大而青黄者入药，有尖头、方头二种，《救生苦海》五虎丹中用之，治暴疾气闭，大抵取其窜捷之功为引也。

【鉴药】

"蠜螽"（fù zhōng）首见于《本草拾遗》。名义未详。《本草纲目》将《拾遗》"蚱蜢"并入此条。《拾遗》未载其治疗之功。清代医药书或用其开关透窍。今用者稀。

关于本品的生境、形态，《诗经·周南·草虫》："喓喓草虫，趯趯阜螽。"可见其多生于草丛。古代有"蠜螽、蚯蚓二物异类同穴，为雄雌"的荒谬传说。陈藏器云"蠜螽如蝗虫，东人呼为蚱艋。有毒，有黑斑者。"陶弘景注石斛，云石斛"细实，桑灰汤沃之，色如金，形似蚱蜢髀者为佳。"由此推导，则蚱蜢腿也应该是色黄而细实。时珍云："此有数种，蠜螽，总名也。江东呼为蚱蜢，谓其瘦长善跳，窄而猛也。"又云："蠜螽，在草上者曰草螽，在土中者曰土螽，似草螽而大者曰螽斯，似螽斯而细长者曰蟿螽。《尔雅》云：'蠜螽，蜙也。草螽，负蠜也。斯螽，蚣蝑也。蟿螽，螇蚸也。土螽，蠰蹊也。'数种皆类蝗，而大小不一。长角修股，善跳，有青、黑、斑数色，亦能害稼。五月动股作声，至冬入土穴中。芒部夷人食之。"蝗虫亦属螽类。时珍云："沴气所生，蔽天而飞。"从而引起蝗灾。据以上所述，本条的蠜螽并非一种原动物，而是一大类属今蝗科的多种昆虫。《中华本草》列举的种有蝗科不同属的动物飞蝗 *Locusta migratoria* Linnaeus、中华稻蝗 *Oxya chinensis* Thunberg、稻叶大剑角蝗 *Acrida lata* Motsch.[1] 或据时珍所云"瘦长善跳，窄而猛"者，即今中华蚱蜢（尖头蚱蜢）*Acrida chinensis* (Wesyw.) 等。[2]

1　国家中医药管理局《中华本草》编委会：《中华本草》（9），上海：上海科学技术出版社，1999：159.
2　高士贤：《历代本草药用动物名实图考》，北京：人民卫生出版社，2013：290.

古本草所绘之图，多为螽类，但种类不一。凭古人之图，要鉴定到种也难，今统而述之。《本草纲目》金陵本"蟗螽"（图1）有图注"蚱蜢"，乃蝗类别名。图中绘2只虫，触角短，有翅而短，6足，后两足粗壮。此为蝗虫示意图，种类不明。《纲目》钱本"蟗螽"（图2）仅绘虫1只，尖头、短触角、6足、直翅，后腿长而粗壮。此近似稻叶大剑角蝗A. lata。《纲目》张本"蟗螽"（图3）有2只虫，下面之虫似仿绘钱本图2。上面一虫头更尖。此类似中华蚱蜢A. chinensis。《三才图会》"草虫阜螽"（图4）绘野外有2只虫，上面一只触角丝状，长过其身，后腿强壮。此类似螽斯（蝈蝈）。其下一只触角稍短，有尾毛两根，种类不明。"斯螽"（图5）之名，一般认为即北方所云"蝈蝈"。但此图2只虫头部尖而长，触须极短，此非蝈蝈所应有。原动物不明，待考。《本草简明图说》"蟗螽"（图7）绘杂草丛中有两只虫。下面一只触角短，此蝗虫之类。上面一只触角稍长，翅短而末端近圆形，种类不明。

【小结】

"蟗螽"为《本草拾遗》记载的虫类。明代及其以前的本草均未载其治疗之功。清代医药书稍见用之。此虫一名蚱蜢，李时珍谓"此有数种，蟗螽，总名也。"今考为蝗科多种昆虫，如飞蝗*Locusta migratoria* Linnaeus、中华稻蝗*Oxya chinensis* Thunberg、稻叶大剑角蝗*Acrida lata* Motsch以及中华蚱蜢（尖头蚱蜢）*Acrida chinensis* (Wesyw.)等。《本草纲目》金陵本所绘乃蝗虫示意图。《纲目》钱本所绘原动物似稻叶大剑角蝗*A. lata*。《纲目》张本所绘似中华蚱蜢*A. chinensis*。

41–16 木虻

【品图】

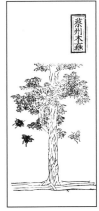 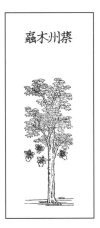 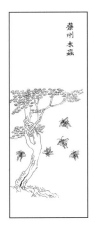 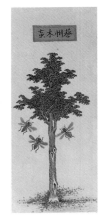

图1 图经（大）·蔡州木虻

图2 图经（政）·蔡州木虻

图3 图经（绍）·蔡州木虻

图4 品汇·蔡州木虻

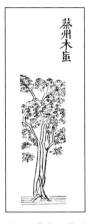

图5 蒙筌·蔡州木虻

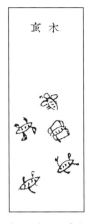

图6 太乙·木虻

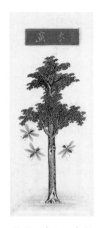

图7 雷公·木虻

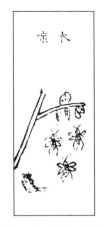

图8 纲目（金）·木虻

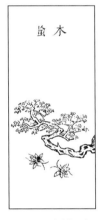

图9 纲目（钱）·木虻

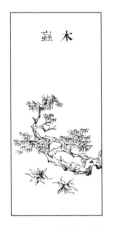

图10 纲目（张）·木虻

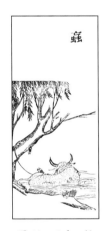

图11 三才·虻

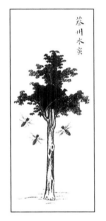

图12 金石·蔡州木虻

本品13图，取自13书，其中2幅彩图。有承继关系的图仅1个书类。

《本草图经》：该书"蔡州木虻"图分别存于《大观》（图1）、《政和》（图2）、《绍兴》（图3）。此三传本药图大同小异，今以《政和》图2为《图经》图的代表。

仿绘该图的墨线图有：《本草蒙筌》"蔡州木虻"（图5）、《本草纲目》金陵本"木虻"（图8，高度抽象，绘虫子3只）。此后仿金陵本图8的有《纲目》钱本图9（背景树实物化，昆虫2只，较金陵本稍精细）。此后《纲目》张本图10又仿绘自《纲目》钱本图9。

仿绘该图的彩色图有：《本草品汇精要》"蔡州木虻"（图4，

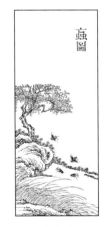

图13 禽虫典·虻图

其成虫身体较图2瘦,亦为双翅)。此后仿绘《品汇》图4的彩图有《补遗雷公炮炙便览》图7、《金石昆虫草木状》图12。

以上13图中,除外9幅仿绘图,原创图有4幅（图2、6、11、13）,详见下"鉴药"项。

【文录】（因其内容与下条"蜚虻"紧密相关,故并述之。）

《本经》《别录》（见《证类》卷21"木虻"） **一名魂常**。生汉中川泽,五月取。/（"**蜚虻**"）生江夏川谷。五月取,腹有血者良。

梁《本草经集注》（同上）陶隐居云:此虻不唼血,状似虻而小,迫道草中不见有,市人亦少有卖者,方家所用,惟是蜚虻也。/（"**蜚虻**"）陶隐居云:此即今唼牛马血者,伺其腹满掩取干之,方家皆呼为虻虫矣。

唐《唐本草》（同上）《唐本》注云:虻有数种,并能唼血,商、浙（音昔）已南江岭间大有。木虻长大绿色,殆如次蝉,咂牛马,或至顿仆。蜚虻状如蜜蜂,黄黑色,今俗用多以此也。又一种小虻,名鹿虻,大如蝇,咂牛马亦猛,市人采卖之。三种体,以疗血为本,余疗虽小有异同,用之不为嫌。何有木虻而不唼血?木虻倍大蜚虻。陶云似虻而小者,未识之矣。/（"**蜚虻**"）《唐本》注云:三虻俱食牛马,非独此也,但得即堪用,何假血充,然始掩取。如以义求。应如养鹰,饥则为用,若伺其饱,何能除疾尔。

唐《本草拾遗》（同上）陈藏器云:按木虻从木叶中出,卷叶如子,形圆着叶上,破中初出如白蛆,渐大羽化,坼破便飞,即能啮物。塞北亦有,岭南极多,如古度花成蚁耳。《本经》既出木虻,又出蜚虻,明知木虻是叶内之虻,飞虻是已飞之虫,飞是羽化,亦犹在蛹,如蚕之与蛾尔,即是一物,不合二出,应功用不同,后人异注尔。

宋《本草图经》（同上）《图经》曰:木虻生汉中川泽。蜚虻生江夏川谷,今并处处有之,而襄、汉近地尤多。虻有数种,皆能唼牛马血,木虻最大而绿色,几若蝈蝉。蜚虻状如蜜蜂,黄色。医方所用虻虫,即此也。又有一种小虻,名鹿虻大如蝇,咂牛马亦猛。三种大抵同体,俱能治血,而方家相承,只用蜚虻,它不复用,并五月采,腹有血者良。人伺其唼啮牛马时腹红者,掩取干之用,入药须去翅足也。

宋《本草衍义》卷17"木虻" 大小有三种。蜚虻,今人多用之,大如蜜蜂,腹凹褊,微黄绿色,雄、霸州、顺安军、沿塘泺界河甚多。

明《本草纲目》卷41"木虻" 【时珍曰】虻以翼鸣,其声虻虻,故名。陆佃云:蟊害民,故曰蟊;虻害亩,故曰虻。亦通。【集解】【时珍曰】金幼孜《北征录》云:北虏长乐镇草间有虻,大者如蜻蜓,拂人面嘬嚌。元稹《长庆集》云:巴蜀山谷间,春秋常雨,五六月至八九月则多虻,道路群飞,咂牛马血流,啮人毒剧。而毒不留肌,故无治术。据此,则藏器之说似亦近是。又段成式云:南方溪涧中多水蛆,长寸余,色黑。夏末变为虻，螫人甚毒。观此，则虻之变化，有木有水，非一端也。/ **"蜚虻"**

【释名】虻虫（蜚与飞同）。【集解】【时珍曰】采用须从陶说。苏恭以饥鹰为喻，比拟殊乖。

【鉴药】

"木虻"首见于《本经》，即虻虫。李时珍释名云："虻以翼鸣，其声虻虻，故名。陆佃云：蟊害民，故曰蟊；虻害甿，故曰虻。亦通。"《本经》载其"主目赤痛，眦伤泪出，瘀血，血闭，寒热酸惭，无子。"后世医方书时见用此，以破血祛瘀，散结消癥见长。下文议论本品生境、形态，因与下条"蜚虻"紧密相关，故并述之。

本条之后，复有《本经》药"蜚虻"。然医方之中，不用"木虻""蜚虻"作处方用名，唯言"虻虫"。"虻虫"究竟是哪一种"虻"？古代本草素有争议。

梁·陶弘景"木虻"条云："此虻不啖血，状似虻而小，迫道草中不见有，市人亦少有卖者，方家所用，惟是蜚虻也。"又"蜚虻"条云："此即今啖牛马血者，伺其腹满掩取干之，方家皆呼为虻虫矣。"要之，以吸食牛马血者为虻虫。故后世又常称此虻为牛虻、马蝇、牛苍蝇。唐《药性论》是一部临床药书，该书云："虻虫，使，一名蜚虻。"此可证明陶氏所谓"方家所用，惟是蜚虻"不假。虻类动物在今属虻科（*Tabanidae*）昆虫。此类昆虫中的雌、雄虻都能吸取植物汁液为生，但雌虻则需要吸血以滋养才能产卵，故虻之吸血者皆雌虻。据此习性，则陶弘景所云"不啖血，状似虻而小"的木虻应该是雄虻，常以植物汁液为生，故得"木虻"名。因其不吸血，所以"市人亦少有卖者"。吸血者为蜚虻，故《药性论》径云"虻虫一名蜚虻"。这种状况到宋代依然如此。故苏颂云："方家相承，只用蜚虻，它不复用，并五月采，腹有血者良。人伺其啖啮牛马时腹红者，掩取干之用，入药须去翅足也。"

《唐本草》的一番议论使得看似简单的问题复杂化。该书"木虻"条云："虻有数种，并能啖血，商、淅（音昔）已南江岭间大有。木虻长大绿色，殆如次蝉，啮牛马，或至顿仆。蜚虻状如蜜蜂，黄黑色，今俗用多以此也。又一种小虻，名鹿虻，大如蝇，啮牛马亦猛，市人采卖之。三种体，以疗血为本，余疗虽小有异同，用之不为嫌。何有木虻而不啖血？木虻倍大蜚虻。陶云似虻而小者，未识之矣。""蜚虻"条《唐本草》又云："三虻俱食牛马，非独此也，但得即堪用，何假血充，然始掩取？如以义求，应如养鹰，饥则为用，若伺其饱，何能除疾尔。"这最后一句"应如养鹰，饥则为用"，引起了李时珍的反感："苏恭以饥鹰为喻，比拟殊乖。"取虻虫是以虫体为用，养鹰是以鹰之猎物为用，两者何能比拟？

苏敬《唐本草》以虻之形体作为区分"木虻""蜚虻"的标准，否认有不啖血的虻虫。其说表明苏敬并不了解虻科动物雄者不啖血的事实。虻有大小不同种类，这并不错。苏敬也承认"蜚虻状如蜜蜂，黄黑色，今俗用多以此也。"但提出另外两种（木虻、鹿虻）"用之不为嫌"。这是扩大虻虫原动物来源的问题，无法否定药用以吸血雌虻为正的事实。即便扩大到其他虻虫，也还是使用雌者。

唐·陈藏器《本草拾遗》又提出另一种解释："按木虻从木叶中出，卷叶如子，形圆着叶上，破中初出如白蛆，渐大羽化，坼破便飞，即能啮物。塞北亦有，岭南极多，如古度花成蚁耳。《本经》既出木虻，又出蜚虻，明知木虻是叶内之虻，飞虻是已飞之虫，飞是羽化，亦犹在蛹，如蚕之与蛾尔，即是一物，不合二出，应功用不同，后人异注尔。"此说既不分雌雄，也不大小，只按生长期区分"木虻""蜚虻"。即"木虻"是"叶内之虻"（幼虫），"蜚虻"是能飞的成虫。如"蚕之与蛾"。此说不涉及虻虫的原动物，且本草不言虻之幼虫入药，故陈氏之说无甚影响。

宋代苏颂《图经》综述前人诸说时，采纳苏敬的意见为多，同意"木虻""蜚虻""鹿虻"三者皆可入药。但他也根据实际使用的情况，指出"蜚虻状如蜜蜂，黄色。医方所用虻虫，即此也"。且"方家相承，只用蜚虻，它不复用，并五月采，腹有血者良"。这实际上也等于承认古今医家用药的主流是"状如蜜蜂"的"蜚虻"，"腹有血者"也只能是蜚虻中的雌者。寇宗奭虽提到虻虫"大小有三种"，但随后则云："蜚虻，今人多用之，大如蜜蜂，腹凹褊，微黄绿色，雄、霸州、顺安军、沿塘泺界河甚多。"明·李时珍对以上诸说除指出苏恭"饥鹰为喻"的乖误外，并未加评议，唯多引前人关于虻虫相关的种种传闻，并无实际观察或运用的经验。以上诸说，对蜚虻的形态描述基本一致，皆云"状如蜜蜂"，颜色则有黄黑、黄、微黄绿的小差异。对此形态的蜚虻，《中华本草》认为是虻科虻属（*Tabanus*）多种昆虫，如华虻*Tabanus mandarinus* Schiner及其同属多种昆虫的雌虫。此外同科黄虻属昆虫双斑黄虻*Atykotus bivittateinus* Takahasi的雌虫也可入药。[1]也有按《唐本草》所云的种类，考木虻为虻科虻属昆虫雁虻*Tabanus pleskei* Krober.者。[2]或考小虻（鹿虻）为同属的鹿虻*Tabanus chrysurus* Loew.。[3]

古本草中虻虫的插图，最早的是《本草图经》木虻图，蜚虻无图。以下统而述之。

《本草图经》"木虻"（图2）绘大树一棵，如蜜蜂般的昆虫4只。双翅，宽大。虻科昆虫虽为双翅，但后翅退化为平衡棒，仅有前翅。仅此一点，即知此图乃据文字"如蜜蜂"绘成，非据实物。《太乙仙制本草药性大全》"木虻"（图6）所绘昆虫仅1只略似蜜蜂，其余不知所云。《三才图会》"虻"（图11）绘柳岸池塘边，一水牛半躺着水中，有2虫叮在牛身上，还有一虫在树，一虫在地。观其虫如大蝇，单翅，近似于华虻*T. mandarinus*。《古今图书集成·禽虫典》"虻图"（图13）绘野外树石草丛之中，有虻虫4只。其形类蜜蜂，单翅，触角2，较短，6足。此图所绘，与华

1　国家中医药管理局《中华本草》编委会：《中华本草》（9），上海：上海科学技术出版社，1999：192.

2　谢宗万：《本草纲目药物彩色图鉴》，北京：人民卫生出版社，2000：389.

3　高士贤：《历代本草药用动物名实图考》，北京：人民卫生出版社，2013：25.

虻*T. mandarinus*相似。

【小结】

"木虻""蜚虻"分别为《本经》所载早期药物。然古今医方只有"虻虫"一名。梁·陶弘景谓木虻不唳血，作"虻虫"药用的是唳血的蜚虻。此说之中，"木虻"实为"蜚虻"不吸血的雄虫，"蜚虻"为雌虫。《唐本草》谓虻有3种：大如蝉的木虻、大如蜂的蜚虻、小如蝇的鹿虻。此说中的"木虻"是虻类动物一种体型较大者。唐·陈藏器则谓"木虻"是木上"叶内之虫"（幼虫），"蜚虻"是能飞的成虫。此说影响甚微。古今所用皆以大如蜂、能唳血的蜚虻雌虫为主。现代考证此为虻科虻属（*Tabanus*）动物华虻*Tabanus mandarinus* Schiner及其同属多种昆虫的雌虫。此属中的雁虻*Tabanus pleskei* Krober.、鹿虻*Tabanus chrysurus* Loew.的雌虫亦可入药。雁虻体型大，鹿虻体型小，分别类似《唐本草》所云的"木虻"与"鹿虻"。同科黄虻属昆虫双斑黄虻*Atykotus bivittateinus* Takahasi的雌虫也可入药。古代相关插图中，以《三才图会》《古今图书集成·禽虫典》所绘最接近虻属（*Tabanus*）动物。

41-17　蜚虻

【品图】

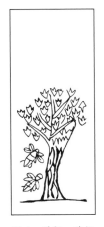
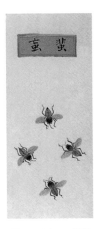
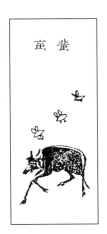
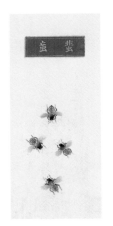

图1　歌括·蜚虻　　　　图2　品汇·蜚虻　　　　图3　太乙·蜚虻　　　　图4　雷公·蜚虻

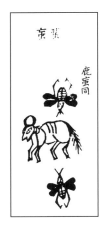

图5 纲目（金）·蜚虻

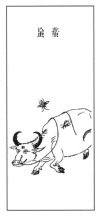

图6 纲目（钱）·蜚虻

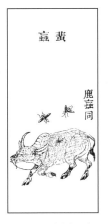

图7 纲目（张）·蜚虻

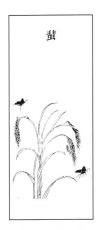

图8 三才·蜚

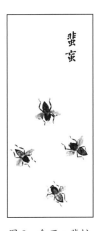

图9 金石·蜚虻

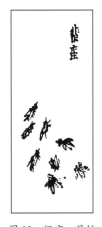

图10 汇言·蜚虻

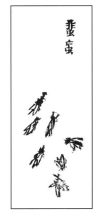

图11 求真·蜚虻

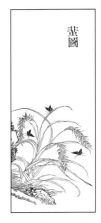

图12 禽虫典·蜚图

图13 图说·蜚虻

　　本品13图，取自13书，其中3幅彩图。有承继关系的图可分4个书类。

　　《本草品汇精要》：该书"蜚虻"（图2）的仿绘者有《补遗雷公炮制便览》图4、《金石昆虫草木状》图9。

　　《本草纲目》（钱本）：该书"蜚虻"（图6）的仿绘者有《纲目》张本图7。

　　《三才图会》：该书"蜚"（图8）的仿绘者有《古今图书集成·禽虫典》"蜚图"（图12）。

　　《本草汇言》：该书"蜚虻"（图10）仿绘者有《本草求真》图11。

　　另《本草歌括》"蜚虻"（图1）仿绘的是《本草图经》"蔡州

木虻"图2（见上条"木虻"）。

以上13图中，除外6幅仿绘图，原创图尚有7幅（图2、3、5、6、8、10、13），详见下"鉴药"项。

【文录】参见前条"木虻"条"文录"。

【鉴药】

关于"蜚虻"的原动物考证，可参上条"木虻"的"鉴药"项下。"蜚虻"是药物"虻虫"的主要原动物，为虻科虻属（*Tabanus*）动物华虻*Tabanus mandarinus* Schiner及其同属多种昆虫的雌虫，能唼血，形似蜜蜂，色黄黑或微黄绿。以下将与"蜚虻"相关古本草图统而述之。

《本草品汇精要》"蜚虻"（图2）所绘4虫与本书"蜂子"图十分接近。但也是在虻类最接近虻属（*Tabanus*）动物的图。要细致地表现两者的区别，对于不懂医药的宫廷画士来说并非易事。**《太乙仙制本草药性大全》**"蜚虻"（图3）为示意图，数只虫子追着一牛叮咬。但其虫描绘过糙，无法知其原动物。**《本草纲目》**金陵本"蜚虻"（图5）为示意。其图注云"鹿虻"同。据此图注，即知绘图者并不了解"鹿虻"的意义。鹿虻与蜚虻是不同种的动物，岂能等同？此图中间画一牛，上下两只如蜂之虫。然此2虫均为双翅，一对足，可知此图乃想象绘图，并非写实。**《纲目》钱本**"蜚虻"（图6）亦为示意图，绘2只虫在追逐水牛叮咬。其虫虽接近蜚虻实物，但也有差距，无法据此定种。**《三才图会》**"虻"（图8）绘一禾本科植物之上，有两昆虫。其虫用黑色表示，其翅宽大如蝶，有两长触须。此非虻类动物，原动物不明。**《本草汇言》**"蜚虻"（图10）绘8只虫子，全是死的，可见此为虻虫的药材图。图形杂乱，尚可见大如蜜蜂，有翅。原动物无可考。**《本草简明图说》**"蜚虻"（图13）所绘3只昆虫，皆很模糊，但可见为单翅，似蜂又似虻，无法确定。

【小结】

"蜚虻"是"虻虫"的主要原动物，为虻科动物华虻*Tabanus mandarinus* Schiner及其同属多种昆虫的雌虫。今存相关的古本草图中，还没有发现很准确的蜚虻图，大多类似蜜蜂，如《本草品汇精要》《纲目》钱本附图皆属此类。也有表现蜚虻叮咬水牛的示意图，提示此为与牛等动物密切相关的昆虫。

41–18 蚊子

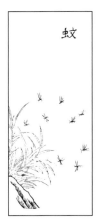 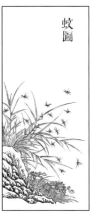

图1　三才·蚊　　图2　禽虫典·蚊图

【品图】

本品2图，取自2书。图2仿绘图1，略有修饰。故原创图仅1幅（图1）。详见"鉴药"项。

【文录】

唐《本草拾遗》（《证类》卷10"二十五种陈藏器馀·虻母草"） 陈藏器云：叶卷如实，中有血虫，羽化为虻，便能咬人。生塞北。

唐《本草拾遗》（《证类》卷19"二十六种陈藏器馀·蚊母鸟"） 翅主作扇，蚊即去矣。鸟大如鸡。黑色。生南方池泽茹藘中。其声如人呕吐，每口中吐出蚊一二升。《尔雅》云：鷏，蚊母。

注云：常说常吐蚊，蚊虽是恶水中虫羽化所生，然亦有蚊母吐之。犹如塞北有蚊母草，岭南有虻母草，江东有蚊母鸟，此三物异类而同功也。

明《本草纲目》卷41"蚊子"【时珍曰】蚊处处有之。冬蛰夏出，昼伏夜飞，细身利喙，咂人肤血，大为人害。一名白鸟，一名暑蟁。或作黍民，谬矣。化生于木叶及烂灰中。产子于水中，为孑孓虫，仍变为蚊也。龟、鳖畏之。萤火、蝙蝠食之。故煮鳖入数枚，即易烂也。

【鉴药】

"蚊子"为《本草纲目》"蜚虻"条后的附录药。该条李时珍引陈藏器之言，提到"蚊子木""蚊母草""蚊母鸟"。此3物均与蚊子有关，但蚊子又都不是主角。时珍在本条详细介绍蚊子："蚊处处有之。冬蛰夏出，昼伏夜飞，细身利喙，咂人肤血，大为人害。"此种蚊子，当为今蚊科（*Culicidae*）昆虫。

蚊图首见于明代《三才图会》，其"蚊"（图1）左侧绘草石背景，一群飞舞的蚊子盘旋其中。虫形生动，当属写生图。清《古今图书集成·禽虫典》"蚊图"（图2）仿图1创意重绘，背景多加修饰。所绘蚊形更加细致，为蚊科（*Culicidae*）昆虫无疑。

【小结】

"蚊子"附录于《本草纲目》"蜚虻"条后。据李时珍所述形态，本品即今蚊科（*Culicidae*）昆虫。《三才图会》有较好的"蚊"图。

41-19 竹虱

【品图】

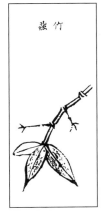
图1 纲目（金）·竹虱

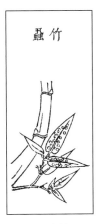
图2 纲目（钱）·竹虱

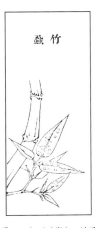
图3 纲目（张）·竹虱

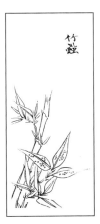
图4 图说·竹虱

本品4图，取自4书，其中图1为原创图，图2、3、4皆仿绘图1，或略加修饰。详见下"鉴药"项。

【文录】

明《本草纲目》卷41"竹虱"【释名】竹佛子（《纲目》）、天厌子。【集解】【时珍曰】竹虱生诸竹，及草木上皆有之。初生如粉点，久便能动，百十成簇。形大如虱，苍灰色。或云湿热气化，或云虫卵所化。古方未有用者。惟南宫从《岣嵝神书》云：江南、巴、邛、吴、越、荆、楚之间，春秋竹内有虫似虱而苍，取之阴干，可治中风。即此也。

【鉴药】

"竹虱"首见于《本草纲目》。以生竹上，形如虱而得名。李时珍云"中风，半身不遂，能透经络，追涎"，后世未见用者。

《纲目》新药"竹虱"的主要资料来源是明·南宫从《岣嵝神书》。该书今未见全本存世。其中竹虱内容仅李时珍引录。其书云："江南、巴、邛、吴、越、荆、楚之间，春秋竹内有虫似虱而苍，取之阴干，可治中风。即此也。"李时珍似见过此动物："竹虱生诸竹，及草木上皆有之。初生如粉点，久便能动，百十成簇。形大如虱，苍灰色。或云湿热气化，或云虫卵所化。"

目前未见有关"竹虱"的研究报道，唯《本草纲目药物彩色图鉴》引述前人考证意见：“按Bodenheimer(1928年)的意见，竹虱为链蚧属昆虫的一种（*Asterolecanium* sp.），朱弘复先生认为竹虱为粉虱科（*Aleyrodidae*）种类的可能性较大。”[1]

《本草纲目》金陵本：该书“竹虱”（图1）为示意图，绘竹枝一段，叶面（或叶背）用若干大小不一的圈点表示竹虱。此后仿绘之图除将竹子改绘得更美观，但竹虱的示意法仍同金陵本图1。

【小结】

“竹虱”为《本草纲目》新增药。据李时珍所述形态，现代学者或谓“竹虱”为链蚧属昆虫的一种（*Asterolecanium* sp.），或谓可能是粉虱科（*Aleyrodidae*）的昆虫。现有《本草纲目》金陵本绘图，乃“竹虱”示意图，难考其原动物。

1 谢宗万：《本草纲目药物彩色图鉴》，北京：人民卫生出版社，2000：390.

第四十二章　虫部

虫之四　湿生类

42-1　蟾蜍

【品图】

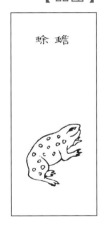

图1　太乙·蟾蜍

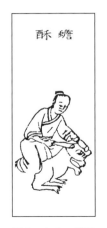

图2　太乙·蟾酥

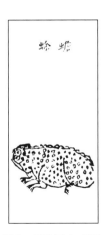

图3　纲目（金）·蟾蜍

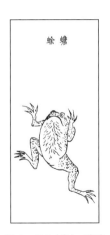

图4　纲目（钱）·蟾蜍

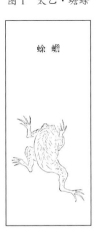

图5　纲目（张）·蟾蜍

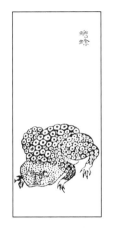

图6　原始·蟾蜍

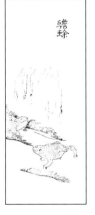

图7　三才·蟾蜍

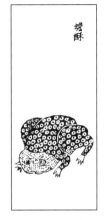

图8　汇言·蟾酥

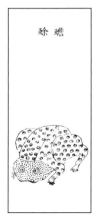 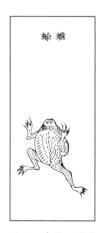 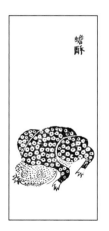 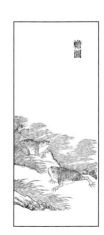

图 9　类纂·蟾蜍　　　图 10　备要·蟾蜍　　　图 11　求真·蟾酥　　　图 12　禽虫典·蟾图

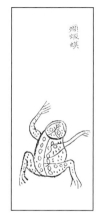

图 13　便方·癞虾蟆

本品13图，取自12书。有承继关系的图可分3个书类。

《本草纲目》（钱本）：该书"蟾蜍"（图4）的仿绘者有《纲目》张本图5、《本草备要》图10。

《本草原始》：该书"蟾蜍"（图6）的仿绘者有《本草汇言》图8（改用阴刻）、《本草纲目类纂必读》图9。此后《本草求真》图11又仿绘《汇言》图8。

《三才图会》：该书"蟾蜍"（图7）的仿绘者有《古今图书集成·禽虫典》"蟾图"（12），后者多加修饰，绘制更精细。

另《太乙仙制本草药性大全》"蟾蜍"（图1）实仿绘《本草图经》（《大观》本）"虾蟆"图（参下条"虾蟆"图1），呈水平镜像。《本草纲目》金陵本"蟾蜍"（图3）仿绘《本草图经》（《政和》本）"虾蟆"图（参下条"虾蟆"图2）。

以上13图中，除外8幅仿绘图，原创图尚有5幅（图2、4、6、7、13），详见下"鉴药"项。

【文录】

《别录》（见《证类》卷22"虾蟆"）　一名蟾蜍，一名醌，一名去甫，一名苦蚤。生江湖池泽。五月五日取，阴干，东行者良。

梁《本草经集注》（同上）　陶隐居云：此是腹大、皮上多痱磊者，其皮汁甚有毒。犬啮之，口皆肿。人得温病斑出困者，生食一两枚，无不差者。五月五日取东行者五枚，反缚着密室中闭之，明旦视自解者，取为术用，能使人缚亦自解。

唐《本草拾遗》（同上）　陈藏器云：虾蟆、蟾蜍，二物各别，陶将蟾蜍功状注"虾蟆"条中，遂使混然。采取无别。今药家所卖，亦以蟾蜍当虾蟆。且虾蟆背有黑点，身小，能跳接百虫，解作呷呷声，在陂泽间，举动极急。《本经》书功，即是此也。蟾蜍身大，背黑无点，多痱磊，不能跳，不解作声，行动迟缓，在人家湿处……本经云"虾蟆一名蟾蜍"，误矣。

　　宋《本草图经》（同上）《图经》曰：虾蟆，生江湖，今处处有之。腹大形小，皮上多黑斑点，能跳接百虫食之，时作呷呷声，在陂泽间，举动极急，五月五日取，阴干，东行者良。本经云一名蟾蜍，以为一物，似非的也。谨按《尔雅》鼀𪓰，蟾蜍。郭璞注云：似虾蟆，居陆地。又科斗注云：虾蟆子也。是非一物明矣。且蟾蜍形大，背上多痱磊，行极迟缓，不能跳跃，亦不解鸣，多在人家下湿处。其腹下有丹书八字者，真蟾蜍也……二物虽一类，而功用小别，亦当分别而用之。

　　题·刘宋《雷公炮炙论》（同上）　雷公云：有多般，勿误用……蟾，即黄斑，头有肉角。

　　明《本草纲目》卷42"蟾蜍"　【释名】鼀𪓰（音施）、蜘𪓰（踢蹋）、苦蠪（音笼）、蚵蚾（何皮）、癞蛤蟆。【时珍曰】蟾蜍，《说文》作詹诸。云其声詹诸，其皮鼀鼀，其行𪓰𪓰。《诗》云：得此鼀𪓰。《韩诗》注云：戚施，蟾蜍也。戚，音蹙。后世名苦蠪，其声也。蚵蚾，其皮礧砢也。【集解】【时珍曰】蟾蜍锐头皤腹，促眉浊声，土形，有大如盘者。《自然论》云：蟾蜍吐生，掷粪自其口出也。《抱朴子》云：蟾蜍千岁，头上有角，腹下丹书，名曰肉芝，能食山精。人得食之可仙。术家取用，以起雾祈雨，辟兵解缚。今有技者，聚蟾为戏，能听指使。物性有灵，于此可推。许氏《说文》谓三足者为蟾，而寇氏非之，固是。但龟、鳖皆有三足，则蟾之三足，非怪也。若谓入药必用三足则谬矣。《峋嵝神书》载蟾宝之法：用大蟾一枚，以长尺铁钉四个钉脚，四下以炭火自早炙至午，去火，放水一盏于前，当吐物如皂荚子大，有金光。人吞之，可越江湖也。愚谓纵有此术，谁敢吞之？方技诳说，未足深信。漫记于此，以备祛疑。

【鉴药】

　　李时珍注"蟾蜍"出《名医别录》，无误，但并非是《别录》设立的独立药条，而是《别录》为《本经》药"虾蟆[1]"增添的别名。蟾蜍在本草中单独立条最晚可见唐《药性论》。时珍释名曰："蟾蜍，《说文》作詹诸。云其声詹诸。"《本经》载其"主邪气，破癥坚血，痈肿，阴疮，服之不患热病"。《别录》载其"有毒。疗阴蚀疽疠恶疮，狃犬伤疮"。从其功效来看，尤其是《别录》言其有毒，主要是蟾蜍的功治。时珍曰："古方多用虾蟆，近方多用蟾蜍。盖古人通称蟾为虾蟆耳。今考二物功用亦不甚远，则古人所用多是蟾蜍，且今人亦只用蟾蜍有效，而虾蟆不复入药矣。"今查古医方书，

1　"虾蟆"在《证类》原作"蝦蟇"。后世逐渐写作"蛤蟆"。此处"虾"字仍从原字，再加简化。

确符合时珍所云。《本经》《别录》即已将"虾蟆""蟾"共置一条，无怪乎后世医方及药家亦常混用此二动物。明代以后多用蟾蜍入药，用虾蟆者稀。或捕虾蟆（蛤蟆）以为食。

从《别录》记载的"生江湖池泽。五月五日取，阴干"来看，生于水中的主要还是"虾蟆"。但后世常在"五月五日"取蟾蜍汁液做蟾酥，可能始于《别录》的这一记载。

梁·陶弘景《本草经集注》对"虾蟆"的注释完全是针对蟾蜍的："此是腹大、皮上多疿磊者，其皮汁甚有毒。犬啮之，口皆肿。人得温病斑出困者，生食一两枚，无不差者。五月五日取东行者五枚，反缚着密室中闭之，明旦视自解者，取为术用，能使人缚亦自解。"此段话无论是形态还是主治、术士所用，均指蟾蜍，而非"虾蟆"。此言令人怀疑是否古之"虾蟆"就是指"蟾蜍"。

唐·陈藏器明确指出："虾蟆、蟾蜍，二物各别，陶将蟾蜍功状注'虾蟆'条中，遂使混然。采取无别。今药家所卖，亦以蟾蜍当虾蟆。且虾蟆背有黑点，身小，能跳接百虫，解作呷呷声，在陂泽间，举动极急。《本经》书功，即是此也。蟾蜍身大，背黑无点，多疿磊，不能跳，不解作声，行动迟缓，在人家湿处……本经云'虾蟆一名蟾蜍'，误矣。"可见直到唐代，还是将虾蟆、蟾蜍混为一谈。陶弘景的错误还无人纠正，"药家所卖"就是"以蟾蜍当虾蟆"。作为药用，"蟾蜍"肯定要胜过"虾蟆"一筹。但从形态来说，这两者区别十分明显。据陈藏器所云，蟾蜍当为今蟾蜍科动物中华大蟾蜍*Bufo bufo gargarizans* (Cantor)及其同属近缘动物；虾蟆则为蛙科动物泽蛙（*Rana limnocharia* Boie）之类（见下条"虾蟆"）。

宋·苏颂接受了陈藏器的观点，除沿袭陈氏所言的区别点外，还略有补充："本经云一名蟾蜍，以为一物，似非的也。谨按《尔雅》'鼁䗀，蟾蜍。'郭璞注云：似虾蟆，居陆地。又科斗注云：虾蟆子也。是非一物明矣……二物虽一类，而功用小别，亦当分别而用之。"

李时珍《本草纲目》将蟾蜍分别立条，且补充了若干文献记载及其观察所得："蟾蜍，《说文》作'詹诸'。云其声詹诸，其皮鼀鼀，其行圥圥。《诗》云：得此䵷鼀。《韩诗》注[1]云：戚施，蟾蜍也。戚，音蹴。后世名苦蠪，其声也。蚵蚾，其皮礤砢也。"又云："蟾蜍锐头皤腹，促眉浊声，土形，有大如盘者。"此为陈藏器之说又增一注脚。

蟾蜍面目丑陋但特点突出，故古本草图鲜有不能表现其特点者。以下仅择图名为"蟾蜍"者统而述之。另有图名为"虾蟆"者，实际也多为蟾蜍，可参下条"虾蟆"之"鉴药"项。

---

1 《韩诗》注：见《太平御览》卷949 "蟾蜍"；《韩诗外传》曰：鱼网之设，鸿则离之。嬿婉之求，得此戚施。（薛君曰：戚施，蟾蜍也……）

《太乙仙制本草药性大全》"蟾酥"（图2）为采集蟾酥的示意图。该图夸张地将蟾蜍绘得如狗大，一人揪住其头在用器具收集蟾酥。**《本草纲目》钱本**"蟾蜍"（图4）绘一跃起之蟾蜍，其背部不可见，然其股亦多礧砢，腹部多八字纹，此为蟾蜍科动物。**《本草原始》**"蟾蜍"（图6）为写生图，体现了蟾蜍身大臃肿，多痱磊的特点。此即典型的中华大蟾蜍*B. bufo gargarizans*图形。**《三才图会》**"蟾蜍"（图7）绘柳岸边爬行的2只蟾蜍。其背上的痱磊虽不很突出，但其臃肿体态及爬行动作表明此即蟾蜍。**《草木便方》**"癞虾蟆"（图13）图形虽简，但背上疙瘩密布，腹大腿粗，确是蟾蜍。

【小结】

"蟾蜍"一名首见《名医别录》，乃作为《本经》药"虾蟆"的别名。蟾蜍作为独立药条始见唐《药性论》。"虾蟆""蟾蜍"在医药发展早期经常混用，但实际入药多为蟾蜍。据陈藏器对"虾蟆""蟾蜍"的辨析，可知蟾蜍为蟾蜍科动物中华大蟾蜍*Bufo bufo gargarizans* (Cantor)及其同属近缘动物；虾蟆则为蛙科动物泽蛙*Rana limnocharia* Boie之类。《本草纲目》钱本、《本草原始》《三才图会》等均有较好的蟾蜍绘图。古本草以"虾蟆"为名的药图中也有不少属于蟾蜍图。

42-2　虾蟆

【品图】

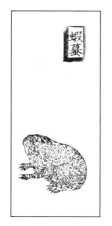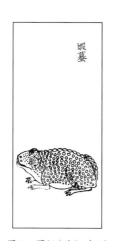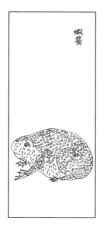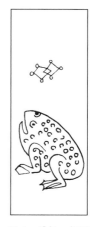

图1　图经（大）·虾蟆　　图2　图经（政）·虾蟆　　图3　图经（绍）·虾蟆　　图4　歌括·虾蟆

4481

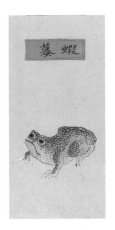

图 5　品汇·虾蟆

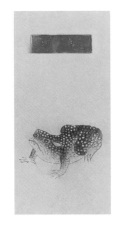

图 6　食物·虾蟆

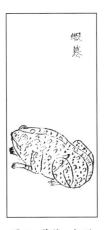

图 7　蒙筌·虾蟆

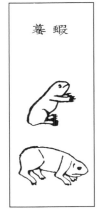

图 8　太乙·虾蟆

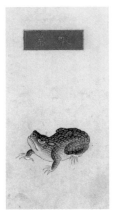

图 9　雷公·虾蟆

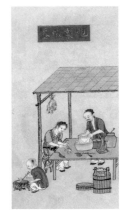

图 10　雷公·炮制虾蟆

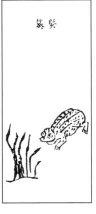

图 11　纲目（金）·虾蟆

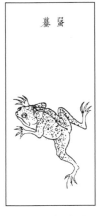

图 12　纲目（钱）·虾蟆

4482

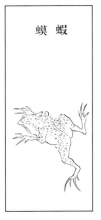

图 13　纲目（张）·虾蟆

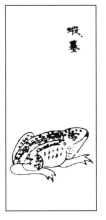

图 14　原始·虾蟆

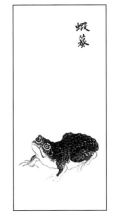

图 15　金石·虾蟆

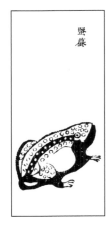

图 16　类纂·虾蟆

本品18图，取自17书，其中4幅彩图。有承继关系的图可分4个书类。

《本草图经》：该书"虾蟆"图分别存于《大观》（图1）、《政和》（图2）、《绍兴》（图3）。此三传本药图大同小异（构图同，但具体表现法有差异），今以《政和》图2为《图经》图的代表。仿绘该图的墨线图有《本草歌括》图4（简化之余，其上绘一图案，类星座图，或暗示夜间活动）、《本草蒙筌》图7（仿绘《图经》图2）。

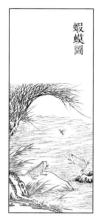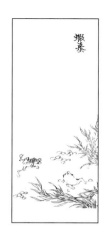

图17　禽虫典·虾蟆图　　图18　图说·虾蟆

《本草品汇精要》：该书"虾蟆"（图5）的仿绘彩图有《食物本草》图6、《补遗雷公炮制便览》图9、《金石昆虫草木状》图15。

《本草纲目》（钱本）：该书"虾蟆"（图12）的仿绘图有《纲目》张本图13。另《本草简明图说》图18所绘两只虾蟆，右边1只类似钱本"蟾蜍"图，左边1只似钱本"虾蟆"（图12）。

《本草原始》：该书"虾蟆"（图14）的仿绘图有《本草纲目类纂必读》图16。

另《本草纲目》金陵本"虾蟆"（图11）乃仿绘《本草图经》"蛙"图下方的一只（参下条"蛙"条图2），再加简略。

以上18图中，除外11幅仿绘图，原创图有7幅（图2、5、8、10、12、14、17），详见下"鉴药"项。

【文录】（上条"蟾蜍"文录中出现过条文，不再重复，可参上条。）

题·刘宋《雷公炮炙论》（见《证类》卷22"虾蟆"）　雷公云：有多般，勿误用。有黑虎，有蛔黄，有黄蛤，有蝼蝈，有蟾。其形各别。其虾蟆，皮上腹下有斑点，脚短，即不鸣叫。黑虎，身小黑，觜脚小斑。蛔黄，斑色，前脚大，后腿小，有尾子一条。黄蛤，遍身黄色，腹下有脐带，长五七分已来，所住立处，带下有自然汁出。蝼蝈，即夜鸣，腰细口大，皮苍黑色。蟾，即黄斑，头有肉角。

明《本草纲目》卷42"蛤蟆"【释名】螫蟆（螫音惊，又音加）。【时珍曰】按王荆公《字说》云：俗言虾蟆怀土，取置远处，一夕复还其所。虽或遏之，常慕而返，故名虾蟆。或作虾蟆，虾言其声，蟆言其斑也。《尔雅》作螫蟆。【集解】【时珍曰】虾蟆亦能化鹑，出《淮南子》。虾蟆、青蛙畏蛇，而制蜈蚣。三物相值，彼此皆不能动。故《关尹子》云：蝍蛆食蛇，蛇食蛙，蛙食蝍蛆。或云：《月令》蝼蝈鸣，反舌无声，皆谓虾蟆也。

【鉴药】

"虾蟆"（há ma）首见于《本经》。后世多作"蛤蟆"。"虾"，南方方音或作"蛤"（há）。李时珍释名曰："按王荆公《字说》云：俗言虾蟆怀土，取置远处，一夕复还其所。虽或遐之，常慕而返，故名虾蟆。或作虾蟆，虾言其声，蟆言其斑也。"姑存其说。《本经》虽最早以"虾蟆"为正名，但此名中已经包含蟾蜍在内。时珍云："古方多用虾蟆，近方多用蟾蜍，盖古人通称蟾为虾蟆耳。"经过长期的用药、辨药实践，时珍注意到："今人亦只用蟾蜍有效，而虾蟆不复入药矣。"

关于本品与蟾蜍的区别，上条"蟾蜍"已详论之。按陈藏器云："虾蟆背有黑点，身小，能跳接百虫，解作呷呷声，在陂泽间，举动极急。"可见此为生在水泽的蛙科动物。谢宗万认为，以往有将蛤蟆定为蛙科动物粗皮蛙*Rana rugosa* Schlegel者，《中国无尾两栖类》（刘承钊等，1961年）和《中药大辞典》（1977年）则记蛤蟆为泽蛙*Rana limnocharis* Boie。粗皮蛙为我国北方种，分布面窄，数量少。泽蛙分布广，为习见种，结合陈藏器所云身小、善跳、身有黑点的特征，则蛤蟆可定为泽蛙。[1]至少陈藏器所云蛤蟆当为此种。

然陈藏器在"虾蟆"条还提到："又有青蛙、蛙蛤、蝼蝈、长肱、石榜、蠼子之类，或在水田中，或在沟渠侧，未见别功，故不具载。"这些名目可能大多都是蛙科动物。又《雷公炮炙论》"虾蟆"条亦云"有多般，勿误用"。其中涉及黑虎、蚼黄、黄蜫、蝼蝈、蟾等名目。雷敩除使用虾蟆外，还提到"若使黑虎，即和头、尾、皮、爪，并阴干"。此黑虎"身小黑，觜脚小斑"，仍似为蛙科动物之一种。后世虾蟆逐渐不用，故本草中少有人再去深究虾蟆中更多的品类。就一般民间习俗，虾蟆（蛤蟆）可泛称蟾蜍（癞蛤蟆）之外的其他蛙类。就好像陈藏器在"虾蟆"条除点明形态的"虾蟆"（今定作"泽蛙"）外，也把青蛙、蛙蛤、蝼蝈之类的水生两栖动物统在"虾蟆"一名下提及。

古本草以"虾蟆"为名的插图中，其来源并不一致，此与"蟾蜍"图大不相同。以下统而述之。

《**本草图经**》"虾蟆"（图2）体肥腹大，背部密布疣粒（痱磊），此乃典型的"蟾蜍"图。《**本草品汇精要**》"虾蟆"（图5）色黄黑，头宽，吻圆，背有"痱磊"，后肢尤其粗短。此亦似蟾蜍。《**太乙仙制本草药性大全**》"虾蟆"（图8）绘2只动物。将其与该书"蟾蜍"图相比，体态较瘦，皮肤光滑无"痱磊"。虽然此2物也没有蛤蟆的灵活矫健，但比较而言，还是接近蛤蟆，即蛙科动物。《**补遗雷公炮制便览**》"炮制虾蟆"（图10）乃按《雷公炮炙论》之法绘制。雷公法为："凡使虾蟆，先去皮并肠及爪了，阴干，然后涂酥炙令干。每修事一个，用牛酥一分，炙尽为度。"据图中

1　谢宗万：《本草纲目药物彩色图鉴》，北京：人民卫生出版社，2000：391.

右下水桶中、左上悬挂的"虾蟆"形状来看，腹大、背多疣点，此皆为蟾蜍。桌案左边坐着的紫衣人正在用小刀"去皮并肠及爪了"。其头上悬挂着的几只虾蟆正在"阴干"。右上方绿衣人左手持一布袋，右手在袋里摸索，可能是在"涂酥"。左下一童子在火上烤炙虾蟆。**《本草纲目》钱本** "虾蟆"（图12）头稍尖，腹不甚大，后腿远长于前腿。背上有圆形物，或为斑点，无棱线。此动物似为蛤蟆（泽蛙之类）。**《本草原始》** "虾蟆"（图14）当为写生图，其头尖，背及后腿多斑点。此即泽蛙 *R. limnocharis*。**《古今图书集成·禽虫典》** "虾蟆图"（图17）绘水边2只蛤蟆，一只正在跃起捕蚊。此两蛙背有细小黑斑，但不鼓凸成疣状。此亦为泽蛙*R. limnocharis*类。

【小结】

"虾蟆"为《本经》所载早期药物之一，其原动物常与"蟾蜍"混用。李时珍认为"古人通称蟾为虾蟆"，但至明代"只用蟾蜍有效，而虾蟆不复入药"。唐·陈藏器所述虾蟆之形性，乃蛙科动物泽蛙*Rana limnocharis* Boie之类。然古本草"虾蟆"条下，还提到多种同类物的名目，当为蛙科其他动物。古本草以"虾蟆"为名的药图中，《本草图经》《本草品汇精要》所绘

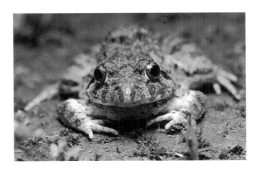

图19　泽蛙 *Rana limnocharia*

为蟾蜍科动物中华大蟾蜍*Bufo bufo gargarizans* (Cantor)。但《本草纲目》钱本、《本草原始》《古今图书集成·禽虫典》所绘则为蛙科动物泽蛙*R. limnocharis*之类。

42–3　蛙

【品图】

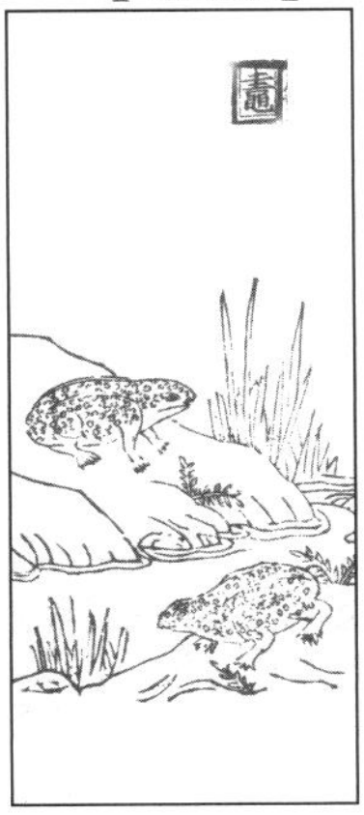

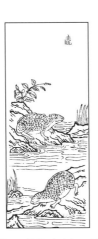

图1　图经（大）·蛙

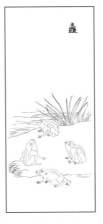

图2　图经（政）·蛙

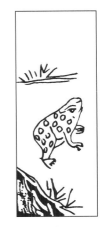

图3　图经（绍）·蛙

图4　歌括·蛙

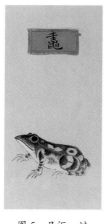

图 5　品汇·蛙

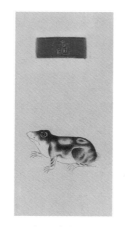

图 6　食物·蛙

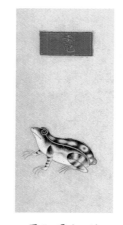

图 7　雷公·蛙

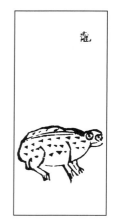

图 8　纲目（金）·蛙

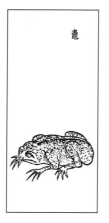

图 9　纲目（钱）·蛙

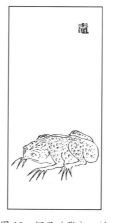

图 10　纲目（张）·蛙

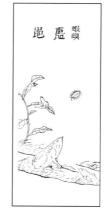

图 11　三才·蛙黾

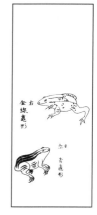

图 12　原始·蛙

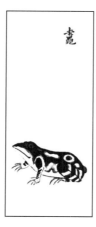

图 13　金石·蛙

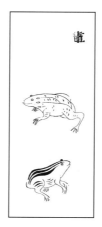

图 14　类纂·蛙

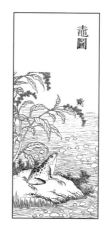

图 15　禽虫典·蛙图

本品15图，取自15书，其中4幅彩图。有承继关系的图可分5个书类。

《本草图经》：该书"蛙"图分别存于《大观》（图1）、《政和》（图2）、《绍兴》（图3）。此三传本药图大同小异（图3有4只蛙，且均背无黑斑而有纵线），今以《政和》图2为《图经》图的代表。仿绘该图的墨线图有《本草歌括》图4（仅绘图1中上面那只蛙，背有圆斑而无痱磊）、《本草纲目》金陵本"蛙"（图8，仅绘图2中上面那只蛙，背有斑点，图形粗糙）。

《本草品汇精要》：该书"蛙"（图5）的仿绘彩图有《食物本草》图6、《补遗雷公炮制便览》图7、《金石昆虫草木状》图13。

《本草纲目》（钱本）：该书"蛙"（图9）的仿绘图有《纲目》张本图10。

《三才图会》：该书"蛙黾"（图11）的仿绘图有《古今图书集成·禽虫典》"蛙图"（图15）。该图在图11的基础上大加美化，水面宽阔，植物茂盛。一只蛙正蹲着注视着飞过来的蜜蜂。

《本草原始》：该书"蛙"（图12）的仿绘图有《本草纲目类纂必读》图14。

以上15图中，除外10幅仿绘图，原创图有5幅（图2、5、9、11、12），详见下"鉴药"项。

【文录】

《别录》（见《证类》卷22"蛙"） 一名长股。生水中，取无时。

梁《本草经集注》（同上） 陶隐居云：凡蜂、蚁、蛙、蝉，其类最多，大而青脊者，俗名土鸭，其鸣甚壮。又一种黑色，南人名为蛤子，食之至美。又一种小形善鸣，唤名蛙子。此则是也。

后蜀《蜀本草》（同上） 《蜀本》：虾蟆属也，居陆地，青脊善鸣，声作蛙者是。

宋《本草图经》（同上） 《图经》曰：今处处有之。似虾蟆，而背青绿色，俗谓之青蛙。亦有背作黄文者，人谓之金线蛙。陶隐居云：蜂、蚁、蛙、蝉其类最多，大腹而脊青者，俗名土鸭，其鸣甚壮，即《尔雅》所谓在水曰黾者是也。黑色者，南人哈子，食之至美，即今所谓之蛤，亦名水鸡是也。闽蜀浙东人以为珍馔。

宋《本草衍义》卷17"蛙" 其色青，腹细，嘴尖，后脚长，故善跃。大其声则曰蛙，小其声则曰蛤。

明《本草纲目》卷42"蛙" 【释名】田鸡（《纲目》）、青鸡（同上）、坐鱼（同上）、蛤鱼。【时珍曰】蛙好鸣，其声自呼。南人食之，呼为田鸡，云肉味如鸡也。又曰坐鱼，其性好坐也。按《尔雅》蟾、蛙俱列鱼类，而《东方朔传》云：长安水多蛙鱼，得以家给人足。则古昔关中已常食之如鱼，不独南人也。"黾"亦作"蛙"字。【集解】【时珍曰】田鸡、水鸡、土鸭，形称虽异，功用则一也。四月食之最美，五月渐老，可采入药。《考工记》云：以胫鸣者，蛙黾之属。农人占其声之早晚大小，以卜丰歉。

故唐人章孝标诗云："田家无五行，水旱卜蛙声。"蛙亦能化为鹑，见《列子》。

【鉴药】

"蛙"（繁体作"鼃"）首见于《名医别录》。李时珍释其名曰："蛙好鸣，其声自呼。"《别录》载其"主小儿赤气，肌疮，脐伤，止痛，气不足"。后世医方罕用，或取作食物。

关于本品的生境、形态，《别录》云："一名长股。生水中。"蛙的种类甚多。梁·陶弘景云："凡蜂、蚁、蛙、蝉，其类最多，大而青脊者，俗名土鸭，其鸣甚壮。又一种黑色，南人名为蛤子，食之至美。又一种小形善鸣，唤名蛙子。此则是也。"《蜀本草》将其归于"虾蟆属"，特点是"居陆地，青脊善鸣，声作蛙者是。"宋·苏颂《图经》提到了几种常见的蛙："似虾蟆而背青绿色，俗谓之青蛙。亦有背作黄文者，人谓之金线蛙。""青蛙"最早是《别录》药"地胆"的别名，与"虾蟆属"的"青鼃"无关。唐《本草拾遗》"虾蟆"条提到"青蛙"。五代《日华子本草》首先以"青鼃"为名单独立条，《图经》从《拾遗》作青蛙。寇宗奭云："其色青，腹细，嘴尖，后脚长，故善跃。大其声则曰蛙，小其声则曰蛤。"此蛙也就是青蛙类。这种"背青绿色""青脊善鸣""腹细，嘴尖，后脚长"的蛙即今蛙科动物青蛙（黑斑蛙）*Rana nigromaculata* Hallowell。古名"土鸭""背作黄文"之"金线蛙"为同科的金线蛙 *Rana plancyi* Lataste。[1]李时珍云："南人食之，呼为田鸡，云肉味如鸡也。又曰坐鱼，其性好坐也。"此外，苏颂还提到一种"黑色"的"蛤子"，李时珍云"即今水鸡"。据考此水鸡即蛙科动物虎纹蛙*Rana tigrina rugulosa* Wiegmann。[2]

"蛙"为常见之物，古本草"蛙"图大多都能反映其貌。今统而述之。《**本草图经**》"蛙"（图2）绘水涯岸边有两只蛙，背有斑点，嘴尖。虽然其形态还不够精准，但大致得蛙类动物之形。《**本草品汇精要**》"蛙"（图5）为写生彩绘图。其色青绿，背及足有不规则的黑斑。此图栩栩如生，即今青蛙（黑斑蛙）*R. nigromaculata*。《**本草纲目**》钱本"蛙"（图9）绘得与该书的"虾蟆"图几乎一样，均为满身黑点，很难区分两者。《**三才图会**》"蛙鼃"（图11）有图注"虾蟆"。说明绘图者将"蛙鼃""虾蟆"视为同一物。然观其坐而注视飞近的昆虫、后腿长而粗壮，背无斑点，有条文，此或为金线蛙*R. plancyi*。《**本草原始**》"蛙"（图12）写生绘制了两种蛙，上者"金线蛙形"，即金线蛙*R. plancyi*；下者"青蛙形"，即青蛙（黑斑蛙）*R. nigromaculata*。

【小结】

"蛙"为《名医别录》所载早期药物之一。后世少用为药。蛙类甚多，古本

1　国家中医药管理局《中华本草》编委会：《中华本草》（9），上海：上海科学技术出版社，1999：371.
2　高士贤：《历代本草药用动物名实图考》，北京：人民卫生出版社，2013：52.

草多提到的是"青脊善鸣"青蛙，即蛙科动物青蛙（黑斑蛙）*Rana nigromaculata* Hallowell。又有"背作黄文"的金线蛙*Rana plancyi* Lataste，以及"蛤子"（水鸡）即虎纹蛙*Rana tigrina rugulosa* Wiegmann。古本草中的"蛙"图多有精品，其中《本草品汇精要》《本草原始》所绘尤佳。

42-4　蝌斗

【品图】

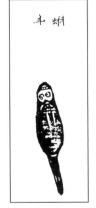 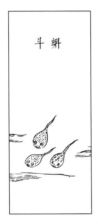 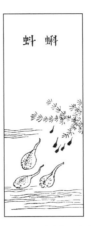 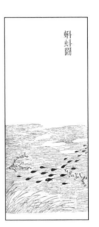

图1　纲目（金）·蝌斗　　　图2　纲目（钱）·蝌斗　　　图3　纲目（张）·蝌蚪　　　图4　禽虫典·蝌蚪图

本品4图，取自4书，各有新的创意。详见下"鉴药"项。

【文录】

唐《本草拾遗》（见《证类》卷22"三十六种陈藏器馀·活师"） 陈藏器云：即虾蟆儿，生水中，有尾如鲦（音余）鱼，渐大脚生，尾脱。卵主明目。《山海经》云：活师，科斗虫也。

明《本草纲目》卷42"蝌斗"【释名】活东（《尔雅》）、玄鱼（《古今注》）、悬针（同上）、水仙子（俗名）、蛤蟆台。【时珍曰】蝌斗，一作蛞斗，音阔。按罗愿《尔雅翼》云：其状如鱼，其尾如针，又并其头、尾观之，有似斗形。故有诸名。玄鱼言其色，悬针状其尾也。【集解】【时珍曰】蝌斗生水中，虾蟆、青蛙之子也。二三月蛙、蟆曳肠于水际草上，缠缴如索，日见黑点渐深，至春水时，鸣以聒之，则蝌斗皆出，谓之聒子，所谓虾蟆声抱是矣。蝌斗状如河豚，头圆，身上青黑色，始出有尾无足，稍大则足生尾脱。崔豹云：闻雷尾脱。亦未必然。陆农师云：月大尽则先生前两足，小尽则先生后两足。

【鉴药】

李时珍注"蝌斗"首出《本草拾遗》。然《拾遗》所用正名为"活师"，原见《山海经》。即"科斗虫"。时珍曾释其名（见上"文录"），过于艰涩牵强，不录。《中华本草》云："蝌斗，《尔雅》原作科斗。为连绵词，圆物之名。一说蝌斗头部浑圆，尾细，视之形如斗，故得其名。"此似得之。今作蝌蚪。《拾遗》载其"主火飙热疮及疥疮"，又用其和青胡桃果皮为泥染髭发。后世有传承其染色之方者，或用其清热解毒治疮痈。

关于本品的原动物，陈藏器云："即虾蟆儿，生水中，有尾如鲦（音余）鱼，渐大脚生，尾脱。"此即蛤蟆（今蛙科Ranidae多种动物）的幼体。李时珍简要介绍了蝌斗相关身世："蝌斗生水中，虾蟆、青蛙之子也。二三月蛙、蟆曳肠于水际草上，缠缴如索，日见黑点渐深。至春水时，鸣以聒之，则蝌斗皆出，谓之聒子，所谓'虾蟆声抱'是矣。蝌斗状如河豚，头圆，身上青黑色，始出有尾无足，稍大则足生尾脱。"其中谈及蛙、蟆排卵的情形，蝌斗的形状及生长的过程。其中所谓"虾蟆声抱"是关于蛙类的卵孵化的传说。其卵至春水来时，天气渐暖，蛙类开始鸣叫，其卵也得以孵化出蝌斗，故被误会是蛤蟆通过声音来孵化其卵的传说。

至于蝌蚪的母体，时珍用的是"虾蟆、青蛙"，实际上以此代替当今的蛙科动物。《中华本草》举三种常见的蛙科动物作为蝌蚪的原动物：青蛙（黑斑蛙）*Rana nigromaculata* Hallowell、金线蛙*Rana plancyi* Lataste，泽蛙（*Rana limnocharia* Boie）。后者即古代蛤蟆中最为多见的一个种。

古本草的蝌蚪图甚少，但都能较好地反映其真实面目。今统而述之。**《本草纲目》金陵本**"蝌斗"（图1）所绘为一个刚生尾的蝌斗俯视图。**《纲目》钱本**"蝌斗"（图2）添加了水线，提示蝌斗生存的条件。绘出蝌斗游动的状态。**《纲目》张本**"蝌蚪"（图3）在图2的基础上再添水草及5个更小的蝌斗。**《古今图书集成·禽虫典》**"蝌蚪图"（图4）又在图3的基础上将背景绘成大片的水域，成群的蝌斗游弋其中。其中个别蝌斗已经长出脚来。

【小结】

"蝌斗"是《本草拾遗》"活师"的别名。李时珍将其作为药条的正名。蝌蚪的父母即今蛙科Ranidae多种动物，包括本章前的"虾蟆""蛙"类动物。蝌蚪为其幼体。陈藏器、李时珍介绍了蝌蚪的身世、形状与生长过程。现有明清几幅蝌蚪图都绘出了蝌蚪的准确形态，或添加其生活的环境。

42-5 山蛤

【品图】

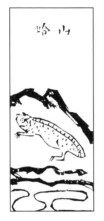
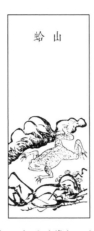
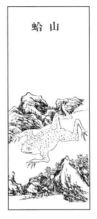

图1 纲目（金）·山蛤　　图2 纲目（钱）·山蛤　　图3 纲目（张）·山蛤

本品3图，取自3书。其中图1、图2为原创图，图3仿绘图2。详见下"鉴药"项。

【文录】

宋《本草图经》（见《证类》卷22"虾蟆"）《图经》曰：又有一种，大而黄色，多在山石中藏蛰，能吞气饮风露，不食杂虫，谓之山蛤。山中人亦餐之。

元《日用本草》卷5"蛤蟆"　又一种长肱，石鸡也。亦名锦袄子。六七月山谷间有之，性味皆同。

【鉴药】

李时珍注"山蛤"出宋《图经》，云"原附'虾蟆'下，今分出"。按新药出典约定俗成的通例，此药当属《本草纲目》新增药。《图经》载其"主小儿劳瘦及疳疾等，最良"。民间多作食物。

宋·苏颂《图经》"虾蟆"条下云："又有一种，大而黄色，多在山石中藏蛰，能吞气饮风露，不食杂虫，谓之山蛤。山中人亦餐之。"时珍未加任何评价，将此记载改造成独立药条。元·吴瑞《日用本草》"蛤蟆"条提到："又一种长肱，石鸡也。亦名锦袄子。六七月山谷间有之，性味皆同。"

谢宗万认为可将其定为中国林蛙*Rana temporaria chensinensis* David.比较合

适，现今亦作药用。著名的哈士蟆油，就是中国林蛙的干燥输卵管。[1]然此种动物体型较小而修长，体长仅4—5cm。更重要的是，此种蛙分布在黑龙江、吉林、辽宁、内蒙古、青海、甘肃、陕西、山西、河北、河南和山东等地。北方似乎没见将此蛙"餐之"的习俗。元·吴瑞乃新安海宁（今安徽休宁）人。他撰写的《日用本草》所载石鸡当为南方所产。今南方丘陵山区被作为名贵山珍的石鸡（又名石蛙、石蛤、老蛤等）完全符合苏颂所言"山蛤"与吴瑞所言"石鸡"。该动物为我国特有的大型野生蛙类，灰黑色，皮肤粗糙，背部有成行的疣状物，体长8—12cm，胸部有大团刺疣。此即今叉舌蛙科棘蛙属动物棘胸蛙Quasipaa spinosa David。此动物分布在中国的浙江、安徽、江西、福建等省，是中国最大的食用蛙。南方食用此蛙历史悠久，故现代被列入濒危物种。近年江西、浙江、安徽、湖南等省已有人工饲养。[2]因此，这种棘胸蛙的俗用名称、分布地，为传统可食山珍，皆与此山蛤相符。

1.《**本草纲目**》（**金陵本**）：该书"山蛤"（图1）为示意图，绘山间临水处一爬行两栖动物，4足，无尾，身长，表明有斑点。此类蛙，然又不似蛙。原动物不明。

2.《**本草纲目**》（**钱本**）：该书"山蛤"（图2）绘一蛙，尖头，4足，后足长，体表有斑点，与该书所绘"虾蟆""蛙"相似。此当为蛙科和与其近邻科属的动物。画士为浙江人，也不排除其根据所食山蛤写生的可能性。

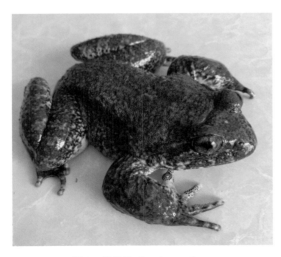

图4　棘胸蛙 Quasipaa spinosa

【小结】

"山蛤"为《本草纲目》新分条药，原见于宋《图经》"虾蟆"条下。据《本草图经》《日用本草》所载，其原动物当为叉舌蛙科棘蛙属动物棘胸蛙Quasipaa spinosa David。或考本种为中国林蛙Rana temporaria chensinensis David.，但此种分布及可食用的历史均与山蛤不符。《本草纲目》钱本所绘似蛙科动物，但不明是否写实，无法确定种属。

1　谢宗万：《本草纲目药物彩色图鉴》，北京：人民卫生出版社，2000 :393.
2　张平：大型蛙类棘胸蛙人工成蛙驯养、种蛙繁殖技术，基金项目：湖南省林业厅科技计划项目 (XLK201647 ; XLK201647-2)）。

42-6 蜈蚣

【品图】

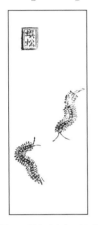

图1 图经(大)·蜈蚣

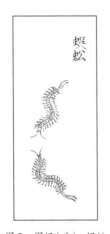

图2 图经(政)·蜈蚣

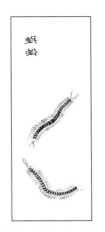

图3 图经(绍)·蜈蚣

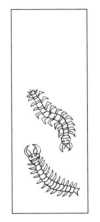

图4 歌括·蜈蚣

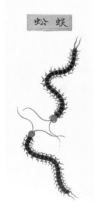

图5 品汇·蜈蚣

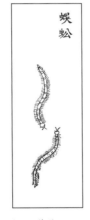

图6 蒙筌·蜈蚣

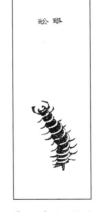

图7 太乙·蜈蚣

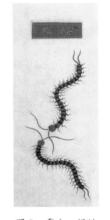

图8 雷公·蜈蚣

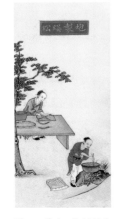

图9 雷公·炮制蜈蚣

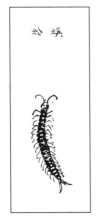

图10 纲目(金)·蜈蚣

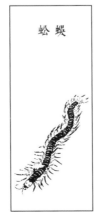

图11 纲目(钱)·蜈蚣

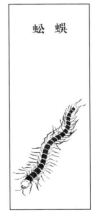

图12 纲目(张)·蜈蚣

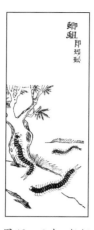

图 13 三才·蝍蛆

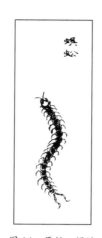

图 14 原始·蜈蚣

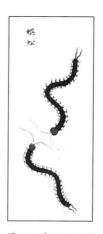

图 15 金石·蜈蚣

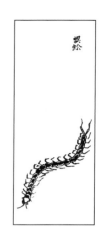

图 16 汇言·蜈蚣

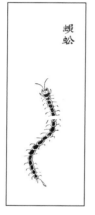

图 17 类纂·蜈蚣

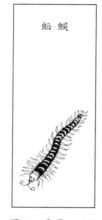

图 18 备要·蜈蚣

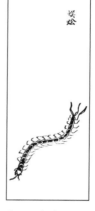

图 19 求真·蜈蚣

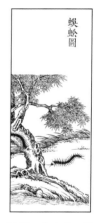

图 20 禽虫典·蜈蚣图

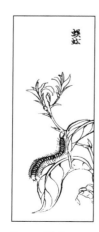

图 21 图说·蜈蚣

本品21图，取自20书，其中4幅彩图。有承继关系的图可分2个书类。

《本草图经》：该书"蜈蚣"图分别存于《大观》（图1）、《政和》（图2）、《绍兴》（图3）。此三传本药图大同小异，今以《政和》图2为《图经》图的代表。

仿绘该图的墨线图有：《本草歌括》图4（仿绘图1，夸大牙齿，缩小触角）、《本草蒙筌》（图6，简化虫体，增加步足，密如须毛）、《本草纲目》金陵本图10（仿绘图2下一条蜈蚣，阴刻。步足虽略少，无须苛求）、《纲目》钱本图11（仿绘图2上一条蜈蚣，阴刻。其步足亦过多）、《三才图会》"蝍蛆"（图13，有图注"即蜈蚣"。绘3条蜈蚣，阴刻，触角改钳状牙，步足数亦稍多）。此后仿《纲目》金陵本图10的有《本草原始》图14（头须甚短，步足数19对）。《原始》图14的仿绘者有《本草汇言》图16（仅图形颠倒上下位置）《本草纲目类纂必读》图17。《本草求真》图19又仿绘《汇言》图16。《纲目》钱本图11的仿绘者有《纲目》张本图12、《本草备要》图18、《本草简明图说》图21（再添植物枝叶为背景）。《三才图会》图13的仿绘者有《古今图书集成·禽虫典》"蜈蚣图"（图20，背景美化，蜈蚣仅绘一条）。

《本草品汇精要》：该书"蜈蚣"（图5）的仿绘彩图有《补遗雷公炮制便览》图8、《金石昆虫草木状》图15。

以上21图中，除外17幅仿绘图，原创图有4幅（图2、5、7、9），详见下"鉴药"项。

【文录】

《别录》（见《证类》卷22"蜈蚣"） 生大吴川谷、江南。赤头、足者良。

梁《本草经集注》（同上） 陶隐居云：今赤足者多出京口，长山、高丽山、茅山亦甚有，于腐烂积草处得之，勿令伤，暴干之。黄足者甚多，而不堪用，人多火炙令赤以当之，非真也。一名蒺蛆。庄周云"蒺蛆甘带"。《淮南子》云"腾蛇游雾，而殆于蒺蛆"。其性能制蛇，忽见大蛇，便缘而啖其脑。

唐《唐本草》（同上）《唐本》注云：山东人呼蜘蛛，一名蒺蛆，亦能制蛇，而蜘蛛条无制蛇语。庄周云"蒺蛆甘带"。淮南云"腾蛇殆于蒺蛆"，并言蜈蚣矣。

后蜀《蜀本草》（同上）《蜀本》：《图经》云：生山南谷土石间，人家屋壁中亦有。形似马陆，扁身长黑，头、足赤者良。今出安、襄、邓、随、唐等州，七月、八月采。

宋《本草图经》（同上）《图经》曰：而郭注《尔雅》：蒺蛆，蒺蛆。云似蝗而大腹，长角，乃又似别种。

宋《本草衍义》卷17"蜈蚣" 背光，黑绿色，足赤，腹下黄。

明《本草纲目》卷42"蜈蚣"【释名】天龙。【时珍曰】按张揖《广雅》及《淮南子》注皆谓蒺蛆为蜈蚣，与郭说异。许慎以蒺蛆为蟋蟀，能制蛇，又以蒺蛆为马蚿，因马蚿有蛆蝛之名，并误矣。【集解】【时珍曰】蜈蚣西南处处有之。春出冬蛰，节节有足，双须岐尾。性畏蜘蛛，以溺射之，即断烂也。南方有极大者，而本草失载。按段成式《酉阳杂俎》云：绥定县蜈蚣，大者能以气吸蛇及蝎蜥，相去三四尺，骨肉自消。沈怀远《南越志》云：南方晋安有山出蜈蚣。大者长丈余，能啖牛。俚人然炬逐得，以皮鞔鼓，肉曝为脯，美于牛肉。葛洪《遐观赋》云：南方蜈蚣大者长百步，头如车箱，肉白如瓠，越人争买为羹炙。张耒《明道杂志》云：黄州岐亭有拘罗山，出大蜈蚣，袤丈尺。土人捕得熏干，商人贩入北方货之，有致富者。蔡绦《丛话》云：峤南蜈蚣大者二三尺，螫人至死。惟见托胎虫则局缩不敢行。虫乃登首，陷其脑而食之。故被蜈蚣伤者，捣虫涂之，痛立止也。珍按：托胎虫即蚰蜒也。蜈蚣能制龙、蛇、蝎蜥，而畏虾蟆、蚰蜒、蜘蛛，亦《庄子》所谓物畏其天，《阴符经》所谓禽之制在气也。

【鉴药】

"蜈蚣"首见于《本经》。古本草未释其名。明《医学入门》之说，将"大吴川谷"与其名联系，[1]亦颇牵强。《本经》载其"主鬼疰，蛊毒，啖诸蛇、虫、鱼毒，杀鬼物老精温疟，去三虫"。《别录》云"有毒。疗心腹寒热结聚，堕胎，去恶血"。后世多用其止痉、解毒、祛瘀，为古今较常用药。

关于本品的生境、形态，《别录》首载"生大吴川谷、江南。赤头、足者良。"此后诸家所添注释发挥，多围绕"物畏其天"展开，云"蝍蛆甘带"，即"蝍蛆"（蜈蚣）可以制蛇。真正谈及蜈蚣形态者甚少。梁·陶弘景云："今赤足者多出京口，长山、高丽山、茅山亦甚有，于腐烂积草处得之，勿令伤，暴干之。黄足者甚多，而不堪用，人多火炙令赤以当之，非真也。""京口"即今江苏镇江市。"长山、高丽山、茅山"即其周边地区的山名。此产地与《别录》所载"大吴"（先秦吴国。即今江苏、安徽、浙江一带）是一致的。这种头、足（为肢体头板与第一板，及末背板）俱赤的蜈蚣一般认为即今蜈蚣科蜈蚣属动物少棘蜈蚣Scolopendra subspinipes mutilans L. Koch。

唐代蜈蚣的产地记载增多。唐本《图经》（《蜀本草》引）云："生山南谷土石间，人家屋壁中亦有。形似马陆，扁身长黑，头、足赤者良。今出安、襄、邓、随、唐等州。""山南"为山南道，辖境相当于今四川嘉陵江流域以东，陕西秦岭等山以南，河南伏牛山西南，自重庆市至湖南岳阳市之间的长江以北地区。具体有安州（湖北安陆市）、襄州（湖北襄樊市）、随州（湖北随州市）、邓州（河南邓州市）、唐州（河南泌阳县）等地。此种蜈蚣增加描述了"扁身长黑"，但头、足赤的标准还是一样。其来源还是少棘蜈蚣S. subspinipes mutilans。为了使蜈蚣足赤，当时的人还用"火炙令赤""朱足令赤"（见《本草经集注》序例）等办法作伪。

宋·寇宗奭的描述也很精当："背光，黑绿色，足赤，腹下黄。"此种蜈蚣未提头赤，体为墨绿色，"腹下黄"，则其种仍属于少棘蜈蚣。李时珍则云："蜈蚣西南处处有之。春出冬蛰，节节有足，双须岐尾。"所谓"岐尾"，实为蜈蚣21对步足最后一对后伸如尾状。至此可知蜈蚣即今蜈蚣科蜈蚣属动物的若干大型种类。今多用者有少棘蜈蚣S. subspinipes mutilans。其次为多棘蜈蚣Scolopendra subspinipes mutidens (Newport)、墨江蜈蚣等。[2]李时珍引述文献多涉与蜈蚣相关的传闻，非药用蜈蚣，今略而不述（可参"文录"）。

1　国家中医药管理局《中华本草》编委会：《中华本草》(9)，上海：上海科学技术出版社，1999：143.

2　谢宗万：《本草纲目药物彩色图鉴》，北京：人民卫生出版社，2000：394.

对照古本草绘图，有裨于进一步了解蜈蚣的来源。

1.《本草图经》：该书"蜈蚣"（图2）绘两条蜈蚣，步足20—21对，比较准确地绘出了蜈蚣的形体。后世蜈蚣图多仿绘此图，但时或走形，大多不如此图准确。《绍兴》本《图经》图3的步足过多。

2.《本草品汇精要》：该书"蜈蚣"（图5）为彩绘，形态与《图经》图2基本相同。其步足21对，完全与少棘蜈蚣*S. subspinipes mutilans*相合。但其双须甚长、步足折曲，又不似写生。

3.《太乙仙制本草药性大全》：该书"蜈蚣"（图7）短而粗，步足仅11对。此虽不能算准确图，但作为示意图，还是能令人知道此为蜈蚣的。

4.《补遗雷公炮制便览》：该书"炮制蜈蚣"（图9）乃据《雷公炮炙论》之法绘图。雷公法为："夫使蜈蚣，先以蜈蚣、木末，不然用柳蛀末，于土器中炒，令木末焦黑后，去木末了，用竹刀刮去足、甲了用。"其图中右下一人在一口锅中拌炒蜈蚣。旁有筐箩，盛有拌炒用的"木末"或"柳蛀末"。左上一人在用竹刀刮去蜈蚣的头足。

【小结】

"蜈蚣"为《本经》所载早期药物之一。据《别录》、陶弘景、唐本《图经》、寇宗奭、李时珍所载，其原动物为蜈蚣科若干大型种类，多用少棘蜈蚣*Scolopendra subspinipes mutilans* L. Koch，或多棘蜈蚣*Scolopendra subspinipes mutidens* (Newport)等。《本草图经》《本草品汇精要》所绘蜈蚣最为准确生动。

42-7 马陆

【品图】

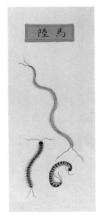
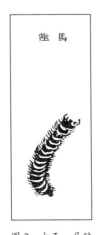
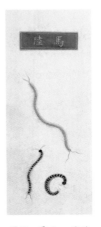
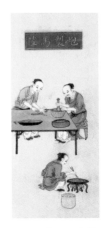

图1　品汇·马陆　　　图2　太乙·马陆　　　图3　雷公·马陆　　　图4　雷公·炮制马陆

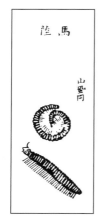

图 5　纲目（金）·马陆

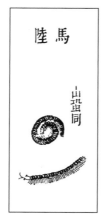

图 6　纲目（钱）·马陆

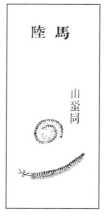

图 7　纲目（张）·马陆

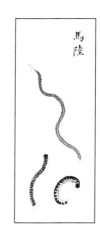

图 8　金石·马陆

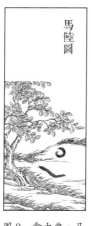

图 9　禽虫典·马陆图

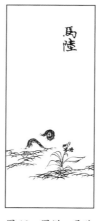

图 10　图说·马陆

本品10图，取自9书，其中4幅彩图。有承继关系的图可分2个书类。

《本草品汇精要》：该书"马陆"（图1）的仿绘者有《补遗雷公炮制便览》图3、《金石昆虫草木状》图8。

《本草纲目》（金陵本）：该书"马陆"（图5）的仿绘者有《纲目》钱本图6、张本图7、《本草简明图说》图10（增添草花背景）。

以上10图中，除外5幅仿绘图，原创图尚有5幅（图1、2、4、5、9），详见下"鉴药"项。

【文录】

《本经》《别录》（见《证类》卷22"**马陆**"）　**一名百足**，一名马轴。生玄菟川谷。

梁《本草经集注》（同上）　陶隐居云：李云此虫形长五六寸，状如大蚕，夏月登树鸣，冬则蛰，今人呼为飞蚿（音玄）虫也，恐不必是马陆尔。今有一细黄虫，状如蜈蚣而甚长，俗名土虫，鸡食之醉闷亦至死。《书》云：百足之虫，至死不僵（居良切）。此虫足甚多，寸寸断便寸行，或欲相似，方家既不复用，市人亦无取者，未详何者的是。

唐《唐本草》（同上）　《唐本》注云：此虫大如细笔管，长三四寸，斑色，一如蚰蜒，襄阳人名为马蚿，亦呼马轴，亦名刀环虫，以其死侧卧，状如刀环也。有人自毒，服一枚便死也。

题·刘宋《雷公炮炙论》（见《证类》卷22"蜈蚣"）　雷公云：凡使，勿用千足虫，真似，只是头上有白肉，面并嘴尖。若误用，并把着，腥臭气入顶，致死。

唐《本草拾遗》（见《证类》卷21"二十一种陈藏器馀·土虫"） 陈藏器云：今有一细黄虫，状如蜈蚣，俗呼为土虫。按土虫无足，如一条衣带，长四五寸，身扁似韭叶，背上有黄黑裥，头如铲子，行处有白涎，生湿地，有毒，鸡吃即死。陶云：如蜈蚣者，正是蚰蜒，非土虫也。苏云：马陆如蚰蜒。按蚰蜒色正黄不斑。大者如钗股，其足无数，正是陶呼为土虫者。此虫如脂油香，能入耳及诸窍中，以驴乳灌之，化为水，苏云似马陆，误也。

宋《本草衍义》卷17"马陆" 即今百节虫也，身如槎节，节有细蹙起，紫黑色，光润，百足。死则侧卧如环，长二三寸，尤者粗如小指。西京上阳宫及内城砖墙中甚多，入药至鲜。

明《本草纲目》卷42"马陆" 【释名】马蠸（音拳）、马蠲（郭璞）、马蚿（《尔雅》）、蛩。【集解】【时珍曰】马蚿处处有之。形大如蚯蚓，紫黑色，其足比比至百，而皮极硬，节节有横文如金线，首尾一般大。触之即侧卧局缩如环，不必死也。能毒鸡犬。陶氏所谓土虫，乃蚰蜒也，死亦侧蜷如环，鸡喜食之。当以李当之之说为准。【正误】【时珍曰】案段成式《酉阳杂俎》云：度古俗呼土蛊，身形似衣带，色类蚯蚓，长一尺余，首如铲，背上有黄黑裥，梢触即断。常趁蚓掩之，则蚓化为水。有毒，鸡食之辄死。据此，则陈藏器所谓土虫者，盖土蛊也。陶氏误以蚰蜒为马陆，陈氏亦误以土蛊为土虫矣。

【鉴药】

"马陆"首见于《本经》。一名百足。时珍曰"其足比比至百"，"百足"当以此得名。其早期异名甚多，或有释其名者。然"马陆"之名未详其义。《本经》载其"主腹中大坚癥，破积聚息肉，恶疮白秃"。《别录》复云"有毒。疗寒热痞结，胁下满"。梁·陶弘景已云"方家既不复用，市人亦无取者"。宋·寇宗奭亦云"入药至鲜"。后世罕见用此虫者。

关于本品的生境、形态，诸家本草所论夹杂了多种其他虫类，因而显得扑朔迷离。以下先纵而横，条理文献。这样做会有些重复，但可能会更容易理解"马陆"条繁复的记载。

梁·陶弘景引述提到3种虫：①飞蚿虫：三国李当之云"此虫形长五六寸，状如大蛩，夏月登树鸣，冬则蛰，今人呼为飞蚿（音玄）虫也，恐不必是马陆尔。"虽然陶弘景也拿不稳这是不是马陆，但李时珍认为马陆"当以李当之之说为准。"故"飞蚿虫"被作为马陆的别名。②土虫：陶氏云："今有一细黄虫，状如蜈蚣而甚长，俗名土虫，鸡食之醉闷亦至死。"陈藏器、李时珍均认为陶氏说的"土虫"是"蚰蜒"。陈藏器云："按蚰蜒色正黄不斑。大者如钗股，其足无数，正是陶呼为土虫者。"李时珍云："陶氏所谓土虫，乃蚰蜒也，死亦侧蜷如环，鸡喜食之。"③"百足虫"：陶氏引"《书》云：'百足之虫，至死不僵。'此虫足甚多，寸寸断便寸行，或欲相似。"此虫与李时珍说的"马陆"相似。足多之虫，也见于《雷公炮炙论》所云"千足虫"，似蜈蚣，但"头上有白肉，面并嘴尖。若误用，并把着，腥臭气入顶，致死。"故此种应该与前"飞蚿虫"同为马陆。

唐·苏敬《唐本草》注"马陆"："此虫大如细笔管，长三四寸，斑色，一如蚰蜒，襄阳人名为马蚿，亦呼马轴，亦名刀环虫，以其死侧卧，状如刀环也。有人自毒，服一枚便死也。"但苏敬没提到其足是否多。陈藏器认为苏氏所云"如蚰蜒"是不对的，"蚰蜒色正黄不斑。大者如钗股，其足无数"。

唐·陈藏器《本草拾遗》有"土虫"："按土虫无足，如一条衣带，长四五寸，身扁似韭叶，背上有黄黑裥，头如铲子，行处有白涎，生湿地，有毒，鸡吃即死。"他认为这种"土虫"才是真土虫，陶弘景说的是蚰蜒。但李时珍认为陈藏器搞错了："案段成式《酉阳杂俎》云：度古俗呼土蛊，身形似衣带，色类蚯蚓，长一尺余，首如铲，背上有黄黑裥，梢触即断。常趁蚓掩之，则蚓化为水。有毒，鸡食之辄死。"故时珍云："陈氏亦误以土蛊为土虫矣。"

宋·寇宗奭《本草衍义》"马陆"条："即今百节虫也。身如槎节，节有细蹙起，紫黑色，光润，百足。死则侧卧如环，长二三寸，尤者粗如小指"。这就把前面提到的"百足虫""千足虫""刀环虫"全都串了起来。

明·李时珍《本草纲目》对"马陆"的解释与寇氏接近："马蚿处处有之。形大如蚯蚓，紫黑色，其足比比至百，而皮极硬，节节有横文如金线，首尾一般大。触之即侧卧局缩如环，不必死也。"

以上是纵向梳理诸家所述。其中涉及3种虫：马陆、蚰蜒、土蛊。以下按横向展示各虫特点。

马陆（《本经》、李当之）：百足（《别录》）飞蚿虫（陶弘景）、千足虫（雷敩）、马蚿（苏敬），马轴（《别录》、苏敬），刀环虫（苏敬）、百节虫（寇宗奭）。本种特点是："形长五六寸，状如大蚕"（李当之）。"足甚多，寸寸断便寸行"（陶弘景）。"千足虫（似蜈蚣）头上有白肉，面并嘴尖"（雷敩）。"大如细笔管，长三四寸，斑色……襄阳人名为马蚿，亦呼马轴，亦名刀环虫，以其死侧卧，状如刀环也"（苏敬）。"百节虫也。身如槎节，节有细蹙起，紫黑色，光润，百足。死则侧卧如环，长二三寸，尤者粗如小指"（寇宗奭）。"马蚿……形大如蚯蚓，紫黑色，其足比比至百，而皮极硬，节节有横文如金线，首尾一般大。触之即侧卧局缩如环，不必死也"（李时珍）。此种据张崇洲先生的意见，其原动物是多足纲（*Myriopoda*）、倍足亚纲（*Diplopoda*）所具的特点。此类之中，形体细小、体节少者为马陆，即今圆马陆科陇带马陆属动物宽蹠陇马陆*Kronopolites svenhedini* (Verhoeff)。形体大、体节多者为山蛩，即今山蚿科动物燕山蚿Spirobolus bungii Brandt。[1]

蚰蜒（陈藏器）：土虫（陶弘景）。此种形态是："细黄虫，状如蜈蚣而甚长……鸡食之醉闷亦至死"（陶弘景）。"色正黄不斑。大者如钗股，其足无数"（陈藏器）。"死亦侧蜷如环，鸡喜食之"（李时珍）。李时珍在"马陆"附录药"蚰蜒"云："处处有之，墙屋烂草中尤多。状如小蜈蚣而身圆不扁，尾后秃而无岐，多足，大者长寸余，死亦蜷屈如环，故陶弘景误以为马陆也。其入人耳，用龙脑、地龙、硇砂，单吹之皆效。或以香物引之。"有关此蚰蜒的现代考证，参下"蚰蜒"条。

土蛊（段成式）：度古（段成式）、土虫（陈藏器）。此种形态特点是："度古似书带，色类蚓，长二尺余，首如铲，背上有黑黄襕，稍触则断，尝趁蚓，蚓不复动，乃上蚓掩之，良久蚓化。惟腹泥如涎，有毒，鸡吃辄死，俗呼土蛊。""土虫无足，如一条衣带，长四五寸，身扁似韭叶，背上有黄黑裥，头如铲子，行处有白涎，生湿地，有毒，鸡吃即死"（陈藏器）。据考此似指今涡虫纲的土笄蛭涡虫Biparium kewense (Mosoley)。[2]

古本草中的马陆插图也存在着混乱，但多数还能大致绘出其形。今统而述之。

《**本草品汇精要**》"马陆"（图1）绘了3条虫，形状不一。严格地说，这3条虫没有1条与宽跗陇马陆K. svenhedini相似。其中下方两条粗看与马陆与山蚰相似。但左下一条24个体节，比宽跗陇马陆多4个体节，且尾部多出两尾须（可能是按蜈蚣的模式）。若无此尾须，则可认为是马陆了。右下一条的环节及形状类似山蚰虫，但其环节又太少，仅20个。不及实物的一半。另上方一虫细而色黄，足四密排的细毛。此虫极类似地蜈蚣科（Geophilidae）动物的若干种类，或被作为蚰蜒的原动物。或谓此金黄色蜿蜒而长者即地蜈蚣科的地蜈蚣（Forficual auricularia）。[3]《**太乙仙制本草药性大全**》"马陆"（图2）是该书少数写实图之一。在没有任何前人同类画可模仿的情况下绘成此图，只能说是写实图。此图的体节与步足的形式与今宽跗陇马陆K. svenhedini相似，仅体节少几个，步足又太多。总的说来，此图最接近马陆实物。《**补遗雷公炮制便览**》"炮制马陆"（图4）乃按《雷公炮炙论》之法绘制。雷公法为："凡使，收得后，糠头炒，令糠头焦黑，取马陆出，用竹刮足去头了，研成末用之。"故此图中，下方一蹲踞的男子在简易炉灶上用米糠拌和马陆同炒。然后由左上方一人用刀去马陆的头，再由右上方一人在研钵里将其研磨成粉末。《**本草纲目**》金陵本"马陆"（图5）有图注"山蚰同"。李时珍云：山蚰"即马陆之在山而大者。"现

1　国家中医药管理局《中华本草》编委会：《中华本草》（9），上海：上海科学技术出版社，1999：141；谢宗万：《本草纲目药物彩色图鉴》，北京：人民卫生出版社，2000：394；高士贤《历代本草药用动物名实图考》，北京：人民卫生出版社，2013：16、20。

2　高士贤：《历代本草药用动物名实图考》，北京：人民卫生出版社，2013：4。

3　王家葵、蒋淼、胡颖翀：《本草纲目图考》，北京：科学出版社，2018：1511。

代分类马陆与山蛩是不同科的动物。此图乃图案式，缺乏生气。但其体节、步足是与大致马陆相符的。然其体节稍多几个，然步足又少几个。这点差异在古代本草图可以忽略不计。故此示意图表达的马陆还是正确的。上方一卷曲的虫体是马陆的一个习性，"触之即侧卧局缩如环"。此卷曲的虫子体节达50余个，接近山蛩。**《古今图书集成·禽虫典》**"马陆"（图9）的虫体既似马陆，又似蜈蚣（有尾须），其构图或仿《纲目》金陵本，但增添了山野草树背景。

【小结】

"马陆"为《本经》所载早期药物之一。后世入药至稀。《纲目》"马陆"条下诸本草记载甚繁杂，涉及马陆、蚰蜒、土蛊3种昆虫。据陶弘景、苏敬、寇宗奭、李时珍等记载，马陆相当于今圆马陆科动物宽跗陇马陆 *Kronopolites svenhedini* (Verhoeff)。与之近似者为山蛩，即今山蛩科动物燕山蛩 *Spirobolus bungii* Brandt。《本草品汇精要》所绘非常精美有可能是写实图。《太乙仙制本草药性大全》《本草纲目》金陵本所绘虽然都是示意图，但与马陆实物比较接近。

42–8　蚰蜒

【品图】

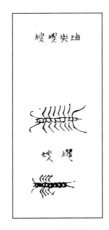
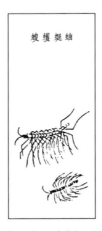
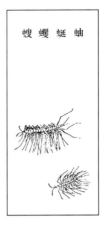
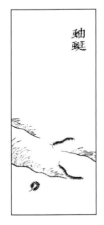

图1　纲目（金）·蚰蜒蠷螋

图2　纲目（钱）·蚰蜒蠷螋

图3　纲目（张）·蚰蜒蠷螋

图4　三才·蚰蜒

本品5图，取自5书。有承继关系的图为2个书类。

《本草纲目》（金陵本）：该书"蚰蜒蠷螋"（图1）的仿绘者有《纲目》钱本图2（该书的上面蚰蜒图比图1更接近实物，但下面的蠷螋图却模仿蚰蜒图增添许多长足，完全走形）。此后《纲目》张本图3则全仿钱本图2。

《三才图会》：该书"蚰蜒"（图4）的仿绘者有《古今图书集成·禽虫典》"蚰蜒图"图5。

以上5图中，除外3幅仿绘图，原创图尚有2幅（图1、4），详见下"鉴药"项。

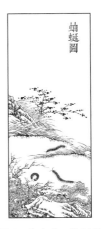

蚰蜒圖

图5　禽虫典·蚰蜒图

【文录】

唐《本草拾遗》（见《证类》卷21"二十一种陈藏器馀·土虫"）　陶云如蜈蚣者，正是蚰蜒，非土虫也。苏云马陆如蚰蜒。按蚰蜒色正黄不斑，大者如钗股，其足无数，正是陶呼为土虫者。此虫如脂油香，能入耳及诸窍中，以驴乳灌之，化为水，苏云似马陆，误也。

唐《本草拾遗》（见《证类》卷21"二十一种陈藏器馀·蠷螋"）　按蠷螋能溺人影，令发疮，如热沸而大，绕腰匝，不可疗。虫如小蜈蚣，色青黑，长足，山蠷螋溺毒，更猛。

明《本草纲目》卷42"蚰蜒"　【时珍曰】处处有之，墙屋烂草中尤多。状如小蜈蚣，而身圆不扁，尾后秃而无歧，多足，大者长寸余，死亦蜷屈如环，故陶弘景误以为马陆也。其入人耳，用龙脑、地龙、硇砂，单吹之皆效。或以香物引之。《淮南子》云菖蒲去蚤虱而来蛉蚑，即此虫也。扬雄《方言》云：一名入耳，一名蚨虶，一名蚰蜒，一名蜻蚚。又一种草鞋虫，形亦相似而身扁，亦能入人耳中。

明《本草纲目》卷42"山蛩虫"　【时珍曰】蠷螋喜伏罋瓽之下，故得此名。或作蛷螋。按《周礼》赤犮氏，凡隙屋，除其狸虫、蛷螋之属，乃求而搜之也。其虫隐居墙壁及器物下，长不及寸，状如小蜈蚣，青黑色，二须六足，足在腹前，尾有叉歧，能夹人物，俗名搜夹子。其溺射人影，令人生疮，身作寒热。

【鉴药】

"蚰蜒""蠷螋"皆为《本草纲目》"山蛩虫"条后的附录药。其中"蚰蜒"在《本草拾遗》"土虫"下有记载，"蠷螋"则为《拾遗》的独立条目。《纲目》附图将此二药图合于1图，故今亦将此二药合并品鉴。

"蚰蜒""蠷螋"虽然不是药物，但在医药书中却非常有名。蚰蜒入耳，一直是古代一个很常见的急症，人们尝试用很多单方救治此病。传说蠷螋尿人影，能"发疮，如热沸而大，绕腰匝，不可疗"。此疮很类似当今的带状疱疹。但此二物究竟是什么小虫，古今其实都不大清楚。

蚰蜒，上条"马陆"已附带讨论。陶弘景称其为"土虫"，云"细黄虫，状如蚰蜒而甚长"，陈藏器云：蚰蜒"色正黄不斑。大者如钗股，其足无数"。此种蚰蜒，或考为今日地蜈蚣目中的长头蜈蚣属（*Mecistocephalus*）动物，而非现今蚰蜒科的动物。[1]或考此种如小蜈蚣的蚰蜒乃地蜈蚣科动物地蜈蚣（*Forficual auricularia*）之类。[2]

李时珍描述此蚰蜒与陈氏所云不尽相同："状如小蜈蚣，而身圆不扁，尾后秃而无歧，多足，大者长寸余，死亦蜷屈如环，故陶弘景误以为马陆也……扬雄《方言》云：一名入耳，一名蛷蚼，一名蚰蜒，一名蜻蚨。又一种草鞋虫，形亦相似而身扁，亦能入人耳中。"或认为此说及附图（钱本图）符合现今蚰蜒属（*Scutigera* spp.）的特征。虫体呈节状，10—15节，每节有细长足1对，最后一对较长。现今我国常见的此类蚰蜒为花蚰蜒（*Thereuonema tuberculata*）或大蚰蜒（*Thereuonema clunifera*）。也就是说，古代的"蚰蜒"实际上有不同的生物来源。陈藏器所云是蚰蜒是长头蜈蚣属（*Mecistocephalus*）动物，李时珍所云则为蚰蜒属（*Scutigera*）动物。此虫有钻人孔道的恶习。

另高士贤考陈藏器所云蚰蜒，谓其所云蚰蜒乃地蜈蚣科（*Geophilidae*）动物的若干种类，例如地蜈蚣（*Geophilus* sp.）即有钻入人体孔道的习性。又考李时珍所云蚰蜒，似乎是唇足纲（*Chilognatha*）钱串目（*Scutigeromorpha*）的种类。特别是一种"草鞋虫"，形赤近似而身扁的记载，明显是指钱串。钱串现今民间仍呼草鞋虫，见下蠼螋。[3]

蠼螋，《本草拾遗》虽作为独立药条，但不涉及药用，专谈其毒害。陈藏器述其形："虫如小蜈蚣，色青黑，长足，山蠼螋溺毒，更猛。"这种"长足"的蠼螋据考为唇足纲（*Chilognatha*）钱串目（*Scutigeromorpha*）的种类。如蚰蜒科动物花蚰蜒（钱串）*Thereuonema tuberculata* (Woor)即是一种。[4]或云还包括大蚰蜒*T. clunifera*之类。[5]此符合"如小蜈蚣，色青黑，长足"的特征。李时珍说的"草鞋虫"即属此类动物。

陈藏器所云的"蠼螋"与李时珍所说不同。李时珍云："蠼螋喜伏甔甂之下，故得此名。或作蛷螋。按《周礼》赤茇氏，凡隙屋，除其狸虫、蛷螋之属，乃求而搜之也。其虫隐居墙壁及器物下，长不及寸，状如小蜈蚣，青黑色，二须六足，足在腹前，尾有叉歧，能夹人物，俗名搜夹子。其溺射人影，令人生疮。"此种据考

1 倪士峰，刘惠，孙艳妮等：蚰蜒的药学研究进展，海峡药学，2009（1）：85.

2 此种学名或作*Forficual auricularia*，见：王家葵、蒋淼、胡颖翀：《本草纲目图考》，北京：科学出版社，2018：1511.

3 高士贤：《历代本草药用动物名实图考》，北京：人民卫生出版社，2013：287-288.

4 高士贤：《历代本草药用动物名实图考》，北京：人民卫生出版社，2013：287-288、492-493.

5 倪士峰，刘惠，孙艳妮等：蚰蜒的药学研究进展，海峡药学，2009（1）：84.

是不同上述蚰蜒科的另一类动物，系指昆虫纲革翅目（*Dermaptera*）的种类。[1]此目下有蠼螋亚目蠼螋科，种类甚多。常见的有日本蠼螋*Labidura japonica* DeHaan。其形状不似小蜈蚣，但与时珍所说"青黑色，二须六足，足在腹前，尾有叉歧"完全相符。此类动物据记载与人类关系不很密切。本草仅载蠼螋尿射人影会生疮，此系传闻，未言直接咬人，更没有钻人耳的记载。有钻人耳记载的是蚰蜒科动物草鞋虫。蚰蜒、蠼螋都是小虫，且不入药，所以古本草的绘图极少。

1.《本草纲目》（金陵本）：该书"蚰蜒、蠼螋"（图1）是两种动物合在一图。上为蚰蜒，下为蠼螋。其"蚰蜒"身有体节、触须、尾针，大体形状同花蚰蜒。但其足仅7对，与花蚰蜒*T. tuberculata*（10—15节）不符。仿绘该图的《纲目》钱本图2所绘似为写实之图，其体节14，每节皆有长足，最后一对足更长。此与今花蚰蜒*T. tuberculata*相符。其"蠼螋"身亦有节，但步足仅4对，有头须2，尾须2。此与时珍所云"长不及寸，状如小蜈蚣，青黑色，二须六足，足在腹前，尾有叉歧"基本相符（足多1对），也与今蠼螋科蠼螋*L. japonica*大致相符。但此蠼螋图经钱本改绘后，增加到11对足，且其足与上图蚰蜒相似，此乃误改。

2.《三才图会》：该书"蚰蜒"（图4）似蜈蚣（有尾须），又似马陆（有一只蜷缩如环）。故此图可能是据文字描述，参照蜈蚣与马陆绘成此图。

【小结】

"蚰蜒""蠼螋"在古本草中皆非药物，而是引起疾病的病原体。此2药被作为附录药附在"山蛩虫"条后。古代"蚰蜒"的原动物不是一种。陈藏器所云"蚰蜒"今或考为今地蜈蚣目中的长头蜈蚣属（*Mecistocephalus*）动物，或考为地蜈蚣科动物地蜈蚣*Forficual auricularia*之类。李时珍所云"蚰蜒"或考为今蚰蜒（*Scutigera* spp.）。现今蚰蜒为花蚰蜒*Thereuonema tuberculata*或大蚰蜒*Thereuonema clunifera*。钻人耳道即此种。但也有学者考陈藏器所云蚰蜒乃地蜈蚣科（*Geophilidae*）动物的若干种类，如地蜈蚣（*Geophilus* sp.）；又考李时珍所云蚰蜒乃钱串目（*Scutigeromorpha*）的种类。至于蠼螋，今或考陈藏器所云者为蚰蜒科动物花蚰蜒（钱串）*Thereuonema tuberculata* (Woor)等。李时珍所云"蠼螋"为蠼螋科动物日本蠼螋*Labidura japonica* DeHaan。《本草纲目》（金陵本）所绘"蚰蜒"，尤其是钱本改绘之后的图，与今花蚰蜒（*T. tuberculata*）相符。所绘"蠼螋"与今蠼螋科蠼螋*L. japonica*大致相符。

———————
1　高士贤：《历代本草药用动物名实图考》，北京：人民卫生出版社，2013：492-493.

42–9　蠼螋

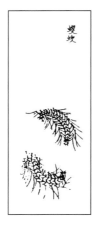

图1　图说·蠼螋

【品图】

本品仅1图。见下"鉴药"项。

【文录】

（参上"蚰蜒"条）。

【鉴药】

关于"蠼螋"的原动物考证内容,参上条"蚰蜒"。因今存"蠼螋"最早的图形见于《本草纲目》金陵本,且与"蚰蜒"图合于一图,故将其基原考证与"蚰蜒"同条进行。

"蠼螋"在古籍中的记载有两类,一类是陈藏器所述,"如小蜈蚣,色青黑,长足";一类是李时珍所言。据考陈氏所述"蠼螋"为钱串目（*Scutigeromorpha*）蚰蜒科动物花蚰蜒（钱串）*Thereuonema tuberculata* (Woor)或大蚰蜒*T. clunifera*之类。李时珍所言"长不及寸,状如小蜈蚣,青黑色,二须六足,足在腹前,尾有叉岐,能夹人物",据考蠼螋科日本蠼螋*Labidura japonica* DeHaan之类。《本草纲目》附图的分析见上条。

《**本草简明图说**》：该书"蠼螋"（图1）所绘图形潦草,但仍可看出所绘虫体有节,每节皆有长足,此类仿绘自《本草纲目》钱本（见上条"蚰蜒"图2）。但却误将该图的"蚰蜒"形态题为"蠼螋"。该图所示原动物与今蚰蜒科动物花蚰蜒*Thereuonema tuberculata* (Woor)相符。

【小结】

陈藏器所云"蠼螋"为蚰蜒科动物花蚰蜒（钱串）*Thereuonema tuberculata* (Woor)等。李时珍所云"蠼螋"为蠼螋科动物日本蠼螋*Labidura japonica* DeHaan等。《本草简明图说》所绘"蠼螋"的原动物为蚰蜒科动物花蚰蜒(*T. tuberculata*),此仿绘自《本草纲目》钱本"蚰蜒"图。

42-10 蚯蚓

【品图】

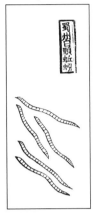

图1 图经(大)·蜀州白颈蚯蚓

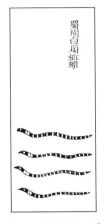

图2 图经(政)·蜀州白颈蚯蚓

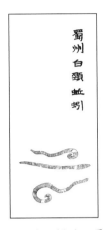

图3 图经(绍)·蜀州白颈蚯蚓

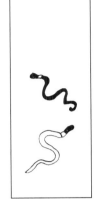

图4 歌括·蚯蚓

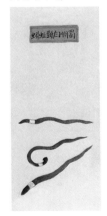

图5 品汇·蜀州白颈蚯蚓

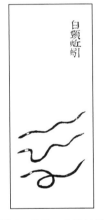

图6 蒙筌·白颈蚯蚓

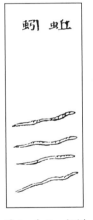

图7 太乙·蚯蚓

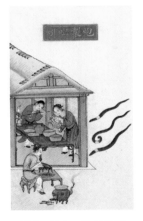

图8 雷公·炮制蚯蚓

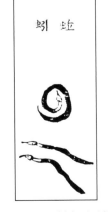

图9 纲目(金)·蚯蚓

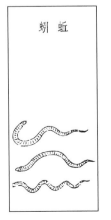

图10 纲目(钱)·蚯蚓

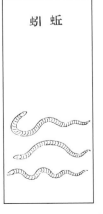

图11 纲目(张)·蚯蚓

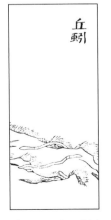

图12 三才·丘蚓

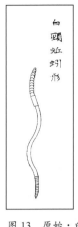

图 13 原始·白
颈蚯蚓形

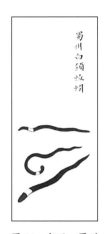

图 14 金石·蜀州
白颈蚯蚓

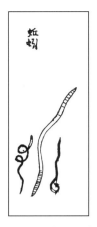

图 15 汇言·蚯蚓

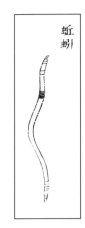

图 16 类纂·蚯蚓

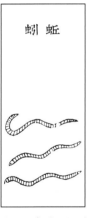

图 17 备要·蚯蚓

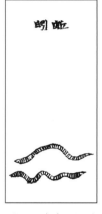

图 18 求真·蚯蚓

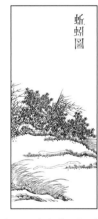

图 19 禽虫典·蚯蚓图

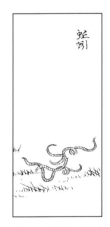

图 20 图说·蚯蚓

本品20图，取自20书，其中3幅彩图。有承继关系的图可分3个书类。

《**本草图经**》：该书"蜀州白颈蚯蚓"图分别存于《大观》（图1）、《政和》（图2）、《绍兴》（图3）。此三传本药图大同小异，今以《政和》图2为《图经》图的代表。

仿绘该图的墨线图有：《本草歌括》"蚯蚓"（图4，将原图直条改为弯曲态，且绘黑条白颈、白身黑头各一条）、《本草蒙筌》"白颈蚯蚓"（图6，仿图2，但去黑白环节，改为黑身白颈）、《纲目》钱本"蚯蚓"（图10，绘3条白蚯蚓，如同图1，未突出白颈）。此后仿绘钱本图10的有《纲目》张本图11、《本草备要》图17、《本草求真》图18、《本草简明图说》图20（所绘蚯蚓更生动，另添草地背景）。

仿绘该图的彩色图有：《本草品汇精要》"蜀州白颈蚯蚓"（图5，3条黑身白颈明显的蚯蚓）。此后仿绘《品汇》的彩图有《金石昆虫草木状》"蜀州白颈蚯蚓"（图14）。

《**三才图会**》：该书"丘蚓"（图12）的仿绘图有《古今图书集成·禽虫典》"蚯

蚓图"（图19）在图12的基础上绘茂密的坡地灌木草丛。

《本草原始》：该书"白颈蚯蚓形"（图13）的仿绘图有《汇言》"蚯蚓"（图15，在图13基础上加绘两条黑蚯蚓）、《本草纲目类纂必读》图16。

以上20图中，除外14幅仿绘图，原创图有6幅（图2、7、8、9、12、13），详见下"鉴药"项。

【文录】

三国《吴普本草》（见《御览》卷947"蚯蚓"）　一名白颈螳螾，一名附蚓。

《别录》（见《证类》卷22"白颈蚯蚓"）　一名土龙。生平土，三月取。阴干。

梁《本草经集注》（同上）　陶隐居云：白颈是其老者尔，取破去土，盐之，日暴，须臾成水，道术多用之。

唐《药性论》（同上）　《药性论》云：一名地龙子。

吴越《日华子本草》（同上）　《日华子》云：又名千人踏，即是路行人踏杀者。

宋《本草图经》（同上）　《图经》曰：白颈蚯蚓，生平土，今处处平泽皋壤地中皆有之。白颈是老者耳……方家谓之地龙……其矢呼为蚓蝼。

宋《本草衍义》卷17"白颈蚯蚓"　白颈蚯蚓，自死者良，然亦应候而鸣。此物有毒。

明《本草纲目》卷42"蚯蚓"　【释名】螼螾（音顷引）、胸朒（音蠢闰）、坚蚕（音遣乔）、蜿蟺（音阮善）、曲蟺、土蟺（《纲目》）、寒蟪、寒蚓[1]（《吴普》）。【时珍曰】蚓之行也，引而后申，其蝼如丘，故名蚯蚓。《尔雅》谓之螼螾，巴人谓之胸朒，皆方音之转也。蜿蟺、曲蟺，象其状也。东方虬赋云"乍逶迤而鳝曲，或宛转而蛇行。任性行止，击物便曲"是矣。术家言蚓可兴云，又知阴晴，故有土龙、龙子之名。其鸣长吟，故曰歌女。【集解】【时珍曰】今处处平泽膏壤地中有之。孟夏始出，仲冬蛰结。雨则先出，晴则夜鸣。或云结时能化为百合也。与蠡螽同穴为雌雄。故郭璞赞云"蚯蚓土精，无心之虫。交不以分，淫于蠡螽"是矣。

【鉴药】

"白颈蚯蚓"首见于《本经》，《纲目》以"蚯蚓"为正名。李时珍释名曰："蚓之行也，引而后申，其蝼如丘，故名蚯蚓。"《本经》载其"主蛇瘕，去三虫，伏尸，鬼疰，蛊毒，杀长虫，仍自化作水"。《别录》云："疗伤寒伏热，狂谬，大腹，黄疸"。后世多用其清热止痉，活络，利尿，为古今常用药。《药性论》名"地龙子"，后世处方多简作"地龙"。

"蚯蚓"为常见之物，故早期文献多有其名。时珍引"《尔雅》谓之螼螾，巴人

1　寒蟪、寒蚓：此二名仅见《纲目》引作《吴普》，未见他书。不知时珍所见何书有此二名。

谓之胸膔，皆方音之转也。"别名甚多（参上"文录"）。因其习见，本草诸书多不述其形状。然蚓类亦多，《本经》以"白颈蚯蚓"为名，这本身就指出了药用蚯蚓的特点。梁·陶弘景云"白颈是其老者尔"，实未必然。《别录》载蚯蚓"生平土"。宋《本草图经》云"今处处平泽皋壤地中皆有之"。至于《日华子》云"又名千人踏，即是路行人踏杀者"、寇宗奭云"自死者良"，后世皆无人响应，仍需采取活蚯蚓，剖开去土，阴干或曝干。时珍亦不述其形，仅引相关的生长季节、传闻等前人记载。据上记载，古本草所载蚯蚓，主要原动物为钜蚓科动物参环毛蚓*Pheretima aspergillum* (E. Perrier)。药用其全体。

古本草蚯蚓图甚多。由于蚯蚓形体简单，故有些图很难区别是否仿绘、是否写实。今大致将原创或有新创意的图统而述之。

《本草图经》三个传本的"蚯蚓"图各不相同。其中图1突出的是细长虫体，有环节，无"白颈"。（图2）采用阴刻，环节呈白色，白颈部分占两节。图3最似写生绘图，虫体立体感强，白颈清晰。但此图后世知之少，故无人仿效。《本草品汇精要》采用了图2的图名与构图，但如果从图形来看，也应该属于写生图，非常真实。《太乙仙制本草药性大全》"蚯蚓"（图7）比其他同类图都差，之所以列在原创图内，是此图很少模仿前人图。《补遗雷公炮制便览》"炮制蚯蚓"（图8）实际上包含了两幅图。右边三条蚯蚓是仿绘《品汇》图5。左边乃据《雷公炮炙论》之法新绘之图。雷公法为："凡使，收得后，用糯米水浸一宿，至明漉出，以无灰酒浸一日，至夜漉出，焙令干后，细切，取蜀椒并糯米及切了蚯蚓，三件同熬之，待糯米熟，去米、椒了，拣净用之。凡修事二两，使米一分、椒一分为准。"这样的炮制法很复杂。屋里有两人，一个在用戥子称量炮制辅料（米、椒），一个在往盆里倒液体（无灰酒），示意用这些东西作辅料去浸泡。然后漉出，焙干，再由图下方一人用铡刀切细切。最后将切细的蚯蚓与蜀椒并糯米同煮。图最下方的炉子上煮着的大概就是最后一个炮制环节。此法过于繁复，非医药家所常用。《本草纲目》金陵本"蚯蚓"（图9）所绘之蚓别出心裁，绘有头带眼的蚯蚓3条，姿态各异，均为黑身白头白颈。此图甚是出格，故此后的钱本不加仿绘。《三才图会》"蚯蚓"（图12）所绘白颈蚯蚓身无环节，不过是增添了野外背景，示意其生境而已。《本草原始》"白颈蚯蚓形"（图13）乃写实图，着意表现白颈环节。

【小结】

"白颈蚯蚓"为《本经》所载早期药物之一，古今常用药。处方用名多作"地龙"。古本草图多从《本经》所言，绘出"白颈"。此种蚯蚓为蚯蚓科动物参环毛蚓*Pheretima aspergillum* (E. Perrier)。《本草图经》之传本《绍兴》本、《本草品汇精要》《本草原始》皆有较好的图形。

42–11 蜗牛

【品图】

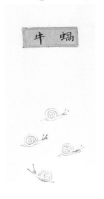

图 1 品汇·蜗牛

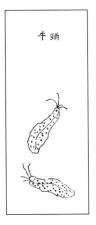

图 2 蒙筌·蜗牛

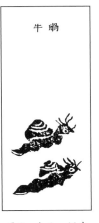

图 3 太乙·蜗牛

图 4 雷公·蜗牛

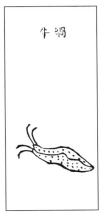

图 5 纲目(金)·蜗牛

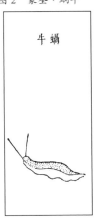

图 6 纲目(钱)·蜗牛

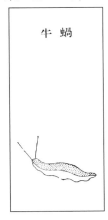

图 7 纲目(张)·蜗牛

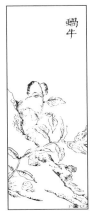

图 8 三才·蜗牛

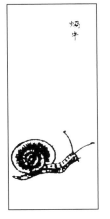

图 9 原始·蜗牛

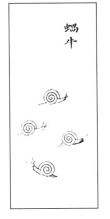

图 10 金石·蜗牛

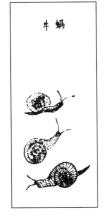

图 11 汇言·蜗牛

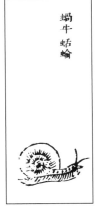

图 12 类纂·蜗牛蛞蝓

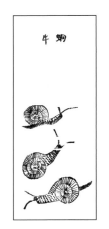
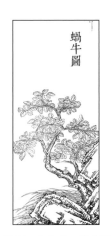
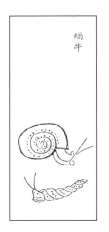
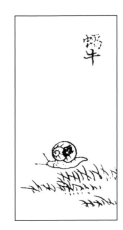

图13　求真·蜗牛　　　图14　禽虫典·蜗牛图　　　图15　便方·蜗牛　　　图16　图说·蜗牛

本品16图，取自16书，其中3幅彩图。有承继关系的图可分3个书类。

《本草品汇精要》：该书"蜗牛"（图1）的仿绘者有《补遗雷公炮制便览》图4《金石昆虫草木状》图10。

《本草纲目》（金陵本）：该书"蜗牛"（图5）的仿绘者有《纲目》钱本图6（仿绘时予以修饰，分出背与腹）。《纲目》张本图7又仿绘钱本图6。另《本草蒙筌》"蜗牛"（图2）亦仿绘金陵本图5，故沿袭金陵本之误。

《本草原始》：该书"蜗牛"（图9）的仿绘者有《本草汇言》图11（增绘2只蜗牛）、《本草纲目类纂必读》图12。《本草求真》图13又仿绘《汇言》图11。

以上16图中，除外8幅仿绘图，原创图尚有8幅（图1、3、5、8、9、14、15、16），详见下"鉴药"项。

【文录】

梁《本草经集注》（见《证类》卷21"蜗牛"）　陶隐居云：蜗牛，字是力戈反，而俗呼为瓜牛。生山中及人家，头形如蛞蝓，但背负壳尔。前以注说之。海边又一种，正相似，火炙壳便走出，食之益颜色，名为寄居。方家既不复用，人无取者，未详何者的是也。

吴越《日华子本草》（同上）《日华子》云：此即负壳蜒蚰也。

宋《开宝本草》（同上）　今注：蜗牛条，《唐本》编在"田中螺"之后。今详陶隐居云"形似蛞蝓而背负壳"。《唐本》注云"蛞蝓乃无壳蜗蠡"。即二种，当近似一物，主疗颇同，今移附"蛞蝓"之下。

梁《本草经集注》（见《证类》卷21"蛞蝓"）　陶隐居云……其附蜗者，复名蜗牛。生池泽沙石，则应是今山蜗，或当言其头形类犹似蜗牛虫者，俗名蜗牛者，作瓜字，则蜗字亦音瓜。《庄子》所云"战于蜗角"也。

后蜀《蜀本草》(同上)《蜀本》：此即蜗牛也。而新附自有蜗牛一条，虽数字不同，而主疗与此无别，是后人误剩出之。亦如《别录》草部已有鸡肠，而新附又有蘩蒌在菜部。按《尔雅》云："附蠃，蛞蝓。"注云：蜗牛也。而《玉篇》蝓字下注亦云："蛞蝓，蜗牛也。"此则一物明矣。形似小螺，白色，生池泽草树间，头有四角，行则出，惊之则缩，首尾俱能藏入壳中。

宋《本草图经》(同上)《图经》曰：蛞(音阔)蝓(音俞)……今并处处有之……如此是一物明矣。然今下湿处，有种大于蜗牛，亦有角而无壳，相传云是蜗牛之老者。若然，本一物，而久蜕壳者为异耳。并八月采……凡用蜗牛，以形圆而大者为胜。久雨晴，竹林池沼间多有出者，其城墙阴处有一种扁而小者，无力，不堪用。蜗牛入婴孺药为最胜，其壳亦堪用。

宋《本草衍义》卷17"蛞蝓　蜗牛"　二物矣。蛞蝓，其身肉止一段。蜗牛，背上别有肉，以负壳行，显然异矣。若为一物，《经》中焉得分为二条也。其治疗亦大同小异，故知别类。又谓蛞蝓是蜗牛之老者，甚无谓。蛞蝓有二角，蜗牛四角，兼背有附壳肉，岂得为一物也。

明《本草纲目》卷42"蜗牛"【释名】蠡牛(蠡音螺。《药性》)、蚹蠃(《尔雅》。音附螺)、蛞蝓(《尔雅》。音移俞)、蜗蠃(《山海经》作保累)、蜒蚰蠃(俗名)、土牛儿。【时珍曰】其头偏戾如㖞，其形盘旋如涡，故有㖞、涡二者，不独如瓜字而已。其行延引，故曰蜒蚰。《尔雅》谓之蚹蠃。孙炎注云：以其负蠃壳而行，故名蚹蠃。【集解】【时珍曰】蜗身有涎，能制蜈、蝎。夏热则自悬叶下，往往升高，涎枯则自死也。

【鉴药】

"蜗牛"首见于《名医别录》。一名蜒蚰。陶弘景释名云："其附蜗者,复名蜗牛"李时珍释名曰："其头偏戾如㖞,其形盘旋如涡,故有㖞、涡二者,不独如瓜字而已。其行延引,故曰蜒蚰。"《别录》载其"主贼风㖞僻,踠跌,大肠下脱肛,筋急及惊痫"。古代医方或有用者，宋代用作小儿常用药。今民间亦见使用。

"蜗牛"为常见之动物。但在古代本草中，很长时间为"蜗牛""蛞蝓"是否一物争议不休。其实先民早已熟知蜗牛，著名的典故"战于蜗角"(见《庄子》)就是一例。蛞蝓与蜗牛都有角，此是相似之点。梁·陶弘景指出以有壳无壳为鉴别点：蜗牛"生山中及人家，头形如蛞蝓，但背负壳尔。"但因"蛞蝓"先进入《本经》，故陶氏云蛞蝓"其附蜗者，复名蜗牛"。《唐本草》亦言"蛞蝓乃无壳蜗蠡也。"有壳无壳成为辨别的第一个明显特征。故《开宝本草》云："蜗牛条，《唐本》编在'田中螺'之后。今详陶隐居云'形似蛞蝓而背负壳'。《唐本》注云'蛞蝓乃无壳蜗蠡'。即二种，当近似一物，主疗颇同，今移附'蛞蝓'之下。"

但也有混为一谈的。如《蜀本草》据"《尔雅》云：'附蠃，蛄蝓。'注云：蜗牛也。而《玉篇》蝓字下注亦云：'蛄蝓，蜗牛也。'此则一物明矣。"但只要看看《蜀本草》的描述，就知道该书所谓"蛄蝓"实为"蜗牛"："形似小螺，白色，生池泽草树间，头有四角，行则出，惊之则缩，首尾俱能藏入壳中。""似小螺""头有四角"是蜗牛区别于"蛄蝓"的另一特征。令人不解的是，宋·苏颂这样的本草大家也会持两者一物的观点："谨按郭璞注《尔雅》：蚹蠃，蛄蝓，蜗牛也。《字书》解蝓字，亦云'蛄蝓，蜗牛也'。如此是一物明矣。"但他实际描述的仍然是蜗牛："凡用蜗牛，以形圆而大者为胜。"苏颂所云"今下湿处，有种大于蜗牛，亦有角而无壳，相传云是蜗牛之老者。若然，本一物，而久蜕壳者为异耳。"把蛄蝓看成是蜕壳的老蜗牛，不能不说是苏颂千虑之一失。李时珍对上述争论的态度是："盖一类二种，如虾蟆与蛙。"现代认为蜗牛、蛄蝓同为柄眼目但为不同科的动物，故一类二种之说并不误。

一锤定音的是宋·寇宗奭："蛄蝓、蜗牛，二物矣。蛄蝓，其身肉止一段。蜗牛，背上别有肉，以负壳行，显然异矣……又谓蛄蝓是蜗牛之老者，甚无谓。蛄蝓有二角，蜗牛四角，兼背有附壳肉，岂得为一物也？"这里又多了一个鉴别点：蛄蝓二角，蜗牛四角。李时珍说"蜗身有涎"，其实蛄蝓依然有涎，此非鉴别点。据以上所述，蜗牛是一大类软体动物的总称。古本草药用者形圆而大、色白，此与今药材所用的巴蜗牛科动物同型巴蜗牛*Bradybaena similaris* (Ferussde)相符。[1]《中华本草》还将华蜗牛*Cathaica fasciola* (Draparnaud)列入常见种类。[2]

有关蛄蝓的鉴药见下条。由于自古就有将"蜗牛""蛄蝓"混为一谈的现象，故本草图中同样存在两者混淆的图。且《本草图经》无蜗牛图，有蛄蝓图，但其所绘动物实际上是蜗牛（见下条"蛄蝓"）。以下统而述之。

《本草品汇精要》"蜗牛"（图1）绘4只蜗牛，皆负壳而形，头有4角，色白。此即同型巴蜗牛*B. similaris*。《太乙仙制本草药性大全》"蜗牛"（图3）采用阴刻，其虫负有螺形壳，首有5角，多出一角。此为小疵，原动物应是蜗牛。同书的"蛄蝓"图同样的造型，区别是"蛄蝓"只有两角。《本草纲目》金陵本"蜗牛"（图5）绘成了蛄蝓，且为4角。而同书的"蛄蝓"却绘成有壳、2角。可见绘图者对此二物的区别还是不大了解。钱本仿绘时除立体化更清楚以外，只绘2角，则成了真正的蛄蝓。《三才图会》"蜗牛"（图8）绘野外植物上及地上均有负壳的蜗牛，但同时地面或树叶上还有长钉螺状的虫体，可能是示意蛄蝓，却无蛄蝓之形。《本草原始》"蜗牛"（图9）正确地绘出了蜗牛，其壳形表明此即同型巴蜗牛*B. similaris*。《古今图书集成·禽虫典》"蜗牛"（图14）的树上与地面皆有蜗牛，未见蛄蝓形的动物。《草

1 谢宗万：《本草纲目药物彩色图鉴》，北京：人民卫生出版社，2000：395.
2 国家中医药管理局《中华本草》编委会：《中华本草》（9），上海：上海科学技术出版社，1999：59.

木便方》"蜗牛"（图15）上面所绘为蜗牛。下面带环节、两触须的动物，不明何物，恐系误绘。《**本草简明图说**》"蜗牛"（图16）绘草地上的一只蜗牛，形态较准确。

【小结】

"蜗牛"为《名医别录》所载早期药物之一。古本草中有"蜗牛""蛞蝓"是否为一物的辩论。陶弘景、《唐本草》均指出"蛞蝓乃无壳蜗蠡也"。但也有认为二物皆一物者。宋·寇宗奭的辨析最为清晰，蜗牛负壳、4角、似小螺。此即巴蜗牛科动物同型巴蜗牛*Bradybaena similaris* (Ferussde)、华蜗牛*Cathaica fasciola* (Draparnaud)及同类近缘动物。《本草品汇精要》《本草原始》《本草简明图说》等书所绘皆为蜗牛。但《本草纲目》金陵本等书则将蜗牛绘成蛞蝓。

42–12　蛞蝓

【品图】

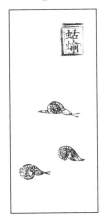

图1　图经（大）·蛞蝓

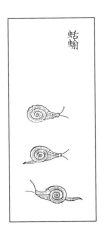

图2　图经（政）·蛞蝓

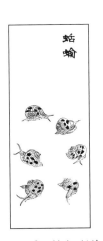

图3　图经（绍）·蛞蝓

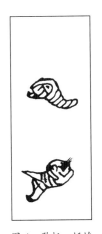

图4　歌括·蛞蝓

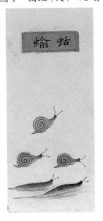

图5　品汇·蛞蝓

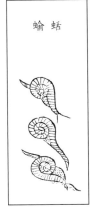

图6　蒙荃·蛞蝓

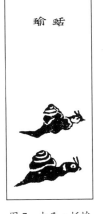

图7　太乙·蛞蝓

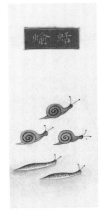

图8　雷公·蛞蝓

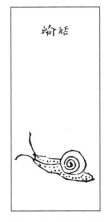

图 9 纲目（金）·蛞蝓

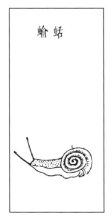

图 10 纲目（钱）·蛞蝓

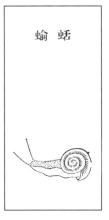

图 11 纲目（张）·蛞蝓

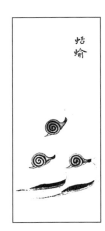

图 12 金石·蛞蝓

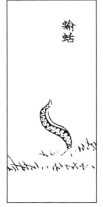

图 13 图说·蛞蝓

本品13图，取自13书，其中3幅彩图。有承继关系的图可分3个书类。

《本草图经》：该书"蛞蝓"图分别存于《大观》（图1）、《政和》（图2）、《绍兴》（图3）。此三传本药图中，图1、图2所绘大同小异。今以《政和》图2为《图经》图的代表。但《绍兴》图3所绘为另种蜗牛，故作为原创图。仿绘该图的墨线图有《本草歌括》图4（该图拙劣，似螺非螺，似虫非虫，不明其示意）、《本草蒙筌》（图6，仿绘图2）。

《本草品汇精要》：该书"蛞蝓"（图5）的仿绘彩图有《补遗雷公炮制便览》图8、《金石昆虫草木状》图12。

《本草纲目》（金陵本）：该书"蛞蝓"（图9）的仿绘图有《纲目》钱本图10（有所修饰，立体感更强）。此后《纲目》张本图11又仿绘钱本图10，再加修饰。

以上13图中，除外7幅仿绘图，原创图有6幅（图2、3、5、7、9、13），详见下"鉴药"项。

【文录】（可兼参前条"蜗牛"之"文录"。）

《本经》《别录》（见《证类》卷21"蛞蝓"） 一名陵蠡，一名土蜗，一名附蜗。生太山池泽及阴地沙石恒下。八月取。

梁《本草经集注》（同上） 陶隐居云：蛞蝓无壳，不应有蜗名……方家殆无复用乎。

唐《唐本草》（同上）《唐本》注云……蛞蝓乃无壳蜗蠡也。

后蜀《蜀本草》（同上）《蜀本》：此即蜗牛也。而新附自有蜗牛一条，虽数字不同，而主疗与此无别，是后人误剩出之……又据今下湿处有一种虫，大于蜗牛，无壳而有角，云是蜗牛之老者。

明《本草纲目》卷42 "蛞蝓" 【释名】陵蠡（音螺。《本经》）、托胎虫（俗）、鼻涕虫（俗）、蜓蚰螺（详下文）。【集解】【时珍曰】案《尔雅》无蛞蝓，止云：蚹蠃，螔蝓。郭注云：蜗牛也。《别录》无螔蝓，止云蛞蝓一名附蜗，据此，则螔蝓是蚹蠃，蛞蝓是附蜗。盖一类二种，如虾蟆与蛙。故其主治功用相似，而皆制蜈、蝎。名谓称呼相通，而俱曰蜗与蜓蚰螺也。或以为一物，或以为二物者，皆失深考。惟许慎《说文》云：蚹蠃，背负壳者曰蜗牛，无壳者曰蛞蝓。一言决矣。

【鉴药】

"蛞蝓"（kuō yú）首见于《本经》。名义不详。《本经》载其 "主贼风喎僻，轶筋及脱肛，惊痫挛缩。"古代医方书或有用者，或以 "蜓蚰" 为处方名。现代运用者稀。

《别录》载本品别名云 "一名土蜗，一名附蜗"，可见很早就与蜗牛混称。关于古本草中蛞蝓与蜗牛是否同物之争，详见上条 "蜗牛" 条。最早对蛞蝓有 "蜗" 名提出质疑的是梁·陶弘景："蛞蝓无壳，不应有蜗名……方家殆无复用乎？"此后《唐本草》也指出："蛞蝓乃无壳蜗蠡也。"《蜀本草》将蛞蝓与蜗牛混为一谈，所以才会将真蛞蝓称为老蜗牛："又据今下湿处有一种虫，大于蜗牛，无壳而有角，云是蜗牛之老者。"无壳、有角的湿生虫，就是蛞蝓。此物又有鼻涕虫之别名，即是形容其体条状、黏腻。宋·寇宗奭所云蛞蝓是："蛞蝓，其身肉止一段……谓蛞蝓是蜗牛之老者，甚无谓。蛞蝓有二角。"此即今蛞蝓科动物，与今黄蛞蝓*Limax fravus* (Linnaeus)吻合。[1]《中华本草》认为还包括同科不同属的动物野蛞蝓*Agriolimax agrestis* (Linnaeus)在内。

鉴于自古蛞蝓、蜗牛名实混淆，故古本草题名 "蛞蝓" 之图时有 "蜗牛" 图混于其中。以下统而述之。

《本草图经》三个传本的 "蛞蝓" 图都绘的是蜗牛。其中（图2）所绘蜗牛即常见的巴蜗牛科动物同型巴蜗牛*Bradybaena similaris* (Ferussde)。《本草图经》绍兴本 "蛞蝓"（图3）所绘蜗牛，其壳形不同，且有色斑。具体种名待考。《本草品汇精要》 "蛞蝓"（图5）绘3只蜗牛，2条蛞蝓，均为写实图。《太乙仙制本草药性大全》 "蛞蝓"（图7）所绘亦为蜗牛，与其同书的 "蜗牛" 图也是同形，唯此图触角只有2条。其蜗牛尚有眼睛，此属想象所添蛇足。《本草纲目》金陵本 "蛞蝓"（图9）所绘亦是蜗牛，同书 "蜗牛" 图所绘才是真正的蛞蝓。二者名实互倒。《本草简明图说》 "蛞蝓"

1　谢宗万：《本草纲目药物彩色图鉴》，北京：人民卫生出版社，2000：395.

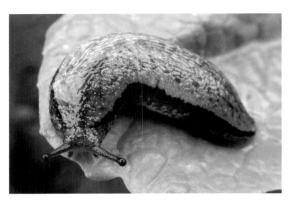

图 14　黄蛞蝓 *Limax fravus*

（图13）绘草地上一几乎直立的"蛞蝓"，其通体有花纹。此画家想象所绘，非真实也。

【小结】

"蛞蝓"为《本经》所载早期药物之一。古本草很早就将蛞蝓与蜗牛混称。据梁·陶弘景、《唐本草》、宋·寇宗奭等所述，蛞蝓即今蛞蝓科动物黄蛞蝓*Limax fravus* (Linnaeus)、野蛞蝓*Agriolimax agrestis* (Linnaeus)等同类动物。古本草插图中常将"蛞蝓"与"蜗牛"图混淆。《本草图经》《本草纲目》金陵本、《太乙仙制本草药性大全》所绘皆为蜗牛图。《本草品汇精要》同图之中绘蛞蝓、蜗牛两种动物。还有的蛞蝓图见于上条"蜗牛"图中。

42–13　缘桑蠃

【品图】

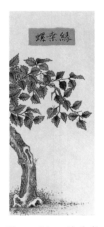 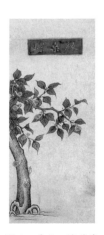 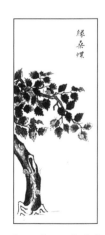

图 1　品汇·缘桑蠃　　　　图 2　雷公·缘桑蠃　　　　图 3　金石·缘桑蠃

本品3图，取自3书，其中图1为原创图，图2、图3乃仿绘图1而成。详见下"鉴药"项。

【文录】

宋《证类本草》卷21"缘桑螺"　此螺全似蜗牛，黄小，雨后好缘桑叶。

明《本草纲目》卷42"缘桑蠃"　【释名】桑牛、天螺(《纲目》)。【集解】【时珍曰】

此蠃诸木上皆有，独取桑上者，正如桑螵蛸之意。【发明】【时珍曰】桑牛、蜗牛、蛞蝓三物，皆一类而形略殊，故其性味功用皆相仿佛。而桑牛治惊，又与僵蚕、螵蛸同功。皆食桑者，其气能入肝平风也。

【鉴药】

"缘桑蠃"首出于《证类本草》。本品"好缘桑叶"，或以此得名。原载可用于缩大肠脱肛，后世医方用于小儿惊风，然此物并不多见，用者更稀。

关于其生境形态，宋·唐慎微云："此螺全似蜗牛，黄小，雨后好缘桑叶"。李时珍曰："桑牛、蜗牛、蛞蝓三物，皆一类而形略殊，故其性味功用皆相仿佛"。《中华本草》考曰"B.E.Read首次将缘桑螺定名为*Limnaea japonica* Jay，《动物学大辞典》名椎实螺。按椎实螺为淡水螺类，极少上岸缘树。根据《证类本草》和《纲目》记述的生态、形状等特征考证，缘桑螺应为琥珀螺属（*Succinea*）种类为是。"故缘桑螺被定为琥珀螺科动物赤琥珀螺*Succinea erythrophana* Ancey。

《本草品汇精要》：该书有"缘桑螺"（图1），绘若干只爬在桑树上的蜗牛。其蜗牛虽比较小，但4个触角很明显，螺壳外形与同型巴蜗牛*Bradybaena similaris* (Ferussde)相似，却不同于今之赤琥珀螺。

【小结】

"缘桑蠃"为《证类本草》新增药。以"似蜗牛，黄小，雨后好缘桑叶"为特征。或考为琥珀螺科动物赤琥珀螺*Succinea erythrophana* Ancey。《本草品汇精要》绘有"缘桑螺"图，所示蜗牛似为同型巴蜗牛*Bradybaena similaris*（Ferussde）。

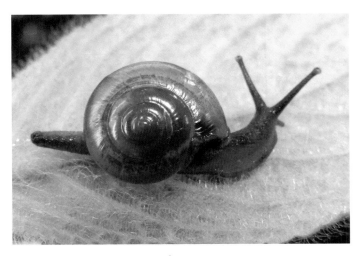

图4　同型巴蜗牛 *Bradybaena similaris*

42–14　溪鬼虫

【品图】

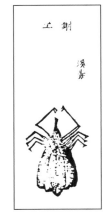

图1　纲目（金）·射工

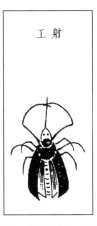

图2　纲目（钱）·射工

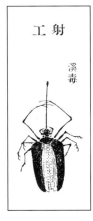

图3　纲目（张）·射工

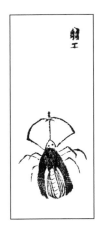

图4　求真·射工

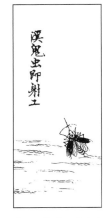

图5　图说·溪鬼虫

本品5图，取自5书。有承继关系的图仅1个书类。

《本草纲目》（金陵本）：该书"射工"（图1）的仿绘者有《纲目》钱本图2。该图除修饰甲壳之外，还将前足绘成弓状，再将其突出的吻绘成箭竿状，示意"射工"可射人影。此后张本图3又再次修饰，绘出箭头。《本草求真》图4仿绘钱本图2。《本草简明图说》"溪鬼虫"（图5）亦仿钱本图2，再加水面背景。

以上5图中，除外4幅仿绘图，原创图仅1幅（图1），详见下"鉴药"项。

【文录】

唐《本草拾遗》（见《证类》卷22"三十六种陈藏器馀·溪鬼虫"）　陈藏器云：取其角带之，主溪毒、射工。出有溪毒处山林间。大如鸡子，似蛞蝓，头有一角，长寸余，角上有四岐，黑甲下有翅，能飞，六月、七月取之。

宋《证类本草》（同上）《百一方》：射工虫，口边有角，人得带之，辟溪毒。《周礼》：壶涿氏掌除水虫。以炮土之鼓欧之，以禁石投之。注云：投使惊去也。今人过诸山溪，先以石投水，虫当先去，不着人也。张司空云：江南有射工虫，甲虫类也。口边有弩，以气射人。《玄中记》云：水狐，虫也。长四寸，其色黑，背上有甲，其口有角，向前如弩，以气射人，江淮间谓之短狐、射工，通为溪病，此既其虫，故能相压伏也。

明《本草纲目》卷42 "溪鬼虫" 【释名】射影（《诗疏》）、水弩（同）、抱枪（《杂俎》）、含沙（《诗注》）、短狐（《广雅》）、水狐（《玄中记》）、蜮（音或）。【时珍曰】此虫足角如弩，以气为矢，因水势含沙以射人影或病，故有射、弩诸名。《酉阳杂俎》谓之抱枪。云：大如蚰蜒，腹下足刺似枪，螫人有毒也。《玄中记》云：视其形，虫也；见其气，鬼也。其头喙如狐也。《五行传》云：南方淫惑之气所生，故谓之蜮。《诗》云：如鬼如蜮，则不可得。即此物也。【集解】【时珍曰】射工长二三寸，广寸许，形扁，前阔后狭，颇似蝉状，故《抱朴子》言其状如鸣蜩也。腹软背硬，如鳖负甲，黑色，故陆机言其形如鳖也。六七月甲下有翅能飞，作铋铋声。阔头尖喙，有二骨眼。其头目丑黑，如狐如鬼，喙头有尖角如爪，长一二分。有六足如蟹足，二足在喙下，大而一爪，四足在腹下，小而岐爪。或时双屈前足，抱拱其喙，正如横弩上矢之状。冬则蛰于谷间，所居之处，大雪不积，气起如蒸。掘下一尺可得，阴干留用。蟾蜍、鸳鸯能食之，鹅、鸭能辟之。故《禽经》云：鹅飞则蜮沉。又有水虎，亦水狐之类。有鬼弹，乃溪毒之类。葛洪所谓溪毒似射工而无物者，皆此属也。并附之。

【鉴药】

"溪鬼虫"首见于《本草拾遗》。原载本品可"主溪毒、射工"，或以此为名。其用药法为"取其角带之"，此早期巫药厌伏之法，非医药家所用。后世未见用此者。

关于本品的生境、形态，陈藏器云："出有溪毒处山林间。大如鸡子，似蚰蜒，头有一角，长寸余，角上有四岐，黑甲下有翅，能飞，六月、七月取之。"据此，本品当为一种昆虫。其中提到"蚰蜒"就是蜣螂，头有角者的"蚰蜒"即金龟子科Scarabaeidae动物大蜣螂Scarabaeus sacer L.，其特点是"鼻高目深"，故称"胡蜣螂"。鼻高指其头部有一基部粗大、向上收尖的角突。与此相似的昆虫最大可能性就是"独角仙"，即金龟子科昆虫双叉犀金龟Allomyrina dichotoma Linnaeus。此昆虫体长（包括犄角）约1—3寸。其雄虫头顶末端上有单一的双分叉角突，长约1寸，前胸背板中央又有一个末端分叉的角突，故名独角仙。此符合陈藏器所云"头有一角，长寸余，角上有四岐"的特点。此为甲虫，背甲近黑色，有翅、能飞。因此，"溪鬼虫"似为双叉犀金龟，俗称独角仙。李时珍在"天牛"条提到"一角者名独角仙"即此物。此虫长相威武雄壮，取其独角佩戴，用于厌伏溪毒，合乎巫医思维。

唐慎微在"溪鬼虫"之下补引了方剂及早期文献的一些资料，其中提到具体动物射工、水狐的文献有如下3种。《百一方》：记载了"射工虫"，此虫"口边有角，人得带之，辟溪毒"。此是"口边有角"，分"头有一角"。虽然此射工也可佩戴"辟溪毒"，但不是"溪鬼虫"。唐慎微又引："张司空云：江南有射工虫，甲虫类也。口边有弩，以气射人。"还是谈"射工虫"，此虫也是甲虫，但却不是用于厌伏溪毒，而是"口边有弩，以气射人"的病原体。因此也不是"溪鬼虫"。

接下来唐慎微又引 :《玄中记》云 : 水狐，虫也。长四寸，其色黑，背上有甲，其口有角，向前如弩，以气射人。江淮间谓之短狐、射工，通为溪病，此既其虫，故能相压伏也。"这还是谈射工。查《玄中记》（见《御览》卷950 "短狐"）:《玄中记》曰 : 水狐者，视其形，虫也。见其气，乃鬼也。长三四寸，其色黑，广寸许，背上有甲，厚三分许。其口有物向前，如角状。见人则气射人，去二三步，即射人。中十人，六七人死。"按此引文，则"江淮间谓之短狐、射工，通为溪病，此既其虫，故能相压伏也"这段话是唐慎微自己的话。意思是引起"溪病"的虫,也能用来"压伏""溪病"。从这个意义来说，射工与溪鬼虫是有相似之处。

李时珍显然是把射工、水狐都认为是"溪鬼虫"。故他引述了多种文献，且归纳射工之形为 :"射工长二三寸，广寸许，形扁，前阔后狭，颇似蝉状，故《抱朴子》言其状如鸣蜩也。腹软背硬，如鳖负甲，黑色，故陆机言其形如鳖也。六七月甲下有翅能飞，作铋铋声。阔头尖喙，有二骨眼。其头目丑黑，如狐如鬼，喙头有尖角如爪，长一二分。有六足如蟹足，二足在喙下，大而一爪，四足在腹下，小而岐爪。或时双屈前足，抱拱其喙，正如横弩上矢之状。"对此记载，现代昆虫学家胡经甫的考证结果是 : 射工就是异翅目田鳖科的昆虫桂花蝉*Lethocerus indicus* Lepeletier et Serville。还有一种较小的桂花蝉学名为*Kirkaldyia deyrollei* (Vuillefroy)。[1]桂花蝉"似蝉状""如鸣蜩""形如鳖"，但都不似"蛞蝼"。因此，李时珍所说的射工原动物，并不是陈藏器所说的"溪鬼虫"。

但今存的古本草插图中，只有一幅原创图，用的是"射工"之名。**《本草纲目》金陵本** : 该书"射工"（图1）为有翅昆虫，其身体大致如该书所绘"促织""蜚蠊"，但其足三对，还有一对如鳖肢，高耸过顶。其嘴尖但很短。观此图可知其示意为甲虫，但却无法确定为何物。后世仿绘者又师心自用地将其前鳌绘成弓箭状，以合"含沙射影"之意。然毕竟是以意为之，难以为凭。

【小结】

"溪鬼虫"为《本草拾遗》所载，乃早期巫医厌伏溪毒、射工毒所用之品。据陈藏器所述本品形态，今考其为金龟子科昆虫双叉犀金龟*Allomyrina dichotoma* Linnaeus。唐慎微补充的资料皆与动物"射工"有关。据传闻射工既能致病，也能用于"压伏"溪病。李时珍将射工、水狐都作为"溪鬼虫"之类。据李时珍描述的射工形态，现代学者考为异翅目田鳖科的昆虫桂花蝉*Lethocerus indicus* Lepeletier et Serville与一种较小的桂花蝉*Kirkaldyia deyrollei* (Vuillefroy)。但此昆虫与前双叉犀

1 胡经甫. 图书集成昆虫名考. 文学年报. 1940,（6）: 328.

金龟并非同科的昆虫。《本草纲目》金陵本所绘"射工"乃据文字绘成的想象之图，非实物。

42-15　水黾

【品图】

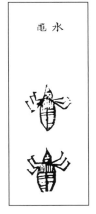

图1　纲目（金）·水黾

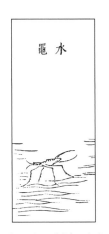

图2　纲目（钱）·水黾

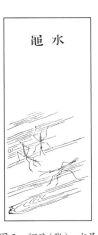

图3　纲目（张）·水黾

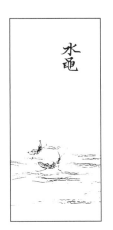

图4　图说·水黾

本品4图，取自4书。有承继关系的图仅1个书类。

《本草纲目》（钱本）：该书"水黾"（图2）的仿绘者有《纲目》张本图3（其虫增加到3枚，形象更细瘦轻便，但只绘出了4足）、《本草简明图说》图4（其图构图创意皆仿自钱本，却不遵原图所绘虫形，另改成大蚂蚁状的水上虫，已失真。）。

以上4图中，除外2幅仿绘图，原创图尚有2幅（图1、2），详见下"鉴药"项。

【文录】

唐《本草拾遗》（见《证类》卷22"三十六种陈藏器馀·水黾"）　陈藏器云：长寸许，四脚，群游水上，水涸即飞，亦名水马。非海中主产难之水马也。

明《本草纲目》卷42"水黾"【集解】【时珍曰】水虫甚多，此类亦有数种。今有一种水爬虫，扁身大腹而背硬者，即此也。水爬，水马之讹耳。一种水蛭，长身如蝎，能变蜻蜓。

清《本草纲目拾遗》卷10"水马"《纲目》名水黾……不知有治痔之功，更为补之。按：水马四五月内出浮水面，身硬脚长，池沼中甚多，性喜食蝇。予在瓯亲见小儿捕之嬉戏，用钓竿系绳，绳头穿一蝇，掷水面，诱之即来，以四足抱蝇不放，因而获之。/治痔：《东医宝鉴》有水马散：夏月三伏内，于止水中采婆子，一名水马儿，高脚水面跳走是也。

【鉴药】

"水黾"（měng）首见于《本草拾遗》。一名水马。《中华本草》释名曰："此虫中、后足很长，能于水面疾走和跳跃，故有水黾、水马之名，喻其如马行之速，如黾（蛙类）之善跳跃也。"《拾遗》载其"有毒，令人不渴"。《本草纲目拾遗》载其"治痔"。然用者极少。

关于本品的生境、形态，陈藏器云："长寸许，四脚，群游水上，水涸即飞，亦名水马。非海中主产难之水马也。"此虫甚多见，身轻脚长，四足展开，利用水的表面张力，架空身体，可停于水面不沉，行走迅疾如飞。

李时珍所云与之不同："水虫甚多，此类亦有数种。今有一种水爬虫，扁身大腹而背硬者，即此也。水爬，水马之讹耳。一种水蝨，长身如蝎，能变蜻蜓。""扁身大腹而背硬"，是无法在水中疾走的，此非细瘦水黾。"水蝨"乃是蜻蜓幼虫，也不是水黾。

清《本草纲目拾遗》所载"水马"则与藏器所云相同："水马四五月内出浮水面，身硬脚长，池沼中甚多，性喜食蝇。予在瓯亲见小儿捕之嬉戏，用钓竿系绳，绳头穿一蝇，掷水面，诱之即来，以四足抱蝇不放，因而获之。"又引《东医宝鉴》有水马散，即"婆子，一名水马儿，高脚水面跳走是也"。此与陈藏器所云同。这种4只高脚、水面跳走的昆虫即今水黾科动物水黾 *Rhagadotarsus kraepelini*（Breddin）。

1.《本草纲目》（金陵本）：该书"水黾"（图1）绘2虫，皆同形。尖头，大腹，6短足。其形与该书所绘"蜘蛛""壁钱"近似。如此虫体，如何能在水面疾走？

2.《本草纲目》（钱本）：该书"水黾"（图2）绘水面一虫，四足高架，支起身体。有触角2。此确如水黾 *R. kraepelini*。然严格地说，水黾6足，中、后足特长，超过其身长，无尾须。但此书所绘仅4足，却多两尾须，是其不足。此后《纲目》张本图3稍加修润弥补，仍不够精确。尽管有瑕疵，其水黾之大体形神已能表达。

【小结】

"水黾"为《本草拾遗》收入本草。据陈藏器、赵学敏所述，本品即今水黾科动物水黾 *Rhagadotarsus kraepelini*（Breddin）。《本草纲目》钱本、张本所绘，颇能得水黾之形神。

42–16　豉虫

【品图】

本品仅此1图，详见下"鉴药"项。

【文录】

明《本草纲目》卷42"豉虫"【释名】豉母虫。【集解】【时珍曰】陈藏器《拾遗》有豉虫，而不言出处形状。按葛洪《肘后方》云：江南有射工虫，在溪涧中射人影成病，或如伤寒，或似中恶，或口不能语，或恶寒热，四肢拘急，身体有疮。取水上浮走豉母虫一枚，口中含之便瘥，已死亦活。此虫正黑，如大豆，浮游水上也。今有水虫，大如豆而光黑，即此矣。

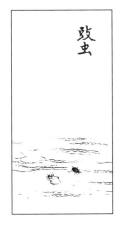

图1　图说·豉虫

【鉴药】

"豉虫"首见于《本草拾遗》。李时珍释名曰："名豉母者，亦象豆形也。"《拾遗》载其"杀禽兽，蚀息肉，傅恶疮"。后世未见运用。

关于其生境。形态，《拾遗》未言及，仅言其功。李时珍则云："此虫正黑，如大豆，浮游水上也。今有水虫，大如豆而光黑，即此矣。"据此，《中华本草》考为节肢动物鞘翅目豉甲科昆虫豉虫*Gyrinus curtus* Motsch.。[1]

《本草简明图说》：该书"豉虫"（图1）绘浮游于水面一黑一白两小虫。其体椭圆形，有触须2，6足，游于水面。其形粗看与今豉虫*G. curtus*大体相近，但细观其足，虽亦6足，但后足特长，此与今豉虫前肢长、中后肢短小侧扁不同。不知是写实时的误差，还是凭想象绘成。

【小结】

"豉虫"首见于《本草拾遗》。据李时珍记述，今考为豉甲科动物豉虫*Gyrinus curtus* Motsch.。《本草简明图说》所绘仅粗得其形，不明是否写实。

1　国家中医药管理局《中华本草》编委会：《中华本草》（9），上海：上海科学技术出版社，1999：195.

42-17　蛔虫

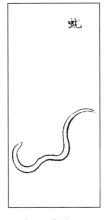

图1　图说·蛔

【品图】

本品仅此1图，详见下"鉴药"项。

【文录】

唐《本草拾遗》（见《证类》卷21"二十一种陈藏器馀·蛔虫汁"）　蛔虫汁，大寒。主目肤赤热痛。取大者净洗，断之，令汁滴目中，三十年肤赤亦差。

明《本草纲目》卷42"蛔虫"【释名】蛕（音回。俗作蛔，并与蚘同）、人龙（《纲目》）。【集解】【时珍曰】蚘，人腹中长虫也。按巢元方《病源》云：人腹有九虫……蚘虫，长五六寸至一尺，发则心腹作痛，去来上下，口喜吐涎及清水，贯伤心则死……

【鉴药】

"蛔虫"首见于《本草拾遗》。"蛔"，或异写作"蚘"。原载其汁可点目肤赤热痛。后世医方偶见记载。

蛔虫为常见人体肠道寄生虫。故时珍曰："蚘，人腹中长虫也。"时珍引隋·巢元方《诸病源候论》"九虫候"，其中提到"二曰蛔虫，长一尺……蛔虫贯心则杀人。"据此，蛔虫即蛔虫科动物人蛔虫*Ascaris lumbricoides* Linnaeus。[1]

《本草简明图说》：该书"蛔"（图1）绘一条曲蜷的蛔虫，看似简单，非写生不能如此准确。

【小结】

"蛔虫"为《本草拾遗》所载。《诸病源候论》述其形。此即蛔虫科动物人蛔虫*Ascaris lumbricoides* Linnaeus。《本草简明图说》所绘甚得其形。

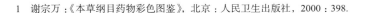

1　谢宗万：《本草纲目药物彩色图鉴》，北京：人民卫生出版社，2000：398.

第四十三章　鳞部

　　按：“鳞部”是《本草纲目》中一个比较特殊的分类法，其中涉及的物种横跨了现代分类学动物界的好几个门类。此部各药联系纽带是一个“鳞”字。凡是有鳞片的动物皆归此部。李时珍曰：“鳞虫有水、陆二类，类虽不同，同为鳞也。”该部下分龙、蛇、鱼（有鳞）、无鳞鱼4类。前两类属于陆生，后两类属于水生。所谓“龙”，实指龙骨（化石）、有鳞片的龙形物（鼍龙、鲮鲤）乃至小型龙形物（石龙子、蛤蚧）等，比较杂乱，需要有点想象力，才能把这些不同的动物拢进颇带豪气的“龙”类。蛇类比较单纯，基本属于今爬行纲蛇目下的动物。鱼又分两类，有鳞鱼类也比较单纯，基本上属于硬骨鱼纲的鱼类，其中鲤科的鱼占了大部分。无鳞鱼就杂乱多了，除软骨鱼纲、硬骨鱼纲之外，还包括腔肠动物海蜇（水母）、两栖纲的鲵鱼、节肢动物虾、哺乳动物海豚等，跨度非常大。

　　李时珍认为：“龙蛇灵物，鱼乃水畜，种族虽别，变化相通，是盖质异而感同也。”按李时珍的理解：“鳞属皆卵生，而蝮蛇胎产；水族皆不瞑，而河豚目眨。蓝蛇之尾，解其头毒；沙鱼之皮，还消鲙积。苟非知者，孰能察之。”从这个角度来说，鳞部所涉及的知识确实非常广泛，有很多需要探讨与解答的问题。

　　李时珍感叹“唐宋本草，虫鱼不分”，也就是分类过粗，于是以鳞为标杆，设立了“鳞部”，把原来的“虫鱼部”分化为“虫”“鳞”“介”3部。其中鳞部药一共94种。本书该部有图药物77种（含附录药）。与虫部相比，鳞部的动物个体都比较大，而且很多是日常所见所食之物，其图形相对来说比较容易表现。尤其是常食的鱼类，经常会有许多令人叫绝的写实彩图（见《本草品汇精要》《食物本草》）。但鱼类有淡水鱼、海鱼的不同。因此绘图质量往往取决于画士对鱼类的熟悉程度。例如《本草纲目》金陵本的淡水鱼，出人意料有不少是写实图。究其原因，恐怕与绘图者生活环境有关。李时珍的家乡蕲州濒临长江，其家瓦硝坝面对雨湖，那里是鱼米之乡。故其儿子们对江湖的鱼类非常熟悉，所绘之图也就真实生动得多。反之海鱼或其他鱼类的图，《纲目》金陵本就显得逊色。

此外，本章各类的动物，有时一个名字代表一大群不同种的动物，例如比目鱼、河豚、海蛇、海马、虾等，依靠本草文字与图形，很难鉴定出其中的某一个种。但要了解该类动物，又必须通过具体的种才能有感性认识。因此本章品图、鉴药所得的结论中，涉及一些具体种名，大多是属于举例性、代表性的种类，并非有能力确定其具体种。书此以求读者诸君见谅。

鳞之一　龙类

43-1　龙

【品图】

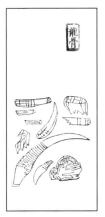

图1　图经（大）·龙骨

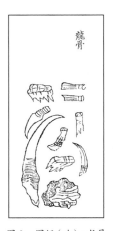

图2　图经（政）·龙骨

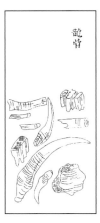

图3　图经（绍）·龙骨

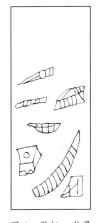

图4　歌括·龙骨

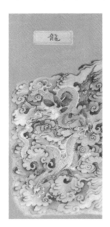

图5　品汇·龙

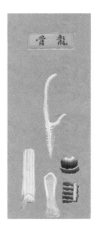

图6　品汇·龙骨

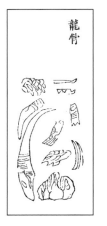

图7　蒙筌·龙骨

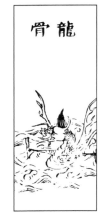

图8　太乙·龙骨

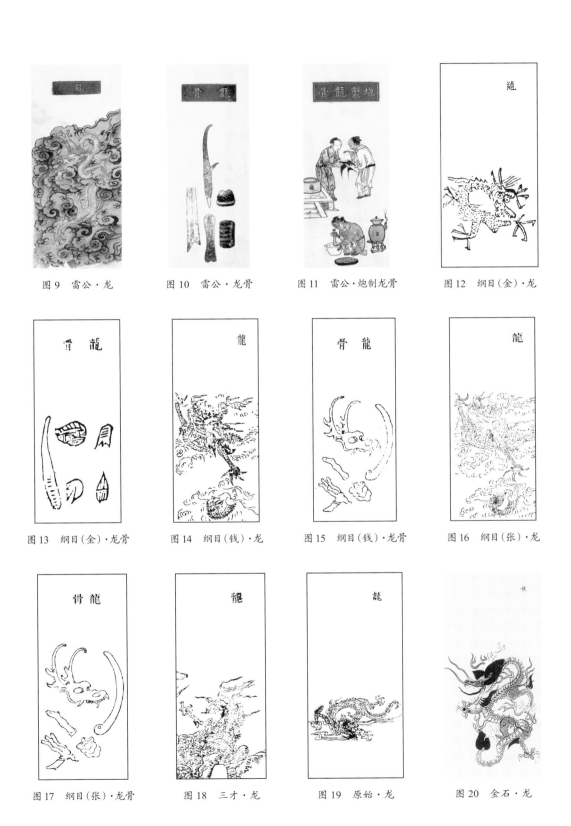

图 9　雷公·龙　　　图 10　雷公·龙骨　　　图 11　雷公·炮制龙骨　　　图 12　纲目（金）·龙

图 13　纲目（金）·龙骨　　图 14　纲目（钱）·龙　　图 15　纲目（钱）·龙骨　　图 16　纲目（张）·龙

图 17　纲目（张）·龙骨　　图 18　三才·龙　　图 19　原始·龙　　图 20　金石·龙

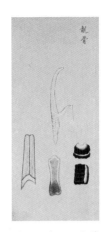

图 21 金石·龙骨

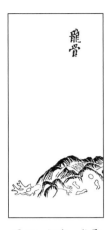

图 22 汇言·龙骨

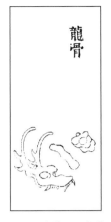

图 23 本草汇·龙骨

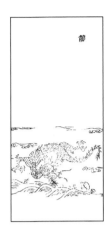

图 24 类纂·龙

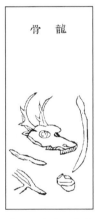

图 25 备要·龙骨

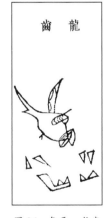

图 26 备要·龙齿

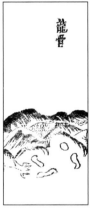

图 27 求真·龙骨

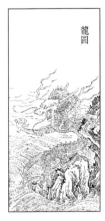

图 28 禽虫典·龙图

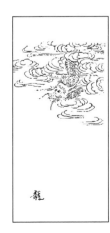

图 29 图说·龙

本品29图，取自21书，其中7幅彩图。有承继关系的图可分5个书类。

《本草图经》：该书"龙骨"图分别存于《大观》（图1）、《政和》（图2）、《绍兴》（图3）。此三传本药图大同小异，今以《政和》图2为《图经》图的代表。

仿绘该图的墨线图有：《本草歌括》图4（仿绘粗放，部分失真）、《本草蒙筌》图7（基本仿绘）、《本草纲目》金陵本图13（摘取其中数块予以仿绘）。

《本草品汇精要》：该书2图。"龙"（图5）、"龙骨"（图6）的仿绘彩图依次有《补遗雷公炮制便览》2图（图9、10）、《金石昆虫草木状》2图（图20、21）。

《本草纲目》（金陵本）：该书"龙"（图12）的仿绘图有《纲目》钱本图14（仿其立意，新绘了一条在云中翻滚的巨龙）。《纲目》张本图16又仿绘钱本图14。另《本草原始》"龙"（图19）亦仿金陵本立意，新绘腾跃的龙形。此后《本草纲目类纂必读》图24又仿绘《原始》图19。《本草简明图说》"龙"（图29）亦属此书系之仿绘图，但构图有所变更。

　　《本草纲目》（钱本）：该书"龙骨"（图15）的仿绘图有《纲目》张本图17、《本草汇》图23、《本草备要》图25。另《备要》"龙齿"（图26）图名虽不同，但创意不新，亦是臆测之图，不作原创图处理。

　　《本草汇言》：该书"龙骨"（图22）的仿绘图有《本草求真》图27。

　　以上29图中，除外19幅仿绘图，原创图有10幅（图2、5、6、8、11、12、15、18、22、28），详见下"鉴药"项。

【文录】

　　《别录》（见《证类》卷16"龙骨"）　生晋地川谷及太山岩水岸土穴中死龙处。采无时。

　　梁《本草经集注》（同上）　陶隐居云：今多出梁、益间，巴中亦有。骨欲得脊脑，作白地锦文，舐之着舌者良。齿小强，犹有齿形。角强而实。又有龙脑，肥软，亦断痢。云皆是龙蜕，非实死也。比来巴中数得龙胞，吾自亲见，形体具存，云疗产后余疾，正当末服之。

　　题·刘宋《雷公炮炙论》（同上）　雷公云：剡州生者、仓州、太原者上。其骨细文广者是雌，骨粗文狭者是雄。骨五色者上，白色者中，黑色者次，黄色者稍得。经落不净之处不用，妇人采得者不用。

　　唐《唐本草》（同上）《唐本》注云：龙骨，今并出晋地，生硬者不好，五色具者良。其青、黄、赤、白、黑，亦应随色与腑藏相会，如五芝、五石英、五石脂等辈。而《本经》不论，莫知所以。

　　宋《嘉祐本草》（同上）　吴氏云：龙骨，色青白者善。

　　宋《本草图经》（同上）《图经》曰：今河东州郡多有之……李肇《国史补》云：春水时至，鱼登龙门，蜕其骨甚多，人采以为药，而有五色者。本经云出晋地。龙门又是晋地，岂今所谓龙骨者，乃此鱼之骨乎……骨、齿医家常用，角亦稀使。惟深师五邪丸用龙角。又云：无角用齿……孙光宪《北梦琐言》云：石晋时镇州接邢台界，尝斗杀一龙，乡豪有曹宽者见之，取其双角，角前有一物如蓝色，文如乱锦，人莫之识。

　　宋《本草衍义》卷16"龙骨"　诸家之说，纷然不一，既不能指定，终是臆度。西京颍阳县民家，忽崖坏，得龙骨一副，支体头角悉具，不知其蜕也？其毙也？若谓蜕毙，则是有形之物，而又生不可得见，死方可见。谓其化也，则其形独有能化。

明《本草纲目》卷43"龙"【释名】【时珍曰】按许慎《说文》龙字篆文象形。生肖论云：龙耳亏聪，故谓之龙。梵书名那伽。/龙骨。【时珍曰】龙骨，本经以为死龙，陶氏以为蜕骨，苏、寇诸说皆两疑之。窃谓龙，神物也，似无自死之理。然观苏氏所引斗死之龙，及《左传》云，豢龙氏醢龙以食。《述异记》云：汉和帝时大雨，龙堕宫中，帝命作羹赐群臣。《博物志》云，张华得龙肉鲊，言得醋则生五色等说，是龙固有自死者矣，当以本经为正。/【发明】龙胎。【时珍曰】胞、胎俱出巴蜀，皆主血疾，盖一物也。

【鉴药】

"龙骨"首见于《本经》。李时珍释其名曰："龙字篆文象形。生肖论云龙耳亏聪，故谓之龙。"聊备一说。《本经》载龙骨、龙齿入药。《别录》又补白龙骨、龙角入药。据《本经》《别录》记载，其"杀精物"，治"心腹鬼疰，精物老魅"，可能是鬼神病因说盛行之时的遗留。"久服轻身，通神明，延年"可能是养生术士补录。但更多的治常见疾病，如咳逆、泄痢、女子漏下，癥瘕坚结、热气惊痫、心腹烦满、四肢痿枯、溺血、夜卧自惊诸症等，可止汗出、缩小便、养精神、定魂魄、安五藏。古今皆为常用药，后世主要用龙骨平肝潜阳、镇惊固涩，用龙齿镇惊安神。

"龙"在中国古代传说中是一种能兴云作雨的神异动物，且具有特定的形象，角爪鳞须具备。长期的封建社会中"龙"就是皇帝的象征。一般无人敢犯"龙颜"，但却不忌讳使用"龙骨"入药。对《本经》记载的"龙骨"基原，千百年来猜测争议不断。但无争议的是：龙骨出土中，主要形态基本明确。《别录》记载"生晋地川谷及太山岩水岸土穴中死龙处"。后世本草记录的龙骨产地更多。如陶弘景云："今多出梁、益间，巴中亦有。"余不赘举。

古人认定这些不同地方发掘的骨头都是"龙"体。陶弘景描述其形为："骨欲得脊脑，作白地锦文，舐之着舌者良。齿小强，犹有齿形。角强而实。""舐之着舌"是龙骨鉴别点之一，普通石头无此特征。但陶氏所说"又有龙脑，肥软"是一种误解。既云"肥软"，则非化石，而是其他的矿物质。由于出土的龙骨甚多，人们逐渐开始揣测其属性并人为分等级。如《吴普本草》认为"龙骨色青白者善"。《雷公炮炙论》云："其骨细文广者是雌，骨粗文狭者是雄。骨五色者上，白色者中，黑色者次，黄色者稍得。"《唐本草》则认为"生硬者不好，五色具者良。其青、黄、赤、白、黑，亦应随色与腑藏相会"。骨分五色，乃人为赋予龙骨的古文化特质。但后世多不从此说。

古人也曾对"龙"是否真的存在有过不同的看法。有人记载曾经雨中龙堕，或龙被斗杀。也有人怀疑龙骨可能是鱼骨。宋代药学家寇宗奭云："诸家之说，纷然不一，既不能指定，终是臆度。"他曾经得知"西京颍阳县民家，忽崖坏，得龙骨一副，支体头角悉具"。但他"不知其蜕也？其毙也？若谓蜕毙，则是有形之物，而又生不可得见，死方可见。谓其化也，则其形独有能化。"这个困扰古人的问题，似乎一直没有得到解决。李时珍也思索过龙骨究竟来自"死龙"？还是龙的"蜕骨"？按常理，"龙，神物也，似无自死之理"。但时珍据古文献的记载，龙曾经被作为可食之物，最终认为"龙固有自死者矣"，并不是什么不死的神物。

关于中国"龙"的原型究竟是何种动物，近现代考证的文章连篇累牍，虽有鳄鱼、大蛇等多种说法，然终无定论。但龙骨、龙齿来自什么动物，现代研究已有结论。龙骨是古代脊椎动物、且绝大部分是第三纪后期和第四纪哺乳类（如象、犀牛、马、鹿等）的骨骼化石。龙齿则是古代象、犀牛、三趾马等动物的牙齿化石。[1]这与现有的"龙"起源各种推测都很难搭界。因此，古代与"龙骨"相关的插图，唯药材图有一定的参考价值。至于若干绘"龙"的形象，其实不应该出现在本草书中。以下分类统而述之。

1."龙骨"药材类插图：《本草图经》"龙骨"（图2）为古生物化石药材图。观其形，多出写实。其中有角形、齿形、肢骨形等。《本草品汇精要》"龙骨"（图6）为药材写生图。观其化石之形，似有鹿角、鹿角盘、肢骨等。《本草纲目》钱本"龙骨"（图15）所绘龙骨，或有仿绘《图经》图2者，但左上一龙头形的骨骼则系臆造。此图半真半假，很能迷惑人。

2.传统"龙"形象的插图：此类图纯属想象，非关基原。故无须多作解说。《本草品汇精要》"龙"（图5）为五彩祥云中的一条金龙。《太乙仙制本草药性大全》"龙骨"（图8）绘水中一龙。《本草纲目》金陵本"龙"（图12）绘一四爪两角之龙。《三才图会》"龙"（图18）绘一龙腾跃于巨浪中。《古今图书集成·禽虫典》"龙图"（图28）气势雄壮，绘高山大海中一五爪巨龙似要翻江倒海。

3.其他：《补遗雷公炮制便览》"炮制龙骨"（图11）乃按《雷公炮炙论》之法绘制。雷公法为："夫使，先以香草煎汤浴过两度，捣研如粉，用绢袋子盛粉末了。以燕子一只，擘破腹去肠，安骨末袋于燕腹内，悬于井面上一宿，至明去燕子并袋子，取骨粉重研万下，其效神妙。"故其图右下方的炉子示意龙骨要经"汤浴"。炉前一人，在捣研龙骨如粉。其前盘子里放着未捣的龙骨药材。图上方两人在将装有龙骨粉的布袋装进一只剖开腹的燕子肚子里。旁边是水井，示意要将此燕子"悬于井面上一宿"，然后在去捣研。此为道家服用龙骨法，非医家炮制龙骨法也。《本草汇言》"龙骨"（图22）别出新意，其图示意龙骨产于山体之中。

1　辞海编辑委员会：《辞海》，上海：上海辞书出版社，2002：2295-2296.

【小结】

"龙骨"为《本经》所载早期药物之一。古本草所载龙骨，皆出各地土中，有骨骼、角形、牙齿、脊脑等骨，舐之着舌。古代"龙"为何物，至今没有定论。但龙骨、龙齿则绝大部分是第三纪后期和第四纪哺乳类（如象、犀牛、三趾马、马、鹿等）的骨骼或牙齿化石。古代相关插图，《本草图经》《本草品汇精要》所绘药材图可窥古代龙骨形象。也有以传统龙形作插图者，对药学学术无益。

43-2　吊

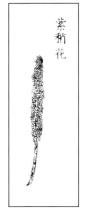

图1　原始·紫稍花

【品图】

本品仅1图，详见下"鉴药"项。

【文录】

唐《本草拾遗》（见《证类》卷21"二十一种陈藏器馀·予脂"）

陈藏器云：生岭南，蛇头鳖身。《广州记》云：予，蛇头鳖身，亦水宿，亦树栖，俗谓之予膏，主蛭刺。以铜及瓦器盛之，浸出。唯鸡卵盛之不漏。摩理毒肿大验，其透物甚于醍醐也。

宋《本草图经》（见《证类》卷16"龙骨"）《图经》曰：孙光宪《北梦琐言》云：海上人言龙每生二卵，一为吉吊。吉吊多与鹿游，或于水边遗沥，值流槎则粘着木枝，如蒲槌状，其色微青黄，复似灰色，号紫稍花，坐汤多用之。《延龄至宝方》治聋，无问年月者，取吉吊脂，每日点半杏人许入耳中，便差。云此物福、建州甚不为难得，其脂须琉璃瓶子盛，更以樟木合重贮之，不尔则透气，失之矣。

明《本草纲目》卷43"吊"【释名】吉吊。【时珍曰】吊，旧无正条。惟苏颂《图经》载"吉吊脂"，云龙所生也。陈藏器《拾遗》有"予脂"一条，引《广州记》云"予，蛇头鳖身，膏主蛭刺"云云。今考《广州记》及《太平御览》止云"吊，蛇头鼍身，膏至轻利"等语，并无所谓"蛇头鳖身、予膏主蛭刺"之说。盖"吊"字似"予"，"鼍"字似"鳖"，"至轻利"三字似"主蛭刺"，传写讹误，陈氏遂承其误耳。吊既龙种，岂有鳖身？病中亦无"蛭刺"之证，其误可知，今改正之。精名紫稍花。【集解】【时珍曰】按裴、姚二说相同，则吊脂即吉吊脂无疑矣。又陈自明《妇人良方》云：紫稍花生湖泽中，乃鱼虾生卵于竹木之上，状如糖澈，去木用之。此说与孙说不同。近时房中诸术多用紫稍花，皆得于湖泽，其色灰白而轻松，恐非真者。当以孙说为正。或云紫稍花与龙涎相类，未知是否。

【鉴药】

"吊"，《本草拾遗》原作"予脂"。李时珍经考订后更名"吊"。陈藏器原载其"主风肿、痈毒、瘾疹、赤瘙瘑疥、痔瘘、皮肤顽痹、踠跌折伤、肉损瘀血"等。后世多用其异名"紫梢花"，云可益阳秘精，疗下元虚惫，治阳痿遗精，余沥白浊等。

关于本品的生境、形态，陈藏器云："生岭南，蛇头鳖身。《广州记》云：予，蛇头鳖身，亦水宿，亦树栖。俗谓之予膏，主蛭刺。以铜及瓦器盛之，浸出。唯鸡卵盛之不漏。摩理毒肿大验，其透物甚于醍醐也。"据此，"予"似一奇怪动物，"予膏"亦为神奇之药。唐末、宋元诸家皆不解其意，无人后续为之解说。

李时珍出色地破解了本品的来源。首先他从文字校勘入手，对陈藏器所说进行了解析："陈藏器《拾遗》有"予脂"一条，引《广州记》云'予，蛇头鳖身，膏主蛭刺'云云。今考《广州记》及《太平御览》止云'吊，蛇头鼍身，膏至轻利'等语，并无所谓'蛇头鳖身、予膏主蛭刺'之说。盖'吊'字似'予'，'鼍'字似'鳖'，'至轻利'三字似'主蛭刺'，传写讹误，陈氏遂承其误耳。"从而考得"予脂"即"吊脂"。然后李时珍据苏颂《图经》"吉吊脂"的论说，再加分析："苏颂'惟云龙所生也。吊既龙种，岂有鳖身？病中亦无"蛭刺"之证，其误可知，今改正之。"

按宋·苏颂《图经》在"龙骨"条下云："孙光宪《北梦琐言》云：海上人言龙每生二卵，一为吉吊。吉吊多与鹿游，或于水边遗沥，值流槎则粘着木枝，如蒲槌状，其色微青黄，复似灰色，号紫梢花，坐汤多用之。《延龄至宝方》治聋，无问年月者，取吉吊脂，每日点半杏人许入耳中，便差。云此物福、建州甚不为难得，其脂须琉璃瓶子盛，更以樟木合重贮之，不尔则透气失之矣。"观此记载，可知所谓"吉吊脂"，实际上是粘着木枝，状如蒲槌，其色微青黄，又带灰色的一种药物，又名"紫梢花"。古人不知道水中如何会有缠着树枝形成的"如蒲槌"（即蒲棒，形如蜡烛）的东西，于是"海上人"编造故事，云龙生之子叫"吉吊"。"吉吊"与鹿交媾，遗留的精液粘着树枝，就成了"蒲槌状"。美其名叫"吉吊脂"，俗名即"紫梢花"。为了忽悠买家，又有人编造出此物"须琉璃瓶子盛，更以樟木合重贮之，不尔则透气失之矣"的谎言，希图增贵其值。

李时珍又从宋·陈自明《妇人良方》中找到了依据。《妇人良方·辨识修制药物法度》载："紫梢花（即湖泽中鱼生卵于竹木之上，如傅撒状者是，去木用之。）"时珍且云此物在明代"房中诸术多用紫梢花，皆得于湖泽，其色灰白而轻松"。但李时珍毕竟不了解此物形成的真正原因，还认为紫梢花"恐非真者。当以孙说为正。或云紫梢花与龙涎相类，未知是否"。孙光宪《北梦琐言》所载"吉吊遗沥"乃不经之说。"龙涎"香乃是海中抹香鲸降结肠拐角处的一种异物，与紫梢花毫无相似之处。

现代研究表明，本品既不是吉吊遗沥，也不是鱼卵缠附，而是海绵动物门单轴海绵目简骨海绵科的一种动物。其群体生长时，在水面形成一团团的泡沫状物。若遇到树枝、水草等，此泡沫（实为海绵群体）则缠附其上，形成蒲棒状。一般中药工具书皆载其原动物为简骨海绵科动物脆针海绵*Spongilla fragilis* (Leidy)，药用其干燥群体。[1]据载《动物药志》还收载有同属动物湖针海绵*S. lacustris* (Linnaeus)。《中草药汇编》收载有同类动物刻盘淡水海绵*Ephydatia muelleri* var. *japonica* (Hilgendorf)。[2]

《本草原始》：该书"紫稍花"（图1）绘一条植物茎技，上面附着很多像是鱼虾卵似的卵圆状物体。此可能是作者根据宋代《妇人良方》"紫稍花生湖泽中，乃鱼虾生卵于竹木之上，状如糖澈"的记载所绘的示意图，但此图确与"紫稍花"药材实物非常相似，唯实物表面比较光滑，不呈鱼卵堆积状。

【小结】

"吊"即"吉吊"，为传说中的龙的后代。古医方书实际药用的紫稍花，云是吉吊之精。据现代研究，紫稍花为之原动物简骨海绵科动物脆针海绵*Spongilla fragilis* (Leidy)，以及同类动物湖针海绵*S. lacustris* (Linnaeus)、刻盘淡水海绵*Ephydatia muelleri* var. *japonica* (Hilgendorf)。《本草原始》紫稍花图与其药材实物相似。

43–3 蜃

【品图】

本品2图，取自2书。2图均为原创图。详见下"鉴药"项。

【文录】

明《本草纲目》卷43"蜃"【时珍曰】蛟之属有蜃，其状亦似蛇而大，有角如龙状，红鬣，腰以下鳞尽逆。食燕子。能呼气成楼台城郭之状，将雨即见，名蜃楼，亦曰海市。其脂和蜡作烛，香闻百步，烟中亦有楼阁之形。《月令》云：雉入大水为蜃。陆佃云：蛇交龟则生龟，

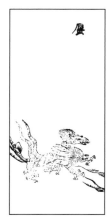

图1 三才·蜃

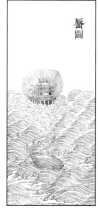

图2 禽虫典·蜃图

1 国家中医药管理局《中华本草》编委会：《中华本草》(9)，上海：上海科学技术出版社，1999：5.
2 ［明］李时珍原著，陈士林主编：《本草纲目全本图典》（第十八册），北京：人民卫生出版社，2018：66.

交雌则生蜃，物异而感同也。《类书》云：蛇与雉交而生子曰蜦，似蛇四足，能害人。陆佃云：蜦，音泉，即蛟也，或曰蜃也。又鲁至刚云：正月蛇与雉交生卵，遇雷即入土数丈为蛇形，经二三百年，乃能升腾。卵不入土，但为雉尔。观此数说，则蛟、蜃皆是一类，有生有化也。一种海蛤与此同名，罗愿以为雉化之蜃，未知然否。详介部"车螯"下。

【鉴药】

"蜃"见于《本草纲目》"蛟龙"条后"附录药"。名义不详，亦未载其功效。

关于其来源，李时珍曰："蛟之属有蜃，其状亦似蛇而大，有角如龙状，红鬣，腰以下鳞尽逆。食燕子。能吁气成楼台城郭之状，将雨即见，名蜃楼，亦曰海市。其脂和蜡作烛，香闻百步，烟中亦有楼阁之形。"此即古代关于"海市蜃楼"形成原因的一种解释。现代研究得知，海市蜃楼不过是一种光学幻景，是地球上的物体反射的光，通过大气折射而形成的虚像。古人据传说，以为幻景中楼台亭阁是由"蜃"吁气而成，故有"蜃楼"之名。

关于蜃的来源，古代有几种传说，多见的说法是蛇与雉交而生蜃。时珍引证前人文献，云"观此数说，则蛟、蜃皆是一类，有生有化也。一种海蛤与此同名，罗愿以为雉化之蜃，未知然否"？可见李时珍也不明白"蜃"究竟为何物，故将本品作为附录药。实际上古代对"蜃"的解说皆属臆想。产生"蜃楼"之"蜃"与海蛤别名"蜃"是完全不同的概念，不能混淆。

1.《三才图会》：该书"蜃"（图1）绘一只双尾六爪，似龙非龙的虚幻动物，传说是蛇与雉交产生的"蛟"（一名"蜃"）。

2.《古今图书集成·禽虫典》："蜃图"（图2）与《三才》蜃图完全不同。图中绘汪洋大海，中有大蚌状物体，蚌壳微开，腾出一团云雾，托起一座光芒四射的楼阁，好像是传说之中"海市蜃楼"的景象。此将"蛟"（蜃）与实物海蛤（一名蜃）混为一谈。

以上二图均为想象示意图。本条的图、文均与医药无关，此种内容非本草书所需。

【小结】

"蜃"为《本草纲目》"蛟龙"条后的"附录药"。不算正式药条。该书所引文献表明，"蜃"为传说中的动物。《三才图会》《古今图书集成·禽虫典》据不同传说绘出的不同图像，皆属臆想。

43-4 鼍龙

【品图】

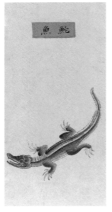

图1 品汇·鮀鱼

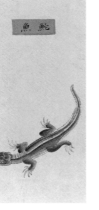

图2 太乙·鮀鱼甲

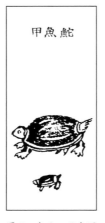

图3 雷公·鮀鱼甲

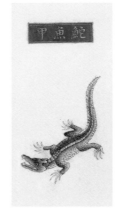

图4 纲目(金)·鼍龙

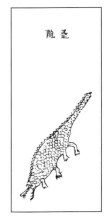

图5 纲目(钱)·鼍龙

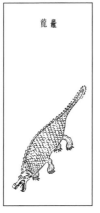

图6 纲目(张)·鼍龙

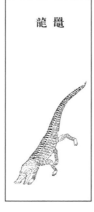

图7 三才·鼍

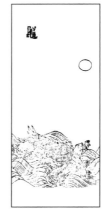

图8 金石·鮀鱼

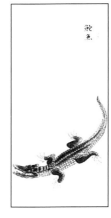

图9 禽虫典·鼍图

本品9图，取自9书，其中3幅彩图。有承继关系的图可分3个书类。

《本草品汇精要》：该书"鮀鱼"（图1）的仿绘者有《补遗雷公炮制便览》图3、《金石昆虫草木状》图8。

《本草纲目》（金陵本）：该书"鼍龙"（图4）的仿绘者有《纲目》钱本图5（略加修饰，尾巴似鱼尾）、张本图6（背、腹鳞片均予改绘，更接近实物）。

《三才图会》：该书"鼍"（图7）的仿绘者有《古今图书集成·禽虫典》"鼍图"（图9）。

以上9图中,除外5幅仿绘图,原创图尚有4幅(图1、2、4、7),详见下"鉴药"项。

【文录】

《别录》(见《证类》卷21"鮀鱼甲") 生南海池泽。取无时。

梁《本草经集注》(同上) 陶隐居云:鮀,即今鼍甲也,用之当炙。皮可以贯鼓,肉至补益。于物难死,沸汤沃口入腹良久乃剥尔。

唐《本草拾遗》(同上) 陈藏器云:按鮀鱼合作鼍字,《本经》作鮀。鱼之别名,已出《本经》。今以鼍为鮀,非也,宜改为鼍字……长一丈者,能吐气成雾致雨,力至猛,能攻陷江岸,性嗜睡,恒目闭,形如龙,大长者,自啮其尾,极难死,声甚可畏。人于穴中掘之,百人掘亦须百人牵,一人掘亦须一人牵,不然终不可出……既是龙类,宜去其鱼。

后蜀《蜀本草》(同上)《蜀本》:《图经》曰:生湖畔土窟中,形似守宫而大,长丈余,背尾俱有鳞甲,今江南诸州皆有之。

宋《本草图经》(见《证类》卷21"鳖甲")《图经》曰:又下有鮀(音驼)甲条云:生南海池泽,今江湖极多,即鼍也,形似守宫、陵鲤辈,而长一二丈,背、尾俱有鳞甲,善攻碕岸,夜则鸣吼,舟人甚畏之。南人食其肉,云色白如鸡,但发冷气痼疾。

明《本草纲目》卷43"鼍龙"【释名】鮀鱼(《本经》)、土龙。【时珍曰】鼍字象其头、腹、足、尾之形,故名。《博物志》谓之土龙。鮀乃鱼名,非此物也。今依陈氏改正之。【集解】【时珍曰】鼍穴极深,渔人以篾缆系饵探之,候其吞钩,徐徐引出。性能横飞,不能上腾。其声如鼓,夜鸣应更,谓之鼍鼓,亦曰鼍更,俚人听之以占雨。其枕莹净,胜于鱼枕。生卵甚多至百,亦自食之。南人珍其肉,以为嫁娶之敬。陆佃云:鼍身具十二生肖肉,惟蛇肉在尾,最毒也。

【鉴药】

"鮀鱼甲"首见于《本经》。陈藏器云:"按鮀鱼合作鼍字……今以鼍为鮀,非也,宜改为鼍字"《本草纲目》以"鼍龙"为正名。时珍曰:"鼍字象其头、腹、足、尾之形,故名。《博物志》谓之土龙。鮀乃鱼名,非此物也。今依陈氏改正之。"《本经》载其"主心腹癥瘕,伏坚积聚,寒热,女子崩中,下血五色,小腹阴中相引痛,疮疥死肌。"后世医方偶见用之。

关于本品的生境、形态,《别录》云"生南海池泽",则仍系陆生淡水生物。梁·陶弘景云:"鮀,即今鼍甲也……皮可以贯鼓。"可见此甲不是龟甲之类的硬甲,乃皮甲之类。唐本《图经》(《蜀本草》引)云:"生湖畔土窟中,形似守宫而大,长丈余,背尾俱有鳞甲,今江南诸州皆有之。"观此则知此或是鳄鱼类动物。唐·陈藏器力主将"鮀"改为"鼍",且形容其形："长一丈者，能吐气成雾致雨，力至猛，能攻陷江岸，性嗜睡，恒目闭，形如龙，大长者，自啮其尾，极难死，声甚可畏。"其中虽有某些传闻之言，但其形性毕现。宋《图经》承袭陈藏器之说，谓鮀"今江湖极多，即鼍也，形似守宫、陵鲤辈，而长一二丈，背、尾俱有鳞甲，善攻碕岸，夜则鸣吼，舟人甚畏之。南人食其肉，云色白如鸡"。据此，今《中华本草》等工具书均将其原动物定为鼍科动物扬子鳄*Alligator sinensis* Fauvel，古代药用其皮甲。今扬子鳄属国家一级保护野生动物。

1.《本草品汇精要》：该书"鮀鱼"（图1）所绘乃鳄鱼，4足，5爪，长尾，背部有整齐的棱鳞。唯头部似有短角，此可能受"鼍龙"的"龙"影响。但总的看来此为鳄鱼。

2.《太乙仙制本草药性大全》：该书"鮀鱼甲"（图2）绘一大一小两只"鼋"类物。此或是因"鼋""鼍"二字形似，或"鼋鼍"经常连成一词致误。[1]

3.《本草纲目》（金陵本）：该书"鼍龙"（图4）为一穿山甲（鲮鲤）状物，4足，长尾，遍身鱼鳞甲。但其嘴长牙利，此亦似鳄鱼。与《品汇》所绘相比，此图只能算示意图。

4.《三才图会》：该书"鼍"（图7）绘海浪中一大龟起伏。其误亦与《太乙仙制本草药性大全》同类。

【小结】

"鮀鱼甲"为《本经》所载早期药物之一。"鮀"为"鼍"之误，《纲目》改为"鼍甲"。据陶弘景、唐本《图经》、陈藏器、苏颂等诸家之说，今考本品为鼍科动物扬子鳄*Alligator sinensis* Fauvel，古代药用其皮甲。《本草品汇精要》所绘为写实图。《本草纲目》（金陵本）为示意图，皆能突出扬子鳄的某些特点。

1 王家葵、蒋淼、胡颖翀：《本草纲目图考》，北京：科学出版社，2018：1524.

43-5 鲮鲤

【品图】

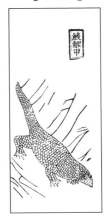

图1 图经（大）·鲮鲤甲

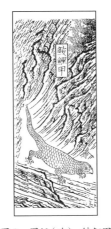

图2 图经（政）·鲮鲤甲

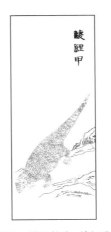

图3 图经（绍）·鲮鲤甲

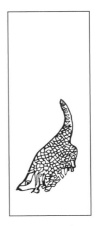

图4 歌括·鲮鲤甲

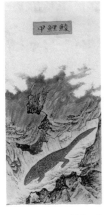

图5 品汇·鲮鲤甲

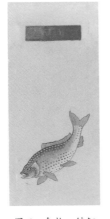

图6 食物·鲮鲤

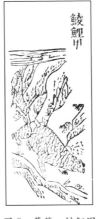

图7 蒙筌·鲮鲤甲

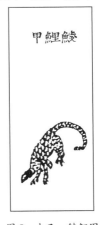

图8 太乙·鲮鲤甲

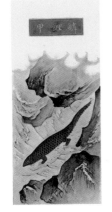

图9 雷公·鲮鲤甲

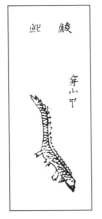

图10 纲目（金）·鲮鲤

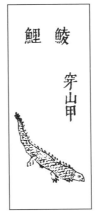

图11 纲目（钱）·鲮鲤

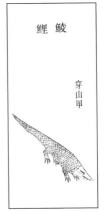

图12 纲目（张）·鲮鲤

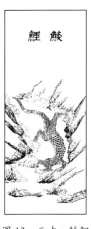

图13 三才·鲮鲤

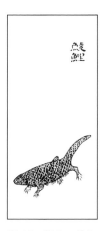

图14 原始·鲮鲤

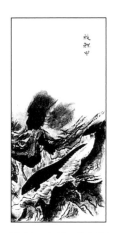

图15 金石·鲮鲤甲

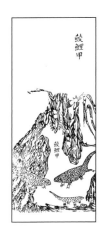

图16 汇言·鲮鲤甲

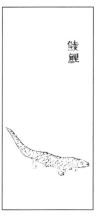

图17 本草汇·鲮鲤

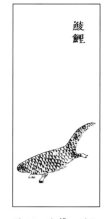

图18 类纂·鲮鲤

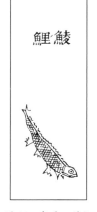

图19 备要·鲮鲤

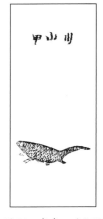

图20 求真·川山甲

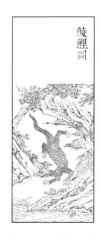

图21 禽虫典·鲮鲤图

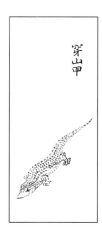

图22 图说·穿山甲

本品22图,取自22书,其中4幅彩图。有承继关系的图仅1个书类。

《本草图经》:该书"鲮鲤甲"图分别存于《大观》(图1)、《政和》(图2)、《绍兴》(图3)。此三传本药图大同小异(图3与图1、图2为水平镜像),今以《政和》图2为《图经》图的代表。

仿绘该图的墨线图有:《本草歌括》图4(仿绘拙劣,腹大如裂)、《本草蒙筌》图7(背景为山谷)、《太乙仙制本草药性大全》图8(阴刻,甲片奇大)、《本草纲目》金陵本"鲮鲤"(图10,有图注"穿山甲")。此图虽仿绘图2,但背有鳍如鱼鳍,身体前后粗细差不多，距实物相差较大）、《三才图会》"鲮鲤"（图13，亦仿绘图2，但其四肢长大，全体宛如游龙走于山谷）、《本草原始》"鲮鲤"（图14，采用阴刻，身体短粗，无背景）。此后的仿绘图又有几个小书系。①仿绘《纲目》金陵本图10者有《纲目》钱本图11（基本仿绘）。仿绘钱本图11的有《纲目》张本图12（消除背鳍，头尖齿利）、《本草汇》图17（亦消除背鳍，更类图2）、《本草备要》图19（仍保留背鳍）。②仿绘《三才》图13者有《古今图书集成·禽虫典》"鲮鲤图"（图21，再加修饰，背景甚美）。③仿绘《原始》图14者有《本草汇言》"鲮鲤甲"（图16，增绘山洞背景，有3只鲮鲤，最大一只仿绘图14，其余2只为阳刻，形态均同）、《本草纲目类纂必读》图18（全仿图14）、《本草求真》"川山甲"（图20，姿势略变，形体仍如图14）。

仿绘该图的彩色图有：《本草品汇精要》"鲮鲤甲"（图5，背景为山洞，其鳞片绘如鲤鱼鳞，过于拘于"似鲤"之说）。此后仿绘图5的彩图有《补遗雷公炮制便览》图9、《金石昆虫草木状》图15。

以上22图中，除外19幅仿绘图，原创图有3幅（图2、6、22），详见下"鉴药"项。

【文录】

梁《本草经集注》（见《证类》卷22"鲮鲤甲"） 陶隐居云：其形似鼍而短小，又似鲤鱼有四足，能陆能水，出岸开鳞甲，伏如死，令蚁入中，忽开而入水开甲，蚁背浮出，于是食之，故主蚁瘘。

后蜀《蜀本草》（同上）《蜀本》：《图经》曰：生深大山谷中，金、房、均等州皆有之。

宋《本草图经》（同上）《图经》曰：鲮鲤甲，旧不著所出州郡，今湖岭及金、商、均、房间深山大谷中皆有之。

宋《本草衍义》卷17"鲮鲤甲" 穴山而居，亦能水。

明《本草纲目》卷43"鲮鲤"【释名】龙鲤（郭璞）、穿山甲（《图经》）。【时珍曰】其形肖鲤，穴陵而居，故曰鲮鲤，而俗称为穿山甲，郭璞赋谓之龙鲤。《临海记》云：尾刺如三角菱。故谓石鲮。【集解】【时珍曰】鲮鲤状如鼍而小，背如鲤而阔，首如鼠而无牙，腹无鳞而有毛，长舌尖喙，尾与身等。尾鳞尖厚，有三角，腹内脏腑俱全，而胃独大，常吐舌诱蚁食之。曾剖其胃，约蚁升许也。

【鉴药】

"鲮鲤甲"首见于《名医别录》。李时珍释其名曰："其形肖鲤，穴陵而居，故曰鲮鲤，而俗称为穿山甲。"《别录》载其"主五邪惊啼，悲伤……疗蚁瘘"。时珍云："古方鲜用，近世风疟、疮科、通经下乳，用为要药。"现代亦有用其甲片者。

关于本品的生境、形态，梁·陶弘景云："其形似鼍而短小，又似鲤鱼有四足，能陆能水，出岸开鳞甲，伏如死，令蚁入中，忽开而入水开甲，蚁背浮出，于是食之。"此段描述多用比拟法，"似鼍"，即形态如鳄鱼。"似鲤鱼"，即其身披鳞甲。"能陆能水"，不是说它为两栖动物，只是说它能游泳而已。鲮鲤为穴居，属于哺乳动物。食蚁是它的习性。所以唐本《图经》云："生深大山谷中，金、房、均等州皆有之。"寇宗奭归纳最确："穴山而居，亦能水。"可见它是陆生动物。金州（今陕西安康市）、房州（今湖北竹山县）、均州（今湖北丹江口市）一带有产。李时珍对鲮鲤描述更具体："鲮鲤状如鼍而小，背如鲤而阔，首如鼠而无牙，腹无鳞而有毛，长舌尖喙，尾与身等。尾鳞尖厚，有三角，腹内脏腑俱全，而胃独大，常吐舌诱蚁食之。曾剖其胃，约蚁升许也。"结合前人所述，可知其为今鲮鲤科动物鲮鲤*Manis pentadactyla* Linnaeus。药用其鳞片。此动物今属国家二级保护野生动物。本品的古代插图虽多，但多数为仿绘图，可见真正见过此动物全貌的人还是不多。

1.《**本草图经**》：该书"鲮鲤甲"（图2）有长尾似鳄鱼。实物身体中段背高有鳞形似鲤，但此图的背部却没有鲤鱼背的弧度。四肢粗壮，头小、吻尖。此即鲮鲤*M. pentadactyla*写实图。其后的仿绘图，很少有能超过此图者。

2.《**食物本草**》：该书"鲮鲤"（图6）就是一条鱼，而且不像是鲤鱼。该书绘图者是见过《本草品汇精要》的。《品汇》鲮鲤图仿绘自《图经》，颇精美真实。该书不参考《品汇》，却绘出这样的一幅错图，很不应该。

3.《**本草简明图说**》：该书"穿山甲"（图22）整个是一幅扬子鳄图，其棱鳞及头型均不似穿山甲，也是一幅错图。绘图者自诩通医药，此穿山甲图可是过于离谱。

【小结】

"鲮鲤甲"为《名医别录》所载早期药物之一。据陶弘景、寇宗奭、李时珍等所述，本品即今鲮鲤科动物鲮鲤*Manis pentadactyla* Linnaeus。《本草图经》所绘插图能较好地反映其形态特征。

43-6　石龙子

【品图】

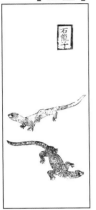

图1　图经（大）·石
龙子

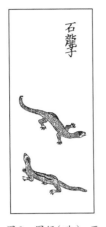

图2　图经（政）·石
龙子

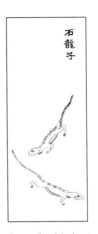

图3　图经（绍）·石
龙子

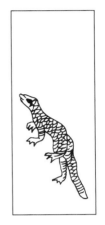

图4　歌括·石龙子

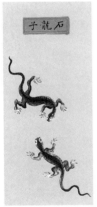

图5　品汇·石龙子

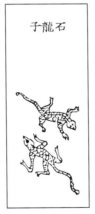

图6　太乙·石龙子

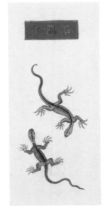

图7　雷公·石龙子

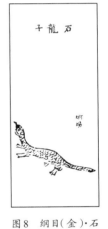

图8　纲目（金）·石
龙子

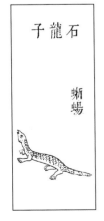

图9　纲目（钱）·石
龙子

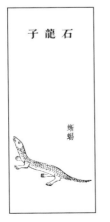

图10　纲目（张）·石
龙子

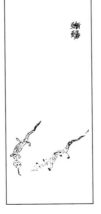

图11　三才·蜥蜴

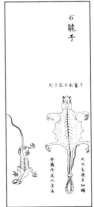

图12　原始·石龙子

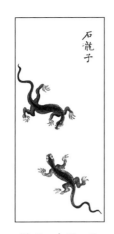

图 13 金石・石
龙子

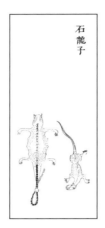

图 14 类纂・石龙子

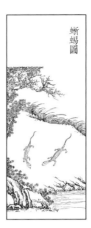

图 15 禽虫典・蜥
蜴图

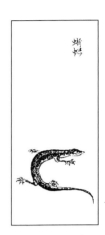

图 16 图说・蜥蜴

　　本品16图，取自16书，其中3幅彩图。有承继关系的图可分4个书类。

　　《本草图经》：该书"石龙子"图分别存于《大观》（图1）《政和》（图2）二传本。其药图大同小异，今以《政和》图2为《图经》图的代表。但《绍兴》（图3）图形完全不一样，故另算一原创图。

　　仿绘该图的墨线图有：《本草歌括》图4（仿绘图1上面那只石龙子，画技甚差）、《太乙仙制本草药性大全》图6（仿绘图2，有两只石龙子）、《本草纲目》（金陵本）图8仿绘的是图2下面那只石龙子，有图注"蜥蜴"。此后《纲目》钱本图9又仿绘图8，略加修饰。《纲目》张本图10又仿绘钱本图9。

　　《本草品汇精要》：该书"石龙子"（图5）的仿绘彩图有《补遗雷公炮制便览》图7、《金石昆虫草木状》图13。

　　《三才图会》：该书"蜥蜴"（图11）的仿绘者有《古今图书集成・禽虫典》"蜥蜴图"（图15，其中两只蜥蜴系仿绘，但添加了野外草树背景。其蜥蜴图与同书的"蝘蜓"相比，本"蜥蜴"点状鳞片排列有序，"蝘蜓"图的鳞片则比较乱，说明本图还是示意为石龙子科动物）。

　　《本草原始》：该书"石龙子"（图12）的仿绘者有《本草纲目类纂必读》图14。

　　以上16图中，除外10幅仿绘图，原创图有6幅（图2、3、5、11、12、16），详见下"鉴药"项。

　　【文录】

　　《本经》《别录》（见《证类》卷21 "石龙子"）　一名蜥蜴，一名山龙子，一名守宫，一名石蜴。生平阳川谷及荆山石间。五月取，着石上令干。

　　梁**《本草经集注》**（同上）　陶隐居云：其类有四种：一大形，纯黄色，为蛇医母，亦名蛇舅母，不入药；次似蛇医，小形长尾，见人不动，名龙子；次有小形而五色，尾青碧可爱，名蜥蜴，并不螫人；一种喜缘篱壁，名蝘（音偃）蜓（音电），形小而黑，乃言螫人必死，而未常闻中人……

  唐《唐本草》（同上）《唐本》注云：此言四种者，蛇师，生山谷，头大尾短小，青黄或白斑者是。蝘蜓，似蛇师，不生山谷，在人家屋壁间，荆楚及江淮人名蝘蜓，河济之间名守宫，亦名荣螈（音元），又名蝎虎，以其常在屋壁，故名守宫，亦名壁宫……其名龙子及五色者，并名蜥蜴，以五色者为雄而良，色不备者为雌，劣尔，形皆细长，尾与身相类，似蛇着四足，去足便直蛇形也。蛇医则不然。按《尔雅》亦互言之，并非真说。

  后蜀《蜀本草》（同上）《蜀本》：《图经》云：长者一尺，今出山南襄州、安州、申州。以三月、四月、八月、九月采，去腹中物，火干之。

  宋《本草图经》（同上）《图经》曰：石龙子，生平阳川谷及荆山山石间，今处处有之。一名蜥（音锡）蜴（音亦）。谨按《尔雅》云：蝾螈，蜥蜴。蜥蜴，蝘蜓，守宫也。疏释曰：《诗·小雅·正月》云：胡为虺蜴，蜴为此也。四者一物，形状相类而四名也。《字林》云：蝾螈，蛇医也。《说文》云：在草曰蜥蜴，在壁曰蝘蜓。《方言》云：秦、晋、西夏谓之守宫，或谓之蠦（音卢）蠡（音厘），或谓之刺易，南阳人呼蝘蜓，其在泽中者，谓之易蜥，楚谓之蛇医，或谓之蝾螈。又东方朔云：非守宫，即蜥蜴。按此诸文，即是在草泽中者，名蝾螈、蜥蜴，在壁者，名蝘蜓、守宫也。然则入药当用草泽者，以五色具者为雄而良，色不具者为雌，乃劣耳。

  宋《衍义》卷17"石龙子" 石龙子：蜥蜴也，今人但呼为蝎蜥，大者长七八寸，身有金碧色。仁庙朝，有一蜥蜴在古掖门西浚沟庙中，此真是蜥蜴也。郑状元有诗。

  宋《绍兴本草》卷18"石龙子" 绍兴校定：石龙子，乃蜥蜴，或称蛇师是矣……但治淋方家亦间有用者。山石草土间，处处产之。

  明《本草纲目》卷43"石龙子" 【释名】泉龙（《繁露》注）、猪婆蛇（《纲目》）。【时珍曰】此物生山石间，能吐雹，可祈雨，故得龙子之名。蜥蜴本作析易。许慎云：易字篆文象形。陆佃云：蜴，善变易吐雹，有阴阳析易之义。《周易》之名，盖取乎此。今俗呼为猪婆蛇是矣。【集解】【时珍曰】诸说不定。大抵是水、旱二种，有山石、草泽、屋壁三者之异。《本经》惟用石龙，后人但称蜥蜴，实一物也。且生山石间，正与石龙、山龙之名相合，自与草泽之蛇师、屋壁之蝘蜓不同。苏恭言蛇师生山谷，以守宫为蝾螈，苏颂以草泽者入药，皆与《本经》相戾。术家祈雨以守宫为蜥蜴，谬误尤甚。今将三者考正于左，其义自明矣。生山石间者曰石龙，即蜥蜴，俗呼猪婆蛇。似蛇有四足，头扁尾长，形细，长七八寸，大者一二尺，有细鳞金碧色。其五色全者为雄，入药尤胜。生草泽间者曰蛇医，又名蛇师、蛇舅母、水蜥蜴、蝾螈，俗亦呼猪婆蛇。蛇有伤，则衔草以敷之，又能入水与鱼合，故得诸名。状同石龙而头大尾短，形粗，其色青黄，亦有白斑者，不入药用。生屋壁间者曰蝘蜓，即守宫也。

似蛇医而短小，灰褐色，并不螫人，详本条。

【鉴药】

"石龙子"首见于《本经》。一名蜥蜴。李时珍释其名曰："此物生山石间，能吐雹，可祈雨，故得龙子之名。蜥蜴本作析易。许慎云：易字篆文象形。陆佃云：蜴，善变易吐雹，有阴阳析易之义。"吐雹、祈雨是传说，其名"石龙子"，确有可能以生境命名。《本经》载其"主五癃邪结气，破石淋下血，利小便水道"。古医方书多以"蜥蜴"为处方用名，只有少数方用石龙子、守宫为名。有的方剂所用"蜥蜴"，或注一名山龙子，或注一名守宫，可见蜥蜴实为多种同类动物的总称。

《纲目》以前诸书"石龙子"条下诸家对石龙子来源有多种说法，涉及动物甚多，但莫衷一是。《本草纲目图考》[1]已将历代本草家的意见予以归纳，其中提到早期《尔雅》所言诸名有"蝾螈、蜥蜴、蝘蜓、守宫"，实为具有某一共同特征的爬行动物的通称。此后《古今注》提到"蝘蜓"（守宫、龙子）、"蜥蜴""蝾螈"（蛇医）、"玄螈、绿螈"诸名目。陶弘景称"石龙子"其类有四种：蛇医母（蛇舅母）、蛇医（龙子）、蜥蜴、蝘蜓，且各述形态。《唐本草》亦将"石龙子"分四种：蛇师、蝘蜓（守宫、荣螈、蝎虎、壁宫）、蜥蜴（龙子）、蛇医。该书分种更注重各自生境，兼具形态。如此众多的名目，确令人眼花缭乱。

宋·苏颂《图经》在综述前人诸说时，遵《说文》"在草曰蜥蜴，在壁曰蝘蜓"之旨，提出以简驭繁、适合医药家取用的标准："按此诸文，即是在草泽中者，名蝾螈、蜥蜴，在壁者，名蝘蜓、守宫也。然则入药当用草泽者，以五色具者为雄而良，色不具者为雌，乃劣耳。"这种以动物生境为分类基点的方法简便明了，但将蝾螈、蜥蜴合为一类，似不妥当。

李时珍受苏颂的启发，更进一步提出："大抵是水、旱二种，有山石、草泽、屋壁三者之异。"生山石间者，为"石龙"（即蜥蜴、猪婆蛇、石龙、山龙）；生草泽间者，为"蛇医"（即蛇舅母、水蜥蜴、蝾螈、猪婆蛇）；生屋壁间者为"蝘蜓"（即守宫）。然后分别介绍其形态。时珍所谓"草泽"，即属"水"（半水栖）之种；"山石""屋壁"，即属"旱"（陆栖）之种。李时珍的三分法，乃将苏颂二分法里的"草泽"类再细分为"草泽"（半水栖）、"山石"两类。其中"草泽"类的"蛇医"（蝾螈）只是外形似蜥蜴，属于两栖纲。此类动物亦有尾，但体表无鳞，与"山石""屋壁"两类（属于爬行纲）亲缘关系不近，很好区别，不会混作石龙子或壁虎使用，故本类可忽而不论。最重要的还是"山石""屋壁"两类。

动物学的"石龙子科"（*Scincidae*）大致相当于古本草"山石"类。"壁虎科"

1　王家葵、蒋淼、胡颖翀：《本草纲目图考》，北京：科学出版社，2018：1526-1527.

（Gekkonidae）大致相当于"屋壁"类。石龙子科的动物多隐匿在地下或穴居，种类甚多。但它们胆小避人，平时难见。时珍归纳其特点是："似蛇有四足，头扁尾长，形细，长七八寸，大者一二尺，有细鳞金碧色。其五色全者为雄，入药尤胜。"似蛇有足，故百姓称之为"四脚蛇"。其头并不扁，而呈圆锥形，尾巴细长，但身体为圆柱形，看起来圆滚滚的，没明显的"脖子"。其鳞细而有色，细鳞金碧色（或形容为"铜色"）的为石龙子科石龙子*Eumeces chinensis* (Gray)。陶弘景云"小形而五色，尾青碧可爱"者即蓝尾石龙子*E. elegans* Beulenger。现代还有人饲养它们作宠物。

"壁虎科"（Gekkonidae）动物生活在人屋壁间，夜间觅食，最容易被人见到，俗称"蝎虎"。本草书所绘壁虎、石龙子多数为壁虎。壁虎科动物没有眼睑，也就无法闭眼，故眼睛显得很大。它的形体小而扁，身与尾几乎等长。其体表虽然与石龙子一样有鳞片，但石龙子鳞片光滑，壁虎则为粒鳞，且散在疣鳞，不那么光滑好看。它的身体也不像石龙子那样呈圆柱体，有明显的头、颈、腹之分。壁虎通体灰褐色，土气十足，不招人喜欢。常见的种类有无蹼壁虎*Gecko swinhonis* Günther等（详见下条"守宫"）。

了解了以上两类动物的特点，再去看本草书中所画的动物，就能较好地予以区分。

1.《本草图经》（《政和》）：该书"石龙子"（图2）所绘动物身体圆滚，有鳞片，光滑无突起疣赘。下面一只背上有一条纹。此当为石龙子*E. chinensis*之类。

2.《本草图经》（《绍兴》）：该书"石龙子"（图3）绘2只动物，身扁，不呈圆柱形，腹部有圆圈，或是示意有疣鳞。此似为无蹼壁虎*G. swinhonis*之类。

3.《本草品汇精要》：该书"石龙子"（图5）为写生图，所绘动物土灰色，大眼，扁身。此亦为无蹼壁虎*G. swinhonis*之类。

4.《三才图会》：该书"蜥蜴"（图11）口吐长舌，此乃据文字叙述"似蛇"而绘，足见绘图者并不了解蜥蜴的特点。该书还有"蝘蜓"（守宫、壁虎），两相比较，本图背上有成排的明显的鳞片，"蝘蜓"图则为散在的黑点。其余都基本相同。故本图乃示意为"蜥蜴"，亦即石龙子。

5.《本草原始》：该书"石龙子"（图12）左为药材写生图，乃一剖开的爬行动物，其图注云"爪尖长，腹有细鳞""脊露骨，尾比身长"。观其头吻尖出如三角形，背有点状物，鳞片不明显。左边一只特点同。此亦属无蹼壁虎*G. swinhonis*之类。

6.《本草简明图说》：该书"蜥蜴"（图16）身体呈圆柱形，有鱼鳞状的鳞片，头圆锥形，此为石龙子*E. chinensis*之类。

以上6幅原创图，其中表现石龙子的只有2幅，其余都似壁虎，由此可见壁虎作"石龙子"使用是较普遍的。

【小结】

"石龙子"为《本经》所载早期药物之一，又名蜥蜴。古医方多以"蜥蜴"为处方用名,但其来源有石龙子或守宫。历代本草关于石龙子来源的讨论甚多,苏颂《图经》归纳为"在草"（蝾螈、蜥蜴）、"在壁"（蝘蜓、守宫）两类。李时珍按生境归纳为山石、草泽、屋壁三类。但草泽类为半水栖的"蛇医"（蝾螈）,与石龙子无关。故古代石龙子仅包括在山石、在屋壁两类。其中山石类石龙子为今石龙子科石龙子 *Eumeces chinensis* (Gray)、蓝尾石龙子 *E. elegans* Beulenger。屋壁类壁虎（蝘蜓、守宫）为壁虎科无蹼壁虎 *Gecko swinhonis* Güenther等多种。古本草图中,表现石龙子的图见于《本草图经》(《政和》)、《本草简明图说》,表现壁虎的图则有《本草图经》(《绍兴》)、《本草品汇精要》《本草原始》等。

43-7　守宫

【品图】

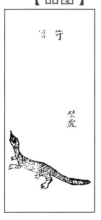

图 1　纲目（金）·守宫

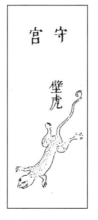

图 2　纲目（钱）·守宫

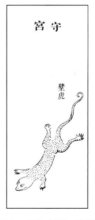

图 3　纲目（张）·守宫

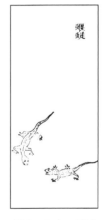

图 4　三才·蝘蜓

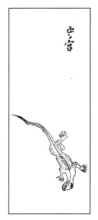

图 5　汇言·守宫

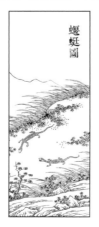

图 6　禽虫典·蝘蜓图

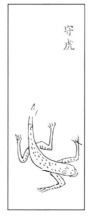

图 7　便方·守虎

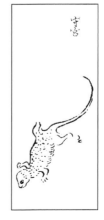

图 8　图说·守宫

本品8图，取自8书。有承继关系的图2个书类。

《本草纲目》（钱本）：该书"守宫"（图2）的仿绘者有《纲目》张本图3。《本草简明图说》图8亦仿绘钱本图，但将其腹部绘有毛状，大失其真。

此外，《本草纲目》金陵本"守宫"（图1）仿绘的是《本草图经》"石龙子"图（下面那只）。《本草汇言》仿绘的是《本草原始》左边那只动物，从形态来看为壁虎，亦即守宫、蝘蜓。

《三才图会》：该书"蝘蜓"（图4）的仿绘者有《古今图书集成·禽虫典》"蝘蜓图"（图6），后者增加草地背景，图形基本仿绘，但背部绘出不很规整的鳞片。此仍示意为"蝘蜓"。

以上8图中，除外5幅仿绘图，原创图尚有3幅（图2、4、7），详见下"鉴药"项。

【文录】

梁《本草经集注》（见《证类》卷21"石龙子"） 陶隐居云：一种喜缘篱壁，名蝘（音偃）蜓（音电），形小而黑，乃言螫人必死，而未常闻中人。按东方朔云：是非守宫，则蜥蜴，如此蝘蜓名守宫矣。以朱饲之，满三斤，杀，干末。以涂女子身，有交接事便脱，不尔如赤志，如谓守宫。今此一名守宫，犹如野葛、鬼臼之义也，殊难分别。

唐《唐本草》（同上） 《唐本》注云：蝘蜓，似蛇师，不生山谷，在人家屋壁间，荆楚及江淮人名蝘蜓，河济之间名守宫，亦名荣螈（音元），又名蝎虎，以其常在屋壁，故名守宫，亦名壁宫，未必如术饲朱点妇人也，此皆假释尔。

宋《本草图经》（同上） 《图经》曰……按此诸文，即是在草泽中者，名蛇螈、蜥蜴，在壁者，名蝘蜓、守宫也。然则入药当用草泽者……

明《本草纲目》卷43"守宫" 【释名】壁虎（时珍）。【时珍曰】守宫善捕蝎、蝇，故得虎名。《春秋考异邮》云：守宫食蚕，土胜水也。点臂之说，《淮南万毕术》、张华《博物志》、彭乘《墨客挥犀》皆有其法，大抵不真。恐别有术，今不传矣。扬雄《方言》云：秦、晋、西夏谓之守宫，亦曰蠦蠦。南阳人呼为蝘蜓，在泽中者谓之蜥蜴，楚人谓之蛇螈。【集解】【时珍曰】守宫，处处人家墙壁有之。状如蛇医，而灰黑色，扁首长颈，细鳞四足，长者六七寸，亦不闻噬人。南方有十二时虫，即守宫之五色者，附见于下。

【鉴药】

"守宫"为《本草纲目》新分条药。《唐本草》云："以其常在屋壁，故名守宫，亦名壁宫。"李时珍从《本经》"石龙子"药条下分出此条，其功治均同石龙子。

"石龙子"条已经讨论了历代本草关于其来源的各种说法。至李时珍按生境归纳为："大抵是水、旱二种，有山石、草泽、屋壁三者之异。"其中"生屋壁间者曰蝘蜒，即守宫也。似蛇医而短小，灰褐色，并不螫人。"古代医方书多见的处方用名是"蜥蜴"，其原动物有两类，一为"石龙子"，另一种即"守宫"，故时珍将其单独立条。

"守宫"一名见于《名医别录》，乃作为《本经》"石龙子"的别名。梁·陶弘景首次将守宫与石龙子区分开来："次有小形而五色，尾青碧可爱，名蜥蜴，并不螫人；一种喜缘篱壁，名蝘（音偃）蜒（音电），形小而黑，乃言螫人必死，而未常闻中人。"陶氏所言"蜥蜴"即石龙子，为石龙子科蓝尾石龙子 *E. elegans* Beulenger。喜缘篱壁的"蝘蜒"，"形小而黑"，就是"守宫"。古代传说，用朱砂喂养蝘蜒，等蝘蜒食用了3斤朱砂之后，杀死它，晒干为末，调水涂在女子身上，会留下"赤志"（即红色的标记）。只要此女子有男女之事，"赤志"就会脱落。因此可作为测试贞洁的试剂，时珍云"大抵不真"。或云因此将"蝘蜒"名为"守宫"。但更多见的是因此动物好爬在篱壁上，李时珍载其别名为"壁虎"。

《唐本草》记载："蝘蜒，似蛇师，不生山谷，在人家屋壁间，荆楚及江淮人名蝘蜒，河济之间名守宫，亦名荣螈（音元），又名蝎虎，以其常在屋壁，故名守宫，亦名壁宫。"且把"饲朱点妇人"的传闻称作"假释"（附会虚假的解释）。但这里提到的"荣螈"（蝾螈）是另外的一种动物，不是"蝘蜒"。可见"蝘蜒"别名虽多，但最大的特点就是在"人家屋壁间"。按宋·苏颂的说法，"在壁"的"蝘蜒"（守宫）是不入药的，然而无论医方还是本草图，均表明"蝘蜒"入药。

李时珍以"守宫"为此药正名，且描述其形为："处处人家墙壁有之。状如蛇医而灰黑色，扁首长颈，细鳞四足，长者六七寸，亦不闻噬人。"此即今"壁虎科"（*Gekkonidae*）动物，《中华本草》记录的常见种类为无蹼壁虎 *Gecko swinhonis* Güenther、多疣壁虎 *Gekko japonicus* (Dumeril et Bibron)、蹼趾壁虎 *Gecko subpalmatus* Güenther。[1]

1.《本草纲目》（钱本）：该书"守宫"（图2）头呈三角形，背有点状鳞片，身扁平。此当为壁虎类。

2.《三才图会》：该书"蝘蜒"（图4）绘两只小爬行动物，将此图与同书"蜥蜴"图（见上条"石龙子"）比较，其动物形状基本相同。但本图"蝘蜒"背上为散在的黑点，不似"蜥蜴"有明显成排的鳞片。故此图乃示意为"蝘蜒"（即壁虎）。

3.《草木便方》：该书"守虎"（图7）笔法拙劣，所绘动物体呈圆柱形，四足，有尾，不甚长，背有黑点。据此图难以判断其为何物。其药条原文名为"壁虎"。整理者据调查确定其原动物为无疣壁虎（蹼趾壁虎）*Gecko subpalmatus* Güenther。[2]

1　国家中医药管理局《中华本草》编委会：《中华本草》(9)，上海：上海科学技术出版社，1999：401.
2　[清]刘善述原著，赵素云、李文虎、孙西整理：《草木便方》，重庆：重庆出版社，1988：417.

从以上诸图来看,似乎本草图中像样的守宫图极少,但如果参看上条图题为"石龙子"的药图,就能发现其中有较多的壁虎写实图。

【小结】

"守宫"为《本草纲目》新分条药,是古代医方多见的"蜥蜴"的原动物之一。据陶弘景、《唐本草》、宋《图经》、李时珍的记载,本品最显著的特点是在人屋壁、喜缘篱壁,故又称"壁虎"。据古本草的形态描述,本品即"壁虎科"动物无蹼壁虎*Gecko swinhonis* Güenther、多疣壁虎*G. japonicus* (Dumeril et Bibron)、蹼趾壁虎*G. subpalmatus* Güenther。药用其全体。题图名为"守宫"的药图不多,能较好反映其特点的写实更少。但题为"石龙子"的药图中有多幅属于较好的写实图。

43-8　蛤蚧

【品图】

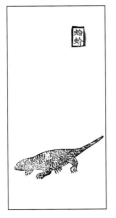

图1　图经(大)·蛤蚧

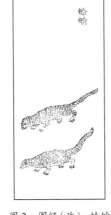

图2　图经(政)·蛤蚧

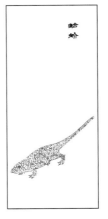

图3　图经(绍)·蛤蚧

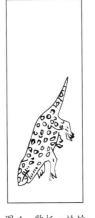

图4　歌括·蛤蚧

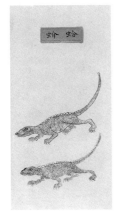

图5　品汇·蛤蚧

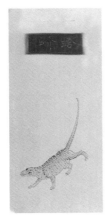

图6　食物·蛤蚧

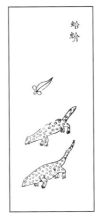

图7　蒙筌·蛤蚧

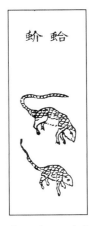

图8　太乙·蛤蚧

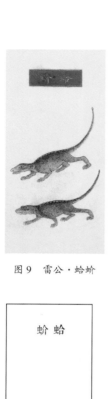

图 9　雷公・蛤蚧

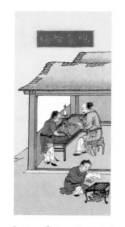

图 10　雷公・炮制蛤蚧

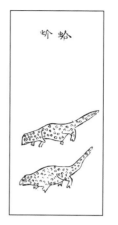

图 11　纲目（金）・蛤蚧

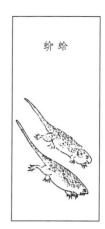

图 12　纲目（钱）・蛤蚧

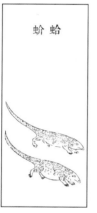

图 13　纲目（张）・蛤蚧

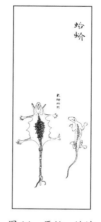

图 14　原始・蛤蚧

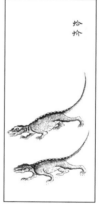

图 15　金石・蛤蚧

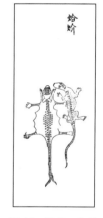

图 16　汇言・蛤蚧

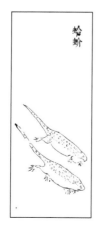

图 17　本草汇・蛤蚧

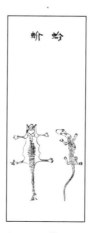

图 18　类纂・蛤蚧

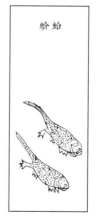

图 19　备要・蛤蚧

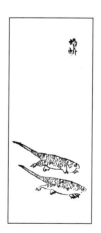

图 20　求真・蛤蚧

本品22图，取自21书，其中5幅彩图。有承继关系的图可分2个书类。

《**本草图经**》：该书"蛤蚧"图分别存于《大观》（图1）、《政和》（图2）、《绍兴》（图3）。此三传本中，图1、图2均为1只蛤蚧，图2为2只蛤蚧，但形态大同小异。今以《政和》图2为《图经》图的代表。

仿绘该图的墨线图有：《本草歌括》图4（仿绘图1，简化粗糙）、《本草蒙筌》图7（基本仿绘）、《太乙仙制本草药性大全》图8（与图2成水平镜像，画技拙劣）、《本草纲目》金陵本图11（仿绘拙劣）、《纲目》钱本图12构图或参《图经》图2，但细部处理又似参考了药材。但其头、颈、腹部处理不当，

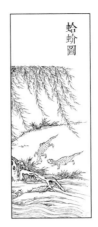
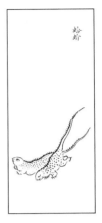

图21　禽虫典·蛤蚧图　　图22　图说·蛤蚧

与实物有差距。《古今图书集成·禽虫典》"蛤蚧图"（图21，仿绘之外，绘野外树草之间有2蛤蚧）。此外，仿绘《纲目》钱本图12的有《纲目》张本图13、《本草汇》图17、《本草备要》图19（画技甚差，严重失真）、《本草求真》图20。《本草简明图说》图22虽然改变构图，但其大体还是仿绘自《纲目》钱本图12，又在背部至尾部之脊处加一连串的背刺，乃多余之举。

仿绘该图的彩色图有：《本草品汇精要》"蛤蚧"（图5）。该图构图仿图2，但皮肤的鳞片非常真实，贴近实物，可能参照了药材。背脊有一串白色物，疑受剖开的药材影响，将枯骨般的脊骨移植到原动物身上。其行动姿态（尤其下面一动物）也不像爬行动物。仿绘《品汇》图5的彩图有《食物本草》图6（有所修饰，其皮甲类似鳄鱼）、《补遗雷公炮制便览》图9、《金石昆虫草木状》图15。

《**本草原始**》：该书"蛤蚧"（图14）的仿绘图有《本草汇言》图16、《本草纲目类纂必读》图18。

以上22图中，除外19幅仿绘图，原创图有3幅（图2、10、14），详见下"鉴药"项。

【**文录**】

题·刘宋《雷公炮炙论》（见《证类》卷22"蛤蚧"） 雷公云：凡使，须认雄雌。若雄为蛤，皮粗口大，身小尾粗；雌为蚧，口尖，身大尾小。男服雌，女服雄。

唐末《海药本草》（同上） 《海药》云：谨按《广州记》云：生广南水中，有雌雄，状若小鼠，夜即居于榕树上，投一获二。《岭外录》云：首如虾蟆，背有细鳞，身短尾长。旦暮自鸣蛤蚧。俚人采之，割腹以竹开张，曝干，鬻于市，力在尾，尾不全者无效。彼人用疗折伤。近日西路亦出，其状虽小，滋力一般。

宋《开宝本草》（同上） 生岭南山谷及城墙或大树间。身长四五寸，尾与身等。

形如大守宫，一雄一雌，常自呼其名，曰蛤蚧。最护惜其尾，或见人欲取之，多自啮断其尾，人即不取之。凡采之者，须存其尾，则用之力全故也。《方言》曰：桂林之中，守宫能鸣者，谓蛤蚧。盖相似也。

宋《嘉祐本草》（同上） 按《岭表录异》云：蛤蚧，首如虾蟆，背有细鳞，如蚕子，土黄色，身短尾长。多巢于榕树中，端州子墙内，有巢于厅署城楼间者，旦暮则鸣，自呼蛤蚧。或云鸣一声是一年者。俚人采之鬻于市为药，能治肺疾。医人云药力在尾，尾不具者无功。

宋《本草图经》（同上）《图经》曰：药力全在尾，人捕之，则自啮断其尾，因得释去。巢穴多依榕木，亦有在古屋城楼间者，人欲得其首尾完者，乃以长柄两股铁叉，如粘黐竿状，伺于榕木间，以叉刺之，皆一股中脑，一股着尾，故不能啮也。行常一雄一雌相随，入药亦须两用之。或云阳人用雌，阴人用雄。

宋《绍兴本草》卷18"蛤蚧" 绍兴校定：蛤蚧形如蝎虎，但颇大数倍矣……然但疗劳嗽方中多用……岭南多产之。

明《本草纲目》卷43"蛤蚧"【释名】蛤蟹（《日华》）、仙蟾。【时珍曰】蛤蚧因声而名，仙蟾因形而名。岭南人呼蛙为蛤，又因其首如蛙、蟾也。雷敩以雄为蛤，以雌为蚧，亦通。【集解】【时珍曰】按段公路《北户录》云：其首如蟾蜍，背绿色，上有黄斑点，如古锦纹，长尺许，尾短，其声最大，多居木窍间，亦守宫、蜥蜴之类也。又顾玠《海槎录》云：广西横州甚多蛤蚧，牝牡上下相呼累日，情洽乃交，两相抱负，自堕于地。人往捕之，亦不之觉，以手分劈，虽死不开。乃用熟稿草细缠，蒸过曝干售之，炼为房中之药甚效。寻常捕者，不论牝牡，但可为杂药及兽医方中之用耳。

【鉴药】

李时珍注"蛤蚧"首出宋《开宝》。然《嘉祐本草》在此条引《雷公炮炙论》《海药本草》等宋以前书。故其首出或当为《雷公炮炙论》。《开宝》载其"主久肺劳传尸，杀鬼物邪气，疗咳嗽，下淋沥，通水道"。后世常用其补肺益肾，纳气定喘，治虚劳咳喘等。现代蛤蚧为国家重点保护野生动物。药用多为人工养殖。

本品进入本草虽晚，但最晚在汉代已为人知。汉·扬雄《方言》云："桂林之中守宫大者而能鸣，谓之蛤解。"晋·郭璞注："似蛇医而短，身有鳞采。江东人呼为蛤蚖，音颔颔。汝颍人直名为蛤鼅[1]，音解，误声也。"[2]其中产地、名称，郭璞注的

---

1 ［清］钱绎撰集：《方言笺疏》，上海：上海古籍出版社，1984：492（该本此句作"汝颍人直名为蛤解，音懈，误音也"。）

2 ［汉］扬雄撰，［晋］郭璞注，［明］吴琯校：《輶轩使者绝代语释别国方言》卷8，《丛书集成初编》影《古今逸史》本，上海：商务印书馆，1936：78.

形态，均与今蛤蚧相同。然未言其可以治疾。

后世本草记载其形者甚多。《海药本草》引"广州记"云：生广南水中，有雌雄，状若小鼠，夜即居于榕树上，投一获二。"所言"水中""状若小鼠"，与后世所知不同。同书引"《岭外录》云：首如虾蟆，背有细鳞，身短尾长。旦暮自鸣蛤蚧。俚人采之，割腹以竹开张，曝干，鬻于市，力在尾，尾不全者无效。彼人用疗折伤。"其中有鳞、有尾、能鸣、自名蛤蚧等，均与后世所言蛤蚧相符。最有意思的是当地人采得之后，"割腹以竹开张，曝干……尾不全者无效"，此习俗沿袭至今，依然如此。此《岭外录》与唐·刘恂《岭表录异》所载非常相似，《嘉祐》引《岭表录异》云："蛤蚧，首如虾蟆，背有细鳞，如蚕子，土黄色，身短尾长。多巢于榕树中，端州子墙内，有巢于厅署城楼间者，旦暮则鸣，自呼蛤蚧。或云鸣一声是一年者。俚人采之鬻于市为药，能治肺疾。医人云药力在尾，尾不具者无功。"其中所云"能治肺疾"是后世运用最多的功效。唐·段公路《北户录》也记载了蛤蚧："蛤蚧首如蟾蜍，背浅绿色，上有土黄斑点，若古锦文。长尺余，尾绝短。其族则守宫……多居古木窍间，自呼其名，声绝大。"

以上引述表明，在宋《开宝本草》将蛤蚧引进主流本草之前，蛤蚧的生境形态已经为世人熟知。《开宝》正文云："生岭南山谷及城墙或大树间。身长四五寸，尾与身等。形如大守宫，一雄一雌，常自呼其名，曰蛤蚧。最护惜其尾，或见人欲取之，多自啮断其尾，人即不取之。凡采之者，须存其尾，则用之力全故也。"其中对蛤蚧的形态还是比较简单，不如前述唐代人记载为详。至宋《本草图经》所载，大多引述前人之言。唯采集方法有新的发挥："人欲得其首尾完者，乃以长柄两股铁叉，如粘黐竿状，伺于榕木间，以叉刺之，皆一股中脑，一股着尾，故不能啮也。"据以上所述蛤蚧的生境、形态，可知本品即壁虎科动物蛤蚧（大壁虎）*Gekko gecko* Linnaeus。壁虎科中以蛤蚧的体型最大。其形态也与壁虎有近似之处。

至于蛤蚧使用需一雄一雌的记载，《图经》云："行常一雄一雌相随，入药亦须两用之。或云阳人用雌，阴人用雄。"在此之前的《雷公炮炙论》亦云："凡使，须认雄雌。若雄为蛤，皮粗口大，身小尾粗；雌为蚧，口尖，身大尾小。男服雌，女服雄。"之所以会有这样的习俗，可能是根据某些传闻。如李时珍引顾岕《海槎录》云："广西横州甚多蛤蚧，牝牡上下相呼累日，情洽乃交，两相抱负，自堕于地。人往捕之，亦不之觉，以手分劈，虽死不开。"所以蛤蚧也被人用作"房中之药"。但《绍兴本草》介绍的实际使用是"但疗劳嗽方中多用"。热衷房中用药的术士们编造出来的用药法及效用难以相信。

"蛤蚧"虽然广为人知，但见过或蛤蚧的人毕竟很少。故今存的原创图甚稀。

1.《**本草图经**》：该书"蛤蚧"（图2）的图名未标地名，不知是否产地进上之图。与实物相比，此图中动物头部较身躯为小，无明显的颈部。其足短，此与实物合，但绘成腹部离地的行走法，则亦属不明此物只能爬行。从整体形态（类壁虎、有长尾，皮肤有圆形颗粒状鳞片等）来看，此图所绘与蛤蚧*G. gecko*接近。

2.《补遗雷公炮制便览》：该书"炮制蛤蚧"（图10）乃按《雷公炮炙论》之法绘制，但雷公法非常复杂："凡修事服之，去甲上、尾上并腹上肉毛，毒在眼。如斯修事了，用酒浸，才干，用纸两重，于火上缓隔焙纸炙，待两重纸干，焦透后，去纸，取蛤蚧于瓷器中盛，于东舍角畔悬一宿，取用，力可十倍。"此图无法将全部工序绘出来，因此只好简略。屋里坐着的男性在用刀去掉蛤蚧的非药用部分。上方左边一人双手放在一蓝盆中，可能是示意"酒浸"。图右下一人手捧一白布或白纸包着的东西，示意要放在一铁网架上去烘烤。此环节最脱离实际。若按此法烘烤，外包的纸或布肯定会很快被烧掉。此画士凭文字想象绘图。

3.《本草原始》：该书"蛤蚧"（图14）为写生图。剖开腹部，清除内脏之后，"以竹开张"其腹、绑住其尾——这是蛤蚧药材自古至今的标准产地加工法。此蛤蚧头大、眼大、尾长、四肢短。右旁有活体的形象，此为古本草中非常出色的一幅写生图。

【小结】

"蛤蚧"首出《雷公炮炙论》。宋《开宝本草》又将其在主流本草中立条。从汉至唐，蛤蚧的相关记载甚多，使其生境、形态比较明确。可知蛤蚧即壁虎科动物蛤蚧（大壁虎）*Gekko gecko* Linnaeus。古本草图中，《本草图经》粗略地描绘了蛤蚧的形体。《本草原始》精细地绘出了蛤蚧沿袭千余年的传统药材样式及活体形态。

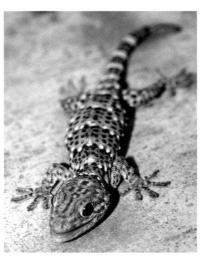

图23　蛤蚧 *Gekko gecko*

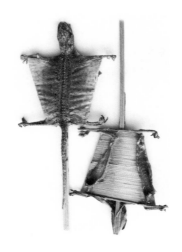

图24　蛤蚧药材

鳞之二　蛇类

43–9　蛇蜕

【品图】

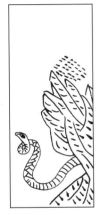

图1　歌括·蛇蜕

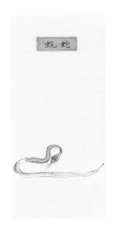

图2　品汇·蛇蜕

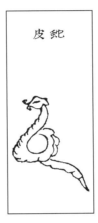

图3　太乙·蛇皮

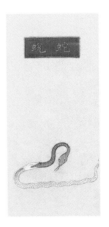

图4　雷公·蛇蜕

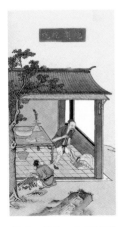

图5　雷公·炮制蛇蜕

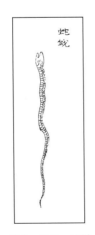

图6　原始·蛇蜕

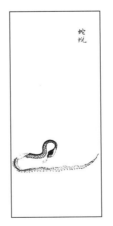

图7　金石·蛇蜕

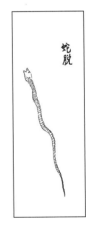

图8　汇言·蛇脱

本品11图，取自10书，其中4幅彩图。有承继关系的图可分2个书类。

《本草品汇精要》：该书"蛇蜕"（图2）的仿绘者有《补遗雷公炮制便览》图4、《金石昆虫草木状》图7。

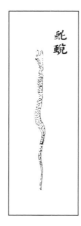
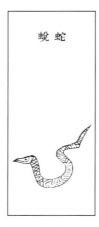
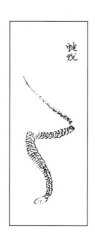

图9　类纂·蛇蜕　　　图10　备要·蛇蜕　　　图11　图说·蛇蜕

《本草原始》：该书"蛇蜕"（图6）的仿绘者有《本草汇言》图8、《本草纲目类纂必读》图9。

以上11图中，除外4幅仿绘图，原创图尚有7幅（图1、2、3、5、6、10、11），详见下"鉴药"项。

【文录】

《本经》《别录》（见《证类》卷22"蛇蜕"）　一名龙子衣，一名蛇符，一名龙子皮，一名龙子单衣，一名弓皮。生荆州川谷及田野。五月五日、十五日取之，良。

梁《本草经集注》（同上）　陶隐居云：草中不甚见虺、蝮蜕，惟有长者，多是赤蜼（力建切）、黄颔辈，其皮不可复识，今往往得尔，皆须完全。石上者弥佳。

宋《本草图经》（见《证类》卷22"蚺蛇胆"）《图经》曰：今南中于木石上及人家屋栋间多有之。古今方书用之最多。或云：蛇蜕无时，但着不净物则脱矣。

明《本草纲目》卷43"蛇蜕"【释名】蛇皮（甄权）、蛇壳（俗名）、龙退（《纲目》）、蛇筋（《吴普》）。【时珍曰】蛇字，古文象其宛转有盘曲之形。蜕音脱，又音退，退脱之义也。龙、弓、符、筋，并后世庾隐之名耳。

【鉴药】

"蛇蜕"首见于《本经》。李时珍释名曰："蛇字，古文象其宛转有盘曲之形。蜕音脱，又音退，退脱之义也。"《本经》载其"主小儿百二十种惊痫，瘛疭，癫疾，寒热，肠痔，虫毒，蛇痫"。苏颂云："古今方书用之最多"。可知本品为古今常用药，取其祛风镇惊之能，多用于惊痫瘛疭等疾。

关于本品来源，梁·陶弘景云："多是赤蜼、黄颔辈，其皮不可复识，今往往得尔，皆须完全。石上者弥佳。"观此，则知凭借蛇蜕皮是很难知道其原动物的，只能估计大概是赤链蛇、黄颔蛇之类的蜕皮。这条原则后世本草没有异议。此后宋《图经》没有添加对蛇蜕本身的新要求，只是说"今南中于木石上及人家屋栱间多有之"。李时珍对此药也只是增加些别名，解释其名而已。

据此，《中药大辞典》认为蛇蜕是游蛇科动物黑眉锦蛇*Elaphe taenarius* Cope、锦蛇（王锦蛇）*Elaphe carinata* (Günther)、乌梢蛇*Zaocys dhumnades* (Cantor)、赤链蛇*Dinodon rufozonatum* (Cantor)等多种蛇蜕下的皮膜。[1]《中华本草》补充了红点锦蛇*Elaphe rufodorsata* (Cantor)为来源之一。[2]古本草有关的插图从不同角度来表现蛇蜕相关的内容。以下分别予以品鉴。

1.蛇蜕药材图：《太乙仙制本草药性大全》"蛇蜕"（图3）可能画得是蜕下来的蛇皮膜。《本草原始》"蛇蜕"（图6）绘的是一条蜕下的完整的蛇皮壳。《本草备要》"蛇蜕"（图10）也是绘一蛇蜕药材，但画技太差，图形死板看不出有何特点。《本草简明图说》"蛇蜕"（图11）绘一条长长的蛇蜕空壳，表现手法尚佳。

2.其他相关图：《本草歌括》"蛇蜕"（图1）似乎在表现一条活蛇正在从植物丛中挣扎着蜕皮的情景。其蛇上半身还是老皮，下半身则无皮，可能蜕下的皮留在植物丛中了。《本草品汇精要》"蛇蜕"（图2）也是表现蜕皮之景，上半身已从蜕壳中挣出，下半身还在壳中，尾部已是空壳。《补遗雷公炮制便览》"炮制蛇蜕"（图5）乃据《雷公炮炙论》之法绘图。雷公法为："凡欲使，先于屋下以地掘一坑，可深一尺二寸，安蛇皮于中，一宿，至卯时出，用醋浸一时，于火上炙干用之。"图中屋里一人在挖坑，准备将蛇皮放进去过一夜，去其毒气。桌上放着一大盆液体，可能是醋，示意要浸泡蛇皮。图下方一人蹲在简易烘烤架前面，下面燃火，此人用火钳夹着蛇皮在烤炙。

【小结】

"蛇蜕"为《本经》所载早期药物之一。此类蛇蜕难以直接看出其原动物，但却是古今常用之药。现代中药工具书均认为蛇蜕是游蛇科多种动物蜕下的皮膜。其原动物包括黑眉锦蛇*Elaphe taenarius* Cope、锦蛇（王锦蛇）*Elaphe carinata* (Günther)、乌梢蛇*Zaocys dhumnades* (Cantor)等多种蛇。古本草除了表现蛇蜕的药材形状外，或绘制蛇正在蜕皮的情景的示意图，或为炮制蛇蜕图。

1　江苏新医学院：《中药大辞典》，上海：上海科学技术出版社，1977：2118.
2　国家中医药管理局《中华本草》编委会：《中华本草》（9），上海：上海科学技术出版社，1999：410.

43-10 蚺蛇

【品图】

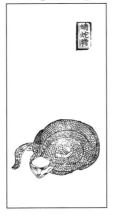

图1 图经（大）·蚺
蛇胆

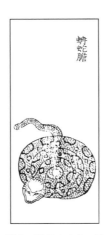

图2 图经（政）·蚺
蛇胆

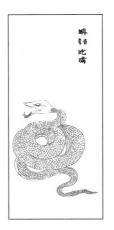

图3 图经（绍）·蚺
蛇胆

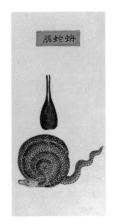

图4 品汇·蚺蛇胆

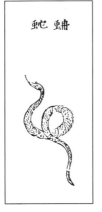

图5 蒙筌·蚺蛇

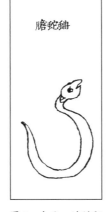

图6 太乙·蚺蛇胆

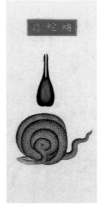

图7 雷公·蚺蛇胆

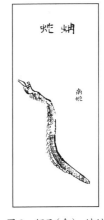

图8 纲目（金）·蚺蛇

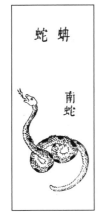

图9 纲目（钱）·蚺蛇

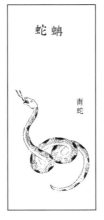

图10 纲目（张）·蚺蛇

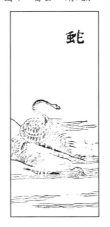

图11 三才·蛇

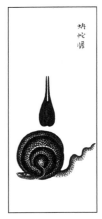

图12 金石·蚺蛇胆

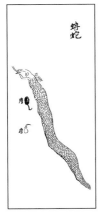

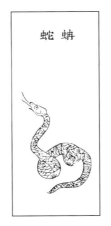
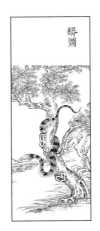
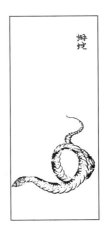

图 13　汇言·蚺蛇　　　图 14　备要·蚺蛇　　　图 15　禽虫典·蟒图　　　图 16　图说·蚺蛇

本品16图，取自16书，其中3幅彩图。有承继关系的图可分3个书类。

《本草图经》：该书"蚺蛇胆"图分别存于《大观》（图1）《政和》（图2）《绍兴》（图3）。此三传本药图中，图1、图2构图相同，图3另绘，但形体大同小异。今以《政和》图2为《图经》图的代表。

《本草品汇精要》：该书"蚺蛇胆"（图4）的仿绘彩图有《补遗雷公炮制便览》图7、《金石昆虫草木状》图12。

《本草纲目》（钱本）：该书"蚺蛇"（图9）的仿绘图有《纲目》张本图10、《本草备要》图14。另《本草简明图说》图16虽然蛇形改变，但仍属图9的创意。

以上16图中，除外7幅仿绘图，原创图有9幅（图2、4、5、6、8、9、11、13、15），详见下"鉴药"项。

【文录】

梁《本草经集注》（见《证类》卷22"蚺蛇胆"）　陶隐居云：此蛇出晋安，大者三二围。在地行住不举头者，是真；举头者，非真。形多相似，彼土人以此别之。

唐《唐本草》（同上）《唐本》注云：今出桂、广已南，高、贺等州大有。将肉为脍，以为珍味。难死似鼍，稍截食之。其形似鳢鱼，头若鼍头，尾圆无鳞，或言鳢鱼变为之也。

唐《本草拾遗》（同上）　陈藏器云：开肋边取胆放之，犹能生三五年平复也。

唐末《酉阳杂俎》（同上）　段成式云：蚺蛇长十丈，尝吞鹿，鹿消尽，乃绕树出骨。

唐末《海药本草》（同上）《海药》云：谨按徐表《南州记》云：生岭南。《正经》云：出晋安及高、贺州，彼人畜养而食之。

后蜀《蜀本草》（同上）《蜀本》：《图经》云：出交、广二州，岭南诸州。大者径尺，长丈许，若蛇而粗短。

宋《本草图经》（同上）《图经》曰：蚺蛇胆，《本经》不载所出州土，陶隐居云出晋安，苏恭云出桂、广以南，高、贺等州，今岭南州郡皆有之。此蛇极大，彼土人多食其肉，取其胆及膏为药。《岭表录异》云：雷州有养蛇户，每岁五月五日即担舁蚺蛇入官以取胆，每一蛇皆两人担舁，致大篮笼中，藉以软草屈盘其中，将取之，则出置地上，用杈拐十数，翻转蛇腹，旋复按之，使不得转侧，约分寸，于腹间剖出肝胆，胆状若鸭子大，切取之，复内肝腹中，以线缝合创口，蛇亦复活。舁归放于川泽。

明《本草纲目》卷43"蚺蛇"【释名】【时珍曰】蛇属纡行，此蛇身大而行更纡徐，冉冉然也，故名蚺蛇。或云鳞中有毛如髯也。产于岭南，以不举首者为真，故世称为南蛇、埋头蛇。【集解】【时珍曰】按刘恂《录异记》云：蚺蛇，大者五六丈，围四五尺，小者不下三四丈。身有斑纹，如故锦缬。春夏于山林中伺鹿吞之，蛇遂羸瘦，待鹿消乃肥壮也。或言一年食一鹿也。又顾岕《海槎录》云：蚺蛇吞鹿及山马，从后脚入，毒气呵及，角自解脱。其胆以小者为佳。王济《手镜》云：横州山中多蚺蛇，大者十余丈，食麋鹿，骨角随腐。土人采葛藤塞入穴中，蛇嗅之即麋，乃发穴取之，肉极腴美，皮可冒鼓，及饰刀剑乐器。范成大《虞衡志》云：寨兵捕蚺蛇，满头插花，蛇即注视不动，乃逼而断其首，待其腾掷，力竭乃毙，舁归食之。又按《山海经》云："巴蛇食象，三年而出其骨，君子服之，无心腹之疾。"郭璞注云：今蚺蛇即其类也。《南裔志·蚺蛇赞》曰："蚺惟大蛇，既洪且长。采色驳映，其文锦章。食灰吞鹿，腴成养疮。宾飨嘉食，是豆是觞。"

【鉴药】

"蚺蛇胆"首见于《名医别录》。《本草纲目》以"蚺蛇"为正名。李时珍释名曰："蛇属纡行，此蛇身大而行更纡徐，冉冉然也，故名蚺蛇。或云鳞中有毛如髯也。"《别录》载其胆"主心腹蟨痛，下部蟨疮，目肿痛"。膏"主皮肤风毒，妇人产后腹痛余疾"。古代医方时有用者。现代为国家重点保护野生动物。

关于本品的生境、形态，梁·陶弘景云："此蛇出晋安，大者三二围。在地行住不举头者，是真；举头者，非真。形多相似，彼土人以此别之。"蛇大三二围只有蚺蛇。晋州在今山西临汾市。《唐本草》云："今出桂、广已南，高、贺等州大有……其形似鳢鱼，头若鼍头，尾圆无鳞。"其地桂州（今广西柳州市）、广州（今属广东）、高州（今广东阳江市）、贺州（今属广西），应无疑问。但其中比拟"形似鳢鱼""头若鼍头"均似据传闻，与实物不符。唐本《图经》（《蜀本草》引）："出交、广二州，岭南诸州。大者径尺，长丈许，若蛇而粗短。"唐《酉阳杂俎》言其"长十丈，尝吞鹿"，可见其形之长大。宋《图经》除综述前人之言外，仅提到《岭表录异》记载了养蛇取胆的情景。李时珍则多引前人有关蚺蛇的各种传闻。据历代本草所载，今均认为古代蚺蛇即蟒蛇科动物蟒蛇*Python molurus* bivittatus Schlegel。古代用其肉、胆入药。

古本草中有关蚺蛇的原创图不少。今统而述之。**《本草图经》**"蚺蛇胆"（图2）绘一盘曲的大蛇，有花纹，头圆。此当为写实图。**《本草品汇精要》**"蚺蛇胆"（图4）亦绘盘曲着的大蟒蛇，无花纹。其新创意是在上方画出了硕大的蚺蛇胆。**《本草蒙筌》**"蚺蛇"（图5）所绘之蛇无蚺蛇特点。**《太乙仙制本草药性大全》**"蚺蛇胆"（图6）乃极简单的示意图，完全表现不了蚺蛇的形状。**《本草纲目》**金陵本"蚺蛇"（图8）绘一直身粗壮之蛇。蛇头草率难辨。头部下方有毛，此据时珍"或云鳞中有毛如羼"而绘制。另此图有背鳍，与该书"鳞蛇"图相似。此非据实物所绘，无须多议。**《纲目》钱本**"蚺蛇"（图9）所绘乃一巨蛇，背有斑纹，确有蟒蛇之形。**《三才图会》**"蛇"（图11）亦为一大蛇，昂头盘旋。有山水背景。此或为画家心目中的大蛇。**《本草汇言》**"蚺蛇"（图13）绘一短而粗的大蛇，再画一黑一白两个胆囊。此乃示意图也。**《古今图书集成·禽虫典》**"蟒图"（图15）绘一缠绕大树的巨蟒，其背上花纹鳞片及形态均很逼真。

【小结】

"蚺蛇"为《名医别录》所载早期药物之一。据陶弘景、《唐本草》、唐本《图经》等书的记载，本品即蟒蛇科动物蟒蛇*Python molurus* bivittatus Schlegel。《本草图经》《本草品汇精要》《本草纲目》钱本、《三才图会》《古今图书集成·禽虫典》等均有较好的蚺蛇图。

43-11　鳞蛇

【品图】

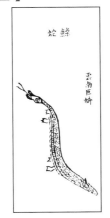 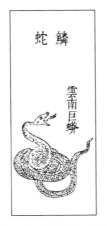 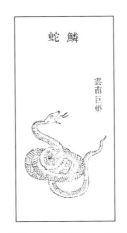

图1　纲目（金）·鳞蛇　　图2　纲目（钱）·鳞蛇　　图3　纲目（张）·鳞蛇

本品3图，取自3书。图3乃仿绘图2而成。故原创图仅2幅（图1、2）。详见下"鉴药"项。

【文录】

明《本草纲目》卷43"鳞蛇" 【集解】【时珍曰】按《方舆胜览》云：鳞蛇出安南、云南镇康州、临安、沅江、孟养诸处，巨蟒也。长丈余，有四足，有黄鳞、黑鳞二色，能食麋鹿。春冬居山，夏秋居水，能伤人。土人杀而食之，取胆治疾，以黄鳞者为上，甚贵重之。珍按：此亦蚺蛇之类，但多足耳。陶氏注蚺蛇分真假，其亦此类与？

【鉴药】

"鳞蛇"首见于《本草纲目》。其鳞有黄、色二色，故名。时珍云可"解药毒，治恶疮及牙疼"。后世未见用此蛇者。

本品是李时珍据《方舆胜览》《明一统志》所载设立之药。时珍所引《方舆胜览》云："鳞蛇出安南、云南镇康州、临安、沅江、孟养诸处，巨蟒也。长丈余，有四足，有黄鳞、黑鳞二色，能食麋鹿。""安南"地在今越南。明代云南"镇康州"在今云南永德县，"临安"在今云南建水县，"沅江"在今湖南沅江市，"孟养"为明代土司名，地在今缅甸克钦邦孟拱西南莫宁。今本《方舆胜览》未见以上内容，但《明一统志》卷86"临安府"载："鳞蛇胆：安南长官司出蛇，长丈余，四足，有黄鳞、黑鳞，能食鹿，春冬在山，夏秋在水。土人杀而食之，取其胆治牙疼，解毒药。黄鳞为上，黑鳞次之。"内容与时珍所引相近。

李时珍谓此鳞蛇"此亦蚺蛇之类，但多足耳"。此论差矣！有足何能与蛇同类？今或考本品为巨蜥科动物巨蜥*Varamus salvator* (Laurenti)。[1]《本草纲目图考》质疑："巨蜥以昆虫、腐肉、以及一些小动物为食，没有很强的攻击性，与描述不符；更可能就是基于蟒蛇的一种传说，并非实有其物。"[2]巨蜥现已列入《国家重点保护野生动物名录》。

1.《本草纲目》（金陵本）：该书"鳞蛇"（图1）有图注"云南巨蟒"。所绘之物头小，正吐长舌。其足如蹼，其尾粗圆。此非蛇非蜥之物，纯系臆想。

2.《本草纲目》（钱本）：该书"鳞蛇"（图2）所绘形似巨蟒，然无四足。其近尾处亦有仿金陵本图1之痕迹（有鳍状物），故知此图亦非写实，议之无益。

1 谢宗万：《本草纲目药物彩色图鉴》，北京：人民卫生出版社，2000：403.

2 王家葵、蒋淼、胡颖翀：《本草纲目图考》，北京：科学出版社，2018：1534.

【小结】

"鳞蛇"乃《本草纲目》据《明一统志》等书所载设置的新药条。或考本品为巨蜥科动物巨蜥*Varamus salvator* (Laurenti)，然亦有质疑者。《本草纲目》金陵本、钱本附图皆非写实。故此蛇的来源尚待进一步探讨。

43–12　白花蛇

【品图】

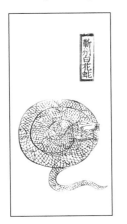

图1　图经（政）·蕲州白花蛇

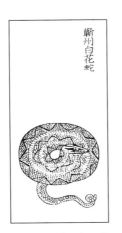

图2　图经（政）·蕲州白花蛇

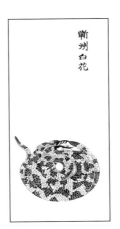

图3　图经（绍）·蕲州白花

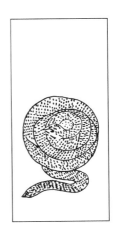

图4　歌括·白花蛇

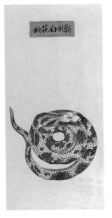

图5　品汇·蕲州白花蛇

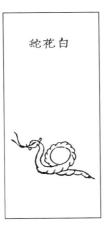

图6　太乙·白花蛇

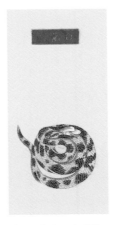

图7　雷公·白花蛇

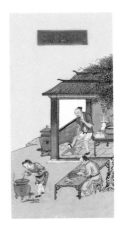

图8　雷公·炮制白花蛇

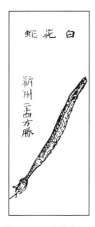

图9 纲目（金）·白花蛇

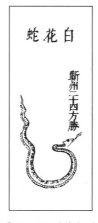

图10 纲目（钱）·白花蛇

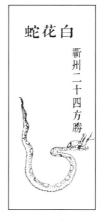

图11 纲目（张）·白花蛇

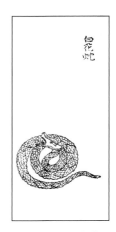

图12 原始·白花蛇

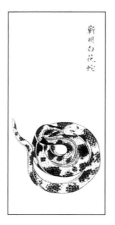

图13 金石·蕲州白花蛇

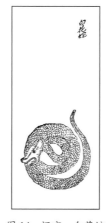

图14 汇言·白花蛇

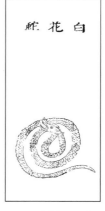

图15 类纂·白花蛇

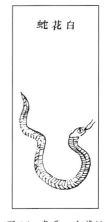

图16 备要·白花蛇

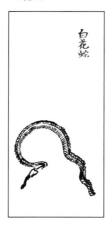

图17 求真·白花蛇

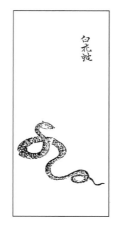

图18 图说·白花蛇

本品18图，取自17书，其中4幅彩图。有承继关系的图可分2个书类。

《本草图经》：该书"蕲州白花蛇"图分别存于《大观》（图1）、《政和》（图2）、《绍兴》（图3）。此三传本药图大同小异（图3为白底黑花纹），今以《政和》图2为《图经》图的代表。

仿绘该图的墨线图有：《本草歌括》"白花蛇"（图4，仿绘图1，花纹变为点状）、《本草原始》"白花蛇"（图12）。此后仿绘《原始》的图有《本草汇言》图14、《本草纲目类纂必读》图15。

　　仿绘该图的彩色图有：《本草品汇精要》"蕲州白花蛇"（图5）。该图用青黑色的方胜块，蛇体白色，可能是囿于图名为"白花蛇"。此与实物颜色不符。此后仿绘《品汇》图5的彩图有《补遗雷公炮制便览》图7、《金石昆虫草木状》图13。

　　《本草纲目》（钱本）：该书"白花蛇"（图10）的仿绘图有《纲目》张本图11（构图全同图10，但在背上画出圆形放射纹，头部改绘成龙头形）、《本草备要》图16（蛇体呈方柱形）、《本草求真》图17（蛇体亦呈方柱形，图案倒置）。

　　以上18图中，除外12幅仿绘图，原创图有6幅（图2、6、8、9、10、18），详见下"鉴药"项。

【文录】

　　宋《开宝本草》（见《证类》卷22"白花蛇"）　一名褰鼻蛇，白花者良。生南地及蜀郡诸山中。九月、十月采捕之，火干。

　　宋《本草图经》（同上）《图经》曰：今黔中及蕲州、邓州皆有之。其文作方胜白花，喜螫人足，黔人有被螫者，立断之……此蛇入人室屋中，忽作烂瓜气者，便不可向，须速辟除之……用干蛇，亦以眼不陷为真。

　　宋《本草衍义》卷17"白花蛇"　诸蛇鼻向下，独此蛇鼻向上，背有方胜花纹，以此得名。

　　明《本草纲目》卷43"白花蛇"【集解】【时珍曰】花蛇，湖、蜀皆有，今惟以蕲蛇擅名。然蕲地亦不多得，市肆所货、官司所取者，皆自江南兴国州诸山中来。其蛇龙头虎口，黑质白花，胁有二十四个方胜文，腹有念珠斑，口有四长牙，尾上有一佛指甲，长一二分，肠形如连珠。多在石南藤上食其花叶，人以此寻获。先撒沙土一把，则蟠而不动。以叉取之，用绳悬起，劙刀破腹去肠物，则反尾洗涤其腹，盖护创尔。乃以竹支定，屈曲盘起，扎缚炕干。出蕲地者，虽干枯而眼光不陷，他处者则否矣。故罗愿《尔雅翼》云：蛇死目皆闭，惟蕲州花蛇目开。如生舒、蕲两界间者，则一开一闭。故人以此验之。又按元稹《长庆集》云：巴蛇凡百类，惟褰鼻白花蛇，人常不见之。毒人则毛发竖立，饮于溪涧则泥沙尽沸。鹯鸟能食其小者。巴人亦用禁术制之，熏以雄黄烟则脑裂也。此说与苏颂所说黔蛇相合。然今蕲蛇亦不甚毒，则黔、蜀之蛇虽同有白花，而类性不同，故入药独取蕲产者也。

【鉴药】

　　李时珍注"白花蛇"首出《开宝本草》。然此条下有《嘉祐本草》所引《药性论》《雷公炮炙论》，均在《开宝》之前。当以首出《雷公炮炙论》为宜。《开宝》云"白花者良"，或以此得名。《开宝》载其"主中风，湿痹不仁，筋脉拘急，口面㖞斜，半身不遂，骨节疼痛,大风疥癞及暴风瘙痒,脚弱不能久立"。后世亦多用此书所载白花蛇功治。

关于本品的生境、形态,《开宝》云:"一名褰鼻蛇,白花者良。生南地及蜀郡诸山中。"所谓"褰鼻蛇",寇宗奭云:"诸蛇鼻向下,独此蛇鼻向上,背有方胜花纹,以此得名。"但寇氏未言"白花者良",仅言"背有方胜花纹"。方胜纹是两个菱形压角相叠或相连组成的花纹,酷似白花蛇背的纹理。除此以外,苏颂记载此蛇"喜螫人足,黔人有被螫者,立断之"。可知此蛇有剧毒。又,苏颂提到"今黔中及蕲州、邓州皆有之"。《图经》亦有"蕲州白花蛇"之图,图中所绘之蛇的褰鼻、方胜纹皆与文字记载相符。

李时珍是蕲州人,他对此蛇有更细致的描写:"花蛇,湖、蜀皆有,今惟以蕲蛇擅名。然蕲地亦不多得,市肆所货、官司所取者,皆自江南兴国州诸山中来。其蛇龙头虎口,黑质白花,胁有二十四个方胜文,腹有念珠班,口有四长牙,尾上有一佛指甲,长一二分,肠形如连珠……然今蕲蛇亦不甚毒,则黔、蜀之蛇虽同有白花,而类性不同,故入药独取蕲产者也。"毋庸讳言的是,李时珍在描述蕲蛇形态之外,也夹杂了一些传闻。撇开此类传闻,只取蛇的形态描述,则可知此蛇的基本形状与宋代的"褰鼻蛇"基本一致。故《中华本草》认为,有上述特征者,唯蝰蛇科动物尖吻蝮(五步蛇)*Agkistrodon acutus* (Günther)〔*Deinagkistrodon acutus* Günther〕一种,与现今药用一致。[1]但这种蛇又是蝮蛇的原动物之一。谢宗万谓是同科动物烙铁头(龟壳花蛇)*Temeresurus macrosquamatus* (Cantor)。[2]此与今南方某些地区所称蕲蛇相符。

1.《本草图经》:该书"白花蛇"(图2)所绘之蛇头呈三角形,吻尖,身有方胜纹。此为蝰蛇科尖吻蝮*A. acutus*之类。

2.《太乙仙制本草药性大全》:该书"白花蛇"(图6)的形状与同书"蛇蜕"图(见"43-9蛇蜕")相似。其蛇头、蛇身均系杜撰。

3.《补遗雷公炮制便览》:该书"炮制白花蛇"(图8)乃据《雷公炮炙论》炮制"乌蛇"之法绘制。雷公法甚繁:"采得,去之头兼皮、鳞、带子了,二寸许剉之。以苦酒浸之一宿,至明漉出,向柳木炭火焙之令干,却以酥炙之,酥尽为度。炙干后,于屋下已地上掘一坑,可深一尺已来,安蛇于中一宿,至明再炙令干,任用。"这么复杂的炮制法,图中只绘了"剉"法(右下一人在用铡刀切蛇体)、"焙"(左下一人在锅里焙药,也可能是酥炙,但没有显示用酥的示意图)、"掘坑"(屋里一人在掘坑,准备埋炙干后的蛇)。左上屋外有一带盖的锅,但图中无用此锅处。可见此图也只是随意选几个工序绘图。

4.《本草纲目》(金陵本):该书"白花蛇"(图9)似为僵直的半截死蛇,缺尾部,

1 国家中医药管理局《中华本草》编委会:《中华本草》(9),上海:上海科学技术出版社,1999:430.
2 谢宗万:《本草纲目药物彩色图鉴》,北京:人民卫生出版社,2000:403.

无花纹，头部如人面，毫无"龙头虎口"之形。有图注"蕲州二十四方胜"，但图中一块方胜图案也没有。绘图者身为蕲州人，却未能写实绘出本乡方物。

5.《本草纲目》（钱本）：该书"白花蛇"（图10）图注同金陵本。其蛇亦非写实，不仅不像蝰蛇科动物，也与其他蛇无相似之处。背无方胜纹，腹部有一条附加物如背鳍，尤为奇特。

6.《本草简明图说》：该书"白花蛇"（图18）乃按画家绘制蟒蛇法套路绘成，无蝰蛇科动物特征。

【小结】

"白花蛇"首出《雷公炮炙论》。《开宝本草》将其收入主流本草。据《开宝本草》《本草图经》《本草衍义》《本草纲目》所载本品生境及形态，本品当为今蝰蛇科动物尖吻蝮（五步蛇）*Agkistrodon acutus* (Günther)或烙铁头(龟壳花蛇)*Temeresurus macrosquamatus* (Cantor)。宋《本草图经》所绘为蝰蛇科尖吻蝮*A. acutus*之类，其他本草所绘均无白花蛇写实之图。

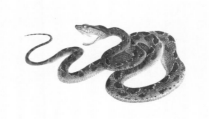

图19 烙铁头（龟壳花蛇）*Temeresurus macrosquamatus* (Cantor)（冯增春绘）

43-13 乌蛇

【品图】

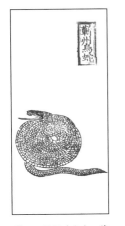

图1 图经（大）·蕲州乌蛇

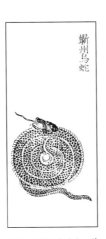

图2 图经（政）·蕲州乌蛇

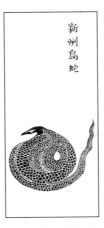

图3 图经（绍）·蕲州乌蛇

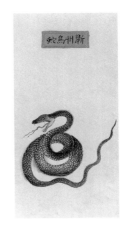

图4 品汇·蕲州乌蛇

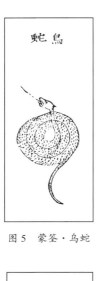

图 5　蒙筌·乌蛇

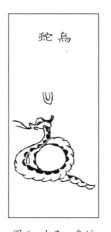

图 6　太乙·乌蛇

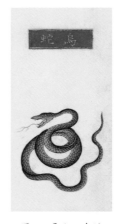

图 7　雷公·乌蛇

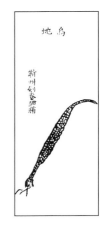

图 8　纲目（金）·乌蛇

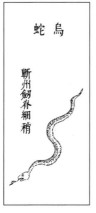

图 9　纲目（钱）·乌蛇

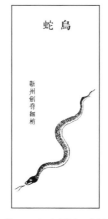

图 10　纲目（张）·乌蛇

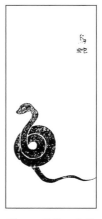

图 11　原始·乌蛇

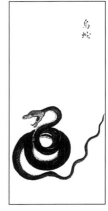

图 12　金石·乌蛇

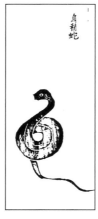

图 13　汇言·乌稍蛇

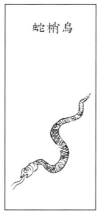

图 14　备要·乌梢蛇

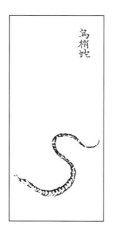

图 15　图说·乌梢蛇

本品15图，取自15书，其中3幅彩图。有承继关系的图可分2个书类。

《本草图经》：该书"蕲州乌蛇"图分别存于《大观》（图1）、《政和》（图2）、《绍兴》（图3）。此三传本药图大同小异（图2、图3均为阴刻），今以《政和》图2为《图经》图的代表。

仿绘该图的墨线图有：《本草蒙筌》"乌蛇"（图5，蛇身为白底，有黑点）、《本草原始》"乌蛇"（图11，蛇体全黑，难见鳞片）。此后仿绘《原始》的图有《本草汇言》图13。

仿绘该图的彩色图有：《本草品汇精要》"蕲州乌蛇"（图4）。此蛇乌青色，与实物接近。此后仿绘《品汇》图4的彩图有《补遗雷公炮制便览》图7、《金石昆虫草木状》图12。

《本草纲目》（钱本）：该书"乌蛇"（图9）的仿绘图有《纲目》张本图10（略加修饰，黑头）、《本草备要》图14、《本草简明图说》图15（略加修饰）。

以上15图中，除外11幅仿绘图，原创图有4幅（图2、6、8、9），详见下"鉴药"项。

【文录】

题·刘宋《雷公炮炙论》（见《证类》卷22"白花蛇"） 雷公云：有蕲州乌蛇，只重三分至一两者，妙也。头尾全、眼不合、如活者，头上有逆毛，二寸一路，可长半分已来，头尾相对，使之入药。被处若得此样蛇，多留供进，重二两三分者，不居别处也。

宋《开宝本草》（见《证类》卷22"乌蛇"） 背有三棱，色黑如漆。性善，不噬物。江东有黑梢蛇，能缠物至死，亦如其类。生商洛山。

宋《本草图经》（同上）《图经》曰：今蕲州、黄州山中有之。背有三棱，色黑如漆。性至善，不噬物。多在芦丛中嗅其花气，亦乘南风而吸。最难采捕，多于芦枝上得之。至枯死而眼不陷，称之重三分至一两者为上，粗大者转重，力弥减也。又头有逆毛，二寸一路，可长半分以来，头尾相对，用之入神，此极难得也。作伪者，用他蛇生熏之至黑，亦能乱真，但眼不光为异尔。

宋《本草衍义》卷17"乌蛇" 尾细长，能穿小铜钱一百文者佳。有身长一丈余者。蛇类中此蛇入药最多。尝于顺安军塘泺堤上，见一乌蛇，长一丈余，有鼠狼啮蛇头，曳之而去，是亦相畏伏尔。市者多伪以他蛇熏黑色货之，不可不察也。乌蛇脊高，世谓之剑脊乌稍。

明《本草纲目》卷43"乌蛇" 【释名】乌梢蛇（《纲目》）、黑花蛇（《纲目》）。【集解】【时珍曰】乌蛇有二种。一种剑脊细尾者为上。一种长大无剑脊而尾稍粗者，名风稍蛇，亦可治风，而力不及。

【鉴药】

李时珍注"乌蛇"首出《开宝本草》。然《嘉祐本草》引唐《药性论》已有"乌蛇"专条,故此药首见当为《药性论》。《开宝》云此蛇"色黑如漆",或因此而得名。《药性论》载其"能治热毒风,皮肌生疮,眉髭脱落,瘑痒疥等",与《开宝》所载"主诸风瘙瘾疹,疥癣,皮肤不仁,顽痹诸风"相似,皆以治风为主。后世亦常用之。

关于本品的生境、形态,《开宝》云:"背有三棱,色黑如漆。性善,不噬物。江东有黑梢蛇,能缠物至死,亦如其类。生商洛山。"此种乌蛇,与《雷公炮炙论》所云不同。《炮炙论》所云"乌蛇":"有蕲州乌蛇,只重三分至一两者,妙也。头尾全、眼不合、如活者,头上有逆毛,二寸一路,可长半分已来,头尾相对,使之入药。被处若得此样蛇,多留供进,重二两三分者,不居别处也。"这种乌蛇非常小,才"三分至一两",又"头上有逆毛",可见不是《开宝》所云乌蛇。但《炮炙论》引《乾宁记》:"又有重十两至一镒者,其蛇身乌光,头圆尾尖,逻眼目赤光,用之中也。"这种"蛇身乌光,头圆尾尖"的乌蛇才与《开宝》所云相符。宋·苏颂《图经》综述前人文献,将《炮炙论》所云不同形态的乌蛇混为一谈。其实只有"今蕲州、黄州山中有之。背有三棱,色黑如漆。性至善,不噬物"的乌蛇才是本条所云的正品。宋·寇宗奭云:"尾细长,能穿小铜钱一百文者佳。有身长一丈余者。蛇类中此蛇入药最多……市者多伪以他蛇熏黑色货之,不可不察也。乌蛇脊高,世谓之剑脊乌稍。"据上述记载,《中华本草》谓古之乌蛇与现今之乌梢蛇一致。此蛇即游蛇科动物乌梢蛇*Zaocys dhumnades* (Cantor)。此蛇粗大,头项区分不明显。其背脊数行起棱,正脊两行棱尤强,故谓之"剑脊"。李时珍云"乌蛇有二种。一种剑脊细尾者为上。一种长大无剑脊而尾稍粗者,名风稍蛇,亦可治风,而力不及。"前一种即多用的乌梢蛇,后一种未见作正名使用。

1.《本草图经》:该书"蕲州乌蛇"(图2)身体盘曲,头圆项粗,昂头吐信,外脊棱强,黑鳞,粗大而长。此即乌梢蛇*Z. dhumnades*写实图。其仿绘图中的《本草品汇精要》图4亦多同此图,其尾尤细,与实物相符,然头过大,不免夸张。

2.《太乙仙制本草药性大全》:该书"乌蛇"(图6)与同书"白花蛇""蛇皮""金蛇"的造型相似,蛇头皆有冠,尖嘴吐信,蛇身如有环节。此蛇仅背上有黑色斑,岂能称乌蛇?

3.《本草纲目》(金陵本):该书"乌蛇"(图8)为示意图。该图与同书其他蛇图一样,缺乏生气。此图与上条"白花蛇"都是粗"棒子"一根。连象形文字的"蛇"字都知道要屈曲,唯金陵本如此表达长蛇。图注云"蕲州剑脊细稍",然此图无一相符。

4.《本草纲目》(钱本):该书"乌蛇"(图9)就蛇形来看强于金陵本,但也看不出"剑脊细稍""色黑如漆"。其细脖子、大头,也非乌蛇应有的形象。故此亦非写实之图。

【小结】

　　"乌蛇"首见于《药性论》，蛇体"色黑如漆"得名。据《开宝本草》《本草衍义》等等书所载，本品即游蛇科动物乌梢蛇*Zaocys dhumnades* (Cantor)。《本草图经》所绘乌蛇为写实图。其他原创图均未能表现其鉴别特征。

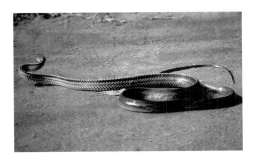

图 16　乌梢蛇 *Zaocys dhumnades*

43-14　金蛇（附　银蛇）

【品图】

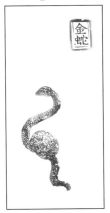

图 1　图经（大）·金蛇

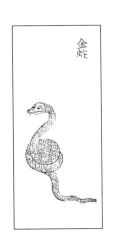

图 2　图经（政）·金蛇

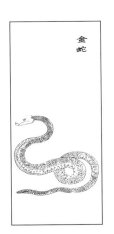

图 3　图经（绍）·金蛇

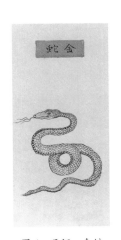

图 4　品汇·金蛇

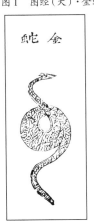

图 5　蒙筌·金蛇

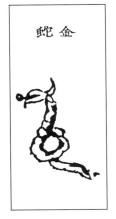

图 6　太乙·金蛇

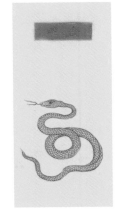

图 7　雷公·金蛇

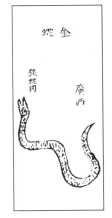

图 8　纲目（金）·金蛇

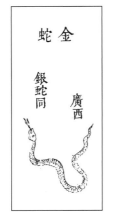
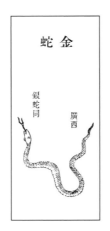
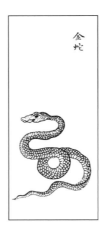
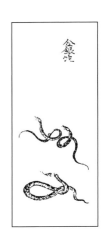

图 9　纲目（钱）·金蛇　　　图 10　纲目（张）·金蛇　　　图 11　金石·金蛇　　　图 12　图说·金银蛇

本品12图，取自12书，其中3幅彩图。有承继关系的图可分2个书类。

《本草图经》：该书"金蛇"图分别存于《大观》（图1）、《政和》（图2）、《绍兴》（图3）。此三传本药图大同小异（图3仅卷曲1圈），今以《政和》图2为《图经》图的代表。

仿绘该图的墨线图有：《太乙仙制本草药性大全》图6（其构图同图2，但蛇头按其惯例，绘成带冠的鸡头样）、《本草蒙筌》图5（仿绘自图2）。

仿绘该图的彩色图有：《本草品汇精要》"金蛇"（图4）。该图构图仿绘《绍兴》图3。蛇体敷为金色。此后仿绘《品汇》图4的彩图有《补遗雷公炮制便览》图7、《金石昆虫草木状》图11。

《本草纲目》（金陵本）：该书"金蛇"（图8）的仿绘图有《纲目》钱本图9、《纲目》张本图10。

以上12图中，除外9幅仿绘图，原创图有3幅（图2、8、12），详见下"鉴药"项。

【文录】

宋《开宝本草》（见《证类》卷22"金蛇"）　大如中指，长尺许，常登木饮露，身作金色，照日有光。亦有银蛇，解银药毒……生宾、澄州。

宋《本草图经》（同上）《图经》曰：今不见有捕得者，而信州上饶县灵山乡出一种蛇，酷似此，彼人呼为金星地鳝。

宋《本草衍义》卷17"金蛇"　今方书往往不见用。

明《本草纲目》卷43"金蛇"【释名】银蛇，亦名锡蛇。【时珍曰】金、银、锡，以色与功命名也。金星地鳝，以形命名也。【集解】【时珍曰】按刘恂《岭表录异》云：金蛇一名地鳝，白者名锡蛇，出黔州。出桂州者次之。大如拇指，长尺许，鳞甲上分金、银解毒之功。据此，则地鳝即金蛇，非二种矣。

【鉴药】

李时珍注"金蛇"首见于《开宝本草》。然《嘉祐本草》于此条下引"陈藏器云：金蛇，味咸，平。"可见此蛇在唐《本草拾遗》已先独立成条。《开宝》云"身作金色"，故名。又《开宝》载其"解生金毒。人中金药毒"。寇宗奭云："今方书往往不见用。"此蛇极稀少，后世未见用者。

关于本品的生境、形态，《开宝》云："大如中指，长尺许，常登木饮露，身作金色，照日有光。亦有银蛇，解银药毒……生宾、澄州。"可见此物分布在"宾州"（今广西宾阳县）、"澄州"（今广西上林县）一带。其特点就是"身作金色"。宋《本草图经》曰："今不见有捕得者，而信州上饶县灵山乡出一种蛇，酷似此，彼人呼为金星地鳝。"上饶在今江西省。从其名推测，此蛇也身有金色，但体态如鳝鱼。李时珍恐未见过此蛇，仅引唐·刘恂《岭表录异》，其卷下原文云："南土有金蛇，亦名蜴蛇，又名地鲜。州土：出黔中。桂州亦有，即不及黔南者。其蛇粗如大指，长一尺许，鳞甲上有金银。解毒之功不下吉利也。"此与《开宝》所言多合。综上所述，金蛇长尺许，其形如鳝。粗如手指，身作金色，照日有光。现代学者研究，此即蛇蜥科动物脆蛇蜥*Ophisaurus harti* Boulenger。其亲缘更接近蜥蜴，为蜥蜴目下的一种无足蜥蜴。形似石龙子，头身粗细差不多，如手指粗，鳞片整齐金色，其体近方形。据称"银蛇、锡蛇则系指脆蛇蜥的雌体而言，因为雌体背面没有斑纹，不闪光，故被认为另是一种"。[1]该动物为濒危动物，需加保护。

按现代的研究，则古代所有的药图都无相符者，以下统而述之。

《本草图经》"金蛇"（图2）绘卷曲的长蛇，头三角形，吻尖。此非金蛇。金蛇长不过尺余，形如鳝。《品汇》虽将其体绘成金色，但仍是长蛇，且脖细、头长、吐信，皆非金蛇所有。**《本草纲目》**金陵本"金蛇"（图8）有图注"广西"（示产地）、"银蛇同"（说明知道金蛇、银蛇体态相同）。若仅从该图的比例来看，此蛇不长，且头尾粗细差不多，确实近似脆蛇蜥*O. harti*。但若按该书绘蛇的通例来看，也许绘图者是想表达一条很长的蛇。且其鳞片散乱，毫无金蛇的光滑闪亮形象。故不敢言其为写实图。此物极为罕见，金陵本绘图者未必能见到实物。**《本草简明图说》**"金银蛇"（图12）绘蛇3条，蛇形如《纲目》钱本图9，但较生动。但其蛇长而尾细，亦非蛇蜥科动物。

【小结】

"金蛇"首见于《本草拾遗》。《开宝本草》将其再立条。据《岭表录异》《开宝本草》《本草图经》所载生境与形态，此即今蛇蜥科动物脆蛇蜥*Ophisaurus harti* Boulenger。古本草图中本品的原创图很少，但无一幅能表现其特征者。

1　高士贤：《历代本草药用动物名实图考》，北京：人民卫生出版社，2013：159.

43-15 水蛇

【品图】

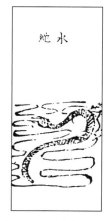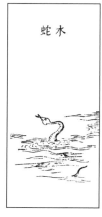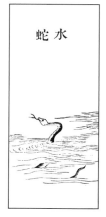

图1 纲目（金）·水蛇　　　图2 纲目（钱）·水蛇　　　图3 纲目（张）·水蛇

本品3图，取自3书。图3仿绘图2，故仅图1、图2为原创图。详见下"鉴药"项。

【文录】

明《本草纲目》卷43"水蛇"【集解】【时珍曰】 水蛇所在有之，生水中。大如鳝，黄黑色，有缬纹，啮人不甚毒。陶弘景言公蛎蛇能化鳢者，即此也。水中又有一种泥蛇，黑色，穴居成群，啮人有毒，与水蛇不同。张文仲《备急方》言：山中一种蛇，与公蛎相似，亦不啮人也。

【鉴药】

"水蛇"首见于《本草纲目》。生水中，故名。时珍载其肉的主治为"消渴烦热，毒痢"；皮的主治为"傅小儿骨疽脓血不止。又治手指天蛇毒疮"。古医方书可见用者，然用者稀。

关于本品生境、形态，李时珍云："水蛇所在有之，生水中。大如鳝，黄黑色，有缬纹，啮人不甚毒。陶弘景言公蛎蛇能化鳢者，即此也。"其中提到陶弘景之言，是传说"蠡鱼"（即鳢鱼、乌鱼）是"公蛎蛇"变来的，所以通体黑色。"公蛎蛇"即是水蛇。这种蛇甚为多见，一般不咬人，咬亦无毒。此即今游蛇科动物水赤链蛇 *Natrix annularis* Hallowell。

李时珍又提到："水中又有一种泥蛇，黑色，穴居成群，啮人有毒，与水蛇不同。"《中华本草》认为此蛇当为后沟牙类毒蛇——游蛇科动物中国水蛇 *Enhydris chinensis*

(Gray)。[1]

　　1.《**本草纲目**》（**金陵本**）：该书"水蛇"（图1）绘水中游动的一条蛇。此本为示意图，图形粗糙，但其蛇的头形、身形与游蛇科生活于水中的蛇类接近，尤似中国水蛇*E. chinensis*。

　　2.《**本草纲目**》（**钱本**）：该书"水蛇"（图2）绘一上半身探起，三角头，昂首吐信，颈细身粗。无论形态还是动作，都完全不像是水蛇，不如金陵本更接近实物。

【小结】

　　"水蛇"《本草纲目》新增药物。据李时珍所载生境、形态，其中大如鳝，黄黑色者，不甚毒者，即今游蛇科动物水赤链蛇*Natrix annularis* Hallowell。另有泥蛇，黑色，啮人有毒者，则为同科动物中国水蛇*Enhydris chinensis* (Gray)。《本草纲目》金陵本图较接近水蛇，但《纲目》钱本图所绘则不似水蛇。

43-16　黄颔蛇（附　赤楝蛇）

【品图】

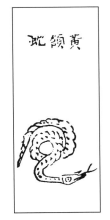

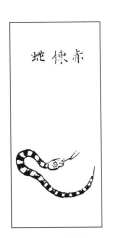

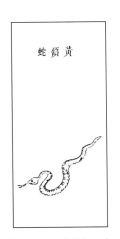

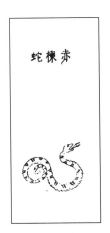

图1　纲目（金）·黄颔蛇　　图2　纲目（金）·赤楝蛇　　图3　纲目（钱）·黄颔蛇　　图4　纲目（钱）·赤楝蛇

　　本品6图，取自3书。有承继关系的图仅1个书类。

　　《**本草纲目**》（**金陵本**）：该书"黄颔蛇"（图1）的仿绘者有《纲目》钱本图3（该图的构图虽有不同，但蛇形的腹部仍有瓣状痕迹，说明此图还是仿绘图1而来。且

　　1　国家中医药管理局《中华本草》编委会：《中华本草》（9），上海：上海科学技术出版社，1999：414.

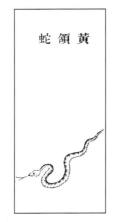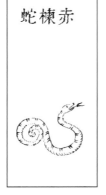

图5　纲目（张）·黄颔蛇　　图6　纲目（张）·赤楝蛇

此图黄颔蛇的颈部很细，头呈三角形，此乃毒蛇特有的形状，并非黄颔蛇）。此后《纲目》张本图5又仿绘钱本图3。金陵本"赤楝蛇"（图2）的仿绘者有《纲目》钱本图4（该图的构图虽改变，但其蛇环状赤色斑仍仿自图2）。此后《纲目》张本图6又仿钱本图4。

以上6图中，除外4幅仿绘图，原创图尚有2幅（图1、2），详见下"鉴药"项。

【文录】

梁《本草经集注》（见《证类》卷22"蝮蛇胆"）　陶隐居云：术家所用赤连、黄颔，多在人家屋间，吞鼠子、雀雏，见腹中大者，破取，干之。

明《本草纲目》卷43"黄颔蛇　赤楝蛇"【释名】黄喉蛇（俗名）。【时珍曰】颔，喉下也。以色名赤楝，桑根象形，陶氏作赤蜓。【集解】【时珍曰】按《肘后》《千金》《外台》诸方多用自死蛇，及蛇吞蛙鼠，并不云是某蛇。惟本草有蝮蛇腹中鼠。陶氏注云：术家所用赤蜓、黄颔，多在人家屋间，吞鼠子、雀雏。见腹中大者，破取干之。又"蛇蜕"注云：草间不甚见虺、蝮蜕，多是赤蜓、黄颔辈。据此，则古方所用自死蛇，及蛇吞蛙鼠，当是二蛇，虽蛇蜕亦多用之。赤楝红黑，节节相间，俨如赤楝、桑根之状。黄颔黄黑相间，喉下色黄，大者近丈。皆不甚毒，丐儿多养为戏弄，死即食之。又有竹根蛇，《肘后》谓之青蜓蛇，不入药用，最毒。喜缘竹木，与竹同色。大者长四五尺，其尾三四寸有异点者，名熇尾蛇，毒尤猛烈。中之者，急灸三五壮，毒即不行，仍以药付之。又有菜花蛇，亦长大，黄绿色，方家亦有用之者。

【鉴药】

"黄颔蛇　赤楝蛇"首见于《本草纲目》。此二蛇或以其颔（喉下）黄色、或以其皮色如赤楝得名。本条不仅以二蛇合条，其中还论及多种蛇（如竹根蛇、熇尾蛇、菜花蛇）及蛇吞鼠、蛇吞蛙等物，是一条内容非常杂乱的药条，非仅论"黄颔蛇、赤楝蛇"之功用。

时珍首先提出一个问题："按《肘后》《千金》《外台》诸方多用自死蛇，及蛇吞蛙鼠，并不云是某蛇。惟本草有'蝮蛇腹中鼠'。"那么，这些方中的自死蛇究竟是什么蛇？

接着时珍引用梁·陶弘景"蝮蛇胆"条的注文："术家所用赤连、黄颔，多在人家屋间，吞鼠子、雀雏，见腹中大者，破取，干之。"又引陶弘景"蛇蜕"条的注文："草中不甚见虺、蝮蜕，惟有长者，多是赤蜓、黄颔辈。"于是时珍认为："据此，则古方所用自死蛇，及蛇吞蛙鼠，当是二蛇，虽蛇蜕亦多用之。"

由此时珍分别介绍二蛇的形状："赤楝红黑，节节相间，俨如赤楝（红色的苦楝根）、桑根之状。黄颔黄黑相间，喉下色黄，大者近丈。皆不甚毒，丐儿多养为戏弄，死即食之。"《中药大辞典》考订"赤楝"即游蛇科动物赤链蛇（火赤链蛇）*Dinodon rufozonatum* (Cantor)。"黄颔"为游蛇科动物黑眉锦蛇*Elaphe taeniurus* Cope。[1]

此后李时珍又云："又有竹根蛇，《肘后》谓之青蝰蛇，不入药用，最毒。喜缘竹木，与竹同色。大者长四五尺，其尾三四寸有异点者，名熇尾蛇，毒尤猛烈。中之者，急灸三五壮，毒即不行，仍以药付之。又有菜花蛇，亦长大，黄绿色，方家亦有用之者。"据现代学者考证，"竹根蛇"（青蝰蛇熇、尾蛇）为蝰科竹叶青蛇属动物竹叶青*Trimeresurus stejnegeri* Schmidt。"菜花蛇"疑为游蛇科动物黑眉锦蛇*E. taeniurus*，由于体色略有变异，故得异名。[2]

《本草纲目》三种附图本都有"黄颔蛇""赤楝蛇"图，但两图绘在一个图框里，今将其分开作为两图。其中**《本草纲目》金陵本**"黄颔蛇"（图1）的蛇身画法很类似《太乙仙制本草药性大全》的蛇类画法，即蛇身呈辫状，此显然非写实图。该本"赤楝蛇"（图2）所绘蛇体表面有黑白相间的色斑，此示意原蛇有红色斑。此蛇的原动物火赤链蛇具有多数（60个以上）红色的窄横斑，并不像此图所示界限分明，但对于示意图来说，已足以达意。

【小结】

"黄颔蛇　赤楝蛇"为《本草纲目》新载的两种蛇（合为一条）。据李时珍的描述。其中"黄颔"为游蛇科动物黑眉锦蛇*Elaphe taeniurus* Cope。"赤楝"即游蛇科动物赤链蛇（火赤链蛇）*Dinodon rufozonatum* (Cantor)。此二蛇是某些方书所载"自死蛇""蛇蜕"等的原动物。此外还提到毒蛇竹根蛇，此即蝰科动物竹叶青*Trimeresurus stejnegeri* Schmidt。《本草纲目》三种版本的附图"黄颔蛇""赤楝蛇"皆非写实图。

1　江苏新医学院：《中药大辞典》，上海：上海科学技术出版社，1977：2067.
2　赵尔宓：《本草纲目》药用蛇类名称考证，浙江中医学院学报，1978，（4）：22.

43-17 蝮蛇

【品图】

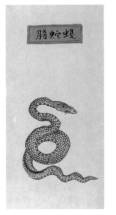

图 1 品汇·蝮蛇胆

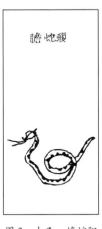

图 2 太乙·蝮蛇胆

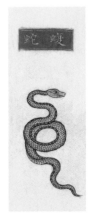

图 3 雷公·蝮蛇

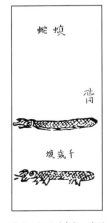

图 4 纲目(金)·蝮蛇

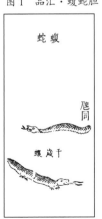

图 5 纲目(钱)·蝮蛇

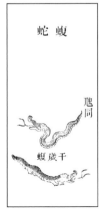

图 6 纲目(张)·蝮蛇

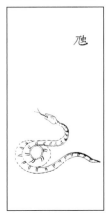

图 7 三才·虺

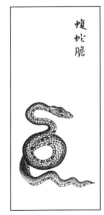

图 8 金石·蝮蛇胆

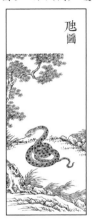

图 9 禽虫典·虺图

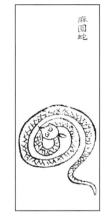

图 10 便方·麻团蛇

本品10图,取自10书,其中3幅彩图。有承继关系的图可分2个书类。

《本草品汇精要》:该书"蝮蛇胆"(图1)的仿绘者有《补遗雷公炮制便览》图3、《金石昆虫草木状》图8。

《本草纲目》(金陵本):该书"蝮蛇"(图4)的仿绘者有《纲目》钱本图5(略加修饰,但短粗如故)、《纲目》张本图6(蛇身短粗不变,但蛇头改为龙头形,口吐长信)。

以上10图中,除外4幅仿绘图,原创图尚有

6幅（图1、2、4、7、9、10），详见下"鉴药"项。

【文录】

梁《本草经集注》（见《证类》卷22"蝮蛇胆"） 陶隐居云：蝮蛇，黄黑色，黄颔尖口，毒最烈，虺形短而扁，毒不异于虺，中人不即疗，多死。蛇类甚众，惟此二种及青蝰为猛，疗之并别有方。

唐《唐本草》（同上）《唐本》注云：蝮蛇作地色，鼻反，口又长，身短，头尾相似，大毒，一名虺蛇，无二种也。山南汉、沔间足有之。

唐《本草拾遗》（同上） 陈藏器云：蝮蛇，按蛇既众多，入用非一。本经虽载，未能分析，其蝮蛇形短，鼻反，锦文，亦有与地同色者。着足断足，着手断手，不尔合身糜溃。其蝮蛇七八月毒盛时，啮树以泄其气，树便死，又吐口中涎沫于草木上，着人身肿成疮，卒难主疗，名曰蛇漠疮。蝮所主略与虺同。众蛇之中，此独胎产。

后蜀《蜀本草》（同上）《蜀本》：《图经》云：形粗短，黄黑如土色，白斑，鼻反者，山南金州、房州、均州皆有之。

宋《本草图经》（见《证类》卷22"蚺蛇胆"）《图经》曰：文仲云：蝮蛇形乃不长，头扁口尖，头斑身赤文斑。亦有青黑色者，人犯之，头足贴着是也。东间诸山甚多，草行不可不慎之。

明《本草纲目》卷43"蝮蛇"【释名】反鼻蛇。【时珍曰】按王介甫《字说》云：蝮，触之则复；其害人也，人亦复之。故谓之蝮。【集解】【时珍曰】蝮与虺，陶氏言是二种，苏恭言是一种。今按《尔雅》云：蝮虺身博三寸，首大如擘。是以蝮、虺为一种也。郭璞云：蝮蛇惟南方有之，一名反鼻。细颈，大头，焦尾，鼻上有针，锦文如绶，文间有毛如猪鬣，大者长七八尺。虺则所在有之，俗呼土虺，与地同色。颜师古云：以俗名证之，郭说为是。又《北史》高道穆云：复用元颢，乃养虺成蛇。是皆以蝮、虺为二种矣。盖蝮长大，虺短小，自不难辨，陶说为是。柳子厚《宥蝮蛇文》云："目兼蜂虿，色混泥涂。其颈蹙恶，其腹次且。赛鼻钩牙，穴出榛居。蓄怒而蟠，衔毒而趋。"亦颇尽其状也。《抱朴子》曰：蛇类最多，惟蝮中人甚急。但实时以刀割去疮肉投于地，其肉沸如火炙，须臾焦尽，人乃得活也。王充《论衡》云：蝮蛇含太阳火气而生，故利牙有毒。

【鉴药】

"蝮蛇胆"首出于《名医别录》。《本草纲目》以"蝮蛇"为正名。李时珍释其名曰："按王介甫《字说》云：蝮，触之则复；其害人也，人亦复之。故谓之蝮。"此说甚牵强。《别录》载其胆"主蟨疮"；肉酿作酒："疗癫疾，诸瘘，心腹痛，下结气，除蛊毒。"后世亦有用此治麻风、瘰疬、恶疮、顽痹等。

关于本品的生境、形态，最早的记载见于《尔雅》："蝮虺，博三寸，首大如擘。"郭璞注："身广三寸，头大如人擘指。此自一种蛇，名为蝮虺。"擘或擘指即大拇指。唐·颜师古注《汉书·田儋传》云："《尔雅》及《说文》皆以为蝮即虺也，博三寸，首大如擘。而郭璞云各自一种蛇。其蝮蛇，细颈大头焦尾，色如绶文。文间有毛，似猪鬣，鼻上有针，大者长七八尺。一名反鼻。非虺之类也。以今俗名证之，郭说得矣。虺若土色，所在有之，俗呼土虺。其蝮唯出南方。"可见"蝮"与"虺"很早就有一种蛇还是两种蛇的不同看法。按颜师古之说，这就是两种蛇。据考颜师古所云的蝮（反鼻）指分布与北纬25度与31度之间、体形较大、吻尖上翘的尖吻蝮 *Agkistrodon acutus* (Günther)。而虺则指广泛分布于我国南北各地、体形较小的蝮蛇 *Agkistrodon halys* (Pallas)。

本草书中同样有这样的争议。梁·陶弘景认为是两种蛇："蝮蛇，黄黑色，黄颌尖口，毒最烈。虺形短而扁，毒不异于蚖。中人不即疗，多死。蛇类甚众，惟此二种及青蝰为猛。"但《唐本草》持反对意见："蝮蛇作地色，鼻反，口又长，身短，头尾相似，大毒，一名蚖蛇，无二种也。山南汉、沔间足有之。"以上陶氏所云蝮蛇即尖吻蝮，而虺则是另外一种体形较短而扁的毒蛇。"青蝰"当指蝰科动物竹叶青 *Trimeresurus stejnegeri* Schmidt。《唐本草》所述的蝮蛇分布在汉水与沔水间，当指今蝮蛇 *A. halys*，并非尖吻蝮。同样，唐本《图经》（《蜀本草》引）所云"形粗短，黄黑如土色，白斑，鼻反者"也是蝮蛇 *A. halys*。此蛇分布在"山南金州、房州、均州皆有之"。"金州"即今陕西安康市。"房州"即今湖北竹山县。"均州"即今湖北丹江口市。这三州均在汉水以南。唐·陈藏器《本草拾遗》也提到一种蝮蛇："其蝮蛇形短，鼻反，锦文，亦有与地同色者……众蛇之中，此独胎产。"此应是卵胎生产仔的蝮蛇 *A. halys*，不是卵生的尖吻蝮。[1]

总而言之，古代的蝮有两种：反鼻、尖口，有锦文，大者长七八尺者为今尖吻蝮 *Agkistrodon acutus*；身短、土色相当于今蝮蛇 *A. halys*。按此区分法去检视古代相关插图，庶几可以考察诸图之真伪与大致种类。以下将其原创图统而述之。

《本草品汇精要》"蝮蛇胆"（图1）所绘之蛇无锦文，其色棕褐，大致类似蝮蛇 *A. halys*。《太乙仙制本草药性大全》"蝮蛇胆"（图2）乃简易示意图，其吻尖，背有斑文，但毕竟过简，无法供考察。《本草纲目》金陵本"蝮蛇"（图4）绘有两蛇。上为"蝮蛇"，图注"虺同"。下为"千岁蝮"。按"千岁蝮"原见于"蚺蛇"条下《图经》曰："又有一种，状如蝮而短，有四脚，能跳来啮人，东人名为千岁蝮，人或中之必死。"这种有四脚的蛇，当为蜥蜴科动物。此图两蛇均短粗如杵棒，非写实可知，无法作考察用。《三才图会》"虺"（图7）此蛇明显的特征是体表有环纹，不类蝮

1　赵尔宓：《本草纲目》药用蛇类名称考证，浙江中医学院学报，1978，（4）：23.

蛇，原动物不明。《**古今图书集成·禽虫典**》"虺图"（图9）绘野外山草地上一条盘曲长大的蛇。蛇背上深色斑纹。此蛇绘制细致，其体形与色斑均与今蝮蛇A. halys相符。其体形与周边物体相比，乃是一条大蛇，非短小的"虺"。但在古代本草图中，为了突出主体，放大夸张其形体是常见的事。故此图仍可视为是蝮蛇A. halys。《**草木便方**》"麻圈蛇"（图10）所绘是一条尖吻盘曲的蛇。蛇背无明显花纹。观其吻似为尖吻蝮，观其身，又似为今蝮蛇A. halys。该书整理者的考订结论是此为烙铁头 Temeresurus macrosquamatus (Cantor)，[1]此为白花蛇的原动物之一。

【小结】

"蝮蛇"为《名医别录》所载早期药物之一。古籍中的"蝮虺"是指毒蛇。但其原动物究竟是一种还是两种，曾有争议。据陶弘景、颜师古等所云，"蝮虺"为两种蛇，为蝰科动物尖吻蝮 Agkistrodon acutus (Günther)及同科动物蝮蛇Agkistrodon halys (Pallas)。古本草图中，《古今图书集成·禽虫典》"虺图"最接近蝮蛇A. halys。其他插图或为粗略示意图，或绘制欠精细，无法确定其种类。

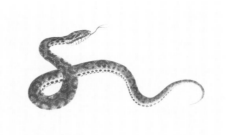

图 11　蝮蛇 *Agkistrodon halys*（冯增春绘）

43–18　两头蛇

【品图】

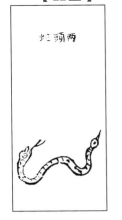

图 1　纲目（金）·两头蛇

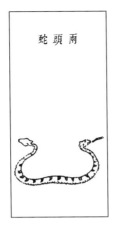

图 2　纲目（钱）·两头蛇

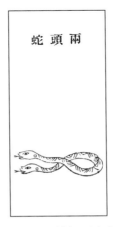

图 3　纲目（张）·两头蛇

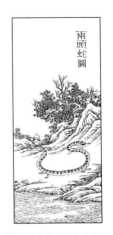

图 4　禽虫典·两头蛇图

1　［清］刘善述原著，赵素云、李文虎、孙西整理：《草木便方》，重庆：重庆出版社，1988：427.

本品4图，取自4书。有承继关系的图仅1个书类。

《本草纲目》（金陵本）：该书"两头蛇"（图1）的仿绘者有《纲目》钱本图2（该图将蛇身环纹变双线，首尾略有变化，大构图相同）。此后《纲目》张本图3又在图2的基础上变更构图，将蛇的两头（均能吐信）朝一个方向，背上花纹改为方胜纹。《古今图书集成·禽虫典》"两头蛇图"（图4）仿金陵本图1，再添4足，又将两头均绘成真的两头，皆能吐信。背上花纹在图1基础上再予美化。总之此三仿绘图都在竭力使两头蛇更像真有两头。此与古籍所载及现代考证不一，无可取。

以上4图中，除外3幅仿绘图，原创图仅1幅（图1），详见下"鉴药"项。

【文录】

唐《本草拾遗》（见《证类》卷22"三十六种陈藏器馀·两头蛇"） 陈藏器云：见之令人不吉。大如指，一头无目无口，二头俱能行。出会稽，人云是越王弩弦。昔孙叔敖埋之，恐后人见之，将必死也。人见蛇足，亦云不佳。蛇以桑薪烧之，则足出见，无可怪也。

明《本草纲目》卷43"两头蛇" 【释名】枳首蛇（《尔雅》）、越王蛇。【时珍曰】枳，两也。郭璞云：会稽人言是越王弩弦所化，故名越王蛇。江东人名越王约发。《续博物志》云：马蟞食牛血所化。然亦自有种类，非尽化生也。【集解】【时珍曰】按《尔雅》：中央有枳首蛇，中国之异气也。刘恂《岭表录》云：岭外极多。长尺余，大如小指，背有锦文，腹下鲜红。人视为常，不以为异。罗愿《尔雅翼》云：宁国甚多，数十同穴，黑鳞白章。又一种夏月雨后出，如蚯蚓大，有鳞，其尾如首，亦名两头蛇。又张耒《杂志》云：黄州两头蛇，一名山蚓。云是老蚓所化，行不类蛇，宛转甚钝。此即罗氏所云者也。

【鉴药】

"两头蛇"首见于《本草拾遗》。该条不涉及医药内容，多属传闻。

陈藏器在此条下的传闻不予复述。其下言及两头蛇的形状："大如指，一头无目无口，二头俱能行。出会稽。"看来此蛇不大，仅粗如手指。说是两头，其中一头"无目无口"，不过是徒有头名而已。但这"二头俱能行"不知真假。

宋代本草对此条无后续跟进考察。李时珍虽未见过此蛇，但收集了很多相关的资料。其中最早的记载见于《尔雅·释地》："……中有枳首蛇焉。此四方中国之异气也。"晋·郭璞注"枳首蛇"："歧头蛇也。或曰：今江东呼两头蛇，为越王约发，亦名弩弦。"可知两头蛇又叫"枳首蛇"（《梦溪笔谈》作"枳首蛇"）。

唐·刘恂《岭表录异》卷下载："两头蛇，岭外多此类。时有小指大者，长尺余，腹下鳞红皆锦文。一头有口眼，一头似蛇而无口眼。云两头俱能进退，谬也。菲孙叔敖见之不祥，乃杀而埋之。南人见之为常，其祸安在哉？"此记载否定了"两头俱能进退"，也批判了"见之不祥"的谬论。

宋·沈括《梦溪笔谈》卷25载："宣州宁国县多枳首蛇，其长盈尺，黑鳞白章，两首文彩同，但一首逆鳞耳。人家庭槛间，动有数十同穴，略如蚯蚓。"宋·罗愿《尔雅翼》在引述沈括之言后，云"又予所见夏月雨后，有蛇如蚯蚓大，但身有鳞，蜿蜒而行，其尾如首，不纤杀，亦号两头蛇，则不足为异明矣"。此亦两头蛇。宋·张耒《明道杂志》载："黄州有小蛇，首尾相类，因谓两头蛇。余视之，其尾端盖类首而非也。土人言此蛇老蚯蚓所化，无甚大者，其大不过如大蚓，行不类蛇，宛转甚钝，又谓之山蚓。"由此看来，所谓两头蛇，并非是真有两头，也不是两头能行，只不过是"首尾相类"引起的误解。赵尔宓考察古籍所载，肯定此蛇属于游蛇科两头蛇属动物，且按古籍所记分布地区，更可能是该属的钝尾两头蛇*Calamaria septentrionalis* Boulanger。[1]

《本草纲目》（金陵本）：该书"两头蛇"（图1）所绘之蛇一头可以吐信，此真头也。一头膨大如头，但无嘴，只有尖尾。其背上之细纹似蚯蚓。故从此图来看，虽未必写实，但与古代记载不悖逆。但此图的后世仿绘图则逆其意而行，特意将两头蛇绘成真有两头。

【小结】

"两头蛇"为《本草拾遗》拾掇旧闻编成，不涉医药。据郭璞、陈藏器、刘恂、沈括、罗愿、张耒等所载，所谓两头蛇不过是"首尾相类"而已。此蛇属今游蛇科动物钝尾两头蛇*Calamaria septentrionalis* Boulanger。《本草纲目》金陵本有其示意图。

1　赵尔宓：《本草纲目》药用蛇类名称考证，浙江中医学院学报，1978，（4）：23.

第四十四章　鳞部

鳞之三　鱼类

44-1　鲤鱼

【品图】

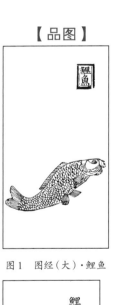

图1　图经（大）·鲤鱼

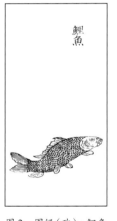

图2　图经（政）·鲤鱼

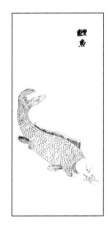

图3　图经（绍）·鲤鱼

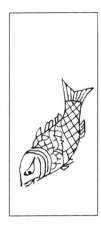

图4　歌括·鲤鱼

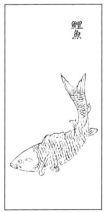

图5　饮膳·鲤鱼

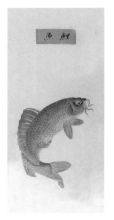

图6　品汇·鲤鱼

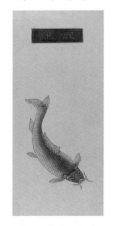

图7　食物·鲤鱼

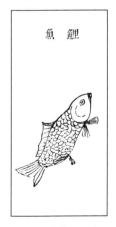

图8　蒙筌·鲤鱼

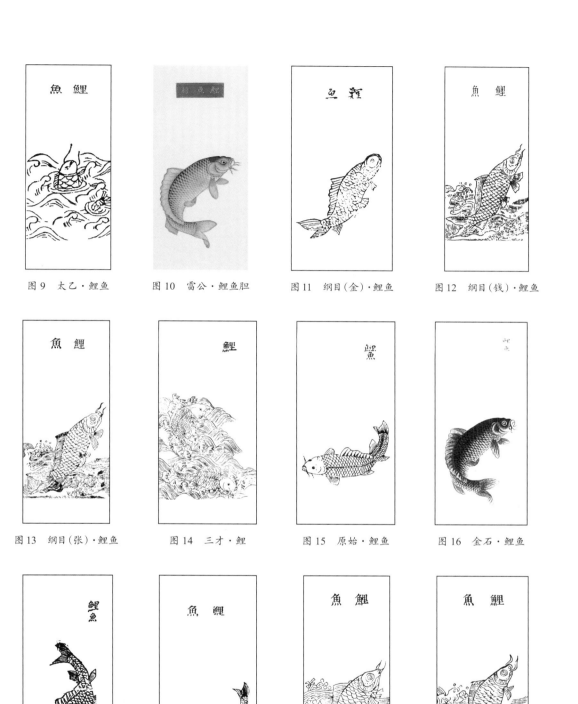

图 9　太乙·鲤鱼　　　图 10　雷公·鲤鱼胆　　　图 11　纲目（金）·鲤鱼　　　图 12　纲目（钱）·鲤鱼

图 13　纲目（张）·鲤鱼　　　图 14　三才·鲤　　　图 15　原始·鲤鱼　　　图 16　金石·鲤鱼

图 17　汇言·鲤鱼　　　图 18　类纂·鲤鱼　　　图 19　备要·鲤鱼　　　图 20　会纂·鲤鱼

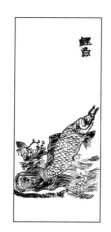
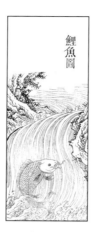
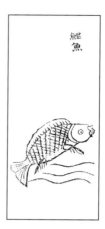
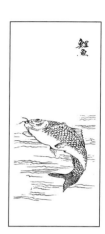

图21　求真·鲤鱼　　图22　禽虫典·鲤鱼图　　图23　便方·鲤鱼　　图24　图说·鲤鱼

本品24图，取自24书，其中4幅彩图。有承继关系的图可分3个书类。

《本草图经》：该书"鲤鱼"图分别存于《大观》（图1）、《政和》（图2）、《绍兴》（图3）。此三传本药图大同小异（图3构图有异），今以《政和》图2为《图经》图的代表。

仿绘该图的墨线图有：《本草蒙筌》图8、《本草纲目》金陵本图11。此后《纲目》钱本图12在金陵本图11的基础上，添加河水为背景。此后仿绘钱本图12者有《纲目》张本图13、《本草备要》图19、《本草会纂》图20、《本草求真》图21。

《本草品汇精要》：该书"鲤鱼"（图6）的仿绘彩图有《补遗雷公炮制便览》图10、《金石昆虫草木状》图16。

《本草原始》：该书"鲤鱼"（图15）的仿绘图有《本草汇言》图17、《本草纲目类纂必读》图18。

以上24图中，除外13幅仿绘图，原创图有11幅（图2、4、5、6、7、9、14、15、22、23、24），详见下"鉴药"项。

【文录】

《别录》（见《证类》卷20"鲤鱼胆"）　生九江池泽。取无时。

梁《本草经集注》（同上）　陶隐居云：鲤鱼，最为鱼之主，形既可爱，又能神变，乃至飞越山湖，所以琴高乘之。山上水中有鲤不可食。

唐《本草拾遗》（同上）　陈藏器云：鲤鱼，从脊当中数至尾，无大小皆有三十六鳞，亦其成数也。

宋《本草图经》（同上）《图经》曰：今处处有之。即赤鲤鱼也。其脊中鳞一道，每鳞上皆有小黑点，从头数至尾，无大小皆三十六鳞。古语云：五尺之鲤与一寸之鲤，大小虽殊，而鳞之数等是也。又崔豹《古今注》释鲤鱼有三种。兖州人谓赤鲤为玄驹，谓白鲤为白骥，黄鲤为黄雉。盖诸鱼中，此为最佳，又能神变，故多贵之。

明《本草纲目》卷44"鲤鱼"【释名】【时珍曰】鲤鳞有十字文理，故名鲤。虽困死，鳞不反白。

【鉴药】

"鲤鱼胆"首见于《本经》。《本草纲目》以"鲤鱼"为正名。李时珍释名曰："鲤鳞有十字文理，故名鲤。"聊备一说。《本经》载其胆"主目热赤痛，青盲，明目。久服强悍，益志气"。《别录》又补其肉、骨、齿之功治。今为常用食品，亦可作食疗品。

本品为常见易得之品，故本草少见其形态描述。唐·陈藏器云："鲤鱼，从脊当中数至尾，无大小皆有三十六鳞，亦其成数也。"宋《图经》亦云："今处处有之。即赤鲤鱼也。其脊中鳞一道，每鳞上皆有小黑点，从头数至尾，无大小皆三十六鳞。古语云：五尺之鲤与一寸之鲤，大小虽殊，而鳞之数等是也。"然而寻常人们鉴别鲤鱼并无人去数它的鳞片，而是它近乎标准的淡水鱼形（纺锤形、侧扁但饱满、小须两对、整齐规则的鳞片、坚挺的背鳍等），为大众周知。鲤鱼也会变色、且有鲤鱼跳龙门的神话传说，更使其具有吉祥的形象。民间以鲤鱼为造型的图案甚多，故本书无须为辨认鲤鱼多费笔墨。本品即今鲤科动物鲤*Cyprinus carpio* Linnaeus。

古本草中关于鲤鱼的图形较多，且原创图亦多。其构图虽多样，却没有画不出鲤鱼形的图。以下统而述之。

《本草图经》不同传本的"鲤鱼"图，各有其特点。如图1每一鳞片都在鳞片重叠处绘一黑色。图2则全部鳞片阴刻。图3则纯为白描。但每一幅鲤鱼图都准确生动。《本草歌括》一般都是仿绘图，但其"鲤鱼"（图4）却是独立绘成，且像刮了一半鱼鳞一般。《饮膳正要》"鲤鱼"（图5）的形态似在水中游动。《本草品汇精要》"鲤鱼"（图6）精细的程度可以与现代科学绘图相媲美。其侧线亦清晰可见，为古本草绘图中的精品。《食物本草》是不同时代的宫廷画师所绘。遇到"鲤鱼"这样的题材，画士们也甘示弱，另新绘了"鲤鱼"（图7），俯视游动的鲤鱼。《太乙仙制本草药性大全》"鲤鱼"（图9）居然绘出了浪中跳跃的鲤鱼。《三才图会》"鲤鱼"（图14）中的鱼形绘得一般，但浪涛中的双鲤还是很有气势的。《本草原始》"鲤鱼"（图15）中规中矩地绘出了一条俯视下的鲤鱼。《古今图书集成·禽虫典》"鲤鱼"（图22）是本草图中唯一一幅鲤鱼跳龙门的示意图。但在民间，以此立意绘成的吉祥图案比比皆是。《草木便方》是川东民间医药人士所绘。其"鲤鱼"（图23）显得比较简陋，但还能看出鲤鱼之形。《本草简明图说》"鲤鱼"（图24）以水为背景，显示鲤鱼奋力一跃的雄姿。

【小结】

"鲤鱼"为《本经》所载早期药物之一。唐·陈藏器、宋《图经》所载形态，表明鲤鱼即今鲤科动物鲤*Cyprinus carpio* Linnaeus。本品原创图较多，其中《本草图经》《饮膳正要》《本草品汇精要》《食物本草》《本草原始》《本草简明图说》等书的图形尤为精美。

44-2 鲢鱼

【品图】

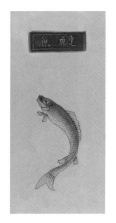

图 1　食物·鲢鱼

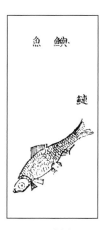

图 2　纲目（金）·鲢鱼

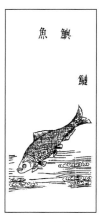

图 3　纲目（钱）·鲢鱼

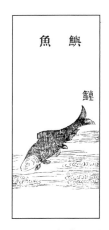

图 4　纲目（张）·鲢鱼

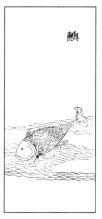

图 5　三才·鲢

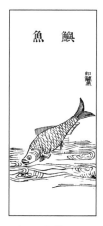

图 6　会纂·鲢鱼

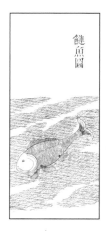

图 7　禽虫典·鲢鱼图

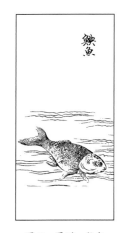

图 8　图说·鲢鱼

本品8图，取自8书，其中1幅彩图。有承继关系的图可分2个书类。

《本草纲目》（金陵本）：该书"鲏鱼"（图2）的仿绘者有《纲目》钱本图3（另加水泽为背景）、《纲目》张本图4、《食物本草会纂》图6。

《三才图会》：该书"鲏"（图5）的仿绘者有《古今图书集成·禽虫典》"鲢鱼图"（图7），后者多加修饰，然鱼头奇大未变。

以上8图中，除外4幅仿绘图，原创图尚有4幅（图1、2、5、8），详见下"鉴药"项。

【文录】

明《本草纲目》卷44"鲏鱼"【释名】鲢鱼。【时珍曰】酒之美者曰酗，鱼之美者曰鲏。陆佃云：鲏，好群行相与也，故曰鲏；相连也，故曰鲢。《传》云：鱼属连行是矣。【集解】【时珍曰】鲏鱼，处处有之。状如鳙而头小形扁，细鳞肥腹。其色最白，故《西征赋》云：华鲂跃鳞，素鲏扬鬐。失水易死，盖弱鱼也。

【鉴药】

"鲏鱼"首见于《本草纲目》。"鲏"，音xù。一名鲢鱼。时珍释其名曰："酒之美者曰酗，鱼之美者曰鲏。陆佃云：鲏，好群行相与也，故曰鲏；相连也，故曰鲢。《传》云：鱼属连行是矣。"此数说似皆未尽善，姑存其说。时珍载其可"温中益气。多食，令人热中发渴，又发疮疥"。今多人工养殖，以供食用。

关于其生境、形态，时珍云："鲏鱼，处处有之。状如鳙而头小形扁，细鳞肥腹。其色最白。"故今常称之为"白鲢"。此鱼极为普通，故很早就见于《诗经》。《诗·小雅·采绿》："其钓维何？维鲂与鲏。"又《诗·齐风·敝笱》："敝笱在梁，其鱼鲂鲏。"陆机《毛诗草木鸟叔虫鱼疏》释曰："鲏似鲂，厚而头大，鱼之不美者，故里语曰：'网鱼得鲏，不如啖茹。'其头尤大而肥者。徐州人谓之鲢，或谓之鳙。"看来早期把鳙鱼与鲢鱼混为一谈。此两种鱼有相似之处，且均多细刺，故有人不爱吃。但味美不美，要看吃什么部位。"鳙鱼"条时珍曰："鲢之美在腹，鳙之美在头。"白鲢的腹部肥腴，鳙鱼（俗称"胖头鱼"）的头最鲜美。白鲢头小色白，鳙鱼头大色黑，并非一物。鲏鱼即今鲤科动物白鲢*Hypophthalmichthys molitrix*（Cuvier et Valenciennes）。

《食物本草》"鲢鱼"（图1）从形态上不似鲢鱼。按说画士的画技甚高，鲢鱼也常见之物，写生绘条鲢鱼应该不难。可能此图角度没选好，失去了白鲢的特征。《本草纲目》金陵本"鲏鱼"（图2）有图注"鲢"。此鱼大致与白鲢相符。对于金陵本来说，这样的图就算很不错的写实图了。此或与时珍子孙生活于江边水泽之地，多见鲢鱼有关。《三才图会》"鲏"（图5）的鱼头特大，此乃将鲢鱼与鳙鱼混为一种鱼。《本草简明图说》"鲏鱼"（图8）所绘之鱼也是大头。此书绘图者画技亦高，此图是写实图，当为鳙鱼。

【小结】

"鲢鱼"为《本草纲目》新增药。据李时珍所述形态，此即鲤科动物白鲢 *Hypophthalmichthys molitrix*（Cuvier et Valenciennes）。但古代常将本品与鳙鱼混为一谈。故本草图中，《三才图会》等即在本品名下绘成鳙鱼。《本草纲目》金陵本尚能绘出本品的基本形状。

44–3　鳙鱼

【品图】

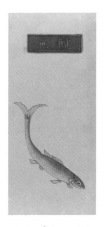

图1　食物·鳙鱼

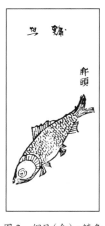

图2　纲目（金）·鳙鱼

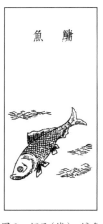

图3　纲目（钱）·鳙鱼

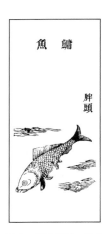

图4　纲目（张）·鳙鱼

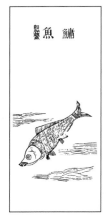

图5　会纂·鳙鱼

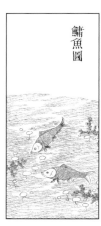

图6　禽虫典·鳙鱼图

本品6图，取自6书，其中1幅彩图。有承继关系的图仅1个书类。

《本草纲目》（金陵本）：该书"鳙鱼"（图2）的仿绘者有《纲目》钱本图3（另加水线，示意水生）、《纲目》张本图4（仿绘图3）、《食物本草会纂》图6（亦仿绘图3）。《古今图书集成·禽虫典》"鳙鱼图"（图6）仿绘金陵本图2，增绘鳙鱼1条，再加水面为背景。

以上6图中，除外4幅仿绘图，原创图尚有2幅（图1、2），详见下"鉴药"项。

【文录】

梁《本草经集注》（见《证类》卷20 "鲍鱼"）　陶隐居云：所谓鲍鱼之肆，言其臭也，俗人呼为鲍（音裛）鱼，字似鲍，又言盐鲍之以成故也……今此鲍鱼乃是鳙（音慵）鱼，长尺许，合完淡干之，而都无臭气。

唐《本草拾遗》（见《证类》卷21 "二十一种陈藏器馀·鳙鱼"）　陈藏器云：按鳙鱼，岭南人作鲍鱼。刘元绍云'其臭如尸'，正与陶公相背。海人食之，所谓海上有逐臭之夫也。其鱼以格额，目旁有骨，名乙。《礼》云：鱼去乙。郑云'东海鲦鱼'也。只食之，别无功用也。

明《食物本草》卷4 "鳙鱼"　池塘所蓄，头大细鳞者。

明《本草纲目》卷44 "鳙鱼"　【释名】【时珍曰】此鱼中之下品，盖鱼之庸常以供馐食者，故曰鳙、曰鲢。郑玄作鲦鱼。【集解】【时珍曰】处处江湖有之，状似鲢而色黑。其头最大，有至四五十斤者，味亚于鲢。鲢之美在腹，鳙之美在头。或以鲢、鳙为一物，误矣。首之大小，色之黑白，大不相侔。《山海经》云：鳡鱼似鲤，大首，食之已疣，是也。

【鉴药】

"鳙鱼"首见于《本草拾遗》。李时珍释其名曰："盖鱼之庸常以供馐食者，故曰鳙。"《纲目》载其主治"暖胃益人……多食，动风热，发疮疥。"今多供食用。

本品之名，亦见于梁·陶弘景注"鲍鱼"，谓"今此鲍鱼乃是鳙（音慵）鱼，长尺许，合完淡干之，而都无臭气。"此言陶氏所见"鲍鱼"指的是鳙鱼，乃晒干而成，不加盐腌，并无臭气。陈藏器虽然将"鳙鱼"立条，但并未言其功，亦未述其形，只是辨析岭南人把海产的鳙鱼称作"鲍鱼"。此种鲍鱼要经过盐腌，故其臭如尸，与陶弘景所云淡水鳙鱼不同。晋·陆机《毛诗草木鸟叔虫鱼疏》释"其鱼鲂鱮"，云"鱮似鲂，厚而头大，鱼之不美者……其头尤大而肥者。徐州人谓之鲢，或谓之鳙。"可见晋时曾将"鲢""鳙"混为一谈。陆机所云"头尤大而肥者"，正是后世的"鳙"，俗云"胖头鱼"。

李时珍濒湖而居。《食物本草》云鳙鱼乃"池塘所蓄，头大细鳞者"，时珍当亦熟知。故时珍曰："处处江湖有之，状似鲢而色黑。其头最大，有至四五十斤者，味亚于鲢。鲢之美在腹，鳙之美在头。或以鲢、鳙为一物，误矣。首之大小，色之黑白，大不相侔。"据此，鳙鱼即今鲤科动物鳙鱼*Aristichthys nobilis* (Richardson)。

1.《食物本草》：该书"鳙鱼"（图1）鱼体细长，头甚小，此非鳙鱼。种类不明。

2.《本草纲目》（金陵本）：该书"鳙鱼"（图2）有图注"胖头"，此别名也。其鱼描绘尚精，鱼头甚大。此示意为鳙鱼*A. nobilis*。

【小结】

"鳙鱼"《本草拾遗》所载药。古代"鳙鱼"指多种鱼。其中陆机《诗疏》提到的"其头尤大而肥"者、《食物本草》所云"头大细鳞者",以及李时珍所云"状似鲢而色黑,其头最大"者,均指今鲤科动物鳙鱼*Aristichthys nobilis* (Richardson)。《本草纲目》金陵本之鳙鱼图大致能反映其特点。

44-4 鳟鱼

【品图】

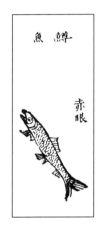 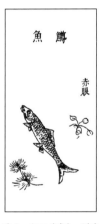 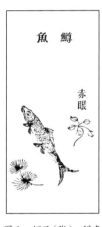 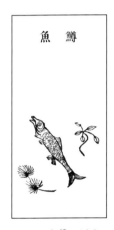

图1　纲目(金)·鳟鱼　　图2　纲目(钱)·鳟鱼　　图3　纲目(张)·鳟鱼　　图4　会纂·鳟鱼

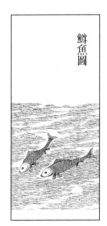

图5　禽虫典·鳟鱼图

本品5图,取自5书。有承继关系的图仅1个书类。

《本草纲目》(金陵本):该书"鳟鱼"(图1)的仿绘者有《纲目》钱本图2(再添绘水草2株,示意水生)。此后仿绘钱本图2者有《食物本草会纂》图4、《纲目》张本图3。另《古今图书集成·禽虫典》"鳟鱼图"(图5,增绘同形鱼1条,多加修饰,再加水面背景)。

以上5图中,除外4幅仿绘图,原创图仅1幅(图1),详见下"鉴药"项。

【文录】

汉《说文解字》"鱼部"　鳟,赤目鱼。从鱼尊声。

明《本草纲目》卷44"鳟鱼"【释名】鮅鱼(必)、赤眼鱼。

【时珍曰】《说文》云:鳟、鮅,赤目鱼也。孙炎云:鳟好独行。尊而必者,故字从尊从必。【集解】【时珍曰】处处有之。状似鲩而小，赤脉贯瞳，身圆而长，鳞细于鲩，青质赤章。好食螺、蚌，善于遁网。

【鉴药】

"鳟鱼"首见于《本草纲目》。《埤雅·释鱼》："盖鳟一名鮅，孙炎《正义》曰：鳟好独行。制字从尊，殆以此也。"时珍载其主治"暖胃和中。多食，动风热，发疥癣"。古今多作食品。

关于本品的形态，《说文·鱼部》："鳟，赤目鱼。"时珍曰："处处有之。状似鲩而小，赤脉贯瞳，身圆而长，鳞细于鲩，青质赤章。好食螺、蚌，善于遁网。"或考时珍此言源出《尔雅翼》卷28"释鱼·鳟鱼"条。[1]"鲩"同"鲩"，即草鱼。体长，略呈圆筒状，与本草载"身圆而长"相符。其眼上半部具红斑，故名"赤目鱼"，或形容为"赤脉贯瞳"。《中华本草》据其形态及产地、食性描述，谓本品即鲤科动物赤眼鳟*Squaliobarbus curriculus* (Richardson)。

《本草纲目》(金陵本)：该书 "鳟鱼"（图1）有图注 "赤眼"，说明其眼部特征。以补黑白图之不足。体型长，略呈圆筒形，大致与今赤眼鳟*S. curriculus*相符。

【小结】

"鳟鱼"为《本草纲目》新增药。据李时珍所述形态等，本品即鲤科动物赤眼鳟*Squaliobarbus curriculus* (Richardson)。《本草纲目》金陵本附图所绘大致与赤眼鳟相符。

44–5　鲩鱼

【品图】

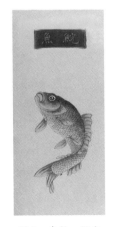 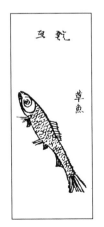 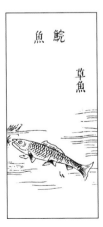 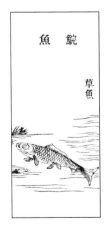

图 1　食物·鲩鱼　　　图 2　纲目（金）·鲩鱼　　　图 3　纲目（钱）·鲩鱼　　　图 4　纲目（张）·鲩鱼

1　王家葵、蒋淼、胡颖翀：《本草纲目图考》，北京：科学出版社，2018：1548.

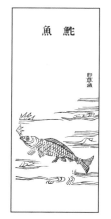
图 5　会纂·鲩鱼

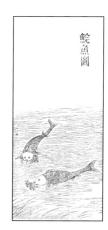
图 6　禽虫典·鲩鱼图

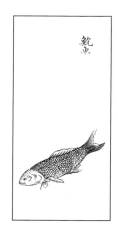
图 7　图说·鲩鱼

本品7图，取自7书。其中彩图1幅。有承继关系的图仅1个书类。

《本草纲目》（金陵本）：该书"鲩鱼"（图2）的仿绘者有《纲目》钱本图3（再添绘水面及水草，以示其食性）。此后仿绘钱本图2者有《纲目》张本图4、《食物本草会纂》图5（图名误作"鮀鱼"）。

以上7图中，除外3幅仿绘图，原创图为4幅（图1、2、6、7），详见下"鉴药"项。

【文录】

唐《本草拾遗》（见《证类》卷20"二十三种陈藏器馀·鲩鱼"） 陈藏器云：鲩似鲤，生江湖间。

明《本草纲目》卷44"鲩鱼"【释名】鰀鱼（音缓）。【时珍曰】鲩又音混，郭璞作鯶。其性舒缓，故曰鲩，曰鰀。俗名草鱼，因其食草也。江、闽畜鱼者，以草饲之焉。【集解】【时珍曰】郭璞云"鯶子似鳟而大"是矣。其形长身圆，肉厚而松，状类青鱼。有青鲩、白鲩二色。白者味胜，商人多鮿之。

【鉴药】

"鲩鱼"首见于《本草拾遗》。"鲩"音huàn。即草鱼。李时珍释其名曰："鲩又音混，郭璞作鯶。其性舒缓，故曰鲩，曰鰀。俗名草鱼，因其食草也。"《拾遗》载其"主喉闭，飞尸"。古今多作食品。

关于本品的生境、形态。陈藏器云："鲩似鲤，生江湖间。"李时珍引晋·郭璞注《尔雅》："鲩：今鯶鱼，似鳟而大。"时珍曰："其形长身圆，肉厚而松，状类青鱼。有青鲩、白鲩二色。白者味胜，商人多鮿之。""鮿"音yè，即用盐浸渍。此鱼"形长身圆"，俗称"绲子鱼"。为草食性鱼类。今已广泛饲养。此即今鲤科动物草鱼*Ctenopharyngodon idellus*（Cuvier et Valenciennes）。以下将古本草中的本品原创图统而述之。

　　《食物本草》"鲩鱼"（图1）头部及身前半部肥厚，背鳍甚长，几乎到鱼尾。此与鲩鱼大不相同。原动物不明。《本草纲目》金陵本"鲩鱼"（图2）有图注"草鱼"，此其别名。该图虽然较粗糙，但却能反映鲩鱼的基本特征。其形略呈圆筒状，背鳍甚短，尾鳍叉形。此似草鱼 *C. idellus*。不足之处没有显示背鳍与腹鳍的起点相对。《古今图书集成·禽虫典》"鲩鱼图"（图6）绘两条正在吃水草的鱼。然此鱼头大，鱼身前大后细，背鳍长，其终端与尾鳍的起点相接。故此非写实图，所绘非鲩鱼。《本草简明图说》"鲩鱼"（图7）的形体与鲩鱼略似而短，背鳍较长，与腹鳍的起点不相对。故此或非写实图。

【小结】

　　"鲩鱼"为《本草拾遗》收入本草。即草鱼。据郭璞、陈藏器、李时珍所载，本品即今鲤科动物草鱼 *Ctenopharyngodon idellus* (Cuvier et Valenciennes)。《本草纲目》金陵本所绘之鱼与实物大致相符。其余或非鲩鱼写实图。

44–6　青鱼

【品图】

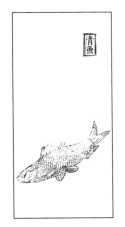 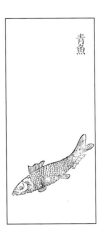 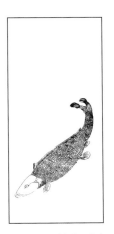 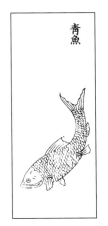

图1　图经（大）·青鱼　　图2　图经（政）·青鱼　　图3　图经（绍）·青鱼　　图4　饮膳·青鱼

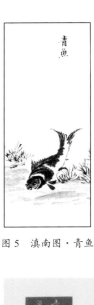

图5 滇南图·青鱼

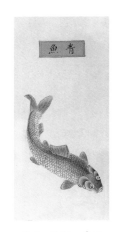

图6 品汇·青鱼

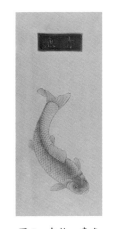

图7 食物·青鱼

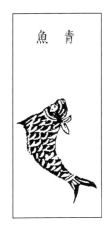

图8 太乙·青鱼

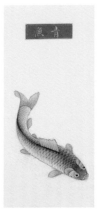

图9 雷公·青鱼

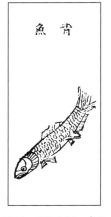

图10 纲目(金)·青鱼

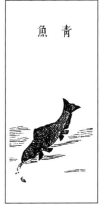

图11 纲目(钱)·青鱼

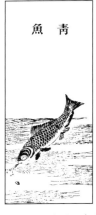

图12 纲目(张)·青鱼

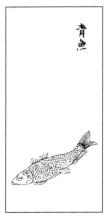

图13 原始·青鱼

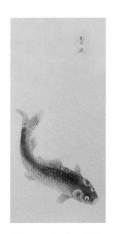

图14 金石·青鱼

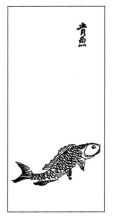

图15 汇言·青鱼

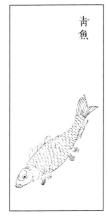

图16 类纂·青鱼

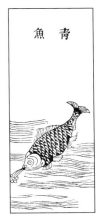
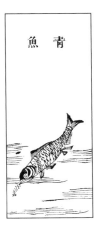
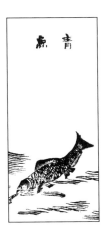
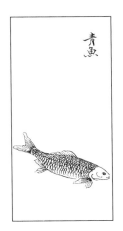

图17 备要·青鱼　　　图18 会纂·青鱼　　　图19 求真·青鱼　　　图20 图说·青鱼

本品20图，取自20书，其中4幅彩图。有承继关系的图可分2个书类。

《**本草图经**》：该书"青鱼"图分别存于《大观》（图1）、《政和》（图2）。此二传本药图大同小异，今以《政和》图2为《图经》图的代表。《绍兴》（图3）另绘新图，不在此列。

仿绘该图的墨线图有：《饮膳正要》图4（仿绘图2，构图略有变化）、《本草纲目》金陵本图10（基本仿绘）、《本草原始》图13（基本仿绘）。另仿绘金陵本图10者有《纲目》钱本图11（增绘水面，用阴刻表示全体青黑，此不明青鱼乃体背上部青黑而已）。此后仿绘《纲目》钱本图11者有《纲目》张本图12（但将阴刻只表现上半部，鱼鳍也都用黑色，此见过青鱼之人所为）、《本草备要》图17（鱼身阴刻，鱼鳍皆白）、《食物本草会纂》图18（仅在鱼头与鱼鳍末端涂黑色）、《本草求真》图19（基本仿绘）、《本草简明图说》图20（将鱼换个方向，未用阴刻）。仿绘《原始》图13的有《本草纲目类纂必读》图16。

《**本草品汇精要**》：该书"青鱼"（图6）的仿绘彩图有《食物本草》图7、《补遗雷公炮制便览》图9、《金石昆虫草木状》图14。

以上20图中，除外14幅仿绘图，原创图有6幅（图2、3、5、6、8、15），详见下"鉴药"项。

【文录】

唐《食疗本草》（见《证类》卷21"青鱼"）《食疗》云：头中有枕，取之蒸，令气通，曝干，状如琥珀。

宋《开宝本草》（同上）　生于江湖之间。

宋《本草图经》（同上）《图经》曰：青鱼，生江湖间，今亦出南方，北地或时有之，似鲤、鲩而背正青色。南人多以作鲊，古作鲭字，所谓五侯鲭鲊是也。头中枕，蒸令气通，暴干，状如琥珀，云可以代琥珀，非也。荆楚间取此鱼枕煮拍作器皿甚佳。

明《本草纲目》卷44"青鱼"【释名】【时珍曰】青亦作鲭，以色名也。大者名鳟鱼。

【鉴药】

李时珍注"青鱼"出宋《开宝本草》。《中华本草》云出《本草经集注》。后者仅在其他行文中提及青鱼之名，未单设条，不能将《集注》作为出典。宋·唐慎微在此条下引《食疗本草》主治甚多，故其出典当为《食疗本草》。时珍释其名曰："青亦作鲭，以色名也。"《食疗》载其肉主脚气烦闷，益心力；其胆及眼睛，益人眼，主目暗。亦涂热疮。古今多作食品。

关于本品的生境、形态，《开宝》云"生于江湖之间"，此则为淡水鱼。《本草图经》云："今亦出南方，北地或时有之，似鲤、鲩而背正青色。南人多以作鲊，古作鲭字，所谓五侯鲭鲊是也。"可见此鱼的特点是形体似鲤鱼、鲩鱼，但其体背及体侧上部均为青黑色，各鳍也呈青黑色。此即今鲤科动物青鱼*Mylopharyngodon piceus* (Richardson)。古本草墨线图难以绘出其色，故主要依凭其体型及鱼鳍等部位的特点。以下统而述之。

《本草图经》(《政和》)"青鱼"（图2）略呈圆筒形，背鳍短，此皆似今青鱼*M. piceus*。然背鳍与腹鳍并未相对，可能是未观察到此点特征。《本草图经》(《绍兴》)"青鱼"（图3）所绘鳞片密集而小，使整个鱼看似色深。但其鱼体前大后小，背鳍极矮且长，此皆非青鱼特点，不明何以改绘成此等模样。《滇南本草图说》"青鱼"（图4）采用的是写意笔法。其鱼的头、背之色黑夹白，背鳍为尖锐硬刺，此似鳜鱼，非青鱼也。《本草品汇精要》"青鱼"（图6）所绘似鲤、鲩，鱼背青黑色，有侧线。背鳍短，鳞圆。但其背鳍起点不与腹鳍相对。总体看来此仍为*M. piceus*写实图。《太乙仙制本草药性大全》"青鱼"（图8）用阴刻体现其鱼青黑色。但其鱼体、鱼鳍都不似青鱼。《本草汇言》"青鱼"（图15）鱼体、腹鳍、尾鳍均看似偏黑色。然其背鳍甚长，几乎达到全鱼体的三分之二。故此图注意表现青鱼的颜色，却不能正确绘出背鳍特点，或非写实图。

【小结】

"青鱼"首出《食疗本草》。据《本草图经》所述，本品的特点是"似鲤、鲩而背正青色"。此即鲤科动物青鱼*Mylopharyngodon piceus* (Richardson)。古本草中《本草图经》(《政和》本)、《本草品汇精要》所绘较能反映此鱼的特点。

44-7　竹鱼

【品图】

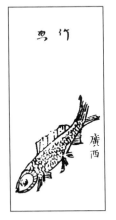

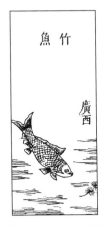

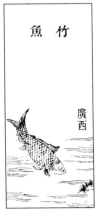

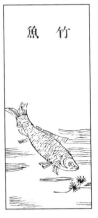

图1　纲目（金）·竹鱼　　图2　纲目（钱）·竹鱼　　图3　纲目（张）·竹鱼　　图4　会纂·竹鱼

本品4图，取自4书。有承继关系的图仅1个书类。

《本草纲目》（钱本）：该书"竹鱼"（图2）的仿绘者有《纲目》张本图3、《食物本草会纂》图4。

以上4图中，除外2幅仿绘图，原创图尚有2幅（图1、2），详见下"鉴药"项。

【文录】

明《本草纲目》卷44"竹鱼"【集解】【时珍曰】出桂林、湘、漓诸江中。状如青鱼，大而少骨刺。色如竹色，青翠可爱，鳞下间以朱点。味如鳜鱼肉，为广南珍品。

【鉴药】

"竹鱼"首见于《纲目》。时珍云其"色如竹色"，或以此得名。时珍载其可"和中益气，除湿气。"古今用作食品。

关于本品的生境、形态，今惟见李时珍有简介："出桂林、湘、漓诸江中。状如青鱼，大而少骨刺。色如竹色，青翠可爱，鳞下间以朱点。味如鳜鱼肉，为广南珍品。"《中华本草》据以上分布及形态特点，考其即今鲤科动物野鲮鱼Sinilabeo decorus decorus (Peters)［Labeo decorus Peters］。[1]谢宗万则认为可定为同科动物华鲮Sinilabeo rendahli (Mimura)。[2]今惟《本草纲目》金陵本、钱本所绘为原创图，今统而述之。

1　国家中医药管理局《中华本草》编委会：《中华本草》（9），上海：上海科学技术出版社，1999：298.

2　谢宗万：《本草纲目药物彩色图鉴》，北京：人民卫生出版社，2000：410.

《本草纲目》（金陵本）"竹鱼"（图1）有图注"广西"，此示其产地。此鱼形长，略呈圆筒形，尾部叉形。时珍谓其"状如青鱼"，则此形状确与青鱼相似。唯背鳍平矮而长，此与实物不符。《纲目》钱本图2重新构图，其鱼身短而不呈圆筒状，其余背鳍、尾鳍皆与图1同，可见非写实图，乃仿中有改。另绘水面及水草，示意水生。

【小结】

"竹鱼"为《纲目》新增药。据李时珍所云产地、形态，今或考为鲤科动物野鲮鱼*Sinilabeo decorus decorus* (Peters)，或考为同科动物华鲮*Sinilabeo rendahli* (Mimura)。《本草纲目》金陵本所绘略具其形。

44-8 鲻鱼

【品图】

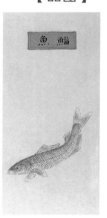

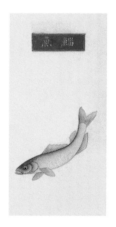

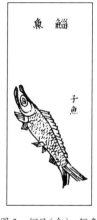

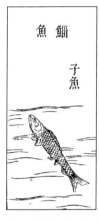

图 1　品汇·鲻鱼　　　图 2　雷公·鲻鱼　　　图 3　纲目（金）·鲻鱼　　　图 4　纲目（钱）·鲻鱼

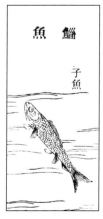

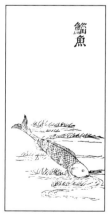

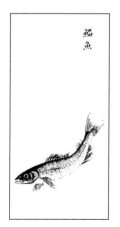

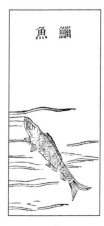

图 5　纲目（张）·鲻鱼　　　图 6　三才·鲻鱼　　　图 7　金石·鲻鱼　　　图 8　会纂·鲻鱼

本品9图，取自9书，其中3幅彩图。有承继关系的图可分3个书类。

《本草品汇精要》：该书"鲻鱼"（图1）的仿绘者有《补遗雷公炮制便览》图2、《金石昆虫草木状》图7。

《本草纲目》（金陵本）：该书"鲻鱼"（图3）的仿绘者有《纲目》钱本图4（添加流水）。此后仿绘钱本图4的有《纲目》张本图5、《食物本草会纂》图8。

《三才图会》：该书"鲻鱼"（图6）的仿绘者有《古今图书集成·禽虫典》"鲻鱼图"（图9，鱼形相同，改换背景，水面甚大，水草丰富）。

以上9图中，除外6幅仿绘图，原创图尚有3幅（图1、3、6），详见下"鉴药"项。

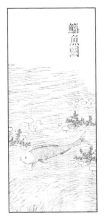

图9　禽虫典·鲻鱼图

【文录】

宋《开宝本草》（见《证类》卷21"鲻鱼"）　此鱼食泥，与百药无忌。似鲤身圆，头扁骨软。生江海浅水中。

明《本草纲目》卷44"鲻鱼"【释名】【时珍曰】鲻，色缁黑，故名。粤人讹为子鱼。【集解】【时珍曰】生东海。状如青鱼，长者尺余。其子满腹，有黄脂味美，獭喜食之。吴越人以为佳品，腌为鲞腊。

清《随息居饮食谱》卷7"鲻鱼"　湖池所产无土气者良。腹中有肉结，俗呼算盘子，与肠脏皆肥美可口。子亦鲜嫩，异于他鱼。江河产者逊之，但宜为腊。

【鉴药】

"鲻鱼"首见于《开宝本草》。时珍释其名曰："鲻，色缁黑，故名。粤人讹为子鱼。"《开宝》载其"主开胃，通利五藏。久食令人肥健"。古今皆用作食品。

关于本品的生境、形态，《开宝》云："此鱼食泥……似鲤身圆，头扁骨软。生江海浅水中。"可见此鱼既能在淡水中，也能在海水中生存。李时珍云："生东海。状如青鱼，长者尺余。其子满腹，有黄脂味美，獭喜食之。吴越人以为佳品，腌为鲞腊。"清·王孟英《随息居饮食谱》亦云："鲻鱼……湖池所产无土气者良。腹中有肉结，俗呼算盘子，与肠脏皆肥美可口。子亦鲜嫩，异于他鱼。江河产者逊之，但宜为腊。"《中华本草》据以上所述的颜色、体形、大小、习性等，认为均与当今鲻科动物鲻鱼*Mugil cephalus* Linnaeus及近缘多种动物相符。此种鱼喜栖息在浅海或河口咸淡水交界处。[1]

1.《本草品汇精要》：该书"鲻鱼"（图1）的鱼体略呈圆筒状，除吻部外皆被细

1　国家中医药管理局《中华本草》编委会：《中华本草》（9），上海：上海科学技术出版社，1999：321.

密鱼鳞，背鳍有二，尾鳍大，叉形。该图绘制精美，乃鲻鱼*M. cephalus*的写实图。

2.《**本草纲目**》（金陵本）：该书"鲻鱼"（图3）有图注"子鱼"，乃粤人误名。图中的鱼体亦大致为圆筒形，眼大，尾鳍叉形。但其口大，背鳍几乎从头到尾，此与实物不合。不明是据文字想象绘成？抑或是绘图时有所疏漏。

3.《**三才图会**》：该书"鲻鱼"（图6）绘草泽中一鱼，头大眼小。整个头部无鳞。背鳍甚长，此非鲻鱼。或系仿绘中凭臆想修改。

【小结】

"鲻鱼"为《开宝本草》新设药条。据《开宝本草》、李时珍、王孟英的记述，本品即今鲻科动物鲻鱼*Mugil cephalus* Linnaeus及近缘多种动物。《本草品汇精要》有"鲻鱼"精美的写实图。

44-9 白鱼

【品图】

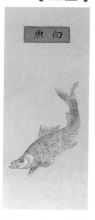

图 1 品汇·白鱼

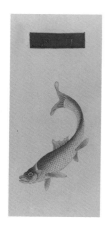

图 2 食物·白鱼

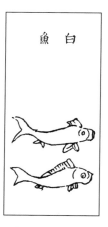

图 3 太乙·白鱼

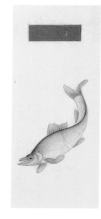

图 4 雷公·白鱼

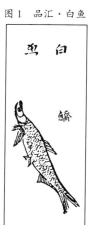

图 5 纲目（金）·白鱼

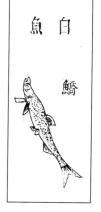

图 6 纲目（钱）·白鱼

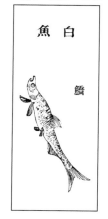

图 7 纲目（张）·白鱼

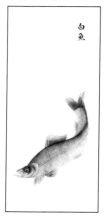

图 8 金石·白鱼

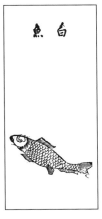
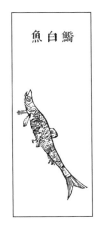
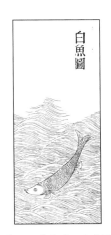

图9 汇言·白鱼　　　图10 会纂·鮡白鱼　　　图11 禽虫典·白鱼图

本品11图，取自11书，其中4幅彩图。有承继关系的图可分2个书类。

《本草品汇精要》：该书"白鱼"（图1）的仿绘者有《食物本草》图2（鱼形相同，但敷色略异。此图鱼背青黑，腹部白色，此符合实物）、《补遗雷公炮制便览》图4、《金石昆虫草木状》图8。

《本草纲目》（金陵本）：该书"白鱼"（图5）的仿绘者有《纲目》钱本图6、张本图7、《食物本草会纂》"鮡白鱼"（图10）。

以上11图中，除外6幅仿绘图，原创图尚有5幅（图1、3、5、9、11），详见下"鉴药"项。

【文录】

宋《开宝本草》（见《证类》卷21"白鱼"）　大者六七尺，色白头昂，生江湖中。

宋《绍兴本草》卷17"白鱼"　绍兴校定：白鱼……但作食品，固非起疾之物。江湖池泽中皆产之。

元《日用本草》卷5"白鱼"　大者六七尺，色白鳞细，头昂，生江湖中。

明《本草纲目》卷44"白鱼"　【释名】鮡鱼（音乔，去声）。【时珍曰】白亦作鮊。白者，色也。鮡者，头尾向上也。【集解】【时珍曰】鮊形窄，腹扁，鳞细，头尾俱向上，肉中有细刺。武王白鱼入舟即此。

【鉴药】

李时珍注"白鱼"首见于《开宝本草》。然《嘉祐本草》《证类本草》皆在此条下引《食疗本草》"白鱼"之文，故此鱼当首见于《食疗本草》。一名"鮡鱼"。时珍释名曰："白亦作鮊。白者，色也。"《食疗》载其"调五藏，助脾气，能消食，理十二经络，舒展不相及气"；"主肝家不足气，不堪多食，泥人心……久食令人心腹诸病"。古今皆以作食品。

　　关于本品的生境、形态，《开宝》云："大者六七尺，色白头昂，生江湖中。"可见此为淡水鱼类。元《日用本草》在引述《开宝》之文时，加了"鳞细"二字。李时珍则云："鲌形窄，腹扁，鳞细，头尾俱向上，肉中有细刺。"《中华本草》据上所述，云古代所记之白鱼，与现今鲤科动物翘嘴红鲌*Erythroculter ilishaeformis* (Bleeker)及红鳍鲌*Erythroculter erythropterus* (Basilewsky)较为一致。[1]此种鱼的头背面几乎平直，后部微隆起，宛如翘嘴。古代则形容为"头昂"。背部及体侧上部为灰褐色，腹部为银白色。据此可考察古代本草图是否与之相符。

　　《本草品汇精要》"白鱼"（图1）非常明显地绘出上翘的嘴部，其鳞极细，至头而止。鱼体银白色。背鳍1，具硬刺。此乃翘嘴红鲌*E. ilishaeformis*的写实图。**《太乙仙制本草药性大全》**"白鱼"（图3）有双鱼，其嘴不翘，且往下垂。两鱼的背鳍长度相差很多。无鳞片。故此乃误图。**《本草纲目》**金陵本"白鱼"（图5）有图注"鲦"。所绘体延长，嘴明显上翘，背鳍1，较短。此示意图与实物多接近。时珍家居临长江，鱼类甚多。此图可能是其子孙写实绘图。**《本草汇言》**"白鱼"（图9）体短，头不翘，不具备白鱼的特点。**《古今图书集成·禽虫典》**"白鱼"（图11）绘大江中一大鱼，头尾皆翘。此为据文字描述绘制的想象图。

【小结】

　　"白鱼"首见于《食疗本草》。又名"鲌鱼""鲦鱼"。据《开宝本草》、李时珍的描述，本品为鲤科动物翘嘴红鲌*Erythroculter ilishaeformis* (Bleeker)或红鳍鲌*Erythroculter erythropterus* (Basilewsky)。《本草品汇精要》有精细的翘嘴红鲌*E. ilishaeformis*写实图。《本草纲目》金陵本也有可能是写实图。此二图皆能反映出白鱼的主要特征。

1　国家中医药管理局《中华本草》编委会：《中华本草》(9)，上海：上海科学技术出版社，1999：291.

44–10　鳡鱼

【品图】

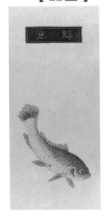

图1　食物·鳡鱼

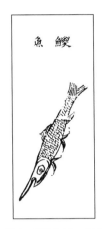

图2　纲目(金)·鳡鱼

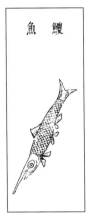

图3　纲目(钱)·鳡鱼

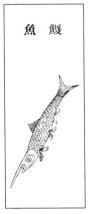

图4　纲目(张)·鳡鱼

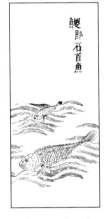

图5　三才·鳡

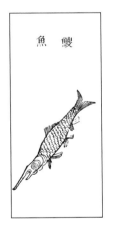

图6　会纂·鳡鱼

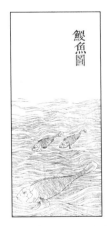

图7　禽虫典·鳡鱼图

　　本品7图，取自7书，其中1幅彩图。有承继关系的图可分2个书类。

　　《本草纲目》(金陵本)：该书"鳡鱼"(图2)的仿绘者有《纲目》钱本图3、《纲目》张本图4、《食物本草会纂》图6。

　　《三才图会》：该书"鳡"(图5)的仿绘者有《古今图书集成·禽虫典》"鳡鱼图"(图7)。

　　以上7图中，除外4幅仿绘图，原创图尚有3幅(图1、2、5)，详见下"鉴药"项。

【文录】

明《本草纲目》卷44 "鲸鱼" 【释名】【时珍曰】鲸性啖鱼，其目暝视，故谓之鲸。《异物志》以为石首鱼，非也。《食疗》作"鲸"，古无此字。【集解】【时珍曰】鲸生江湖中。体圆厚而长，似鳠鱼而腹稍起，扁额长喙，口在额下，细鳞腹白，背微黄色。亦能啖鱼。大者二三十斤。

【鉴药】

"鲸鱼"首见于《食疗本草》。时珍释其名曰："鲸性啖鱼，其目暝视，故谓之鲸。"《方言》云："暝……伺视也。凡相窃视，南楚谓之窥，或谓之暝。"[1]《食疗》载其"补五藏，益筋骨，和脾胃。多食宜人。作鲊尤佳。暴干甚香美。不毒，亦不发病。"古今皆作食品。

关于本品的来源，李时珍认为《异物志》以为石首鱼，非也。"考此《异物志》或是《临海异物志》。其佚文见《尔雅翼》卷29"鳆"：《临海异物志》曰：石首：小者名踏水，其次名春来，石首异种。"李时珍说的"鲸鱼"为："生江湖中。体圆厚而长，似鳠鱼而腹稍起，扁额长喙，口在额下，细鳞腹白，背微黄色。亦能啖鱼。大者二三十斤。"《中华本草》据上描述及附图，谓与今鲤科动物鲸鱼（尖头鳠）*Luciobrama macrocephalus* (Lacepede)相符。此鱼体细长，腹部圆，无腹棱，故云"体圆厚而长，似鳠鱼"。头部细长如管状。吻平扁似鸭嘴，下颌长于上颌。此大概是所谓"扁额长喙"。但"口在额下"颇难理解。"额"为下巴，如何还能有口？实物是"下颌长于上颌"，疑此当作"口在下颌"。其性凶猛，以鱼类为食。

1.《食物本草》：该书"鲸鱼"（图1）头大、尾楔形，各鳍淡黄色。其体形近似石首鱼。

2.《本草纲目》（金陵本）：该书"鲸鱼"（图2）鱼体细长，头部亦细而长。此皆与鲸鱼（尖头鳠）*L. macrocephalus*相合。但此图之鱼上颌长于下颌，与实物正好相反。是否绘图时正好把鱼看倒了？不可得知。

3.《三才图会》：该书"鲸"（图5）绘大海中两条鱼，大头，鳞密集而突出，尾鳍椭圆。背鳍甚长。此略似石首鱼。

以上3幅"鲸鱼"图，居然有2幅近似石首鱼。时珍所见为《临海异物志》载"鲸"为石首，但在字书中，"鲸"为石首鱼的记载不止一处（见《玉篇》《广韵》《集韵》《文选·郭璞〈江赋〉》"鲸鲵顺时而往还"李善注引《字林》等[2]）。故李时珍所载"鲸鱼"，应该视为另种。

---

1 ［汉］扬雄撰，［晋］郭璞注，［清］卢文弨校：《輶轩使者绝代语释别国方言》卷十，《丛书集成初编》影《聚珍版丛书》本，上海：商务印书馆，1936：96.

2 宗福邦、陈世、萧海波主编：《故训汇纂》，北京：商务印书馆，2003：2586.

【小结】

"鯮鱼"首见于《食疗本草》。在时珍之前,《临海异物志》及多种字书皆以"鯮"为石首鱼。李时珍所指"鯮"为"似鳡鱼""扁额长喙""能啖鱼"之大鱼。此即今鲤科动物鯮鱼(尖头鳡)*Luciobrama macrocephalus* (Lacepede)。古本草图中《本草纲目》金陵本所绘即此种,然《食物本草》《三才图会》所绘则似为石首鱼。

<h2 style="text-align:center">44–11　鳡鱼</h2>

【品图】

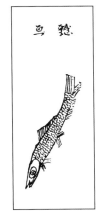

图1　纲目(金)·鳡鱼

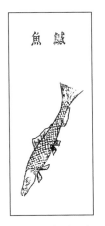

图2　纲目(钱)·鳡鱼

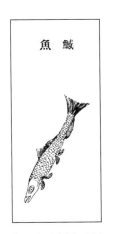

图3　纲目(张)·鳡鱼

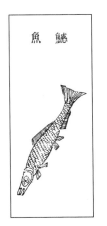

图4　会纂·鳡鱼

本品5图,取自5书。有承继关系的图仅1个书类。

《本草纲目》(金陵本):该书"鳡鱼"(图1)的仿绘者有《纲目》钱本图2(将深分叉的尾鳍绘成刷子样)、张本图3(仿绘图2,再加修饰)、《食物本草会纂》图4(仿绘图2)、《古今图书集成·禽虫典》"鳡鱼图"(图5,增添宽阔水域背景,其中两条同形的鳡鱼仿绘自钱本图2)。

以上5图中,除外4幅仿绘图,原创图仅1幅(图1),详见下"鉴药"项。

【文录】

明《本草纲目》卷44"鳡鱼"【释名】鮥鱼(音绀)、鳏鱼、黄颊鱼。【时珍曰】鳡,敢也。鮥,陷也。陷,音陷,食而无厌也。健而难取,吞啖同类,力敢而陷物者也。其性独行,故曰鳏。《诗》

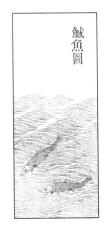

图5　禽虫典·鳡鱼图

云："其鱼鲂、鳏"是矣。【集解】【时珍曰】鳡生江湖中，体似鯮而腹平，头似鳡而口大，颊似鲇而色黄，鳞似鳟而稍细。大者三四十斤，啖鱼最毒，池中有此，不能畜鱼。《东山经》云"姑儿之水多鳡鱼"是也。《异苑》云：诸鱼欲产，鲴以头冲其腹，世谓之众鱼生母。然诸鱼生子，必雄鱼冲其腹，仍尿白以盖其子，不必尽是鲴鱼也。

【鉴药】

"鳡鱼"首见于《本草纲目》。一名"鲴鱼"，鲴，（音绀）。时珍释其名曰："鳡，敢也。鲴，陷也。陷，音陷，食而无厌。健而难取，吞啖同类，力敢而陷物者也。"时珍载其"食之已呕，暖中益胃"。古今皆以此鱼为食品。

关于本品的生境、形态，李时珍云："鳡生江湖中，体似鯮而腹平，头似鳡而口大，颊似鲇而色黄，鳞似鳟而稍细。大者三四十斤，啖鱼最毒，池中有此，不能畜鱼。"时珍且引《山海经》《诗经》之言，以明该鱼很早就见于记载。如《山海经》卷4"东山经"云："姑儿之水出焉，北流注于海，其中多鳡鱼。"又《诗·齐风·敝笱》："敝笱在梁，其鱼鲂、鳏。""鳏"即鳡鱼。时珍云："其性独行，故曰鳏。"《中华本草》据以上所述形态、习性，并结合《纲目》附图，谓此鳡鱼即今鲤科动物鳡鱼*Elopichthys bambusa* (Richardson)。

《本草纲目》（金陵本）：该书"鳡鱼"（图1）鱼体细长如棍，头尖而长，其尾鳍深裂，此图整体看来类似鳡鱼*Elopichthys bambusa*。然鳡鱼背鳍短小，起点在腹鳍之后等细节在本图中尚未得到准确表现。其后之仿绘图每况愈下，不可作考证用。

【小结】

"鳡鱼"为《本草纲目》新增药之一。据李时珍准确的描述，可知此鱼即鲤科动物鳡鱼*Elopichthys bambusa* (Richardson)。《本草纲目》金陵本所绘大体与今鳡鱼相符。

44-12 石首鱼

【品图】

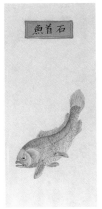

图 1 品汇·石首鱼

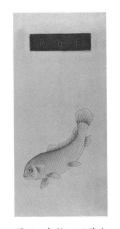

图 2 食物·石首鱼

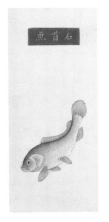

图 3 雷公·石首鱼

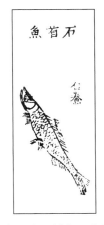

图 4 纲目（金）·石首鱼

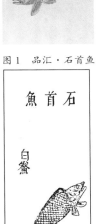

图 5 纲目（钱）·石首鱼

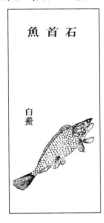

图 6 纲目（张）·石首鱼

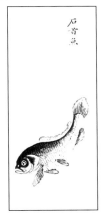

图 7 金石·石首鱼

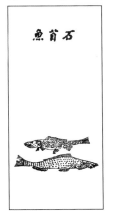

图 8 汇言·石首鱼

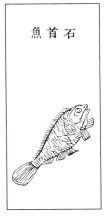

图 9 备要·石首鱼

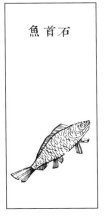

图 10 会纂·石首鱼

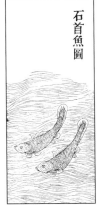

图 11 禽虫典·石首鱼图

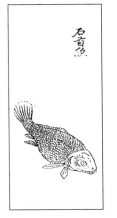

图 12 图说·石首鱼

本品12图，取自12书，其中4幅彩图。有承继关系的图可分2个书类。

《本草品汇精要》：该书"石首鱼"（图1）的仿绘者有《食物本草》图2、《补遗雷公炮制便览》图3、《金石昆虫草木状》图7。

《本草纲目》（钱本）：该书"石首鱼"（图5）的仿绘者有《纲目》张本图6（再加修饰）、《本草备要》图9（仿绘粗糙）、《食物本草会纂》图10。

以上12图中，除外6幅仿绘图，原创图尚有6幅（图1、4、5、8、11、12），详见下"鉴药"项。

【文录】

宋《开宝本草》（见《证类》卷21"石首鱼"） 头中有石如棋子……初出水能鸣，夜视有光。又野鸭头中有石，云是此鱼所化。生东海。

明《本草纲目》卷44"石首鱼" 【释名】石头鱼（《岭表录》）、鮸鱼（音免。《拾遗录》）、江鱼（《浙志》）、黄花鱼（《临海志》）。干者名鲞鱼（音想。亦作鱶）。【时珍曰】鲞能养人，人恒想之，故字从养。罗愿云：诸鱼薨干者皆为鲞，其美不及石首，故独得专称。以白者为佳，故呼白鲞。若露风则变红色，失味也。【集解】【时珍曰】生东南海中。其形如白鱼，扁身弱骨，细鳞黄色如金。首有白石二枚，莹洁如玉。至秋化为冠凫，即野鸭有冠者也。腹中白鳔可作胶。《临海异物志》云：小者名蹜水，其次名春来。田九成《游览志》云：每岁四月，来自海洋，绵亘数里，其声如雷。海人以竹筒探水底，闻其声乃下网，截流取之。泼以淡水，皆围围无力。初水来者甚佳，二水三水来者，鱼渐小而味渐减矣。

清《随息居饮食谱》"石首鱼" 一名黄鱼，亦名江鱼……以大而色黄如金者佳……腌而腊之，为白鲞，性即平和，与病无忌……太平所产，中伏时一日晒成，尾弯色亮，味淡而香者最良，名松门台鲞……愚谓台鲞虽生嚼不鲤，性兼通补，入药宜用此为是。

【鉴药】

李时珍注"石首鱼"出《开宝本草》。然《证类本草》于此条下引《食疗》主治，则本品当首出《食疗本草》。《食疗》载其"消宿食，主中恶"。《开宝》载其头中石主下石淋。此为古今常食之鱼。

关于本品的生境、形态，《开宝》仅载其"头中有石如棋子""生东海"。李时珍于此鱼之下，集多种文献中集取得来的石首鱼别名，例如石头鱼、鮸鱼、江鱼、黄花鱼等。并引用了多种文献所载的史料。其中《岭表录异》云："石头鱼，状如鳙鱼，随其大小，脑中有二石子如荞麦。"又《太平御览》存杜宝《大业拾遗录》佚文曰："鮸鱼，其鱼大者长四五尺，鳞细紫色，无细骨，不腥。"李时珍亦归纳本品的形态为："生东南海中。其形如白鱼，扁身弱骨，细鳞黄色如金。首有白石二枚，莹洁如玉……腹中白鳔可作胶。"此外，时珍还引录了有关捕捉石首鱼的资料，如明·田汝成《西湖游览志余》卷24"委巷丛谈"："每岁孟夏，来自海洋，绵亘数里，其声如雷，若有神物驱押者。渔人以竹筒探水底，闻其声，乃下网，截流取之。有一网而举千头者，泼以淡水，则鱼皆围围无力……头水取者甚佳，二水三水则鱼渐小而味渐减矣。"《中华本草》据以上史料，考订其原动物为石首鱼科大黄鱼 *Pseudosciaena crocea*（Richardson）、小黄鱼 *Pseudosciaena polyactis* Bleeker。[1]以下将古本草有关原创图统而述之。

《本草品汇精要》"石首鱼"（图1）为彩色精绘。鱼头较大，唇橘红色，各鳍均为橙黄色，腹部黄色。其背鳍起点在胸鳍基部的上方，尾鳍楔形，是非常精美的大黄鱼 *P. crocea* 写生图。**《本草纲目》**金陵本"石首鱼"（图4）有图注"白鲞"。"鲞"（xiǎng）是干鱼。但其中黄鱼鲞独称"白鲞"，是为珍品。清·王梦英《随意居饮食谱》提到：以大而色黄如金的黄鱼"腌而腊之，为白鲞……太平所产，中伏时一日晒成，尾弯色亮，味淡而香者最良，名松门台鲞……愚谓台鲞虽生嚼不鲤，性兼通补，入药宜用此为是。"可见"白鲞"是腌制过的黄鱼名称。此图所绘成圆筒形，尾鳍叉形分裂，此非石首鱼科的动物，倒似鲤科的鱼类。误图也，故钱本不仿此图。**《纲目》**钱本"石首鱼"（图5）重新绘图，其鱼头大、背鳍靠前（过于夸张），尾鳍不裂。此鱼近似石首鱼，然不够精细。**《本草汇言》**"石首鱼"（图8）绘两条鱼，皆细长，嘴尖而长，尾鳍刷子状。表面多黑点。此非石首鱼。原动物不明。**《古今图书集成·禽虫典》**"石首鱼图"（图11）亦非石首鱼，不明其所据。增添海中水面。**《本草简明图说》**"石首鱼"（图12）头部及尾鳍似为石首鱼，然鱼腹部甚大，不似石首鱼形。

【小结】

"石首鱼"出唐《食疗本草》。据《开宝本草》《岭表录异》《大业拾遗录》《西湖游览志余》及《本草纲目》所载，本品即石首鱼科大黄鱼 *Pseudosciaena crocea*（Richardson）、小黄鱼 *Pseudosciaena polyactis* Bleeker。《本草品汇精要》有精美彩色的"石首鱼"图。《本草纲目》钱本所绘亦似石首鱼。

1　国家中医药管理局《中华本草》编委会：《中华本草》(8)，上海：上海科学技术出版社，1999：293-294.

44-13　勒鱼

【品图】

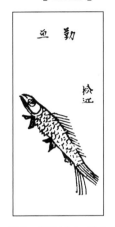

图1　纲目(金)·勒鱼

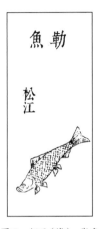

图2　纲目(钱)·勒鱼

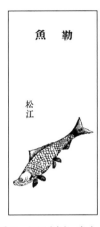

图3　纲目(张)·勒鱼

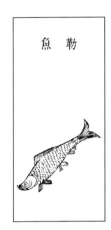

图4　会纂·勒鱼

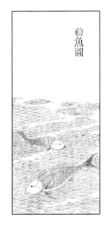

图5　禽虫典·勒鱼图

本品5图，取自5书。有承继关系的图仅1个书类。

《本草纲目》（钱本）：该书"勒鱼"（图2）的仿绘者有《纲目》张本图3、《食物本草会纂》图4。

以上5图中，除外2幅仿绘图，原创图尚有3幅（图1、2、5），详见下"鉴药"项。

【文录】

明《本草纲目》卷44"勒鱼"【释名】【时珍曰】鱼腹有硬刺勒人，故名。【集解】【时珍】勒鱼出东南海中，以四月至。渔人设网候之，听水中有声，则鱼至矣。有一次、二次、三次乃止。状如鲥鱼，小首细鳞。腹下有硬刺，如鲥腹之刺。头上有骨，合之如鹤喙形。干者谓之勒鲞，吴人嗜之。甜瓜生者，用勒鲞骨插蒂上，一夜便熟。石首鲞骨亦然。

【鉴药】

"勒鱼"首见于《本草纲目》。李时珍释其名曰："鱼腹有硬刺勒人，故名。"且载其主治为"开胃暖中。作鲞尤良"。古今皆为食品。

时珍述本品之生境、形态云："勒鱼出东南海中，以四月至。渔人设网候之，听水中有声，则鱼至矣。有一次、二次、三次乃止。状如鲥鱼，小首细鳞。腹下有硬刺，如鲋腹之刺。头上有骨，合之如鹤喙形。干者谓之勒鲞，吴人嗜之。"《中华本草》谓其形态特征与现鲱科动物鳓鱼*Ilisha elongata* (Bennett)相符。此鱼腹部窄而尖，有锯齿状的锐利棱鳞，此即所谓"腹有硬刺勒人"。

1.**《本草纲目》（金陵本）**：该书"勒鱼"（图1）有"松江"2字。"松江"在今上海市松江县。李时珍解说中云勒鱼是"东南海中"之鱼，未提到"松江"二字。此图与前面的"草鱼""鲻鱼""石首鱼"等鱼图的构图相似。图中鱼体呈圆筒状，看不出勒鱼"腹下有硬刺"的特点，倒是鱼背上有成排的硬刺状物，与鱼腹部位正好相反。故此图非写实。

2.**《本草纲目》（钱本）**：该书"勒鱼"（图2）虽然不像金陵本那样鱼背有怪异的排针状尖刺，但其鱼头嘴翘，此是白鱼特点，不似勒鱼。故此图虽新绘，亦非写实图。

3.**《古今图书集成·禽虫典》**：该书"勒鱼图"（图5）更是天马行空，任意想象，连李时珍所云"小首细鳞。腹下有硬刺"也不看一下，绘出大头、光腹之鱼。虽画面辽阔，双鱼也绘得很精细，然非写实，无益于本草考订。

【小结】

"勒鱼"为《本草纲目》新增药。据李时珍所述形态特征，本品即今鲱科动物鳓鱼*Ilisha elongata* (Bennett)。古本草药图中尚无写实图。

44-14 鲚鱼

【品图】

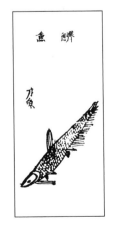 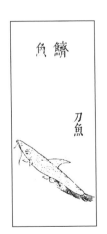 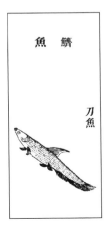 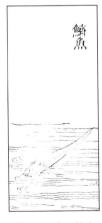

图1　纲目（金）·鲚鱼　　　图2　纲目（钱）·鲚鱼　　　图3　纲目（张）·鲚鱼　　　图4　三才·鲚鱼

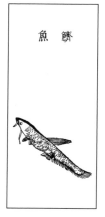
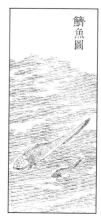

图5　会纂·鲚鱼　　图6　禽虫典·鲚鱼图

本品6图，取自6书。有承继关系的图可分2个书类。

《本草纲目》（金陵本）：该书"鲚鱼"（图1）的仿绘者有《纲目》钱本图2（仿绘时略有改动，如尾鳍夸张、头后游离鳍绘成须状，导致失真）、《纲目》张本图3（基本仿绘图2，删去须状物）、《食物本草会纂》图5（基本仿绘图2）。

《三才图会》：该书"鲚鱼"（图4）的仿绘者有《古今图书集成·禽虫典》"鲚鱼图"（图6）在图4基础上增添同形鱼一条，扩大水面。

以上6图中，除外4幅仿绘图，原创图尚有2幅（图1、4），详见下"鉴药"项。

【文录】

明《本草纲目》卷44"鲚鱼"【释名】鮆鱼（音剂）、鮤鱼（音列）、鱴刀（音篾）、鮂鱼（音刀）、鱽鱼（《广韵》音遒，亦作鮂）。【时珍曰】鱼形如剂物裂篾之刀，故有诸名。《魏武食制》谓之望鱼。【集解】【时珍曰】鲚生江湖中，常以三月始出。状狭而长薄，如削木片，亦如长薄尖刀形。细鳞白色。吻上有二硬须，腮下有长鬣如麦芒。腹下有硬角刺，快利若刀。腹后近尾有短鬣，肉中多细刺。煎、炙或作鲊，鲷食皆美，烹煮不如。《淮南子》云：鮆鱼饮而不食，鳣鲔食而不饮。又《异物志》云：鱴鱼初夏从海中泝流而上。长尺余，腹下如刀，肉中细骨如鸟毛。云是鱴鸟所化，故腹内尚有鸟肾二枚。其鸟白色，如鹭群飞。至夏，鸟藏鱼出，变化无疑。然今鲚鱼亦自生子，未必尽鸟化也。

【鉴药】

"鲚鱼"首见于《食疗本草》。有鮆鱼、鮤鱼、鮂鱼、鱴鱼等别名。李时珍释名曰："鱼形如剂物裂篾之刀，故有诸名。"《食疗》载其"发疥，不可多食"。古医方罕见使用，仅作食品。

本品虽晚至《食疗》才进入本草，但经考索，[1]我国早期文献已记载了本品生境与形态。郭璞注《山海经》"鮆鱼"："鮆鱼狭薄而长，大者尺余，太湖中今饶之，一名刀鱼。"郭璞注《尔雅》"鮤，鱴刀"："今之鮆鱼也，亦呼为鮂鱼。"《说文》云：

1　国家中医药管理局《中华本草》编委会：《中华本草》（9），上海：上海科学技术出版社，1999：275.又，王家葵、蒋淼、胡颖翀《本草纲目图考》，北京：科学出版社，2018：1558.（以上二书从早期文献中搜索到多条有关鲚鱼生境、形态的史料。本条参引之。）

"鮆，饮而不食，刀鱼也，九江有之。"《异物志》（见《御览》卷937"鱴鱼"）曰："鱴鱼，仲夏始从海中泝流而上，腹下如刀，长尺余，有细骨，如鸟毛在肉中。"《养鱼经》云："鮆鱼，狭薄而首大，其形如刀，俗呼为刀鲚。"其共同之处是提到此鱼形体如刀。

时珍对本品描述最详："鲚生江湖中，常以三月始出。状狭而长薄，如削木片，亦如长薄尖刀形。细鳞白色。吻上有二硬须，腮下有长鬣如麦芒。腹下有硬角刺，快利若刀。腹后近尾有短鬣，肉中多细刺。煎、炙或作鲊、鲊食皆美，烹煮不如。"《中华本草》据上述文献提到的该鱼入海时间、形态及分布，考其与现今鳀科动物刀鲚 *Coilia ectenes* Jordan et Seale及其近缘动物相符。此类鱼最明显的特点是体侧扁，后段更甚，有如尖刀形。另其胸鳍上部具游离鳍条6根，延长成丝状，亦甚显目。此即时珍所云"腮下有长鬣如麦芒"。时珍所云"吻上有二硬须"，疑为其向后延伸的上颌骨，硬刺状，非须也。

1.《本草纲目》（金陵本）：该书"鲚鱼"（图1）有图注"刀鱼"，乃其别名。此图鱼形似刀，尾部小如尖刃。背鳍短，臀鳍长，延伸成尾鳍状。唯其头后硬棒状物颇为突兀，可能是将后延的上颌骨（时珍所谓"硬须"）与游离鳍条（时珍所谓"腮下长鬣"）混为一体加以突出。此图当为写实之图。

2.《三才图会》：该书"鲚鱼"（图4）绘水中有如条形尖刀似的鱼一条。该图突出刀形之外，臀鳍延长到尾部亦是特征，另其头部描绘细致，游离鳍6根准确显示。此亦为写实图。

【小结】

"鲚鱼"为《食疗本草》首载之药。其形性见于多种早期文献，其中均载鲚鱼形体如刀。据李时珍极为细致准确的描述，本品即今鳀科动物刀鲚*Coilia ectenes* Jordan et Seale及其近缘动物。今存2幅原创鲚鱼图见于《本草纲目》金陵本、《三才图会》，均为写实图，能较好突出本品的特征。

44-15　鲥鱼

【品图】

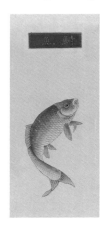

图 1　食物·鲥鱼

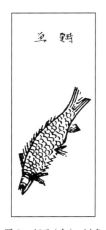

图 2　纲目（金）·鲥鱼

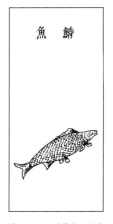

图 3　纲目（钱）·鲥鱼

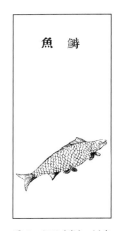

图 4　纲目（张）·鲥鱼

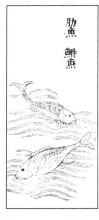

图 5　三才·肋鱼鲥鱼

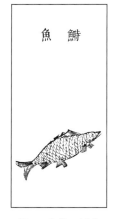

图 6　会纂·鲥鱼

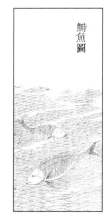

图 7　禽虫典·鲥鱼图

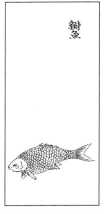

图 8　图说·鲥鱼

本品8图，取自8书，其中1幅彩图。有承继关系的图可分2个书类。

《本草纲目》（钱本）：该书"鲥鱼"（图3）的仿绘者有《纲目》张本图4、《食物本草会纂》图6。

《三才图会》：该书"鲥鱼"（图5）的仿绘者有《古今图书集成·禽虫典》"鲥鱼图"（图7，背景水面扩大）。

以上8图中，除外3幅仿绘图，原创图尚有5幅（图1、2、3、5、8），详见下"鉴药"项。

【文录】

明《食鉴本草》卷上"鲥鱼" 美过诸鱼，年年初夏时则出，甚贵重，余月不复有也，故名。

明《本草纲目》卷44"鲥鱼"【出产】【时珍曰】按孙愐云：鲥出江东。今江中皆有，而江东独盛。故应天府以充御贡。每四月鲚鱼出后即出，云从海中泝上，人甚珍之。惟蜀人呼为瘟鱼，畏而不食。【集解】【时珍曰】鲥，形秀而扁，微似鲂而长，白色如银，肉中多细刺如毛，其子甚细腻。故何景明称其银鳞细骨，彭渊材恨其美而多刺也。大者不过三尺，腹下有三角硬鳞如甲，其肪亦在鳞甲中，自甚惜之。其性浮游，渔人以丝网沉水数寸取之，一丝罥鳞，即不复动。才出水即死，最易馁败。故袁达《禽虫述》云：鲥鱼胃网而不动，护其鳞也。不宜烹煮，惟以笋、苋、芹、荻之属，连鳞蒸食乃佳，亦可糟藏之。其鳞与他鱼不同，石灰水浸过，晒干层层起之，以作女人花钿甚良。

【鉴药】

"时鱼"首见于《食疗本草》。《本草纲目》以"鲥鱼"为正名。《食鉴本草》："年年初夏时则出……余月不复有也，故名。"《食疗》载其"补虚劳，稍发疳痼"。古代不同地区对食用本品看法不同。李时珍云："应天府以充御贡……人甚珍之。惟蜀人呼为瘟鱼，畏而不食。"今亦作为食用鱼之珍品，然捕捞过度，日渐稀少。

关于本品的生境、形态，唐·孙愐《广韵》载："鲥（鱼名，似鲂，肥美。江东四月有之。）"明《食鉴本草》云："美过诸鱼，年年初夏时则出，甚贵重。"本品为洄游性鱼类，每年4—5月由海入江繁殖产卵，故云"初夏时则出"。李时珍云："鲥，形秀而扁，微似鲂而长，白色如银，肉中多细刺如毛，其子甚细腻……大者不过三尺，腹下有三角硬鳞如甲，其肪亦在鳞甲中，自甚惜之。其性浮游，渔人以丝网沉水数寸取之，一丝罥鳞，即不复动。才出水即死，最易馁败……连鳞蒸食乃佳，亦可糟藏之。"《中华本草》据其形性，确定其原动物即鲱科动物鲥鱼*Macrura reevesii* (Richardson)。该鱼体是中规中矩的椭圆形，尾鳍深叉形如燕尾。腹面有大型锐利的棱鳞，即时珍所云"腹下有三角硬鳞如甲"。以下将本品的古本草原创药图统而述之。

《食物本草》"鲥鱼"（图1）的鱼体扭曲，但仍可看出其形近似椭圆形，背鳍短，尾鳍深叉形。腹部白色。此图未能表示其腹部的"硬鳞如甲"，也可能是角度问题。故此图与鲥鱼形态相近，却未突出其特异性的鉴别特征。《本草纲目》金陵本"鲥鱼"（图2）体形瘦长，背鳍从头部几乎到尾部，此非鲥鱼所有。但其腹部之下显示了"三角硬鳞"。可见此图非写实图，乃据文字记载绘制。《纲目》钱本"鲥鱼"（图3）鱼体呈狭椭圆形，尾鳍分裂而不深。其余背鳍、腹下棱鳞等均未显现。故其形虽似鲥鱼，关键的地方未表现特征。《三才图会》"肋鱼、鲥鱼"（图5）虽然也绘出了纺锤形的鱼体，但此鱼头特大，尾细瘦，背鳍小而长，胸鳍大，皆无鲥鱼的特点。**《本草简明图说》**"鲥鱼"（图8）的鱼体纺锤形，腹鳍甚小，尾鳍深裂。虽然此图还有若干不足，但比较而言，此图最接近鲥鱼。

【小结】

"鲥鱼"原作"时鱼"，唐《食疗本草》始载入本草。据《食鉴本草》《本草纲目》所载，本品即今鲱科动物鲥鱼*Macrura reevesii* (Richardson)。鲥鱼的特点不是特别突出，对于墨线图来说表现有些困难。今存诸原创图中，《本草简明图说》所绘最接近鲥鱼实体。

44-16　嘉鱼

【品图】

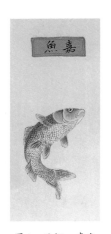

图1　品汇·嘉鱼

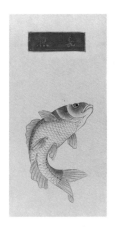

图3　太乙·嘉鱼

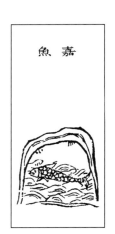

图5　纲目（金）·嘉鱼

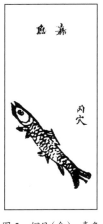

图2　食物·嘉鱼

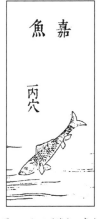

图4　雷公·嘉鱼

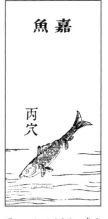

图6　纲目（钱）·嘉鱼

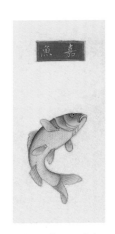

图7　纲目（张）·嘉鱼

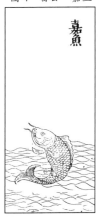

图8　三才·嘉鱼

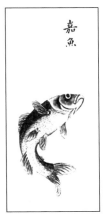

图9　金石·嘉鱼　　　图10　会纂·嘉鱼　　　图11　禽虫典·嘉鱼图

本品11图，取自11书，其中4幅彩图。有承继关系的图可分3个书类。

《本草品汇精要》：该书"嘉鱼"（图1）的仿绘者有《食物本草》图2、《补遗雷公炮制便览》图4、《金石昆虫草木状》图9。

《本草纲目》（金陵本）：该书"嘉鱼"（图5）的仿绘者有《纲目》钱本图6（鱼的放置方向不同，有所修饰，增绘水面）、《纲目》张本图7（仿绘图6）、《食物本草会纂》图10（仿绘图6）。

《三才图会》：该书"嘉鱼"（图8）的仿绘者有《古今图书集成·禽虫典》"嘉鱼图"（图11，扩大背景的水面）。

以上11图中，除外7幅仿绘图，原创图尚有4幅（图1、3、5、8），详见下"鉴药"项。

【文录】

唐《食疗本草》（见《证类》卷21"嘉鱼"）《食疗》云：常于崖石下孔中吃乳石沫，甚补益。

唐《本草拾遗》（同上）　陈藏器云：《吴都赋》云：嘉鱼出于丙穴。李善注云：丙日出穴。今则不然，丙者，向阳穴也。阳穴多生此鱼，鱼复何能择丙日耶？此注误矣。

宋《开宝本草》（同上）　此乳穴中小鱼，常食乳水，所以益人，能久食之，力强于乳，有似英鸡，功用同乳。

明《本草纲目》卷44"嘉鱼"【释名】鲦鱼（音昧）、拙鱼（《纲目》）、丙穴鱼。【时珍曰】嘉，美也。杜甫诗云"鱼知丙穴由来美"是矣。河阳呼为鲦鱼，言味美也。蜀人呼为拙鱼，言性钝也。"丙穴"之说不一。按《文选注》云：丙穴在汉中沔县北，有二所，常以三、八月取之。丙，地名也。《水经》云：丙水出丙穴。穴口向丙，故名。嘉鱼常以三月出穴，十月入穴。黄鹤云：蜀中丙穴甚多，不独汉中也。嘉州、雅州、梁山、大邑、顺政诸县，皆有丙穴。嘉鱼常以春末出游，冬月入穴。【集解】【时珍曰】按任豫《益州记》云：嘉鱼，蜀郡处处有之。状似鲤，而鳞细如鳟，肉肥而美，大者五六斤。食乳泉，出丙穴。二三月随水出穴，八九月逆水入穴。《夔州志》云：嘉鱼，春社前出，秋社后归。首有黑点，长身细鳞，肉白如玉。味颇咸，食盐泉故也。范成大《虞衡志》云：嘉鱼，状如鲫而多脂，味极美，梧州人以为鲊饷远。刘恂《岭表录》云：苍梧戎城县江水口出嘉鱼，似鳟而肥美，众鱼莫及。每炙食以芭蕉隔火，恐脂滴火中也。又可为脡。

【鉴药】

李时珍注"嘉鱼"首出《开宝本草》。然《证类本草》在此条下引《食疗》与"陈藏器"。此说明在《开宝》之前，"嘉鱼"已经在《食疗本草》及《本草拾遗》中设有条目。时珍释其名曰："嘉，美也。"以味美得名。《开宝》载其"食之令人肥健悦泽"。由于该鱼的原动物一直没有定论，因此无法确定其古今使用的情况。

关于"嘉鱼"的来源，从本草记载来说，最原始的说法是吃钟乳沫的鱼。《食疗》云："常于崖石下孔中吃乳石沫，甚补益。"《开宝》云："此乳穴中小鱼，常食乳水，所以益人。"按这种说法，"嘉鱼"能补益，不在乎鱼本身，而是此鱼进食了具有补益作用的乳石沫。由此推导，凡乳石洞里生存的小鱼，都可以称之为"嘉鱼"。

另一种说法是："嘉鱼"出"丙穴"。或曰"丙日出穴"。陈藏器对此的解释是："丙者，向阳穴也。阳穴多生此鱼。"此与出穴的日期无关。关于"丙穴"，是一个地名？还是多个地名？李时珍引据了多种文献（参上"文录"），大致意见是：丙穴在汉中、蜀中甚多。"穴口向丙"（五行丙丁属火，方位在南），还是陈藏器说的"向阳穴"。这些栖身山洞（洞口朝南）的鱼按季节出穴或入穴。

关于洞穴鱼的形态，晋·任豫《益州记》（见《御览》卷937"嘉鱼"）曰："嘉鱼细鳞，似鳟鱼，蜀中谓之拙鱼。蜀郡山处处有之，年年从石孔出，大者五六尺。"唐·刘恂《岭表录异》卷下载："嘉鱼，形如鳢，出梧州戎城县江水口，甚肥美，众鱼莫可与比。最宜为鲢，每炙以芭蕉叶隔火，盖虑脂滴火灭耳。"宋·范成大《桂海虞衡志》云："嘉鱼，状如小鲫鱼，多脂，味极腴美。出梧州火山。"《明一统志》卷70"夔州府"记载当地有多个丙穴："凡十穴皆产嘉鱼。春社前鱼即出穴，秋社即归。其出也止于巴渠龙脊滩，首有黑点，谓照映星象相，感而成长。身细鳞，肉白如玉。其味自咸，盖食盐泉也。"以上所云"嘉鱼"就有似鳟鱼、如鳢鱼、如小鲫鱼等不同。

本品未见《中华本草》立条。《本草纲目图考》[1]综合了现有的相关研究，计有3种意见。其一：《辞海》载"卷口鱼（*Ptychidio jordani*），亦称'嘉鱼'，古称'鲦'。硬骨鱼纲，鲤科……产于中国西江和台湾。可供食用。"[2]此种或许是《岭表录异》《桂

1 王家葵、蒋淼、胡颖翀：《本草纲目图考》，北京：科学出版社，2018：1561.

2 《辞海》编辑委员会：《辞海》，上海：上海辞书出版社，2002：1905.

海虞衡志》中两广所产的嘉鱼。

其二：据产地调研，蜀中出产的洞穴鱼，则主要是鲤科动物齐口裂腹鱼（*Schizothorax prenanti*）之类，[1]此应该是《益部方物略记》等所说雅州出产的嘉鱼。

其三：鲑科动物哲罗鱼*Hucho bleekeri* Kemura。谢宗万认为此即虎嘉鱼，产于四川岷江一带。与《益州记》"蜀郡处处有之。状似鲤而鳞细如鳟，肉肥而美"相符。[2]王家葵等认为此种当为汉中丙穴所出的嘉鱼，且指出《历代本草药用动物名实图考》所定哲罗鱼（太门哲罗鱼）*Hucho taimen* Remura仅在新疆等有少量野生分布。结合《博物志》《水经注》记载丙穴的位置，似以分布于川陕青海的川陕哲罗鱼*H. bleekeri*为妥。[3]

文字考证方面的不同意见，必然也要反映到本草绘图之中。以下将相关原创图统而述之。

《**本草品汇精要**》"嘉鱼"（图1）的构图与鱼的形状均与同书"鲤鱼"（见"44-1鲤鱼"）相似，此大概是依据《益州记》"状似鲤"绘成的。《**太乙仙制本草药性大全**》"嘉鱼"（图3）为示意图，图中绘一山洞，洞中有流水，一鱼在其中。此鱼背高，尾鳍分叉，原动物不明。《**本草纲目**》金陵本"嘉鱼"（图5）所绘类似该书所绘"鳟鱼""草鱼"图。观此示意图，不明所指为何鱼。图注"丙穴"，示意此鱼生活于向阳的山洞中。《**三才图会**》"嘉鱼"（图8）绘水面跃起的一条鱼。此鱼口边有两根胡须，整个形体近似于鲤鱼。不明其原示意为何种动物。

【小结】

"嘉鱼"最早见于《食疗本草》。古代嘉鱼来源有多种。或指生洞穴，常食乳石沫的小鱼。或指季节性生活于"向阳穴"（洞口朝阳、有流水通江河的山洞）的鱼类。这些鱼类随着地区的不同，种类亦异，有似鳟、鳢、小鲋鱼等的不同。现代研究这些不同地区的"嘉鱼"有鲤科动物卷口鱼*Ptychidio jordani* Myers、齐口裂腹鱼*Schizothorax prenanti*之类，以及鲑科动物川陕哲罗鱼*Hucho bleekeri* Kemura。古本草所存药图中，题为"嘉鱼"者或似鲤、或似鳟，无法确定其原动物的分类位置。

1　《本草纲目图考》原注：吴江，四川江河鱼类资源的概况，四川水产，1987，（2）：1.

2　谢宗万：《本草纲目药物彩色图鉴》，北京：人民卫生出版社，2000：412.

3　王家葵、蒋淼、胡颖翀：《本草纲目图考》，北京：科学出版社，2018：1561.

44–17　鲳鱼

【品图】

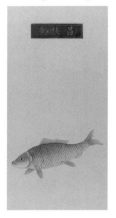

图 1　食物·昌侯鱼

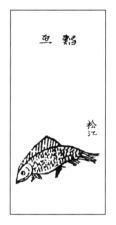

图 2　纲目（金）·鲳鱼

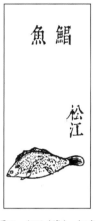

图 3　纲目（钱）·鲳鱼

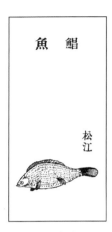

图 4　纲目（张）·鲳鱼

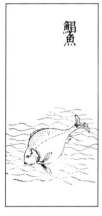

图 5　三才·鲳鱼

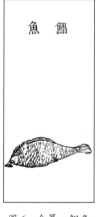

图 6　会纂·鲳鱼

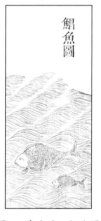

图 7　禽虫典·鲳鱼图

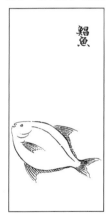

图 8　图说·鲳鱼

本品8图，取自8书，其中1幅彩图。有承继关系的图可分2个书类。

《本草纲目》（钱本）：该书"鲳鱼"（图3）的仿绘者有《纲目》张本图4（略加修饰）、《食物本草会纂》图6（仿绘图3）。

《三才图会》：该书"鲳鱼"（图5）的仿绘者有《古今图书集成·禽虫典》"鲳鱼图"（图7，扩大背景的水面，另绘一只同形的小鱼）。

以上8图中，除外3幅仿绘图，原创图尚有5幅（图1、2、3、5、8），详见下"鉴药"项。

【文录】

唐《本草拾遗》（见《证类》卷20 "二十三种陈藏器徐·昌侯鱼"）　陈藏器云：

生南海，如鲫鱼，身正圆，无硬骨，作炙食之至美。一名昌鼠也。

明《本草纲目》卷44"鲳鱼"【释名】鲳鱼（《录异》）、鲳鯸鱼（《拾遗》）。【时珍曰】昌，美也，以味名。或云：鱼游于水，群鱼随之，食其涎沫，有类于娼，故名。闽人讹为鲳鱼。广人连骨煮食，呼为狗瞌睡鱼。【集解】【时珍曰】闽、浙、广南海中，四五月出之。《岭表录》云：形似鳊鱼，脑上突起连背，而身圆肉厚，白如鳜肉，只有一脊骨。治之以葱、姜，炰之以粳米，其骨亦软而可食。

【鉴药】

"昌侯鱼"首见于《本草拾遗》。《本草纲目》以"鲳鱼"为正名。一名"鲳鱼"。李时珍释其名曰："昌，美也，以味名。或云：鱼游于水，群鱼随之，食其涎沫，有类于娼，故名。"《拾遗》载其"腹中子有毒，令人痢下。食其肉肥健益气力。"古今皆以之供食用。

关于本品的生境、形态，唐·刘恂《岭表录异》云："鲳鱼形似鳊鱼，而脑上突起，连背而圆，身肉甚厚。肉白如凝脂，只有一脊骨……食者无所弃。鄙俚谓之狗瞌睡鱼，以其犬在盘下，难伺其骨，故云狗瞌睡鱼也。"李时珍云："闽、浙、广南海中，四五月出之。"《中华本草》据其身圆、肉白、骨软，认为与今鲳科动物银鲳 *Pampus argenteus* (Euphrasen) [*Stromateoides argenteus* (Euphrasen)] 及其近缘动物相似。此鱼特点明确，体形卵圆形，背鳍与臀鳍的鳍条同形且相对，故比较好辨认。

《食物本草》"鲳鱼"（图1）明显不是鲳科动物，类似鲤科鱼类。《本草纲目》金陵本"鲳鱼"（图2）有图注"松江"。但李时珍在本条并未提到"松江"2字。此图非鲳鱼，其背鳍以头部为起点，鱼背高耸，大概是根据文字"脑上突起，连背而圆，身肉甚厚"想象绘图。《纲目》钱本"鲳鱼"（图3）在图2的基础上予以修饰，但亦非鲳鱼。《三才图会》"鲳鱼"（图5）鱼身阔卵形，尾鳍叉状。其背鳍、尾鳍不像鲳鱼，但此鱼身则属鲳鱼。《本草简明图说》"鲳鱼"（图8）为十分准确的银鲳 *P. argenteus*。尤其是背鳍与臀鳍的鳍条同形且相对，是《三才图会》所未能绘出之特征。

【小结】

"昌侯鱼"首见于《本草拾遗》，李时珍改作"鲳鱼"为正名。据唐·刘恂《岭表录异》及李时珍所载，本品即今鲳科动物银鲳 *Pampus argenteus* (Euphrasen)及其近缘动物。古本草图中，唯《三才图会》《本草简明图说》所绘为银鲳真形。

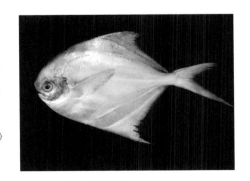

图9　银鲳 *Pampus argenteus*

44-18　鲫鱼

【品图】

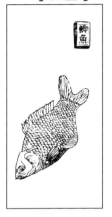

图 1　图经（大）·鲫鱼

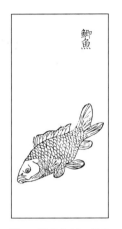

图 2　图经（政）·鲫鱼

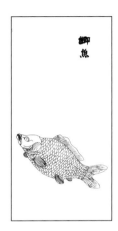

图 3　图经（绍）·鲫鱼

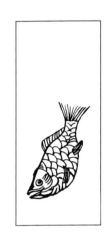

图 4　歌括·鲫鱼

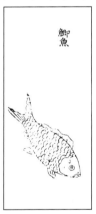

图 5　饮膳·鲫鱼

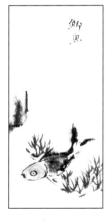

图 6　滇南图·鲫鱼

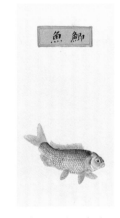

图 7　品汇·鲫鱼

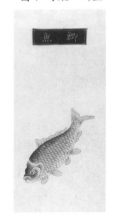

图 8　食物·鲫鱼

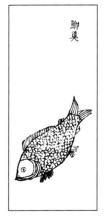

图 9　蒙筌·鲫鱼

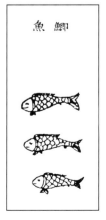

图 10　太乙·鲫鱼

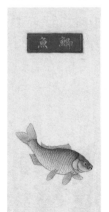

图 11　雷公·鲫鱼

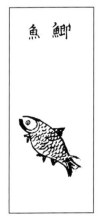

图 12　纲目（金）·鲫鱼

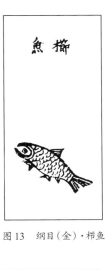

图 13　纲目（金）·栉鱼

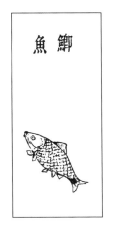

图 14　纲目（钱）·鲫鱼

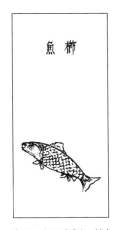

图 15　纲目（钱）·栉鱼

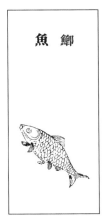

图 16　纲目（张）·鲫鱼

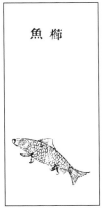

图 17　纲目（张）·栉鱼

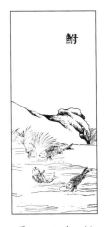

图 18　三才·鲋

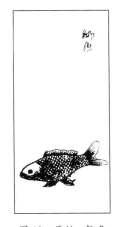

图 19　原始·鲫鱼

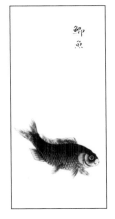

图 20　金石·鲫鱼

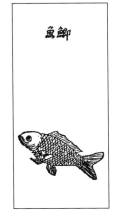

图 21　汇言·鲫鱼

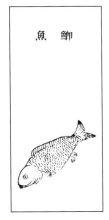

图 22　类纂·鲫鱼

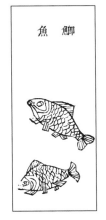

图 23　备要·鲫鱼

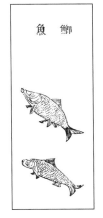

图 24　会纂·鲫鱼

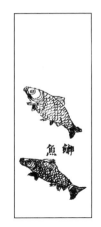
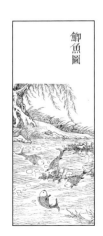
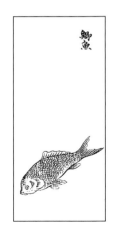

图 25 求真·鲫鱼　　图 26 禽虫典·鲫鱼图　　图 27 图说·鲫鱼

本品27图，取自24书，其中4幅彩图。有承继关系的图可分3个书类。

《本草图经》：该书"鲫鱼"图分别存于《大观》（图1）、《政和》（图2）、《绍兴》（图3）。此三传本药图大同小异（图3鱼的方向不同），今以《政和》图2为《图经》图的代表。

仿绘该图的墨线图有：《本草歌括》图4（仿绘图1）、《饮膳正要》图5（略有小异）、《本草蒙筌》图9、《三才图会》"鲋"（图18，有鱼4条，在湖水嬉戏）、《本草原始》图19（基本仿绘）。此后《古今图书集成·禽虫典》"鲫鱼图"（图26）又在图18的基础上再重绘背景，柳岸、湖水、水草、鲫鱼，一幅非常有野趣的群鲫戏水图。仿绘《原始》图19的有《本草汇言》图21、《本草纲目类纂必读》图22。

《本草品汇精要》：该书"鲫鱼"（图7）的仿绘彩图有《食物本草》图8、《补遗雷公炮制便览》图11、《金石昆虫草木状》图20。

《本草纲目》（金陵本）：该书原将"鲫鱼""栉[1]鱼"合绘成1图，今分为2图（图12、13）。同时仿绘此2图的有《纲目》钱本图14、图15、《纲目》张本图16、图17。此后《本草备要》图23、《食物本草会纂》图24、《本草求真》图25均在一图中绘"鲫鱼""鰤鱼"，但未注"鰤鱼"之名。

以上27图中，除外20幅仿绘图，原创图有7幅（图2、6、7、10、12、13、27），详见下"鉴药"项。

【文录】

唐《食疗本草》（见《证类》卷20"鲫鱼"）　一名鲋（音父）鱼。

1　栉：繁体作"櫛"此为误字，当作"鰤"。此二字发音意义均不相同。"栉"zhì，梳篦等；"鰤"，jié。然"鰤"之形薄如"栉"，或以此名"鰤"。

唐《食疗本草》（同上） 孟诜云：又鲫鱼与鳊，其状颇同，味则有殊。鳊是节化，鲫是稷米化之，其鱼腹上尚有米色。宽大者是鲫，背高腹狭小者是鳊，其功不及鲫。

后蜀《蜀本草》（同上）《蜀本》：又注云：形亦似鲤。色黑而体促，肚大而脊隆，所在池泽皆有之。

宋《本草图经》（同上）《图经》曰：《本经》不载所出州土，今所在池泽皆有之。似鲤鱼，色黑而体促，肚大而脊隆。亦有大者至重二三斤……又黔州有一种重唇石鲫鱼，亦其类也。

明《本草纲目》卷44"鲫鱼"【释名】鲋鱼（音附）。【时珍曰】按：陆佃《埤雅》云：鲫鱼旅行，以相即也，故谓之鲫；以相附也，故谓之鲋。【集解】【时珍曰】鲫喜偎泥，不食杂物，故能补胃。冬月肉厚子多，其味尤美。郦道元《水经注》云：蕲州广济青林湖鲫鱼，大二尺，食之肥美，辟寒暑。东方朔《神异经》云：南方湖中多鲫鱼，长数尺，食之宜暑而辟风寒。《吕氏春秋》云：鱼之美者，有洞庭之鲋。观此，则鲫为佳品，自古尚矣。/附录：鳊鱼 【时珍曰】孟氏言鲫、鳊皆栉、稷化成者，殊为谬说。惟鲼鼠化鳊，鳊化鲼鼠，镏绩《霏雪录》中尝书之，时珍亦尝见之，此亦生生化化之理。鲫、鳊多子，不尽然尔。鳊鱼，即《尔雅》所谓鰜鳊，郭璞所谓妾鱼、婢鱼，崔豹所谓青衣鱼，世俗所谓鳟鮍鲫也。似鲫而小，且薄黑而杨赤。其行以三为率，一前二后，若婢妾然，故名。

【鉴药】

"鲫鱼"首见于《唐本草》。古名"鲋鱼"。时珍释名曰："陆佃《埤雅》云：鲫鱼旅行，以相即也，故谓之鲫；以相附也，故谓之鲋。"《唐本草》载其"主诸疮……又主肠痈"。《食疗》载其"平胃气，调中，益五藏"。为古今常食之鱼。

关于本品的生境、形态，《食疗》将其与"鳊"对比而论："又鲫鱼与鳊，其状颇同，味则有殊。鳊是节化，鲫是稷米化之，其鱼腹上尚有米色。宽大者是鲫，背高腹狭小者是鳊，其功不及鲫。"这是两种鱼，外形相似，鲫鱼背宽大而厚，鳊鱼背高、腹狭小。《蜀本草》云：鲫鱼"形亦似鲤。色黑而体促，肚大而脊隆，所在池泽皆有之。"宋·苏颂《图经》补充一句"亦有大者至重二三斤"。李时珍则收集古代有关论述，以证"鲫为佳品，自古尚矣"。如郦道元《水经注》卷35"江水"："青林湖。湖有鲫鱼，食之肥美，辟寒暑。"时珍恐人不知青林湖在哪里，又补"蕲州广济"及"大二尺"7字。又《神异经·东南荒经》云："东南海中有烜洲，洲有温湖，鲋鱼生焉，其长八尺，食之宜暑而辟风寒。"时珍引时改"长八尺"为"长数尺"。《吕氏春秋·本味》："鱼之美者，洞庭之鱄，东海之鲕。"时珍引时改"鱄"为"鲋"。时珍未述其形，然补充其习性："鲫喜偎泥，不食杂物，故能补胃。冬月肉厚子多，其味尤美。"综合以上诸说，此即鲤科动物鲫鱼*Carassius auratus* (Linnaeus)。此为常见的淡水鱼之一。此鱼其形似鲤，但体侧扁，宽而高，腹部圆，即《蜀本草》所云"肚大而脊隆"。背鳍较长，尾鳍叉形。

另有一种鲫鱼，与鲫鱼相似，即《食疗》云"鲫鱼背高、腹狭小"者。李时珍记录了古代此鱼的多种别名（参上"文录"）。《尔雅·释鱼》云："鳜鲏，鳜鲌。"郭璞注："小鱼也。似鲋子而黑，俗呼为鱼婢，江东呼为妾鱼。"这种"鳜鲏"又称"鳜鱼"，本章设有专条（见44–31），但讨论的是其鱼苗或幼鱼的腌制品。时珍指出，这种鱼就是"世俗所谓鳢鲇鲫也。似鲫而小，且薄黑而杨赤。"鳢鲇鲫甚为多见，南方池塘尤多，但常被作为小鲫鱼对待。《中药大辞典》"鳢鲇鱼"的基原即今鲤科鳜鲏属动物中华鳜鲏*Rhinogobio sinensis* Günther。该辞典还附注云："鳜鲏鱼的种类很多"，且列举了3种同属的鱼名。[1]高士贤也列举了多种南北的鳜鲏鱼，但认为鳜鲏鱼应该以鲤科动物彩石鲋*Pseudoperilampus lighti* Wu为代表。[2]

鲫鱼为常见之物，故原创图稍多，今统而述之。《本草图经》"鲫鱼"（图2）为写实图，将鲫鱼"肚大而脊隆"、背鳍较长的特征真实予以表达。《滇南本草图说》"鲫鱼"（图6）用写意笔法绘此鱼，头大而圆，此不似鲫鱼。然其身及尾尚与鲫鱼不悖。《**本草品汇精要**》"鲫鱼"（图7）添色之后，又比《图经》更为生动细致。其侧线均予表达，为本草图之精品。《**太乙仙制本草药性大全**》"鲫鱼"（图10）绘3条鱼，此为粗略的示意图，无法较真评议。《**本草纲目**》金陵本"鲫鱼"（图12）的鱼身表达最佳，其鱼头、背鳍（过短）、尾鳍（叉状不很明显）则未能尽善予以表达。"𩶁（鲫）鱼"（图13）与鲫鱼相仿佛，但肚不大，脊背不隆，还没有体现其薄如梳篦的特点。《**本草简明图说**》"鲫鱼"（图27）亦是写实图，其背鳍、尾鳍均比较准确。

【小结】

"鲫鱼"为《唐本草》新增药。据《食疗本草》《蜀本草》《本草图经》《本草纲目》所载形态习性，此即鲤科动物鲫鱼*Carassius auratus* (Linnaeus)。另《食疗》所载"鲫鱼"即后世所称"鳢鲇鱼"，为鲤科动物中华鳜鲏*Rhinogobio sinensis* Günther及其近缘动物。《本草图经》《本草品汇精要》《本草纲目》金陵本、《本草简明图说》均有鲫鱼的写实图。

1　江苏新医学院：《中药大辞典》，上海：上海科学技术出版社，1977：2707.
2　高士贤：《历代本草药用动物名实图考》，北京：人民卫生出版社，2013：477.

44–19　鲂鱼

【品图】

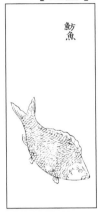

图 1　饮膳·鲂鱼

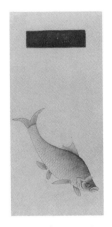

图 2　食物·鲂鱼

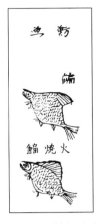

图 3　纲目（金）·鲂鱼

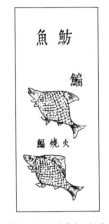

图 4　纲目（钱）·鲂鱼

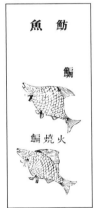

图 5　纲目（张）·鲂鱼

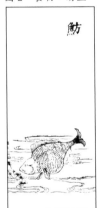

图 6　三才·鲂

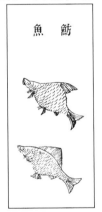

图 7　会纂·鲂鱼

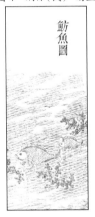

图 8　禽虫典·鲂鱼图

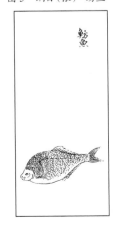

图 9　图说·鲂鱼

本品9图，取自9书，其中1幅彩图。有承继关系的图可分2个书类。

《**本草纲目**》（**金陵本**）：该书"鲂鱼"（图3）的仿绘者有《纲目》钱本图4、《纲目》钱本图5（略加修饰）、《食物本草会纂》图7（图形更差）。

《**三才图会**》：该书"鲂"（图6）的仿绘者有《古今图书集成·禽虫典》"鲂鱼图"（图8，扩大水面，增绘水草等。鱼形基本照旧）。

以上9图中，除外4幅仿绘图，原创图尚有5幅（图1、2、3、6、9），详见下"鉴药"项。

【文录】

　　明《本草纲目》卷44 "鲂鱼"【释名】鳊鱼（音编）。【时珍曰】鲂，方也。鳊，扁也。其状方，其身扁也。【集解】【时珍曰】鲂鱼处处有之，汉、沔尤多。小头缩项，穹脊阔腹，扁身细鳞，其色青白。腹内有肪，味最腴美。其性宜活水。故《诗》云：岂其食鱼，必河之鲂。俚语云：伊洛鲤、鲂，美如牛羊。又有一种火烧鳊，头尾俱似鲂，而脊骨更隆，上有赤鬣连尾，如蝙蝠之翼，黑质赤章，色如烟熏，故名。其大有至二三十斤者。

【鉴药】

　　"鲂鱼"首见于《食疗本草》。一名鳊鱼。李时珍释其名曰："鲂，方也。鳊，扁也。其状方，其身扁也。"《食疗》载其"调胃气，利五藏。助肺气，去胃家风。消谷不化者，作鲙食，助脾气，令人能食。"古今皆用此供食用。

　　关于本品的生境、形态，李时珍云："鲂鱼处处有之，汉、沔尤多。小头缩项，穹脊阔腹，扁身细鳞，其色青白。腹内有肪，味最腴美。其性宜活水。故《诗》云：'岂其食鱼，必河之鲂。'俚语云：'伊洛鲤、鲂，美如牛羊'。又有一种火烧鳊，头尾俱似鲂，而脊骨更隆，上有赤鬣连尾，如蝙蝠之翼，黑质赤章，色如烟熏，故名。其大有至二三十斤者。"据此描述，其原动物当为鲤科动物三角鲂*Megalbrama terminalis* (Richardson)。此鱼有特异体形，鱼身近似菱形，故或称三角鳊、角鳊，为肉质鲜美的鱼类之一。至于时珍所云"火烧鳊"，或考为同科不同属的动物鳊*Parabramis pekinensis* (Basilewsky)。以下将古本草中本品相关的原创图统而述之。

　　《饮膳正要》"鲂鱼"（图1）鱼身近似三角鲂*M. terminalis*，但鱼头过大，背鳍过长，无硬刺。《食物本草》"鲂鱼"（图2）头短小、背鳍有硬刺，此似三角鲂。然整个鱼身的菱形不明显，体侧扁不突出，臀鳍无，此又为该图的不足。《本草纲目》金陵本 "鲂鱼"（图3）有两种鱼，上为"鳊"，下为"火烧鳊"。上图鱼身呈明显的菱形。背鳍高，且具硬刺。全图与时珍所云"小头缩项，穹脊阔腹"完全吻合，此似三角鲂*M. terminalis*的写实图。若干小细节不符，对金陵本这种由非专业画家所绘之图来说，无须苛求。"火烧鳊"的形体与"鳊"有所区别，但此种的"赤鬣""黑质赤章，色如烟熏"等特点非墨线图可表达。故此图无法苛求。《三才图会》"鲂"（图6）有三角鲂的菱形体态。尾鳍叉状等主要特征，但鱼头太大，与"小头缩项"不符。背鳍甚长而不高，也是缺陷。但总体看来，仍属三角鲂一类的鱼。《本草简明图说》"鲂鱼"（图9）的形体略呈菱形，"小头缩项，穹脊阔腹"也基本符合。但此图的绘图者精于绘画，故对此图必须苛求。若此图写实，其背鳍的位置形状不应差别如此之大。且此书多参《纲目》钱本、张本图，今所绘之鱼还不如钱本、张本准确，则让人怀疑此图乃据文字描述而绘，并非写实。

【小结】

"鲂鱼"为唐《食疗本草》所载新药。据李时珍对该书的准确描述，其鲂鱼当为鲤科动物三角鲂*Megalbrama terminalis* (Richardson)。"火烧鳊"或考为同科动物鳊*Parabramis pekinensis* (Basilewsky)。比较今存5幅原创图，以《本草纲目》金陵本非专业绘图者所绘最能反映实物真貌，其他专业画家所绘多似是而非。此可证金陵本图乃写实图。

44–20　鲈鱼

【品图】

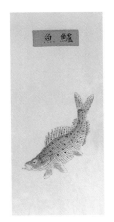

图1　品汇·鲈鱼

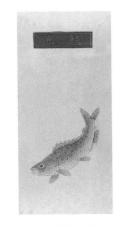

图2　食物·鲈鱼

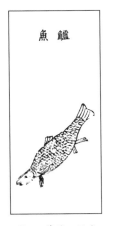

图3　蒙筌·鲈鱼

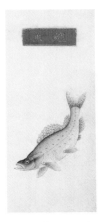

图4　雷公·鲈鱼

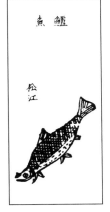

图5　纲目（金）·鲈鱼

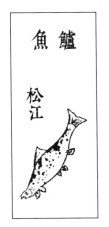

图6　纲目（钱）·鲈鱼

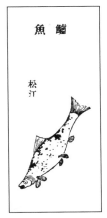

图7　纲目（张）·鲈鱼

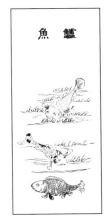

图8　三才·鲈鱼

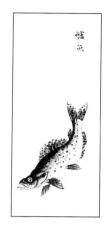

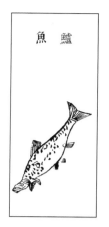

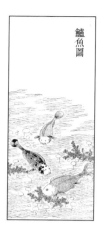

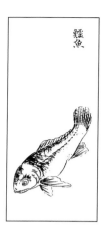

图 9　金石·鲈鱼　　　图 10　会纂·鲈鱼　　　图 11　禽虫典·鲈鱼图　　　图 12　图说·鲈鱼

本品12图，取自12书，其中4幅彩图。有承继关系的图可分3个书类。

《本草品汇精要》：该书"鲈鱼"（图1）的仿绘者有《食物本草》图2（似鳜鱼的背鳍被降低，但其他部分均同图1）、《补遗雷公炮制便览》图4、《金石昆虫草木状》图9。

《本草纲目》（金陵本）：该书"鲈鱼"（图5）的仿绘者有《本草蒙筌》图3、《纲目》钱本图6（去鳞片，黑斑更清晰）、《纲目》张本图7（仿钱本图6）、《食物本草会纂》图10（仿钱本图6）。

《三才图会》：该书"鲈鱼"（图8）的仿绘者有《古今图书集成·禽虫典》"鲈鱼图"（图11，扩大水面，增绘水草等。鱼形基本照旧）。

以上12图中，除外8幅仿绘图，原创图尚有4幅（图1、5、8、12），详见下"鉴药"项。

【文录】

明《本草纲目》卷44"鲈鱼"　【释名】【时珍曰】黑色曰卢，此鱼白质黑章，故名。淞人名四鳃鱼。【集解】【时珍曰】鲈出吴中，淞江尤盛，四五月方出。长仅数寸，状微似鳜而色白，有黑点，巨口细鳞，有四鳃。杨诚斋诗颇尽其状，云：鲈出鲈乡芦叶前，垂虹亭下不论钱。买来玉尺如何短，铸出银梭直是圆。白质黑章三四点，细鳞巨口一双鲜。春风已有真风味，想得秋风更迥然。《南郡记》云：吴人献淞江鲈鲙于隋炀帝。帝曰：金齑玉鲙，东南佳味也。

【鉴药】

李时珍注"鲈鱼"出《嘉祐本草》。此《嘉祐》新补药，末注"见孟诜《日华子》"，则此书当首出《食疗本草》。唐慎微于此条下亦引《食疗》文，可知《食疗》确有此条。

李时珍释名云："黑色曰卢，此鱼白质黑章，故名。"《食疗》载其"主安胎，补中"。《嘉祐》载其"补五藏，益筋骨，和肠胃，治水气。"古今皆以此鱼为食用鱼之美味。

关于本品的生境、形态，李时珍认为"杨诚斋诗颇尽其状"。宋·杨诚斋《诚斋集》卷29载"松江鲈鱼"诗："鲈出鲈乡芦叶前，垂虹亭上不论钱。买来玉尺如何短，铸出银梭直是圆。白质黑章三四点，细鳞巨口一双鲜。秋风想见真风味，只是春风已迥然。"观此，则杨氏所见鲈鱼短小、梭形，体圆，银白色，有黑色环纹三四处，细鳞，巨口。《中华本草》"杜父鱼"的图、文与杨诚斋所云基本相符。其墨线图"松江鲈"成梭形，别名有"四鳃鲈"，动物学之名为杜父鱼科动物松江鲈 *Trachidermus fasciatus* Heckel.。其解说云"一般长约12cm"。[1]此鱼后半身如梭形。据称鳃膜上有两橙色斜纹，宛如2片鳃叶，"四鳃鱼"之名或因此而得。谢宗万等都主张以此种作为鲈鱼的原动物比较合适。此是一种小型鱼类，与《中药大辞典》所定鮨科动物鲈鱼的个体不相符。[2]然网络"360百科"出示的松江鲈鱼照片，其形状与《中华本草》墨线图相差较大。

李时珍对鲈鱼的描述是："鲈出吴中，淞江尤盛，四五月方出。长仅数寸，状微似鳜而色白，有黑点，巨口细鳞，有四鳃。"此段文字与杨诚斋所云基本相同，杨氏未言"有四鳃"，其他都差不多。《中华本草》"鲈鱼"条引用了李时珍上述之言，并加评述："根据上述产地及长仅数寸的特征，李时珍误认为是松江的四鳃鱼。但又据微似鳜而色白，有黑点等特征，当与现今鮨科动物的鲈鱼更相符"。[3]此观点乃继承《中药大辞典》的考证所得，以鮨（yì）科动物鲈鱼（花鲈鱼）*Lateolabrax japonicus* (Cuvier et Valenciennes)为《食疗》所载鲈鱼的基原。[4]以上两种鲈鱼，如果要结合传统食用种类来看，当以杜父鱼科动物松江鲈为正。网络"360百科"展示的《舌尖3》"弄错的鲈鱼"即是杜父鱼科动物。古本草图中，同样存在不同来源的鲈鱼。今统而述之。

《本草品汇精要》"鲈鱼"（图1）其背鳍分两部分，第一背鳍呈硬棘状，明显与鳜鱼相似。体色白，其表面有黑点。侧线完整清晰。尾鳍分叉。观此则该图所示当为鮨科动物鲈鱼（花鲈鱼）*L. japonicus*。《本草纲目》金陵本"鲈鱼"（图5）有"松江"，这是古代鲈鱼最出名的地方。其鱼呈长梭形，头小吻尖，并非"巨口"。背鳍单一短小。鱼身上半部有密鳞，腹部白色有黑点。尾鳍平截。此鱼既不像鮨科动物，也不像杜父鱼科动物。不明其来源。《三才图会》"鲈鱼"（图8）中绘了3鱼。上两头鱼有巨口，胸鳍甚大，尾鳍后缘略圆凸。其中有1条黑斑点明显。故此图更接近杜父鱼科的松

1　国家中医药管理局《中华本草》编委会：《中华本草》(9)，上海：上海科学技术出版社，1999：345.
2　谢宗万：《本草纲目药物彩色图鉴》，北京：人民卫生出版社，2000：413-414.
3　国家中医药管理局《中华本草》编委会：《中华本草》(9)，上海：上海科学技术出版社，1999：325.
4　江苏新医学院：《中药大辞典》，上海：上海科学技术出版社，1977：2504.

江鲈鱼。下面这条鱼有如鲤科之鱼，待考。**《本草简明图说》**"鲈鱼"（图12）头大，鱼身上大下小。背鳍甚长，不分两段。尾鳍后缘略圆凸。

古本草图所示的鲈鱼主要偏向于鮨科动物，现今传统食用的鲈鱼却偏向于杜父鱼科动物。但没有问题的是：这两类鱼都同样鲜美。

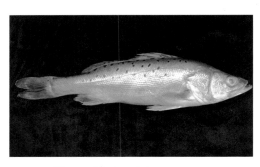

图13　鲈鱼 *Lateolabrax japonicus*

【小结】

"鲈鱼"首见于唐《食疗本草》。古代关于鲈鱼的形态描述，以宋·杨诚斋"松江鲈鱼"诗及李时珍在《纲目》中的解说最为详细。但因解读这些资料着眼点的不同，或考其原动物为杜父鱼科动物松江鲈*Trachidermus fasciatus* Heckel.，或考为鮨科动物鲈鱼（花鲈鱼）*Lateolabrax japonicus*（Cuvier et Valenciennes）。前者为现今多食用的松江鲈鱼种类，后者在古本草绘图中较为多见。《本草品汇精要》所绘似为鮨科鲈鱼（花鲈鱼）*L. japonicus*。《三才图会》所绘更接近杜父鱼科松江鲈鱼*T. fasciatus*。

44–21　鳜鱼

【品图】

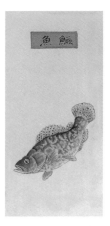

图1　品汇·鳜鱼

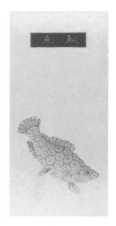

图2　食物·鳜鱼

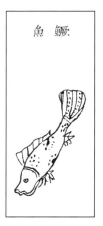

图3　太乙·鳜鱼

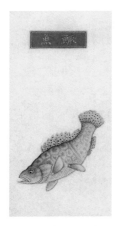

图4　雷公·鳜鱼

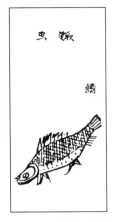

图5　纲目（金）·鳜鱼

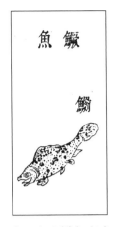

图6　纲目（钱）·鳜鱼

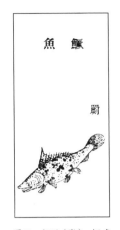

图7　纲目（张）·鳜鱼

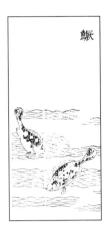

图8　三才·鳜

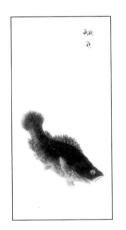

图9　金石·鳜鱼

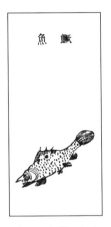

图10　会纂·鳜鱼

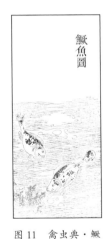

图11　禽虫典·鳜鱼图

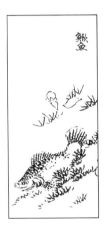

图12　图说·鳜鱼

　　本品12图，取自12书，其中4幅彩图。有承继关系的图可分3个书类。

　　《本草品汇精要》：该书"鳜鱼"（图1）的仿绘者有《食物本草》图2（仅图呈水平镜像）、《补遗雷公炮制便览》图4、《金石昆虫草木状》图9。

　　《本草纲目》（金陵本）：该书"鳜鱼"（图5）的仿绘者有《纲目》钱本图6（去鳞片，表面黑斑更接近鳜鱼，其尾鳍圆形，更接近实物。但背鳍未绘出硬棘状）、《纲目》张本图7（仿钱本图6，但将背鳍绘出了硬棘，还绘出了牙齿，更接近实物）、《食物本草会纂》图10（仿钱本图6，但背鳍、尾鳍、齿牙均比图6更贴近实物）。

　　《三才图会》：该书"鳜鱼"（图8）的仿绘者有《古今图书集成·禽虫典》"鳜鱼图"（图11，两鱼基本照仿，但扩大水面，增绘水草）。

　　以上12图中，除外7幅仿绘图，原创图尚有5幅（图1、3、5、8、12），详见下"鉴药"项。

【文录】

宋《开宝本草》（见《证类》卷21"鳜鱼"）　背有黑点，味尤重。昔仙人刘凭，常食石桂鱼。今此鱼犹有桂名，恐是此也。生江溪间。

明《本草品汇精要》卷30"鳜鱼"　【地】《图经》曰：生江汉间，细鳞，大腹。[1]

明《本草纲目》卷44"鳜鱼"　【释名】䰶鱼（音蓟）、水豚。【时珍曰】鳜，蹶也，其体不能屈曲如僵蹶也。䰶，缬也，其纹斑如织缬也。【集解】【时珍曰】鳜生江湖中，扁形阔腹，大口细鳞。有黑斑，采斑色明者为雄，稍晦者为雌，皆有鬐鬣刺人。厚皮紧肉，肉中无细刺。有肚能嚼，亦啖小鱼。夏月居石穴，冬月偎泥罧，鱼之沈下者也。小者味佳，至三五斤者不美。李鹏飞《延寿书》云：鳜，鬐刺凡十二，以应十二月。误鲠害人，惟橄榄核磨水可解，盖鱼畏橄榄故也。

【鉴药】

李时珍注"鳜鱼"出《开宝本草》。然唐慎微《证类》另引《食疗》条文，故其首出当为《食疗本草》。时珍释名曰："鳜，蹶也，其体不能屈曲如僵蹶也。"或名石桂鱼。《食疗》载其"补劳，益脾胃，稍有毒"。《开宝》载其"无毒。主腹内恶血，益气力，令人肥健，去腹内小虫"。古今皆以此鱼为食用鱼之珍品。

关于本品的生境、形态，《开宝》云："背有黑点，味尤重……生江溪间。"《本草品汇精要》云："生江汉间，细鳞，大腹。"李时珍对此鱼描写最详："鳜生江湖中，扁形阔腹，大口细鳞。有黑斑，采斑色明者为雄，稍晦者为雌，皆有鬐鬣刺人。厚皮紧肉，肉中无细刺。有肚能嚼，亦啖小鱼。夏月居石穴，冬月偎泥罧，鱼之沈下者也。小者味佳，至三五斤者不美。"据此描述，本品即鮨科动物鳜鱼*Siniperca chuatsi* (Basilewsky)。李时珍的介绍已经比较周详，其中"扁形阔腹，大口细鳞。有黑斑……皆有鬐鬣刺人"最为重要。"鬐鬣"即指背鳍有硬棘刺人。元·李鹏飞《三元参赞延寿书》载"鳜鱼背上有十二著骨，每月一骨，毒杀人"。所谓"著骨"即背鳍的硬棘，虽未必有毒，然易扎人。古本草有鳜鱼原创图数幅，今统而述之。

《本草品汇精要》"鳜鱼"（图1）为精致的写生图。此鱼不同部位颜色稍异，主体棕黄色，腹部灰白。有大型黑色斑块。背鳍前一部分有硬棘，尾鳍圆形。此即鳜鱼*S. chuatsi*。以下诸图，皆可以此为标准加以品鉴。**《太乙仙制本草药性大全》**"鳜鱼"（图3）为一简单的示意图，其圆尾鳍，高背鳍、鱼身表明黑斑点等，均可知绘图者示意鳜鱼。但其画技太差，还有很多不到位的地方。**《本草纲目》金陵本**"鳜鱼"（图5）有图注"䰶"，乃其别名。该图简单粗糙，但有刺状背鳍，鱼身背部与腹部不同表示法，示意颜色不一。尾鳍不分叉。此图与鳜鱼不悖，但还有若干瑕疵。其后的仿绘图均

1　此段话经查《证类》所存《图经》文，无此文。此下还有"背有黑点"之类，乃出《开宝》。

尽力予以修正。《三才图会》"鳜"（图8）鱼身显目的黑斑块，圆形的尾鳍、突出的背鳍（但未绘出刺人的"鬐鬣"），背部的侧线均表明此为鳜鱼。**《本草简明图说》**"鳜鱼"（图12）绘水草丛中的一条鳜鱼，特别突出其背鳍与尾鳍、背部的黑斑点，其原动物亦为鳜鱼 *S. chuatsi*。鳜鱼毕竟是常见之物，故本品相关的药图虽有精粗之别，但大致都能反映鳜鱼的部分特点。

【小结】

"鳜鱼"首出《食疗本草》。据《开宝》及李时珍的记载，本品基原为鮨科动物鳜鱼 *Siniperca chuatsi* (Basilewsky)。古本草图中，以《本草品汇精要》所绘"鳜鱼"图最为精美。其余原创图也均能部分反映鳜鱼的特征。

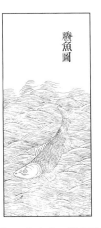

图1　禽虫典·鳟鱼图

44–22　鳟鱼

【品图】

本品1图，为原创图。详见下"鉴药"项。

【文录】

明《本草纲目》卷44"鳟鱼"【时珍曰】按《山海经》云：洛水多鳟鱼。状如鳜，居于逵，苍文赤尾。食之不痈，可以治瘘。郭注云：鳟，音滕。逵乃水中穴道交通者。愚按：鳟之形状、居止、功用，俱与鳜同，亦鳜之类也。《日华子》谓"鳜为水豚"者，岂此鳟与？

【鉴药】

"鳟鱼"置于"鳜鱼"条后，为附录药。李时珍在本条引用《山海经》及郭璞注"鳟鱼状如鳜，居逵"，其中郭注云："厥鱼大口大目，细鳞，有斑彩。逵，水中之穴道交通者。鳜，音列。"李时珍评曰："鳟之形状、居止、功用，俱与鳜同，亦鳜之类也。《日华子》谓'鳜为水豚'者，岂此鳟与？"可见李时珍对此物也无定见。其来源不可考。

《古今图书集成·禽虫典》：该书"鳟鱼图"（图1）绘海中一大鱼，其身背部上弯成半月形，头尖吻突，背鳍有硬棘。然其整个形状与鳜鱼并不相似，乃想象绘图。

【小结】

"鳟鱼"为《山海经》所载鱼名。李时珍将其作为"鳜鱼"的附录药，引述郭璞注来源无可考。仅有的一幅《古今图书集成·禽虫典》"鳟鱼图"并非写实图。

44–23 鲨鱼

【品图】

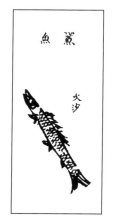

图1 纲目（金）·鲨鱼

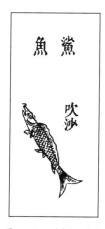

图2 纲目（钱）·鲨鱼

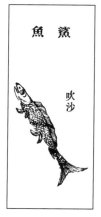

图3 纲目（张）·鲨鱼

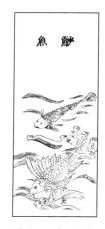

图4 三才·鲹鱼

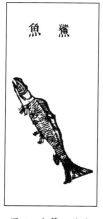

图5 会纂·鲨鱼

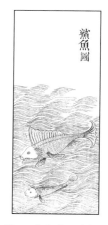

图6 禽虫典·鲨鱼图

本品6图，取自6书。有承继关系的图可分2个书类。

《本草纲目》（金陵本）：该书"鲨鱼"（图1）的仿绘者有《纲目》钱本图2（将背鳍硬棘改为软鳍）、《纲目》张本图3（仿绘图2）、《食物本草会纂》图5（仿绘图2）。

《三才图会》：该书"鲹鱼"（图4）的仿绘者有《古今图书集成·禽虫典》"鲨鱼图"（图6，鱼形略有修饰，但水面扩大如海）。

以上6图中，除外4幅仿绘图，原创图尚有2幅（图1、4），详见下"鉴药"项。

【文录】

明《本草纲目》卷44"鲨鱼"【释名】鲅鱼（《尔雅》）、吹沙（郭璞）、沙沟鱼（俗名）、沙鳁（音问）。【时珍曰】此非海中沙鱼，乃南方溪涧中小鱼也。居沙沟中，吹沙而游，唼沙而食。鲅者，肉多形圆，陀陀然也。【集解】【时珍曰】鲨鱼，大者长四五寸，其头尾一般大。头状似鳟，体圆似鳝，厚肉重唇。细鳞，黄白色，有黑斑点文。背有鬐刺甚硬。其尾不歧，小时即有子。味颇美，俗呼为阿浪鱼。

【鉴药】

"鲨鱼"首见于《本草纲目》。一名吹沙、沙沟鱼。非海中沙（鲨）鱼。李时珍释名曰："居沙沟中，吹沙而游，咂沙而食。"时珍载其"暖中益气"。古今皆供食用。

关于本品生境、形态，《尔雅·释鱼》云："鲨，鮀。"晋·郭璞注："今吹沙小鱼，体圆而有点文。"李时珍对此的描述较详："乃南方溪涧中小鱼也。""大者长四五寸，其头尾一般大。头状似鳟，体圆似鳝，厚肉重唇。细鳞，黄白色，有黑斑点文。背有鬐刺甚硬。其尾不歧，小时即有子。味颇美，俗呼为阿浪鱼。"仅就这两段文，现代研究者有不同的考证意见。《中华本草》认为是现在的虾虎鱼科动物刺虾虎鱼 *Acanthogobius flavimanus* (Temminck et Schlegel)。[1]此鱼为近海及河口下层的肉食性小型鱼类。此与时珍所云"南方溪涧中小鱼"不符。《本草纲目药物彩色图鉴》认为此为鲤科动物吻鮈*Rhinogobio typus* Bleeker。此种鱼为淡水产，属底层鱼类，分布在长江中上游及闽江水系。[2]此种鱼与时珍所云"头状似鳟，体圆似鳝"接近。但此鱼体长10—45cm，相当于3寸至1.36尺，与时珍所云"大者长四五寸"亦不相符。且此为鲤科动物，背鳍无硬刺、尾鳍叉状，与时珍云"背有鬐刺甚硬，其尾不歧"亦不相合。故此小鱼的来源还有探讨的空间。

1.《本草纲目》（金陵本）：该书"鲨鱼"（图1）有图注"吹沙"，乃鲨鱼的别名。此鱼之身如棍，前后粗细相仿佛，有鳞，无斑。背鳍有硬棘，此合时珍所云"背有鬐刺甚硬"。但尾鳍叉状。与时珍所云"其尾不歧"不符。原动物待考。

2.《三才图会》：该书"鲨鱼"（图4）绘2条不同形的鱼，形体皆大。上面一条形如杵杆，头粗尾细，脊上有细尖刺，尾鳍圆形。原动物不明。下面一条大鱼的鱼身同上条，皆前粗后细。形象奇特：嘴尖有双须，背鳍高耸，尾鳍如裙边。此二鱼与古文献所载的小鱼完全不合，当为想象绘图。

【小结】

"鲨鱼"为《本草纲目》新增药。据晋·郭璞、明·李时珍的记载，此为溪涧小鱼。现代学者或认为虾虎鱼科动物刺虾虎鱼*Acanthogobius flavimanus* (Temminck et Schlegel)，或谓是鲤科动物吻鮈*Rhinogobio typus* Bleeker。然对照郭、李二氏所载，皆有不合之处，故此鱼来源还有探讨的空间。《本草纲目》金陵本所绘与时珍所云多同，小有不合。《三才图会》所绘两鱼形体不一，皆非写实图。

---

1 国家中医药管理局《中华本草》编委会：《中华本草》（9），上海：上海科学技术出版社，1999：339.

2 谢宗万：《本草纲目药物彩色图鉴》，北京：人民卫生出版社，2000：414.

44-24　杜父鱼

【品图】

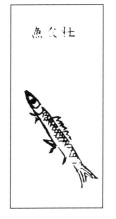

图1　纲目（金）·杜
父鱼

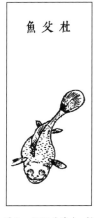

图2　纲目（钱）·杜
父鱼

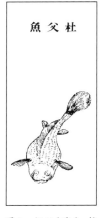

图3　纲目（张）·杜
父鱼

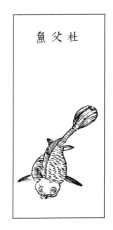

图4　会纂·杜父鱼

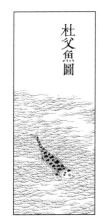

图5　禽虫典·杜父
鱼图

本品5图，取自5书。有承继关系的图仅1个书类。

《本草纲目》（钱本）：该书"杜父鱼"（图2）的仿绘者有《纲目》张本图3、《食物本草会纂》图4。

以上5图中，除外2幅仿绘图，原创图尚有3幅（图1、2、5），详见下"鉴药"项。

【文录】

唐《本草拾遗》（见《证类》卷20"二十三种陈藏器馀·杜父鱼"）　陈藏器云：生溪涧下。背有刺，大头阔口，长二三寸，色黑，班如吹砂而短也。

明《本草纲目》卷44"杜父鱼"　【释名】黄鲢鱼（音幺）、船碇鱼（《纲目》）、伏念鱼（《临海志》）。【时珍曰】杜父当作渡父。溪涧小鱼，渡父所食也。见人则以喙插入泥中，如船矴也。

【鉴药】

"杜父鱼"首见于《本草拾遗》。时珍释名曰："杜父当作渡父。溪涧小鱼，渡父所食也。"姑存此说。《拾遗》载其"主小儿差颓。差颓，核大小也。"其用药法为"取鱼擘开，口咬之七下"。此颇类巫医用药法。后世医方未见用。

关于本品的生境、形体，陈藏器云："生溪涧下。背有刺，大头阔口，长二三寸，色黑，班如吹砂而短也。"据此，本品当为淡水小鱼，如"吹沙"，即上条"鲨鱼"。此类似今杜父鱼科Cottidae的某些淡水种类。

李时珍在本品的"释名"下增添了几个别名，其中黄鲴鱼、船碇鱼都是李时珍蒐集来的。只有"伏念鱼"来自《临海水土记》（见《御览》卷940）："伏念鱼，似吹沙鱼。"似吹沙鱼者未必只有杜父鱼一种，故此类别名对鉴别来源意义不大。李时珍并没有特别补充，但却通过修改陈藏器的话表达他的看法。比较原文，时珍加了"其尾歧"黄黑有斑""髻……螫人"，并且调整了语序，陈藏器原云"色黑，班如吹砂而短也"，仅提到"班"（斑）如吹沙，李时珍改为"长二三寸，状如吹沙而短"，这就整个鱼形似"吹沙"了。

现代学者对此鱼来源的考订，结果不一。《中华本草》据陈藏器所云鱼体大小及体色考证，云与现今杜父鱼科动物松江鲈Trachidermus fasciatus Heckel相似。但却没有注意该鱼是近海底栖小型鱼类，并非生溪涧下的淡水鱼。《本草纲目药物彩色图鉴》据时珍与陈藏器之言（实为时珍修改后的陈氏之言），认为杜父鱼是塘鳢科动物黄鲴鱼Hypseleotris swinhonis (Günther)。但此种尾鳍后缘略圆，则肯定与李时珍所加的"其尾歧"不合。此鱼的颜色黄绿色，或带红色，与陈藏器所云"色黑"亦不相符。

1. 《本草纲目》（金陵本）：该书"杜父鱼"（图1）的形体圆柱形，背鳍有硬棘，尾鳍分叉，此均与该书前"鲨鱼"图相似。此恐是按李时珍修改后的陈藏器文"长二三寸，状如吹沙而短"绘制的。

2. 《本草纲目》（钱本）：该书"杜父鱼"（图2）新绘一图，此鱼头大口阔，背宽腹大，腹背皆有小黑点，尾鳍圆形（此与李时珍所云"其尾歧"不符）。此图"大头阔口"，与"44-20鲈鱼"条《三才图会》"鲈鱼"上面2只相似。此类似杜父鱼科（Cottidae）动物，种类不明。

3. 《古今图书集成·禽虫典》：该书"杜父鱼图"（图5）绘宽阔水面一条大鱼，大头阔口，背有髻刺，身有黑斑，尾鳍叉状。此纯属据李时珍引陈藏器之言想象绘出来的鱼图，无法作为考证的依据。

【小结】

"杜父鱼"为唐《本草拾遗》所载药。陈藏器记述了此鱼的习性、形态。李时珍引用时添以己意。现代学者据此二家所述，或考其为杜父鱼科动物松江鲈Trachidermus fasciatus Heckel相似，或考其为塘鳢科动物黄鲴鱼Hypseleotris swinhonis (Günther)。但此两种意见皆有与本草记载不相合之处。《本草纲目》金陵本、《古今图书集成·禽虫典》之图皆似据文字想象绘成。《本草纲目》钱本所绘似为杜父鱼科（*Cottidae*）动物，具体种不明。

44–25　石斑鱼

【品图】

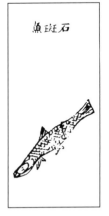

图 1　纲目（金）·石斑鱼

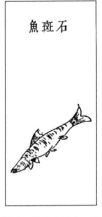

图 2　纲目（钱）·石斑鱼

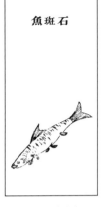

图 3　纲目（张）·石斑鱼

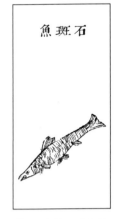

图 4　会纂·石斑鱼

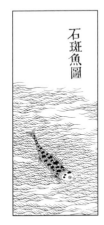

图 5　禽虫典·石斑鱼图

本品5图，取自5书。有承继关系的图仅1个书类。

《本草纲目》（金陵本）：该书"石斑鱼"（图1）的仿绘者有《纲目》钱本图2（尾鳍改作叉状，无鱼鳞）、《纲目》张本图3（仿绘图2）、《食物本草会纂》图4（仿绘图2）。

另《古今图书集成·禽虫典》"石斑鱼图"与同书的"杜父鱼图"是同图更名重出。

以上5图中，除外3幅仿绘图，1幅重出图，原创图仅1幅（图1），详见下"鉴药"项。

【文录】

明《本草纲目》卷44"石斑鱼"【释名】石矾鱼（《延寿书》）、高鱼。【集解】【时珍曰】石斑生南方溪涧水石处。长数寸，白鳞黑斑。浮游水面，闻人声则划然深入。《临海水土记》云：长者尺余，其斑如虎文而性淫，春月与蛇医交牝，故其子有毒。《南方异物志》云：高鱼似鳟，有雌无雄，二三月与蜥蜴合于水上，其胎毒人。《酉阳杂俎》云：石斑与蛇交。南方有土蜂，土人杀此鱼摽树上，引鸟食之，蜂窠皆尽也。

【鉴药】

"石斑鱼"首见于《本草纲目》。或因其"生南方溪涧水石处""白鳞黑斑"得名。本条无功治，唯言"子与肠有毒，令人吐泻"。

关于本品的生境、形态，李时珍云："石斑生南方溪涧水石处。长数寸，白鳞黑斑。浮游水面，闻人声则划然深入。"此为本条唯一可靠的内容。此石斑鱼与现今石斑鱼不是同一生物。《中华本草》"石斑鱼"条的出处是《中国动物药志》，该条明示："今鲐科石斑鱼类生于近海处，与《纲目》所说石斑鱼恐非一物。"[1]《本草纲目药物彩色图鉴》则称《纲目》"石斑鱼"的原动物为鲐科动物点带石斑鱼*Epinephelus malabaricus* (Bloch et Schneider)。[2]但此动物栖息于海底有岩礁处，与"生南方溪涧水石处"同名鱼相差甚大。

据报道，或依据石斑鱼之卵有毒的特征，考订本品与现代鲤科光唇鱼类（*Acrossocheilus* spp.）极为相似。[3]但问题是，《纲目》所说"石斑鱼"有毒可靠吗？

"石斑鱼"条多参引前人书，其中牵强之处甚多。如元·李鹏飞《三元参赞延寿书》载"石矾鱼，勿食肠卵，就成霍乱吐泻"。此为本条石斑鱼有毒的主要文献。然"矾"（礬）与"斑"能互通吗？有何旁证"石矾鱼"即"石斑鱼"？

又时珍引《南方异物志》，其文实出《太平御览》卷940"石斑鱼"引《临海水土记》："石斑鱼，媱虫。（蝘蜓也。鱟鱼长尺余，其鱟如虎文。俗言蝘蜓也。水边呼之，因走上岸合牝。其子不可食也。）"按文义，"蝘蜓"即石斑鱼。时珍改"蝘蜓"作"蛇医"（即蝾螈），文义就变成了海中的石斑鱼与淡水两栖的"蛇医"交配。时珍所云石斑鱼是淡水鱼，长数寸；《临海水土记》的石斑鱼为海鱼，长尺余。同名不同种的鱼，毒性也能转移？

又，《太平御览》卷940"高鱼"引《异物志》曰："高鱼与鳟相似，与蜥蜴于水上相合，常以三二月中，有雌而无雄。食其胎，杀人。"与鳟相似的高鱼，只因"与蜥蜴于水上相合"，就被作为"石斑鱼"别名。从文献考证的角度，将高鱼作石斑是错中错。石斑鱼本来就不曾与"蛇医"（蝾螈）交配。"蜥蜴"与"蛇医"又是相差很大的两种动物。高鱼与鳟鱼相似。故从哪个角度，都无法说它是石斑鱼。因此，"食其胎，杀人"似乎也不应该移植给石斑鱼。此外，时珍又引《酉阳杂俎》"石斑与蛇交"之事，更加荒唐。从文献记载来看，以上诸条文献中的毒性，都不能说明淡水石斑鱼也有毒。

石斑鱼来源的文字记载扑朔迷离，古本草插图的真实性就可想而知了。

1　国家中医药管理局《中华本草》编委会：《中华本草》（9），上海：上海科学技术出版社，1999：324.

2　谢宗万：《本草纲目药物彩色图鉴》，北京：人民卫生出版社，2000：415.

3　鲁冲：对本草4种有毒鱼类的物种考证，中药材，1995，18（8）：422.

《本草纲目》（金陵本）：该书"石斑鱼"（图1）的鱼体近圆柱体,有鳞及斑点（用白圈表示）。此图与此后的"石鮅鱼""黄鲴鱼"图几乎全同。若认定此图是某种鱼类,则"石鮅鱼""黄鲴鱼"也应该是其同类。故此等草率的示意图很难作为考证依据。

【小结】

"石斑鱼"为《本草纲目》新增药。李时珍载其形态十分简单,乃淡水溪涧中的小鱼。或考即今鮨科动物点带石斑鱼 *Epinephelus malabaricus* (Bloch et Schneider)。或谓其与今海中的石斑鱼恐非一物。或在认定此淡水石斑鱼有毒的前提下考本品为鲤科光唇鱼类（*Acrossocheilus* spp.）,莫衷一是。仅有的原创图为《本草纲目》金陵本,其图乃示意图,难以为凭。

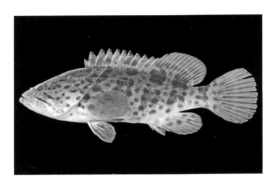

图6　点带石斑鱼 *Epinephelus malabaricus*

44-26　石鮅鱼

【品图】

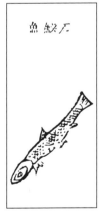

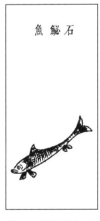

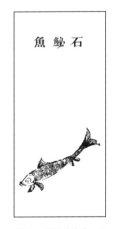

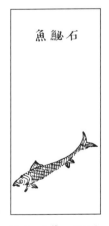

图1　纲目（金）·石鮅鱼　　图2　纲目（钱）·石鮅鱼　　图3　纲目（张）·石鮅鱼　　图4　会纂·石鮅鱼

本品5图,取自5书。有承继关系的图仅1个书类。

《本草纲目》（金陵本）：该书"石鲥鱼"（图1）的仿绘者有《纲目》钱本图2（尾鳍改作叉状）、《纲目》张本图3（仿绘图2）、《食物本草会纂》图4（仿绘图2）、《古今图书集成·禽虫典》"石鲥鱼图"（图5，鱼形基本同图2，但增绘了宽阔的水面）。

以上5图中，除外4幅仿绘图，原创图仅1幅（图1），详见下"鉴药"项。

【文录】

唐《本草拾遗》（见《证类》卷20"二十三种陈藏器馀·石鲥鱼"） 陈藏器云：出南海方山涧中。长一寸，背里腹下赤。

【鉴药】

"石鲥鱼"首见于《本草拾遗》。名义不详。《拾遗》载其"主疮疥癣"，且云"南人取之作鲊"，当可食用。

本条仅陈藏器述其生境形态："出南海方山涧中。长一寸，背里[1]腹下赤。"可见乃一种淡水小鱼。现代学者考本品为鲤科动物宽鳍鱲*Zacco platybus* Schlegel。[2]此种鱼分布很广，体长约18cm，身侧扁，腹部圆，尾鳍分叉较深。古本草本品的原创图仅1幅。

《本草图经》（金陵本）：该书"石鲥鱼"（图1）鱼体近圆柱形，背鳍、臀鳍均很小，尾鳍平截。此与宽鳍鱲*Z. platybus* 无相似之处。此图简单粗糙，且与同书"石斑鱼""黄鲴鱼"图非常接近，不大可能是写实图，也无法显示颜色，故难以为考证之凭据。

【小结】

"石鲥鱼"为唐《本草拾遗》载入本草。据陈藏器所述其生境形态，或考本品为鲤科动物宽鳍鱲*Zacco platybus* Schlegel。《本草纲目》金陵本所附本品图非写实图。

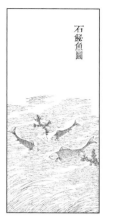

图5 禽虫典·石鲥鱼图

1　里：《纲目》金陵本同。人民卫生出版社校点本谓"里"与"黑"形近易误，改作"黑"。

2　江苏新医学院：《中药大辞典》，上海：上海科学技术出版社，1977：619.

44-27 黄鲴鱼

【品图】

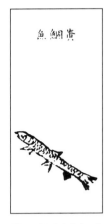

图 1　纲目（金）·黄鲴鱼

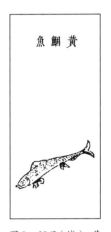

图 2　纲目（钱）·黄鲴鱼

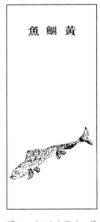

图 3　纲目（张）·黄鲴鱼

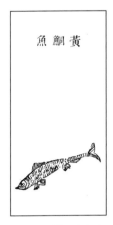

图 4　会纂·黄鲴鱼

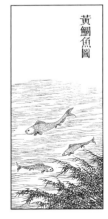

图 5　禽虫典·黄鲴鱼图

本品5图，取自5书。有承继关系的图仅1个书类。

《本草纲目》（金陵本）： 该书"黄鲴鱼"（图1）的仿绘者有《纲目》钱本图2（鱼鳞改作不规则的麻点，尾鳍分叉很深）、《纲目》张本图3（仿绘图2）、《食物本草会纂》图4（仿绘图2）、《古今图书集成·禽虫典》"黄鲴鱼图"（图5，鱼形仿绘图1及图2，增绘同形鱼2条，又绘宽阔水面及芦苇）。

以上5图中，除外4幅仿绘图，原创图仅1幅（图1），详见下"鉴药"项。

【文录】

明《本草纲目》卷44"黄鲴鱼" 【释名】黄骨鱼。【时珍曰】鱼肠肥曰鲴。此鱼肠腹多脂，渔人炼取黄油然灯，甚鳔也。南人讹为黄姑，北人讹为黄骨鱼。【集解】【时珍曰】生江湖中小鱼也。状似白鱼，而头尾不昂，扁身细鳞，白色。阔不踰寸，长不近尺。可作鲊菹，煎炙甚美。

【鉴药】

"黄鲴鱼"首见于《本草纲目》。李时珍释名曰："鱼肠肥曰鲴。此鱼肠腹多脂，渔人炼取黄油然灯,甚鯹也。南人讹为黄姑,北人讹为黄骨鱼。"《纲目》载其肉"止胃寒泄泻";油主治"疮癣有虫"。可作食用。

关于本品的生境、形态,时珍曰:"生江湖中小鱼也。状似白鱼,而头尾不昂,扁身细鳞,白色。阔不踰寸,长不近尺。"《中华本草》据所述形态、生境,特别是与白鱼(翘嘴红鲌*Erythroculter ilishaeformis*)的区别,认定本品即今之鲤科动物黄尾鲴*Xenocypris davidi* Bleeker。此鱼属于小型鱼类,体长侧扁,腹部圆,尾鳍分叉。[1]今存本品的原创图仅《本草纲目》金陵本1图。

《本草纲目》(金陵本):该书"黄鲴鱼"(图1)鱼体呈圆柱形,尾鳍分叉。与今之黄尾鲴*X. davidi*体形相差甚大,但与此前的"石斑鱼""石鮅鱼"图所绘相近。可能是按一个套路绘出来的,非写实图可知。

【小结】

"黄鲴鱼"为唐《本草拾遗》载入本草。据陈藏器所述其生境形态,或考本品为鲤科动物黄尾鲴*Xenocypris davidi* Bleeker。《本草纲目》金陵本所附本品图非写实图。

44–28　鲦鱼

【品图】

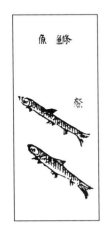

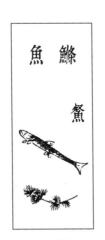

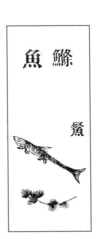

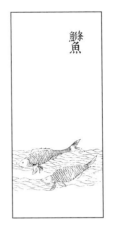

图1　纲目(金)·鲦鱼　　图2　纲目(钱)·鲦鱼　　图3　纲目(张)·鲦鱼　　图4　三才·鲦鱼

1　国家中医药管理局《中华本草》编委会:《中华本草》(9),上海:上海科学技术出版社,1999:299-300.

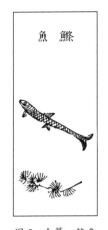
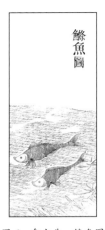

图5　会纂·鲦鱼　图6　禽虫典·鲦鱼图

本品6图，取自6书。有承继关系的图可分2个书类。

《本草纲目》（金陵本）：该书"鲦鱼"（图1）的仿绘者有《纲目》钱本图2（尾鳍改作月光铲状，另增水草一支）、《纲目》张本图3（仿绘图2）、《食物本草会纂》图5（仿绘图2）。

《三才图会》：该书"鲦鱼"（图4）的仿绘者有《古今图书集成·禽虫典》"鲦鱼图"（图6，鱼形仿绘图2，又将背景修饰成岸边有水草的宽阔水面）。

以上6图中，除外4幅仿绘图，原创图有2幅（图1、4），详见下"鉴药"项。

【文录】

明《本草纲目》卷44"鲦鱼"【释名】白鲦（音条）、鲹鱼（音餐）、鮂鱼（音囚）。【时珍曰】鲦，条也。鲹，粲也。鮂，囚也。条，其状也。粲，其色也。囚，其性也。【集解】【时珍曰】鲦，生江湖中小鱼也。长仅数寸，形狭而扁，状如柳叶，鳞细而整，洁白可爱，性好群游。

【鉴药】

"鲦鱼"首见于《本草纲目》。"鲦"，音tiáo。一名白鲦、鲹鱼。时珍释名曰："鲦，条也。鲹，粲也……条，其状也。粲，其色也。"又载其主治"已忧，暖胃，止冷泻。"古今皆多用其佐餐。

本品是常见之鱼。《荀子·荣辱篇》："儵鉡者，浮阳之鱼也。""儵鉡"即"鲦鱼"，好浮于水而就阳。《水浒传》好汉之一"浪里白条张顺"，一是好水性，二是一身肌肤如雪，正像白色的"白条"鱼。李时珍曰："鲦，生江湖中小鱼也。长仅数寸，形狭而扁，状如柳叶，鳞细而整，洁白可爱，性好群游。"此即今鲤科动物鲦鱼Hemiculter leucisculus (Basilewsky)。[1]此为江、湖沿岸水体上层常见小型鱼类。其体细长，扁薄轻飘。故时珍云"状如柳叶"。其形体特征是头、背、尾的轮廓几乎成一条直线，然腹部略弯凸。其色银白，尾鳍深叉。今集得2幅本品的原创图。

《本草纲目》（金陵本）：该书"鲦鱼"（图1）有图注"鲹"，即鲦鱼别名。图中有鱼两条，其尾鳍均为叉形。上一条体呈圆柱形，首尾粗细差不多。下一条头背成一条直线，腹部微突，此条粗具鲦鱼之形。

1　国家中医药管理局《中华本草》编委会：《中华本草》（9），上海：上海科学技术出版社，1999：292.

《三才图会》：该书"鲦鱼"（图4）亦绘两条鱼，尾鳍均为叉形，背鳍甚长。上一条头大、背高腹大后半截骤细；下一条头尖，余同上条。此2鱼均未画出鲦鱼体形特点，但下一条头尖，相对来说稍接近鲦鱼。

【小结】

"鲦鱼"为《本草纲目》新增药。据李时珍所载生境形态，此即今鲤科动物鲦鱼*Hemiculter leucisculus* (Basilewsky)。《本草纲目》金陵本绘两条鱼，其下一条粗具鲦鱼之形。

44-29　鱠残鱼

【品图】

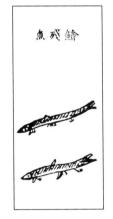

图1　纲目（金）·鱠残鱼

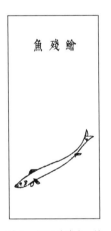

图2　纲目（钱）·鱠残鱼

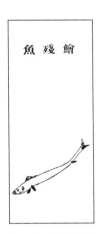

图3　纲目（张）·鱠残鱼

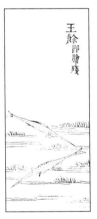

图4　三才·王馀

本品6图，取自6书。有承继关系的图可分2个书类。

《本草纲目》（金陵本）：该书"鱠残鱼"（图1）的仿绘者有《纲目》钱本图2（通体无鳞，仅绘1条鱼）、《纲目》张本图3（仿绘图2）、《食物本草会纂》图5（仿绘图2）。

《三才图会》：该书"王馀"（图4有图注"即鱠残"）的仿绘者有《古今图书集成·禽虫典》"鱠残鱼图"（图6，在原2条鱼的基础上增绘1条，又将背景改绘为水草密布的湖面）。

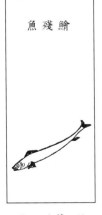

图5　会纂·鱠残鱼

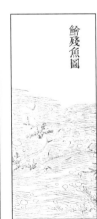

图6　禽虫典·鱠残鱼图

以上6图中，除外4幅仿绘图，原创图有2幅（图1、4），详见下"鉴药"项。

【文录】

明《本草纲目》卷44"鲹残鱼" 【释名】王馀鱼（《纲目》）、银鱼。【时珍曰】按《博物志》云：吴王阖闾江行，食鱼鲹，弃其残余于水，化为此鱼，故名。或又作越王及僧宝志者，益出傅会，不足致辩。【集解】【时珍曰】鲹残出苏、淞、浙江。大者长四五寸，身圆如箸，洁白如银，无鳞。若已鲹之鱼，但目有两黑点尔，彼人尤重小者，曝干以货四方。清明前有子，食之甚美。清明后子出而瘦，但可作鲊腊耳。

明《食物本草》卷10"银鱼" 生江湖中，色白如银，身无骨，长二三寸，圆细如灯心者乃为真也。味极鲜好，可以供上客，佐樽酌。

【鉴药】

"鲹残鱼"首见于《食鉴本草》。时珍释名云："按《博物志》云：吴王阖闾江行，食鱼鲹，弃其残余于水，化为此鱼，故名。或又作越王及僧宝志者，益出傅会，不足致辩。"《食鉴》载其主治"宽中健胃"。古今皆作为食用鱼之佳品。

本品得名之由见《博物志》。该书亦载其形态："今鱼中有名吴王鲹余者，长数寸，大者如箸，犹有鲹形。"时珍所载更详："鲹残出苏、淞、浙江。大者长四五寸，身圆如箸，洁白如银，无鳞。若已鲹之鱼，但目有两黑点尔……清明前有子，食之甚美。清明后子出而瘦，但可作鲊腊耳。"此描述十分准确形象。明末姚可成《食物本草》不明"鲹残鱼"即"银鱼"，又另出"银鱼"条，云"生江湖中，色白如银，身无骨，长二三寸，圆细如灯心者乃为真也。味极鲜好。"据以上记载，本品即银鱼科动物太湖新银鱼*Neosalanx tankankeii taihuensis* Chen，[1]或同科动物尖头银鱼*Salanx acuticeps* Regan。[2]本品今亦多见市售。其形细长而白。今有其原创图2幅。

《本草纲目》（金陵本）：该书"鲹残鱼"（图1）绘两条首尾粗细相仿佛的小鱼，尾鳍叉状。该图鱼身上半用斜线，或示意体形圆滚，或示意有鳞。其背鳍、腹鳍、臀鳍的位置不很准确，但对此示意图来说，未可苛求。此后钱本仿绘图2鱼身光洁，但各鳍位置未作修正。整体来看，此为银鱼科动物。

《三才图会》：该书"王馀"（图4）图名下注云"即鲹残"。该图背景为青草池塘，内有两鱼，其特点是嘴前有一针状喙，鱼体前粗后细，尾鳍分叉。观其形，近似鱵科动物鱵鱼*Hemirhamphus sajori* Temminck et Schlegel。[3]此鱼下颌延长成为一扁平的针状喙，图中被绘成上颌延长，误也。此非"王馀"（"鲹残鱼"）。

1　国家中医药管理局《中华本草》编委会：《中华本草》（9），上海：上海科学技术出版社，1999：277.
2　谢宗万：《本草纲目药物彩色图鉴》，北京：人民卫生出版社，2000：416.
3　国家中医药管理局《中华本草》编委会：《中华本草》（9），上海：上海科学技术出版社，1999：313.

【小结】

"鲙残鱼"为明《食鉴本草》收入本草。据《博物志》及李时珍、姚可成所载，本品即银鱼科动物太湖新银鱼*Neosalanx tankankeii taihuensis* Chen，或同科动物尖头银鱼*Salanx acuticeps* Regan。《本草纲目》（金陵本）及此书系所绘"鲙残鱼"图为银鱼科鱼类。《三才图会》所绘"王馀"图误绘成鱵科动物鱵鱼*Hemirhamphus sajori* Temminck et Schlegel。

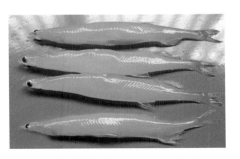

图7　太湖新银鱼 *Neosalanx tankankeii*

44–30　鱵鱼

【品图】

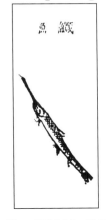

图1　纲目（金）·鱵鱼

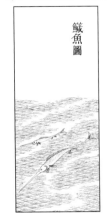

图5　禽虫典·鱵鱼图

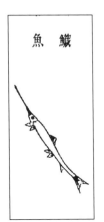

图2　纲目（钱）·鱵鱼

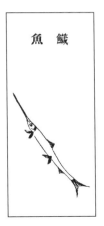

图3　纲目（张）·鱵鱼

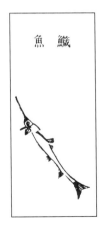

图4　会纂·鱵鱼

本品5图，取自5书。有承继关系的图仅1个书类。

《本草纲目》（金陵本）： 该书"鱵鱼"（图1）的仿绘者有《纲目》钱本图2（通体无鳞）、《纲目》张本图3（仿绘图2）、《食物本草会纂》图4（仿绘图2）。

以上5图中，除外3幅仿绘图，原创图有2幅（图1、5），详见下"鉴药"项。

【文录】

明《本草纲目》卷44"鱵鱼"【释名】 姜公鱼（俗名）、铜唴鱼（音税。《临海志》）。【时珍曰】此鱼喙有一针，故有诸名。俗云姜太公钓针，亦傅会也。【集解】【时珍曰】生江湖中。大小形状，并同鲙残，但喙尖有一细黑骨如针为异耳。《东山经》云：汦水北注于湖，中多箴鱼，状如鲦，其喙如针。即此。

【鉴药】

"鱵鱼"首见于《本草纲目》。一名姜公鱼。李时珍释名云："此鱼喙有一针，故有诸名。俗云姜太公钓针，亦傅会也。"《纲目》载其主治"食之无疫"。古今皆以此供食用。

李时珍在本条有两处引文，一见于《临海志》，一见于《山海经》。前者佚文今存于《太平御览》卷940"铜呋鱼"："《临海异物志》曰：铜呋鱼长五寸，似鲦鱼。""鲦鱼"即鲦鱼。后者见于《山海经》卷4"东山经"（郭璞注）："……湖水其中多箴鱼，其状如鲦，其喙如箴（出东海，今江东水中亦有之），食之无疫疾。"由此可见此鱼长五寸、其状如鲦（鲦）、其喙如针。李时珍云："生江湖中。大小形状，并同鲙残，但喙尖有一细黑骨如针为异耳。"其中用作比拟的鲦鱼、鲙残鱼，皆为白而细长之鱼。观此则本品当为今鱵科动物鱵鱼*Hemirhamphus sajori* Temminck et Schlegel[1]或其同属近缘鱼类。谢宗万云：鱵科鱵属，我国产数种，如鱵、斑鱵、杜氏鱵、瓜氏鱵等，现今都作鱵鱼用。[2]本品最大的特点就是其下颌骨延伸成一扁平的针状喙。今存其相关原创图2幅。

1.《本草纲目》（金陵本）：该书"鱵鱼"（图1）绘一条状鱼，嘴前一针。尾有分叉。鱼身前后粗相仿佛，前半身略粗。鱼体上部半身用网线示意有鳞。其后续仿绘图均不绘网线，以示其光洁。此为鱵科鱵属（*Hemirhamphus*）鱼类。

2.《古今图书集成·禽虫典》：该书"鱵鱼图"（图5）绘两条鱼，嘴前均有长针，但看起来像是上颌的延长。此可能是观察不细。其鱼身虽有些夸张走形，但大体仍属鱵属（*Hemirhamphus*）鱼类。

【小结】

"鱵鱼"为《本草纲目》新增药。据《山海经》及郭璞注、《临海异物志》佚文及李时珍所载，本品为今鱵科动物鱵鱼*Hemirhamphus sajori* Temminck et Schlegel及其同属近缘鱼类。《本草纲目》（金陵本）、《古今图书集成·禽虫典》所绘"鱵鱼"图均为鱵鱼属之鱼。

1　国家中医药管理局《中华本草》编委会：《中华本草》（9），上海：上海科学技术出版社，1999：313.
2　谢宗万：《本草纲目药物彩色图鉴》，北京：人民卫生出版社，2000：416.

44-31 鳉鱼

【品图】

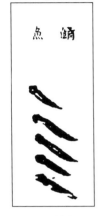

图1 纲目（金）·鳉鱼

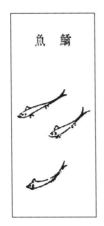

图2 纲目（钱）·鳉鱼

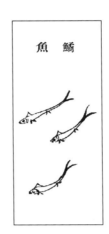

图3 纲目（张）·鳉鱼

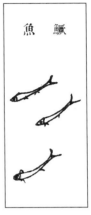

图4 会纂·鱖鱼

本品5图，取自5书。有承继关系的图仅1个书类。

《本草纲目》（金陵本）：该书"鳉鱼"（图1）的仿绘者有《纲目》钱本图2（将原图鱼苗的方向改变，已可见鱼苗各鳍初生状，尾鳍叉状）、《纲目》张本图3（仿绘图2）、《食物本草会纂》"鱖鱼"图4（仿绘图2。其图名"鱖"，实为"鳉"之误）。

以上5图中，除外3幅仿绘图，原创图有2幅（图1、5），详见下"鉴药"项。

【文录】

明**《本草纲目》卷44"鳉鱼"**【释名】春鱼（俗名）。作腊名鹅毛脡。【时珍曰】《尔雅》云：鳉鲋，小鱼也。名义未详。春，以时名也。脡，以干腊名也。【集解】【时珍曰】按段公路《北户录》云：广之恩州出鹅毛脡，用盐藏之，其细如毛，其味绝美。郭义恭所谓武阳小鱼大如针，一斤千头，蜀人以为酱者也。又《一统志》云：广东阳江县出之，即鳉鱼儿也。然今兴国州诸处亦有之，彼人呼为春鱼。云春月自岩穴中随水流出，状似初化鱼苗。土人取收，曝干为脡，以充苞苴。食以姜、醋，味同虾米。或云即鳢鱼苗也。

【鉴药】

"鳉鱼"首见于《本草纲目》。别名"春鱼"，作腊（干肉）名"鹅毛脡"。故时珍释名曰："《尔雅》云：鳉鲋，小鱼也。名义未详。春，以时名也。脡，以干腊名也。"

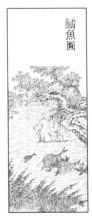

图5 禽虫典·鳉鱼图

时珍载其功效为"和中益气，令人喜悦"。现代不明是否还有此"鹅毛脡"制品。

考本条文字，重在"鱼鱼"苗的干制品。至于"鱼鱼"，即"鲗鱼"，本书"鲫鱼"条（44-18"鲫鱼"）已附言之，其基原即鲤科鳈鲅属动物中华鳈鲅 *Rhinogobio sinensis* Günther及其同科多种鱼类。本条所述，乃是"鱼鱼儿"，亦即鳈鲅的小鱼苗。此药条下，李时珍引录了两种前人文献。

其一为唐·段公路《北户录》卷2"鹅毛脡"，原文为："恩州出鹅毛脡，乃盐藏鱼鱼（音聿），其味绝美，其细如虾[1]。郭义恭云'小鱼一斤千头'，未之过也（鱼大如针，蜀人以为酱也）。"

其二为《一统志》，即今《明一统志》。该书卷81"肇庆府·土产"云："鹅毛艇（阳江县出，乃盐藏鱼鱼儿，其细如毛而白。）"

以上两条，说的都是小如针、如虾的鱼鱼幼鱼。将其晒干腌藏，细如白毛。"恩州"在今广东恩平市。"阳江"即今广东阳江市。这是当地的一种土产。时珍云："然兴国州诸处亦有之，彼人呼为春鱼。云春月自岩穴中随水流出，状似初化鱼苗。土人取收，曝干为脡，以充苞苴。食以姜、醋，味同虾米。或云即鲤鱼苗也。"兴国州"即今湖北阳新县。春月之时，这种鱼鱼苗从山洞中随水流出，所以又叫"春鱼"，形状好像是刚孵化的鱼苗。也有人说是"鲤鱼苗"。故此物不是其原动物长成之鱼，而是鱼鱼苗的腌制品。了解此点，才能解读图名为"鱼鱼"的古本草药图。

1.《本草纲目》（金陵本）：该书"鱼鱼"（图1）所绘乃刚孵化出来鱼鱼苗，仅可见一稍膨大的头及鱼尾。此后仿绘图所绘再添加各鳍、尾鳍为叉状，成为稍微长大的小鱼儿。其原动物即中华鳈鲅 *R. sinensis* 与其同科多种鳈鲅鱼类。

2.《古今图书集成·禽虫典》：该书"鱼鱼图"（图5）所绘乃长成后的"鱼鱼"图。其形似鲫而薄扁，亦即时珍所云"似鲫而小且薄黑"的鳈鲅鱼，包括中华鳈鲅 *R. sinensis* 之类。

【小结】

"鱼鱼"为《本草纲目》新增药。其长成之鱼即"鲗鱼"（鳈鲅鲫），其基原即鲤科鳈鲅属动物中华鳈鲅 *Rhinogobio sinensis* Günther及其同科多种鱼类。其形态等已附述于"44-18鲫鱼"条下。此条所用乃"鱼鱼"苗或幼鱼的干制品。图名为"鱼鱼"的古本草原创药图有二：《本草纲目》（金陵本）所绘乃刚孵化出来鱼鱼苗，《古今图书集成·禽虫典》即长成后的"鱼鱼"。

1　虾：《说郛》所存《北户录》作"针"。

44-32　金鱼

【品图】

本品2图,取自2书,均为原创图。详见下"鉴药"项。

【文录】

明《本草纲目》卷44"金鱼"【集解】【时珍曰】金鱼有鲤、鲫、鳅、䱗数种,鳅、䱗尤难得,独金鲫耐久,前古罕知。惟《博物志》云:出邛婆塞江,脑中有金。盖亦讹传。《述异记》载:晋桓冲游庐山,见湖中有赤鳞鱼。即此也。自宋始有畜者,今则处处人家养玩矣。春末生子于草上,好自吞啖,亦易化生。初出黑色,久乃变红。又或变白者,名银鱼。亦有红、白、黑、斑相间无常者。其肉味短而韧。

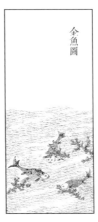 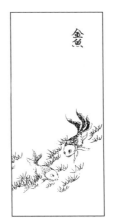

图1　禽虫典·金鱼图　　图2　图说·金鱼

清《本草纲目拾遗》卷10"金鱼"　此鱼自宋南渡始有,一名朱砂鱼,乃人家蓄玩于盆盎中者,有三尾、四尾、品尾、金管、银管之分。有蛋鱼,名龙蛋、文蛋、虎头及鳞诸品;纯红纯白,或红白相间,体具五色。极大者三、四寸,小者寸许。《纲目》金鱼条云:主治痢,而所用乃金丝鲤鱼。按:金鱼虽有鲤、鲫、鲦诸种,殊不知鲤鱼中一种红鲤,名金鲤,鲫鱼中一种红鲫,名金鲫,皆有金鱼之名,与此全别,而东璧合为一则误矣……《纲目》本条气味下云"甘平无毒"。此指红鲫而言,并非今之金鱼也。

【鉴药】

"金鱼"首见于《本草纲目》。或以其色有如金者得名。时珍载其"治痢",《本草纲目拾遗》亦载其治疗之功,终属罕用。古今主要用作观赏鱼类。

金鱼是一种人工蓄养的鱼类。时珍云:"金鱼有鲤、鲫、鳅、䱗数种,独金鲫耐久,前古罕知。"也就是说,这不是一个古老的鱼种,而是通过蓄养鲤、鲫、鳅、䱗等鱼之后,人工选择其变异品种而形成的观赏之鱼。但能保持其变异特性的金鱼只有"金鲫"。这条史料被达尔文辗转引录,在其《变异》一书中作为金鱼进化史的材料之一。[1]李时珍介绍了金鱼的形态与习性:"自宋始有畜者,今则处处人

1　转引自潘吉星:李时珍《本草纲目》之东被与西渐。见:中国药学会药学史分会:《李时珍研究论文集》,武汉:湖北科学技术出版社,1985:225-273.

家养玩矣。春末生子于草上，好自吞啖，亦易化生。初出黑色，久乃变红。又或变白者，名银鱼。亦有红、白、黑、斑相间无常者。"清·赵学敏补充叙述其变异之形："此鱼自宋南渡始有，一名朱砂鱼，乃人家蓄玩于盆盎中者，有三尾、四尾、品尾、金管、银管之分。有蛋鱼，名龙蛋、文蛋、虎头及鳞诸品；纯红纯白，或红白相间，体具五色。极大者三四寸，小者寸许。"这种金鱼和鲤鱼中的红鲤（金鲤）、鲫鱼中的红鲫（金鲫）不能混为一谈。它与鲫鱼同属同种，是鲫鱼变异分支上的一个品种，即鲤科动物金鱼*Carassius auratus* (Linnaeus) var. Goldfish。[1]其形态人所共知，不赘。《本草纲目》无"金鱼"图，清代后期始有原创图2幅。

1.《**古今图书集成·禽虫典**》：该书"金鱼图"（图1）在水波水草的背景下，绘出三条鱼，其形均似鲤，尾鳍三叉，其中一条身有斑点。但此三鱼之身很长，头形不变，还不能算是金鱼*C. auratus* var. Goldfish。

2.《**本草简明图说**》：该书"金鱼图"（图2）所绘为金鱼*C. auratus* var. Goldfish。其头、腹俱大，鱼身粗短。尾鳍有三，色斑不一。此为写生之图，故真实生动。

【小结】

"金鱼"为《本草纲目》新增之药。此为我国经人工蓄养产生变异形成的变种鱼，即今鲫鱼变种金鱼*Carassius auratus* (Linnaeus) var. Goldfish。金鱼在人工选择引起物种变异方面具有重要意义。《古今图书集成·禽虫典》所绘还不具有金鱼特点。《本草简明图说》所绘才是真正的金鱼写生图。

1　国家中医药管理局《中华本草》编委会：《中华本草》（9），上海：上海科学技术出版社，1999：283.

鳞之四　无鳞鱼

44-33　鳢鱼

【品图】

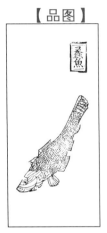

图1　图经（大）·蠡鱼

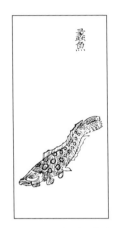

图2　图经（政）·蠡鱼

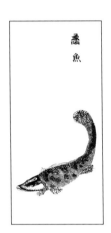

图3　图经（绍）·蠡鱼

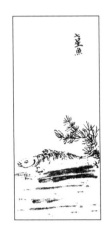

图4　滇南图·七星鱼

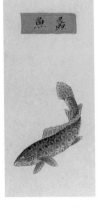

图5　品汇·蠡鱼

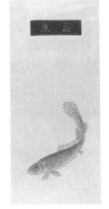

图6　食物·蠡鱼

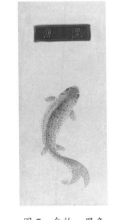

图7　食物·黑鱼

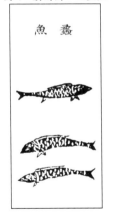

图8　太乙·蠡鱼

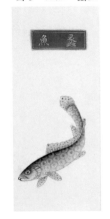

图9　雷公·蠡鱼

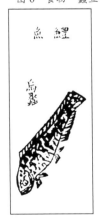

图10　纲目（金）·鳢鱼

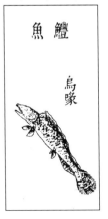

图11　纲目（钱）·鳢鱼

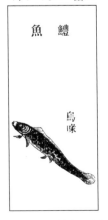

图12　纲目（张）·鳢鱼

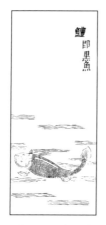 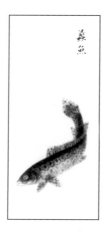 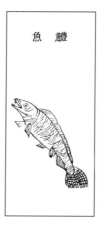 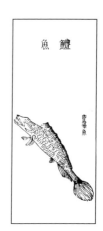

图 13　三才·鳢　　　　图 14　金石·鳡鱼　　　　图 15　备要·鳢鱼　　　　图 16　会纂·鳢鱼

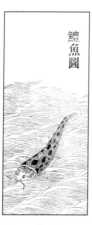 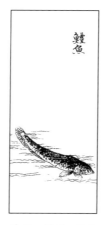

图 17　禽虫典·鳢
鱼图　　　　图 18　图说·黑鱼

本品18图，取自17书，其中5幅彩图。有承继关系的图可分3个书类。

《本草图经》：该书"蠡鱼"图分别存于《大观》（图1）、《政和》（图2）、《绍兴》（图3）。此三传本药图大同小异（图2比图1精致，图3又比图2精致），今以《政和》图2为《图经》图的代表。仿绘该图的墨线图有《本草纲目》金陵本"鳢鱼"（图10，有图注"乌蠡"，为其异名），但仿绘的质量甚差。

《本草品汇精要》：该书"蠡鱼"（图5）的仿绘彩图有《食物本草》图6（构图全仿图5，但无黑色花纹）、《补遗雷公炮制便览》图9、《金石昆虫草木状》图14。

《本草纲目》（钱本）：该书"鳢鱼"（图11，图注"乌喙"乃"乌蠡"之误）的仿绘图有《纲目》张本图12、《本草备要》图15、《食物本草会纂》图16。此书系的图注均误作"乌喙"。

以上18图中，除外9幅仿绘图，原创图有9幅（图2、4、5、7、8、11、13、17、18），详见下"鉴药"项。

【文录】

《本经》《别录》（见《证类》卷20 "蠡鱼"）　一名鲖鱼。生九江池泽。取无时。

梁《本草经集注》（同上）　陶隐居云：今皆作鳢字，旧言是公蛎蛇所变，然亦有相生者。至难死，犹有蛇性。

吴越《日华子本草》（同上）《日华子》云：诸鱼中，惟此胆甘，可食。

宋《本草图经》（同上）《图经》云：蠡（通作鳢字）鱼，生九江池泽，今处处有之。陶隐居以为公蛎蛇所变，至难死，犹有蛇性。谨按《尔雅》：鳢，鮦。郭璞注云：鳢，鮦（音同）也。释者曰：鳢，鮦也。《诗·小雅》云：鱼丽于罶，鲂鳢。《毛传》云：鳢，鮦也。《正义》云：诸本或作鲤，鳢（音重）也。陆机谓鮦即鳢鱼也，似鳢，狭而厚，今京东人犹呼鳢鱼，其实一类也。

明《本草纲目》卷44 "鳢鱼"【释名】黑鳢（《图经》）、玄鳢（《埤雅》）、乌鳢（《纲目》）、文鱼。【时珍曰】鳢首有七星，夜朝北斗，有自然之礼，故谓之鳢。又与蛇通气，色黑，北方之鱼也，故有玄、黑诸名。俗呼火柴头鱼，即此也。其小者名鮦鱼。苏颂《图经》引《毛诗》诸注，谓鳢即鮦鱼者，误矣。今直削去，不烦辩正。【集解】【时珍曰】形长体圆，头尾相等，细鳞玄色，有斑点花文，颇类蝮蛇，有舌有齿有肚，背腹有鬣连尾，尾无歧。形状可憎，气息鯹恶，食品所卑。南人有珍之者，北人尤绝之。道家指为水厌，斋箓所忌。

【鉴药】

"蠡鱼"首见于《本经》。"蠡"，梁·陶弘景云"今皆作鳢字"。《本草纲目》以"鳢鱼"为正名。李时珍释其名曰："鳢首有七星，夜朝北斗，有自然之礼，故谓之鳢。"《本经》载其"主湿痹，面目浮肿，下大水"。后世多用此供食用。

关于本品的生境、形态，《别录》仅载"生九江池泽"。陶弘景载其"至难死"。宋《本草图经》引证前人文献甚多，不涉形态。字面争议，难得其真。故此类引证，连李时珍也看不下去，故曰："苏颂《图经》引《毛诗》诸注，谓鳢即鮦鱼者，误矣。今直削去，不烦辩正。"按李时珍所述，"鳢鱼"形态："形长体圆，头尾相等，细鳞玄色，有斑点花文，颇类蝮蛇，有舌有齿有肚，背腹有鬣连尾，尾无歧。形状可憎，气息鯹恶，食品所卑。南人有珍之者，北人尤绝之。"此鱼有鳞，不知李时珍为何列为无鳞鱼之首。按其描述，此即今鳢科动物乌鳢*Ophiocephalus argus* Cantor。大概是由于此鱼"形状可憎，气息鯹恶"，所以有人终生不食此鱼，但有人却酷好此鱼。其形上部灰黑，故人称"黑鱼""乌鱼"。古本草中原创图较多，今统而述之。

《本草图经》三传本的"蠡鱼"图，越晚的越生动准确。其代表图（图2）所绘，鱼体为圆棒状，头尖吻阔。背鳍、臀鳍均很长，尾鳍形圆。细鳞之上有黑斑文。此非常准确的乌鳢*O. argus*图。《滇南本草图说》"七星鱼"（图4）的图名，乃是鳢鱼的别名。时珍所谓"鳢首有七星，夜朝北斗"是也。此图乃写意笔法，且见首不见尾，但其头、被之形与斑纹，仍可知示意鳢鱼。《本草品汇精要》"蠡鱼"（图5）之形色表明此乃写实图。其体圆形长，真得鳢鱼之态！然人工美化痕迹明显，体表花纹几近艺术图案化。《食物本草》"黑鱼"（图7）的角度不同，乃俯视鳢鱼。其花纹样式，乃仿《品汇》图5，此亦鳢鱼精品图。该书另有"蠡鱼"（图6），其形体仿《品汇》图5，体表无花纹。此画士之疏忽，使之失真。《太乙仙制本草药性大全》"鳢鱼"（图8）绘3条黑底白纹的鱼，此图虽粗糙，尚能粗得鳢鱼之形。《本草纲目》钱本"鳢鱼"（图11）亦属写实图，其头形、体表黑斑、背鳍、尾鳍形状等均与实物相合，但整个鱼身未绘出圆滚粗长的体态，是其不足。《三才图会》"鳢"（图13）绘水中一鱼，头大、上半身大，下半身小，细鳞无斑，未得鳢鱼之真、《古今图书集成·禽虫典》"鳢鱼图"（图17）亦绘宽阔水面一大鱼，前粗后细，头大嘴阔，有双须，黑斑如墨块，皆非鳢鱼所应有。《本草简明图说》"鳢鱼"（图18）所绘鳢鱼除稍短之外，颇得鳢鱼之真。惟无背鳍，或是漏画？

【小结】

"蠡鱼"后世作"鳢鱼"，为《本经》所载早期药物之一。据李时珍所述本品形态，此鱼即鳢科动物乌鳢*Ophiocephalus argus* Cantor。本草药图中，《本草图经》《本草品汇精要》《食物本草》《本草纲目》钱本等，均能较好地绘出其形。

44-34　鳗鲡鱼

【品图】

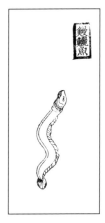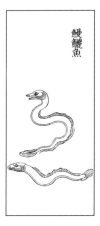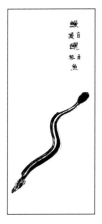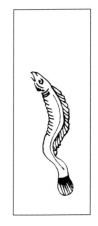

图1　图经（大）·鳗鲡鱼　　　图2　图经（政）·鳗鲡鱼　　　图3　图经（绍）·鳗鲡鱼　　　图4　歌括·鳗鲡鱼

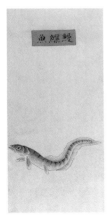

图 5　品汇·鳗鲡鱼

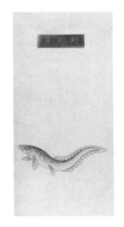

图 6　食物·鳗鲡鱼

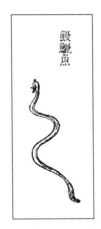

图 7　蒙筌·鳗鲡鱼

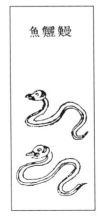

图 8　太乙·鳗鲡鱼

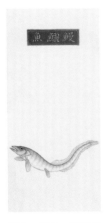

图 9　雷公·鳗鲡鱼

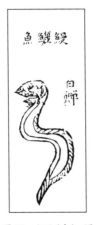

图 10　纲目(金)·鳗鲡鱼

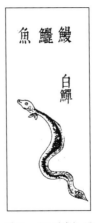

图 11　纲目(钱)·鳗鲡鱼

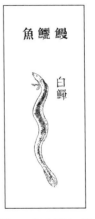

图 12　纲目(张)·鳗鲡鱼

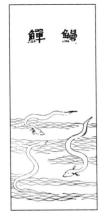

图 13　三才·鳗鳝

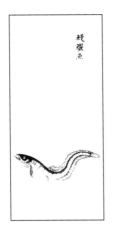

图 14　金石·鳗鲡鱼

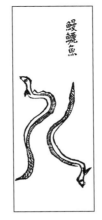

图 15　汇言·鳗鲡鱼

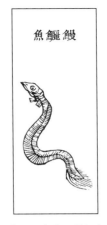

图 16　备要·鳗鲡鱼

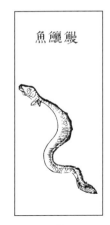

图 17 会纂·鳗鲡鱼　　　　图 18 禽虫典·鳗鲡鱼图　　　　图 19 图说·鳗鲡鱼

本品19图，取自19书，其中4幅彩图。有承继关系的图可分3个书类。

《本草图经》：该书"鳗鲡鱼"图分别存于《大观》（图1）、《政和》（图2）、《绍兴》（图3）。此三传本药图大同小异（图3为黑底白纹），今以《政和》图2为《图经》图的代表。

仿绘该图的墨线图有：《本草歌括》图4（仿绘图1，简略粗糙）、《太乙仙制本草药性大全》图8（该图的鱼头处理看出它是仿绘图2，对鱼身的描绘十分草率，未能看出哪里是鳍、哪里是身）、《本草纲目》金陵本图10（仿绘图2上面那条鳗鲡鱼。其鱼粗壮，头部夸张，但补上了臀鳍，只是此鳍太长了，从头一直到尾。该图有图注"白鳝"，乃鳗鲡鱼的别名）。此后的仿绘者不断在图10的基础上再加修饰。《纲目》钱本图11构图同图10，头部缩小了，颈部也变细了，身粗体圆。要不是有背鳍，就像一条蝮蛇；《纲目》张本图12构图基本同图11，改绘后的头、身粗细形状均如鳝鱼，背鳍甚长，要是再绘出臀鳍，就更接近实物了。另《本草汇言》图15亦在钱本图10基础上再加绘1条鱼，形体修正成如蛇状；《本草备要》图16仿绘草率；《食物本草会纂》图17基本仿绘图10，《本草简明图说》图19仿其鱼形，置于水面背景中。

《本草品汇精要》：该书"鳗鲡鱼"（图5）的仿绘彩图有《食物本草》图6（前半身过于粗壮，似鲤，故蛇形不明显）、《补遗雷公炮制便览》图9、《金石昆虫草木状》图14基本照仿图5。

《三才图会》：该书"鳗鳝"（图13）的仿绘图有《古今图书集成·禽虫典》"鳗鲡鱼图"（图18），该图在图13的基础上扩大水面，增加水草，至于鱼形则大致仿绘图13，光身如蛇，惟尾鳍稍加修润。

以上19图中，除外15幅仿绘图，原创图有4幅（图2、5、7、13），详见下"鉴药"项。

【文录】

梁《本草经集注》（见《证类》卷21"鳗鲡鱼"） 云：能缘树食藤花，形似鳝，取作臛食之。

唐《唐本草》（同上）《唐本》注云：此膏，又疗耳中有虫痛者。鲵鱼，有四脚能缘树。陶云鳗鲡，便是谬证也。

唐《食疗本草》（同上）《食疗》云：其江海中难得五色者，出歙州溪泽潭中，头似腹蛇，背有五色文者是也。

宋《本草图经》（同上）《图经》曰：鳗鲡鱼，本经不载所出州土，今在处有之。似鳝而腹大，青黄色。云是蛟蜃之类，善攻碕岸，使辄颓阤，近江河居人酷畏之……歙州出一种，背有五色文，其功最胜。出海中者名海鳗，相类而大，功用亦同。海人又名慈鳗，又名猧狗鱼。

明《本草纲目》卷44"鳗鲡鱼"【释名】白鳝（《纲目》）、蛇鱼（《纲目》），干者名风鳗。【时珍曰】鳗鲡，旧注音漫黎。按许慎《说文》鲡与鳢同。赵辟公《杂录》亦云：此鱼有雄无雌，以影漫于鳢鱼，则其子皆附于鳢鬐而生，故谓之鳗鲡。与许说合，当以鳢音为正。曰蛇，曰鳝，象形也。【集解】【时珍曰】鳗鲡其状如蛇，背有肉鬣连尾，无鳞有舌，腹白。大者长数尺，脂膏最多。背有黄脉者，名金丝鳗鲡。此鱼善穿深穴，非若蛟蜃之攻岸也。或云鲇亦产鳗，或云鳗与蛇通。

【鉴药】

"鳗鲡鱼"首见于《名医别录》。时珍释名云："按许慎《说文》鲡与鳢同。赵辟公《杂录》亦云：此鱼有雄无雌，以影漫于鳢鱼，则其子皆附于鳢鬐而生，故谓之鳗鲡。"聊备一说。《中华本草》云："鳗，当取义于漫，长也。"《别录》载其"主五痔，疮瘘，杀诸虫"。后世多用作食用。

关于本品的生境、形态，梁·陶弘景云"形似鳝"。《食疗本草》云："其江海中难得五色者，出歙州溪泽潭中，头似腹蛇，背有五色文者是也。"此云其头如腹蛇，身有五色文，或为个别地区所见特殊种类，一般无此体色。其头部虽尖长，但不会如腹蛇成三角形，此比喻有误。宋《本草图经》除了综述前人所说之外，还提到"出海中者名海鳗，相类而大，功用亦同。海人又名慈鳗，又名猧狗鱼。"以上诸家之说，还未能使人对鳗鲡鱼有一个较全面的印象。

李时珍在《本草纲目》中给鳗鲡鱼添了几个异名，其中"白鳝""蛇鱼"颇能反映其形象。时珍的解说是："鳗鲡其状如蛇，背有肉鬣连尾，无鳞有舌，腹白。大者长数尺，脂膏最多。背有黄脉者，名金丝鳗鲡。此鱼善穿深穴，非若蛟蜃之攻岸也。"其中"状如蛇"，是说它体细长，前后粗细差不多。"肉鬣连尾"是说其背鳍甚长，一直延伸与尾鳍连接。"无鳞"是看不到鳞，鳞片细小，埋在皮下。"有舌"

或为"有齿"（上下颌及犁骨均具尖锐细牙）之误。此鱼如鳝，能在泥里穿穴，但却不会像鳄鱼那样损坏堤坝。这样的鱼即为鳗鲡科动物鳗鲡*Anguilla japonica* Temminck et Schlegel。

附带一说的是苏颂提到的"海鳗"，最早见于《日华子本草》，云"海鳗……又名慈鳗、猧狗鱼"。时珍将其单独立条。据《本草纲目药物彩色图鉴》记载：我国鱼类学家成庆泰先生考证意见，海鳗即海鳗科动物海鳗*Muraenesox cinereus* (Forskal)。[1]

《本草图经》"鳗鲡鱼"（图2）绘鱼两条，与实物相比是短了点儿。其头部描绘多少有些夸张。但其身如蛇，"肉鬣连尾"都有表现。美中不足的臀鳍被忽略或遗漏。《本草品汇精要》"鳗鲡鱼"（图5）补上了低而长的臀鳍，与背鳍连接形成了尾部。此鱼身圆滚光滑，却不应该出现肉嘟嘟的环节。总的说来，此图还是较好的鳗鲡鱼写实图。《本草蒙筌》"鳗鲡鱼"（图7）真像一条蛇，而不像是鳗鲡鱼，因为此图没有明显表现其背鳍与尾鳍。《三才图会》"鳗鳝"（图13）增加了水面。其中有3条"鱼"。它们只有小小的胸鳍，然后是光溜溜的蛇形身体，没有背鳍与臀鳍，岂能叫作"鳗鳝"？

【小结】

"鳗鲡鱼"为《名医别录》所载早期药物之一。据陶弘景、李时珍所载本品的形态，可知本品即鳗鲡科动物鳗鲡*Anguilla japonica* Temminck et Schlegel。古本草图中，《本草图经》《本草品汇精要》所绘均能反映鳗鲡鱼的主要特点。

44-35 鳝鱼

【品图】

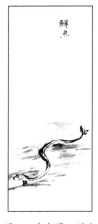 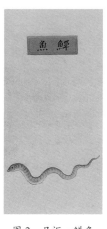 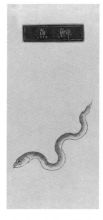 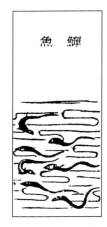

图1 滇南图·鳝鱼　　　图2 品汇·鳝鱼　　　图3 食物·鳝鱼　　　图4 太乙·鳝鱼

1 谢宗万：《本草纲目药物彩色图鉴》，北京：人民卫生出版社，2000：418.

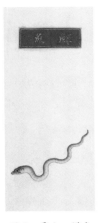

图 5　雷公·鳝鱼

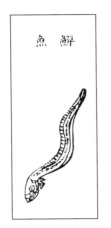

图 6　纲目（金）·鳝鱼

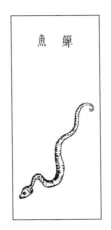

图 7　纲目（钱）·鳝鱼

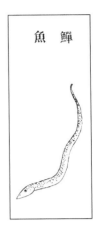

图 8　纲目（张）·鳝鱼

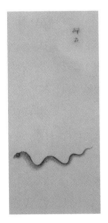

图 9　金石·鳝鱼

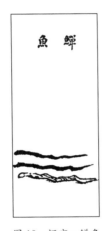

图 10　汇言·鳝鱼

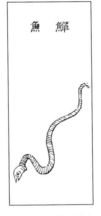

图 11　备要·鳝鱼

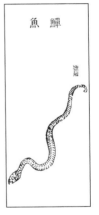

图 12　会纂·鳝鱼

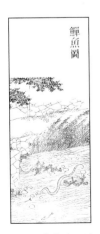

图 13　禽虫典·鳝鱼图

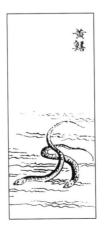

图 14　图说·黄鳝

　　本品14图，取自14书，其中4幅彩图。有承继关系的图可分3个书类。

　　《本草品汇精要》：该书"鳝鱼"（图2）的仿绘彩图有《食物本草》图3、《补遗雷公炮制便览》图5、《金石昆虫草木状》图9。

　　《本草纲目》（钱本）：该书"鳝鱼"（图7）的仿绘者有《本草备要》图11《食物本草会纂》图12、《古今图书集成·禽虫典》"鳝鱼图"（图13，该图增添了芦苇池塘为背景，水中两条"鳝鱼"在追逐小鱼。观其三角头，瘦颈，此系仿绘图7之形）。

《本草纲目》（张本）：该书"鳝鱼"（图8）的仿绘者有《本草简明图说》图14（绘水中两条黄鳝，左边一条乃仿绘自张本）。

以上14图中，除外7幅仿绘图，原创图尚有7幅（图1、2、4、6、7、8、10），详见下"鉴药"项。

【文录】

梁《本草经集注》（见《证类》卷20"鳝鱼"）　陶隐居云：鳝是荇苓根化作之。又云：是人发所化。今其腹中自有子，不必尽是变化也。

唐《本草拾遗》（同上）　陈藏器云：夏月于浅水中作窟，如蛇冬蛰夏出，宜臛食之。证俗音鳝鱼，音善字，或作鳝，诸书皆以鳣为鳝。本经以鳣为鼍，仍足鱼字，殊为误也。《风土记》云：鳝鱼夏出冬蛰，亦以气养和即时节也。《颜氏家训》云：《后汉书》鹳雀衔三鳝鱼，音善，多假借作鳣。《魏武四时食制》鳝，鳣鱼，大如五斗，躯长一丈，即鳣鱼也。若如此长大，鹳雀不能胜一，况三头乎！是鳝鱼明矣。今宜作鳝字，作臛当重煮之，不可以桑薪煮之，亦蛇类也。

后蜀《蜀本草》（同上）　《蜀本》：《图经》云：似鳗鲡鱼而细长，亦似蛇而无鳞，有青黄二色，生水岸泥窟中，所在皆有之。

宋《本草衍义》卷17"鳝鱼"　腹下黄，世谓之黄鳝……又有白鳝，稍粗大，色白，二者皆亡鳞。大者长尺余，其形类蛇，但不能陆行，然皆动风。江陵府西有湖曰西湖，每岁夏秋沮河水涨，即湖水满溢，冬即复涸。土人于干土下壕得之，每及二三尺，则有往来鳝行之路，中有泥水，水涸又下，水至复出。

明《本草纲目》卷44"鳝鱼"　【释名】黄鲴（音旦）。【时珍曰】《异苑》作黄鲴，云黄疸之名，取乎此也。藏器言当作鳣鱼，误矣。鳣字平声，黄鱼也。【集解】【时珍曰】黄质黑章，体多涎沫，大者长二三尺，夏出冬蛰。一种蛇变者名蛇鳝，有毒害人。南人鬻鳝肆中，以缸贮水，畜数百头。夜以灯照之。其蛇化者必项下有白点，通身浮水上，即弃之。或以蒜瓣投于缸中，则群鳝跳掷不已，亦物性相制也。

【鉴药】

"鳝鱼"首见于《名医别录》。"鳝"，原作"鳣"，今皆作"鳝"。《本草衍义》云："腹下黄，世谓之黄鳝。"《别录》载其"补中、益血，疗沈唇"。后世多作食用。

关于本品的生境、形态，唐本《图经》（《蜀本草》引）云："似鳗鲡鱼而细长，亦似蛇而无鳞，有青黄二色，生水岸泥窟中，所在皆有之。"此说切中肯綮。唐·陈藏器云："夏月于浅水中作窟，如蛇冬蛰夏出。"宋·寇宗奭云："腹下黄，世谓之黄鳝……又有白鳝，稍粗大，色白，二者皆亡鳞。大者长尺余，其形类蛇，但不能陆行。""不能陆行"是形似之蛇与鳝鱼的区别之一。李时珍则云："黄质黑章，体多涎沫，大者长二三尺，夏出冬蛰。"据以上诸家之说，则鳝鱼即合鳃科动物黄鳝 *Monopterus albus* (Zuiew)。时珍所云"蛇鳝"及验蛇鳝法，后世无评论者。然今之售鳝市场未闻有蛇鳝事。鳝鱼古今皆为常食之品，识者亦多。故古本草图中原创图相对多几幅。以下统而述之。

《**滇南本草图说**》"鳝鱼"（图1）用写意笔法，绘水中一物，细带状，尾似分叉。余皆无可说道。此示意之图，未可深议。《**本草品汇精要**》"鳝鱼"（图2）绘一蛇形物，吻端尖，头身粗细相似，看不出颈项。通体黄色，无鳞，有黑色小点。此皆似黄鳝 *M. albus*。但其体圆一直到尾部，此则类蛇而非鳝。鳝鱼身体向后逐渐侧扁，至尾则扁而细尖。《**太乙仙制本草药性大全**》"鳝鱼"（图4）为示意图，示意水中有数条不甚长，但头大尾细之物。说其似鳝，不如说更近泥鳅。故此图难以达意。《**本草纲目**》金陵本"鳝鱼"（图6）绘一短粗条形物，头圆，背腹难分。观其鱼体中有纵线分作三道，此还是鳗鲡鱼的格套，非鳝鱼。《**纲目**》钱本"鳝鱼"（图7）不满于金陵本图6，新绘之鱼身体细长似蛇，头三角形，颈细，此非鳝也，乃是真蛇。《**纲目**》**张本**"鳝鱼"（图8）不取金陵本、钱本图，另绘一图，似蛇而头身粗细相仿，无鳞，有黑色小点。此图虽未参考过《品汇》，但所绘之图接近，均似鳝鱼。但它们共同的不足处是未能表达其身体向尾部逐渐侧扁，形成扁薄而细的尾鳍。《**本草汇言**》"鳝鱼"（图10）乃涂鸦塞责之作，毋庸多议。

【小结】

"鳝鱼"为《名医别录》所载早期药物之一。据唐本《图经》、宋·寇宗奭及李时珍所载，本品当为合鳃科动物黄鳝 *Monopterus albus* (Zuiew)。古本草有数幅本品的原创图，其中《本草品汇精要》《纲目》张本所绘能表达鳝鱼的主要特征，但仍有不注意近尾部鱼体逐渐侧扁的瑕疵。

44-36 鳅鱼

【品图】

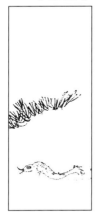 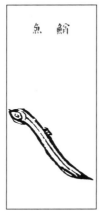 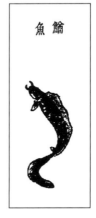 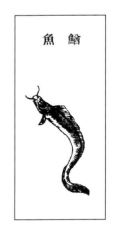

图1　滇南图·泥鳅　　图2　纲目（金）·鳅鱼　　图3　纲目（钱）·鳅鱼　　图4　纲目（张）·鳅鱼

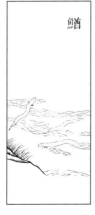 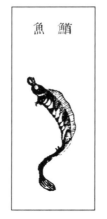 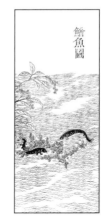 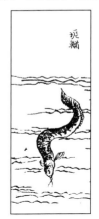

图5　三才·鳅　　　图6　会纂·鳅鱼　　　图7　禽虫典·鳅鱼图　　图8　图说·泥鳅

本品8图，取自8书。有承继关系的图仅1个书类。

《本草纲目》（钱本）：该书"鳅鱼"（图3）的仿绘者有《纲目》张本图4、《食物本草会纂》图6、《古今图书集成·禽虫典》"鳅鱼图"（图7，增加湖滨背景，兼绘蓼花、水草。有鱼两条，阴刻，其形皆同钱本图3）、《本草简明图说》图8（绘水面一鳅鱼，造型参图3）。

以上8图中，除外4幅仿绘图，原创图尚有4幅（图1、2、3、5），详见下"鉴药"项。

【文录】

梁《本草经集注》（见《证类本草》卷21"鳗鲡鱼"）　又有鳅（音秋），亦相似而短也。

唐《本草拾遗》（同上） 陈藏器云：鳅鱼，短小，常在泥中。

明《本草纲目》卷44 "鳅鱼" 【释名】泥鳅（俗名）、鳛鱼（《尔雅》）。【时珍曰】按陆佃云：鳅性酋健，好动善扰，故名。小者名鳅鱼。孙炎云：鳛者，寻习其泥也。【集解】【时珍曰】海鳅生海中，极大。江鳅生江中，长七八寸。泥鳅生湖池，最小，长三四寸，沉于泥中。状微似鳝而小，锐首肉身，青黑色，无鳞，以涎自染，滑疾难握。与他鱼牝牡，故《庄子》云：鳅与鱼游。生沙中者微有文采。闽、广人劖去脊骨，作臛食甚美。《相感志》云：灯心煮鳅鱼甚妙。

【鉴药】

"鳅鱼"首见于《本草纲目》。《中华本草》云首出《滇南本草》，然今存题名为《滇南本草》之书，皆无法认定为明前期兰茂之作，故此药仍当以《纲目》首出为宜。"鳅"原为"鳛"之俗字，后世反以"鳅"为简化正字，今从之。李时珍释名引"陆佃"之说，陆氏《埤雅》原文云："一名鳛。孙炎《尔雅正义》曰：鳛，寻也。寻习其泥，厌其清水。旧说守鱼以鳖，养鱼以鳛。盖鳛性酋健善扰。"姑存其说。《纲目》载其可"暖中益气，醒酒，解消渴，调中收痔"。古今皆以此供食用。

本品之名，早见于《尔雅·释鱼》："鳛，鳅。"晋·郭璞注："今泥鳅。"梁·陶弘景于"鳗鲡鱼"条下提到："又有鳅（音秋），亦相似而短也。"唐·陈藏器云："鳅鱼，短小，常在泥中。"故李时珍称其有俗名"泥鳅"，并述其形："海鳅生海中，极大。江鳅生江中，长七八寸。泥鳅生湖池，最小，长三四寸，沉于泥中。状微似鳝而小，锐首肉身，青黑色，无鳞，以涎自染，滑疾难握。"据上述诸家所云，本品即鳅科多种动物。《中华本草》列举了3种鳅科动物泥鳅，其中有泥鳅*Misgurnus anguillicaudatus* (Cantor)、花鳅*Cobitis taenis* Linnaeus、大鳞泥鳅（细鳞泥鳅）*Misgurnus mizolepis* (Günther)。陶弘景说鳅鱼似鳗鲡而短，其实这两者相差挺大，其尾鳍略似。李时珍云微似鳝，此确论。鳝鱼与鳅鱼之体皆滑溜，其色均黄黑色，有黑色小点，尾部皆侧扁。但鳝长而鳅短，鳝之背鳍、腹鳍皆退化，鳅则有明显的背鳍、腹鳍、臀鳍与尾鳍。另鳅的口部有须5对，此亦明显区别。

《滇南本草图说》"泥鳅"（图1）绘一小鱼，有须2，鱼体短小，前半粗、后半渐细，有分裂的尾鳍。粗似泥鳅，但不够准确。**《本草纲目》金陵本** "鳅鱼"（图2）宛如放大的鱼苗。头较大，体圆柱形，有中线一条。此图过简，难以认作鳅鱼。**《纲目》钱本** "鳅鱼"（图3）小鱼嘴部有2须，前半段圆筒形，后半段侧扁，背鳍甚长，与尾鳍相连，尾鳍圆形。诸图中以此与鳅鱼最接近，唯背鳍过长。**《三才图会》"鳅"**（图5）绘一湖滨水中有鱼3条，鱼体短小呈圆柱状，无鳞，此似泥鳅。然除两小胸鳍外，通体光滑，此又与泥鳅不符。

【小结】

　　"鳅鱼"为《本草纲目》新增药。据陶弘景、陈藏器、李时珍的描述，本品当为鳅科多种动物，其中包括泥鳅*Misgurnus anguillicaudatus* (Cantor)、花鳅*Cobitis taenis* Linnaeus、大鳞泥鳅（细鳞泥鳅）*Misgurnus mizolepis* (Günther)等近缘动物。古本草图中，以《纲目》钱本所绘与鳅科动物最为接近。

44–37　鳣鱼

【品图】

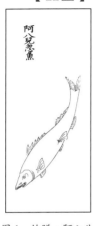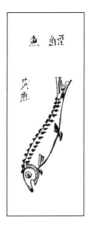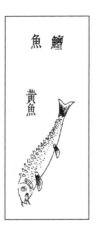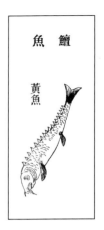

图1　饮膳·阿八儿　　图2　纲目（金）·鳣鱼　　图3　纲目（钱）·鳣鱼　　图4　纲目（张）·鳣鱼
　　　忽鱼

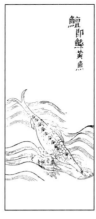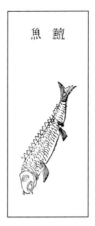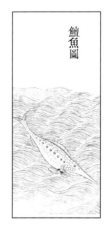

图5　三才·鳣　　　　图6　会纂·鳣鱼　　　　图7　禽虫典·鳣鱼图

　　本品7图，取自7书。有承继关系的图可分2个书类。

　　《本草纲目》（金陵本）：该书"鳣鱼"（图2）的仿绘者有《纲目》钱本图3（该

图将图用墨点表示的2行骨质鳞改为白描尖锥刺，口旁添加2须，较原图更接近实物）、《纲目》张本图4（仿绘图3）、《食物本草会纂》图6（仿绘图3）。

《三才图会》：该书"鳣"（图5）的仿绘者有《古今图书集成·禽虫典》"鳣鱼图"（图7，仅背景水面更辽阔）。

以上7图中，除外4幅仿绘图，原创图尚有3幅（图1、2、5），详见下"鉴药"项。

【文录】

唐《本草拾遗》（见《证类》卷20"二十三种陈藏器馀·鳣鱼肝"） 陈藏器云：郭注《尔雅》云：鳣鱼长二三丈。《颜氏家训》曰：鳣鱼纯灰色，无文。古书云：有多用鳣鱼字为鳝，既长二三丈，则非鳝鱼明矣。本经又以鳝为鼍，此误深矣。今明鳣鱼，体有三行甲，上龙门化为龙也。

元《饮膳正要》卷3"鱼品·阿八儿忽鱼" 脂黄肉粗，无鳞、骨，止有脆骨。胞可作鳔胶，甚黏……其鱼大者有一二丈长（一名鲟鱼，又名鳣鱼），生辽阳东北海河中。

明《本草纲目》卷44"鳣鱼" 【释名】黄鱼（《食疗》）、蜡鱼（《御览》）、玉版鱼。【时珍曰】鳣肥而不善游，有遁如之象。曰黄曰蜡，言其脂色也。玉版，言其肉色也。《异物志》名含光，言其脂肉夜有光也。《饮膳正要》云：辽人名阿八儿忽鱼。【集解】【时珍曰】鳣出江、淮、黄河、辽海深水处，无鳞大鱼也。其状似鲟，其色灰白，其背有骨甲三行，其鼻长有须，其口近颔下，其尾歧。其出也，以三月逆水而上。其居也，在矶石湍流之间。其食也，张口接物听其自入，食而不饮，蟹鱼多误入之。昔人所谓鳣、鲔岫居，世俗所谓"鲟鳣鱼吃自来食"是矣。其行也，在水底，去地数寸。渔人以小钩近千沉而取之，一钩着身，动而护恋，诸钩皆着。船游数日，待其困惫，方敢掣取。其小者近百斤。其大者长二三丈，至一二千斤。其气甚鲤。其脂与肉层层相间，肉色白，脂色黄如蜡。其脊骨及鼻，并髻与鳃，皆脆软可食。其肚及子盐藏亦佳。其鳔亦可作胶。其肉骨煮炙及作鲊皆美。《翰墨大全》云：江淮人以鲟鳣鱼作鲊名片酱，亦名玉版鲊也。

【鉴药】

"鳣鱼肝"首见于《本草拾遗》。《本草纲目》以"鳣鱼"为正名。李时珍释名曰："鳣肥而不善游，有遁如之象。"《拾遗》载其"主恶疮疥癣"。古代以此供食用。现今此鱼野生者为国家一级保护动物。

关于本品的生境、形态，《尔雅·释鱼》（晋·郭璞注）云："鳣（鳣，大鱼，似鳝而短鼻，口在颔下，体有邪行甲，无鳞，肉黄。大者长二三丈，今江东呼为黄鱼。）"陈氏仅引郭注"鳣鱼长二三丈"，未引"今江东呼为黄鱼"。其实此"黄鱼"恐即李时珍将《食疗》黄鱼并入本条的重要依据。

又晋·陆机《毛诗草木鸟兽虫鱼疏》卷下"有鳣有鲔":"鳣出江海,三月中从河下头来上。鳣身形似龙,锐头,口在颌下,背上腹下皆有甲,纵广四五尺。今于盟津东石碛上钓取之,大者千余斤。可蒸为臛,又可为鲊。子可为酱。"

又,陈藏器引《颜氏家训》,曰"鳣鱼纯灰色,无文"。陈氏认为:"古书云:有多用'鳣'鱼字为'鳝',既长二三丈,则非鳝鱼明矣。本经又以'鳝'为'鼍',此误深矣。"陈氏认为此鱼即"今明鱏鱼,体有三行甲,上龙门化为龙也。"由此可知,陈氏所称的"鳣鱼"是一种体型很大的鱼类。

宋代本草未增加任何有关"鳣鱼"的资料。李时珍《本草纲目》又增引了若干资料。例如李时珍认为《食疗本草》的"黄鱼"系本条重出,故将"黄鱼"并入此条。此可能依据郭璞注尔雅有"今江东呼为黄鱼"。但《食疗》此条云黄鱼"有毒。发诸气病,不可多食。亦发疮疥,动风"。此与"鳣鱼"可"主恶疮疥癣"正好相反。

此外,李时珍还将《异物志》[1]里的"含光鱼"也作为"鳣鱼",云"言其脂肉夜有光也"。又,《饮膳正要》"阿八儿忽鱼"云:"脂黄肉粗,无鳞、骨,止有脆骨……其鱼大者有一二丈长(一名鲟鱼,又名鳣鱼),生辽阳东北海河中。"时珍自然要将此鱼纳入"鳣鱼"条。

李时珍对"鳣鱼"有较详细的记载:"鳣出江、淮、黄河、辽海深水处,无鳞大鱼也。其状似鲟,其色灰白,其背有骨甲三行,其鼻长有须,其口近颌下,其尾歧。其出也,以三月逆水而上。其居也,在矶石湍流之间。其食也,张口接物听其自入,食而不饮,蟹鱼多误入之。昔人所谓鳣、鲔岫居,世俗所谓'鲟鳣鱼吃自来食'是矣。其行也,在水底,去地数寸。渔人以小钩近千沉而取之,一钩着身,动而护痛,诸钩皆着。船游数日,待其困惫,方敢掣取。其小者近百斤。其大者长二三丈,至一二千斤。其气甚鳃。其脂与肉层层相间,肉色白,脂色黄如蜡。其脊骨及鼻,并鬐与鳃,皆脆软可食。其肚及子盐藏亦佳。其鳔亦可作胶。其肉骨煮炙及作鲊皆美。《翰墨大全》云:江淮人以鲟鳣鱼作鲊名片酱,亦名玉版鲊也。"据此描述,《中华本草》将此鱼考订为鲟科动物鳇鱼*Huso dauricus* (Georgi)。[2]高士贤则认为以上描述当为鲟科鲟属(*Acipenser*)或鳇属(*Huso*)之种类,因二者在形态上很接近。故高氏认为"鳣鱼"原动物除鳇鱼*H. dauricus*之外,还包括史氏鲟*Acipenser schrenckii* (Brandt)。[3]

1.《饮膳正要》:该书"阿八儿忽鱼"(图1)所绘之鱼的头、尾符合李时珍所云"其口近颌下,其尾歧"。但其背鳍仍同普通鱼类,与时珍所云"其背有骨甲三行"不符。"骨甲"即骨质鳞。总体看来,此图更偏于白鲟科动物白鲟*Psephurus gladius*

1　异物志:追溯其佚文,见《太平御览》卷940"含光鱼"引:"《临海异物志》曰:含光鱼,一名鳝鱼。黄而美,故谓之鳝,有光照烛。"

2　国家中医药管理局《中华本草》编委会:《中华本草》(8),上海:上海科学技术出版社,1999:271.

3　高士贤:《历代本草药用动物名实图考》,北京:人民卫生出版社,2013:482.

(Martens)。此图与下一药"鲟鱼"条下《饮膳正要》"乞里麻鱼"的形态几乎完全相同。

2.《本草纲目》(金陵本)：该书"鳣鱼"(图2)有图注"黄鱼"，乃其别名。此鱼除方向与《饮膳》(图1)不同之外，整个鱼的形态近似，无鳞。有所修正的是此鱼的脊背增加了2行点状的突起物，可能是时珍所指的"其背有骨甲三行"。此图乃示意图，无须苛求。其后续的仿绘图又增添双须，在背脊绘出两行锥刺状物等，逐渐与实物靠近。

3.《三才图会》：该书"鳣"(图5)在图名下注"即鱏(黄鱼)"，乃"鳣"之别名。此鱼整体形状仍似《饮膳》图1，且背有锥刺又与《纲目》钱本图3相似。其吻长而尖锐，尾鳍深叉。背有一行锥刺(菱形骨板，全身应该有5行)，另有普通背鳍一段(此与实物不合)。总之此图不是写实图，但参考了某些书籍的图文绘成。

【小结】

"鳣鱼"是《本草拾遗》所载药。《本草纲目》在此条增添了很多相关的资料。据郭璞注、陆机疏、陈藏器引录、李时珍增补新资料，可知本品为鲟科动物(*Acipenser*)或鳇属(*Huso*)之类，其原动物可为鳇鱼*Huso dauricus* (Georgi)、史氏鲟*Acipenser schrenckii* (Brandt)等同类动物。古本草图中与本品相关的3幅原创图，形体均有与鲟科动物相似之处，但又无一能准确描绘其形。

44–38　鲟鱼

【品图】

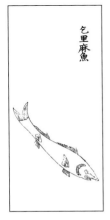 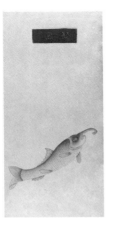 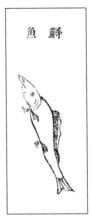 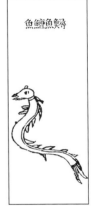

图1　饮膳·乞里麻鱼

图2　食物·鲟鱼

图3　蒙荃·鲟鱼

图4　太乙·鲟鱼　鳣鱼

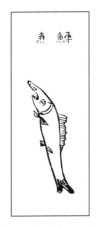

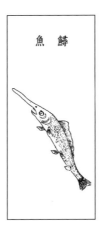

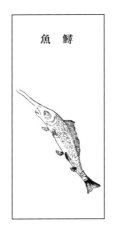

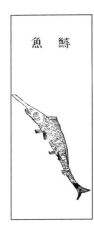

图5　纲目（金）·鲟鱼　　　图6　纲目（钱）·鲟鱼　　　图7　纲目（张）·鲟鱼　　　图8　会纂·鲟鱼

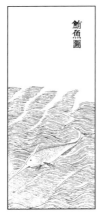

图9　禽虫典·鲔鱼图

本品9图，取自9书。有承继关系的图仅1个书类。

《本草纲目》（金陵本）：该书"鲟鱼"（图5）的仿绘者有《本草蒙筌》图3（基本照仿）、《纲目》钱本图6（吻更突出，较图2长一倍多。鱼身有黑色小点）、《纲目》张本图7（仿绘图6）、《食物本草会纂》图8（仿绘图6）、《古今图书集成·禽虫典》"鲔鱼图"（图9，增添背景为辽阔水面，其鱼仍近似钱本图6，吻特别长，且将背鳍也延长）。

以上9图中，除外5幅仿绘图，原创图尚有4幅（图1、2、4、5），详见下"鉴药"项。

【文录】

唐《本草拾遗》（见《证类》卷20"二十三种陈藏器馀·鲟鱼"）

陈藏器云：生江中，背如龙，长一二丈，鼻上肉作脯名鹿头。一名鹿肉。补虚下气，子如小豆。

宋《御览》卷936"鲔鱼"《毛诗义疏》曰……今东莱、辽东人谓之尉鱼，或谓仲明鱼。仲明者，乐浪尉溺死海中，化为此鱼也。

元《饮膳正要》卷3"鱼品·乞里麻鱼"　脂黄肉稍粗。胞亦作鳔。其鱼大者，有五六尺长，生辽阳东北海河中。

明《本草纲目》卷44"鲟鱼"　【释名】鳣鱼（寻、浔二音）、鲔鱼（音洧）、王鲔（《尔雅》）、碧鱼。【时珍曰】此鱼延长，故从寻从覃，皆延长之义。《月令》云：季春，天子荐鲔于寝庙。故有王鲔之称。郭璞云：大者名王鲔，小者名叔鲔，更小者名鮥子，音洛。李奇《汉书注》云：周、洛曰鲔，蜀曰鮥鳣，音亘懵。《毛诗义疏》云：辽东、登、莱人名尉鱼，言乐浪尉仲明溺海死，化为此鱼。盖尉亦鲔字之讹耳。《饮膳正要》云：今辽人名乞里麻鱼。【集解】【时珍曰】出江、淮、黄河、辽海深水处，亦鳣属也。岫居，长者丈余。至春始出而浮阳，见日则目眩。其状如鳣，而背上无甲。其色青碧，腹下色白。其鼻长与身等，口在颔下，食而不饮。颊下有青斑纹，如梅花状。尾岐如丙。肉色纯白，味亚于鳣，鬐骨不脆。罗愿云：鲟状如鬵鼎，上大下小，大头哆口，似铁兜鍪。其鳔亦可作胶，如鳢鮧也。亦能化龙。

【鉴药】

李时珍注"鲟鱼"出《本草拾遗》。然《证类本草》补引《食疗本草》文，则此药当先见于《食疗》。一名鱏鱼。时珍释名云："此鱼延长，故从寻从覃，皆延长之义。"《食疗》载其"有毒。主血淋……其味虽美，而发诸药毒"，且多禁忌。《拾遗》则云"无毒。主益气补虚，令人肥健。"二书所载功治多不同。此动物为珍稀鱼类，属国家保护动物。

关于其生境、形态，陈藏器云："生江中，背如龙，长一二丈，鼻上肉作脯名鹿头。一名鹿肉。补虚下气，子如小豆。"李时珍云："出江、淮、黄河、辽海深水处，亦鳣属也。岫居，长者丈余。至春始出而浮阳，见日则目眩。其状如鳣，而背上无甲。其色青碧，腹下色白。其鼻长与身等，口在颔下，食而不饮。颊下有青斑纹，如梅花状。尾岐如丙。肉色纯白，味亚于鳣，鬐骨不脆。"《中华本草》认为："《本草拾遗》所述，与鲟科动物相符。但《纲目》所述，其鼻长与身等，口在颔下，背上无甲等特征，与白鲟更近似。"该书列举了两种原动物：白鲟科动物白鲟*Psephurus gladius*(Martens)、鲟科动物中华鲟*Acipenser sinensis* Gray。[1]

至于李时珍所引"罗愿云"，其原文见《尔雅翼》卷28"鲔"："鲔以季春来，形似鳣而青黑。头小而尖，似铁兜鍪。"这种鲔鱼没有长鼻，但却似鳣、头小而尖，披以骨甲，则此当为鲟科动物鳇鱼*Huso dauricus* (Georgi)。

1.《饮膳正要》：该书"乞里麻鱼"（图1）的形态与上条"阿八儿忽鱼"几乎完全相同。此鱼鼻头稍突出，背鳍仍同普通鱼类，与时珍所云"其背有骨甲三行"不符。比较而言，此图更偏于白鲟*P. gladius*。

2.《食物本草》：该书"鲟鱼"（图2）的整体如鲤科动物，唯独有一个如象鼻似的长鼻子。疑其乃据文字想象绘图。

3.《太乙仙制本草药性大全》：该书"鲟鱼鳣鱼"（图4）所绘鱼形为条状，有传说中的龙背之鳍，身体呈薄板状。此乃臆想之图，不加深议。

4.《本草纲目》（金陵本）：该书"鲟鱼"（图5）绘一鱼，头前有长鼻，其余背鳍、尾鳍叉状等于一般鱼无异。此与今之白鲟也无相像之处，非写实图，多议无益。

1　国家中医药管理局《中华本草》编委会：《中华本草》（9），上海：上海科学技术出版社，1999：272.

《古今图书集成·禽虫典》"鲔鱼图"（图9）虽然有长如尖刺的鼻，但亦是据文字加长而已，其余亦皆仿金陵本书系之图予以修饰。

【小结】

"鲟鱼"首出《食疗本草》。据陈藏器《本草拾遗》所述形态，与鲟科动物相符，其中有鲟科动物中华鲟*Acipenser sinensis* Gray。据李时珍《本草纲目》所述，则为白鲟科动物相符，其中有白鲟*Psephurus gladius* (Martens)。罗愿《尔雅翼》所述"鲔鱼"，当为鲟科动物鳇鱼*Huso dauricus* (Georgi)。今存古本草相关的原创图中，无一幅能准确反映鲟鱼原动物者，多凭文字或想象绘成。

44–39　牛鱼

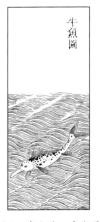

图1　禽虫典·牛鱼图

【品图】

本品1图，为原创图。详见下"鉴药"项。

【文录】

唐《本草拾遗》（见《证类》卷20"二十三种陈藏器馀·牛鱼"） 陈藏器云：生东海。头如牛也。

明《本草纲目》卷44"牛鱼" 【时珍曰】按《一统志》云：牛鱼出女直混同江。大者长丈余，重三百斤。无鳞骨，其肉脂相间，食之味长。又《异物志》云：南海有牛鱼，一名引鱼。重三四百斤，状如鳢，无鳞骨，背有斑文，腹下青色。知海潮。肉味颇长。观二说，则此亦鳢属也。鳢、引，声亦相近。

【鉴药】

"牛鱼"首见《本草拾遗》。陈藏器云："头如牛也。"或以此得名。原书载"主六畜疾疫"，后世未见用此。

关于本品的形态，陈藏器《本草拾遗》云："生东海。头如牛也。"另外，《太平御览》卷939"牛鱼"条引《博物志》曰："东海中有牛鱼，目似牛，剥其皮悬之，潮水至则毛起，潮去则伏。"这两种动物像牛的部位不同，一是头如牛，一是眼如牛，皮肤有毛。

李时珍说的牛鱼，或生于江，或生于海。生于江者记载于李时珍所引《一统志》："牛鱼出女直混同江。大者长丈余，重三百斤。无鳞骨，其肉脂相间，食之味长。""混同江"乃河流名，指今松花江及松花江与黑龙江汇合后的黑龙江下游。

生于海者见于李时珍所引《异物志》，云"南海有牛鱼，一名引鱼。重三四百斤，状如鳢，无鳞骨，背有斑文，腹下青色。知海潮。肉味颇长。"经追溯《异物志》文字来源未果，仅在《初学记》卷30查到有近似之文："鱼狸，背上有斑文，腹下纯青，今以饰弓鞭步文也。海水将潮及天将雨，毛皆起。潮还天晴，毛则伏，常千里外知海潮也。"不知南海牛鱼是否是《初学记》之"鱼狸"。

时珍认为："观二说，则此亦鳣属也。鳣、引，声亦相近。""鳣属"的"鳣"，即"鲟"的古称，故或考此牛鱼为鲟科动物中华鲟*Acipenser sinensis* Gray。[1]《中华本草》对此说的评论是："鳣即鲟鱼的古称，鲟鱼亦无斑纹，体重数百斤，游于江海，确与牛鱼有相似之处。但鲟鱼体被纵行骨板，而牛鱼无鳞骨，故鳞骨并非指体内骨骼，可知两者仅相似而不同类。从以上所述形状似牛，个大体重，肉味颇长，出东海、南海，均与今海牛类动物儒艮相符。"此即儒艮科动物儒艮*Dugong dugan* Müller。《中华本草》还提到：由于海牛类动物的肉像猪肉和小牛肉一样味美，早就受到人类的赏识。葡萄牙语称它为牛鱼（Peixeboi），与《纲目》名一致。但此儒艮栖息与热带亚热带暖水水域，混同江不产。故也不能排除混同江之牛鱼为中华鲟*A. sinensis*的可能性。

《古今图书集成·禽虫典》：该书"牛鱼图"绘遨游于大海波浪中的一条大鱼，长鼻无鳞，身有斑点。其形状类似同书所绘"鲔鱼图"（见上"44–38鲟鱼"）。可见绘图者倾向于牛鱼为鲟鱼，有长鼻者为白鲟科动物白鲟*Psephurus gladius* (Martens)。但此图与白鲟多处形态不符。

【小结】

"牛鱼"为《本草拾遗》所载药，云其"头如牛"。李时珍所称牛鱼有生于江、生于海的不同。李时珍认为以上皆为"鳣属"，即鲟类动物。今或考其原动物为鲟科动物中华鲟*Acipenser sinensis* Gray。然亦有考儒艮科动物儒艮*Dugong dugan* Müller者，即今海牛。《古今图书集成·禽虫典》所绘与该书"鲔鱼图"相似，有长鼻，类似白鲟科动物。

1　谢宗万：《本草纲目药物彩色图鉴》，北京：人民卫生出版社，2000：419.

44-40 鲵鱼

【品图】

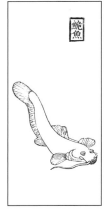

图1　图经（大）·鲵鱼

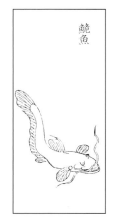

图2　图经（政）·鲵鱼

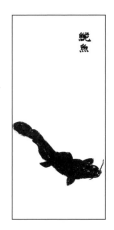

图3　图经（绍）·鲵鱼

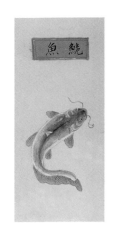

图4　品汇·鲵鱼

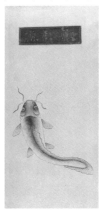

图5　食物·鲵鱼

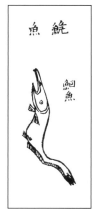

图6　纲目（金）·鲵鱼

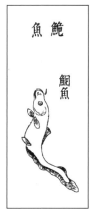

图7　纲目（钱）·鲵鱼

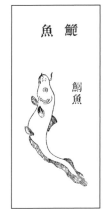

图8　纲目（张）·鲵鱼

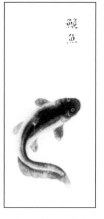

图9　金石·鲵鱼

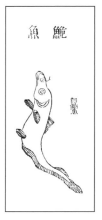

图10　会纂·鲵鱼

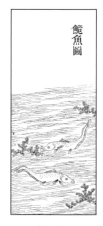

图11　禽虫典·鲵鱼图

本品11图，取自11书，其中3幅彩图。有承继关系的图可分3个书类。

《本草图经》：该书"鮠鱼"图分别存于《大观》（图1）《政和》（图2）《绍兴》（图3）。此三传本药图大同小异（图3为黑底白纹），今以《政和》图2为《图经》图的代表。

《本草品汇精要》：该书"鮠鱼"（图4）的仿绘彩图有《食物本草》图5、《金石昆虫草木状》图9。

《本草纲目》（钱本）：该书"鮠鱼"（图7）的仿绘图有《纲目》张本图8、《本草备要》图10、《古今图书集成·禽虫典》图11。

以上11图中，除外7幅仿绘图，原创图有4幅（图2、4、6、7），详见下"鉴药"项。

【文录】

梁《本草经集注》（见《证类本草》卷二十"鮧鱼"） 陶隐居云……又有鮠（五回切）鱼亦相似，黄而美，益人。

后蜀《蜀本草》（同上）《蜀本》:《图经》云：有三种。口腹俱大者名鳠（音护），背青而口小者名鲶，口小背黄腹白者名鮠，一名河豚。三鱼并堪为臛，美而且补。

宋《本草图经》（同上）《图经》曰……鮠，秦人呼为鱝鱼，能动痼疾。

唐《本草拾遗》（见《证类本草》卷二十"二十三种陈藏器馀·鮠鱼"） 鮠鱼，一作鮏……鱼生海中。大如石首。/（见《证类本草》卷二十一"河纯" 陈藏器云：如鲶鱼，口尖，一名鮠鱼也。

明《本草纲目》卷44"鮠鱼" 【释名】鮰鱼（音回）、鳠鱼（化、获二音）、鮂鱼（化上声、）鱝鱼（癫）。【时珍曰】北人呼鳠，南人呼鮠，并与鮰音相近。迩来通称鮰鱼，而鳠、鮠之名不彰矣。鮂，又鳠音之转也。秦人谓其发癫，呼为鱝鱝鱼。余见"鮥鱼"。【集解】【时珍曰】鮠生江、淮间，无鳞鱼，亦鲟属也。头尾身鬐俱似鲟状，惟鼻短尔。口亦在颔下，骨不柔脆，腹似鮥鱼，背有肉鬐。郭璞云，鳠鱼似鮥而大，白色者，是矣。

【鉴药】

"鮠鱼"首见于《本草拾遗》。名义未详。《拾遗》载其"无毒。不腥。主膀胱水下，开胃。"古代以此供食。

本品异名甚多，又兼作"河豚"别名。若从其名入手考其实物，必将纠缠难明。梁·陶弘景"鮧鱼"条称"鮠鱼亦相似，黄而美，益人"。"鮧鱼"即今鮥鱼，故知两者有相似之处。唐本《图经》（《蜀本草》引）"鮧鱼"条云："三种。口腹俱大者名鳠（音护），背青而口小者名鲶，口小背黄腹白者名鮠，一名河豚。三鱼并堪为臛，美而且补。"此还是将鮠鱼作为鲶鱼的相似物，具有"口小背黄腹白"特征。

但陈藏器所云"鮠鱼"，具有"鱼生海中。大如石首"的特征，与上诸家所载都不相同。对此，李时珍予以正误："藏器所说，出杜宝《拾遗录》，其说云隋大业六年，吴郡献海鮸干鲓。其法：五六月取大鮸四五尺者，鳞细而紫，无细骨，不腥……珍按：此乃海鮸，即石首之大者，有鳞不腥。若江河鮠鱼，则无鳞极腥矣。陈氏盖因鮸、鮠二字相类，不加考究，遂致谬误耳。今正之。"

时珍所谓"鮠鱼"："生江、淮间，无鳞鱼，亦鲟属也。头尾身鬐俱似鲟状，惟鼻短尔。口亦在颔下，骨不柔脆，腹似鲇鱼，背有肉鬐。郭璞云'鳠鱼似鲇而大，白色'者，是矣。"《中华本草》据此考订本品即鮠科动物长吻鮠*Leiocassis longirostris* Gunther。[1]谢宗万据李时珍对鮠鱼特征的描述，亦谓应以长吻鮠*L. longirostris*为是，但其科名为"鲿科"而非"鮠科"。谢氏且云"B. E. Read和我国鱼类学家成庆泰先生也将《纲目》鮠鱼定为鮠属（*Leiocassis*）动物"。[2]

1.《本草图经》：该书"鮠鱼"（图2）所绘之鱼头扁平，尾部侧扁，口阔，有两长须。臀鳍与尾鳍相连，背鳍甚小。此乃鲇科动物鲇鱼*Silurus asotus* (Linnaeus)之类，非"鮠鱼"也。

2.《本草品汇精要》：该书"鮠鱼"（图4）所绘动物与《图经》图2完全相同，但绘制此鱼时的角度不同。其形色均十分精美准确。

3.《本草纲目》（金陵本）：该书"鮠鱼"（图6）有图注"鮰鱼"，此因时珍云："迩来通称鮰鱼"，故加注以示。此图与同书"鲟鱼"图相比，其吻部突出相同。不同的是本图的臀鳍与尾鳍相连，无背鳍，故其下半身又似鲇鱼，与鲟鱼不符。故此图非写实图，乃据文字或其他书的图形拼凑而成。

4.《本草纲目》（钱本）：该书"鮠鱼"（图7）构图同图6，但此图参《图经》图2，将头部改成扁形，口阔，其臀鳍与尾鳍亦相连，整体类似鲇鱼*S. asotus*。

【小结】

"鮠鱼"为《本草拾遗》所载。其来源古代即有不同说法。陶弘景、唐本《图经》均将其作为鲇鱼的相似鱼类。陈藏器谓其如石首鱼，时珍指出此说之误。后世考李时珍所云的"鮠鱼"实为鮠科动物长吻鮠*Leiocassis longirostris* Gunther。可能是此鱼罕见，故今存古本草图多将鮠鱼绘成鲇鱼状，惟《本草纲目》（金陵本）所绘之鱼吻部突出，但其下半身又似鲇鱼，可见非写实图。

————————

1　国家中医药管理局《中华本草》编委会：《中华本草》（9），上海：上海科学技术出版社，1999：305.

2　谢宗万：《本草纲目药物彩色图鉴》，北京：人民卫生出版社，2000：420.

44–41　鮧鱼

【品图】

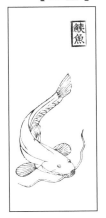

图1　图经（大）·鮧鱼

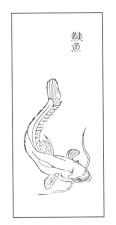

图2　图经（政）·鮧鱼

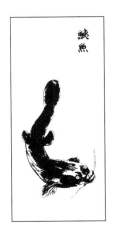

图3　图经（绍）·鮧鱼

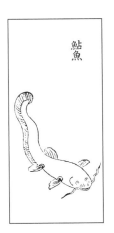

图4　饮膳·鮎鱼

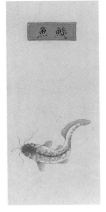

图5　品汇·鮧鱼

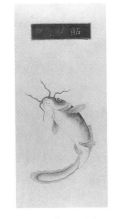

图6　食物·鮎鱼

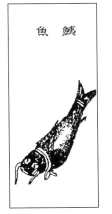

图7　太乙·鮧鱼

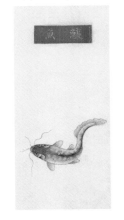

图8　雷公·鮧鱼

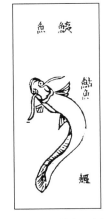

图9　纲目（金）·鮧鱼

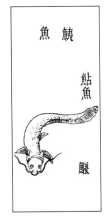

图10　纲目（钱）·鮧鱼

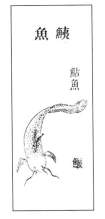

图11　纲目（张）·鮧鱼

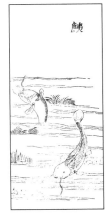

图12　三才·鮧

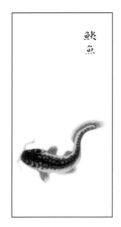

图13 金石·鮧鱼

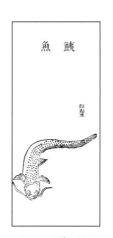

图14 会纂·鮧鱼

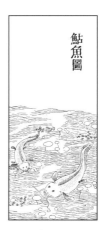

图15 禽虫典·鮎鱼图

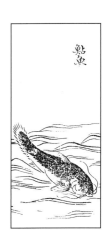

图16 图说·鮎鱼

本品16图，取自16书，其中4幅彩图。有承继关系的图可分3个书类。

《本草图经》：该书"鮧鱼"图分别存于《大观》（图1）、《政和》（图2）、《绍兴》（图3）。此三传本药图大同小异（图3鱼身黑色），今以《政和》图2为《图经》图的代表。仿绘该图的墨线图有《饮膳正要》"鮎鱼"（图4）。《本草纲目》金陵本（图9）有图注"鮎鱼""鳀"，均为其别名。此图将图2倒置而已。

《本草品汇精要》：该书"鮧鱼"（图5）的仿绘彩图有《补遗雷公炮制便览》图8、《金石昆虫草木状》图13。

《本草纲目》（钱本）：该书"鮧鱼"（图10）的仿绘图有《纲目》张本图11（略加修饰）、《食物本草会纂》图14。

以上16图中，除外8幅仿绘图，原创图有8幅（图2、5、6、7、10、12、15、16），详见下"鉴药"项。

【文录】

梁《本草经集注》（见《证类》卷20"鮧鱼"）　陶隐居云：此是鳀也，今人皆呼慈音，即是鮎鱼，作臛食之，云补。又有鳠鱼相似而大；又有鮠鱼亦相似，黄而美，益人。

唐《唐本草》（同上）《唐本》注云：鮧鱼，一名鮎鱼，一名鳀鱼。

后蜀《蜀本草》（同上）《蜀本》：有三种。口腹俱大者名鳠，背青而口小者名鮎，口小背黄腹白者名鮠，一名河豚。

宋《本草图经》（同上）《图经》曰：鮧（音夷又音题）鱼，旧不著所出州土，今江浙多有之。大首方口，背青黑，无鳞，多涎。其类有三。陶隐居云：即鳀（音题）鱼也。鳀即鮎（乃兼切）鱼也。又有鳠（音护）鱼，相似而大。鮠（五回切）鱼亦相似，色黄而美。三种形性皆相类，而小不同也。鮎亦名鳠。

明《本草纲目》卷44"鮧鱼"【释名】鳀鱼（音题）、鰋鱼（音偃）、鲇鱼。【时珍曰】鱼额平夷低偃，其涎粘滑。鮧，夷也。鰋，偃也。鲇，粘也。古曰鰋，今曰鲇；北人曰鰋，南人曰鲇。【集解】【时珍曰】二说俱欠详核。鲇乃无鳞之鱼，大首偃额，大口大腹，鮠身鳢尾，有齿有胃有须。生流水者，色青白；生止水者，色青黄。大者亦至三四十斤，俱是大口大腹，并无口小者。鰋即今之鲫鱼，似鲇而口在额下，尾有歧，南人方音转为鮠也。今厘正之。凡食鲇、鮠，先割翅下悬之，则涎自流尽，不粘滑也。

【鉴药】

"鮧鱼"首见于《名医别录》。又名鳀鱼、鰋鱼、鲇鱼。李时珍释名云："鱼额平夷低偃，其涎粘滑。鮧，夷也。鰋，偃也。鲇，粘也。古曰鰋，今曰鲇；北人曰鰋，南人曰鲇。"《别录》载其"主百病"。古今皆作食用。

关于本品的生境、形态，崔禹锡《食经》（见《医心方》引）云：鲇鱼……貌似鳟而小，色白，皮中有白垢。大者一二尺，小者七八寸，无鳞，春生夏长，秋衰冬死。"[1]唐本《图经》（《蜀本草》引）云："有三种。口腹俱大者名鳠，背青而口小者名鲇，口小背黄腹白者名鮠，一名河豚。""鮧鱼"即其中"背青而口小者"。宋《图经》云："今江浙多有之。大首方口，背青黑，无鳞，多涎。"且同意唐本《图经》"鮧鱼"有三种的说法，云"三种形性皆相类，而小不同也"。

对唐本《图经》、宋本《图经》所说，时珍云："二说俱欠详核。鲇乃无鳞之鱼，大首偃额，大口大腹。鮠身鳢尾，有齿有胃有须。生流水者，色青白；生止水者，色青黄。大者亦至三四十斤，俱是大口大腹，并无口小者。鳠即今之鲫鱼，似鲇而口在额下，尾有歧，南人方音转为鮠也。今厘正之。"据以上所载，《中华本草》考其中的鲇鱼即今鲇科动物鲇鱼*Silurus asotus* (Linnaeus)［*Parasilurus asotus* Linnaeus］。[2]此鲇鱼今为常食之鱼，特征明显：鱼体无鳞涎滑，体长、头扁平，尾部侧扁，口边有须2对，尤其显眼。臀鳍尤长，与尾鳍相接。古本草原创图较多，今统而述之。

《本草图经》"鮧鱼"（图2）特征毕现：嘴上有须，口宽阔，身体侧扁，臀鳍长而连及尾鳍，此即典型的鲇鱼*S. asotus*图。《本草品汇精要》"鮧鱼"（图5）为俯视图，口边双须清晰，前半身粗圆，后半身侧扁，非常生动准确。此为鲇鱼*S. asotus*的写实图。《食物本草》"鮧鱼"（图6）只是换了个角度再写实。头部4须颇为张扬，臀鳍与尾鳍相连。《太乙仙制本草药性大全》"鮧鱼"（图7）采用阴刻，俯视绘鱼的背部。但此鱼除了口边2须，还真没有可证明其为鲇鱼的特征。尤其是颈部、尾部两圈白带，

1　［日］丹波康赖：《医心方》卷30，上海：上海科学技术出版社，1998：1250
2　国家中医药管理局《中华本草》编委会：《中华本草》（9），上海：上海科学技术出版社，1999：303.

不明为何物。《纲目》钱本"鮧鱼"（图10）采用俯视角度绘图。除了胸鳍位置过高、宛如大耳朵之外，其余各部都能到位。《三才图会》"鮧"（图12）绘草泽之中有两鱼，均有须。其一作跃起状，露出腹部，另一只露背部，其背鳍过长，尾鳍如团扇。故此图非写实，缺陷甚多。**《古今图书集成·禽虫典》**"鮧鱼图"（图15）水面宽阔，水草浮萍甚多。水中两鱼，阔口有须，此似鮧鱼，但背鳍从头到尾，则与实物不符。**《本草简明图说》**"鮧鱼"（图16）嘴有4须，鱼体及鱼尾皆与鮧鱼*S. asotus*相符。

【小结】

"鮧鱼"为《名医别录》所载早期药物之一。据崔禹锡《食经》、唐本《图经》、宋本《图经》及李时珍所述，本品即今鲇科动物鲇鱼*Silurus asotus* (Linnaeus)。《本草图经》《本草品汇精要》《食物本草》《本草纲目》钱本、《本草简明图说》诸书所载本品图皆能较准确地表现其鉴别特征。

44–42　鳀鱼

【品图】

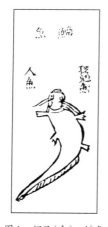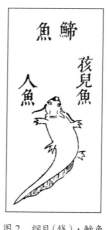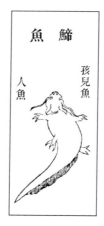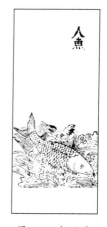

图1　纲目（金）·鳀鱼　　图2　纲目（钱）·鳀鱼　　图3　纲目（张）·鳀鱼　　图4　三才·人鱼

本品4图，取自4书，其中图1、图4为原创图。图2、图3乃仿绘图1而成。详见下"鉴药"项。

【文录】

梁《本草经集注》（见《证类》卷20"鮧鱼"）　陶隐居云：又有人鱼，似鳀而有四足，声如小儿，食之疗瘕疾。其膏燃之不消耗，始皇骊山冢中用之，谓之人膏也。荆州、临沮、青溪至多此鱼。

宋《本草衍义》卷17"鮧鱼"　形少类獭，有四足，腹重坠如囊，身微紫色。尝剖之，中有三小蟹，又有四五小石块，如指面许小鱼五七枚，然无鳞，与鲶、鮠相类。今未见用者。

明《本草纲目》卷44"鰟鱼"【释名】人鱼（弘景）、孩儿鱼。【时珍曰】鰟声如孩儿，故有诸名。作鯷、鮧者，并非。【集解】【时珍曰】孩儿鱼有二种：生江湖中，形色皆如鲇、鮠，腹下翅形似足，其腮颊轧轧，音如儿啼，即鰟鱼也；一种生溪涧中，形声皆同，但能上树，乃鯢鱼也。《北山经》云：决水多人鱼。状如鰟，四足，音如小儿。食之无痴疾。又云：休水北注于洛，中多鰟鱼。状如鳌蜼而长距，足白而对。食之无蛊疾，可以御兵。按此二说，前与陶合，后与寇合，盖一物也。今渔人网得，以为不利，即惊异而弃之，盖不知其可食如此也。

【鉴药】

"鰟鱼"首见于《本草纲目》。"鰟"，音tí。又名人鱼、孩儿鱼。时珍释名曰："鰟声如孩儿，故有诸名。"《纲目》载其"疗瘕疾，无蛊疾"。后世罕见以此入药，亦多避忌不食。

关于本品的来源，由于文献记载的不同，似乎有不同的孩儿鱼。时珍为之辨析："孩儿鱼有二种：生江湖中，形色皆如鲇、鮠，腹下翅形似足，其腮颊轧轧，音如儿啼，即鰟鱼也；一种生溪涧中，形声皆同，但能上树，乃鯢鱼也。"按李时珍所说，本条"孩儿鱼"大概属于"生江湖中"的一类。其与"生溪涧"的"鯢鱼"最明显的区别是鯢鱼能爬树。高士贤考生江湖中的"鰟鱼"是盎鲇科动物盎鲇*Cranoglanis bouderius* Pters。又名牯牛、牛鱼、长臂鮠。[1]

梁·陶弘景云："又有人鱼，似鯷而有四足，声如小儿……其膏燃之不消耗，始皇骊山冢中用之，谓之人膏也。荆州、临沮、青溪至多此鱼。"此人鱼生溪涧。能有这么多膏脂、且被称为"人鱼"，又能发出"如小儿"啼声音，则此动物不会是小鱼。

又寇宗奭云："鮧鱼，形少类獭，有四足，腹重坠如囊，身微紫色。尝剖之，中有三小蟹，又有四五小石块，如指面许小鱼五、七枚，然无鳞，与鲶、鮠相类，今未见用者。"此"鮧鱼"之名当误。"类獭，有四足"肯定不是"鮧鱼"（鲇鱼）。此鱼如人鱼，有四足，无鳞，与鲶、鮠相类。虽然寇氏未言其是否能发声如小儿，但符合时珍所云"形色皆如鲇、鮠，腹下翅形似足"。李时珍对陶氏、寇氏二说的评论是，以上两说都是一物，即"鯢鱼"。也就是说，鯢鱼应该是"鰟鱼"的来源之一。

———————
1　高士贤：《历代本草药用动物名实图考》，北京：人民卫生出版社，2013：449.

由此看来，"鯷鱼"的来源首选应该是"鲵鱼"，即今隐鳃鲵科动物大鲵 *Megalobatrachus davidianus* (Blanchard)。其次是蝾螈科动物东方蝾螈 *Cynops orientalis* (David)。[1]

大鲵，俗称娃娃鱼，其实并非鱼类，而是两栖纲有尾目的动物。有关鲵鱼的更多的信息，可参下条。从以上《纲目》"鯷鱼"条所引的文献来看，讨论的都是"鲵鱼"。或者说，"鯷鱼"的来源之一是"鲵鱼"。这种鲵鱼个头比较大。时珍曰："今渔人网得，以为不利，即惊异而弃之"。能被渔人网得，且令渔人害怕而弃去的鱼，不可能是小小的蝾螈，只能是体大又能发出小儿声的大鲵。

蝾螈是一种小型动物，全长7cm左右。将此鱼与寇宗奭所云的"形少类獭"的"鱼"相比，后者肚子里能容三小蟹、四五小石块、如指面许小鱼五、七枚，则此种蝾螈绝非同种。细小如东方蝾螈的动物，吃不下这么多东西，也发不出如小儿啼叫的声音。故将蝾螈视为"鯷鱼"来源尚可商榷。

《中华本草》也将"鯷鱼"一名置于"东方蝾螈"条下[2]。其考证的依据是：《本草图经》在"石龙子"下提到了蝾螈之名。其文云："其在泽中者，谓之易蜥，楚谓之蛇医，或谓之蝾螈。又东方朔云：非守宫，即蜥蜴。按此诸文，即是在草泽中者，名蝾螈、蜥蜴。"以上文献与"鯷鱼"毫无关系。又该书引《本草纲目拾遗》卷10"四足鱼"条云："《物理小识》：游子六曰：闽高山源有黑鱼，如指大，其鳞即皮，四足。可调粥入药。治小儿疳。"云此即是蝾螈之类。然此条依然无与"鯷鱼"相关的内容。因此，将"鯷鱼"列为东方蝾螈的文献名没有充分的依据。

1.《本草纲目》（金陵本）：该书"鯷鱼"（图1）有图注"孩儿鱼""人鱼"。与同书"鮧鱼"（鮎鱼）图构图相似。两者头形完全一样，皆有须两根；臀鳍延长至尾亦全同。所不同者，无胸鳍、腹鳍，代之以短短4足。此与今大鲵与东方蝾螈都不相似，乃臆想之图。

2.《三才图会》：该书"人鱼"（图4）绘一鲤鱼状的大鱼，无须，有4足，其形如龟脚。另有背鳍及叉状尾鳍。此亦是臆想之图。

【小结】

"鯷鱼"首见于《本草纲目》。检视该条所引用的古代文献，其特点是形色皆如鮎、鮑、腹下有足。发声如儿啼、富含膏脂，无鳞。据此，今考为生江湖的"鯷鱼"为盔鮎科动物盔鮎 *Cranoglanis bouderius* Pters。生溪涧的"鯷鱼"为两栖纲隐鳃鲵科动物大鲵 *Megalobatrachus davidianus* (Blanchard)。亦有考本品为蝾螈科动物东方蝾螈 *Cynops orientalis* (David)者。但东方蝾螈乃小型动物，与诸文献所

1　谢宗万：《本草纲目药物彩色图鉴》，北京：人民卫生出版社，2000：420.
2　国家中医药管理局《中华本草》编委会：《中华本草》（9），上海：上海科学技术出版社，1999：355.

载"鳎鱼"均不相符。《本草纲目》金陵本附图的"鳎鱼"图《三才图会》"人鱼"均是臆想之图。

44–43　鲵鱼

【品图】

本品1图,乃仿绘《三才图会》"人鱼"图。详见下"鉴药"项。

第四十四章　鳞部

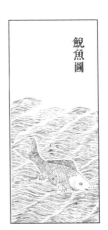

图1　禽虫典·鲵鱼图

【文录】

唐《唐本草》(见《证类》卷21"鳗鲡鱼")　《唐本》注云:鲵鱼,有四脚能缘树。陶云鳗鲡,便是谬证也。

唐《本草拾遗》(见《证类》卷20"二十三种陈藏器馀·鲵鱼")　陈藏器云:鳗鲡注陶云:鳗鲡能上树。苏云:鲵鱼能上树,非鳗鲡也。按鲵鱼一名王鲔,在山溪中,似鲇,有四脚,长尾,能上树,天旱则含水上山,叶覆身,鸟来饮水,因而取之。伊、洛间亦有,声如小儿啼,故曰鲵鱼。一名鳎鱼,一名人鱼。膏燃烛不灭,秦始皇冢中用之。陶注鲇鱼条云:人鱼即鲵鱼也。

明《本草纲目》卷44"鲵鱼"【释名】鳉鱼(音纳)、鳎鱼(音塔)。【时珍曰】鲵,声如小儿,故名。即鳎鱼之能上树者。俗云"鲇鱼上竿"乃此也。与海中鲸,同名异物。蜀人名鳉,秦人名鳎。《尔雅》云:大者曰鰕。《异物志》云:有鱼之体,以足行如龟,故名鰕鱼。陈藏器以此为鳎鱼,欠考矣。又云一名王鲔,误矣,王鲔乃鲟鱼也。【集解】【时珍曰】案郭璞云:鲵鱼似鲇,四脚,前脚似猴,后脚似狗,声如儿啼,大者长八九尺。《山海经》云:决水有人鱼,状如鳎,食之已疫疾。《蜀志》云:雅州西山溪谷出鳉鱼。似鲇有足,能缘木,声如婴儿,可食。《酉阳杂俎》云:峡中人食鲵鱼,缚树上,鞭至白汁出如构汁,方可治食。不尔有毒也。

【鉴药】

鲵鱼首见于《本草拾遗》。李时珍释名曰:"鲵,声如小儿,故名。"医方书未见以此入药,惟《山海经》载其"食之无痴疾"。时珍改"痴"为"疫"。古代或以此供食用。今野生鲵鱼为珍稀动物,亟须保护。

关于本品的习性、形态,陶弘景在注"鳗鲡鱼"时,云"能缘树食藤花,形似鳝"。《唐本草》批驳此言:"鲵鱼,有四脚能缘树。陶云鳗鲡,便是谬证也。"此鲵鱼首见于本草书提及。陈藏器将其独立设条，且云："鲵鱼一名王鲔，在山溪中，似鲇，有四脚，长尾，能上树，天旱则含水上山，叶覆身，鸟来饮水，因而取之。伊、洛间亦有，声如小儿啼，故曰鲵鱼。一名鱯鱼，一名人鱼。膏燃烛不灭，秦始皇冢中用之。陶注鲇鱼条云：人鱼即鲵鱼也。"其中"陶注鲇鱼条云"见上条"44-42鳠鱼"之"文录"项。此说明陈藏器也同意人鱼即鲵鱼的看法。

李时珍对鲵鱼的看法是："即鳠鱼之能上树者。俗云'鲇鱼上竿'乃此也。"也就是说，时珍同意"鲵鱼"即能上树的"鳠鱼"。时珍引俗语"鲇鱼上竿"，不过是误把上树的鲵鱼当作是"鲇鱼"。时珍还引用郭璞注《尔雅》之语，原文为："今鲵鱼似鲇，四脚，前似猕猴，后似狗，声如小儿啼，大者长八尺。"又引《山海经·北山经》云"其中多人鱼。其状如鳠鱼……食之无痴疾"。另，时珍所引《蜀志》之文，原出《明一统志》卷72"雅州·土产"。其文云："鲵鱼（荣经水及西山溪谷出，似鲵，有足，能缘木，声如儿啼。蜀人食之。）"此种种文献所载，可证鲵鱼为隐鳃鲵科动物大鲵*Megalobatrachus davidianus*（Blanchard），[1]与前鳠鱼为同一种原动物。

《古今图书集成·禽虫典》：该书"鲵鱼图"（图1），绘了水波中一鱼，身有鳞，形似鲤而足，类龟足。此图仿绘了"鳠鱼"条下《三才图会》"人鱼"图，只不过将水波背景绘得更加辽阔而已，并非原创图。其内容显然是凭臆想绘制。

【小结】

鲵鱼为唐《本草拾遗》载入本草。在此以前，鲵鱼之名及其形态，已见于《山海经》《尔雅》（郭璞注），《明一统志》等书所载。本草书中，陶弘景、《唐本草》均已提到此鱼之名。陈藏器首次将"鲵鱼"设为专条。据以上文献所载，现代学者考鲵鱼为隐鳃鲵科动物大鲵*Megalobatrachus davidianus* (Blanchard)，与《纲目》"鳠鱼"为同一基原。《古今图书集成·禽虫典》"鲵鱼图"仿绘《三才图会》"人鱼"图，所绘动物非写实。

1　国家中医药管理局《中华本草》编委会：《中华本草》（9），上海：上海科学技术出版社，1999：354.

44-44 黄颡鱼

【品图】

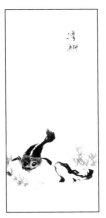

图1 滇南图·湾鲫

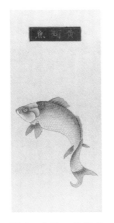

图2 食物·黄颡鱼

图3 纲目(金)·黄颡鱼

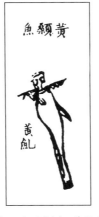

图4 纲目(钱)·黄颡鱼

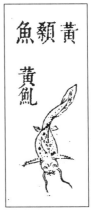

本品6图，取自6书，其中1幅彩图。有承继关系的图仅1个书类。

《本草纲目》(钱本)：该书"黄颡鱼"(图4)的仿绘者有《纲目》张本图5、《食物本草会纂》图6。

以上6图中，除外2幅仿绘图，原创图尚有4幅（图1、2、3、4），详见下"鉴药"项。

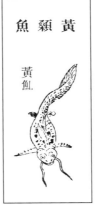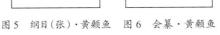

图5 纲目(张)·黄颡鱼　图6 会纂·黄颡鱼

【文录】

唐《食疗本草》（见《证类》卷20 "八种《食疗》馀·黄赖鱼"） 一名鮏鱼。醒酒。亦无鳞，不益人也。

明《本草纲目》卷44 "黄颡鱼" 【释名】黄颊鱼（《诗注》）、鮏鱼（央轧）。【时珍曰】颡、颊以形，鳠以味，鮏、鱼以声也。今人析而呼为黄鮏、黄鱼。陆机作黄杨，讹矣。【集解】【时珍曰】黄颡，无鳞鱼也。身尾俱似小鲇，腹下黄，背上青黄，腮下有二横骨，两须，有胃。群游作声如轧轧。性最难死。陆机云：鱼身燕头，颊骨正黄。鱼之有力能飞跃者。陆佃云：其胆春夏近上，秋冬近下。亦一异也。

明·姚可成《食物本草》卷10 "丝鱼" 在诸溪河中。长五六寸，黄褐，无鳞阔口，口有细齿如锯。腮下有硬刺，骨亦硬。善吞小鱼，肉薄味短。

【鉴药】

"黄赖鱼"首见于《食疗本草》。《本草纲目》改以"黄颡鱼"为正名,但没有说明改名的理由。一名"黄颊鱼"。时珍释名曰:"颡、颊以形"得名。《食疗》载本品"醒酒。亦无鳞,不益人也"。古今皆以此供食用。

时珍增补的别名"黄颊鱼",见于晋·陆机《毛诗草木鸟兽虫鱼疏》卷下"鱼丽于罶鲿鲨"的疏解:"鲿,一名扬,今黄颊鱼,似燕头鱼身,形厚而长,骨正黄。鱼之大而有力解飞者。今江东呼黄鲿鱼,一名黄颊鱼。"李时珍亦描述其形态:"黄颡,无鳞鱼也。身尾俱似小鲇,腹下黄,背上青黄,腮下有二横骨,两须,有胃。群游作声如轧轧。性最难死。"据此,已经可以确定此即鲿科动物黄颡鱼*Pseudobagrus fulvidraco* (Richardson),俗称"黄𩷋头",或谐音为"黄丫头""黄鸭头"。其体色黄,无鳞,有须(4对),口大,如小鲇鱼。令抓鱼、吃鱼者最要小心的是其"腮下有二横骨"(即2胸鳍硬棘),还有背鳍硬骨(1条背鳍硬棘),最易刺人。此后明·姚可成《食物本草》又出"丝鱼"一药,云"在诸溪河中。长五六寸,黄褐,无鳞阔口,口有细齿如锯。腮下有硬刺,骨亦硬。善吞小鱼,肉薄味短。"《中华本草》亦将此鱼作为"黄颡鱼"的古代记载之一。古本草有原创图4幅,今统而述之。

《滇南本草图说》"湾鲥"(图1)采用的是写意笔法,绘一游弋在水草之中的黄颡鱼。此鱼虽无法看清细部,但其阔口、侧扁鱼身、张开的胸鳍等尚能表现此鱼的大概形状类似黄颡鱼。《食物本草》"黄颡鱼"(图2)就是一条鲤科鱼类,与黄颡鱼无关。《本草纲目》金陵本"黄颡鱼"(图3)有图注"黄𩷋",乃其别名。其图笔法粗劣,鱼体前圆后侧扁,但有意画出了"二横骨"(即胸鳍的硬棘)及背鳍硬棘。但此图毕竟过简,不加图名恐很难猜到这是黄颡鱼。《纲目》钱本"黄颡鱼"(图4)较好地展示了黄颡鱼主要特点,其须虽仅2根,示意而已。胸鳍硬棘夸张地横着张开,后半身侧扁与尾鳍,都显示此为黄颡鱼*P. fulvidraco*。

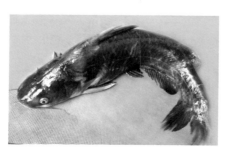

图 7　黄颡鱼 *Pseudobagrus fulvidraco*

【小结】

"黄赖鱼"首见于《食疗本草》。据晋·陆机、明·李时珍、姚可成的描述,本品即鲿科动物黄颡鱼*Pseudobagrus fulvidraco* (Richardson)。俗称"黄𩷋头"。《本草纲目》金陵本示意图已突出"横骨"的特征,《纲目》钱本写实图则较多地展示了黄颡鱼主要鉴别特点。

44-45　河豚

【品图】

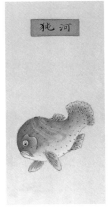

图 1　品汇·河豚

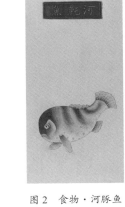

图 2　食物·河豚鱼

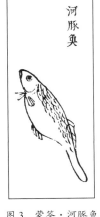

图 3　蒙筌·河豚鱼

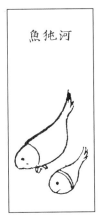

图 4　太乙·河豚鱼

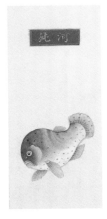

图 5　雷公·河豚

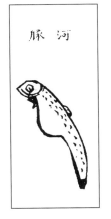

图 6　纲目（金）·河豚

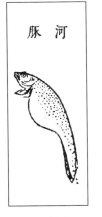

图 7　纲目（钱）·河豚

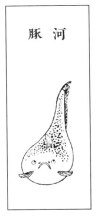

图 8　纲目（张）·河豚

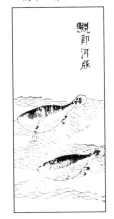

图 9　三才·鲵

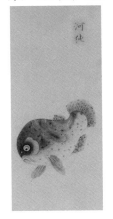

图 10　金石·河豚

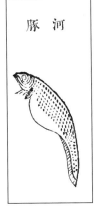

图 11　会纂·河豚

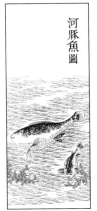

图 12　禽虫典·河
豚鱼图

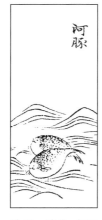

图 13　图说·河豚

本品13图，取自13书，其中4幅彩图。有承继关系的图可分4个书类。

《本草品汇精要》：该书"河豚"（图1）的仿绘者有《食物本草》"河豚鱼"（图2）、《补遗雷公炮制便览》图5、《金石昆虫草木状》图10。

《本草纲目》（金陵本）：该书"河豚"（图6）的仿绘者有《本草蒙筌》"河豚鱼"（图3，背部绘鸟羽状的鳞片，是不知河豚本无鳞；腹部增大，较图6蝌斗状图稍有进步）、《纲目》钱本图7（背上有较规则的小黑点）《食物本草会纂》（图11，仿绘钱本图7）。

《三才图会》：该书"鯸"（图9）的仿绘者有《古今图书集成·禽虫典》"河豚鱼图"（图12）。该图美化背景，海面有水草。但其鱼形则仿绘图9，且加修润。

《本草纲目》（张本）：该书"河豚"（图8）的仿绘者有《本草简明图说》图13。除增绘水面外，还增绘同形鱼一条。

以上13图中，除外8幅仿绘图，原创图尚有5幅（图1、4、6、8、9），详见下"鉴药"项。

【文录】

宋《开宝本草》（见《证类》卷21"河独"）　江、河、淮皆有。

吴越《日华子本草》（同上）《日华子》云：河独，有毒。又云：胡夷鱼……又名鲥鱼、规鱼、吹肚鱼也。

唐《本草拾遗》（见《证类》卷20"二十三种陈藏器馀·鯸鱼肝及子"）　陈藏器云：一名鹕夷鱼。以物触之即嗔，腹如气球，亦名嗔鱼。腹白，背有赤道如印，鱼目得合，与诸鱼不同。江海中并有之，海中者大毒，江中者次之。

宋《本草衍义》卷17"河独"　经言无毒，此鱼实有大毒……然此物多怒，触之则怒气满腹，翻浮水上，渔人就以物撩之，遂为人获。

明《本草纲目》卷44"河豚"　【释名】鯸鲐（一作鯸鲐）、鲴鲐（《日华》）、鯸鱼（一作鲑）、嗔鱼（《拾遗》）、吹肚鱼（俗）、气包鱼。【时珍曰】豚，言其味美也。侯夷，状其形丑也。鯸，谓其体圆也。吹肚、气包，象其嗔胀也。《北山经》名鲈鱼，音沛。【集解】【时珍曰】今吴、越最多。状如蝌斗，大者尺余，背色青白，有黄缕文，无鳞，无腮，无胆，腹下白而不光。率以三头相从为一部。彼人春月甚珍贵之，尤重其腹腴，呼为西施乳。严有翼《艺苑雌黄》云：河豚，水族之奇味，世传其杀人。余守丹阳宣城，见土人户户食之。但用菘菜、蒌蒿、荻芽三物煮之，亦未见死者。南人言鱼之无鳞，无腮，无胆，有声，目能眨者，皆有毒。河豚备此数者，故人畏之。

然有二种，其色淡黑有文点者，名斑鱼，毒最甚。或云三月后则为斑鱼，不可食也。又案雷公《炮炙论》云：鲑鱼插树，立便干枯；狗胆涂之，复当荣盛。《御览》云：河豚鱼虽小，而獭及大鱼不敢啖之。则不惟毒人，又能毒物也。王充《论衡》云：万物含太阳火气而生者，皆有毒。在鱼则鲑与鲂鱼鲦。故鲑肝死人，鲂鱼鲦螫人。

【鉴药】

"河狌"首见于《开宝本草》。《纲目》以"河豚"为正名。李时珍又将《食疗本草》"鲦鱼鲦"《本草拾遗》"鲵鱼"并入该条。故此鱼实际进入本草最早应出《食疗》。但若论以"河豚"为名者，则以《日华子本草》为早。时珍释其名曰："豚，言其味美也。侯夷，状其形丑也。鲵，谓其体圆也。"《开宝》载其"无毒。主补虚，去湿气，理腰脚，去痔疾，杀虫"。然《拾遗》《日华子》均云有毒，寇宗奭云"经言无毒，此鱼实有大毒"。古今皆以其作为食用，然须烹制得法，故俗有"舍命吃河豚"之说。

关于本品的生境、形态，《拾遗》云："一名鹕夷鱼。以物触之即嗔，腹如气球，亦名嗔鱼。腹白，背有赤道如印，鱼目得合，与诸鱼不同。江海中并有之，海中者大毒，江中者次之。"因其"以物触之即嗔，腹如气球"，故《日华子》载其别名"吹肚鱼"。寇宗奭亦云："然此物多怒，触之则怒气满腹，翻浮水上，渔人就以物撩之，遂为人获。"李时珍云："今吴、越最多。状如蝌斗，大者尺余，背色青白，有黄缕文，无鳞，无腮，无胆，腹下白而不光。率以三头相从为一部。彼人春月甚珍贵之，尤重其腹腴，呼为西施乳。"《中药大辞典》列举了3种鲀科东方鲀属动物，如弓斑东方鲀*Fugu ocellatus* (Osbeck)、虫纹东方鲀*F. vermicularis* Temminck et Schlegel、暗纹东方鲀*F. obscurus* (Abe)。[1]《中华本草》亦持此说。高士贤又增列铅点东方鲀*F. alboplumbeus* (Richardson)、星点东方鲀*F. niphobles* (Jordan et Snyder)两种。[2]或谓本草考证只能考证到东方鲀类而不能考定到具体物种。[3]以上所列作为常见河豚举例似无不可。以下将今存与本品相关的古本草图统而述之。

《本草品汇精要》"河豚鱼"（图1）表现的是河豚遇刺激即腹部膨胀如气球的状态。其背部有紫色、淡黄色相间的斑纹，腹部有暗斑点，但尾鳍成扇面形。虽然单凭图画很难鉴定到种，但此图有色彩、且描绘精细，此鱼似乎更接近暗纹东方鲀*F. obscurus*。《太乙仙制本草药性大全》"河豚鱼"（图4）绘2只大腹的河豚，此示意图，粗相似。《本草纲目》金陵本"河豚"（图6）所绘为简单的似蝌蚪状的动物。此可能是按时珍所云"状如蝌蚪……背色青白，有黄缕文"描绘的想象图。《纲目》张本"河豚"（图8）描绘的是一正面的腹部鼓胀的河豚形象，背部有许多斑点。但此图将其

1　江苏新医学院：《中药大辞典》，上海：上海科学技术出版社，1977：1451.
2　高士贤：《历代本草药用动物名实图考》，北京：人民卫生出版社，2013：447-448.
3　鲁冲：对本草4种有毒鱼类的物种考证，中药材，1995，18（8）：422.

尾部绘成臀鳍延长成尾状，与实际不符。河豚尾鳍后端平截，与此图不同。故此图也不是写实图。《三才图会》"鯸"（图9）的图名下注云"即河豚"。图中绘两条腹部膨胀的河豚，其背部有深色斑纹或斑点，尾鳍后端为近圆形而非截形。但整体形状仍似东方鲀属的动物。

【小结】

"河豚"首见于《日华子本草》，但其异名药条"鯸鮧"首见于《食疗本草》、"鯸鱼"首见于《本草拾遗》。据《本草拾遗》《本草衍义》及《本草纲目》的记载，本品习性是"以物触之即嗔，腹如气球"，结合其他形态描述，本品当为鲀科东方鲀属（*Fugu*）动物。《本草品汇精要》所绘本品彩色图最为精美。

44–46 海豚鱼

【品图】

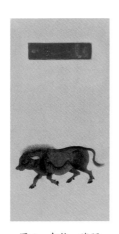

图1 食物·海豚

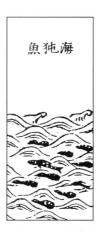

图2 太乙·海狣鱼

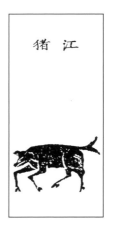

图3 太乙·江猪

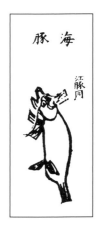

图4 纲目（金）·海豚

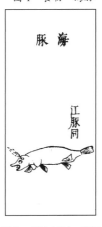

图5 纲目（钱）·海豚

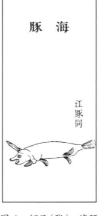

图6 纲目（张）·海豚

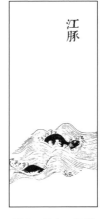

图7 三才·江豚

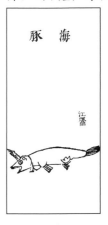

图8 会纂·海豚

本品9图，取自8书，其中1幅彩图。有承继关系的图可分2个书类。

《本草纲目》（钱本）：该书"海豚"（图5）的仿绘者有《纲目》张本图6（亦将头部水柱改为犀角状）、《食物本草会纂》图8（将头部喷水形成的水柱改为类似犀牛的角状）。

《三才图会》：该书"江豚"（图7）的仿绘者有《古今图书集成·禽虫典》"江豚图"（图9，改黑色江豚为白色，扩展水面）。

以上9图中，除外3幅仿绘图，原创图尚有6幅（图1、2、3、4、5、7），详见下"鉴药"项。

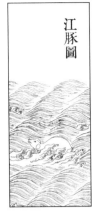

图9　禽虫典·江豚图

【文录】

唐《本草拾遗》（见《证类》卷20"二十三种陈藏器馀·海狕鱼"）　陈藏器云：生大海中。候风潮出。形如狕，鼻中声，脑上有孔，喷水直上，百数为群，人先取得其子，系着水中，母自来就而取之。其子如鮧鱼子，数万为群，常随母而行。亦有江狕，状如狕，鼻中为声，出没水上，海中舟人候之，知大风雨。

明《本草纲目》卷44"海豚鱼"　【释名】海狶（《文选》），生江中者名江豚（《拾遗》）、江猪（《纲目》）、水猪（《异物志》）、鱀鱼（音志）、馋鱼（音谗）、鯆䱜（音敷沛）。【时珍曰】海豚、江豚，皆因形命名。郭璞赋"海狶、江豚"是也。《魏武食制》谓之鯆䱜。《南方异物志》谓之水猪。又名馋鱼，谓其多涎也。【集解】【时珍曰】其状大如数百斤猪，形色青黑如鲇鱼，有两乳，有雌雄，类人。数枚同行，一浮一没，谓之拜风。其骨硬，其肉肥，不中食。其膏最多，和石灰艌船良。

【鉴药】

"海狕鱼"首见于《本草拾遗》。"狕"同"豚"。《本草纲目》以"海豚鱼"为正名。豚，小猪，也泛指猪。时珍释名曰："海豚、江豚，皆因形命名。"《拾遗》载"肉主飞尸、蛊毒、瘴疟"。现代属于需要保护的野生动物，不能供食用。

关于本品的生境、形态，陈藏器云："生大海中。候风潮出。形如狕，鼻中声，脑上有孔，喷水直上，百数为群，人先取得其子，系着水中，母自来就而取之。其子如鮧鱼子，数万为群，常随母而行。亦有江狕，状如狕，鼻中为声，出没水上。"李时珍将"海豚"与"江豚"作为一物，云"生江中者名江豚"，并把"江猪""水猪"等江豚的别名统归于海豚之下。时珍描述海豚云："其状大如数百斤猪，形色青黑如鲇鱼，有两乳，有雌雄，类人。数枚同行，一浮一没，谓之拜风。"古代长江中多江豚，时珍所述，或以江豚为主。现代研究均将海豚科动物真海豚*Delphinus delphis* Linnaeus作为其原动物。此种海豚如今是动物园最受欢迎的动物之一，此处不多描述其形状。

　　另河豚与海豚并非一物。《文选》卷12"江赋（郭景纯）"再"鱼则江豚、海狶"，"海狶"乃海豚，"江豚"今考为鼠海豚科（Phocoenidae）江豚属动物江豚Neophocaena phocaenoids (G. Cuvier)。[1]江豚头圆无喙，与海豚吻长而突出如喙状不同。此亦属珍稀保护动物。以上海豚与江豚都不属于鱼类，乃哺乳纲的动物。

　　古本草有若干与海豚、江豚相关的插图。由于能亲见这类动物的人甚少，故其中每有想象之图。以下统而述之。

　　《食物本草》"海豚"（图1）所绘实为一头黑色的猪。《太乙仙制本草药性大全》"海狇鱼"（图2）绘汹涌的海面有一群海豚沉浮。其中有一头可看出有背鳍、胸鳍及尾鳍，尾鳍二叉。此图虽简单，却不似《食物本草》彩图本那么荒唐。与该书很多草率的图相比，此图尚能达意。但"江猪"（图3）却与《食物本草》彩图本一样荒谬，绘一头带分叉尾鳍的四脚猪。《本草纲目》金陵本"海豚"（图4）有图注"江豚同"，可知与李时珍同样不能辨别海豚与江猪。其图也是猪头（但有孔，可喷水）、鱼尾（有胸鳍、臀鳍及尾鳍），非写实图。《纲目》钱本"海豚"（图5）所绘换了动物的方向。头如猪首，有孔朝前喷水，其余猪鳍皆如金陵本图4。《三才图会》"江豚"（图7）绘大浪中两头黑色的猪形物，仅示其头，但其背甚高，非今真海豚D. delphis。

【小结】

　　"海豚"首见于《本草拾遗》。其时被作为鱼类。据陈藏器、李时珍述其形态，其中的海豚为今海豚科动物真海豚Delphinus delphis Linnaeus。江豚为今鼠海豚科动物江豚Neophocaena phocaenoids(G. Cuvier)。此二种动物皆属于哺乳动物，不是鱼类。古本草相关的图形皆非写实图，《食物本草》彩绘本将海豚绘作猪形。

1　高士贤：《历代本草药用动物名实图考》，北京：人民卫生出版社，2013：113.

44–47　比目鱼

【品图】

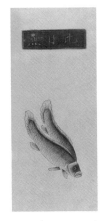
　图1　食物·比目鱼

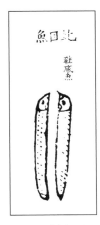
　图2　纲目（金）·比目鱼

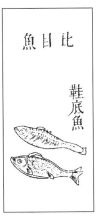
　图3　纲目（钱）·比目鱼

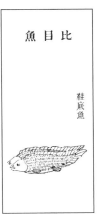
　图4　纲目（张）·比目鱼

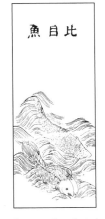
　图5　三才·比目鱼

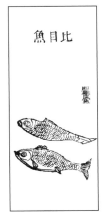
　图6　会纂·比目鱼

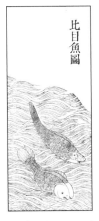
　图7　禽虫典·比目鱼图

　　本品7图，取自7书，其中1幅彩图。有承继关系的图可分2个书类。

　　《本草纲目》（钱本）：该书"比目鱼"（图3）的仿绘者有《食物本草会纂》图6。

　　《三才图会》：该书"比目鱼"（图5）的仿绘者有《古今图书集成·禽虫典》"比目鱼图"（图7，水面更宽，画面更清晰）。

　　以上7图中，除外2幅仿绘图，原创图尚有5幅（图1、2、3、4、5），详见下"鉴药"项。

【文录】

明《本草纲目》卷44 "比目鱼" 【释名】鲽（音蝶）、鞋底鱼。【时珍曰】比，并也。鱼各一目，相并而行也。《尔雅》所谓"东方有比目鱼，不比不行，其名曰鲽"是也。段氏《北户录》谓之鰜，音兼。《吴都赋》谓之魪，音介。《上林赋》谓之魼，音墟。鲽，犹屟也；鰜，兼也；魪，相介也；魼，相胠也。俗名鞋底鱼。《临海志》名婢屣鱼，《临海水土记》名奴屩鱼，《南越志》名版鱼，《南方异物志》名箬叶鱼，皆因形也。【集解】【时珍曰】案郭璞云：所在水中有之。状如牛脾及女人鞋底，细鳞，紫黑色，两片相合乃得行。其合处半边平而无鳞，口近腹下。刘渊林以为王馀鱼，盖不然。

【鉴药】

"比目鱼"首见于《食疗本草》。李时珍释其名曰："比，并也。鱼各一目，相并而行也。"此释名还是令人不知其义。《中华本草》释名："此鱼双目均在一侧，并列一处，故名比目。"[1]《食疗》载其"补虚，益气力，多食稍动气"。古今皆以此供食用。

李时珍在本条集录了古代若干相关的记载。其中最重要的是《尔雅·释地》（郭璞注）："东方有比目鱼焉，不比不行，其名谓之鲽。（状似牛脾，鳞细，紫黑色，一眼。两片相合乃得行。今水中所在有之，江东又呼为王馀鱼。）"但郭注表明他并未见过原物，才会说出"一眼，两片相合乃得行"，也不会将"王馀鱼"与"鲽"混同。"王馀鱼"即"44-39鲙残鱼"。故李时珍为之辨误："其合处半边平而无鳞，口近腹下。刘渊林以为王馀鱼，盖不然。"时珍指出了比目鱼并不是王馀鱼，但对"比目"的解释也很模糊。

此外，李时珍也引了唐·段公路《北户录》。《北户录》卷1 "乳穴鱼"下云："又比目鱼，一名鲽（音楪），一名鰜（音兼），状似牛脾，细鳞，紫黑色，一眼两片，相合乃行。"此与郭璞注多同。又《尔雅翼》卷29 "释鱼·比目"："《临海异物志》曰：南越谓之板鱼，今泏人谓之鞋底鱼，亦谓之箬叶鱼。"可见《临海异物志》已经知道此鱼之形扁平，且形态各异，故有"板鱼""鞋底鱼""箬叶鱼"之称。李时珍没有添加他自己的观察所得，说明他也未必见过比目鱼的实物。

《中华本草》认为现鲽、鲆、鳎类的鱼均具有以上古代记载的特征。所以比目鱼应为鲽、鲆、鳎等各类鱼的总称。该书对上述各类鱼均举一例，以便了解此数鱼及其近缘种鱼类的大致形态与特点。其中有鲽科动物木叶鲽*Pleuronichthys cornutus* (Temminck et Schlegel)、牙鲆科动物牙鲆*Paralichthys olivaceus* (Temminck et Schle-

---

1 国家中医药管理局《中华本草》编委会：《中华本草》（9），上海：上海科学技术出版社，1999：346.

gel）、舌鳎科动物短吻舌鳎（焦氏舌鳎）*Cynoglossus joyneri* Günther。[1]高士贤也提到，现今沿海渔民也将这些鱼称作比目鱼，同等药用。其所举鱼种除牙鲆、焦氏舌鳎外，还有鲽科动物黄盖鲽*Pseudopleuronectes yokohamae* (Günther)。[2]以上所举鲽、鲆、鳎类动物皆属于硬骨鱼纲鲽形目（*Pleuronectiformes*），因游动似蝶飞而得名。且此目下的鱼类两眼同位于头的一侧（左侧或右侧），故俗称比目鱼。其鱼体侧扁，不同科的鱼类形状也各有不同，有长椭圆形、卵圆形或长舌形等。古人亲见过此类鱼者不多，能将其入画者更少，因此古本草比目鱼类的插图多据传闻绘成，很难绘出正确的图形。现代引进中国，且成为北方沿海重要养殖品种的菱鲆科动物大菱鲆（多宝鱼）*Scophthalmus maximus*古代自然分布于大西洋东侧欧洲沿岸。其形状颇能反映"比目鱼"两眼的位置。今将古代有关比目鱼的原创图统述于下。

《食物本草》"比目鱼"（图1）绘一首二身之鱼。其鱼头类似鲤鱼之类，背鳍延长与尾鳍连接，又类鲇鱼。此画士凭自己对"比目"二字的理解，绘成这样双身共一首的怪图。《本草纲目》金陵本"比目鱼"（图2）有图注"鞋底鱼"。其图绘两只短带状的鱼，左右对称，可能是依据"一眼，两片相合乃行"的文字记载绘成。《纲目》钱本"比目鱼"（图3）有图注"鞋底鱼"。其图分上下。上面为一条鱼，只有单眼；下面为两条鱼合体，示意每条鱼只有一只眼，须两鱼相合乃可行动。《纲目》张本"比目鱼"（图4）的图注同图2、图3。图中有双鱼并排而游，每条鱼只有一只眼。此鱼身体周边全是鱼鳍，如鳍镶边一样，此略具舌鳎科动物的形象。但一侧只有一眼，此并非舌鳎科动物所应有。《三才图会》"比目鱼"（图5）绘海中有3条鱼，右上一条鱼体甚大，眼小、背鳍低而长，臀鳍连着尾鳍，不明为何种鱼，也不明所示何意。左下为双鱼并形，每条鱼只有1只眼。此二鱼各有一只眼。综观以上各图，无一能表达"比目"为双目贴近，位于同一体侧的意思。

【小结】

"比目鱼"由《食疗本草》首先将其载入本草，但无生境、形态描述。古代早期文献记载了本品多个异名，但对"比目"的理解，多为"一眼，两片相合乃行"。现代研究今鲽、鲆、鳎类的鱼具有古代比目鱼的特点。比目鱼包括了鲽科动物、牙鲆科、舌鳎科动物的某些种类。今存古代5幅相关原创图，无一能正确描绘出双目贴近、位于同一体侧的鱼种类。今从"鉴药"项挑选短吻舌鳎*Cynoglossus joyneri*、大菱鲆（多宝鱼）*Scophthalmus maximus*的摄影图片，以明"比目"的含义。

1 国家中医药管理局《中华本草》编委会：《中华本草》（9），上海：上海科学技术出版社，1999：346.
2 高士贤：《历代本草药用动物名实图考》，北京：人民卫生出版社，2013：30.

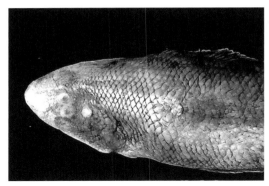

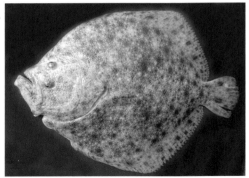

图 8　短吻舌鳎 *Cynoglossus joyneri*　　　　图 9　大菱鲆（多宝鱼）*Scophthalmus maximus*

44–48　鮹鱼

【品图】

本品2图，取自2书。此2图均为原创图。详见下"鉴药"项。

【文录】

唐《本草拾遗》（见《证类》卷20"二十三种陈藏器馀·鮹鱼"） 陈藏器云：鮹鱼……似马鞭，尾有两歧，如鞭鞘，故名之。出江湖。

【鉴药】

"鮹鱼"首见于《本草拾遗》。陈藏器云："似马鞭，尾有两歧，如鞭鞘，故名之"。原载

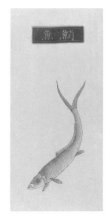

图 1　食物·鮹鱼　　图 2　禽虫典·鮹鱼图

可治五痔下血，瘀血在腹。古医方书未见使用本品，然可供食用。

关于本品的生境、形态，今仅有陈藏器所云"似马鞭，尾有两歧，如鞭鞘……出江湖"。《本草纲目》收录此药，惟引陈藏器云，无任何补充发挥。现代或考为烟管鱼科动物鳞烟管鱼*Fistularia petimba* Lacepede。或包括同属的毛烟管鱼*F. villosa* Klunzinger。[1]此鱼分布于黄海、东海及南海，非淡水鱼。故《中华本草》疑陈藏器云"出江湖"之说有误。此鱼甚为少见，故古代本草图也难得有写实图。

1　国家中医药管理局《中华本草》编委会：《中华本草》（9），上海：上海科学技术出版社，1999：314.

1.《食物本草》：该书"鮹鱼"（图1）为一条细而长的有鳞鱼，尾鳍两歧，分叉甚深。此与今烟管鱼科动物相差甚远，乃想象绘图。

2.《古今图书集成·禽虫典》：该书"鮹鱼图"（图2）绘水波中游弋之鱼，其尾鳍分两支，又长又细。鱼体瘦长，有鳞，嘴微翘，但无长条形吻管。故仍非写实图。

【小结】

"鮹鱼"首见于《本草拾遗》。其形"似马鞭，尾有两歧如鞭鞘"。今考为烟管鱼科动物鳞烟管鱼*Fistularia petimba* Lacepede及其同属毛烟管鱼*F. villosa* Klunzinger。古代仅有2幅本品的原创图，均非写实图。

44–49　鲛鱼

【品图】

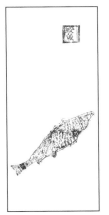

图1　图经（大）·鲛鱼

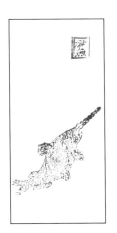

图2　图经（大）·沙鱼

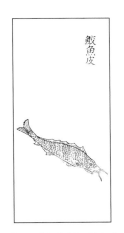

图3　图经（政）·鲛鱼皮

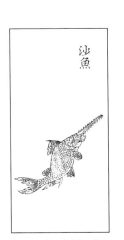

图4　图经（政）·沙鱼

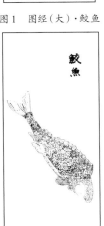

图5　图经（绍）·鲛鱼

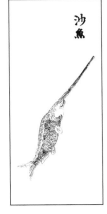

图6　图经（绍）·沙鱼

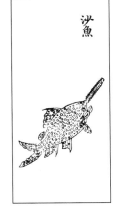

图7　饮膳·沙鱼

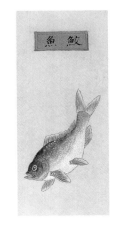

图8　品汇·鲛鱼

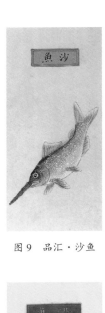

图 9　品汇·沙鱼

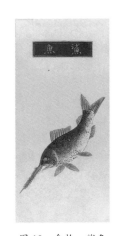

图 10　食物·鲨鱼

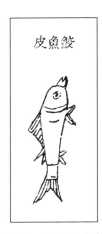

图 11　太乙·鲛鱼皮

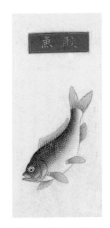

图 12　雷公·鲛鱼

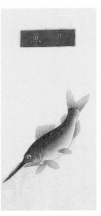

图 13　雷公·沙鱼

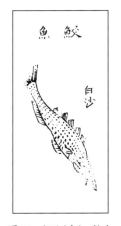

图 14　纲目(金)·鲛鱼

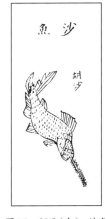

图 15　纲目(金)·沙鱼

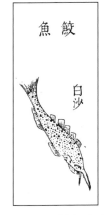

图 16　纲目(钱)·鲛鱼

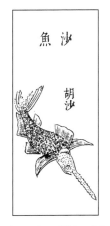

图 17　纲目(钱)·沙鱼

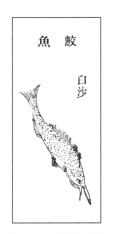

图 18　纲目(张)·鲛鱼

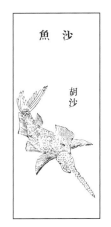

图 19　纲目(张)·沙鱼

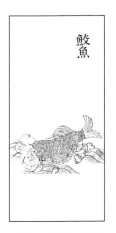

图 20　三才·鲛鱼

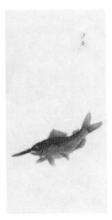

图 21　金石·鲛鱼

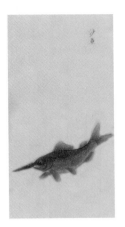

图 22　金石·沙鱼

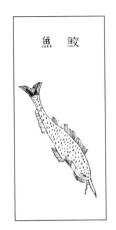

图 23　会纂·鲛鱼

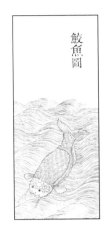

图 24　禽虫典·鲛鱼图

本品25图，取自16书，其中7幅彩图。有承继关系的图可分2个书类。

《本草图经》：该书2图："鲛鱼（皮）""沙鱼"图，依次分别存于《大观》（图1、2）、《政和》（图3、4）、《绍兴》（图5、6）。此三传本药图大同小异，今以《政和》图3、图4为《图经》图的代表。

仿绘《图经》2图的墨线图有：《饮膳正要》"沙鱼"（图7，仿绘图4）、《太乙仙制本草药性大全》"鲛鱼皮"（图11，仿绘图3）、《本草纲目》金陵本"鲛鱼"（图14，仿绘图3）、"沙鱼"（图15，仿绘图4，但图形倒置）。此后《本草纲目》（钱本）"鲛鱼"（图16，在金陵本图14的基础上再加修饰）、"沙鱼"（图17，在金

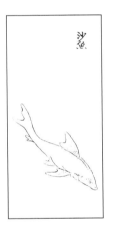

图 25　图说·沙鱼

陵本图15的基础上再加修饰）。《纲目》张本"鲛鱼"（图18，又在钱本图16的基础上予以修饰，背鳍被绘成毛须状）、"沙鱼"（图19，又在钱本图17的基础上予以修饰）。《食物本草会纂》"鲛鱼"（图23）又仿绘钱本图16。

仿绘《图经》2图的彩色图有：《本草品汇精要》"鲛鱼"（图8，仿绘图3，但鱼体更肥厚短粗，皮肤粗糙有白点）、"沙鱼"（图9，仿绘图4，皮肤粗糙有白点，背鳍、腹鳍、臀鳍的硬棘不明显）。此后，仿绘《品汇》图9的有《食物本草》图10）。依次仿绘《品汇》2图的有《补遗雷公炮制便览》"鲛鱼"（图12）、"沙鱼"（图13）、《金石昆虫草木状》"鲛鱼"（图21）、"沙鱼"（图22）。

《三才图会》：该书"鲛鱼"（图20）的仿绘者有《古今图书集成·禽虫典》"鲛鱼图"（图24，扩大水域，修饰原图的鱼头与龟甲状背纹）。

以上25图中，除外21幅仿绘图，原创图有4幅（图3、4、20、25），详见下"鉴药"项。

【文录】

唐《唐本草》（见《证类》卷21"鲛鱼皮"）《唐本》注云：出南海，形似鳖，无脚而有尾。

唐《本草拾遗》（同上） 陈藏器云：一名沙鱼，一名腹鱼。/鳆鱼皮，是装刀靶者，正是沙鱼也。石决明，又名鳆鱼甲，一边着石，光明可爱，此虫族，非鱼类，乃是同名耳。沙鱼，一名鲛鱼，子随母行，惊即从口入母腹也，其鱼状貌非一，皮上有沙，堪揩木，如木贼也。

后蜀《蜀本草》（同上）《蜀本》：《图经》云：圆广尺余，尾长尺许，惟无足，背皮粗错。

宋《本草图经》（同上）《图经》曰：鲛鱼皮，旧不著所出州土。苏恭云出南海。形似鳖而无脚而有尾。《山海经》云：鲛，沙鱼，其皮可以饰剑是也。今南人但谓之沙鱼。然有二种：其最大而长喙如锯者，谓之胡沙，性善而肉美。小而皮粗者曰白沙，肉强而有小毒。二种彼人皆盐为修脯，其皮刮治去沙，剪为脍，皆食品之美者，食之益人。然皆不类鳖，盖其种类之别耳。

宋《本草衍义》卷17"鲛鱼" 鲛鱼、沙鱼皮一等。形稍异，今人取皮饰鞍、剑。余如经。

明《本草纲目》卷44"鲛鱼"【释名】鲭鱼（鹊、错二音）、溜鱼。【时珍曰】鲛皮有沙，其文交错鹊驳，故有诸名。古曰鲛，今曰沙，其实一也。或曰：本名鲛，讹为鲛。段成式曰：其力健强，称为河伯健儿。【集解】【时珍曰】古曰鲛，今曰沙，是一类而有数种也，东南近海诸郡皆有之。形并似鱼，青目赤颊，背上有鬣，腹下有翅，味并肥美，南人珍之。大者尾长数尺，能伤人。皮皆有沙，如真珠斑。其背有珠文如鹿而坚强者，曰鹿沙，亦曰白沙，云能变鹿。背有斑文如虎而坚强者，曰虎沙，亦曰胡沙，云虎鱼所化也。鼻前有骨如斧斤，能击物坏舟者，曰锯沙，又曰挺额鱼，亦曰鳍鲭，谓鼻骨如镭斧也，音蕃。沈怀远《南越志》云：璅雷鱼，鲭鱼也。长丈许。腹有两洞，腹贮水养子。一腹容二子。子朝从口中出，暮还入腹。鳞皮有珠，可饰刀剑，治骨角。

【鉴药】

"鲛鱼皮"首见于《唐本草》。《本草纲目》以"鲛鱼"为正名。一名"鲭鱼"。李时珍释名曰："鲛皮有沙，其文交错鹊驳，故有诸名。古曰鲛，今曰沙，其实一也。或曰：本名鲛，讹为鲛。"其说颇为牵强。《唐本草》载其"主蛊气，蛊疰方用之"。后世或用其皮装饰刀把。

关于本品的生境、形态，《唐本草》云："出南海，形似鳖，无脚而有尾。"唐本《图经》（《蜀本草》引）云："圆广尺余，尾长尺许，惟无足，背皮粗错。"据此，这种鱼虽然较大，但还不算特别大。"背皮粗错"是其特点。

唐·陈藏器云："一名沙鱼，一名腹鱼。/鳆鱼皮，是装刀靶者，正是沙鱼也……沙鱼，一名鲛鱼，子随母行，惊即从口入母腹也，其鱼状貌非一，皮上有沙，堪揩木，如木贼也。"据陈氏所说，沙鱼的特点是其皮。皮可装饰刀把。"皮上有沙"，即坚硬的粗颗粒，可以用来锉磨木头。其种类不止一种，所以"状貌非一"。对此，寇宗奭补充了他的意见："鲛鱼、沙鱼皮一等，形稍异。今人取皮饰鞍、剑。"说明鲛鱼、沙鱼的皮就是同样的东西，外形稍有不同，其作用多用来装饰马鞍与刀剑。关于沙鱼皮装饰兵器的记载，还可以见于《山海经》《说文》《淮南子》高诱注等多种文献。

宋·苏颂《图经》的解说比较新颖的是：指出沙鱼不同种类："然有二种：其最大而长喙如锯者，谓之胡沙，性善而肉美。小而皮粗者曰白沙，肉强而有小毒。""胡沙""白沙"是最早的两类沙鱼。同时，苏颂针对苏恭说沙鱼"形似鳖"，认为"然皆不类鳖，盖其种类之别耳"。

李时珍在前人所论的基础上，再次归纳"鲛鱼"（"沙鱼"）的种类："古曰鲛，今曰沙，是一类而有数种也，东南近海诸郡皆有之。形并似鱼，青目赤颊，背上有鬣，腹下有翅，味并肥美，南人珍之。大者尾长数尺，能伤人。皮皆有沙，如真珠斑。其背有珠文如鹿而坚强者，曰鹿沙，亦曰白沙，云能变鹿也。背有斑文如虎而坚强者，曰虎沙，亦曰胡沙，云虎鱼所化也。鼻前有骨如斧斤，能击物坏舟者，曰锯沙，又曰挺额鱼，亦曰鳝鳎，谓鼻骨如镭斧也，音蕃。"后世视为食物佳品的"鱼翅"首见于此。

《中华本草》认为，对照现代分类，可包括鼠鲨目、六鳃鲨目、角鲨目、虎鲨目等类。《纲目》所云"鹿沙"（"白沙"）似为鼠鲨目真鲨科的白斑星鲨。《纲目》所云"虎沙"（"胡沙"）似为虎鲨目虎鲨科的宽纹虎鲨。《本草图经》所云"胡沙"（"长喙如锯"）即《纲目》所云的"锯沙"，则与今鳐形目之锯鲨相似。此外，该书还举了3种皱唇鲨科的鲨鱼为例，其中有白斑星鲨*Mustelus manazo* Bleeker、灰星鲨*Mustelus griseus* Pietschmann、白斑角鲨*Mustelus manazo* Bleeker。[1]此外，高士贤认为现今除鳐形目种类外，其他各种鲨鱼也都混同使用。高氏举真鲨科动物阔口真鲨、锯鳐科尖齿锯鳐作为代表。[2]

古代本草与"鲛鱼"（"沙鱼"）的图虽多，但多数都是仿绘图。这些仿绘图或凭己意作些小修改，并非依据实物。真正的原创图甚少。

1.《本草图经》：该书2图。"鲛鱼皮"（图3）口有须，体长，不呈流线型，背较高，背鳍低而长，尾鳍叉状。可见此鱼还是一般鱼体的旧套路，与今之鲨鱼形体各鳍都

1 国家中医药管理局《中华本草》编委会：《中华本草》（9），上海：上海科学技术出版社，1999：261.
2 高士贤：《历代本草药用动物名实图考》，北京：人民卫生出版社，2013：404.

有较大的差距。此图比较有特点是皮肤的表示法，采用小圆圈来示意其皮肤的"沙"（粗硬颗粒）。此图本非写实图，故不多挑剔。"沙鱼"（图4）依然是示意图。鱼体仍是背高腹大一般鱼的体型。其突出之点是"长喙如锯"，明显是凭想象绘出来的，非常夸张。作为示意图，可以说此图似在示意为锯鳐科动物，但却无法凭此图个别特点来定种。以上两图的仿绘图非常多，且每况愈下，越仿越离奇。

2.《三才图会》：该书"鲛鱼"（图20）亦为示意图，是按《唐本草》"形似鳖，无脚而有尾"。但画士可能觉得鳖实在没什么特点，居然绘成"形似龟，无脚而有尾"。其头没有文字依据，龟甲又那么宽，只好绘个粗脖子阔口还带须的形象。这种图是不懂医药与动物的画士所为，荒谬绝伦。

3.《本草简明图说》：该书"沙鱼"（图25）是最接近现代鲨鱼体型的一幅图。整体的流线型，背鳍、胸鳍、尾鳍的形状较古代的同类图真实得多。这是因为绘图者的时代已是清末，西洋的动植物学已经传入中国。因此此图能绘出鲨鱼的基本轮廓已不足为奇。

【小结】

"鲛鱼"乃《唐本草》新增药物。又名沙鱼，今多作鲨鱼。本品在古代医药上无声无息，但其皮装饰兵器却非常有名。其皮粗错是重要之点。据陈藏器、苏颂、李时珍的描述，现代认为可包括鼠鲨目、六鳃鲨目、角鲨目、虎鲨目等各类鲨鱼。古代本草相关的图多数是依据文字记载的想象绘图，只有清末《本草简明图说》所绘"沙鱼"最接近现代鲨鱼的外型。

44–50　乌贼鱼

【品图】

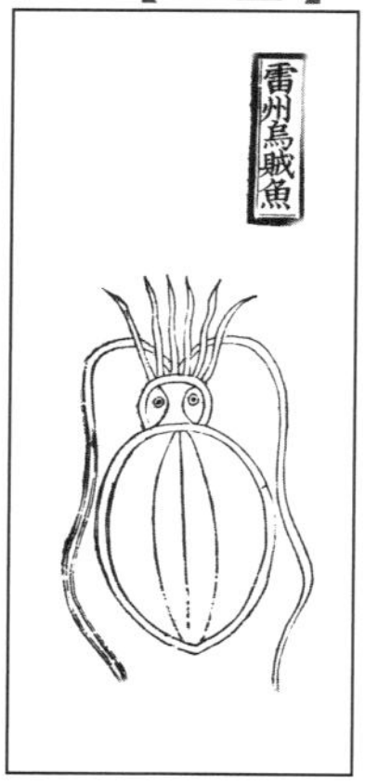

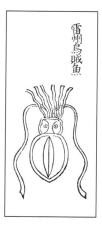

图1　图经（大）·雷州乌贼鱼

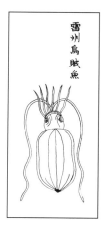

图2　图经（政）·雷州乌贼鱼

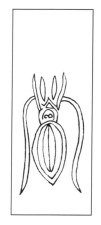

图3　图经（绍）·雷州乌贼鱼

图4　歌括·乌贼鱼

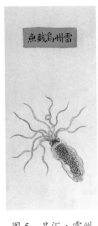

图 5 品汇·雷州
乌贼鱼

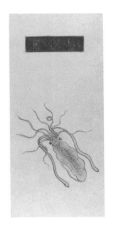

图 6 食物·乌贼鱼

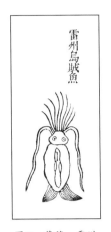

图 7 蒙筌·雷州
乌贼鱼

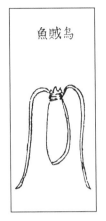

图 8 太乙·乌贼鱼

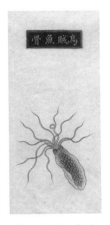

图 9 雷公·乌贼
鱼骨

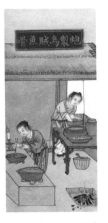

图 10 雷公·炮制乌
贼鱼骨

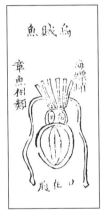

图 11 纲目(金)·乌
贼鱼

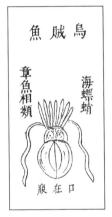

图 12 纲目(钱)·乌
贼鱼

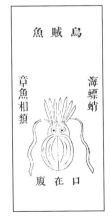

图 13 纲目(张)·乌
贼鱼

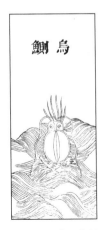

图 14 三才·乌鲗

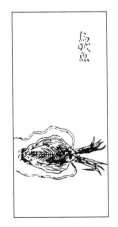

图 15 原始·乌贼鱼

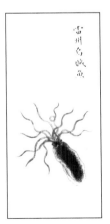

图 16 金石·雷州乌
贼鱼

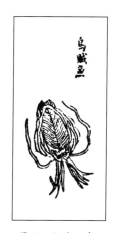

图 17　汇言·乌贼鱼

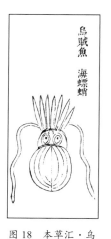

图 18　本草汇·乌贼鱼

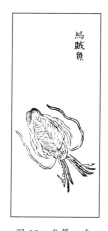

图 19　类纂·乌贼鱼

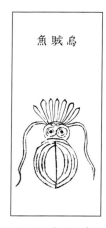

图 20　备要·乌贼鱼

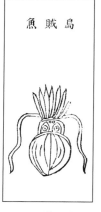

图 21　会纂·乌贼鱼

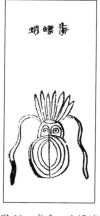

图 22　求真·海螵蛸

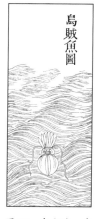

图 23　禽虫典·乌贼鱼图

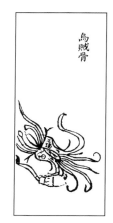

图 24　便方·乌贼骨

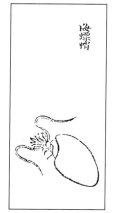

图 25　图说·海螵蛸

本品25图，取自24书，其中5幅彩图。有承继关系的图可分3个书类。

《本草图经》：该书"雷州乌贼鱼"图分别存于《大观》（图1）、《政和》（图2）、《绍兴》（图3）。此三传本药图大同小异，今以《政和》图2为《图经》图的代表，其腕4对。

仿绘该图的墨线图有：《本草歌括》"乌贼鱼"（图4，仿绘图1，腕足减少到3枚）、《本草蒙筌》"雷州乌贼鱼"（图7，添加鱼尾，蛇足之举，又绘出11条腕，多出1条）、《本草纲目》金陵本"乌贼鱼"（图11，沿袭《图经》的4对腕）。《三才图会》"乌鲗"（图14，添加海洋背景，沿袭《图经》的8腕）。此后仿绘《纲目》金陵本者有：《纲目》钱本图12（改成9腕）。此后仿绘钱本图12

的有：《纲目》张本图13（亦为9腕）、《本草汇》图18（9腕）、《本草备要》图20（9腕）、《食物本草会纂》图21（9腕）、《本草求真》图22（9腕）。仿绘《三才》图14者有《古今图书集成·禽虫典》"乌贼鱼图"（图23，水域更宽阔，鱼形则更图案化）。

《本草品汇精要》：该书"雷州乌贼鱼"（图5）的仿绘彩图有《补遗雷公炮制便览》图9、《金石昆虫草木状》图16。

《本草原始》：该书"乌贼鱼"（图15）的仿绘图有《本草汇言》图17、《本草纲目类纂必读》图19。

以上25图中，除外17幅仿绘图，原创图有8幅（图2、5、6、8、10、15、24、25），详见下"鉴药"项。

【文录】

《别录》（见《证类》卷21"乌贼鱼骨"） 生东海池泽。取无时。

唐《本草拾遗》（同上） 陈藏器云：海人云，昔秦王东游，弃筭袋于海，化为此鱼。其形一如筭袋，两带极长，墨犹在腹也。

后蜀《蜀本草》（同上） 《蜀本》：《图经》云：鸓乌所化也，今目口尚在背上，骨厚三四分，今出越州。苏恭引《音义》云：无鸓字，言是鸭字……今据《尔雅》中自有鸰乌，鸓是水鸟，似鸰，短颈，腹翅紫白，背上绿色。名字既与《图经》相符，则鸓乌所化明矣。

吴越《日华子本草》（同上） 《日华子》云：又名缆鱼，须脚悉在眼前，风波稍急，即以须粘石为缆。

宋《本草图经》（同上） 《图经》曰：今近海州郡皆有之。云是鸓乌所化，今其口脚犹存，颇相似，故名乌鲗，能吸波噀墨以溷水，所以自卫，使水匿不能为人所害。又云：性嗜乌，每暴水上，有飞乌过，谓其已死，便啄其腹，则卷取而食之，以此得名，言为乌之贼害也。形若革囊，口在腹下，八足取生口傍。只一骨，厚三四分，似小舟轻虚而白。又有两须如带，可以自缆，故别名缆鱼。《南越志》云：乌贼有碇，遇风便虬前一须下碇而住碇，亦缆之义也。腹中血及胆，正如墨，中以书也，世谓乌贼怀墨而知礼，故俗谓是海若白事小吏。

明《本草纲目》卷44"乌贼鱼" 【释名】墨鱼（《纲目》），干者名鲞（《日华》），骨名海螵蛸。【时珍曰】案罗愿《尔雅翼》云：九月寒乌入水，化为此鱼。有文墨可为法则，故名乌鲗。鲗者，则也。骨名海螵蛸，象形也。【集解】【时珍曰】乌鲗无鳞有须，黑皮白肉，大者如蒲扇。煤熟以姜、醋食之，脆美。背骨名海螵蛸，形似樗蒲子而长，两头尖，色白，脆如通草，重重有纹，以指甲可刮为末，人亦镂之为钿饰。又《相感志》云：乌贼过小满则形小也。

【鉴药】

"乌贼鱼骨"首见于《本经》。《本草纲目》以"乌贼鱼"为正名。一名"墨鱼"。宋《图经》云："性嗜乌，每暴水上，有飞乌过，谓其已死，便啄其腹，则卷取而食之，以此得名，言为乌之贼害也。"此说乃是传闻。有墨在腹，能吸波噀墨以浑水自卫，故名墨鱼。《本经》云其骨可"主女子漏下赤白经汁，血闭，阴蚀肿痛，寒热，癥瘕，无子"。《素问》亦用乌鲗骨治血枯。后世多用其骨（海螵蛸）收敛止血，止带固精。

关于本品的生境形态，《别录》载其"生东海池泽"。陈藏器云："海人云：昔秦王东游，弃算袋于海，化为此鱼。其形一如算袋，两带极长，墨犹在腹也。"此虽是传说，但说明其形状如"算袋"，又"两带极长"，是指其头中央的口周围有腕，其中有一对触腕最长，宛如袋子之带。"墨犹在腹"是指其体内有墨囊，遇到危险放墨自匿。以上已较好地突出了乌贼鱼的主要特点。《日华子本草》云："又名缆鱼，须脚悉在眼前，风波稍急，即以须粘石为缆。"这是说它口周围有数根"须脚"（腕），可以粘着礁石固定自己，以防风浪。

宋《图经》描述其形："形若革囊，口在腹下，八足取生口傍。只一骨，厚三四分，似小舟轻虚而白。又有两须如带，可以自缆，故别名缆鱼……腹中血及胆，正如墨，中以书也。"乌贼鱼之形前人已详述矣，时珍所补，重在其骨："骨名海螵蛸……乌鲗无鳞有须，黑皮白肉，大者如蒲扇……背骨名海螵蛸，形似樗蒲子而长，两头尖，色白，脆如通草，重重有纹，以指甲可刮为末，人亦镂之为钿饰。"综上所述，乌贼鱼即今乌贼科动物。其名虽有"鱼"字，却属于软体动物门头足纲的动物。此物为当今常见食品，故不赘述其形。《中华本草》列举了乌贼科动物6种。高士贤谓当今作海螵蛸（即其内壳）入药的常见种为金乌贼*Sepia esculenta* Hoyle和曼氏无针乌贼*S. maindroni* de Rochebrune两种。[1]古本草中有8幅原创图，大多都能画出其基本形态，今统而述之。

《**本草图经**》"乌贼鱼"（图2）所绘乌贼外形还是比较形象的。只是受《图经》"八足取生口傍"的影响，只画出了头部的8条"腕"（此书系的仿绘图多沿袭此误），实际应该是10条腕。其中最长的一对叫"触腕"，表现得比较好。《**本草品汇精要**》"乌贼鱼"（图5）乃写实图，其乌贼的颜色、形态都很逼真。头部也绘出了10条腕，但这10条全绘成长长的触腕状，是其不足。《**食物本草**》"乌贼鱼"（图6）发现了《品汇》图5的缺陷，重新写实绘图。图中有触腕1对，其他腕4对，完全正确。《**太乙仙制本草药性大全**》"乌贼鱼"（图8）乃示意图，只画了乌贼的简单外形（胴部与一对触腕），不能较好地表现乌贼的特征。《**补遗雷公炮制便览**》"炮制乌贼鱼骨"（图10）乃按《雷公炮炙论》法绘图。雷公法比较复杂，文多不录。图中右上一人在伸

1　高士贤：《历代本草药用动物名实图考》，北京：人民卫生出版社，2013：45.

手拌和药物，按雷公法要求，是用血卤浸药。左下灶台有加盖之锅一口，示意要先经煮过。右下挖一方形地坑，坑中有炭火，示意须将乌贼鱼骨放入此坑中。图左一人在小锅内拨弄，是示意将本品炙黄。此道家炮制法，医药家一般只要去表面的皮膜，漂洗去腥，再将白色内壳研细或砸成小块使用。《本草原始》"乌贼鱼"（图15）是根据干燥的乌贼写生绘图。故其背部及周边肉鳍干皱。所绘4对腕及1对触腕比较真实。《草木便方》"乌贼骨"（图24）只有腕（古称"须脚"）、没有胴（身体），且两头均是腕，看不出有乌贼之形。不明其意。《本草简明图说》"乌贼鱼"（图25）采用白描法，勾勒乌贼全体。口周围的腕还比较准确，但胴的描绘比较简略。

【小结】

"乌贼鱼骨"为《本经》记载的早期药物之一。据陈藏器《日华子》《本草图经》《本草纲目》所载，本品原动物当为今乌贼科的软体动物。其内壳即海螵蛸。常见原动物种为金乌贼*Sepia esculenta* Hoyle和曼氏无针乌贼*S. maindroni* de Rochebrune及其近缘动物。古本草中，《本草图经》《本草品汇精要》《食物本草》《本草原始》所绘图形均能反映本品的主要特征。

44–51　章鱼

【品图】

本品1图，为原创图。详见下"鉴药"项。

【文录】

宋《本草图经》（见《证类》卷21"乌贼鱼骨"）《图经》曰：又更有章举、石距二物，与此相类而差大，味更珍好，食品所贵重，然不入药用，故略焉。

明《本草纲目》卷44"章鱼"【释名】螖鱼（音佶，《临海志》）。【集解】【时珍曰】章鱼生南海。形如乌贼而大，八足，身上有肉。闽、粤人多采鲜者，姜、醋食之，味如水母。韩退之所谓"章举、马甲柱，斗以怪自呈"者也。石距亦其类，身小而足长，入盐烧食极美。

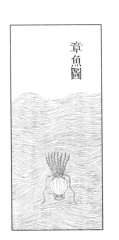

图1　禽虫典·章鱼图

【鉴药】

"章鱼"首出《本草纲目》。名义不详。李时珍谓其可养血益气。宋·苏颂谓"食品所贵重，然不入药用"。未见后世医方将其入药，多供食用。

　　关于本品的生境形态，据苏颂《本草图经》在"乌贼鱼骨"条曾经提到"章举、石距二物，与此相类而差大，味更珍好"。即云本品与乌贼鱼有相似之处。李时珍补充描述其形态："章鱼生南海。形如乌贼而大，八足，身上有肉。闽、粤人多采鲜者，姜、醋食之，味如水母……石距亦其类，身小而足长，入盐烧食极美。"

　　明代《闽中海错疏》卷中对此描述甚详："鱆：腹圆，口在腹下，多足，足长，环聚口旁，紫色。足上皆有圆文凸起，腹内有黄褐色质，有卵黄，有黑如乌鲗墨，有白粒如大麦，味皆美。明州谓之望潮。按：鱆有腹无头，而俗以腹为头，非也。石拒：似鱆而极大，居石穴中。人或取之，能以足粘石拒人。"[1]清·李调元《然犀志》卷上"章举"又云："章举，体形椭圆如猪胆，端分六[2]足，如抽花须，而其长倍于身，每足阴面起小圈子，密比蜂窠，错如莲房，八足处有细眼如针孔，其后尻也。其口迩尻，幸有足为之间上下耳。无皮无骨，颇含脂，黑比蟹膏，腻同蚌髓。非鳞非介，又名章鱼。潮人讹称章鱼曰胶水。"[3]据此或考章鱼即今章鱼科动物真蛸*Octopus vulgaris* Lamarck。[4]至于"能以足粘石拒人"的石距，则类似同科动物长蛸*Octopus variabilis* (Sasaki)、短蛸*Octopus ocellatus* Gray等。[5]

　　《古今图书集成·禽虫典》：该书"章鱼图"（图1）实际上是依据苏颂所言与乌贼鱼相类而想象绘成。其图中动物有10条腕，其中两条为触腕。下为胴，圆形。头部在与腕相反的一侧。此类乌贼鱼，非章鱼。章鱼八足，内壳退化，头部与胴部相连。故此图乃误图。

【小结】

　　"章鱼"为《本草纲目》新增药。据《本草图经》《本草纲目》《闽中海错疏》《然犀志》诸书所载，其中"章举"或考为今章鱼科动物真蛸*Octopus vulgaris* Lamarck。"能以足粘石拒人"的石距似为同科动物长蛸*Octopus variabilis* (Sasaki)、短蛸*Octopus ocellatus* Gray等。《古今图书集成·禽虫典》"章鱼图"乃误图，略类乌贼，非章鱼科动物。

1　［明］屠本畯：《闽中海错疏》，见《丛书集成初编》本，上海：商务印书馆，1939：12-13.

2　六：原文如此，然下文又称"八"。八足与实物合，故"六"当为"八"之误。

3　［清］李调元：《然犀志》，见《丛书集成初编》本，上海：商务印书馆，1939：4.

4　江苏新医学院：《中药大辞典》，上海：上海科学技术出版社，1977：2245.

5　国家中医药管理局《中华本草》编委会：《中华本草》（9），上海：上海科学技术出版社，1999：104-105.

44-52 海鹞鱼

【品图】

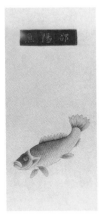

图 1 食物·邵阳鱼

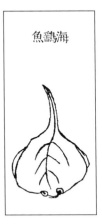

图 2 太乙·海鹞鱼

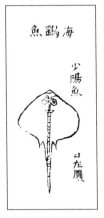

图 3 纲目（金）·海鹞鱼

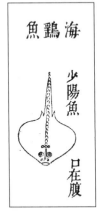

图 4 纲目（钱）·海鹞鱼

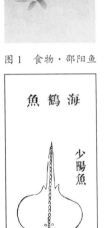

图 5 纲目（张）·海鹞鱼

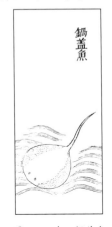

图 6 三才·锅盖鱼

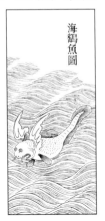

图 7 禽虫典·海鹞
鱼图

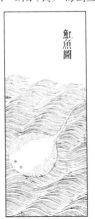

图 8 禽虫典·魟鱼图

　　本品8图，取自8书，其中1幅彩图。有承继关系的图可分2个书类。

　　《本草纲目》（金陵本）：该书"海鹞鱼"（图3）的仿绘者有《纲目》钱本图4（图形倒置）。此后《纲目》张本图5又仿绘钱本图4。

　　《三才图会》：该书"锅盖鱼"（图6）的仿绘者有《古今图书集成·禽虫典》"魟鱼图"（图8）。

　　以上8图中，除外3幅仿绘图，原创图尚有5幅（图1、2、3、6、7），详见下"鉴药"项。

唐《本草拾遗》（见《证类》卷20"二十三种陈藏器馀·海鹞鱼齿"） 陈藏器云：鱼似鹞，有肉翅，能飞上石头。一名石蛎，一名邵阳鱼。齿如石版。生东海。

唐《本草拾遗》（见《证类》卷20"二十三种陈藏器馀·鯸鱼"） 陈藏器云：鯸鱼、鳅鱼、鼠尾鱼、地青鱼、鲼鲕鱼、邵阳鱼尾刺人者，有大毒……已上鱼并生南海。总有肉翅，尾长二尺，刺在尾中，逢物以尾拨之。食其肉而去其刺。

明《本草纲目》卷44"海鹞鱼" 【释名】荷鱼（《广韵》作魺）、鳞鱼（音忿）、鲼鲕鱼（音铺毗）、蕃踏鱼（番沓）、石蛎。【时珍曰】海鹞，象形。少阳、荷，并言形色也。余义莫详。【集解】【时珍曰】海中颇多，江湖亦时有之。状如盘及荷叶，大者围七八尺。无足无鳞，背青腹白。口在腹下，目在额上。尾长有节，螫人甚毒。皮色肉味俱同鲇鱼。肉内皆骨，节节联比，脆软可食，吴人腊之。《魏武食制》云：蕃蹋鱼大者如箕，尾长数尺。是矣。《岭表录异》云：鸡子鱼，嘴形如鹞，肉翅无鳞，色类鲇鱼，尾尖而长，有风涛即乘风飞于海上。此亦海鹞之类也。

清《调疾饮食辩》卷6"海鹞鱼" 吾乡呼邵荷皮。又名石砺，又名鲼鲕鱼，又名鳞鱼，又名蕃鱼。生海中者围七八尺，生江湖者略小。按：此鱼极有毒，除白浊外，病人忌食……尾刺如剑，两傍有锯齿，伤人至死。

清《本草求原》卷16"蒲鱼" 即少阳鱼。形圆如荷叶，无鳞，口生腹下，尾长可螫人……背淡黄者佳。中其尾毒，令人痒闷，以葛布灰调油搽。

清《随息居饮食谱》 鳞鱼：一名荷鱼，俗呼锅盖鱼。

【鉴药】

"海鹞鱼齿"首见于《本草拾遗》。《本草纲目》以"海鹞鱼"为正名。陈藏器云："鱼似鹞，有肉翅"，或因此得名。《拾遗》载其"主瘴疟"。或作食用。

关于本品的生境、形态。《拾遗》记载"生东海"。其形似鹞，据说是"有肉翅，能飞"。此指体盘上下扁平如鹞形，但不能飞。一名石蛎，一名邵阳鱼。"齿如石版"是说它牙齿细小，呈铺石状排列。陈藏器在"鯸鱼"条提到6种鱼的尾巴有刺，刺人有大毒，其中就包括了鲼鲕鱼、邵阳鱼。李时珍在本品的释名中，除上述诸名外，增列了荷鱼、鳞鱼、蕃踏鱼等别名。时珍还引录了《魏武食制》，其佚文今见于《太平御览》卷939"蕃蹋鱼"："《魏武四时食制》曰：蕃蹋鱼如鳖，大如箕，甲上边有髯，无头，口在腹下，尾长数尺，有节，有毒，螫人。"此外，时珍也介绍了这种"海鹞鱼"："海中颇多，江湖亦时有之。状如盘及荷叶，大者围七八尺。无足无鳞，背青腹白。口在腹下，目在额上。尾长有节，螫人甚毒。皮色肉味俱同鲇鱼。肉内皆骨，节节联比，脆软可食，吴人腊之。"可见其最主要的特点就身体扁平（如盘、如荷）、甚大，有长长的尾巴。清代也有多种书籍提到此鱼。例如《调疾饮食辩》提到，江西鄱阳（此书作者章穆的家乡）"吾乡呼邵荷皮"。《本草求原》"蒲鱼"云："形圆如荷叶，无鳞，口生腹下，尾长可螫人……背淡黄者佳。中其尾毒，令人痒闷。"《随息居饮食谱》则云："鳉鱼，一名荷鱼，俗呼锅盖鱼。"综上所述，此"海鹞鱼"与今魟科动物特征相符。魟科动物较多，凭借古本草的描述固然无法准确定种，但列举其中常见的种类有裨于认识该科动物的主要特征。《本草纲目药物彩色图鉴》列举了其中的赤魟*Dasyatis akajei* (Müller et Henle)，[1]《中华本草》还增列了花点魟*Dasyatis uarnak* (Forskal)。[2]可窥此类动物之一斑。由于本品形态特殊，故古本草插图多数能绘出其基本形状，今统而述之。

《食物本草》"邵阳鱼"（图1）所绘鱼体根本不呈扁平状，也没有长尾巴。不明画士何以绘出这样一幅近似鲤科的鱼。《太乙仙制本草药性大全》很多药图不能达意，但"海鹞鱼"（图2）却能绘出此稀少种类鱼的大概轮廓（身体扁平，有较长的尾巴），令人吃惊。《本草纲目》金陵本"海鹞鱼"（图3）绘制了鱼头朝上的海鹞鱼示意图。图注"少阳鱼"为别名。图注"口在腹"指示图画不能显示的部位。其尾虽有一定的长度，但与实物相比还是相差较多。《三才图会》"锅盖鱼"（图6）绘此鱼的俯视图。其体盘近圆形，前有双眼，后有长尾。背部两侧用密集小黑点示意其纹理。此图虽无法定种，但亦具有魟科动物一般的特征。《古今图书集成·禽虫典》"海鹞鱼图"（图7）与其"魟鱼"（图8）完全不一样。图8仿绘的是《三才》"锅盖鱼"，但画士却不知道"锅盖鱼"就是"海鹞鱼"。结果完全凭想象绘了此鱼身、鹞翅的荒唐图。

【小结】

"海鹞鱼"由《本草拾遗》引入本草。据《本草拾遗》《本草纲目》及清代诸本草书所载本品生境形态，与今魟科动物特征相符。此科动物常见者有赤魟*Dasyatis akajei* (Müller et Henle)、花点魟*Dasyatis uarnak* (Forskal)等近缘动物。《本草纲目》金陵本"海鹞鱼"示意图、《三才图会》所绘"锅盖鱼"示意图可反映其身扁、尾长的基本特点。

1　谢宗万：《本草纲目药物彩色图鉴》，北京：人民卫生出版社，2000：424.
2　国家中医药管理局《中华本草》编委会：《中华本草》（9），上海：上海科学技术出版社，1999：266-267.

44–53　文鳐鱼

【品图】

本品2图，取自2书。图2仿绘图1，故仅图1为原创图。详见下"鉴药"项。

【文录】

唐《本草拾遗》（见《证类》卷20"二十三种陈藏器馀·文鳐鱼"）陈藏器云：出南海。大者长尺许，有翅与尾齐。一名飞鱼，群飞水上，海人候之，当有大风。《吴都赋》云：文鳐夜飞而触网，是也。

明《本草纲目》卷44"文鳐鱼"【释名】飞鱼。【集解】【时珍曰】按《西山经》云：观水西注于流沙，多文鳐鱼。状如鲤，鸟翼鱼身，苍文白首赤喙。常以夜飞，从西海游于东海。其音如鸾鸡。其味甘，食之已狂，见则大穰。《林邑记》云：飞鱼身圆，大者丈余，翅如胡蝉。出入群飞，游翔翳荟，沉则泳于海底。又《一统志》云：陕西鄠县涝水出飞鱼，状如鲋，食之已痔疾也。

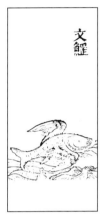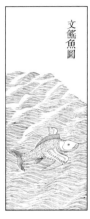

图1　三才·文鳐　　图2　禽虫典·文鳐鱼图

【鉴药】

文鳐鱼首见《本草拾遗》。名义不详。陈藏器载其可治妇人难产，此恐亦是巫医用药法残余。后世无用者。

关于本品习性、形态，《山海经·西山经》云："文鳐鱼……状如鲤鱼，鱼身而鸟翼，苍文而白首赤喙。常行西海，游于东海，以夜飞，其音如鸾鸡。"但这一描述不免过于粗糙。唐·陈藏器云："出南海。大者长尺许，有翅与尾齐。一名飞鱼，群飞水上。"这一描述是可信的，此鱼并不很大，其翅可能是长大的胸鳍，如果胸鳍长度能达到尾鳍，这就足够大了。所谓"群飞水上"也应该是观察所得。现代鱼类学者研究，据上述特点，文鳐鱼与飞鱼科动物很相似。例如从该科动物燕鳐鱼*Cypselurus agoo*(Temminck et Schlegel)〔*Prognichthys agoo* (Temmick et Schlegel)〕身上，就能看出古代的记载确实是实际观察所得。此鱼体略呈长梭形，有发达的胸鳍，常成群靠近水面游动，或跃出水面借助胸鳍、腹鳍滑翔短距离，并非如鸟儿能展翅飞翔。

《三才图会》：该书"文鳐"(图1)绘一鲤鱼状的大鱼，长有两只带鸟羽的翅膀。此实属按《山海经》所载绘出的想象图，与陈藏器所载的真正的"飞鱼"不是同一物。

【小结】

"文鳐鱼"由《本草拾遗》载入本草。据陈藏器的描述，今一般认为此即飞鱼科动物。其中燕鳐鱼*Cypselurus agoo* (Temminck et Schlegel)的形态与习性符合"文鳐鱼"的特点。现存的《三才图会》等图所绘非写实图，无足征信。

44–54　鱼虎

【品图】

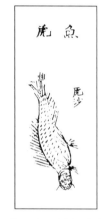 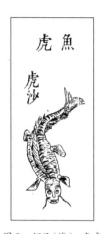 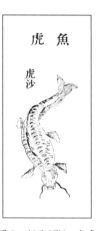 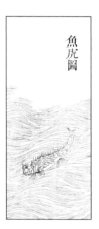

图1　纲目（金）·鱼虎　　　图2　纲目（钱）·鱼虎　　　图3　纲目（张）·鱼虎　　　图4　禽虫典·鱼虎图

本品4图，取自4书。有承继关系的图仅1个书类。

《本草纲目》（金陵本）：该书"鱼虎"（图1）的仿绘者有《纲目》钱本图2（将原鱼头绘成虎头形，原鳞片绘成虎皮斑纹）。《纲目》张本图3仿绘钱本图2。

以上4图中，除外2幅仿绘图，原创图尚有2幅（图1、4），详见下"鉴药"项。

【文录】

唐《本草拾遗》（见《证类》卷20"二十三种陈藏器馀·鱼虎"）　陈藏器云：有毒。背上刺着人如蛇咬。皮如猬有刺，头如虎也。生南海，亦有变为虎者。

明《本草纲目》卷44"鱼虎"　【释名】土奴鱼（《临海记》）。【集解】【时珍曰】按《倦游录》云：海中泡鱼大如斗，身有刺如猬，能化为豪猪。此即鱼虎也。《述异记》云：老则变为鲛鱼。

【鉴药】

"鱼虎"首见于《本草拾遗》。陈藏器云其"头如虎"，或因此得名。《拾遗》未载其功用主治，唯言其"背上刺着人如蛇咬"。古今未见用此入药者。

关于本品的生境形态，陈藏器云："有毒。背上刺着人如蛇咬。皮如猬有刺，头如虎也。生南海，亦有变为虎者。"鱼"变为虎"当为谬说，但可能有鱼背皮如刺猬者。

李时珍《纲目》收录此条，并增引《临海记》《倦游录》之文。追溯其引文之源，《临海记》见《太平御览》卷940引《临海水土记》云："土奴鱼，头上如虎，有刺螫。"《倦游录》即《倦游杂录》。该书"岭南嗜好"条下云："海鱼之异者……泡（去声）鱼大者如斗，身有刺，化为豪猪。"李时珍认为"此即鱼虎也"。

从《倦游杂录》所述鱼虎"身有刺如猬，能化为豪猪"，或考为河豚目刺鲀科刺鲀属的种类。经考察，现作药用者，有六斑刺鲀*Diodon holocanthus* Linnaeus和九斑刺鲀*D. novemaculatus* (Bleeker)两种。[1]但这两种动物并没有被《中华本草》作为"鱼虎"，而是列在"刺鲀皮"（《中国动物药志》）条下。[2]观其头形并不如虎，但浑身是刺"如猬"则完全符合《倦游杂录》所载。

《中华本草》亦有"鱼虎"条，其"品种考证"项下也引录了《本草拾遗》《倦游杂录》条文，但却认为上述两书的记载与今毒鲉科动物鬼鲉*Inimicus japonicus* (Cuvier et Valenciennes)。[3]此种鬼鲉体前粗大，体后则侧扁，没有"泡鱼大者如斗"的河豚目刺鲀科的特点。其头部丑恶，不像虎，但比虎头还可憎。鱼体光滑无鳞，背鳍的鳍棘发达，胸鳍宽大。鳍棘有毒，刺人后会引起中毒。该鱼整个形状与《拾遗》所云"有毒。背上刺着人如蛇咬"相符。更重要的是，福建还称此鱼为鱼虎，故此鱼为古之鱼虎也有一定道理。今两存其说，以俟来者。

1.《**本草纲目**》（**金陵本**）：该书"鱼虎"（图1）有图注"虎沙"。此是鲛鱼（鲨鱼）的别名，与"鱼虎"无关。绘图者妄注也。该图鱼头略似虎，有须，背鳍、臀鳍均如针，尾鳍分裂。鱼身有鳞无刺。此图与今之鬼鲉*I. japonicus*不敢说相似，但也无大悖逆。从绘图者的背景来看，他们不大可能见到这样一种现代学者对其基原尚有争议的海中之鱼。此后仿绘图1的图，将鱼头绘得如真虎一般，并将鱼背绘出虎皮斑纹，显然是出于想象。

2.《**古今图书集成·禽虫典**》：该书"鱼虎图"（图4）绘大海中一条大鱼，头为带毛带须的老虎头，鱼身则全是尖刀般的大刺。单看其鱼身之刺，与刺鲀科动物非常相似。然其鱼体瘦长，又不似刺鲀科动物。此图恐怕还是据文字记述想象绘成。

1 谢宗万：《本草纲目药物彩色图鉴》，北京：人民卫生出版社，2000：425.

2 国家中医药管理局《中华本草》编委会：《中华本草》（9），上海：上海科学技术出版社，1999：351.

3 国家中医药管理局《中华本草》编委会：《中华本草》（9），上海：上海科学技术出版社，1999：344.

【小结】

　　"鱼虎"由唐《本草拾遗》载入本草。《本草纲目》中，记载了《本草拾遗》《临海水土记》《倦游杂录》等书所载生境、形态。依据这些史料，现代学者对其基原有两种意见。一种认为是河豚目刺鲀科刺鲀属的种类。入药者有六斑刺鲀*Diodon holocanthus* Linnaeus和九斑刺鲀*D. novemaculatus* (Bleeker)两种。另一种意见认为与今毒鲉科动物鬼鲉*Inimicus japonicus* (Cuvier et Valenciennes)相似。《本草纲目》（金陵本）"鱼虎"与今之鬼鲉I. japonicus无大悖逆。《古今图书集成·禽虫典》"鱼虎"浑身有刺，与刺鲀科动物略似。此二图都带有想象成分，非写实图。

44–55　海蛇

【品图】

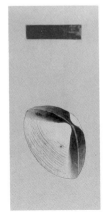

图1　食物·水母

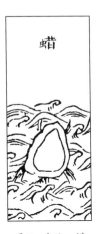

图2　太乙·蜡

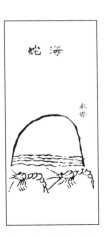

图3　纲目（金）·海蛇

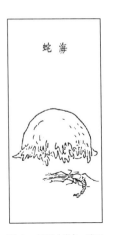

图4　纲目（钱）·海蛇

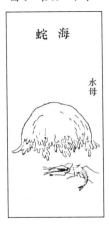

图5　纲目（张）·海蛇

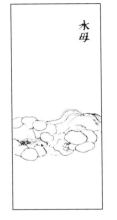

图6　三才·水母

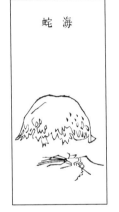

图7　会纂·海蛇

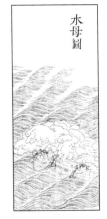

图8　禽虫典·水母图

本品9图，取自9书，其中1幅彩图。有承继关系的图仅1个书类。

《本草纲目》（钱本）：该书"海蛰"（图4）的仿绘者有《纲目》张本图5、《食物本草会纂》图7。

以上9图中，除外2幅仿绘图，原创图尚有7幅（图1、2、3、4、6、8、9），详见下"鉴药"项。

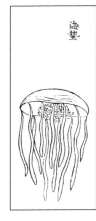

图9　图说·海蛰

【文录】

唐《本草拾遗》（见《证类》卷22"三十六种陈藏器馀·蛣"）

陈藏器云：一名水母，一名樗蒲鱼，生东海，如血蚵，大者如床，小者如斗，无腹胃、眼目，以虾为目，虾动蛣沉，故曰水母。目虾如驱骥之与蛩蛩相假矣。

明《本草纲目》卷44"海蛣"【释名】【时珍曰】蛣，乍、宅二音。南人讹为海折，或作蛣、鲊者，并非。刘恂云：闽人曰蛣，广人曰水母。《异苑》名石镜也。【集解】【时珍曰】水母形浑然凝结，其色红紫，无口眼腹。下有物如悬絮，群虾附之，唼其涎沫，浮泛如飞。为潮所拥，则虾去而蛣不得归。人因割取之，浸以石灰、矾水，去其血汁，其色遂白。其最厚者，谓之蛣头，味更胜。生、熟皆可食。茄柴灰和盐水淹之良。

【鉴药】

"蛣"（音zhà）首见于《本草拾遗》。一名水母。《本草纲目》以"海蛣"为正名。时珍释名曰："蛣，乍、宅二音。南人讹为海折，或作蛣、鲊者，并非。""蛣"，名义未详。《中华本草》云："后因折、蜇音似，遂成海蜇。"《拾遗》载其"主生气及妇人劳损，积血带下，小儿风疾，丹毒。"古今多供食用。

关于本品的生境、形态，陈藏器云："生东海，如血蚵，大者如床，小者如斗，无腹胃、眼目，以虾为目，虾动蛣沉，故曰水母。"可见这是一种腔肠动物门的动物，不是一般的鱼类。李时珍在根据前人资料补充若干别名外，还介绍了他所知的海蛣："水母形浑然凝结，其色红紫，无口眼腹。下有物如悬絮，群虾附之，唼其涎沫，浮泛如飞。为潮所拥，则虾去而蛣不得归。人因割取之，浸以石灰、矾水，去其血汁，其色遂白。其最厚者，谓之蛣头，味更胜。"根据以上所述，今皆将海蛣定作根口水母科（*Rhizostomatidae*）的动物。这种动物无强大的行动器官，只能随水流漂浮，在水中生活时呈淡蓝色（亦有其他颜色者）。其主体分伞体和口腕两部分。伞体外表光滑，伞下及伞缘有许多缘垂和丝条，呈半透明状。古人无法分清这些东西，就宏观地把成片出现的伞体称为"如血蚵，大者如床，小者如斗"。"血蚵（音kàn）"就是血液凝结后形成的血羹、血豆腐、血冻冻，这大概是形容色红的水母。色白的则如粉皮。伞下那些悬垂物被笼统地称作"如悬絮"。水母的种类非常多，一般工具书举例多提到海蜇Rhopilema esculenta Kishinouye，或黄斑海蜇R. hispidum Vanhoeffen。[1]观此二种可窥豹一斑。食用的"海蜇头"，为海蜇的口腕部。

古代本草药图要绘制这样不定形、无口、眼、腹的东西确实不容易，故多为宏观示意图。今统而述之。

《食物本草》"海蛇"（图1）绘一个大蚌，遍检与海蛇相关的文字，没有提到与蚌蛤类有关者。故绘此误图的原因不明。《太乙仙制本草药性大全》"蠄"（图2）的图名是取《证类本草》所存《拾遗》的此药原名。该图绘水浪之中的海蛇伞体下，隐约露出虾体。这是一种辅助表示法，与成语"水母目虾"有关。这就是陈藏器所云：海蛇"无腹胃、眼目，以虾为目，虾动蛇沉，故曰水母。"虾与海蛇有互相依存的关系，故此示意图也绘出小虾。《本草纲目》金陵本"海蛇"（图3）也是一幅示意图。有图注"水母"，即海蛇别名。其图正中的大圆弧线示意海蛇的伞体，下部有三条波浪线，线下有两只小虾，是取"水母目虾"典故。此示意图的立意不佳。这样一条圆弧线罩在水面上，是与海蛇随水漂荡不相符的。只有伞体，没有下面的"悬絮"，也构不成整个海蛇。所以《纲目》钱本对此要加以改造。《纲目》钱本"海蛇"（图4）将金陵本图3予以改造，简单地绘出了伞体与口腕，使人知道大概是这么个形状。虽然此与水中的海蛇活体并不完全相同，但比金陵本图还是实在得多。下面一只虾子，也是辅助说明这是水母。《三才图会》"水母"（图6）绘水浪之中漂浮着一团团的"血蛤"状物，非常简单。可知画士对此腔肠动物十分无奈。《古今图书集成·禽虫典》"水母图"（图8）绘宽阔水域，一大片漂浮堆积的絮状物，其下跟随着小虾。此亦示意图。实际生活是看不到海蜇在水面堆积如棉絮的，它们不过是随波逐流的漂浮物而已。《本草简明图说》"海蛰"（图9）算是初步地绘出了伞体（上面半圆形的盖）与口腕（其下的不同悬垂物）。但此图时代已经清末，人们对海蜇的认识已经受到了西洋动物学的影响。

【小结】

"海蛇"即海蜇、水母。《本草拾遗》原作"蠄"。据陈藏器、李时珍的描述，本品乃是根口水母科（*Rhizostomatidae*）的动物，属于腔肠动物。常见的有海蜇*Rhopilema esculenta* Kishinouye、黄斑海蜇*R. hispidum* Vanhoeffen等近缘动物。古代相关药图多为示意图，无法清晰地知道海蛇的形态。仅《本草简明图说》初步地绘出了本品的真形。

1　国家中医药管理局《中华本草》编委会：《中华本草》（9），上海：上海科学技术出版社，1999：5-6.

44–56 虾

【品图】

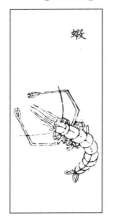

图 1　饮膳·虾

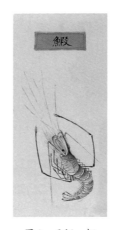

图 2　品汇·虾

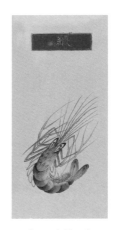

图 3　食物·虾

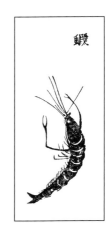

图 4　蒙筌·虾

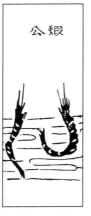

图 5　太乙·虾公

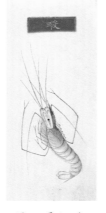

图 6　雷公·虾

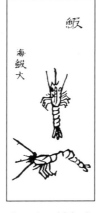

图 7　纲目（金）·虾

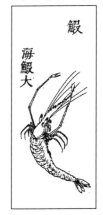

图 8　纲目（钱）·虾

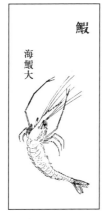

图 9　纲目（张）·虾

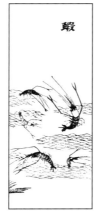

图 10　三才·虾

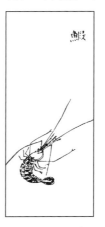

图 11　原始·虾

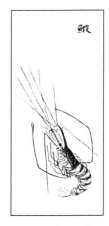

图 12　金石·虾

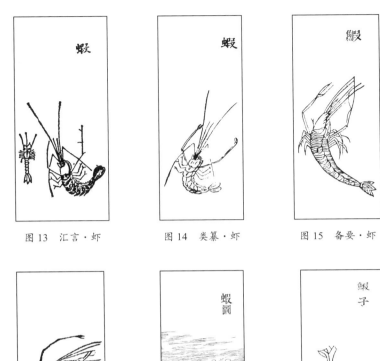
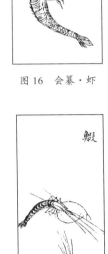
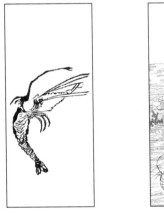
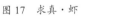
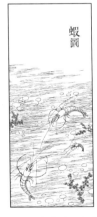
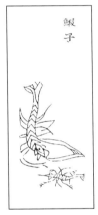
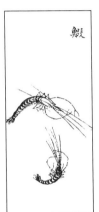

图13　汇言·虾　　　　图14　类纂·虾　　　　图15　备要·虾　　　　图16　会纂·虾

图17　求真·虾　　　图18　禽虫典·虾图　　　图19　便方·虾子　　　图20　图说·虾

　　本品20图，取自20书，其中4幅彩图。有承继关系的图可分4个书类。

　　《本草品汇精要》：该书"虾"（图2）的仿绘者有《补遗雷公炮制便览》图6、《金石昆虫草木状》图12。

　　《本草纲目》（钱本）：该书"虾"（图8）的仿绘图有《纲目》张本图9、《本草备要》图15、《食物本草会纂》图16、《本草求真》图17。

　　《三才图会》：该书"虾"（图10）的仿绘图有《古今图书集成·禽虫典》图18（扩大水域，增绘水草，将阴刻的虾改为阳刻，形态位置或变）。

　　《本草原始》：该书"虾"（图11）的仿绘图有《本草汇言》图13（除仿绘《原始》图11之外，还转绘了《纲目》金陵本图7中上方那只虾）、《本草纲目类纂必读》图14。

　　以上20图中，除外9幅仿绘图，原创图尚有11幅（图1、2、3、4、5、7、8、

10、11、19、20），详见下"鉴药"项。

【文录】

明《本草纲目》卷44"虾"【释名】【时珍曰】鰕，音霞，俗作虾，入汤则红色如霞也。【集解】【时珍曰】江湖出者大而色白，溪池出者小而色青。皆磔须钺鼻，背有断节，尾有硬鳞，多足而好跃，其肠属脑，其子在腹外。凡有数种：米虾、糠虾，以精粗名也；青虾、白虾，以色名也；梅虾，以梅雨时有也；泥虾、海虾，以出产名也。岭南有天虾，其虫大如蚁，秋社后，群堕水中化为虾，人以作鲊食。凡虾之大者，蒸曝去壳，谓之虾米，食以姜、醋，馔品所珍。

清《本草纲目拾遗》卷10"干虾"　虾生淡水者色青，生咸水者色白。溪涧中出者壳厚气腥，以其得土气薄也；湖泽池沼中者壳薄肉满，气不腥，味佳；海中者色白肉粗，味殊劣。入药以湖泽中者为第一。

【鉴药】

李时珍注"虾"（鰕）首见于《名医别录》。按此药乃《嘉祐本草》据《食疗本草》新分条药，故其首出当为《食疗》。《本草纲目》用"鰕"为正名。今统一用简化字"虾"。时珍曰："鰕，音霞，俗作虾，入汤则红色如霞。"颇为牵强。《食疗》载本品"动风，发疮疥"。《嘉祐》仅载外敷治"小儿患赤白游肿"。可见古代并不认为虾可治疾。古今多供食用。

虾为常食之物，为何晚到唐《食疗》才进入本草？梁·陶弘景在"鳝鱼"条下有个说法："凡此水族鱼虾之类甚多……虽皆可食，而甚损人，故不入药用。又有食之反能致病者……虾无须及腹下通黑及煮之反白，皆不可食。生虾鲙不可合鸡肉食之，亦损人。"故本草书很少记载虾的有关情况。李时珍云："江湖出者大而色白，溪池出者小而色青。皆磔须钺鼻，背有断节，尾有硬鳞，多足而好跃，其肠属脑，其子在腹外。凡有数种：米虾、糠虾，以精粗名也；青虾、白虾，以色名也；梅虾，以梅雨时有也；泥虾、海虾，以出产名也。岭南有天虾，其虫大如蚁，秋社后，群堕水中化为虾，人以作鲊食。凡虾之大者，蒸曝去壳，谓之虾米，食以姜、醋，馔品所珍。"由此可知，时珍所云之虾，包括各种虾在内，并非针对一种虾。考虑到《纲目》有"海虾"专条，故本条虾的来源为淡水虾。清·赵学敏《本草纲目拾遗》认为虾"入药以湖泽中者为第一。"这类的虾以十足目长臂虾科动物为主，种类很多。作为举例，一般工具书都以该科的日本沼虾*Macrobrachium nipponense* (de Haan)为例。虾为节肢动物，并非鱼类。李时珍将其列入无鳞鱼，从俗而已。虾为众所周知的动物，也是习画者常见的题材，故此类本草图仿绘者比原创者少。但虾的头部构成比较复杂，亦无法按实物逐一对照。以下统而述之。

《饮膳正要》"虾"（图1）为写实图，较好体现了虾的形状。《本草品汇精要》"虾"（图2）亦为写实图，其颜色青灰，按李时珍的说法，"溪池出者小而色青"。此溪池所产。《食物本草》"虾"（图3）亦为彩色精品虾图，唯姿势不同于《品汇》所绘而已。《本草蒙筌》"虾"（图4）采用阴刻法绘出虾形。《太乙仙制本草药性大全》"虾公"（图5）绘水中2虾，其形甚简，大致示意为虾而已。《本草纲目》金陵本"虾"（图7）有图注"海虾大"。绘有上下两只虾。上一只显示正面俯视形状，下面是侧视图。图形简陋，示意而已。《纲目》钱本"虾"（图8）为单只虾，描绘较精细。故此后多种本草仿绘此图。《三才图会》"虾"（图10）绘水域中数只活虾的各种姿态。《本草原始》"虾"（图11）为写实图，采用阴刻法。《草木便方》"虾子"（图19）绘大小两只虾。笔法粗劣，但大致尚能看出是虾。《本草简明图说》"虾"（图20）采用阴刻法，表现两只虾不同角度的图形。

【小结】

"虾"作为独立的药物进入本草始于《食疗本草》。据李时珍的记载，本条的虾来源为淡水虾。这类虾以十足目长臂虾科动物为主，常见的有日本沼虾*Macrobrachium nipponense* (de Haan)及其近缘动物。本草书中虾的插图以《饮膳正要》《本草品汇精要》《食物本草》《本草蒙筌》《纲目》钱本、《本草原始》等书所绘甚佳。

44–57　海马

【品图】

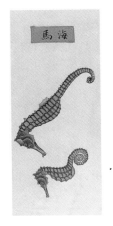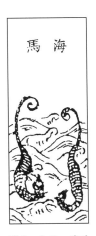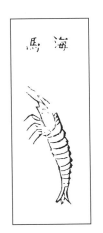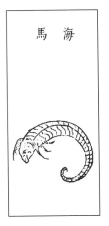

图1　品汇·海马　　图2　太乙·海马　　图3　纲目（金）·海马　　图4　纲目（钱）·海马

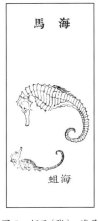

图 5　纲目（张）·海马

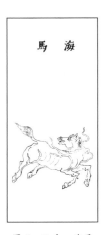

图 6　三才·海马

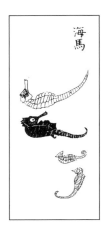

图 7　原始·海马

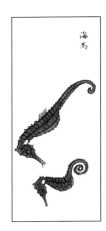

图 8　金石·海马

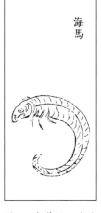

图 9　本草汇·海马

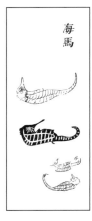

图 10　类纂·海马

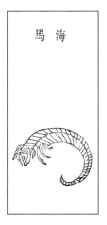

图 11　会纂·海马

　　本品11图，取自11书，其中2幅彩图。有承继关系的图可分3个书类。

　　《本草品汇精要》：该书"海马"（图1）的仿绘者有《金石昆虫草木状》图8。

　　《本草纲目》（钱本）：该书"海马"（图4）的仿绘者有《本草汇》图9、《食物本草会纂》图11。

　　《本草原始》：该书"海马"（图7）的仿绘者有《本草纲目类纂必读》图10。

　　以上11图中，除外4幅仿绘图，原创图尚有7幅（图1、2、3、4、5、6、7），详见下"鉴药"项。

【文录】

　　梁《本草经集注》（《集注》见《证类》卷18"鼺鼠"）　陶隐居云：又有水马，生海中。是鱼虾类，状如马形，亦主易产。

唐《本草拾遗》（同上） 陈藏器云：按水马……出南海，形如马，长五六寸，虾类也。

唐《本草拾遗》（见《证类》卷21"二十一种陈藏器馀·海马"） 陈藏器云：谨按《异志》云：生西海，大小如守宫虫，形若马形，其色黄褐。

宋《本草图经》（同上）《图经》云：生南海。头如马形，虾类也。

宋《本草衍义》卷16"鼺鼠""注"中又引水马，首如马，身如虾，背伛偻，身有竹节纹，长二三寸。今谓之海马。

明《本草纲目》卷44"海马"【释名】水马。【集解】【时珍曰】按《圣济总录》云：海马，雌者黄色，雄者青色。又徐表《南方异物志》云：海中有鱼，状如马头，其喙垂下，或黄或黑。海人捕得，不以啖食，暴干焙之，以备产患。即此也。又《抱朴子》云：水马合赤斑蜘蛛，同冯夷水仙丸服之，可居水中。今水仙丸无所考矣。

清《本草纲目拾遗》卷10"海龙"《百草镜》云：海马之属有三：小者长不及寸，名海蛆，不入药；中等者长一二寸，名海马，尾盘旋作圈形，扁如马……海龙乃海马中绝大者，长四五寸至尺许不等，皆长身而尾直，不作圈，入药功力尤倍。虽同一类形状，微有不同，此物广州南海亦有之。体方，周身如玉色，起竹节纹，密密相比，光莹耀目，诚佳品也。

【鉴药】

"海马"首见于《本草拾遗》。陈藏器云："形如马"，故名。《拾遗》载其"主妇人难产，带之于身，神验"。观此用药法，乃巫医用药残余。时珍载其"暖水脏，壮阳道，消瘕块，治疗疮肿毒"。后世多从之。

关于本品的生境形态，梁·陶弘景在"鼺鼠"条注中提到："又有水马，生海中。是鱼虾类，状如马形，亦主易产。"陈藏器所说与梁氏多同："按水马……出南海，形如马，长五六寸，虾类也。"陈氏又引《异志》云："生西海，大小如守宫虫，形若马形，其色黄褐。"但本品实非虾类，而是鱼类。按动物分类当为硬骨鱼纲海龙目动物。以上引述多称"水马"，寇宗奭云："水马，首如马，身如虾，背伛偻，身有竹节纹，长二三寸。今谓之海马。"

李时珍进一步从古籍中搜寻有关资料。其中所引徐表《南方异物志》，实出《太平御览》卷950"水马"所引徐衷《南方草物状》："海中有鱼，似马，或黄或黑，海中民人名作水马。捕鱼得之，不可啖食。暴干焙之，妇人产难使握持之。亦可烧饮。"时珍引用时或插入他自己所知之形，如"状如马头，其喙垂下"。此即今海龙科（*Singnathidae*）海马属（*Hippocampus*）动物海马，其种类甚多。《中华本草》举其中6种海马为例。《本草纲目药物彩色图鉴》举刺海马*Hippocampus histrix* Kaup

一种为例。[1]作为了解海马的形状，似亦足矣。海马活体见之不易，但药材海马易得，且与活体相差无几，故古代本草图所绘多数能反映其真形。以下将本品的原创图统而述之。

《本草品汇精要》"海马"（图1）是一幅精心绘制的写生图，其色泽形态无一不佳。据该图的海马体棘、头棘尖锐，似为刺海马 *H. histrix*。《太乙仙制本草药性大全》"海马"（图2）绘水浪之中两只尾朝上的海马，其形虽糙，尚可知为海马类动物。《**本草纲目**》金陵本"海马"（图3）所绘乃虾形，无似马之处，乃错误图。绘图者皆时珍之子，何以没见过海马药材？《纲目》钱本"海马"（图4）的身体略似海马，但头形如鱼，且有须状胸鳍。此亦误图。《纲目》张本"海马"（图5）另写实绘制了海马与海蛆两种动物。据《本草纲目拾遗》所载："小者长不及寸，名海蛆，不入药；中等者长一二寸，名海马。"观其尖锐的体棘、头棘，此亦似为刺海马 *H. histrix*。《**三才图会**》"海马"（图6）画一匹奔驰着的马。此画士对海马一无所知。《**本草原始**》"海马"（图7）写生绘制了大小4只海马，形态不同，可能是不同种的海马。

【小结】

"海马"至唐《本草拾遗》始在本草中立条。但其名则早已进入本草。据陶弘景、陈藏器、李时珍等记述，本品当为今海龙科海马属（*Hippocampus*）动物海马。其中多见者有刺海马 *Hippocampus histrix* Kaup 及其近缘动物。《本草品汇精要》绘有写实图，此外《本草原始》及《本草纲目》张本所绘墨线图亦甚佳。

44–58　鲍鱼

【品图】

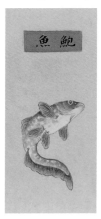 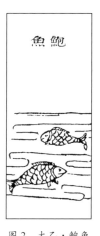 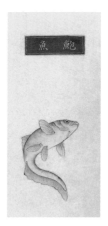 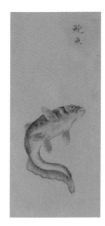

图1　品汇·鲍鱼　　　图2　太乙·鲍鱼　　　图3　雷公·鲍鱼　　　图4　金石·鲍鱼

1　谢宗万：《本草纲目药物彩色图鉴》，北京：人民卫生出版社，2000：426.

本品4图，取自4书，其中3幅彩图。图1、图2乃原创图，图3、图4乃仿绘图1而成。详见下"鉴药"项。

【文录】

《别录》（见《证类》卷20"鲍鱼"） 味辛、臭……勿令中咸。

梁《本草经集注》（同上） 陶隐居云：所谓鲍鱼之肆，言其臭也，俗人呼为鲲（音裹）鱼，字似鲍，又言盐鲲之以成故也。作药当用少盐臭者，不知正何种鱼尔？乃言穿贯者亦入药，方家自少用之。今此鲍鱼乃是鳙（音慵）鱼，长尺许，合完淡干之，而都无臭气，要自疗漏血，不知何者是真？

唐《唐本草》（同上） 《唐本》注云：《李当之本草》亦言胸中湿者良，鲍鱼肥者，胸中便湿。又云穿贯绳者，弥更不惑。鲍鱼破开，盐裹不暴，味咸不辛，又完淹令湿，非独胸中。且鳀鱼亦臭，臭与鲍别。鲍、鳀二鱼，杂鱼并用。鲍似尸臭，以无盐也；鳀臭差微，有盐故也。鳀鱼，沔州、复州作之，余处皆不识尔。

后蜀《蜀本草》（同上） 《蜀本》……又据鳀鱼有口小背黄，腹白者为鲍鱼。

宋《本草图经》（见《证类》卷20"蠡鱼"） 《图经》曰：又下鲍鱼条，据陶、苏之说，乃似今汉、沔间所作淡干鱼，味辛而臭者……一说鲍鱼自是一种，形似小鳙鱼，生海中，气最臭。秦始皇取置车中者是也。此说虽辨，亦无的据。

明《本草纲目》卷44"鲍鱼" 【释名】薧鱼（《礼记》。音考）、萧折鱼（《魏武食制》）、干鱼。【时珍曰】鲍即今之干鱼也。鱼之可包者，故字从包。《礼记》谓之薧，《魏武食制》谓之萧折，皆以萧蒿承曝而成故也。其淡压为腊者，曰淡鱼，曰鳊鱼，音搜。以物穿风干者，曰法鱼，曰鲅鱼，音怯。其以盐渍成者，曰腌鱼，曰咸鱼，曰鲲鱼，音叶，曰鳀鱼，音甍。今俗通呼曰干鱼。旧注混淆不明，今并削正于下。【集解】【时珍曰】《别录》既云勿令中咸，即是淡鱼无疑矣。诸注反自多事。按《周礼注》云：鲍鱼，以鱼置粯室中用糗干之而成。粯室，土室也。张耒《明道志》云：汉阳、武昌多鱼，土人剖之，不用盐，暴干作淡鱼，载至江西卖之。饶、信人饮食祭享，无此则非盛礼。虽臭腐可恶，而更以为奇。据此则鲍即淡鱼，益可证矣。但古今治法不同耳。又苏氏所谓海中一种鲍鱼，岂顾野王所载海中鲊鱼似鲍者耶？不然，即今之白鲞也。鲞亦干鱼之总称也。又今淮人以鲫作淡法鱼颇佳。入药亦当以石首、鲫鱼者为胜。若汉、沔所造者，鱼性不一，恐非所宜。其咸鱼近时亦有用者，因附之。【正误】【时珍】按鳀鱼注所引，是鲍鱼，非鲍鱼也。盖鲍、鲍字误耳。

【鉴药】

"鲍鱼"首见于《名医别录》。李时珍云："鲍即今之干鱼也。鱼之可包者，故字从包。"《别录》载其"主坠堕，骸蹶，跋折，瘀血、血痹在四肢不散者，女子崩中血不止"。医方书罕见用此。此乃鱼类制品，供食用。

《孔子家语》有"如入鲍鱼之肆，久而不闻其臭"之言。然何谓"鲍鱼"？历代本草之解释或有不同。梁·陶弘景《本草经集注》、唐·苏敬《唐本草》为之辨析，且言其当时所用鲍鱼的制法。宋·苏颂归纳总结为："据陶、苏之说，乃似今汉、沔间所作淡干鱼，味辛而臭者。"苏颂又云："一说鲍鱼自是一种，形似小鳙鱼，生海中，气最臭。秦始皇取置车中者是也。此说虽辨，亦无的据。"可见苏颂也倾向于陶弘景、苏敬的意见。

李时珍考辨曰："《别录》既云勿令中咸，即是淡鱼无疑矣。诸注反自多事……张耒《明道志》云：'汉阳、武昌多鱼，土人剖之，不用盐，暴干作淡鱼，载至江西卖之。饶、信人饮食祭享，无此则非盛礼。虽臭腐可恶，而更以为奇。'据此则'鲍'即'淡鱼'，益可证矣。但古今治法不同耳。"因此，按苏颂、李时珍的说法，古代"鲍鱼"就是淡干鱼。虽然苏颂也提到海中的一种鲍鱼，但这不是传统鲍鱼概念。总之鲍鱼并不是单一的鱼种，是多种淡水鱼暴干而成。淡干鱼不用盐腌，故易臭腐。晚近将鲍鱼作为贝类鲍科动物称之为鲍鱼，与古代鲍鱼含义迥异。

1.《本草品汇精要》：该书"鲍鱼"绘一条鱼，其形与该书的"鲥鱼"（见"44-41鲥鱼"图5）相似，唯口边无须。不明该书画士何以将鲍鱼绘成鲥鱼状。

2.《太乙仙制本草药性大全》：该书"鲍鱼"绘水中游着的两鱼，其形似鲫。此非近世所云贝类的鲍鱼，或指古代做淡干鱼（鲍鱼）的鱼类。

【小结】

"鲍鱼"为《名医别录》所载早期药物之一。对古代"鲍鱼"的来源，历代本草曾有争议。梁·陶弘景《本草经集注》、唐·苏敬《唐本草》的意见是汉、沔之间所做的淡干鱼。李时珍经考辨，亦云是淡干鱼无疑，并非单一鱼种，是多种淡水鱼暴干而成。此与晚近所谓鲍鱼（海中贝类鲍科动物）含义迥异。

今存的相关古本草图所示，均为淡水鱼，种类不明。

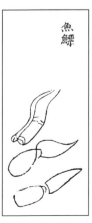

44-59　鳡鲑

【品图】

本品1图，为原创图。详见下"鉴药"项。

【文录】

唐《本草拾遗》（见《证类》卷20"二十三种陈藏器馀·鳡鲑"）

图1　便方·鱼鳔

陈藏器云：鱼白……一名鳔。

唐末《海药本草》（同上）《海药》云：谨按《广州记》云：生南海，无毒。

明《本草纲目》卷44"鳔鮧"【释名】鳔（匹少切），作胶，名鳔胶。【时珍曰】鳔鮧，音逐夷。其音题者，鲇鱼也。按贾思勰《齐民要术》云：汉武逐夷至海上，见渔人造鱼肠于坑中，取而食之，遂命此名，言因逐夷而得是矣。沈括《笔谈》云：鳔鮧，乌贼鱼肠也。孙愐《唐韵》云：盐藏鱼肠也。《南史》云：齐明帝嗜鳔鮧，以蜜渍之，一食数升。观此则鳔与肠皆得称鳔鮧矣。今人以鳔煮冻作膏，切片以姜、醋食之，呼为鱼膏者是也。故宋齐丘《化书》云：鳔鮧与足垢无殊。鳔即诸鱼之白脬，其中空如泡，故曰鳔。可治为胶，亦名缥胶。诸鳔皆可为胶，而海渔多以石首鳔作之，名江鳔，谓江鱼之鳔也。粘物甚固。此乃工匠日用之物，而记籍多略之。

【鉴药】

"鳔鳀"首见于《本草拾遗》。《本草纲目》改作"鳔鮧"。时珍云："鳔鮧，音'逐夷'。其音'题'者，鲇鱼也。"且释其名曰："按贾思勰《齐民要术》云：汉武逐夷至海上，见渔人造鱼肠于坑中，取而食之，遂命此名，言因逐夷而得是矣。"此物又名"鱼白"或"鳔"。陈藏器载其"主竹木入肉"。后世"鱼鳔胶"用途日广，可用于治疮、止血等。

李时珍考前人文献，谓前人将鱼鳔与鱼肠皆称鳔鮧。明代则以鳔煮冻作膏，切片以姜、醋食之，呼为鱼膏。且谓"鳔即诸鱼之白脬，其中空如泡，故曰鳔。可治为胶，亦名缥胶。诸鳔皆可为胶，而海渔多以石首鳔作之。名江鳔，谓江鱼之鳔也。"可知"鳔鮧"并非一种专门的物种，而是多种鱼类的鱼脬制成胶的统称。鱼脬是鱼在水中保持合适深浅位置的器官，可以通过充气和放气来调节鱼体的比重。

《草木便方》：该书"鱼鳔"（图1）绘有3只鱼脬。虽然简单，但形态逼真，应该属于写生图。

【小结】

"鳔鮧"即《本草拾遗》的"鳔鳀"。据李时珍的考证，前人将鱼鳔与鱼肠皆称鳔鮧。明代则单以鱼鳔煮冻作鱼膏。"鳔"即是诸鱼的"白脬，其中空如泡，故曰鳔，可治为胶"。《草木便方》"鱼鳔"图即是写实的鱼脬图。

第四十五章　介部

　　按："介部"是《本草纲目》中一个小部，其中的药物在《证类本草》及其以前的本草书中都归于"虫鱼部"。但这类动物与一般的虫、鱼又有很大的区别。古代动物分类有毛、羽、鳞、介四大类，介类360种，以"龟"排在第一，因为古代把龟作为是介虫里最有灵性的动物。《周官》中有专职的"鳖人"，掌管采捕鳖蚌龟鱼，并按不同的季节向皇帝进献不同的介类。皇家祭祀的供奉物里，也需要蚌、螺之类的物品，让专职的"醢人"去制作肉酱。故李时珍认为，即便在圣人之世的饮食谱中，介甲类动物也是不可或缺的，更何况它们还能用作药品。这是李时珍设立"介部"的理由。于是时珍收集了介甲类动物46种，分成"龟鳖""蚌蛤"两大类。本部收录其中有古本草图的药物37种（含附录药）。

　　介、甲都是用于披挂在外、防身抗击的坚硬挡板。有此天然装甲的某些软体动物、棘皮动物、节肢动物、爬行动物等，借此弥补自身力量、速度的不足，防御外敌。其中最典型的就是龟、鳖类，还有相似的蟹类、鲨鱼等，无不披上一大块甲板，遮蔽全身最主要的部分。其次是蚌蛤螺贝类，也都借助各种形状的甲壳以藏身。"介部"绝大多数动物的肉可供食用，因此只要是生长在陆地、淡水中，多数都是人们的食品，为人熟知。《本草品汇精要》写生绘制的许多此类物图案，皆极为精美。但那些生长在海洋中的介甲动物往往难见其真貌，故古本草图中凡遇到海洋物品，多数绘图都出于想象。此外，介部许多动物的外形极为相似（如蚌蛤螺贝等），其代表形象固然易知，但要区分种类则有难度。限于专业知识的不足，本书品图鉴药的深度广度自然也大受影响。

介之一　龟鳖类

45-1　水龟

【品图】

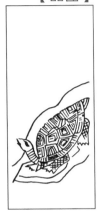

图1　歌括·龟甲

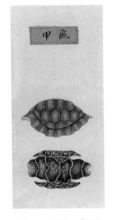

图2　品汇·龟甲

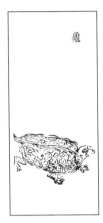

图3　蒙筌·龟

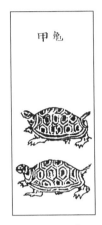

图4　太乙·龟甲

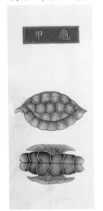

图5　雷公·龟甲

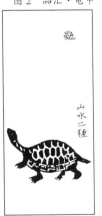

图6　纲目(金)·龟

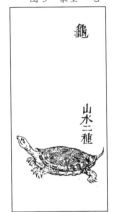

图7　纲目(钱)·龟

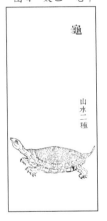

图8　纲目(张)·龟

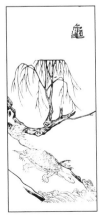

图9　三才·龟

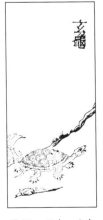

图10　三才·玄龟

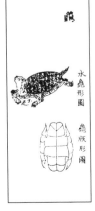

图11　原始·龟

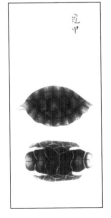

图12　金石·龟甲

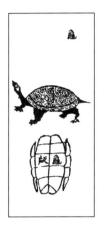

图13　汇言·龟

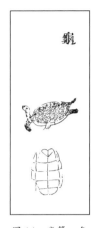

图14　类纂·龟

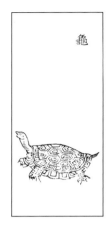

图15　备要·龟

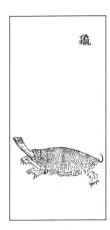

图16　会纂·龟

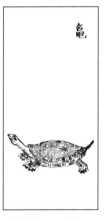

图17　求真·龟

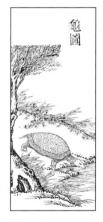

图18　禽虫典·龟图

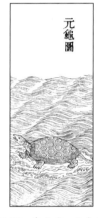

图19　禽虫典·元龟图

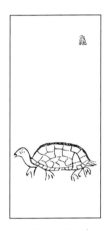

图20　便方·龟

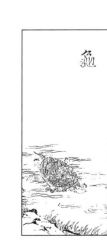

图21　图说·龟

本品21图，取自19书，其中3幅彩图。有承继关系的图可分4个书类。

《本草品汇精要》：该书"龟甲"（图2）的仿绘者有《补遗雷公炮制便览》图5、《金石昆虫草木状》图12。

《本草纲目》（金陵本）：该书"龟"（图6，该图可能是仿绘《图经》"江陵府秦龟"图，但因不在一药之下，先将其作为一个书系代表图）的仿绘者有《纲目》钱本图7（变阴刻为阳刻，再加修饰。此图更明显是仿绘《图经》"江陵府秦龟"图）。此后仿绘钱本图7的有《纲目》张本图8、《本草备要》图15《食物本草会纂》图16、《本草求真》图17。

《三才图会》：该书2图。"龟"（图9）、"玄龟"图10。《古今图书集成·禽虫典》"龟图"（图18）仿绘图9，构图相似，但背景的树、草、水滨等均更美观细致。龟形一致，但更细致清晰；"元龟图"（图19）与图10比较，图名因避讳改为"元龟"，龟形相似，更加细致，但方向相反。背景更换为大片水域。从龟形来看，此仍属仿绘图。

《本草原始》：该书"龟"（图11）的仿绘图有《本草汇言》图13、《本草纲目类纂必读》图14。

以上21图中，除外幅仿绘图，原创图尚有10幅（图1、2、3、4、6、9、10、11、20、21），详见下"鉴药"项。

【文录】

《别录》（见《证类》卷20"龟甲"）　生南海池泽及湖水中。采无时。

梁《本草经集注》（同上）　陶隐居云：此用水中神龟，长一尺二寸者为善。厌可以供卜，壳可以充药，亦入仙方。用之当炙。

后蜀《蜀本草》（同上）《蜀本》:《图经》云：江、河、湖水龟也。湖州、江州、交州者，皆骨白而厚，色分明，并堪卜，其入药者得便堪用。今所在皆有。

吴越《日华子本草》（同上）《日华子》云：卜龟小者，腹下可卜，钻遍者，名败龟。治血麻痹。入药酥炙用，又名败将。

宋《本草图经》（见《证类》卷20"秦龟"）《图经》曰：龟甲，水中神龟也，生南海池泽及湖水中，今江湖间并皆有之……一说入药须用神龟，神龟底壳当心前，有一处四方透明如琥珀色者是矣。其头方，壳圆，脚短者为阳龟。形长，头尖，脚长者为阴龟。阴人用阳，阳人用阴。今医家亦不复如此分别也。

明《本草纲目》卷45"水龟"【释名】玄衣督邮。【时珍曰】按许慎《说文》云：龟头与蛇同。故字上从它，其下象甲、足、尾之形。"它"即古蛇字也。又《尔雅》龟有十种，郭璞随文傅会，殊欠分明。盖山、泽、水、火四种，乃因常龟所生之地而名也。其大至一尺已上者，在水曰宝龟，亦曰蔡龟，在山曰灵龟，皆国之守宝而未能变化者也。年至百千，则具五色，而或大或小，变化无常。在水曰神龟，在山曰筮龟，皆龟之圣者也。火龟则生炎地，如火鼠也。摄龟则呷蛇龟也。文龟则蟏蟏、瑇瑁也。后世不分山、泽、水、火之异，通以小者为神龟，年久者为灵龟，误矣。《本经》龟甲止言水中者，而诸注始用神龟。然神龟难得，今人惟取水中常龟入药。故今总标水龟，而诸龟可该矣。【集解】【时珍曰】甲虫三百六十，而神龟为之长。龟形象离，其神在坎。上隆而文以法天，下平而理以法地。背阴向阳，蛇头龙颈。外骨内肉，肠属于首，能运任脉。广肩大腰，卵生思抱，其息以耳。雌雄尾交，亦与蛇匹。或云大腰无雄者，谬也。今人视其底甲，以辨雌雄。龟以春夏出蛰脱甲，秋冬藏穴导引，故灵而多寿。《南越志》云：神龟，大如拳而色如金，上甲两边如锯齿，爪至利，能缘树食蝉。《抱朴子》云：千岁灵龟，五色具焉。如玉如石，变化莫测，或大或小，或游于莲叶之上，或伏于丛蓍之下。张世南《质龟论》云：龟老则神，年至八百，反大如钱。夏则游于香荷，冬则藏于藕节。其息有黑气如煤烟，在荷心，状甚分明。人见此气，勿辄惊动，但潜含油管喂之，即不能遁形矣。或云：龟闻铁声则伏，被蚊叮则死。香油抹眼，则入水不沉。老桑煮之则易烂。皆物理制伏之妙也。/龟甲 【释名】神屋（《本经》）、漏天机（《图经》）。【时珍曰】并隐名也。【集解】【时珍曰】古者取龟用秋，攻龟用春。今之采龟者，聚至百十，生锯取甲，而食其肉。彼有龟王、龟相、龟将等名，皆视其腹背左右之文以别之。龟之直中文，名曰千里。其首之横文第一级左右有斜理皆接乎千里者，即龟王也。他龟即无此矣。言占事帝王用王，文用相，武用将，各依等级。其说与《逸礼》所载天子一尺二寸、诸侯八寸、大夫六寸、士庶四寸之说相合，亦甚有理。若夫神龟、宝龟，世所难得，则入药亦当依此用之可也。《日华》用卜龟小甲，盖取便耳。又按经云：龟甲勿令中湿。一名神屋。陶言厣可供卜，壳可入药。则古者上下甲皆用之。至《日华》始用龟版，而后人遂主之矣。【正误】【时珍曰】按陶氏用生龟炙取，《日华》用灼多者，皆以其有生性神灵也。曰败者，谓钻灼陈久如败也。吴氏不达此理，而反用自死枯败之版，复谓灼者失性，谬矣。纵有风坠自死者，亦山龟耳。浅学立异误世，鄙人据以为谈，故正之。

【鉴药】

"龟甲"首见于《本经》。《本草纲目》以"水龟"为正名。李时珍释其名曰："按许慎《说文》云：龟头与蛇同。故字上从它，其下象甲、足、尾之形。'它'即古蛇字也。"《本经》载其"主漏下赤白，破癥瘕痎疟，五痔阴蚀，湿痹四肢重弱，小儿囟不合，久服轻身不饥"。《别录》载其主"头疮难燥，女子阴疮，及惊恚气心腹痛，不可久立，骨中寒热，伤寒劳复，或肌体寒热欲死，以作汤，良。益气资智，亦使人能食"。宋及宋以前运用较少，或用于骨折等。时珍云："古者上下甲皆用之。至《日华》始用龟版，而后人遂主之矣。"今考《日华》无龟版药名。元代始将其下甲（龟板）作为补阴、治血、治劳要药。[1]后世遂常用下甲。1990年版《药典》恢复使用"龟甲"一名，背甲与腹甲同等入药。[2]

关于本品的生境、形态，《别录》云"生南海池泽及湖水中"。梁·陶弘景云："此用水中神龟，长一尺二寸者为善。厌可以供卜，壳可以充药，亦入仙方。用之当炙。"所谓"神龟"，即可供占卜的大龟，长可达一尺二寸。"厌"通"厣"，此处

1 郑金生："龟甲、败龟、龟板"考辨——论龟甲当用上、下甲，中医杂志，1982，（3）：56-58.
2 中华人民共和国卫生部药典委员会：《中华人民共和国药典一九九〇年版一部》，北京：人民卫生出版社，1990；152.

指平坦的下甲，可用于占卜。"壳"指整个外壳，入药用。然占卜之风至唐代早已衰微，故唐本《图经》(《蜀本草》引)云："江、河、湖水龟也。湖州、江州、交州者，皆骨白而厚，色分明，并堪卜，其入药者得便堪用。今所在皆有。"此明确指出龟甲用所在皆有的"水龟"，不论大小，"入药者得便堪用"。

古代占卜之风虽息，其遗俗影响尚在。故五代《日华子本草》云："卜龟小者，腹下可卜，钻遍者，名败龟。治血麻痹。入药酥炙用，又名败将。"此处"卜龟"，指可用于占卜的龟，其底板经钻灼后，名为"败龟"。但《日华子》时还没有"龟版"一名。其"治血麻痹"，亦非滋阴。龟甲入药，以卜甲为佳的习气，在唐代《食疗本草》、唐末《海药本草》可以见到类似的记载。推崇卜甲并非因为疗效，而是经卜之后赋予它的神奇色彩，故又名"漏天机"。

宋《图经》云："龟甲，水中神龟也……一说入药须用神龟，神龟底壳当心前，有一处四方透明如琥珀色者是矣。其头方，壳圆，脚短者为阳龟。形长，头尖，脚长者为阴龟。阴人用阳，阳人用阴。今医家亦不复如此分别也。"苏颂此处所说的"神龟"以及"阳龟""阴龟"等说，至宋代已是历史陈迹。其时医方中用龟甲者甚少，唐宋医家少有论及其药用及来源者。

元代朱丹溪《本草衍义补遗》首次以"败龟版"取代"龟甲"立条，谓败龟版"大有补阴之功而本草不言，惜哉！"经朱丹溪的提倡，龟板成为后世风行的滋阴药。但此时卜甲已很难觅，普通的龟下甲（龟板）遂成为入药的主流。李时珍熟谙龟甲演变的历史，故云："陶言厣可供卜，壳可入药。则古者上下甲皆用之。"但他错误地以为使用龟板始于《日华子》，不明乃是朱丹溪滋阴学说的用药需要推动了龟板的使用。

在龟甲原动物的问题上，李时珍也做出了合乎历史的判断："《本经》龟甲止言水中者，而诸注始用神龟。然神龟难得，今人惟取水中常龟入药。故今总标水龟，而诸龟可该矣。"也就是说，李时珍认为"水龟"一名之下，已经概括了各种龟类。古代在占卜风气影响下，对龟的种类有种种说法与传闻。李时珍在一一引证辨析之后，指出龟甲的取用法是："古者取龟用秋，攻龟用春。今之采龟者，聚至百十，生锯取甲，而食其肉。"可见古代的龟甲，是"生锯取甲"（即所谓"生脱"），不是煮食之后的甲壳（后世谓之"汤板"），也不受季节限制。占卜对龟的大小纹理等都有很多要求，借以区分"龟王、龟相、龟将等名"。时珍认为："若夫神龟、宝龟，世所难得，则入药亦当依此用之可也。《日华》用卜龟小甲，盖取便耳。""依此用之"指的是依照"士庶四寸"的标准，也就是大约12cm左右的龟。这样的龟甲非常普遍易得。

综上所述，至明代李时珍之时，"水龟"的来源是各种龟类动物，且按元以前均为龟上甲与下甲皆用。用时只需要普通大小的龟即可。取甲需要生锯。至今沿袭的龟的来源与取龟甲要求与李时珍所云基本相符。当今《药典》规定的龟甲原动物为龟科动物乌龟*Chinemys reevesii* (Gray)。此龟生活于河流、池泽，分布广泛，当为古代龟甲的常见来源之一。谢宗万则认为苏颂所言的龟甲，应该是乌龟属与水龟属的种类。其《本草纲目药物彩色图鉴》选择水龟属动物黄喉水龟*Clemmys mutica* (Cantor)为代表。

《证类本草》"龟甲"条并没有《图经》图，仅"秦龟"条下有"江陵府秦龟"图。后世以"龟甲"为名的图中，也有参照"江陵府秦龟"图者，但未用"秦龟"之名。为了方便讨论本药之下诸图之间传承关系，即便是有可能仿绘"秦龟"图，只要它在本药条属于最早的，姑且都列为原创图。以下统而述之。

《本草歌括》"龟甲"（图1）绘一龟沿山坡下爬。其龟的造型与《图经》"江陵府秦龟"图近似。《本草品汇精要》"龟甲"（图2）绘上甲、下甲各一块。此图颜色形态均显示为写实图，但写实中又有图案化处理的痕迹。例如龟背甲的花纹就明显属于人为美化。《本草蒙筌》"龟"（图3）的构图与前人同类图有别，其整体形状皆似龟，但背甲处理过于凌乱无序。《太乙仙制本草药性大全》"龟甲"（图4）绘2只乌龟，阴刻，其形状也许曾参考过《图经》"江陵府秦龟"图。《本草纲目》金陵本"龟"（图6）有图注"山水二种"。"水龟"条下未见时珍有此说，此图注大概是为下条"秦龟"未附图而加，表示秦龟与此同形。其龟形采用阴刻，其构图似参考过《图经》"江陵府秦龟"图，但更粗略。《三才图会》"龟"（图9）龟形无甚特殊，与前诸图所绘皆相似，动作为朝水中爬去。其背景为水岸杨柳，示意此龟的栖息地。"玄龟"（图10）的龟形与图9相似，动作为朝山坡上爬去。背景改为旱地山坡。按"玄龟"在本草"龟甲"等条未作为具体龟名出现过，不明其何以要用"玄龟"为图名。《本草原始》"龟"（图11）有两图，上为水龟全形，注云"水龟形图"乃属写实图。龟背黑色，看不清花纹。下图注云"龟板形图"。因为明代已通行使用龟版，故其绘出药材图。《草木便方》"龟"（图20）图形简单，乃草医手绘，画技甚差，但还能看出是龟形。《本草简明图说》"龟"（图21）绘水中游动的龟，龟形较准确，背景为浅水池塘。

【小结】

"龟甲"为《本经》所载早期药物之一。龟在早期多用于占卜，少用于医药。《本经》《别录》所载功用后世少用，元代倡以补阴为主，至今沿用不替。梁·陶弘景时所用为龟壳。唐本《图经》用江、河、湖水龟，入药得便堪用，无甚特殊要求。宋《图经》记载了古代"神龟""阳龟""阴龟"等说法，但同时说明"今医家亦不复如此分别"。元·朱丹溪《本草衍义补遗》首次以"败龟版"立条，倡言龟板"大有补阴之功"。后世遂用龟板成风。李时珍指出龟甲惟取水中常龟入药，且指出"古者上下甲皆用之"。取龟甲当"生锯取甲"。今《药典》规定龟甲原动物为龟科动物乌龟*Chinemys reevesii* (Gray)，龟背甲与腹甲同等入药，皆与古本草所载相符。或以为可选黄喉水龟*Clemmys mutica* (Cantor)为古代龟甲的代表。古本草诸图所绘乌龟虽无法进一步鉴别其种类，但皆为龟科动物无疑。《本草品汇精要》绘有龟甲的上、下甲图。《本草原始》绘有"水龟""龟板"图，皆属写实。

45-2 秦龟

【品图】

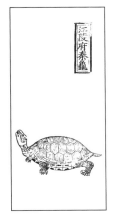

图1 图经(大)·江陵府秦龟

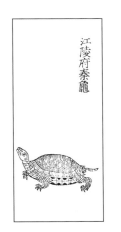

图2 图经(政)·江陵府秦龟

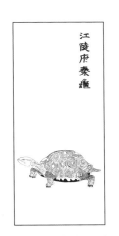

图3 图经(绍)·江陵府秦龟

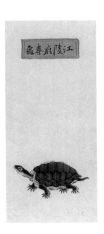

图4 品汇·江陵府秦龟

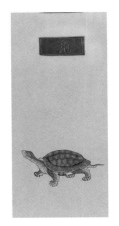

图5 食物·龟

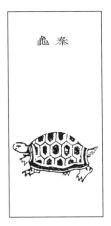

图6 太乙·秦龟

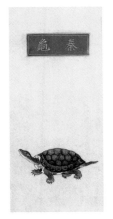

图7 雷公·秦龟

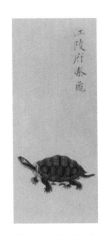

图8 金石·江陵府秦龟

本品8图，取自8书，其中4幅彩图。有承继关系的图可分2个书类。

《本草图经》：该书"江陵府秦龟"图分别存于《大观》（图1）、《政和》（图2）、《绍兴》（图3）。此三传本药图大同小异，今以《政和》图2为《图经》图的代表。仿绘该图的墨线图可见于上条"龟甲"之下，但均未以"江陵府秦龟"为名。可参"45-1龟甲"的"鉴药"项下。

《本草品汇精要》：该书"江陵府秦龟"（图4）的仿绘彩图有《食物本草》"龟"（图5）、《补遗雷公炮制便览》"秦龟"（图7）、《金石昆虫草木状》"江陵府秦龟"（图8）。

以上8图中，除外5幅仿绘图，原创图有3幅（图2、4、6），详见下"鉴药"项。

【文录】

《别录》（见《证类》卷20"秦龟"）　生山之阴土中。二月、八月取。

梁《本草经集注》（同上）　陶隐居云：此即山中龟不入水者。形大小无定，方药不甚用。

唐《唐本草》（同上）《唐本》注云：秦龟即蟺蠩是，更无别也。

唐《本草拾遗》（同上）　陈藏器云：苏云秦龟即是蟺蠩。按蟺蠩生海水中，生山阴者非蟺蠩矣。今秦龟是山中大龟，如碑下者。食草根、竹笋，深山谷有之，卜人取以占山泽。汉书十朋有山龟，即是此也。揭取甲，亦如蟺蠩堪饰器物。

唐《食性本草》（同上）　陈士良云：鼋龟腹下横折，秦人呼蟺蠩，山龟是也。

后蜀《蜀本草》（同上）《蜀本》：《图经》云："今江南、岭南并有。冬月藏土中，春夏秋即游溪谷。"今据《尔雅》摄龟，即小龟也。腹下曲折，能自开闭，好食蛇，江东呼为陵龟，即夹蛇龟也。又灵龟出涪陵郡，大甲可以卜，似瑇瑁，即蟺蠩龟也。一名灵蟺。能鸣，今苏言秦龟即蟺蠩，非为通论。且陶注：蟺蠩但疗箭毒，则与《本经》主治不同。又陶注：秦龟即山中龟不入水者，而云秦龟应以地名为别故也。

宋《本草图经》（同上）《图经》曰：秦龟，山中龟，不入水者是也，生山之阴土中。或云秦以地称，云生山之阴者是，秦地山阴也。今处处有之。龟甲，水中神龟也，生南海池泽及湖水中，今江湖间并皆有之。山中龟，其形大小无定，大者有如碑趺，食草根、竹萌，冬月藏土中，至春而出，游山谷中。今市肆间人或畜养为玩，至冬埋土穴中。然药中稀用，卜人亦取以占山泽，揭取其甲，亦堪饰器物。《尔雅》所谓山龟者，岂是此欤……据此乃别是一种山龟，未必是此秦龟也。其入药亦以生脱者为上。凡龟之类甚多，而时人罕复遍识，盖近世货币所不用，而知卜术者亦稀，惟医方时用龟甲，故尔弗贵矣。

宋《本草衍义》卷17"秦龟"　即生于秦者。秦地山中多老龟，极大而寿。龟甲即非止秦地有，四方皆有之，但取秦地所出，大者为胜。今河北独流钓台甚多。

取龟筒治疗，亦入众药。

明《本草纲目》卷45"秦龟"【释名】山龟。【集解】【时珍曰】山中常龟，鹿喜食之。其大而可卜者曰灵龟。年至百岁能变化者，曰筮龟。或伏于菁草之下，或游于卷耳、苓叶之上。《抱朴子》所谓山中巳日称时君者为龟，即此也。其蠵蟕，或以为山龟，或云生海水中，其说不定。按《山海经》蠵龟生深泽中。应劭注《汉书》云：灵蠵，大龟也。雌曰蠵蟕，雄曰玳瑁。观此则秦龟是山龟，蠵蟕是泽龟，与《尔雅》山龟、泽龟、水龟相合。盖一种二类，故其占卜、入药、饰器，功用尤同耳。

【鉴药】

"秦龟"首见于《名医别录》。一名山龟。寇宗奭云："生于秦者……龟甲即非止秦地有，四方皆有之，但取秦地所出，大者为胜。"《别录》载其"主除湿痹气，身重，四肢关节不可动摇"。宋代及其以前医方偶见用秦龟、山龟者，然元明及其以后罕见使用。

关于秦龟的来源，古本草有过争议。《别录》云"生山之阴土中"。梁·陶弘景云："此即山中龟不入水者。形大小无定，方药不甚用。"按说秦龟的来源陶弘景已经说清楚了。宋·寇宗奭也同意这种说法，云"秦地山中多老龟，极大而寿。龟甲即非止秦地有，四方皆有之，但取秦地所出，大者为胜。今河北独流钓台甚多。取龟筒治疗，亦入众药。"可见所谓"秦龟"，是以秦地所出为胜，但实际上四方山中所产者皆属此类，也是用"龟甲"，或曰"龟筒"，即上下甲同用。

但《唐本草》节外生枝，提出"秦龟即蠵蟕是，更无别也"的说法。唐本《图经》（《蜀本草》引）进一步解释："今江南、岭南并有。冬月藏土中，春夏秋即游溪谷。"对此说法，陈藏器起而驳斥："苏云秦龟即是蠵蟕。按蠵蟕生海水中，生山阴者非蠵蟕矣。今秦龟是山中大龟，如碑下者。食草根、竹笋，深山谷有之。卜人取以占山泽。《汉书》"十朋"有山龟，即是此也。揭取甲，亦如蠵蟕堪饰器物。""蠵蟕"（zuī xī）在古代有大龟、水虫、龟属、海水龟等多种含义。陈藏器取的是海水龟的含义。"十朋"是古代选择卜甲的十类龟，山龟居其一。按陈藏器的意见，秦龟就是山中大龟。陈士良《食性本草》认为"鼋龟腹下横折，秦人呼蠵蟕，山龟是也"，大有调和之意。《蜀本草》则根据古籍所载名目，以及"蠵蟕但疗箭毒，则与《本经》主治不同"等理由，指出"苏言秦龟即蠵蟕，非为通论"。

这场争议由宋·苏颂加以总结述评："秦龟，山中龟，不入水者是也。生山之阴土中。或云秦以地称，云生山之阴者是。秦地山阴也，今处处有之。"即秦龟不限于"秦地"，山中龟即是。其形态："山中龟，其形大小无定……今市肆间人或畜养为玩，至冬而埋土穴中。然药中稀用。"说明此秦龟很少做药。苏颂还说了一番话："凡龟之类甚多，而时人罕复遍识，盖近世货币所不用，而知卜术者亦稀，惟医方时用龟甲,故尔弗贵矣。"即龟类动物很多种,一般人也识不全。加上时代发展,龟甲不再用作货币、占卜,只有医家还时不时用龟甲,所以大家也就不再多关注龟了。苏颂始料不及的是,元代朱丹溪倡用龟、鳖补阴,再次使龟、鳖受世人所重。但此时的龟甲来源,已经主要采用水龟,山龟则少有人提及。到李时珍之时,秦龟来源已经基本解决,故时珍只是略加归纳:"秦龟是山龟,蟕蠵是泽龟,与《尔雅》山龟、泽龟、水龟相合。盖一种二类,故其占卜、入药、饰器,功用尤同耳。"也就是说,山龟、泽龟、水龟都是龟属,它们在"占卜、入药、饰器"的功用相同。现代学者或将龟科乌龟属的乌龟*Chinemys reevesii* (Gray)作为秦龟代表。但也有学者考证《纲目》中所记述的秦龟很可能是现代分类学中的陆龟的总称。我国生山地的陆龟只有3种,分布于湖南、广西、云南、海南和新疆,[1]却不见"秦"(今陕西、甘肃一带)地有陆龟。因此若局限于现代分类的陆龟,则与本草所载的分布地域不合。

　　古本草中专门的秦龟图不多,且形态也难以体现特色。关于龟的图画,可兼参上条"水龟"下的诸图。今将有"秦龟"之名的原创图统述于下。

　　《**本草图经**》"江陵府秦龟"(图2)的图名是有矛盾的。既云"江陵府"(今湖北荆州市),则非属秦地。据寇宗奭所言,宋代还是以秦地的山龟为好。此图非秦地所献,可能说明秦地所产山龟已不占优势了。此龟从形态上来看,无法判断其种类,大致还是龟科动物。《**本草品汇精要**》"江陵府秦龟"(图4)为彩图,其龟壳表面花纹与墨线图2近似,唯背、腹甲的连接部位处理似乎与墨线图不同。《**太乙仙制本草药性大全**》"秦龟"(图4)所绘虽有龟形,但其龟背甲如盖了一床龟壳纹被单,与实物不符。

【小结】

　　"秦龟"为《名医别录》所载早期药物之一。据陶弘景、寇宗奭等所云,秦龟即是山中龟,以秦地为胜,四方皆有。《唐本草》提出"秦龟即蟕蠵"说,容易引起歧义。现代学者或将龟科乌龟属的乌龟*Chinemys reevesii* (Gray)作为秦龟代表。或云秦龟可能是现代分类上的陆龟总称,但其分布与本草记载不合。现有的《本草图经》《本草品汇精要》所绘看不出是龟科哪一属的龟。

1　赵肯堂、肖霞:《本草纲目》中的药用龟鳖动物考证,铁道师院学报,1997(1):2.(该文提到3种陆龟为缅甸陆龟*Indotestudoe longata*、凹甲陆龟*Manouria impressa*、四爪陆龟*Testudo horsfieldi*。)

45-3　蠵龟

【品图】

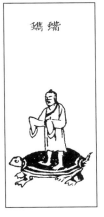

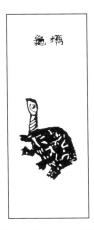

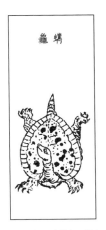

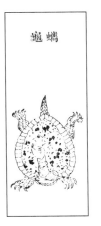

图 1　太乙·蟕蠵　　图 2　纲目（金）·蠵龟　　图 3　纲目（钱）·蠵龟　　图 4　纲目（张）·蠵龟

本品6图，取自6书。除《纲目》张本图4仿绘《纲目》钱本图3外，其余5幅（图1、2、3、5、6）均为原创图。详见下"鉴药"项。

【文录】

梁《本草经集注》（见《证类》卷20"秦龟"）

陶隐居云：广州有蟕蠵，其血甚疗俚人毒箭伤。

唐《唐本草》（同上）《唐本》注云：秦龟即蟕蠵是，更无别也。

唐《本草拾遗》（同上）　陈藏器云：按蟕蠵生海水中，生山阴者非蟕蠵矣。/按蟕蠵……南人多养用之，似龟，生海边。有甲文，堪为物饰。

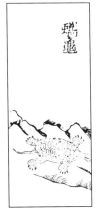

图 5　三才·蠵龟　　图 6　禽虫典·蠵龟图

后蜀《蜀本草》（同上）《蜀本》：又灵龟出涪陵郡，大甲可以卜，似瑇瑁，即蟕蠵龟也。一名灵蠵。能鸣，今苏言秦龟即蟕蠵，非为通论。

吴越《日华子本草》（同上）《日华子》云：蟕蠵，平，微毒。治中刀箭闷绝，刺血饮便差。皮甲名蟕皮治血疾，若无生血，煎汁代之，亦可宝装饰物。

宋《本草图经》（同上）《图经》曰：又一种蟕蠵，大甲，可以卜，即《尔雅》所谓灵龟也。陶、苏以此为秦龟。按《岭表录异》云：蟕蠵，俗谓之兹夷，盖山龟之大者，人立背上，可负而行。潮、循间甚多，乡人取壳，以生得全者为贵。初用木楔其肉，龟被楚毒，鸣吼如牛，声动山谷，工人以其甲通明黄色者，煮拍陷瑇瑁为器，今所谓龟筒者是也。据此乃别是一种山龟，未必是此秦龟也。其入药亦以生脱者为上。

明《本草纲目》卷45"蠵龟"【释名】蠵蟕（音兹夷）、灵蠵（《汉书》）、灵龟（郭璞注）、罃䴢（音拘壁。一作蚼蟖）、赑屃（音戏备。《杂俎》作系臂者非）。皮名龟筒。【时珍曰】蠵蟕鸣声如兹夷，故名。罃䴢者，南人呼龟皮之音也。赑屃者，有力貌，今碑跌象之。或云大者为蠵蟕、赑屃，小者为罃䴢，甚通。【集解】【时珍曰】蠵蟕诸说不一。按《山海经》云：蠵龟生深泽中。注云：大龟也。甲有文采，似瑇瑁而薄。应劭注《汉书》云：灵蠵，大龟也。雄曰瑇瑁，雌曰蠵蟕。据此二说，皆出古典。质以众论，则蠵蟕即罃䴢之大者，当以藏器、《日华》为准也。生于海边，山居水食，瑇瑁之属。非若山龟不能入水。故功用专于解毒，与瑇瑁相同，自可意会。刘欣期《交州记》云：蚼蟖似瑇瑁，大如笠，四足缦胡无指爪。其甲有黑珠文采，斑似锦文。但薄而色浅，不任作器，惟堪贴饰。今人谓之䴢皮《临海水土记》云：其形如龟、鳖身。其甲黄点有光。广七八寸，长二三尺。彼人以乱瑇瑁。肉味如罃可食。卵大如鸭卵，正圆，生食美于鸟卵。《酉阳杂俎》云：系臂状如龟，生南海。捕者必先祭后取之。

【鉴药】

"蠵龟"首见于《本草纲目》。即"蠵蟕"（zuī xī）。时珍释名曰："蠵蟕鸣声如兹夷，故名。"《纲目》载其肉"去风热，利肠胃"；其血疗毒箭伤；其龟筒"解药毒、蛊毒"。后世用者甚少。

本品虽然早见于本草诸家提及，但晚至《本草纲目》才独立成条。李时珍设此条时，参考了很多此前的古籍记载。例如："按《山海经》云：蠵龟生深泽中。注云：大龟也。甲有文采，似瑇瑁而薄。应劭注《汉书》云：灵蠵，大龟也。雄曰瑇瑁，雌曰蠵蟕。据此二说，皆出古典。"这两种说法归纳起来即"蠵龟"就是大龟，或云甲似瑇瑁，或云"雄曰瑇瑁，雌曰蠵蟕"。其分布及形态，本草学家各有各的说法。《唐本草》认为"秦龟即蠵蟕"。《蜀本草》谓"龟出涪陵郡，大甲可以卜，似瑇瑁，即蠵蟕龟也。一名灵蠵。能鸣"。苏颂引"《岭表录异》云：蠵蟕，俗谓之兹夷，盖山龟之大者，人立背上，可负而行。潮、循间甚多，乡人取壳，以生得全者为贵。"以上皆倾向于蠵蟕即山龟。

李时珍注意到陈藏器与《日华子》的说法。陈藏器云："按蠵蟕生海水中，生山阴者非蠵蟕矣。""按蠵蟕……南人多养用之，似龟，生海边。有甲文，堪为物饰。"《日华子本草》则云："蠵蟕……皮甲名䴢皮，治血疾，若无生血，煎汁代之，亦可宝装饰物。"李时珍赞同此二家之说，谓"当以藏器、《日华》为准也。生于海边，山居水食，瑇瑁之属。非若山龟不能入水也。故功用专于解毒，与瑇瑁相同"。又引《临海水土记》，其佚文见于《太平御览》卷943"蚼蟞"："《临海水土物志》曰：鼀蟞其状龟形如笠，味如鼋，可食。卵大如鸭卵，正圆中，生啖味美于诸鸟卵。其甲黄点注之，广七八寸，长二三尺，有光色。"李时珍认为其"肉味如鼋可食"。这样的"蟕蠵"，现代学者或考为今海龟科动物蠵龟 *Caretta caretta gigas* Draniyagala［*C. caretta olivacea* (Eschscholz)］。[1] 此为国家二级保护动物，不容滥捕。

《太乙仙制本草药性大全》"蟕蠵"（图1）乃想象绘图，绘一人站在一只大龟之上。此据《岭表录异》"蟕蠵……人立背上，可负而行"绘制。**《本草纲目》金陵本**"蟕龟"（图2）此图之龟，背特别高，因采用阴刻法，纹路不清。不明其原动物。**《纲目》钱本**"蟕龟"（图3）另绘一龟，采用正面俯视角度绘图。其背部有大块的斑点，但无角板平铺排列纹理。原动物不明。**《三才图会》**"蟕龟"（图5）绘山中一长尾大龟，示意蟕龟为山龟之大者。**《古今图书集成·禽虫典》**"蟕龟图"（图6）绘一临水之大龟，后为山石背景，可能示意"蟕龟"如《日华子》所云"生于海边，山居水食"。

【小结】

"蟕龟"为《本草纲目》新增药，即"蟕蠵"。后世用者甚稀。古本草中对"蟕蠵"为何物有多种意见。李时珍从陈藏器、《日华子》所载，认为"蟕龟"是"生于海边，山居水食"，类似璥瑁（玳瑁）的一种龟。现代或考其为海龟科动物蠵龟 *Caretta caretta gigas* Draniyagala。古代今存与本品有关的绘图均未能准确反映其鉴别特点，仅示意为龟类动物而已。

45-4　璥瑁

【品图】

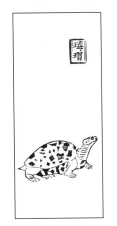

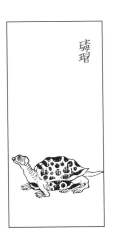

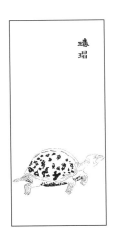

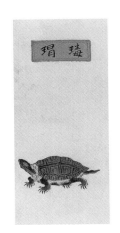

图1　图经（大）·璥瑁　　图2　图经（政）·璥瑁　　图3　图经（绍）·璥瑁　　图4　品汇·璥瑁

1　国家中医药管理局《中华本草》编委会：《中华本草》(9)，上海：上海科学技术出版社，1999：384.

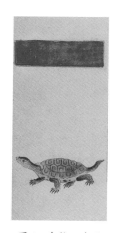

图 5　食物·瑇瑁

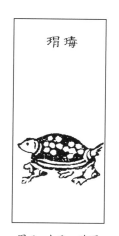

图 6　太乙·瑇瑁

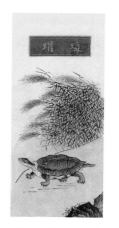

图 7　雷公·瑇瑁

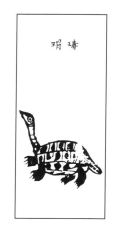

图 8　纲目（金）·瑇瑁

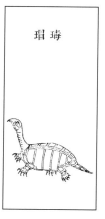

图 9　纲目（钱）·瑇瑁

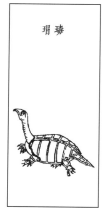

图 10　纲目（张）·瑇瑁

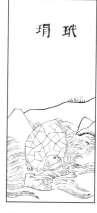

图 11　三才·玳瑁

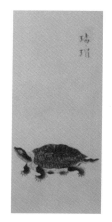

图 12　金石·瑇瑁

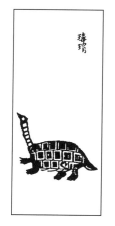

图 13　汇言·瑇瑁

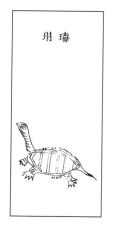

图 14　会纂·瑇瑁

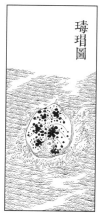

图 15　禽虫典·瑇瑁图

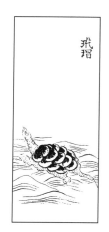

图 16　图说·玳瑁

本品16图，取自16书，其中4幅彩图。有承继关系的图可分2个书类。

《本草图经》：该书"瑇瑁"图分别存于《大观》（图1）、《政和》（图2）、《绍兴》（图3）。此三传本药图大同小异，今以《政和》图2为《图经》图的代表。

仿绘该图的墨线图有：《本草纲目》金陵本图8（改用阴刻，即黑底白纹）。此后仿绘金陵本图8的图有《本草汇言》图13。

仿绘该图的彩色图有：《本草品汇精要》图4，但其背甲纹理则全按龟背甲模式绘成。此后仿绘《品汇》图4的彩图有《食物本草》图5、《补遗雷公炮制便览》图7（动物形状属仿绘，但增添了芦苇丛及山石为背景）、《金石昆虫草木状》图12。

《本草纲目》（钱本）：该书"瑇瑁"（图9）有若干新创意。仿绘此书图9的有《纲目》张本图10、《食物本草会纂》图14。

以上16图中，除外10幅仿绘图，原创图有6幅（图2、6、9、11、15、16），详见下"鉴药"项。

【文录】

唐《本草拾遗》（见《证类》卷20"瑇瑁"） 陈藏器云：大如扇，似龟，甲有文，余并同。

唐《食性本草》（同上） 陈士良云：瑇瑁，身似龟，首觜如鹦鹉。

宋《开宝本草》（同上） 大如帽，似龟，甲中有文。生岭南海畔山水间。

宋《本草图经》（同上）《图经》曰：瑇瑁，生岭南山水间，今亦出广南。盖龟类也。惟腹、背甲皆有红点斑文，其大者有如盘。入药须生者乃灵，带之亦可以辟蛊毒。凡遇饮食有毒，则必自摇动，死者则不能，神矣……今人多用杂龟筒作器皿，皆杀取之。又经煮拍，生者殊不易得。顷有自岭表罢官，得生瑇瑁畜养且久，携以北归，北人多有识者。又有一种鼊，亦瑇瑁之类也。其形如笠，四足缦胡无指，其甲有黑珠，文采亦好，但薄而色浅，不任作器，惟堪贴饰耳。今人谓之鼊皮，不入药用。

明《本草纲目》卷45"瑇瑁" 【释名】玳瑁（音代昧，又音毒目）。【时珍曰】其功解毒，毒物之所媢嫉者，故名。【集解】【时珍曰】按范成大《虞衡志》云：玳瑁生海洋深处，状如龟、鼋而壳稍长，背有甲十三片，黑白斑文，相错而成。其裙边缺如锯齿。无足而有四鬣，前长后短，皆有鳞，斑文如甲。海人养以盐水，饲以小鱼。又顾岕《海槎录》云：大者难得，小者时时有之。但老者甲厚而色明，小者甲薄而色暗。世言鞭血成斑，谬矣。取时必倒悬其身，用滚醋泼之。则甲逐片应手落下。《南方异物志》云：大者如篷簰。背上有鳞大如扇，取下乃见其文。煮柔作器，治以鲛鱼皮，莹以枯木叶，即光辉矣。陆佃云：瑇瑁不再交，望卵影抱，谓之护卵。

【鉴药】

李时珍注"瑇瑁"出《开宝本草》。然《证类本草》于此条下引"陈藏器云",则此药当首出《本草拾遗》。俗作"玳瑁"。时珍释名云:"其功解毒,毒物之所媚嫉者,故名。"《开宝》载其"主解岭南百药毒。俚人刺其血饮,以解诸药毒"。后世医方或有用者,取其平肝定惊、清热解毒。现为国家重点保护野生动物。

关于本品的生境、形态,唐·陈藏器云:"大如扇,似龟,甲有文,余并同。"《开宝》所述与此同中有异:"大如帽,似龟,甲中有文。生岭南海畔山水间。"所谓"如扇""如帽",字虽不同,大小近似。若云此借喻整个动物,则此动物未免过小,疑此比拟似指其甲片之大小,其上有花纹。南唐·陈士良《食性本草》云:"瑇瑁,身似龟,首觜如鹦鹉。"此言指出了玳瑁具有特异性的鉴别特征,即其上颌钩曲,嘴似鹦鹉。宋·苏颂云:"瑇瑁,生岭南山水间,今亦出广南。盖龟类也。惟腹、背甲皆有红点斑文,其大者有如盘。"此言点出其甲的"红点斑文""大者有如盘",与其述如扇、如帽可以互相印证。

李时珍大概未能亲见活玳瑁之形,故多引述前人文献。其中有南宋·范成大《桂海虞衡志》所载:"瑇瑁形似龟、鼋,背甲十三片,黑白斑文相错,鳞差以成一背,其边裙襕缺啮如锯齿,无足而有四鬣,前两鬣长,状如檝,后两鬣极短,其上皆有鳞甲,以四鬣棹水而行。"此书载其背甲为13片,"黑白斑文相错"。四肢扁平如浆(即"四鬣""状如檝"),且有鳞片覆盖。此描述非常准确,可知本品即今海龟科动物玳瑁*Eretmochelys imbricata* (Linnaeus)。玳瑁原动物对现代人来说并不陌生,但古代却非如此。以下统述几幅原创图。

《**本草图经**》"瑇瑁"(图2)绘一大龟状物,背甲看不出由角板组成,但有大块黑白斑状花纹。头部无鳞片覆盖。四肢有趾(后肢更粗)、无鳞、尾长伸出背甲外。以上皆与实物不符。玳瑁头部有鳞片,嘴如鹦鹉,背甲有角板13块,缘角板左右侧各11块。四肢扁平如浆,并无四爪或五爪,且四肢均覆被鳞片。其尾短小,不伸出甲外。以此衡量,则此图并非写实图。《**太乙仙制本草药性大全**》"瑇瑁"(图6)如龟状,背甲有黑白花纹。尾出甲外,四肢多爪,此亦非写实图。《**纲目**》钱本"瑇瑁"(图9)仿《图经》图2的构图,但多处修改。例如四肢被鳞甲,嘴部如鹦鹉,背甲有中线,两侧各有长方形甲片6枚。这些改动皆接近玳瑁实物。但其角板排列、四肢有爪、尾出甲外,均不似玳瑁。故此图比较而言,已接近玳瑁,但仍属据文字描述绘成的想象之图。《**三才图会**》"玳瑁"(图11)绘山水之间一大"龟",其头似真鹦鹉头,四肢多爪,背甲如冰裂纹,此均为据文字绘成的想象图。《**古今图书集成·禽虫典**》"瑇瑁图"(图15)绘海药之中一大"龟"。其头形如鸟、背甲角板之形及斑点、四肢各有五爪等,均非写实,杜撰之图也。《**本草简明图说**》"玳瑁"(图16)所绘连"龟"都不像：臃肿的头颈与四肢，叠瓦状的大圆甲片堆积等，皆与实物不符。

【小结】

"瑇瑁"（玳瑁）首出《本草拾遗》。据陈藏器、陈士良、苏颂云、范成大等的描述，可知本品即海龟科动物玳瑁*Eretmochelys imbricata* (Linnaeus)。古本草中有数幅相关插图，但无一幅为写实图，大多是在龟形基础上略为点缀据文字记载的若干玳瑁特点，未能反映玳瑁的真面貌。

45-5 绿毛龟

【品图】

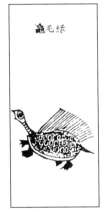 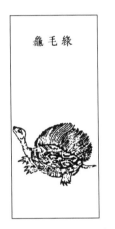 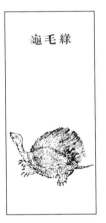 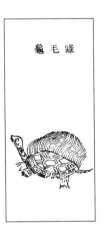

图1 纲目（金）·绿毛龟　　图2 纲目（钱）·绿毛龟　　图3 纲目（张）·绿毛龟　　图4 会纂·绿毛龟

本品4图，取自4书。除《本草纲目》金陵本为原创图外，其余3图均仿绘《纲目》金陵本图1。详见下"鉴药"项。

【文录】

明《本草蒙筌》卷11"龟甲"　绿毛龟蕲州出产，浮水面绿毛鲜明。包缚额端，能禁邪疟。收藏书笥，堪辟蠹虫。

明《本草纲目》卷45"绿毛龟"　【释名】绿衣使者（《纲目》）。【集解】【时珍曰】绿毛龟出南阳之内乡及唐县，今惟蕲州以充方物。养鬻者取自溪涧，畜水缸中，饲以鱼虾，冬则除水。久久生毛，长四五寸。毛中有金线，脊骨有三棱，底甲如象牙色，其大如五铢钱者为真。他龟久养亦生毛，但大而无金线，底色黄黑为异尔。《南齐书》载永明中有献青毛神龟者，即此也。又《录异记》云：唐玄宗时，方士献径寸小龟，金色可爱。云置碗中，能辟蛇虺之毒。此亦龟之异者也。

【鉴药】

李时珍注"绿毛龟"首见于《本草蒙筌》。此药见于《蒙筌》卷11"龟甲"条，乃随文附述。按古本草不成文的出典标注法，"绿毛龟"不算正规药条。《纲目》将其单独成条，应该算《纲目》的新分条。然时珍自谦，亦无须逆其美意，今出典仍作《蒙筌》。时珍云其可"通任脉，助阳道，补阴血，益精气，治痿弱"。后世无用者。

关于本品的来源，《蒙筌》云："绿毛龟蕲州出产，浮水面绿毛鲜明。包缚额端。"时珍为蕲州人，对绿毛龟知之更详："绿毛龟出南阳之内乡及唐县，今惟蕲州以充方物。养鬻者取自溪涧，畜水缸中，饲以鱼虾，冬则除水。久久生毛，长四五寸。毛中有金线，脊骨有三棱，底甲如象牙色，其大如五铢钱者为真。他龟久养亦生毛，但大而无金线，底色黄黑为异尔。"时珍考"《南齐书》载永明中有献青毛神龟者，即此也。"可见历史上早就有人工饲养绿毛龟的先例了。

现代研究这种绿毛龟并非天生有绿毛的一种龟，也不是如时珍所云"久久生毛"，乃是某些种类的淡水龟，其背甲上生长着绿色藻体。据报道，由黄喉水龟形成的"绿毛"龟，其龟甲上着生的有龟背基枝藻（*Basicladia chelonum*）、基枝藻（*Basicladia crassa*）、刚毛藻（*Cladophora* spp.）。普通乌龟背上的绿毛只有刚毛藻。[1]此藻体随龟在水缸里漂动，宛如生毛。

绿毛龟的原动物，李时珍云以"脊骨有三棱，底甲如象牙色，其大如五铢钱者为真"。看来这是一种很小的龟。现代学者据调查，绿毛龟的品种名目多达16种，但就龟的种类而言，只有水龟属（*Clemmys*）的黄喉水龟*Clemmys mutica* Cantor才算得上正宗的绿毛龟。人工培育的绿毛龟有眼斑水龟*Sacalia bealei* (Glay)和乌龟*Chinemys reevesii* (Gray)等。[1]

《本草纲目》（金陵本）：该书的"绿毛龟"（图1）不过是一幅示意图，普通的小龟，长毛刷子似的"绿毛"。无法多加辨析。

【小结】

"绿毛龟"为《本草蒙筌》"龟甲"下的附录药，《纲目》将其单立条。明代时为蕲州方物。李时珍云其为人工饲养日久的、背甲上长有绿毛的一种龟。现代研究绿毛龟的龟种主要是水龟属（*Clemmys*）的黄喉水龟*Clemmys mutica* Cantor，也可以是眼斑水龟*Sacalia bealei* (Glay)和乌龟*Chinemys reevesii* (Gray)等。在黄喉水龟甲壳上生长的"绿毛"有龟背基枝藻*Basicladia chelonum*、基枝藻*Basicladia crassa*、刚毛藻*Cladophora* spp.。普通乌龟背上的绿毛只有刚毛藻。《本草纲目》金陵本"绿毛

1 饶发祥：绿毛龟产地考述及人工培养，水产科技情报，1994，21（2）：91.

龟"图乃简单示意图，无法作为考证龟来源与绿毛来源使用。

45–6　摄龟

【品图】

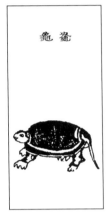

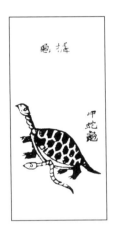

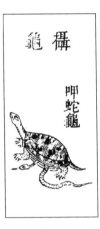

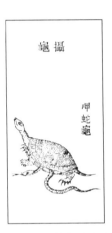

图1　太乙·龟龟　　　图2　纲目（全）·摄龟　　　图3　纲目（钱）·摄龟　　　图4　纲目（张）·摄龟图

　　本品4图，取自4书，其中图1、图2为原创图。《纲目》"附图"的图3、图4乃仿绘图2而成。详见下"鉴药"项。

【文录】

　　梁《本草经集注》（见《证类》卷20"秦龟"）　陶隐居云：又有龟龟，小狭长尾，乃言疗蛇毒，以其食蛇故也。

　　唐《唐本草》（同上）《唐本》注云：龟龟腹折，见蛇则呷而食之。荆楚之间谓之呷蛇龟也。

　　唐《食性本草》（同上）　陈士良云：龟龟腹下横折，秦人呼蟓蟓，山龟是也。

　　后蜀《蜀本草》（同上）《蜀本》……今据《尔雅》摄龟，即小龟也。腹下曲折，能自开闭，好食蛇，江东呼为陵龟，即夹蛇龟也。

　　明《本草纲目》卷45"摄龟"【释名】呷蛇龟（《日华》作夹蛇）、陵龟（郭璞）、蟓龟（《抱朴子》）。【时珍曰】既以呷蛇得名，则摄亦蛇音之转，而蟓亦龟音之转也。

【鉴药】

　　李时珍注"摄龟"首出《蜀本草》，非也。古代药物出典不成文的条件是该药须在某本草类的书中单独立条。而"摄龟"只是《蜀本草》"秦龟"条下的注文中出现，并非单独立条。故此条应该属于《纲目》新分条。时珍释名曰："既以呷蛇得名，则摄亦蛇音之转。"换言之，"摄龟"本义是"蛇龟"。时珍从多种文献中集取该龟的肉、尾、甲的不同功用。后世罕见使用。

关于本品的来源形态，本草中的最早记载见于"秦龟"条下的陶弘景注："又有䶂龟，小狭长尾，乃言疗蛇毒，以其食蛇故也。"此龟形小狭、长尾，如何能"食蛇"？陶氏言其"疗蛇毒"，是因此龟有此功效，推断它能食蛇？还是反过来，因为能食蛇，推导它能治蛇毒？不可得知。

《唐本草》则云："䶂龟腹折，见蛇则呷而食之。荆楚之间谓之呷蛇龟也。"如此看来，是该龟能食蛇在先。其食蛇是依靠特殊的结构："龟腹折。"即此龟的腹甲能断开，再闭合，依靠此功能，于是"见蛇则呷而食之"，因此被称之为"呷蛇龟"。陈士良《食性本草》也持这个观点："䶂龟腹下横折，秦人呼蟚蟹，山龟是也。"《蜀本草》找到了此龟更早的论说。此见于《尔雅》。《尔雅·释鱼》提到了10种龟，其中"三曰摄龟"。晋·郭璞注："小龟也。腹甲曲折解，能自张闭，好食蛇，江东呼为陵龟。"《蜀本草》于引文中夹注曰："即夹蛇龟也。"以上所述，可知"䶂龟""呷蛇龟""夹蛇龟"实际上都是同一物。其特点是腹甲能"横折""曲折解，能自张闭"，从而达到将整个背甲、腹甲关闭，让头足全都缩进龟壳里。这样的龟，现代学者考作龟科闭壳龟属动物黄缘闭壳龟*Cuora flavomarginata*（Gray）及三线闭壳龟*Cuora trifasciata* Bell。[1]

闭壳龟的背腹甲及胸、腹盾甲片间有韧带相连。这种韧带宛如软性"铰链"，可使其背腹、胸腹甲完全闭合，此龟的头、尾、四肢均能缩入闭合的龟壳内。这本是此龟的一种自卫功能，但从《纲目》金陵本药图的示意来看，闭合龟在利用闭合的力量夹住蛇。此龟长不过十几厘米，其韧带连接的是甲片，难以想象能夹住并且吞噬一条蛇。《本草纲目图考》提到："在有关闭壳龟属生物学特性描述中，并没有提到这类龟以蛇类为食物"。[2]故此"呷蛇"恐怕只是一种联想。但此联想影响到本草绘图。

1.《太乙仙制本草药性大全》：该书"䶂龟"（图1）采用阴刻，绘一龟形物。其背甲花纹无法看清，大致只能知道此图示意龟类动物，却无法理解何以是"䶂龟"图。

2.《本草纲目》（金陵本）：该书"摄龟"（图2）有图注"呷蛇龟"，此其别名。图中亦有阴刻的龟，看不出形体有何特点。该图的特点就是其背甲与腹甲之间夹着一条蛇，示意这就叫"呷蛇"。此龟一般长度只有十几厘米，如果按比例的话，被夹住的这蛇恐怕也就只能是大如蚯蚓。故此图只能理解为据文字想象绘成的示意图。

1　国家中医药管理局《中华本草》编委会：《中华本草》（9），上海：上海科学技术出版社，1999：383.
2　王家葵、蒋淼、胡颖翀：《本草纲目图考》，北京：科学出版社，2018：1612.

【小结】

　　"摄龟"当为《本草纲目》的新分条药。据《尔雅》郭璞注《唐本草》《食性本草》的记载，此龟有一个特性，即其腹甲能"横折""曲折解，能自张闭"。符合这一特性的龟类当为龟科闭壳龟属动物黄缘闭壳龟*Cuora flavomarginata* (Gray)及三线闭壳龟*Cuora trifasciata* Bell。这一"闭壳"特性被联想可以夹蛇、呷蛇，故本品又有"呷蛇龟""夹蛇龟"等别名。《本草纲目》金陵本"摄龟"（呷蛇龟）图即凭想象绘出其夹蛇之图。

45-7　鳖

【品图】

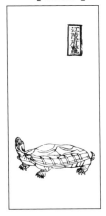
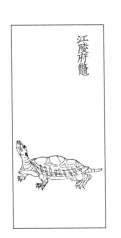
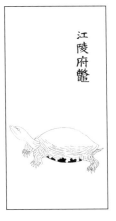
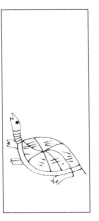

图1　图经（大）·江陵府鳖　　图2　图经（政）·江陵府鳖　　图3　图经（绍）·江陵府鳖　　图4　歌括·鳖甲

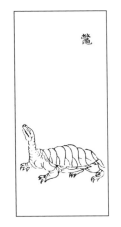
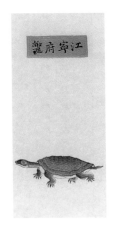
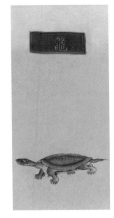
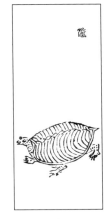

图5　饮膳·鳖　　图6　品汇·江宁府鳖　　图7　食物·鳖　　图8　蒙筌·鳖

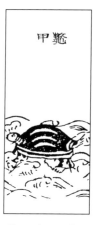

图 9　太乙·鳖甲

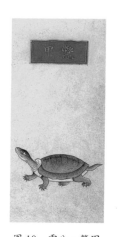

图 10　雷公·鳖甲

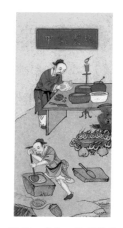

图 11　雷公·炮制鳖甲

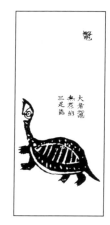

图 12　纲目(金)·鳖

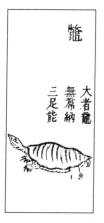

图 13　纲目(钱)·鳖

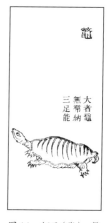

图 14　纲目(张)·鳖

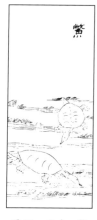

图 15　三才·鳖

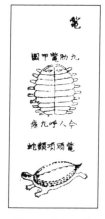

图 16　原始·鳖

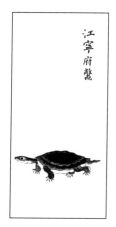

图 17　金石·江宁府鳖

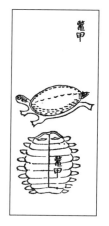

图 18　汇言·鳖甲

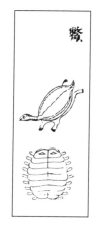

图 19　类纂·鳖

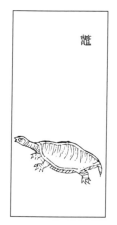

图 20　备要·鳖

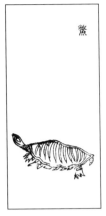
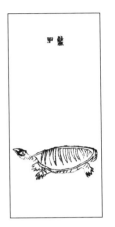
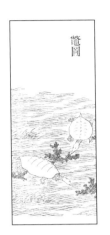
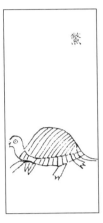

图 21　会纂·鳖　　图 22　求真·鳖甲　　图 23　禽虫典·鳖图　　图 24　便方·鳖

本品25图，取自24书，其中5幅彩图。有承继关系的图可分5个书类。

《本草图经》：该书"江陵府鳖"图分别存于《大观》（图1）、《政和》（图2）、《绍兴》（图3）。此三传本药图大同小异，今以《政和》图2为《图经》图的代表。仿绘该图的墨线图有《本草歌括》"鳖甲"（图4，多加简化）、《饮膳正要》"鳖"（图5，其背甲绘成折页状，乃误图）。

《本草品汇精要》：该书"江宁府鳖"（图6）的仿绘彩图有《食物本草》"鳖"（图7）、《补遗雷公炮制便览》"鳖甲"（图10）、《金石昆虫草木状》"江宁府鳖"（图17）。

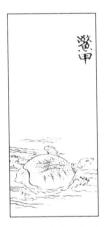

图 25　图说·鳖甲

《本草纲目》（钱本）：该书"鳖"（图13）的仿绘图有《纲目》张本图14、《本草备要》图20、《食物本草会纂》图21、《本草求真》图22。

《三才图会》：该书"鳖"（图15）的仿绘图有《古今图书集成·禽虫典》"鳖图"（图23）。该书鳖形基本同《三才》图15，但将原图的背景池沼改绘为水草丰盛的大湖。

《本草原始》：该书"鳖"（图16）的仿绘图有《本草汇言》图18、《本草纲目类纂必读》图19。

以上25图中，除外14幅仿绘图，原创图有11幅（图2、6、8、9、11、12、13、15、16、24、25），详见下"鉴药"项。

【文录】

《别录》（见《证类》卷20"鳖甲"）　生丹阳池泽。取无时。

题·刘宋《雷公炮炙论》（同上）　雷公云：凡使，要绿色、九肋、多裙、重七两者为上。

宋《本草图经》（同上）《图经》曰：鳖，生丹阳池泽，今处处有之。以岳州、沅江其甲有九肋者为胜。取无时，仍生取甲，剔去肉为好，不用煮脱者，但看有连厌及干岩便真，若上两边骨出，是已被煮也。

明《本草纲目》卷45 "鳖" 【释名】团鱼（俗名）、神守。【时珍曰】鳖行蹩躄，故谓之鳖。《淮南子》曰：鳖无耳而守神。神守之名以此。陆佃云：鱼满三千六百，则蛟龙引之而飞，纳鳖守之则免。故鳖名神守。河伯从事（《古今注》）。【集解】【时珍曰】鳖，甲虫也。水居陆生，穿脊连胁，与龟同类。四缘有肉裙。故曰：龟甲里肉；鳖肉里甲。无耳，以目为听。纯雌无雄，以蛇及鼋为匹。故《万毕术》云：烧鼋脂可以致鳖也。夏月孚乳，其抱以影。《埤雅》云：卵生思抱。其伏随日影而转。在水中，上必有浮沫，名鳖津。人以此取之。今有呼鳖者，作声抚掌，望津而取，百十不失。《管子》云：涸水之精名曰蟡。以名呼之，可取鱼鳖。正此类也。《类从》云：鼍一鸣而鳖伏。性相制也。又畏蚊。生鳖遇蚊叮则死，死鳖得蚊煮则烂，而熏蚊者复用鳖甲。物相报复如此，异哉。《淮南子》曰：膏之杀鳖，类之不可推也。

【鉴药】

"鳖甲" 首见于《本经》。《本草纲目》以 "鳖" 为正名。李时珍释其名曰："鳖行蹩躄，故谓之鳖。"《本经》载其甲 "主心腹癥瘕，坚积，寒热，去痞，息肉，阴蚀，痔，恶肉"。《别录》载其甲 "疗温疟，血瘕，腰痛，小儿胁下坚。肉……主伤中，益气，补不足"。后世鳖甲多用于滋阴潜阳，散结消癥。肉供食用。

鳖为常见常食之物。本草书中最早记载其生境的是《别录》："生丹阳池泽。"大概是由于常见，故早期本草书多不述其形。梁·陶弘景仅提示用其甲时 "生取甲，剔去肉为好，不用煮脱者。今看有连厌及干岩便好，若上有甲，两边骨出，已被煮也，用之当炙"。煮食之后的鳖甲药力大减。《雷公炮炙论》亦云："凡使，要绿色、九肋、多裙、重七两者为上。" 这是对鳖甲药材的要求。"裙" 是指鳖的背腹甲边缘的软而厚的结缔组织，俗称 "裙边"。只有 "生取甲" 时才可能保留部分 "裙边"。煮过的龟甲裙边尽脱。宋·苏颂《图经》云："鳖……今处处有之。以岳州、沅江其甲有九肋者为胜。" 鳖甲一般只有肋板8对，古本草习称 "九肋"。"岳州" 在今湖南岳阳。"沅江" 即今湖南沅江市。在宋代此处所出鳖甲最优。李时珍曰："鳖，甲虫也。水居陆生，穿脊连胁，与龟同类。四缘有肉裙。故曰：龟甲裹肉，鳖肉裹甲。" 据以上诸家所云，本品即鳖科鳖属动物。该书我国产两种，分布最广、最常见的是中华鳖 *Trionyx sinensi* (Wiegmann)，另一种山瑞鳖 *Trionyx steindachneri* Siebenrock仅分布在广西、贵州、云南一带，均可同等入药或食用。[1]

1　高士贤：《历代本草药用动物名实图考》，北京：人民卫生出版社，2013：471.

鳖为常见之物,故本草书中多有原创之图,今统而述之。《**本草图经**》"江陵府鳖"（图2）其头如蛇首,四足,背甲边缘绘出9肋之形,但背甲上方起伏夸张,几类龟背。《**绍兴**》传本图3之鳖背甲无此起伏之形。故整体来看此图仍为中华鳖T. sinensi的写实图。"江陵府"即今湖北荆州市。《**本草品汇精要**》"江宁府鳖"（图6）为写实图,其背、腹颜色正确,鳖甲及裙边亦清晰表现。此为中华鳖T. sinensi的写实佳图。《**本草蒙筌**》"鳖"（图8）首如小鸡,背甲脊中洼陷、纹理失真。此图虽欲表现鳖形,但未能达意。《**太乙仙制本草药性大全**》"鳖甲"（图9）绘水浪中之鳖,过于简略,难见鳖形。《**补遗雷公炮制便览**》"炮制鳖甲"（图11）乃按《雷公炮炙论》之法绘图。雷公法为："每个鳖甲以六一泥固济瓶子底了,干,于大火以物撑于中,与头醋下火煎之,尽三升醋为度,仍去裙并助骨了,方炙干,然入药中用。又治劳去热药中用,依前泥,用童子小便煮昼夜,尽小便一斗二升为度,后去裙留骨,于石上搋,石臼中捣成粉了以鸡眦皮裹之,取东流水三两斗,盆盛,阁于盆上一宿,至明任用。"此炮制法甚是繁琐。故其图仅绘主要工序。图上一人在用"六一泥"包裹鳖甲,准备放到火上去加醋煎过。下方一人施行的是"治劳去热药"的炮制法,需要将鳖甲石臼中捣碎。还要用盆盛东流水,将炮制好的鳖甲粉末置于其上。故图下方还绘有流水及水桶等。此法医家不见采用。《**本草纲目**》金陵本"鳖"（图12）有图注："大者鼋,无裙纳,三足能"。此示意与同类品的区别。其图用阴刻,线条粗劣。其背甲有横线8根,或是示意肋板,但肋板是两边皆有,这种示意法非常粗陋。故此图作为示意图也是差品。《**纲目**》钱本"鳖"（图13）不满于金陵本图12的拙劣,另绘一图。此图比图12看起来更接近实物。《**三才图会**》"鳖"（图15）绘池沼中两只鳖在觅食。其图虽也粗糙,但尚能得鳖之粗形。《**本草原始**》"鳖"（图16）有图2幅,上为"九肋鳖甲图",其下注"今人呼九齿"。此为鳖甲药材的正面,中间有一棱线,两侧各有"九肋"。今之鳖甲只有8肋。这可能是此书要迎合此前沿袭下来的九肋之说。下为鳖的原动物,图注为"鳖头项类蛇"。其图绘出鳖甲正中有棱线,边缘有裙边,但头足均极简单。《**草木便方**》"鳖"（图24）为一极为简单的鳖示意图,背甲高耸,有裙边。四足有尾。《**本草简明图说**》"鳖甲"（图25）绘水中一游动的鳖。绘图者画技甚高,但此鳖图却未能较好地表现其形神。例如其背甲尚不能裹覆其肉,背甲凹陷,纹理失真等。

【小结】

"鳖甲"为《本经》所载早期药物之一。历代本草所载之鳖即鳖科鳖属动物。其最常见的是中华鳖*Trionyx sinensi* (Wiegmann),此外山瑞鳖*Trionyx steindachneri* Siebenrock亦可同等入药及食用。古本草有关鳖的药图以《本草图经》《本草品汇精要》《本草原始》所绘较能反映其特征。

45-8　能鳖

【品图】

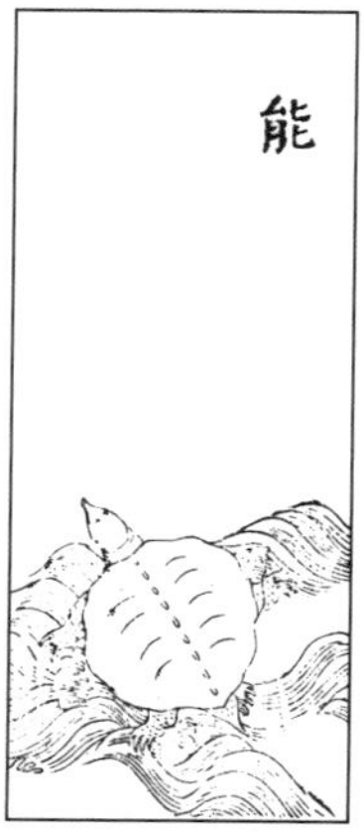

本品1图，为原创图。详见下"鉴药"项。

图1　三才·能

【文录】

明《本草纲目》卷45"能鳖"【释名】三足鳖。【集解】【时珍曰】《尔雅》云：鳖三足为能。郭璞云：今吴兴阳羡县君山池中出之。或以鲧化黄熊即此者，非也。

【鉴药】

"能鳖"首见于《本草纲目》。"能"，音nài。名义未详。又名"三足鳖"。苏颂谓其主折伤止痛，又云有毒杀人。后世医家未见用者。

《尔雅·释鱼》："鳖三足，能。"郭璞注："今吴兴郡阳羡县君山上有池，池中出三足鳖"。时珍引《庚己编》所载太仓有人食三足鳖而中毒致死事，据云可令人骨肉顿化。又引《山海经》所载"食之无蛊疫"之文，云"近亦有人误食而无恙者，何哉？盖有毒害人，亦未必至于骨肉顿化也。"据其文，似真有三足鳖这种动物。但现代研究者认为，鳖类中的三足者可能也是中华鳖 *Trionyx sinensi* (Wiegmann)的畸形个体。且学术界有过这类畸形鳖的报道，因而决非其他鳖种。[1]

《三才图会》：该书"能"（图1）绘一鳖在浪里浮游。其鳖与同书"鳖"图上方那只鳖的形状一样，可能少了右后那只脚。此图乃据文字绘成的想象示意图。

【小结】

"能鳖"为《本草纲目》新增药。其资料来自《尔雅》《山海经》《本草图经》及《庚己编》等。现代研究本品可能是中华鳖*Trionyx sinensi* (Wiegmann)的畸形个体。《三才图会》所绘之图乃想象示意图。

1　赵肯堂、肖霞：《本草纲目》中的药用龟鳖动物考证，铁道师院学报，1997（1）：4.

45–9　珠鳖

【品图】

本品2图，取自2书。其中图1为原创图，图2乃仿绘图1而成，其中"珠鳖"之形不变，但增绘了岸边草石背景。详见下"鉴药"项。

【文录】

明《本草纲目》卷45"珠鳖"【集解】【时珍曰】按《山海经》云：葛山澧水有珠鳖。状如肺而有目，六足有珠。《一统志》云：生高州海中。状如肺，四目六足而吐珠。《吕氏春秋》云：澧水鱼之美者，名曰珠鳖，六足有珠。《淮南子》云：蛤、蟹、珠鳖，与月盛衰。《埤雅》云：鳖珠在足，蚌珠在腹。皆指此也。

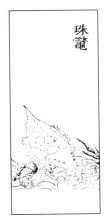 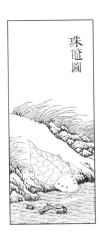

图1　三才·珠鳖　　图2　禽虫典·珠鳖图

【鉴药】

"珠鳖"首见于《本草纲目》。《山海经》载其"六足有珠"，或因此得名。《山海经》载其"食之无疡"，李时珍改作"辟疫疠"。后世无用者。

本条乃李时珍据某些古文献所载编撰而成。《山海经·东山经》云："澧水出焉，其中多珠鳖鱼……其状如肺而有目，六足，有珠。其味酸甘，食之无疡。"又《吕氏春秋·本味》载："鱼之美者……醴水之鱼，名曰朱鳖，六足，有珠百碧。"以上皆早期文献，事涉传闻。时珍所引《一统志》，可见于《明一统志》卷81"高州府"："海……又多珠鳖，状如肺，有四眼六脚而吐珠……"此亦似据传闻而载。其中无本品真实形态的描述，及传世使用经验遗存，故无可考。

《三才图会》：该书"珠鳖"（图1）所绘动物形似一片大树叶。其嘴边有二须，额上有6眼，另有六足。背甲的甲片排列无序。此乃据古文献所述想象绘成。

【小结】

"珠鳖"为《本草纲目》新增药，乃据《山海经》《吕氏春秋》《明一统志》等书中的有关资料编撰而成。事涉传闻，故珠鳖基原无可考。《三才图会》所绘图形亦为想象绘成。

45—10 鼋

【品图】

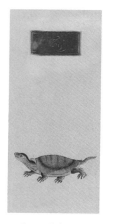

图1 食物·鼋

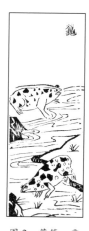

图2 蒙筌·鼋

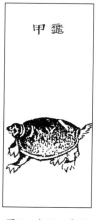

图3 太乙·鼋甲

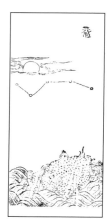

图4 三才·鼋

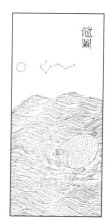

图5 禽虫典·鼋图

本品5图，取自5书，其中1幅彩图。有承继关系的图仅1个书类。

《三才图会》：该书"鼋"（图4）的仿绘者有《古今图书集成·禽虫典》"鼋图"（图5）。该图中的"鼋"形仿绘图4，但背景水域拓宽，未绘浮云托月。

以上5图中，除外1幅仿绘图，原创图尚有4幅（图1、2、3、4），详见下"鉴药"项。

【文录】

梁《本草经集注》（见《证类》卷21"鲛鱼甲"） 陶隐居云：鼋肉亦补，食之如鳖法。此等老者多能变化为邪魅，自非急勿食之。

唐《本草拾遗》（见《证类》卷21"二十一种陈藏器馀·鼋"） 陈藏器云：子如鸡卵，正圆，煮之白不凝。今时人谓藏卵为鼋子，似此非为木石机也。至难死，剔其肉尽，头犹咬物，可以张鸢鸟。

宋《本草图经》（见《证类》卷21"鳖甲"）《图经》曰：其最大者为鼋，江中或有阔一二丈者，南人亦捕而食之。云其肉有五色而白多，卵大如鸡、鸭子，一产一二百枚，人亦掘取，以盐淹可食。

明《本草纲目》卷45"鼋"【释名】【时珍曰】按《说文》云：鼋，大鳖也。甲虫惟鼋最大，故字从元。元者，大也。【集解】【时珍曰】鼋如鳖而大，背有腝膲，青黄色，大头黄颈，肠属于首。以鳖为雌，卵生思化，故曰鼋鸣鳖应。《淮南子》云：烧鼋脂以致鳖。皆气类相感也。张鼎云：其脂摩铁则明。或云：此物在水食鱼，与人共体，具十二生肖肉，裂而悬之，一夜便觉垂长也。

【鉴药】

"鼋"首见于《本草拾遗》。李时珍释名云："鼋，大鳖也。甲虫惟鼋最大，故字从元。元者，大也。"据载可治瘰疬恶疮，杀虫逐风，功同鳖甲。

鼋的生境、形态，最早见诸《说文·黽部》："鼋，大鳖也。从黽元声。"可知此为鳖类动物。梁·陶弘景提到"鼋肉亦补"，但未述形态。唐·陈藏器云："子如鸡卵，正圆，煮之白不凝。今时人谓藏卵为鼋子……至难死，剔其肉尽，头犹咬物。"宋·苏颂《本草图经》述其形态："其最大者为鼋，江中或有阔一二丈者，南人亦捕而食之。云其肉有五色而白多，卵大如鸡、鸭子，一产一二百枚。"李时珍云："鼋如鳖而大，背有䐴䐢，青黄色，大头黄颈。"据上述记载，现代学者考订鼋为鳖科动物鼋*Pelochelys bibroni* (Owen)。[1]此种动物为国家一级保护动物，不得滥捕。

1.《食物本草》：该书"鼋"（图1）所绘外形与"鳖"比较相似，都有带裙边的背甲，都是鳖科动物。但成体的鼋背甲比鳖要长，且近圆形，头较小，软吻突极短，尾巴短，不露出群边，鳖的吻长，形成吻突呈短管状，背甲椭圆或近卵圆形。对照图中所画，其尾甚长，吻不尖，故知此图所绘非写实，或据鳖形再加想象绘成。

2.《本草蒙筌》：该书"鼋"（图2）绘出两只蛙类动物，实乃误图。

3.《太乙仙制本草药性大全》：该书"鼋甲"（图3）绘一鳖形动物，头小，软吻短，背甲圆，颇类鼋而不似鳖。但其尾长出于背甲外，此非鼋所应有。

4.《三才图会》：该书"鼋"（图4）绘水浪中一动物，有背甲，表面多圆形物，无纵棱。四足，三尾。此图所示原动物似为鳖科动物，但很难认定是鼋*P. bibroni*。其背景为浮云托月，星斗在天，不明绘图者依据哪种传闻绘制。

【小结】

"鼋"为唐《本草拾遗》所载药。据《说文》《本草拾遗》《本草图经》及《本草纲目》所载，本品为鳖科动物鼋*Pelochelys bibroni* (Owen)。《食物本草》《太乙仙制本草药性大全》《三才图会》所绘皆为鳖科动物，但要认定为鼋*P. bibroni*则还有若干不足处。

1　国家中医药管理局《中华本草》编委会：《中华本草》（9），上海：上海科学技术出版社，1999：388.

45–11 蟹

【品图】

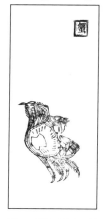

图1 图经（大）·蟹

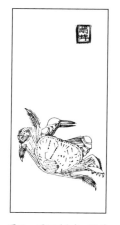

图2 图经（大）·蟛蚏

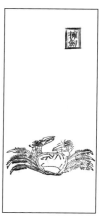

图3 图经（大）·拥剑

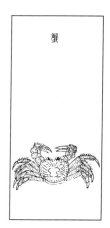

图4 图经（政）·蟹

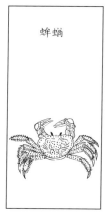

图5 图经（政）·蟛蚏

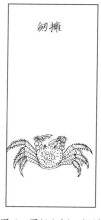

图6 图经（政）·拥剑

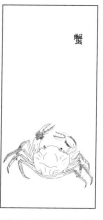

图7 图经（绍）·蟹

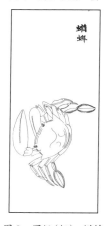

图8 图经（绍）·蟛蚏

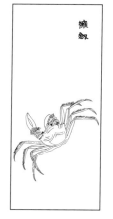

图9 图经（绍）·拥剑

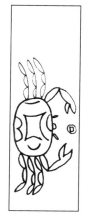

图10 歌括·蟹

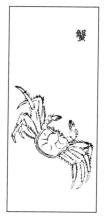

图11 饮膳·蟹

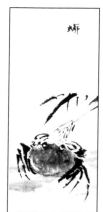

图12 滇南图·蟹

本草纲目药物古今图鉴 四 虫鳞介禽兽人部

4766

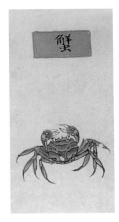

图 13　品汇·蟹

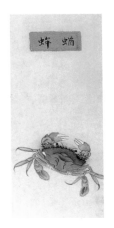

图 14　品汇·蟳蛑

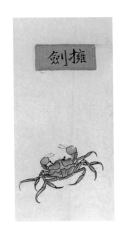

图 15　品汇·拥剑

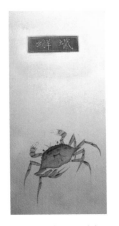

图 16　食物·蟛蟹

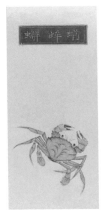

图 17　食物·蟳蛑蟹

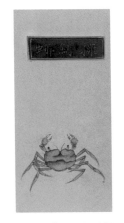

图 18　食物·拥剑蟹

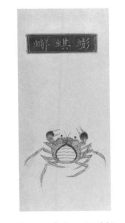

图 19　食物·蟛蜞蟹

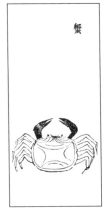

图 20　蒙筌·蟹

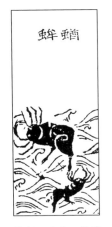

图 21　太乙·蟳蛑

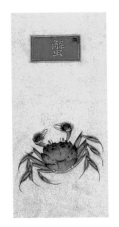

图 22　雷公·蟹

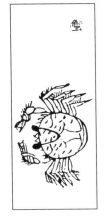

图 23　纲目(金)·蟹

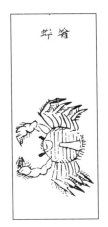

图 24　纲目(金)·蟳蛑

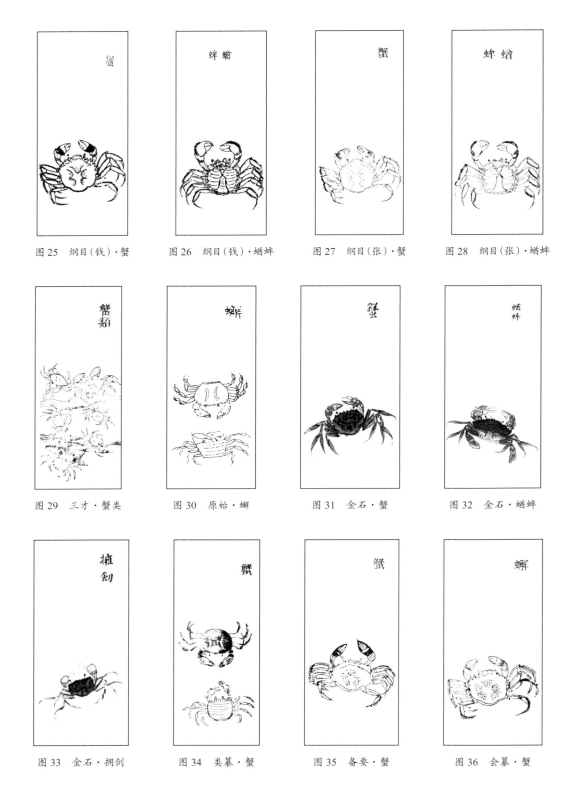

图 25　纲目（钱）·蟹　　　图 26　纲目（钱）·蜻蛑　　　图 27　纲目（张）·蟹　　　图 28　纲目（张）·蜻蛑

图 29　三才·蟹类　　　图 30　原始·蟹　　　图 31　金石·蟹　　　图 32　金石·蜻蛑

图 33　金石·拥剑　　　图 34　类纂·蟹　　　图 35　备要·蟹　　　图 36　会纂·蟹

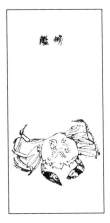

图 37　求真·螃蟹

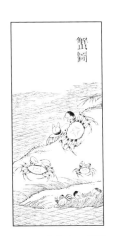

图 38　禽虫典·蟹图

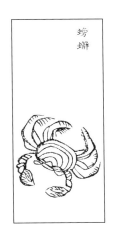

图 39　便方·螃蟹

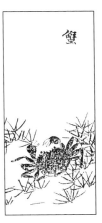

图 40　图说·蟹

本品40图，取自24书，其中11幅彩图。有承继关系的图可分5个书类。

《本草图经》：该书3图："蟹""蝤蛑""拥剑"。此3图依次分别存于《大观》（图1、2、3）、《政和》（图4、5、6）、《绍兴》（图7、8、9）。此三传本药图大同小异（《绍兴》图8、9均有重大改动），今以《政和》图4、5、6为《图经》图的代表。仿绘该图的墨线图有《本草歌括》"蟹"（图10，仿绘图1，简化粗略）、《本草蒙筌》"蟹"（图20，仿绘图4，粗略简单，不及原图细致）。

《本草品汇精要》：该书3图："蟹"（图13）、"蝤蛑"（图14）、"拥剑"（图15）。仿绘此3图的彩图有《食物本草》"蝤蛑"（图17，仿绘图14）、"拥剑"（图18，仿绘图15）、《补遗雷公炮制便览》"蟹"（图22，仿绘图13）、《金石昆虫草木状》"蟹"（图31）、"蝤蛑"（图32）、"拥剑"（图33）依次分别仿绘《品汇》同名图（图13、14、15）。

《本草纲目》（钱本）：该书2图。"蟹"（图25）、"蝤蛑"（图26）。仿绘此2图者有《纲目》张本"蟹"（图27）、"蝤蛑"（图28）。此外，《本草备要》图35、《食物本草会纂》图36、《本草求真》图37均仅仿绘钱本"蟹"（图25）。

《三才图会》：该书"蟹类"（图29）的仿绘者为《古今图书集成·禽虫典》"蟹图"（图38）。该图仿《三才》图29的立意，在一图中绘制了多种不同的蟹，并改绘了野外背景。

《本草原始》：该书"蟹"（图30）的仿绘者为《本草纲目类纂必读》图34。

以上40图中，除外21幅仿绘图，原创图有19幅（图4、5、6、11、12、13、14、15、16、19、21、23、24、25、26、29、30、39、40），详见下"鉴药"项。

【文录】

《别录》（见《证类》卷21"蟹"）　生伊、洛池泽诸水中。取无时。

梁《本草经集注》（同上）　陶隐居云：蟹类甚多，蝤蝶、拥剑、彭螖皆是，并不入药，惟蟹最多有用……海边又有彭蜞、拥剑，似彭螖而大，似蟹而小，不可食。

唐《本草拾遗》（同上） 陈藏器云：蟛蜞，主小儿闪癖，煮食之。大者长尺余，两螯至强，八月能与虎斗，虎不如也。随大潮退壳，一退一长。拥剑，一名桀步。一螯极小，以大者斗。小者食，别无功。彭蜞有小毒。

宋《本草图经》（同上） 《图经》曰：今淮海、京东、河北陂泽中多有之，伊、洛用反难得也。八足二螯，大者箱角两出，足节屈曲，行则旁横。今人以为食品为佳味，独螯独目及两目相向者，皆有大毒，不可食。其黄能化漆为水，故涂漆疮用之。黄并肉熬末，以内金疮中，筋断亦可续。黄并螯烧烟，可以集鼠于庭。爪入药最多……蟹之类甚多，六足者名蜙，四足者名北，皆有大毒，不可食，误食之，急以豉汁可解。阔壳而多黄者名蟳，生南海中，其螯最锐，断物如芟刈焉，食之行风气。扁而最大，后足阔者，为蝤蛑，岭南人谓之拔棹子，以后脚形如棹也。一名蟳。随潮退过，一退一长。其大者如升，小者如盏碟。两螯无毛，所以异于蟹。其力至强。能与虎斗，往往虎不能胜。主小儿闪癖，煮与食之良。一螯大，一螯小者，名拥剑，又名桀步。常以大螯斗，小螯食物。一名执火，以其螯赤故也。其最小者名彭螖，吴人语讹为彭越。《尔雅》云：螖蠌，小者蟧。郭璞云：即彭螖也，似蟹而小。

宋《本草衍义》卷17"蟹" 河北人取之，当八九月蟹浪之时，直于塘泺岸上，伺其出水而拾之。又夜则以灯火照捕，始得之。时黄与白满壳，凡收藏十数日，不死亦不食。此物每至夏末秋初，则如蝉蜕解。当日名蟹之意，必取此义。

明《食物本草》卷4"蟹类" 蟹类甚多。蝤蟹……蟳蟹，壳阔多黄，其螯无毛最锐，食之行风气。蝤蛑蟹，扁而大……蟛蜞蟹，小毒，食之令人吐利，与蟛螖蟹同。拥剑蟹，一大螯待斗，一小螯供食。余者皆有毒，不可食。

明《本草纲目》卷45"蟹" 【释名】横行介士（《蟹谱》）、无肠公子（《抱朴子》）。雄曰蜋蚁，雌曰博带（《广雅》）。【时珍曰】按傅肱《蟹谱》云：蟹，水虫也，故字从虫。亦鱼属也，故古文从鱼。以其横行，则曰螃蟹。以其行声，则曰郭索。以其外骨，则曰介士。以其内空，则曰无肠。【集解】【时珍曰】蟹，横行甲虫也。外刚内柔，于卦象离。骨眼蜩腹，蚟脑鲎足，二螯八跪，利钳尖爪，壳脆而坚，有十二星点。雄者脐长，雌者脐团。腹中之黄，应月盈亏。其性多躁，引声噀沫，至死乃已。生于流水者，色黄而醒；生于止水者，色绀而馨。佛书言：其散子后即自枯死。霜前食物故有毒，霜后将蛰故味美。所谓入海输芒者，亦谬谈也。蟛蜞大于蟛螖，生于陂池田港中，故有毒，令人吐下。似蟛蜞而生于沙穴中，见人便走者，沙狗也，不可食。似蟛蜞而生海中，潮至出穴而望者，望潮也，可食。两螯极小如石者，蚌江也，不可食。生溪间石穴中，小而壳坚赤者，石蟹也，野人食之。又海中有红蟹，大而色红。飞蟹能飞。善苑国有百足之蟹。海中蟹大如钱，而腹下又有小蟹如榆荚者，蟹奴也。居蚌腹者，蛎奴也，又名寄居蟹。并不可食。蟹腹中有虫，如小木鳖子而白者，不可食，大能发风也。

【鉴药】

"蟹"首见于《本经》。寇宗奭云："此物每至夏末秋初，则如蝉蜕解。当日名蟹之意，必取此义。"《本经》载其肉"主胸中邪气热结痛。喎僻，面肿，败漆"。《别录》云"解结散血，愈漆疮，养筋益气"。蟹爪亦入药。古代医方或有用者。今多供食用。

蟹为古今多见常食之物，很早就见于字书记载。汉·许慎《说文》云："蠏，有二敖八足，旁行。"本草中《别录》仅载"生伊、洛池泽诸水中"。梁·陶弘景云："蟹类甚多，蟛螖、拥剑、彭蜞皆是，并不入药，惟蟹最多有用……海边又有彭蜞、拥剑，似彭蜞而大，似蟹而小，不可食。"可见在诸多的蟹类动物中，最常用的还是蟹，又称"螃蟹"。《蟹谱·总论》云："取其横行，目为螃蟹焉。"苏颂《图经》云："今淮海、京东、河北陂泽中多有之，伊、洛用反难得也。八足二螯，大者箱角两出，足节屈曲，行则旁横。今人以为食品为佳味。"此归纳了蟹的形态特点，以及宋代蟹的主要产地。宋·寇宗奭云："河北人取之，当八九月蟹浪之时，直于塘泺岸上，伺其出水而拾之。又夜则以灯火照捕，始得之。时黄与白满壳。"寇氏介绍的捕捉螃蟹的时节、地方与方法，说明当时人们食用的主要是淡水河蟹。

李时珍《本草纲目》汇集了此前许多有关蟹的文献记载，且归纳其要为："蟹，横行甲虫也。外刚内柔，于卦象离。骨眼蜩腹，蚔脑鲎足，二螯八跪，利钳尖爪，壳脆而坚，有十二星点。雄者脐长，雌者脐团。腹中之黄，应月盈亏。其性多躁，引声噀沫，至死乃已。生于流水者，色黄而腥；生于止水者，色绀而馨。"以上所述，皆针对今方蟹科（*Grapsidae*）动物而言。其中最常见有中华绒螯蟹*Eriocheir sinensis* H. Milne-Edwards。[1]

此外，《纲目》"蟹"条下还列举了蟛蜞、蝤蛑等可食用、药用的蟹类。

"蟛蜞"在《本草拾遗》中有非常生动的记载："大者长尺余，两螯至强，八月能与虎斗，虎不如也。随大潮退壳，一退一长。"宋《图经》则云："扁而最大，后足阔者，为蟛蜞，岭南人谓之拔棹子，以后脚形如棹也。一名蟳……其大者如升，小者如盏碟。两螯无毛，所以异于蟹。其力至强。能与虎斗。"此段形态描述最为生动准确。现代学者考订为梭子蟹科动物日本蟳*Charybdis japonica* (A. Milne-Edwards)。[2]

彭蜞是另一种蟹类。陶弘景云："海边又有彭蜞、拥剑，似彭蜞而大，似蟹而小，不可食。"陈藏器亦云："彭蜞有小毒。"李时珍解释说："蟛蜞大于蟛螖，生于陂池田港中，故有毒，令人吐下。"但本品之膏"主湿癣疽疮"，故《纲目》还

1 谢宗万：《本草纲目药物彩色图鉴》，北京：人民卫生出版社，2000：432.
2 国家中医药管理局《中华本草》编委会：《中华本草》（9），上海：上海科学技术出版社，1999：121.

是将其列于"蟹"条之下。《中华本草》认为上述记载与今俗称螃蜞的方蟹科相手蟹属（*Sesarma*）动物的形状、大小及生活习性颇为相似。此类动物有无齿相手蟹*Sesarma dehaani* H. Milne Edwards之类。此外，《纲目·蟹》还提到"石蟹"，据时珍所言，所蟹"生溪间石穴中，小而壳坚赤者，石蟹也，野人食之"。其基原不明。

蟹类动物甚多，其中食用蟹又为世人所熟知。故古本草"蟹"之原创图也相对较多。今统述如下：

《**本草图经**》：该书3图。"蟹"（图4）头胸甲呈圆方形，但前后宽度相差不大。其螯足与步足均有绒毛或刚毛。此似为中华绒螯蟹*E. sinensis*。"蟛蜞"（图5）的背腹甲呈扁圆方形，前端大于后端。此类似日本蟳*C. japonica*。但"蟛蜞"的特点是"扁而最大，后足阔"，即步足前节与指节均扁平呈桨状，此图与之不合。《绍兴》同名图（图8）则不然，其头胸甲呈横卵形，步足最后一足的前节与指节为扁平的桨状。可知图8是今日本蟳*C. japonica*。"拥剑"（图6）特色不明显，与前"蟹"（图4）大同小异。据《图经》记载："一螯大，一螯小者，名拥剑，又名桀步。常以大螯斗，小螯食物。"符合此形状的不是图4，而是《绍兴》图9。此图头胸甲前宽后窄，其螯不对称，一螯前伸作战斗状，另一螯较小，呈收缩往口里送食物状。此即溪蟹科动物中华束腰蟹*Somanniathelphusa sinensis* H. Milne Edwards。[1]《**饮膳正要**》"蟹"（图11）与《图经》图4比较相似，所示基原为中华绒螯蟹*E. sinensis*。《**滇南本草图说**》"蟹"（图12）采用写意笔法绘制蟹图。该图难以考订其具体种类，但肯定为蟹类动物。该图在蟹口上方绘一束稻穗，取"入海输芒"之意。《**本草品汇精要**》3图，"蟹"（图13）所示，其原动物即中华绒螯蟹，但经敷色重绘，其真实性又胜过墨线图一筹。"蟛蜞"（图14）与《图经》图4不同，但却与《绍兴》图8相似。因为《品汇》可以同时看到《图经》的三个传本。画士们有眼光，仿绘图8并予以润色。其最后一对步足的末端呈桨状，这是梭子蟹科动物日本蟳*C. japonica*的特异点之一，非常精细。"拥剑"（图15）也体现了其一螯大（外伸御敌）、一螯小（内缩进食）的特点。《**食物本草**》"蟛蟹"（图16）不见于其他本草书，为该书独有，云其"壳阔多黄，其螯无毛最锐"。其头胸甲呈梭形，是其特点。此或为梭子蟹科动物三疣梭子蟹*Portunus trituberculatus* (Miers)之类。"螃蜞蟹"（图19）绘一蟹的腹面，观其脐形，乃雌蟹。此蟹头胸甲呈方形，步足有细刚毛。此似为方蟹科相手蟹属（*Sesarma*）的动物。《**太乙仙制本草药性大全**》"蟛蜞"（图21）绘水浪之中有一大一小两动物。此物头部有三对足，身体粗短，无甲，下部居然有粗壮如牛腿般的足，不明是什么动物。此非蟹图。《**本草纲目**》金陵本2图。"蟹"（图23）的整体图形与《图经》图2相似，但其头胸甲表面花纹非常奇怪，既似背甲凹陷，又如雄蟹腹面的"脐"。此图虽可知

1　高士贤：《历代本草药用动物名实图考》，北京：人民卫生出版社，2013：154.

为蟹类，但描绘粗放，无法进一步探究。"蟛蜞"（图24）绘腹面图，观其蟹脐，乃雄蟹。头胸甲为圆形，与本草所称"蟛蜞"无共同之处。原动物不明。《纲目》钱本2图。"蟹"（图25）所绘不同于金陵本图23，也与《图经》图2有差异。其两螯足钳部下方有黑色绒毛，头胸甲几乎为圆形，具体种类不明。"蟛蜞"（图26）显示腹面，蟹脐表明此乃雄脐。观其螯足与步足，均不似"蟛蜞"，原蟹种类不明。《三才图会》"蟹类"（图29）在一图之中绘有6只蟹。观其头胸甲，明显可发现有方蟹科、梭子蟹科等多种不同的蟹。《本草原始》"蟹"（图30）绘背面、腹面两只蟹。此两蟹描绘欠精，腹面连蟹脐都未绘出，故原动物不明。《草木便方》"螃蟹"（图39）的图名用了俗名。所绘之图非常草率，螯足、步足的表达也很差，步足宛如根须状。观其头胸甲之形为圆方形，大概也是常见的中华绒螯蟹之类。《本草简明图说》"蟹"（图40）采用阴刻法绘制水草中的一蟹。此蟹的二螯、八足固然都有，但无法测知其种类。

【小结】

"蟹"为《本经》所载早期药物之一。据陶弘景、苏颂、寇宗奭、李时珍等的记述，古本草所用的蟹主要是淡水河蟹，其中有方蟹科（*Grapsidae*）多种动物，如中华绒螯蟹*Eriocheir sinensis* H. Milne-Edwards等种类。另"蟛蜞"为梭子蟹科动物日本蟳*Charybdis japonica* (A. Milne-Edwards)。蟛蜞为方蟹科动物，如无齿相手蟹*Sesarma dehaani* H. Milne Edwards之类。拥剑为溪蟹科动物中华束腰蟹*Somanniathelphusa sinensis* H.Milne Edwards。古本草"蟹"图原创图较多，其中《本草图经》《本草品汇精要》《食物本草》所绘图形多为写实。其余绘图虽有蟹形，难知其种类。

45–12　鲎鱼

【品图】

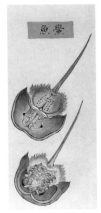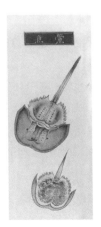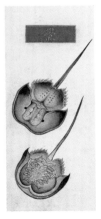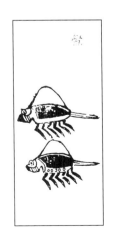

图1　品汇·鲎鱼　　　图2　食物·鲎鱼　　　图3　雷公·鲎　　　图4　纲目（金）·鲎

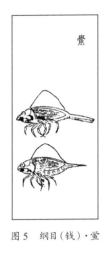

图5　纲目（钱）·鲎

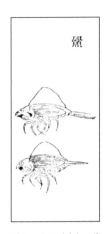

图6　纲目（张）·鲎

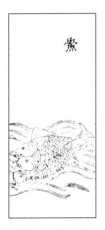

图7　三才·鲎

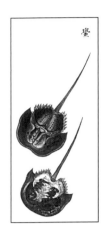

图8　金石·鲎

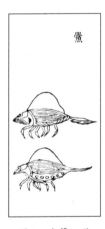

图9　会纂·鲎

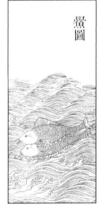

图10　禽虫典·鲎图

本品10图，取自10书，其中4幅彩图。有承继关系的图可分3个书类。

《本草品汇精要》：该书"鲎鱼"（图1）的仿绘图有《食物本草》图2、《补遗雷公炮制便览》图3、《金石昆虫草木状》图8。

《本草纲目》（金陵本）：该书"鲎"（图4）的仿绘图有《纲目》钱本图5（将原图阴刻改阳刻，略加修润）、《纲目》张本图6（仿绘钱本图5，将头部改作鸟喙状）、《食物本草会纂》图9（仿绘钱本图5）。

《三才图会》：该书"鲎"（图7）的仿绘图有《古今图书集成·禽虫典》"鲎图"（图10）。该图仿绘其鱼，另扩大水面，如在海中。

以上10图中，除外7幅仿绘图，原创图尚有3幅（图1、4、7），详见下"鉴药"项。

【文录】

唐《本草拾遗》（见《证类》卷21"鲎"）　陈藏器云：生南海，大小皆牝、牡相随，牝无目，得牡始行，牡去牝死。以骨及尾，尾长二尺，烧为黑灰，米饮下，大主产后痢。

明《本草纲目》卷45"鲎鱼"【释名】【时珍曰】按罗愿《尔雅翼》云：鲎者，候也。鲎善候风，故谓之鲎。【集解】【时珍曰】鲎状如惠文冠及熨斗之形，广尺余。其甲莹滑，青黑色。鳌背骨眼，眼在背上，口在腹下，头如蜣蜋。十二足，似蟹，在腹两旁，长五六寸，尾长一二尺，有三棱如棕茎。背上有骨如角，高七八寸，如石珊瑚状。每过海，相负于背，乘风而游，俗呼鲎帆，亦曰鲎簰。其血碧色。腹有子如黍米，可为醯酱。尾有珠如粟。其行也雌常负雄，失其雌则雄即不动。渔人取之，必得其双。雄小雌大，置之水中，雄浮雌沉，故闽人婚礼用之。其藏伏沙上，亦自飞跃。皮壳甚坚，可为冠，亦屈为杓，入香中能发香气。尾可为小如意。脂烧之可集鼠。其性畏蚊，螫之即死。又畏隙光，射之亦死，而日中暴之，往往无恙也。南人以其肉作鲊酱。小者名鬼鲎，食之害人。

【鉴药】

李时珍注"鲎鱼"出宋《嘉祐》。按此为《嘉祐本草》新补药，注云"见孟诜《日华子》"。可见《嘉祐》是依据唐·孟诜《食疗本草》及五代《日华子本草》的材料设立此条。故"鲎"之出典当为《食疗本草》。宋·罗愿《尔雅翼》云："大率鲎善候风，故其音如候也。"聊备一说。《嘉祐》载其肉"治痔，杀虫，多食发嗽并疮癣"。其甲、尾、脂均可入药。后世用之甚少。今鲎肉可供食用。

"鲎"（hóu）是一种长相奇特的海中动物，故古本草在记述鲎时，常伴有传奇色彩。唐·陈藏器云："生南海，大小皆牝、牡相随，牝无目，得牡始行，牡去牝死……尾长二尺。"鲎雌雄异体，但并非"牝无目，得牡始行，牡去牝死"也不会"大小皆牝、牡相随"，此皆传说。但其尾甚长，是其特点。

本草中唯李时珍所述鲎鱼形态最为详细。鉴于《本草品汇精要》绘有几近照片似的精美彩图，故在读下面李时珍之文时，不妨对照此图，以便理解："鲎状如惠文冠及熨斗之形，广尺余。其甲莹滑，青黑色。鳌背骨眼，眼在背上，口在腹下，头如蜣蜋。十二足，似蟹，在腹两旁，长五六寸，尾长一二尺，有三棱如棕茎。背上有骨如角，高七八寸，如石珊瑚状。每过海，相负于背，乘风而游，俗呼鲎帆，亦曰鲎簰。其血碧色。腹有子如黍米，可为醢酱。尾有珠如粟。其行也雌常负雄，失其雌则雄即不动。渔人取之，必得其双。雄小雌大，置之水中，雄浮雌沉，故闽人婚礼用之。"时珍所述，当然并非亲见，也是综合多种古代文献而成，兹不逐一追溯其文之源。

鲎鱼特殊的体型，碧蓝色的血液，都是其特异之点。据此特性，可知此即节肢动物门剑尾目的鲎科*Limulidae*动物。我国多见的是中国鲎（三刺鲎）*Tachypleus tridentatus* (Leach)。现在已经属于珍稀动物，野生鲎鱼禁止随意捕捞。

1.《本草品汇精要》：该书"鲎鱼"（图1）绘鲎鱼的背部（上）及腹部（下），但将其尾朝上，头朝下。从头至尾依次为：头胸部背甲（呈马蹄形或半月形，时珍谓如"惠文冠"），前端有单眼一对。此下为腹部，其附肢及条板状附肢各6对（见下图中间的许多条状物）。另有长尾一条，呈三角棱锥形的尾剑。此图非常精美，其原动物即中国鲎*T. tridentatus*。

2.《本草纲目》（金陵本）：该书"鲎"（图4）乃想象示意图。有了《品汇》写实图为对照，该图与实物相差多少就一目了然了。大概唯一画对了的地方是其身后有一条尾巴。至于身体则一无是处。

2.《三才图会》：该书"鲎"（图7）绘水浪中两条贴身而游的多脚鱼。此图完全是按陈藏器所述"牝、牡相随，牝无目，得牡始行"绘制。如果说《纲目》金陵本还绘对了一条尾巴，那么此图连尾巴也没有正确表现，纯粹是想象两条大鱼（口边有须，身上有鳞、有鳍，尾鳍分叉、多条龟足般的腿。此图有些模糊，可参其仿绘图《禽虫典》图10）。故此图乃是误图。

【小结】

"鲎"首见于唐《食疗本草》。据陈藏器、李时珍所述，此即节肢动物鲎科（*Limulidae*）动物。今多见的是中国鲎（三刺鲎）*Tachypleus tridentatus* (Leach)。明《本草品汇精要》绘有精美的"鲎鱼"写实图。

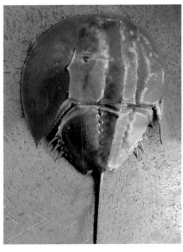

图 11　中国鲎 *Tachypleus tridentatus* 背面　　图 12　中国鲎 *Tachypleus tridentatus* 腹面

第四十六章 介部

介之二 蛤蚌类

46-1 牡蛎

【品图】

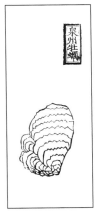

图1 图经(大)·泉州牡蛎

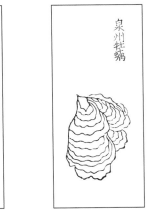

图2 图经(政)·泉州牡蛎

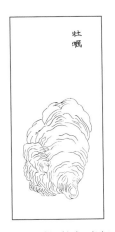

图3 图经(绍)·牡蛎

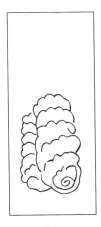

图4 歌括·牡蛎

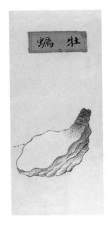

图5 品汇·牡蛎

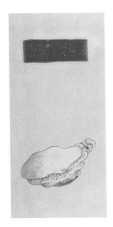

图6 食物·牡蛎

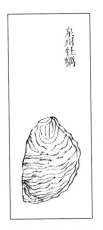

图7 蒙筌·泉州牡蛎

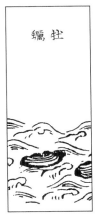

图8 太乙·牡蛎

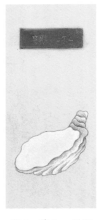

图 9　雷公·牡蛎

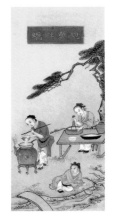

图 10　雷公·炮制牡蛎

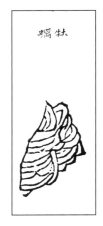

图 11　纲目（金）·牡蛎

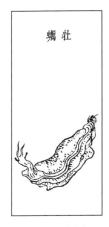

图 12　纲目（钱）·牡蛎

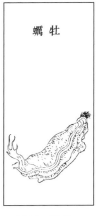

图 13　纲目（张）·牡蛎

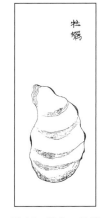

图 14　原始·牡蛎

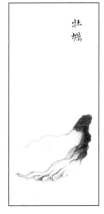

图 15　金石·牡蛎

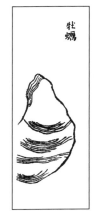

图 16　汇言·牡蛎

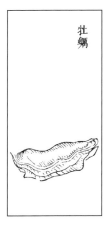

图 17　本草汇·牡蛎

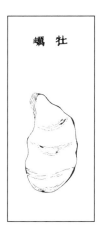

图 18　类纂·牡蛎

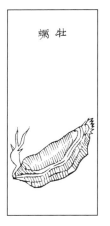

图 19　备要·牡蛎

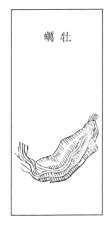

图 20　会纂·牡蛎

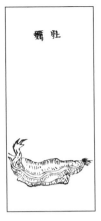

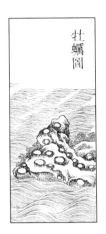

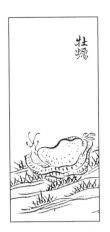

图21　求真·牡
蛎　　图22　禽虫典·牡
　　　　　蛎图　　图23　图说·牡蛎

本品23图，取自22书，其中5幅彩图。有承继关系的图可分4个书类。

《本草图经》：该书"泉州牡蛎"图分别存于《大观》（图1）、《政和》（图2）、《绍兴》（图3）。此三传本药图大同小异（图3图名中无"泉州"2字），今以《政和》图2为《图经》图的代表。仿绘该图的墨线图有：《本草歌括》"牡蛎"（图4，仿绘图1，简化）、《本草蒙筌》"泉州牡蛎"（图7，取图2最前面那块贝壳予以仿绘）、《本草纲目》金陵本"牡蛎"（图11，仿绘质量差，线条粗劣，将图2的"蚝山"绘成了一堆难以看懂的层叠石块）。

《本草品汇精要》：该书"牡蛎"（图5）的仿绘彩图有《食物本草》图6、《补遗雷公炮制便览》图9、《金石昆虫草木状》图15。

《本草纲目》（钱本）：该书"牡蛎"（图12）的仿绘图有《纲目》张本图13、《本草汇》图17、《本草备要》图19、《食物本草会纂》图20、《本草求真》图21、《本草简明图说》图23（将伸出的蚝肉绘成蜗牛头角样。另妄加草地背景。）。

《本草原始》：该书"牡蛎"（图14）的仿绘图有《本草汇言》图16、《本草纲目类纂必读》图18。

以上23图中，除外16幅仿绘图，原创图有7幅（图2、5、8、10、12、14、22），详见下"鉴药"项。

【文录】

《本经》《别录》（见《证类》卷20"牡蛎"）　一名蛎蛤。一名牡蛤。生东海池泽。采无时。

梁《本草经集注》（同上）　陶隐居云：是百岁雕所化。以十一月采为好。去肉，二百日成。今出东海、永嘉、晋安皆好。道家方以左顾者是雄，故名牡蛎，右顾则牡蛎尔。生着石，皆以口在上，举以腹向南视之，口邪向东则是，或云以尖头为左顾者，未详孰是，例以大者为好。又，出广州南海亦如此，但多右顾，不用尔。丹方以泥釜，皆除其甲口，止取胐胐如粉处尔。

题·刘宋《雷公炮炙论》（同上） 雷公云：有石牡蛎、石鱼蛎、真海牡蛎。石牡蛎者，头边背大，小甲沙石，真似牡蛎，只是圆如龟壳。海牡蛎使得，只是丈夫不得服，令人无髭。真牡蛎，火煅白炮，并用璺试之，随手走起可认真。是万年珀号曰璺，用之妙。

唐《本草拾遗》（同上） 陈藏器云：天生万物皆有牝牡。惟蛎是咸水结成，块然不动，阴阳之道，何从而生？《经》言牡者，应是雄者。

后蜀《蜀本草》（同上） 《蜀本》：又有蝪蛎，形短，不入药用。《图经》云：海中蚌属，以牡者良。今莱州昌阳县海中多有，二月、三月采之。

宋《本草图经》（同上） 《图经》曰：今海傍皆有之，而南海、闽中及通泰间尤多。此物附石而生，块礧相连如房，故名蛎房。一名蠔山。晋安人呼为蠔莆。初生海边才如拳石，四面渐长，有一二丈者，崭岩如山。每一房内有蠔肉一块，肉之大小随房所生，大房如马蹄，小者如人指面。每潮来，则诸房皆开，有小虫入，则合之以充腹。海人取之，皆凿房以烈火逼开之，挑取其肉，而其壳左顾者雄，右顾者则牝蛎耳。或曰以尖头为左顾。大抵以大者为贵，十一月采左顾者入药。南人以其肉当食品。其味尤美好，更有益，兼令人细肌肤，美颜色，海族之最可贵者也。

宋《本草衍义》卷17"牡蛎" 左顾，《经》中本不言，止从陶隐居说。其《酉阳杂俎》已言：牡蛎言牡，非为雄也。且如牡丹，岂可更有牝丹也？今则合于地，人面向午位，以牡蛎顶向子，视之口，口在左者为左顾。此物本无目，如此焉得更有顾盼也？

明《本草纲目》卷46"牡蛎" 【释名】蛎蛤（《本经》）、古贲（《异物志》）、蠔。【时珍曰】蛤蚌之属，皆有胎生、卵生。独此化生，纯雄无雌，故得牡名。曰蛎曰蠔，言其粗大也。【集解】【时珍曰】南海人以其蛎房砌墙，烧灰粉壁，食其肉谓之蛎黄。

【鉴药】

"牡蛎"首见于《本经》。一名蠔。[1]李时珍释名曰："纯雄无雌，故得牡名。曰蛎曰蠔，言其粗大也。"《本经》载其壳"主伤寒寒热，温疟洒洒，惊恚怒气，除拘缓鼠瘘，女子带下赤白。久服强骨节，杀邪鬼，延年"。古今医方常用此药，多取平肝潜阳，软坚散结。其肉可供食用。

关于本品的生境、形态，《别录》仅载"生东海池泽"。陶弘景云"今出东海、

---

1 蠔：古籍多用此。现代将此作为"蚝"的异体字。本书按名从主人的原则，凡"文录"及直接引文仍用"蠔"，其余行文则用"蚝"。

永嘉、晋安皆好"，亦出"出广州南海"。唐本《图经》（《蜀本草》引）云："今莱州昌阳县海中多有。"宋本《图经》曰："今海傍皆有之，而南海、闽中及通泰间尤多。"可见其分布十分广泛。

关于本品来源，古人有多种猜测。陶弘景云"是百岁雕所化"，显系传闻之言。陶氏又言："道家方以左顾者是雄，故名牡蛎，右顾则牝蛎尔。"那意思牡蛎还分雌雄。陈藏器不以为然："天生万物皆有牝牡。惟蛎是咸水结成，块然不动，阴阳之道，何从而生？《经》言牡者，应是雄者。"此说自相矛盾。既无阴阳之道，又哪来的"雄"者？寇宗奭引《酉阳杂俎》云："牡蛎言牡，非为雄也。且如牡丹，岂可更有牝丹也？"此说有破无立。苏颂《图经》云："其壳左顾者雄，右顾者则牝蛎。"此说认定牡蛎有雌雄，以壳形左顾、右顾来分雌雄。但寇宗奭反驳说："此物本无目，如此焉得更有顾盼也？"李时珍云："蛤蚌之属，皆有胎生、卵生。独此化生，纯雄无雌，故得牡名。"既云化生，就无所谓雌雄，又何以知其属纯雄而不属纯雌？所以围绕一个"牡"字，古代本草学家各抒己见，莫衷一是。其实中药里以"牡"为名者甚多，如牡丹、牡荆、牡蒿、牡蒙，都不闻有雌雄之争，又何必去争牡蛎之雌雄？但作为生物，牡蛎不能与植物相比，它确有雌雄，不过有雌雄同体与异体两种，且时或性别转换。其繁殖亦有卵生与幼生两型。常见的卵生型是亲贝将精卵排在海水中，使之受精，孵化，然后再附着在礁石上生长。故知牡蛎既非"化生"，也非"咸水"结成。如此看来，真不值得去辨别牡蛎的雌雄。

附着在礁石上生长的牡蛎由两片壳组成，大小不对称。大的那片一头尖长，靠这尖长部分粘着在石上。苏颂《图经》云："此物附石而生，块礧相连如房，故名蛎房。一名蠔山。晋安人呼为蠔莆。初生海边才如拳石，四面渐长，有一二丈者，崭岩如山。每一房内有蠔肉一块，肉之大小随房所生，大房如马蹄，小者如人指面。每潮来，则诸房皆开，有小虫入，则合之以充腹。海人取之，皆凿房以烈火逼开之，挑取其肉，而其壳左顾者雄，右顾者则牝蛎耳。或曰以尖头为左顾。大抵以大者为贵，十一月采左顾者入药。"苏颂这段话已经把牡蛎的生长过程、形态都交代得非常清楚。其中说"尖头为左顾""以大者为贵"，也就是粘着在石上的那片壳既大且尖，入药最好。换言之，牡蛎有大小两片壳，取大的、粘着石面的为好，习惯叫"左顾"。至今动物学描述牡蛎，还是用"左壳""右壳"作术语。左壳较大而厚，一面稍凹，另一面粘附岩礁。右壳覆盖在左壳凹面上，两者形成的空间里就有"蠔肉"。药用时去肉，取其壳片用。

上述古本草所载牡蛎，现代学者认为属于牡蛎科动物。不同的中药工具书，列举的种类稍有不同。其中共性的种类有长牡蛎Ostrea gigas Thunberg、近江牡蛎Ostrea rivularis Gould、大连湾牡蛎Ostrea talienwhanensis Grosse及其近缘动物。其中长牡蛎是古本草图中经常表现的种类。

1.《**本草图经**》：该书"泉州牡蛎"（图2）绘的是不是单只的牡蛎，是数个牡蛎组成的"蚝山"（由众多牡蛎组成的堆垒物）一角。其尖头部分附着在石上。

2.《**本草品汇精要**》：该书"牡蛎"（图5）绘的是所谓"左顾牡蛎"。此为整个牡蛎的贴石面的那片牡蛎壳，未表现上面那块壳。此壳头尖（尖头背面与石粘着），腹面光洁，凹陷，此是容纳蚝肉的地方。药用传统认为此左壳为好。其形长，原动物是长牡蛎*O. gigas*。

3.《**太乙仙制本草药性大全**》：该书"牡蛎"（图8）绘水浪中两块黑色的、表面有纹理的扁盘似的物件。虽然图名指示是牡蛎，但看不出其形态与牡蛎有何相似处。

4.《**补遗雷公炮制便览**》：该书"炮制牡蛎"（图10）乃据《雷公炮炙论》法绘制。雷公法为："凡修事，先用二十个，东流水、盐一两，煮一伏时，后入火中烧令通赤，然后入钵中研如粉用也。"故图中绘一人在取流水、另一人（左上）在称量盐，放进锅里煮牡蛎。右上一人在用杵棒研磨牡蛎粉。

5.《**本草纲目**》（钱本）：该书"牡蛎"（图12）是一只完整的牡蛎，非常真实。其下面那片比较长，有个尖头（见右上角），与石面粘着。这就叫"左壳"。其腹面凹陷，有蚝肉在内，蚝肉（左下两壳之间如火焰般的物体）有时会伸缩捕食。左壳上方的一片小一些，相对较平坦，为牡蛎的盖板，亦即"右壳"。左右壳合闭即可御敌，张开即可捕食。左壳厚实，右壳较薄而小，故以左壳为佳。此牡蛎形长，原动物应是长牡蛎*O. gigas*。

6.《**本草原始**》：该书"牡蛎"（图14）绘牡蛎的左壳，入药多用此。

7.《**古今图书集成·禽虫典**》：该书"牡蛎图"（图22）绘海中礁石上有众多凸起的圆形小石洞。此凸起圆形物也可能示意为牡蛎，但与真实的牡蛎附石完全不符。

【小结】

"牡蛎"为《本经》所载早期药物之一。据陶弘景、苏颂等言，牡蛎属于牡蛎科动物。此科动物中入药最多的是长牡蛎*Ostrea gigas* Thunberg、近江牡蛎*Ostrea rivularis* Gould、大连湾牡蛎*Ostrea talienwhanensis* Grosse及其近缘动物。古本草中《本草图经》较好地表现了牡蛎的生长状。《本草品汇精要》则出色地绘出"左牡蛎"的形象。《本草纲目》（钱本）"牡蛎"图绘出了一只完整的牡蛎。

46-2 蚌

【品图】

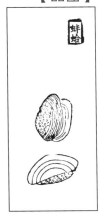

图1 图经(大)·蚌蛤

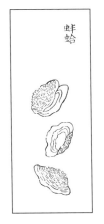

图2 图经(政)·蚌蛤

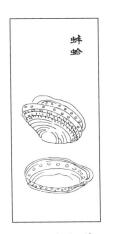

图3 图经(绍)·蚌蛤

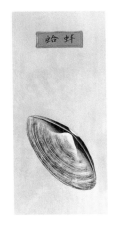

图4 品汇·蚌蛤

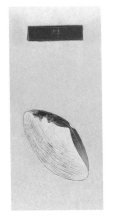

图5 食物·蚌

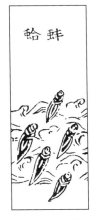

图6 太乙·蚌蛤

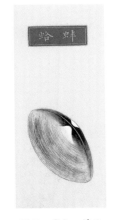

图7 雷公·蚌蛤

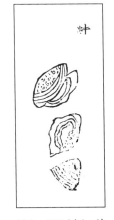

图8 纲目(金)·蚌

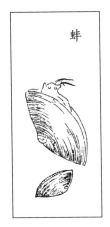

图9 纲目(钱)·蚌

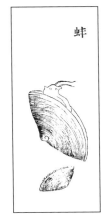

图10 纲目(张)·蚌

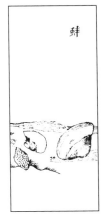

图11 三才·蚌

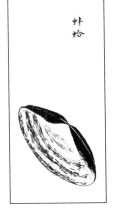

图12 金石·蚌蛤

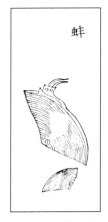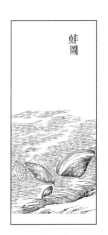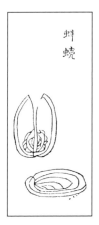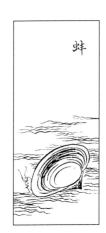

图 13　会纂·蚌　　　图 14　禽虫典·蚌图　　　图 15　便方·蚌壳　　　图 16　图说·蚌

　　本品16图，取自16书，其中4幅彩图。有承继关系的图可分4个书类。

　　《本草图经》：该书"蚌蛤"图分别存于《大观》（图1，2枚）《政和》（图2，3枚）、《绍兴》（图3，2枚）。此三传本药图大同小异，今以《政和》图2为《图经》图的代表。仿绘该图的墨线图有《本草纲目》金陵本图8（仿图2，但最下一枚绘成三角状，不明其意）。

　　《本草品汇精要》：该书"蚌蛤"（图4）的仿绘彩图有《食物本草》"蚌"（图5）、《补遗雷公炮制便览》"蚌蛤"（图7）、《金石昆虫草木状》"蚌蛤"（图12）。

　　《本草纲目》（钱本）：该书"蚌"（图9）的仿绘图有《纲目》张本图10、《食物本草会纂》图13、《本草简明图说》图16（仅仿绘图9大的一枚，再添加水域背景）。

　　《三才图会》：该书"蚌"（图11）的仿绘图有《古今图书集成·禽虫典》"蚌图"（图14）。该图将原图水岸背景改绘为大湖滨。除仿绘原图3枚不同种的蚌之外，还仿绘了《纲目》钱本图9那枚蚌壳微张露出软体的蚌图。

　　以上16图中，除外10幅仿绘图，原创图有6幅（图2、4、6、9、11、15），详见下"鉴药"项。

【文录】

　　梁《本草经集注》（见《证类》卷22"马刀"）　陶隐居云：雉入大水变为蜄，蜄云是大蛤，乃是蚌尔。

　　唐《本草拾遗》（见《证类》卷22"蚌"）　陈藏器云：老蚌含珠，壳堪为粉，烂壳为粉……生江溪渠渎间。陶云大蛤，误耳。

　　明《本草纲目》卷46"蚌"【释名】【时珍曰】蚌与蛤同类而异形。长者通曰蚌，圆者通曰蛤。故蚌从丰，蛤从合，皆象形也。后世混称蛤蚌者，非也。【集解】【时珍曰】蚌类甚繁，今处处江湖中有之，惟洞庭、汉沔独多。大者长七寸，状如牡蛎辈；小者长三四寸，状如石决明辈。其肉可食，其壳可为粉。湖沔人皆印成锭市之，谓之蚌粉，亦曰蛤粉。古人谓之蜃灰，以饰墙壁，圹墓圹，如今用石灰也。

【鉴药】

李时珍注"蚌"首出《嘉祐本草》。按此药为《嘉祐》新补药，注云见"《日华子》"。宋·唐慎微在此条下又补引了《食疗》与"陈藏器云"，故该药首出当为《食疗本草》。时珍释名曰："蚌与蛤同类而异形。长者通曰蚌，圆者通曰蛤。故蚌从丰，蛤从合，皆象形也。"《嘉祐》载其肉"明目，止消渴，除烦，解热毒，补妇人虚劳，下血并痔瘘，血崩带下，压丹石药毒。"烂壳粉"治反胃，痰饮"；蚌粉"治疳，止痢并呕逆"。古代医方时有用者。其肉可供食用。

关于本品的生境、形态，梁·陶弘景云："蚶云是大蛤，乃是蚌尔。"唐·陈藏器不同意此说，云"生江溪渠渎间。陶云大蛤，误耳。"时珍曰："蚌类甚繁，今处处江湖中有之，惟洞庭、汉沔独多。大者长七寸，状如牡蛎辈；小者长三四寸，状如石决明辈。其肉可食，其壳可为粉。湖沔人皆印成锭市之，谓之蚌粉，亦曰蛤粉。古人谓之蜃灰，以饰墙壁，圹墓圹，如今用石灰也。"据此，本品即蚌科（*Unionidae*）动物，属于淡水蚌类。该科常见的蚌有背角无齿蚌*Anodonta woodiana* (Lea)、褶纹冠蚌*Cristaria plicata* (Leach)、三角帆蚌*Hyriopsis cumingii* (Lea)及其近缘动物。[1]蚌为常见之物，通过绘图虽难辨其种，但易知其类。今统而述之。

《本草图经》"蚌蛤"（图2）绘有不同形状的蚌或蚌壳3枚（图1、2均为2枚）。上一枚显示完整的蚌，其壳微张，内露蚌肉。中间一枚显示其光亮内凹的腹面。下面一枚显示其外壳，近腹缘有同心弧线，壳顶及其周围有微突起的疙瘩。就此外形，近似背角无齿蚌*A. woodiana*。《本草品汇精要》"蚌蛤"（图4）仅绘一蚌的外壳，颜色逼真，纹理精致，此亦类似背角无齿蚌。《太乙仙制本草药性大全》"蚌蛤"（图6）绘水浪中间有5只短把匕首状的生物，无鳍无甲，非鳞非介。不明其示意。《本草纲目》**钱本**"蚌"（图9）绘一大一小两枚蚌。上一枚大蚌之壳微开，其蚌肉微吐，似有触须。其蚌形仍似背角无齿蚌。《三才图会》"蚌"（图11）绘水岸边有3枚蚌类动物，形状、纹理不一。其中一枚整个蚌壳布满黑斑点。具体种类不明。此图示意蚌类，非指单一种蚌。《草木便方》"蚌壳"（图15）绘上下两图。上为剖开的蚌，显示里面的蚌肉。下图示半边蚌壳，其腹面有同心弧线。种类不明。

【小结】

"蚌"首出《食疗本草》。据陈藏器、李时珍所云，本品当是蚌科（*Unionidae*）

1　谢宗万：《本草纲目药物彩色图鉴》，北京：人民卫生出版社，2000：434；国家中医药管理局《中华本草》编委会：《中华本草》（9），上海：上海科学技术出版社，1999：83.

某些淡水蚌类的动物。常见者如背角无齿蚌Anodonta woodiana (Lea)、褶纹冠蚌Cristaria plicata (Leach)、三角帆蚌Hyriopsis cumingii (Lea)等。《本草图经》《本草品汇精要》《本草纲目》钱本等均绘有较好的蚌图。《三才图会》所绘乃蚌类图，有3种不同的蚌。

46-3 马刀

【品图】

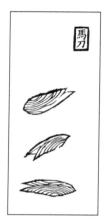

图1　图经（大）·马刀

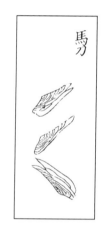

图2　图经（政）·马刀

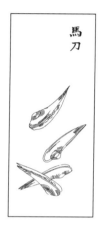

图3　图经（绍）·马刀

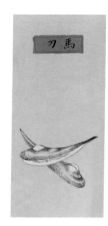

图4　品汇·马刀

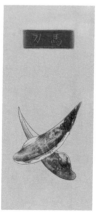

图5　食物·马刀

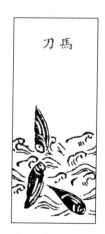

图6　太乙·马刀

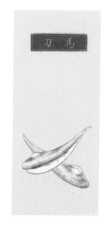

图7　雷公·马刀

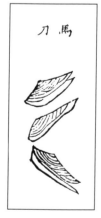

图8　纲目（金）·马刀

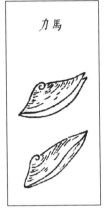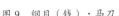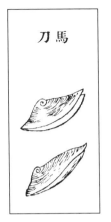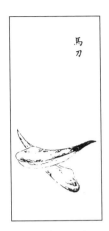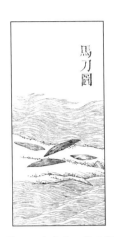

图9　纲目（钱）·马刀　　图10　纲目（张）·马刀　　图11　金石·马刀　　图12　禽虫典·马刀图

本品12图，取自12书，其中4幅彩图。有承继关系的图可分2个书类。

《本草图经》：该书"马刀"图分别存于《大观》（图1，3枚）、《政和》（图2，3枚）、《绍兴》（图3，4枚，形状稍异）。此三传本药图大同小异，今以《政和》图2为《图经》图的代表。仿绘该图的墨线图有《本草纲目》金陵本图8。此后仿绘金陵本图8的有《纲目》钱本图9（仅取其中2枚）、《纲目》张本图10（仿绘钱本图9）。

《本草品汇精要》：该书"马刀"（图4）的仿绘彩图有《食物本草》图5、《补遗雷公炮制便览》图7、《金石昆虫草木状》图11。

以上12图中，除外8幅仿绘图，原创图有4幅（图2、4、6、12），详见下"鉴药"项。

【文录】

《别录》（见《证类》卷22"马刀"）　一名马蛤。生江湖池泽及东海。取无时。

梁《本草经集注》（同上）　陶隐居云：李云生江汉中，长六七寸，汉间人名为单姥，亦食其肉，肉似蚌。今人多不识之，大都似今蜓蝛而非。方用至少。

后蜀《蜀本草》（同上）《蜀本》：《图经》云：生江湖中，细长，小蚌也。长三四寸，阔五六分。

宋《本草图经》（同上）《图经》曰：今处处有之。蜓蝛（亦谓之蚌，蚌与蜯同）之类也。长三四寸，阔五六分以来，头小锐，多在沙泥中。江汉间人名为单姥，亦食其肉，大类蚌，方书稀用。

三国《吴普本草》（见《御览》卷993"马刀"）《吴氏本草经》：马刀，一名齐蛤……生池泽、江海。采无时也。

唐《本草拾遗》（见《证类》卷21"二十一种陈藏器徐·齐蛤"）　陈藏器云：按齐蛤如蛤，两头尖小，生海水中。无别功用，海人食之。

宋《本草衍义》卷17"马刀"　京师谓之煸岸，春夏人多食。

明《本草纲目》卷46"马刀" 【释名】齐蛤(《吴普》)、蛏(《尔雅》。音陛)、廲(品、脾、排三音。出《周礼》)、烒岸(烒音掣)。【时珍曰】俗称大为马,其刑象刀,故名。曰蛤、曰廲,皆蚌字之音转也,古今方言不同也。《说文》云:圞者曰蛎,长者曰廲。江汉人呼为单姥,汴人呼为烒岸。《吴普本草》言马刀即齐蛤,而唐、宋本草失收,陈藏器重出齐蛤,今并为一。【集解】【时珍曰】马刀似蚌而小,形狭而长。其类甚多,长短大小、厚薄斜正,虽有不同,而性味功用大抵则一。

【鉴药】

"马刀"首见于《本经》。李时珍又据《吴普本草》马刀一名齐蛤,又并入《本草拾遗》"齐蛤"。时珍且释其名云:"俗称大为马,其刑象刀,故名。""刑"通"形"。《本经》载其"主漏下赤白,寒热,破石淋,杀禽兽贼鼠";《别录》载其"除五藏间热,肌中鼠瘻,止烦满,补中,去厥痹,利机关"。古医方甚少见用。其肉亦供食用。

关于本品的生境、形态,《别录》仅云"一名马蛤。生江湖池泽及东海"。《吴普本草》云"一名齐蛤……生池泽、江海"。据此似包括了淡水及咸水所生"马刀"。梁·陶弘景云:"李云生江汉中,长六七寸,汉间人名为单姥,亦食其肉,肉似蚌。今人多不识之,大都似今蝏蛢而非。方用至少。"按陶氏说法,此单纯是淡水动物,药用至少。唐本《图经》(《蜀本草》引)云:"生江湖中,细长,小蚌也。长三四寸,阔五六分。"可见唐代所用也是淡水蚌类。唐·陈藏器"齐蛤"条云:"按齐蛤如蛤,两头尖小,生海水中。无别功用,海人食之。"《吴普本草》云"一名齐蛤",是否是"一名马蛤"之误,已无可考。但此物似蛤,两头尖小,从形状来看,并不是马刀形。且指明"生海水中",似乎与诸家所言淡水的马刀并非一物。宋本《图经》云:"今处处有之。蝏蛢(亦谓之蚌,蚌与蜯同)之类也。长三四寸,阔五六分以来,头小锐,多在沙泥中。江汉间人名为单姥,亦食其肉,大类蚌,方书稀用。"此沿袭了唐本《图经》的说法。李时珍云:"马刀似蚌而小,形狭而长。其类甚多,长短大小、厚薄斜正,虽有不同,而性味功用大抵则一。"高士贤记载日本滨田善利考证中国本草的马刀为蚌科(*Unionidae*)矛蚌属(*Lanceolaria*)、扭蚌属(*Arcomaia*)和蛏蚌属(*Sdenaia*)等种类,但高氏认为结合《本草纲目》附图来看,以矛蚌属与楔蚌属(*Cuneopsis*)种类更为贴合。近年有关中药工具书对马刀基原的举例主要有短褶矛蚌*Lanceolaria grayana* (Lea)、巨首楔蚌*Cuneopsis capitata* (Heude)、剑状矛蚌*Lanceolaria gladiola* (Heude)。[1]《中药大辞典》曾以竹蛏科动物长竹蛏*Solen gouldi*

---

1 谢宗万:《本草纲目药物彩色图鉴》,北京:人民卫生出版社,2000:435;国家中医药管理局《中华本草》编委会:《中华本草》(9),上海:上海科学技术出版社,1999:85;高士贤《历代本草药用动物名实图考》,北京:人民卫生出版社,2013:19.

Conrad作为马刀的基原之一。[1]此种动物生于浅海泥沙滩，非淡水蚌类。《中华本草》指出将竹蛏科动物作马刀基原与本草记载不符。此科动物两头都不尖，这是与马刀不符的关键之点。

《本草图经》"马刀"（图2）绘3枚"马刀"，其整体形状类似长三角楔状。有两枚外壳微微张开，露出其中蚌肉。此类似巨首楔蚌*C. capitata*。《本草品汇精要》"马刀"（图4）绘2枚"马刀"。其中一枚外壳微开，有软体露出。其壳顶较高，形体细长，具体种类不明。《太乙仙制本草药性大全》"马刀"（图6）如同该书"蚌蛤"图一样，其头部如蝉，身体亦如蝉羽，完全没有蚌科动物的特征。不明其示意。《古今图书集成·禽虫典》"马刀"（图12）绘大片水域的岸边，有4枚蚌类动物，其外形略有变化，有的是两头尖，有的是呈长三角楔状。可见此图表现的不是单一的"马刀"，而是与之同类的动物。

【小结】

"马刀"为《本经》所载早期药物之一。据陶弘景、唐本《图经》、宋本《图经》及李时珍所述，本品与矛蚌属（*Lanceolaria*）与楔蚌属（*Cuneopsis*）种类贴合。其中包括短褶矛蚌*Lanceolaria grayana* (Lea)、巨首楔蚌*Cuneopsis capitata* (Heude)、剑状矛蚌*Lanceolaria gladiola* (Heude)等。《本草图经》《古今图书集成·禽虫典》均有较好的写实图。

46-4　蚶蛤

【品图】

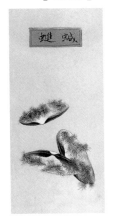

图1　品汇·蚶蛤

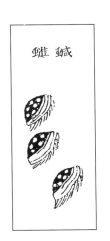

图2　太乙·蚶蛤

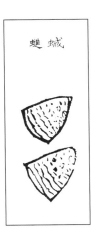

图3　纲目（金）·蚶蛤

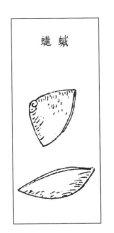

图4　纲目（钱）·蚶蛤

1　江苏新医学院：《中药大辞典》，上海：上海科学技术出版社，1977：280.

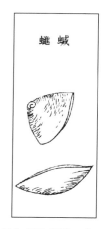

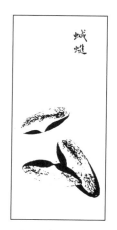

图5　纲目（张）·蛃蜌　　　　图6　金石·蛃蜌

本品6图，取自6书，其中2幅彩图。有承继关系的图可分2个书类。

《本草品汇精要》：该书"蛃蜌"（图1）的仿绘者有《金石昆虫草木状》图6。

《本草纲目》（钱本）：该书"蛃蜌"（图4）的仿绘者有《纲目》张本图5。

以上6图中，除外2幅仿绘图，原创图尚有4幅（图1、2、3、4），详见下"鉴药"项。

【文录】

唐《本草拾遗》（见《证类》卷22"蛃蜌"）　陈藏器云：蛃蜌，一名生进。有毛似蛤，长扁，壳烧作末服之，主野鸡病。人食其肉，无功用也。

宋《本草图经》（见《证类》卷22"马刀"）《图经》曰：蛃蜌似蛤而长扁。

宋《本草衍义》卷17"马刀"　又顺安军界河中亦出蛃，大抵与马刀相类，肉颇淡。人作鲊以寄邻左，又不能致远。亦发风。此等皆不可多食。今蛤粉皆此等众蛤灰也。

明《本草纲目》卷46"蛃蜌"【释名】生蜌（《嘉祐》）、蛃蛤（《水土记》）。

【鉴药】

李时珍注"蛃蜌"首出《嘉祐本草》。此为《嘉祐》新补药，注云"新见陈藏器"。另该条下宋·唐慎微亦引"陈藏器"。故此条当首出《本草拾遗》。名义不详。《拾遗》载其"主野鸡病"，"野鸡病"即痔疾。古今医方罕见使用。其肉可供食用。

关于其生境、形态，本草书中以陈藏器所载为早："蛃蜌，一名生进。有毛似蛤，长扁。"看来"有毛"是其比较特殊的鉴别特征。李时珍在引陈藏器之言时，加进去了"生东海"3字，原书无。此后宋·苏颂在"马刀"条下也记载了其形态，但属转述陈藏器之言。宋·寇宗奭则云："又顺安军界河中亦出蛃，大抵与马刀相类，肉颇淡。""顺安军"在今河北安新县。安新邻近今保定，离海很远。寇宗奭在此地及霸州为官，应该说是亲自考察过。他说此物与马刀相似，肉颇淡，不提有毛，也不说似蛤，故此"蛃"是否是海洋生物"蛃蜌"还很可疑。

谢宗万据"生东海，似蛤而扁，有毛"（此李时珍引"陈藏器"言，非陈氏原文），认为此即贻贝科动物偏顶蛤*Modiolus modiolus* (Linnaeus)。此蛤由背侧至后端的壳面生有黄色粗壮的扁形毛。分布在渤海、黄海与东海。[1]蛃蜌在《中华本草》无条目，

1　谢宗万：《本草纲目药物彩色图鉴》，北京：人民卫生出版社，2000：435.（高士贤：《历代本草药用动物名实图考》，北京：人民卫生出版社，2013：419.此书的考订意见与谢氏同）。

但此种附见于"淡菜"条后,云偏顶蛤的干燥软体已作淡菜用。[1]今存与本品相关的原创图4幅,以下统而述之。

《**本草品汇精要**》"蝛蜻"(图1)所绘图为蛤蜊的甲壳上生长着一丛丛绿色的毛、这些毛长短分布都不相同,很像是寄生在贝壳上的植物。此图与当今学者考订的偏顶蛤*M. modiolus*并不相同。偏顶蛤的壳顶位于壳之前方,而非中部。故此图有可能是据文字记载想象绘成。《**太乙仙制本草药性大全**》"蝛蜻"(图2)绘3枚蚌类动物,其壳用黑色表现,上有白斑点。其毛生在其壳的另一面,密布呈胡须状。不明其示意。《**本草纲目**》金陵本"蝛蜻"(图3)绘两枚三角形状的贝壳。无毛。此与陈藏器所云"有毛似蛤,长扁"无任何相似之处。但此图与该附图"蚌"图下面一蚌壳相似。是否示意为蚌形似三角形的动物?不可得知。《**纲目**》钱本"蝛蜻"(图4)既不满于金陵本所绘,但该附图所绘也与陈藏器所云不合。所绘为蚌形如正三角形的蚌类,壳顶位于正中。将此图与下一药"蚬"的钱本图相比,二者非常相似,疑钱本所绘此图即与"蚬"同类。

【小结】

"蝛蜻"首出唐《本草拾遗》。据陈藏器所云,本品"有毛似蛤,长扁"。李时珍补"生东海"。现代学者据此考为贻贝科动物偏顶蛤*Modiolus modiolus* (Linnaeus)。现有古本草原创图无一与陈藏器所云相符。

46-5　蚬

【品图】

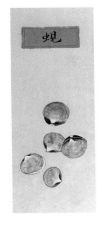 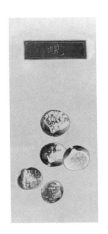 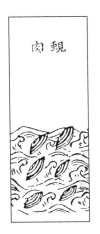 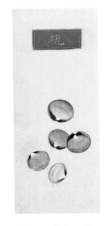

图1　品汇·蚬　　　　图2　食物·蚬　　　　图3　太乙·蚬肉　　　　图4　雷公·蚬

1　国家中医药管理局《中华本草》编委会:《中华本草》(9),上海:上海科学技术出版社,1999:68.

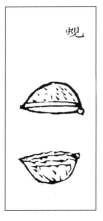

图5 纲目（金）·蚬

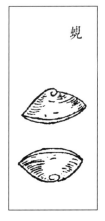

图6 纲目（钱）·蚬

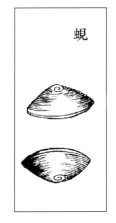

图7 纲目（张）·蚬

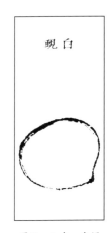

图8 三才·白蚬

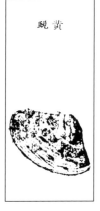

图9 三才·黄蚬

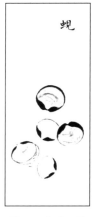

图10 金石·蚬

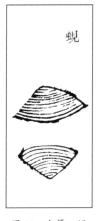

图11 会纂·蚬

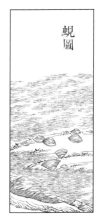

图12 禽虫典·蚬图

　　本品12图，取自12书，其中4幅彩图。有承继关系的图可分2个书类。

　　《本草品汇精要》：该书"蚬"（图1）的仿绘者有《食物本草》图2、《补遗雷公炮制便览》图4、《金石昆虫草木状》图10。

　　《本草纲目》（钱本）：该书"蚬"（图6）的仿绘者有《纲目》张本图7、《食物本草会纂》图11。

　　以上12图中，除外5幅仿绘图，原创图尚有7幅（图1、3、5、6、8、9、12），详见下"鉴药"项。

【文录】

　　唐《本草拾遗》（见《证类》卷22"蚬"）　陈藏器云：小于蛤，黑色，生水泥中，候风雨，能以壳为翅飞也。

　　明《本草纲目》卷46"蚬"　【释名】扁螺。【时珍曰】蚬，晛也。壳内光耀，如初出日采也。《隋书》云：刘臻父显嗜蚬，呼蚬为扁螺。【集解】【时珍曰】溪湖中多有之。其类亦多，大小厚薄不一。渔家多食之耳。

清《本草纲目拾遗》卷10"蚬腊" 蚬生沙泥中，江湖溪涧多有，其类不一，有黄蚬、黑蚬、白蚬、金口、玉口等名。黄蚬壳薄肉肥，黑蚬壳厚肉薄。《海南介语》：蚬在沙者黄，在泥者黑……在茭塘沙湾二都江水中，积厚至数十百丈，是曰蚬塘，其利颇大。

【鉴药】

李时珍注"蚬"首出《嘉祐本草》。此为《嘉祐》新分条药，注云"新见，《唐本》注、陈藏器、《日华子》。"今考《唐本》注未言及"蚬"，陈藏器则有专论。则此药当首出《本草拾遗》。时珍释名曰："蚬，晛也。壳内光耀，如初出日采也。"《嘉祐》载其壳"治时气，开胃，压丹石药及丁疮，下湿气，下乳"；陈壳"治阴疮，止痢"；肉"去暴热，明目，利小便，下热气，脚气，湿毒，解酒毒，目黄。浸取汁服，主消渴"。古代医方时或用之。今入药者少，其肉供食用。

"蚬"作为食品早已见诸史籍。李时珍引《隋书》云："刘臻……性好啖蚬，以音同父讳，呼为扁螺。"刘臻之父名"显"，故以音同避讳，称"蚬"为"扁螺"。则"蚬"之形亦略似"扁螺"矣。关于其药用，陶弘景在"马刀"条云："蚬壳陈久者止痢。"

关于其生境、形态，陈藏器云："小于蛤，黑色，生水泥中。"李时珍云："溪湖中多有之。其类亦多，大小厚薄不一。渔家多食之耳。"清·赵学敏云："蚬生沙泥中，江湖溪涧多有，其类不一，有黄蚬、黑蚬、白蚬、金口、玉口等名。黄蚬壳薄肉肥，黑蚬壳厚肉薄。"据此，或考本品为蚬科动物河蚬 *Corbicula fruminea* (Muller) 及其近缘动物；[1] 或谓按陈藏器所云"黑色"者当是同属动物刻纹蚬 *C. longillierti* (Philippi)。[2] 古本草有数种本品的原创图，今统述于下。

《本草品汇精要》"蚬"（图1）绘5枚同形不同色之蚬。其形状、纹理、颜色（有黄、黑两种）无一不精细入微。其中还有的微开外壳，露出蚬肉。据其色，此图所示或包括了黄色的河蚬 *C. fruminea*，黑色的刻纹蚬 *C. longillierti*。以此图为标准，衡量其他原创图，精粗立判。《太乙仙制本草药性大全》"蚬肉"（图3）绘水中6枚蚬，形状姿势均同。形扁，壳顶不明显，有同形粗环纹。凭此仅能说是蚌蛤类，无法进一步分析。《本草纲目》金陵本"蚬"（图5）绘上下两几乎同形反向的瓜皮帽般的物体。结合其图名，上图勉强可以理解为侧视图，但其底也不能如此平坦。壳面无同心环纹，反而是略呈放射状的短线。下图则更无法理解，翻过来再绘也提供不了新的信息。蚬为寻常之物，不明何以绘成如此难解之图。《纲目》钱本"蚬"（图6）与其"蛂蜻"图几乎一样，可见绘图者也不大明白这两者的区别在哪里。《三才图会》有两

1 国家中医药管理局《中华本草》编委会：《中华本草》（9），上海：上海科学技术出版社，1999：86.
2 谢宗万：《本草纲目药物彩色图鉴》，北京：人民卫生出版社，2000：436.

图，"白蚬"（图8）用白描法圈成可以任意想象的一个扁圆形，右下略有突起的物件。不理解其示意，兹不强解。"黄蚬"（图9）则非常直观地表现了蚬之形状。其立体感、条纹等描绘甚精。此图非彩色，故无法强行定种，但此当为河蚬*C. fruminea*及其近缘动物的写实图无疑。《**古今图书集成·禽虫典**》"蚬图"（图12）绘湖岸水滨有大小8枚蚬，其形状都差不多，粗得其形。

【小结】

"蚬"首出《本草拾遗》。据陈藏器、李时珍、赵学敏等记述，本品当包括蚬科动物河蚬*Corbicula fruminea* (Muller)及刻纹蚬*C. longillierti* (Philippi)。《本草品汇精要》写生绘图精细地表现了上述两种蚬。《三才图会》"黄蚬"亦属写实图。

46–6　真珠

【品图】

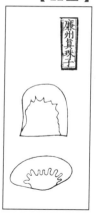

图1　图经(大)·廉州真珠子

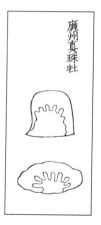

图2　图经(政)·廉州真珠牡

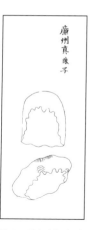

图3　图经(绍)·廉州真珠子

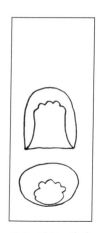

图4　歌括·真珠

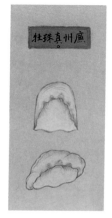

图5　品汇·廉州真珠牡

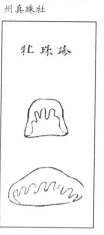

图6　蒙筌·珍珠牡

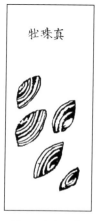

图7　太乙·真珠牡

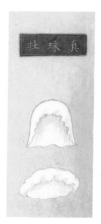

图8　雷公·真珠牡

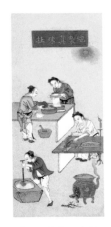

图 9　雷公·炮制
真珠牡

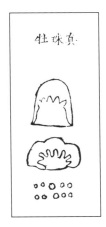

图 10　纲目（金）·真
珠牡

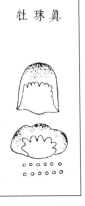

图 11　纲目（钱）·真
珠牡

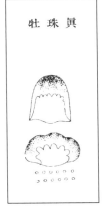

图 12　纲目（张）·真
珠牡

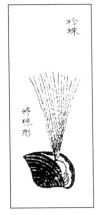

图 13　原始·珍珠

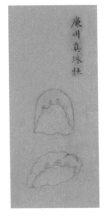

图 14　金石·廉
州真珠牡

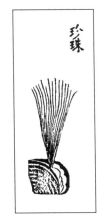

图 15　汇言·珍珠

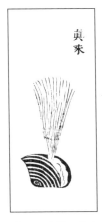

图 16　类纂·真珠

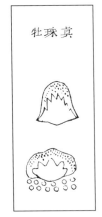

图 17　备要·真
珠牡

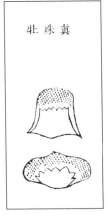

图 18　会纂·真珠牡

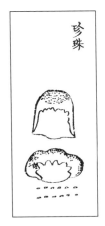

图 19　求真·珍珠

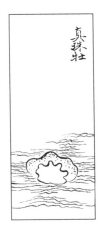

图 20　图说·真
珠牡

本品20图，取自19书，其中4幅彩图。有承继关系的图可分2个书类。

《本草图经》：该书"廉州真珠子（牡）"图分别存于《大观》（图1，图名作"真珠子"）、《政和》（图2，图名作"真珠牡"）、《绍兴》（图3，图名作"真珠子"）。此三传本药图大同小异，今以《政和》图2为《图经》图的代表。

仿绘该图的墨线图有：《本草歌括》"真珠"（图4，仿绘图1，简化）、《本草蒙筌》"珍珠牡"（图6）、《本草纲目》金陵本"真珠牡"（图10，该图在下方添绘了两排珍珠示意图）。此后仿绘金陵本图10者有《纲目》钱本图11（该图将原图上、中两珍珠牡用点点衬阴法使之立体化）。此后仿绘钱本图11者有《纲目》张本图12、《本草备要》图17、《食物本草会纂》图18、《本草求真》图19、《本草简明图说》"真珠牡"（图20，该图仅仿绘图11中间的一贝壳，再加水波为背景）。

仿绘该图的彩色图有：《本草品汇精要》"廉州真珠牡"（图5，为之敷色，使之立体化）。此后仿绘《品汇》的彩图有《补遗雷公炮制便览》"真珠牡"（图8）、《金石昆虫草木状》"廉州真珠牡"（图14）。

《本草原始》：该书"珍珠"（图13）的仿绘图有《本草汇言》图15、《本草纲目类纂必读》图16。

以上20图中，除外16幅仿绘图，原创图4幅（图2、7、9、13），详见下"鉴药"项。

【文录】

唐末《海药本草》（见《证类本草》卷20"真珠"）《海药》云：按正经云：生南海，石决明产出也……蜀中西路女瓜亦出真珠，是蚌蛤产，光白甚好，不及舶上彩耀。欲穿须得金刚钻也。

宋《本草图经》（同上）《图经》曰：真珠，本经不载所出州土，今出廉州，北海亦有之。生于珠牡（俗谓之珠母）。珠牡，蚌类也。按《岭表录异》：廉州边海中有洲岛，岛上有大池，谓之珠池。每岁刺史亲监珠户入池采老蚌，割取珠以充贡。池虽在海上，而人疑其底与海通，池水乃淡，此不可测也。土人采小蚌肉作脯食之，往往得细珠如米者。乃知此池之蚌，随大小皆有珠矣。而今取珠牡，云得之海傍，不必是珠池中也。其北海珠蚌，种类小别。人取其肉，或有得珠者，但不常有，其珠亦不甚光莹，药中不堪用。又蚌属中有一种似江珧者，其腹亦有珠，皆不及南海者奇而且多。入药须用新完未经钻缀者为佳。

宋《本草衍义》卷17"真珠"　河北塘泺中，亦有围及寸者，色多微红，珠母与廉州珠母不相类。但清水急流处，其色光白。水浊及不流处，其色暗。余如经。

明《本草纲目》卷46"真珠"　【释名】珍珠（《开宝》）、蚌珠（《南方志》）、蠙珠（《禹贡》）。【集解】【时珍曰】按《廉州志》云：合浦县海中有梅、青、婴三池。蜑人每以长绳系腰，携篮入水，拾蚌入篮即振绳，令舟人急取之。若有一线之血浮水，则葬鱼腹矣。又熊太古《冀越集》云：《禹贡》言：淮夷蠙珠，后世乃出岭南。今南珠色红，西洋珠色白，北海珠色微青，各随方色也。予尝见蜑人入海，取得珠子树数担。其树状如柳枝，蚌生于树，不可上下。树生于石，蜑人凿石得树以求蚌，甚可异也。又《南越志》云：珠有九品，以五分至一寸八九分者为大品，有光彩；一边似度金者，名珰珠；次则走珠、滑珠等品也。《格古论》云：南番珠色白圆耀者为上，广西者次之。北海珠色微青者为上，粉白、油黄者下也。西番马价珠为上，色青如翠，其老色、夹石粉青、油烟者下也。凡蚌闻雷则瘦瘦。其孕珠如怀孕，故谓之珠胎。中秋无月，则蚌无胎。《左思赋》云"蚌蛤珠胎，与月盈亏"是矣。陆佃云：蚌蛤无阴阳牝牡，须雀蛤化成，故能生珠，专一于阴精也。龙珠在颔，蛇珠在口，鱼珠在眼，鲛珠在皮，鳖珠在足，蚌珠在腹。皆不及蚌珠也。

【鉴药】

李时珍注"真珠"首出《开宝本草》。然《嘉祐本草》《证类本草》在此条下引有多种早于《开宝》的本草书，其中有《雷公炮炙论》《药性论》《海药本草》等，其中以《雷公炮炙论》为最早。一名珍珠。《中华本草》释名云："珠有蚌珠与杂珠之别。如《尔雅》'西方之美者，有霍山之多珠玉也'。而入药唯取蚌珠，故特称真珠，以别他品。或因贵之而称为珍珠。"《开宝》载其"主手足皮肤逆胪，镇心。绵裹塞耳，主聋。傅面令人润泽好颜色。粉点目中，主肤翳障膜。"此外后世医方时有用者。

关于本品的生境、形态，本草书中以梁·陶弘景《本草经集注》"石决明"条最早提到："又云是鳆鱼甲，附石生，大者如手，明耀五色，内亦含珠。"石决明生南海，故《海药本草》云："按正经云生南海，石决明产出也。"《海药》又云："蜀中西路女瓜亦出真珠，是蚌蛤产，光白甚好，不及舶上彩耀。欲穿须得金刚钻也。"此明在唐代及其以前，蜀中（今四川）也有淡水蚌蛤所产的珠，但不及"舶上"（海船运来）真珠光彩耀目。本草之外的我国早期文献多载真珠，时珍引《禹贡》"淮夷蠙珠"，乃淮、夷二水所出"蠙珠"。《说文》："珠，蚌之阴精也。"《太平御览》有"珠"专卷，其中记载珠为人识的记载，早于本草所记多矣，兹不繁引。晋·葛洪《抱朴子》云："真珠径寸已上可服，服之可以长久。"又《肘后方》以真珠治疾，此明真珠入药亦甚早。唐、宋本草收入真珠，远远滞后于其使用之时。

宋·苏颂《图经》详载真珠出产、采集与蚌珠种类："真珠……今出廉州，北海亦有之。生于珠牡（俗谓之珠母）。珠牡，蚌类也。按《岭表录异》：廉州边海中有洲岛，岛上有大池，谓之珠池。每岁刺史亲监珠户入池采老蚌，割取珠以充贡。池虽在海上，而人疑其底与海通，池水乃淡，此不可测也。土人采小蚌肉作脯食之，往往得细珠如米者。乃知此池之蚌，随大小皆有珠矣。而今取珠牡，云得之海傍，不必是珠池中也。其北海珠蚌，种类小别。人取其肉，或有得珠者，但不常有，其珠亦不甚光莹，药中不堪用。又蚌属中有一种似江珧者，其腹亦有珠，皆不及南海者奇而且多。入药须用新完未经钻缀者为佳。"这段描述提示，真珠的发现，始于食用蚌肉，知蚌中有珠。唐·刘恂《岭表录异》记载的海中采蚌取珠，其历史可能在唐以前早已有之。

海珠虽好，淡水蚌珠亦有佳者。宋·寇宗奭云："河北塘泺中，亦有围及寸者，色多微红，珠母与廉州珠母不相类。但清水急流处，其色光白。水浊及不流处，其色暗。"此表明在河北的淡水池塘中也有能产大珠的蚌（珠母），其"珠母与廉州珠母不相类"，即原动物种类不一样。据研究，最晚在11世纪以前，古人已较好地掌握了淡水养珠法。[1]其所依据的文献为宋《文昌杂录》："养珠法：以今所作假珠，择光莹圆润者。取稍大蚌蛤，以清水浸之。伺其开口，急以珠投之。频换清水……此经两秋即成真珠矣。"[2]所谓"假珠"即人工养珠需要植入蚌体内的珍珠核。

明《本草纲目》"真珠"集解中新增的资料，多取自前人书，其中以介绍采珠、不同产地真珠的种类与品格等，并未多涉及珠母的来源。宋《图经》谈及珠母（珠牡），仅简单的几个字："珠牡，蚌类也。"具体珠牡只提到"又蚌属中有一种似江珧者，其腹亦有珠，皆不及南海者奇而且多。"这种"江珧"为江珧科动物栉江珧 *Pinna (Atrina) pectinata* Linnaeus，亦生于海边，但却不是珠牡的主要来源。现代学者对古代珠牡原动物的确定，大多是依据今珍珠产地所见的原动物。《中华本草》"珍珠"条下列举了7种孕育珍珠的原动物。《本草纲目药物彩色图鉴》提到：现海产珍珠主为合浦珠母贝（马氏珍珠贝）*Pinctada martensii* (Dunker)、大珍珠贝 *Pinctada maxima* (Jameson)；淡水种类主要有三角帆蚌 *Hyriopsis cumingii* (Lea)、褶纹冠蚌 *Cristaria plicata* (Leach) 和背角无齿蚌 *Anodonta woodiana* (Lea)。古本草有关珠牡的插图虽有20幅，但真正表现珠牡的原创图却甚少。

1.《本草图经》：该书"廉州真珠牡"（图2）仅有单线勾描的贝类外形，难以窥知其立体图像。此需要参照该图的《本草品汇精要》彩绘本，才能知道这上下两个图，是表现珍珠贝的外壳与腹面。"廉州"即今广西合浦。这里产珍珠的原动物是合浦珠母贝 *P. martensii*。此贝的两壳不等，右壳较平，左壳稍凸。故此图上方一枚贝壳似为右壳，下面一枚似左壳。图1、图2的形态不如图3。图3上下两壳差距不大，下壳还有立体感，更像是同一珠贝的两片壳。

2.《太乙仙制本草药性大全》：该书"真珠牡"（图7）的外形如淡水蚌类，其图

1 郑金生：古代的人工养珠和驯麝取香，中华医史杂志，1980，（1）：36.
2 ［宋］庞元英：《文昌杂录》，北京：中华书局，1958：5.

形过粗糙，只能臆测可能是背角无齿蚌*A. woodiana*之类。

3.《补遗雷公炮制便览》：该书"炮制真珠牡"（图9）按《雷公炮炙论》法绘图。雷公法为："须取新净者，以绢袋盛之。然后用地榆、五花皮、五方草三味各四两，细剉了，又以牡蛎约重四五斤已来，先置于平底铛中，以物四向搅令稳，然后着真珠于上了，方下剉了三件药，笼之，以浆水煮三日夜。勿令火歇，日满出之，用甘草汤淘之，令净后，于臼中捣令细，以绢罗重重筛过，却更研二万下了，用。"此法甚是繁复。图中所示：右方有用切药刀铡药者，示意切三种作辅料用的草药。右下角的炉灶及加盖的锅，示意在煮药。左下一人在石臼中杵捣真珠牡令细。右上绿衣人在向一盆里倾倒液体，对照雷公法，还没有这样的工序。

4.《本草原始》：该书"珍珠"（图13）是一幅示意图。图中一枚黑的珍珠蚌，内含一个大珠，光芒四射。其图注"蚌珠形"，即示意蚌珠产生的方式。

【小结】

"真珠"首出《雷公炮炙论》，但有关珍珠的生成及使用早见于《本草经集注》等书中。珍珠有海水珠、淡水珠两类。当今孕育海水珠的原动物主要为合浦珠母贝（马氏珍珠贝）*Pinctada martensii* (Dunker)、大珍珠贝*Pinctada maxima* (Jameson)；淡水珠的原动物主要有三角帆蚌*Hyriopsis cumingiii* (Lea)、褶纹冠蚌*Cristaria plicata* (Leach)和背角无齿蚌*Anodonta woodiana* (Lea)。《本草图经》"廉州真珠牡"所绘可能是合浦珠母贝*P. martensii*的左右两贝壳。

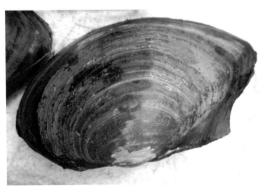

图21 褶纹冠蚌 *Cristaria plicata* 外面

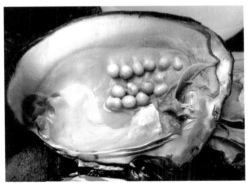

图22 褶纹冠蚌 *Cristaria plicata* 内面

46-7 石决明

【品图】

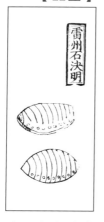

图1 图经(大)·雷州石决明

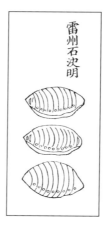

图2 图经(政)·雷州石决明

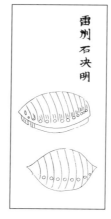

图3 图经(绍)·雷州石决明

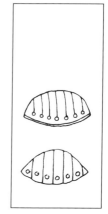

图4 歌括·石决明

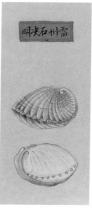

图5 品汇·雷州石决明

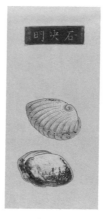

图6 食物·石决明

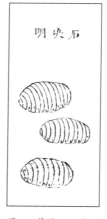

图7 蒙筌·石决明

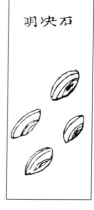

图8 太乙·石决明

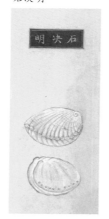

图9 雷公·石决明

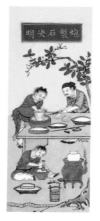

图10 雷公·炮制石决明

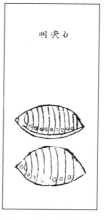

图11 纲目(金)·石决明

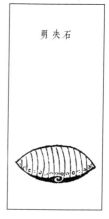

图12 纲目(钱)·石决明

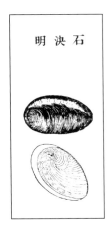

图 13　纲目（张）·石
决明

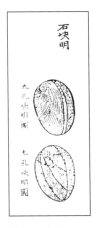

图 14　原始·石
决明

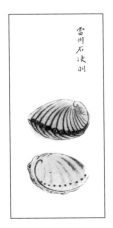

图 15　金石·雷
州石决明

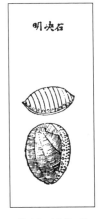

图 16　汇言·石
决明

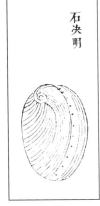

图 17　本草汇·石
决明

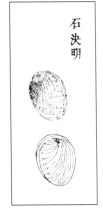

图 18　类纂·石
决明

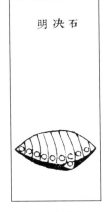

图 19　备要·石
决明

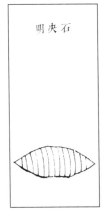

图 20　会纂·石
决明

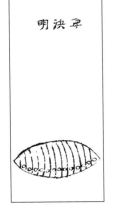

图 21　求真·石
决明

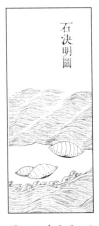

图 22　禽虫典·石
决明图

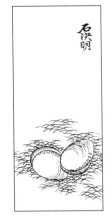

图 23　图说·石
决明

本品23图，取自22书，其中5幅彩图。有承继关系的图可分3个书类。

《本草图经》：该书"雷州石决明"图分别存于《大观》（图1，2枚）、《政和》（图2，3枚）、《绍兴》（图3，2枚）。此三传本药图大同小异，今以《政和》图2为《图经》图的代表。

仿绘该图的墨线图有：《本草歌括》"石决明"（图4，仿绘图1，有所简化）、《本草蒙筌》"石决明"（图7，仿绘图2）、《本草纲目》金陵本"石决明"（图11，仿绘图2上两枚）。《古今图书集成·禽虫典》"石决明图"（图22，将图2的3枚贝壳放在四周都是海水的一角土地上）。此后仿绘金陵本图11的有《纲目》钱本图12。该图仿绘图7中的一枚，且将其壳顶移到壳中间。此后仿绘钱本图12的有《本草备要》图19、《食物本草会纂》图20、《本草求真》图21。

《本草品汇精要》：该书"雷州石决明"（图5）的仿绘彩图有《食物本草》"石决明"（图6）、《补遗雷公炮制便览》"石决明"（图9）、《金石昆虫草木状》"雷州石决明"（图15）。

《本草原始》：该书"石决明"（图14）的仿绘图有《本草汇言》图16（该图上一枚仿绘自《图经》图2，下一枚仿绘自《原始》图14之一）、《本草汇》图17（仅仿绘图14中的"九孔决明"）《本草纲目类纂必读》图18（上一枚采用纵横网格纹理，使之类似蛋形；下一枚乃新绘图，纹理简略，但贴近实物）。

以上23图中，除外16幅仿绘图，原创图有7幅（图2、5、8、10、13、14、23），详见下"鉴药"项。

【文录】

《别录》（见《证类》卷20"石决明"） 生南海。

梁《本草经集注》（同上） 陶隐居云：俗云是紫贝，定小异，亦难得。又云是鳆（步角切）鱼甲，附石生，大者如手，明耀五色，内亦含珠。人今皆水渍紫贝，以熨眼，颇能明。

唐《唐本草》（同上）《唐本》注云：此物是鳆鱼甲也，附石生，状如蛤，惟一片，无对，七孔者良。今俗用者紫贝，全别，非此类也。

宋《开宝本草》（同上） 今注：石决明，生广州海畔。壳大者如手，小者如三两指，其肉，南人皆啖之，亦取其壳，以水渍洗眼，七孔、九孔者良，十孔已上者不佳。谓是紫贝及鳆鱼甲，并误矣。

宋《本草图经》（同上）《图经》曰：今岭南州郡及莱州皆有之。旧说，或以为紫贝，或以鳆鱼甲。按紫贝即今人砑螺，古人用以为货币者，殊非此类。鳆鱼，王莽所食者，一边着石，光明可爱，自是一种，与决明相近耳。决明壳大如手，小者三两指，海人亦啖其肉，亦取其壳，渍水洗眼，七孔、九孔者良，十孔者不佳。采无时。

宋《本草衍义》卷17"石决明"　经云：味咸，即是肉也。人采肉以供馔，及干致都下，北人遂为珍味。肉与壳两可用，方家宜审用之。

明《本草纲目》卷46"石决明"　【释名】九孔螺（《日华》），壳名千里光。【时珍曰】决明、千里光，以功名也。九孔螺，以形名也。【集解】【时珍曰】石决明形长如小蚌而扁，外皮甚粗，细孔杂杂，内则光耀，背侧一行有孔如穿成者，生于石崖之上，海人泅水，乘其不意，即易得之。否则紧粘难脱也。陶氏以为紫贝，雷氏以为真珠牡，杨倞注《荀子》以为龟脚，皆非矣。惟鳆鱼是一种二类，故功用相同。吴、越人以糟决明、酒蛤蜊为美品者，即此。

【鉴药】

"石决明"首见于《别录》。李时珍释名曰："决明，以功名也。"《别录》载其"主目障翳痛，青盲。久服益精轻身。"寇宗奭云："经云味咸，即是肉也。人采肉以供馔，及干致都下，北人遂为珍味。肉与壳两可用，方家宜审用之。"后世以其壳供药用，肉供食用。

关于本品的生境、形态，《别录》云"生南海"。可见本品为海洋生物。但石决明是因功效得名，只要具有明目功效的海洋生物皆可以此命名，因此必须明确其原动物。梁·陶弘景云："俗云是紫贝，定小异，亦难得。又云是鳆（步角切）鱼甲，附石生，大者如手，明耀五色，内亦含珠。人今皆水渍紫贝，以熨眼，颇能明。"从这段话可知陶弘景之时，石决明有两个来源，一是紫贝，二是鳆鱼。鳆鱼特点是"附石生，大者如手，明耀五色"。现代鲍鱼形态习性与之符合。又"鳆"之音，《说文·鱼部》"鳆，海鱼名。从鱼复声。蒲角切。"本草作"步角切"。或作fù，然亦有作bào者。《汉书·王莽传》载其自知败，忧不能食，啖鳆鱼。颜师古注："鳆，海鱼也。音霯。"故鳆鱼即今鲍鱼，当是同音所致。[1]今鲍鱼与古之鲍鱼（淡干鱼）含义不同，即古之"鳆"。

《唐本草》对石决明基原的看法很明确："此物是鳆鱼甲也，附石生，状如蛤，惟一片，无对，七孔者良。今俗用者紫贝，全别，非此类也。"如此看来，可以肯定古代的"鳆鱼甲"就是现代动物学的鲍科（Haliotidae）动物。鲍乃软体动物门腹足纲动物，既非鱼类，也非蚌蛤类。其为海生、单壳（即所谓"惟一片无对"），壳形卵圆形（所谓"如蛤形""大者如手"，一手可握）。其腹足力量强大，可附着石上（所谓"附石生"）。其壳边缘有6—9孔，是鲍与外界交换物质的通道（即"七孔者良"，或"九孔者良"）。药用其单壳，属于"右壳"。故药界有"左牡蛎""右石决"之说。现今所用的石决明，与《唐本草》所云"鳆鱼甲"完全相符。谢宗万认为，我国产鲍科动物数种，现均可作石决明入药。根据所述"七孔、九孔者良"，则是

1　国家中医药管理局《中华本草》编委会：《中华本草》（8），上海：上海科学技术出版社，1999：39.

指杂色鲍*Haliotis diversicolor* Reeve而言。[1]

　　下此以往，其基原无大变化。《开宝》云 :"石决明，生广州海畔。壳大者如手，小者如三两指，其肉，南人皆啖之，亦取其壳，以水渍洗眼，七孔、九孔者良，十孔已上者不佳。谓是紫贝及鳆鱼甲，并误矣。"此文所载形态全为鲍科动物，但却说"鳆鱼甲"也和"紫背"一样是错误的，此《开宝》不明"鳆"即"鲍"也。苏颂也不明"鳆鱼"才是真正的石决明原动物 :"鳆鱼，王莽所食者，一边着石，光明可爱，自是一种，与决明相近耳。"他所描述的石决明是 :"决明壳大如手，小者三两指，海人亦啖其肉，亦取其壳，渍水洗眼，七孔、九孔者良，十孔者不佳。"苏氏不知"一边着石"与"壳大如手""七孔、九孔"并不矛盾。李时珍云 :"石决明形长如小蚌而扁，外皮甚粗，细孔杂杂，内则光耀，背侧一行有孔如穿成者，生于石崖之上，海人泅水，乘其不意，即易得之。否则紧粘难脱也。陶氏以为紫贝，雷氏以为真珠牡，杨倞注《荀子》以为龟脚，皆非矣。惟鳆鱼是一种二类，故功用相同。"时珍没有否定"鳆鱼"不可用，但却说是"一种二类"，其实石决明与鳆鱼就是一类。用其壳明目，即石决明 ;食其肉快朵颐，则是鳆鱼（鲍鱼）。

　　古本草图所绘石决明，其原创图多数源于写实。今统而述之。

　　《本草图经》"石决明"（图2）所绘外壳呈卵圆，一侧有小圆孔9个，示意九孔决明。但其壳表面的形状与纹理相差甚远。看不出壳顶及其体螺层的壳面。故此只能算是示意图。与《品汇》图对照观看，就知道此图差在哪里。《本草品汇精要》"石决明"（图5）为彩色写实图。绘石决明的背面（上）与腹面。其壳顶钝，位于壳的后端。以壳顶为中心发出螺旋纹理。壳的边缘有一串小圆孔，约10余个（稍多点）。下为腹面显示其内光洁异常，亦有小孔。此图所示，与鲍科动物杂色鲍*Haliotis diversicolor* Reeve及皱纹盘鲍*Haliotis discus hannai* Ino近似。《太乙仙制本草药性大全》"石决明"（图8）绘4枚同形同向的蚌类外形，看不出与鲍科动物有何相似处。《补遗雷公炮制便览》"炮制石决明"（图10）乃按《雷公炮炙论》之法绘图。雷公法为 :"凡使……先去上粗皮，用盐并东流水于大瓷器中，煮一伏时了，漉出拭干，捣为末，研如粉，却入锅子中，再用五花皮、地榆、阿胶三件，更用东流水于瓷器中，如此淘之三度，待干，再研一万匝，方入药中用。"此图从右上角开始，按顺时针方向展开工序。右上紫衣人用刀去石决明壳上的粗皮，然后用右下角的炉灶、瓷锅煮一天一夜，再由左下一人捣为末，研如粉，然后由左上一人在大盆里淘洗。再由左下之人研磨。此乃道家炮制法，过于繁琐，医药家不用此法。《本草纲目》张本"石决明"（图13）绘两枚石决明，其壳边缘皆有8孔。下面一枚的纹理清晰准确，上面一枚纹理稍逊色。但都可以认为是杂色鲍*H. diversicolor*。《本草原始》"石决明"（图14）为写实图。其壳外形皆为卵圆形，

1　谢宗万 :《本草纲目药物彩色图鉴》，北京 :人民卫生出版社，2000 :437.

上下各一枚，分别注为"九孔决明图""七孔决明图"。其边缘有九孔或七孔。壳顶在的后端。《本草简明图说》"石决明"（图23）绘2枚石决明腹面图，内肉均无，只有外壳，误置于水草之上。此图选择同样的腹面绘图，未显示壳顶及壳表面纹理。

【小结】

"石决明"首见于《别录》。此为海洋生物。陶弘景时，石决明的来源有紫贝、鳆鱼甲两种。《唐本草》认为就是鳆鱼甲。据其描述，"鳆鱼甲"即鲍科（*Haliotidae*）动物，主要指杂色鲍*Haliotis diversicolor* Reeve，其他同科动物均可作石决明入药。《本草图经》《本草品汇精要》《本草原始》《本草纲目》张本所绘均为鲍科动物。

46-8　海蛤

【品图】

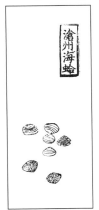

图1　图经（大）·沧州海蛤

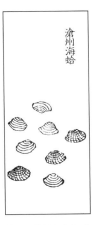

图2　图经（政）·沧州海蛤

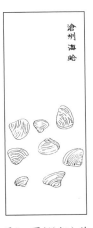

图3　图经（绍）·沧州海蛤

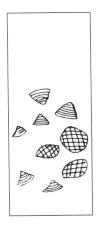

图4　歌括·海蛤

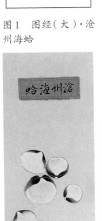

图5　品汇·沧州海蛤

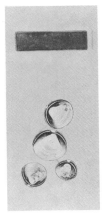

图6　食物·海蛤

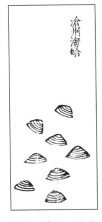

图7　蒙荃·沧州海蛤

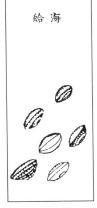

图8　太乙·海蛤

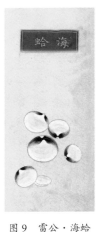

图 9 雷公·海蛤

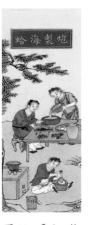

图 10 雷公·炮制海蛤

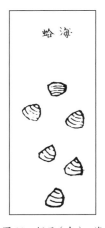

图 11 纲目（金）·海蛤

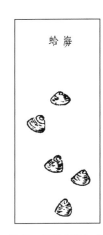

图 12 纲目（钱）·海蛤

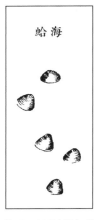

图 13 纲目（张）·海蛤

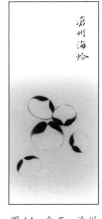

图 14 金石·沧州海蛤

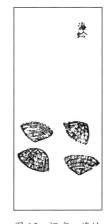

图 15 汇言·海蛤

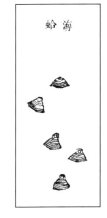

图 16 会纂·海蛤

本品16图，取自15书，其中5幅彩图。有承继关系的图可分2个书类。

《本草图经》：该书"沧州海蛤"图分别存于《大观》（图1）、《政和》（图2）、《绍兴》（图3）。此三传本药图大同小异，今以《政和》图2为《图经》图的代表。

仿绘该图的墨线图有：《本草歌括》"海蛤"（图4，仿绘图1，有所简化）、《本草蒙筌》"沧州海蛤"（图7，海蛤8枚，形态一个模式）、《本草纲目》金陵本"海蛤"（图11，构图一致，但6枚海蛤形状相似，立体感不强）。此后仿绘金陵本图11的有《纲目》钱本图12（5枚海蛤，予以修饰，形状均相似）。钱本图12的仿绘者有《纲目》张本图13、《食物本草会纂》图16。

《本草品汇精要》：该书"沧州海蛤"（图5）的仿绘彩图有《食物本草》"海蛤"（图6，4枚，但形态一样）、《补遗雷公炮制便览》"海蛤"（图9，海蛤6枚，基本仿绘）、《金石昆虫草木状》"沧州海蛤"（图14）。

以上16图中，除外11幅仿绘图，原创图有5幅（图2、5、8、10、15），详见下"鉴药"项。

【文录】

《**本经**》《别录》（见《证类》卷20 "**海蛤**"） 一名魁蛤。生东海。

题·刘宋《**雷公炮炙论**》（同上） 凡使，勿用游波薹骨。其虫骨真似海蛤，只是无面上光。

唐《**唐本草**》（同上）《唐本》注云：此物以细如巨胜，润泽光净者好，有粗如半杏人者，不入药用。亦谓为豚耳蛤，粗恶不堪也。

后蜀《**蜀本草**》（同上）《蜀本》:《图经》云：今莱州即墨县南海沙湍中。四月、五月采，淘沙取之。

吴越《**日华子本草**》（同上）《日华子》云：此即鲜蛤子。雁食后粪中出，有文彩者为文蛤，无文彩者为海蛤。乡人又多将海岸边烂蛤壳，被风涛打磨莹滑者，伪作之。

梁《**本草经集注**》（见《证类》卷20 "文蛤"） 陶隐居云：海蛤至滑泽，云从雁屎中得之，二三十过方为良。今人多取相摭，令磨荡似之尔。

唐《**本草拾遗**》（同上） 陈藏器云：按海蛤，是海中烂壳，久在泥沙，风波淘洒，自然圆净，有大有小，以小者久远为佳，亦非一一从雁腹中出也。文蛤是未烂时壳，犹有文者。此乃新旧为名，二物元同一类。假如雁食蛤壳，岂择文与不文。苏恭此言殊为未达，至如烂蚬蚌壳，亦有所主，与生不同。陶云副品，正其宜矣。

宋《**本草衍义**》卷17 "**海蛤、文蛤**" 陈藏器所说是。今海中无雁，岂有食蛤粪出者？若蛤壳中有肉时，尚可食，肉既无，焉得更有粪中过数多者？必为其皆无廉棱，乃有是说。殊不知风浪日夕淘汰，故如是。

明《**本草纲目**》卷46 "**海蛤**" 【释名】【时珍曰】海蛤者,海中诸蛤烂壳之总称,不专指一蛤也。旧本云一名魁蛤，则又指是一物矣。系是误书，今削之。【集解】【时珍曰】按沈存中《笔谈》云：海蛤即海边沙泥中得之。大者如棋子，小者如油麻粒，黄白色，或黄赤相杂。盖非一类，乃诸蛤之壳，为海水礶砺，日久光莹，都无旧质。蛤类至多，不能分别其为何蛤，故通谓之海蛤也。余见下条。【正误】【时珍曰】此乃魁蛤，非海蛤也。盖误矣，今正之。【时珍曰】海蛤是诸蛤烂壳，文蛤自是一种。陈氏言文蛤是未烂时壳，则亦泛指诸蛤未烂者矣，其说未稳。但海中蛤蚌名色虽殊，性味相类，功用亦同，无甚分别也。

【鉴药】

"海蛤"首见于《本经》。李时珍释名云："海蛤者，海中诸蛤烂壳之总称，不专指一蛤也。"《本经》载其"主咳逆上气,喘息烦满,胸痛寒热"。后世医方较多使用。

关于本品的生境、形态,《别录》仅载"生东海"。《吴普本草》云:"海蛤……大节头有文,文如磨齿。"似乎是指某种有纹理的海蛤。梁·陶弘景在"文蛤"条云:"海蛤至滑泽,云从雁屎中得之,二三十过方为良。今人多取相挼,令磨荡似之尔。"所谓"雁屎中得之"固然是传闻,但由此反映当时所用的海蛤表面"至滑泽",只有常年浪打沙磨的海蛤才有这样的效果。《唐本草》云:"此物以细如巨胜,润泽光净者好。"也是取表面光洁者,但光洁未必是指新鲜。唐本《图经》(《蜀本草》引)云:"今莱州即墨县南海沙湍中。四月、五月采,淘沙取之。"同样说明唐代海蛤是陈旧的海中蛤壳。唐·陈藏器的解说是:"按海蛤是海中烂壳,久在泥沙,风波淘洒,自然圆净,有大有小,以小者久远为佳,亦非一一从雁腹中出也。文蛤是未烂时壳,犹有文者。此乃新旧为名,二物元同一类。假如雁食蛤壳,岂择文与不文?"这一段话的中心,是说海蛤并非是专一物种,是海中多种烂蛤壳的总称。《本经》另有"文蛤",陈藏器认为不过是"未烂时壳,犹有文者",都是同一个东西。

五代《日华子本草》有另一种说法:"此即鲜蛤子。雁食后粪中出,有文彩者为文蛤,无文彩者为海蛤。乡人又多将海岸边烂蛤壳,被风涛打磨莹滑者,伪作之。"此说以有文无文区分文蛤与海蛤,却将海边烂蛤壳视作伪品。对此,宋·寇宗奭的评述是:"陈藏器所说是。今海中无雁,岂有食蛤粪出者?若蛤壳中有肉时,尚可食,肉既无,焉得更有粪中过数多者?必为其皆无廉棱,乃有是说。殊不知风浪日夕淘汰,故如是。"寇宗奭的逻辑推理十分严密,说明海蛤就是风浪淘汰的各种海中蛤壳的总称。李时珍更是明确地说:"海蛤者,海中诸蛤烂壳之总称,不专指一蛤也。"李时珍还引沈括《梦溪笔谈》之文以证其说。《笔谈》原文为:"海蛤,今不识其生时,但海涯泥沙中得之,大者如棋子,细者如油麻粒,黄白,或赤相杂。盖非一类,乃诸蛤之房,为海水砻砺光莹,都非旧质。蛤之属,其类至多。房之坚久,莹洁者皆可用,不适指一物,故通谓之海蛤耳。"

检视古医方书使用此类药名,以"海蛤""海蛤壳"的频率最高。"文蛤"仅及其六分之一,且其中还有指"五倍子"者(文蛤为五倍子别名)。现代对海蛤的处理也继承了医书、本草中的主流用法,将海蛤视为多种海蛤的贝壳。其代表种为帘蛤科动物青蛤*Cyclina sinensis* (Gmelin)及文蛤*Meretrix Meretrix* Linnaeus。[1]以下将古代本草中本品的原创图统而述之。

《本草图经》"沧州海蛤"(图2)绘不同形状及花纹的海蛤8枚,此示意图,即

1　国家中医药管理局《中华本草》编委会:《中华本草》(9),上海:上海科学技术出版社,1999:89.

表明海蛤是多种经浪沙磨砺后的蛤壳，无须究其本来种类。"沧州"在今河北盐山县西南。《**本草品汇精要**》"沧州海蛤"（图5）绘6枚大小不同、形态相似的蛤壳，颜色单一无花纹。《**太乙仙制本草药性大全**》"海蛤"（图8）采用该书绘蛤蚌类的套路，绘7枚贝壳侧视图，其形态及花纹或有不同。《**补遗雷公炮制便览**》"炮制海蛤"（图10）乃据《雷公炮炙论》之法绘图。雷公法为："凡修事一两，于浆水中煮一伏时后，却以地骨皮、柏叶二味，又煮一伏时后出，于东流水中淘三遍，拭干，细捣研如粉，然后用。凡一两，用地骨皮二两，并细到，以东流水淘取用之。"图中左下角有炉灶，示意须经煮过。图下方一人坐地捣研蛤壳。图上方两人，右侧一人往盆里倾倒液体，也许是与蛤壳同煮的浆水。左边一人在切制草药，可能是地骨皮或柏叶。《**本草汇言**》"海蛤"（图15）绘4枚小贝，或边缘有锯齿，或有环纹及竖纹。此示意不同的海蛤。

【小结】

"海蛤"为《本经》记载的早期药物之一。据历代本草的主流意见，本品为海中诸旧烂蛤壳的总称。其代表种有帘蛤科动物青蛤*Cyclina sinensis* (Gmelin)、文蛤*Meretrix Meretrix* Linnaeus及其同类动物的壳。《本草图经》《本草品汇精要》所绘均为不同种类的海蛤。

46–9　文蛤

【品图】

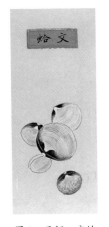 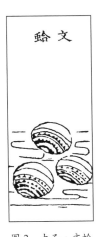 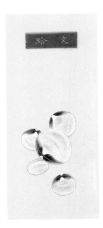 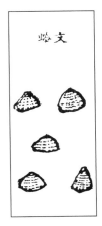

图1　品汇·文蛤　　　图2　太乙·文蛤　　　图3　雷公·文蛤　　　图4　纲目（金）·文蛤

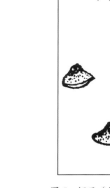

图 5　纲目（钱）·文蛤

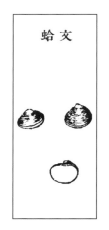

图 6　纲目（张）·文蛤

图 7　原始·文蛤

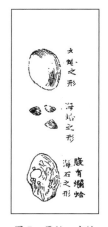

图 8　金石·文蛤

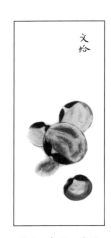

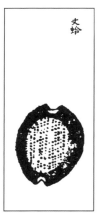

图 9　汇言·文蛤

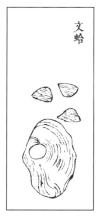

图 10　本草汇·文蛤

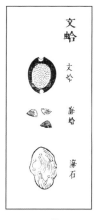

图 11　类纂·文蛤

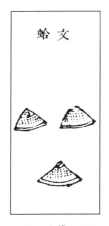

图 12　会纂·文蛤

本品12图，取自12书，其中3幅彩图。有承继关系的图可分3个书类。

《本草品汇精要》：该书"文蛤"（图1）的仿绘者有《补遗雷公炮制便览》图3、《金石昆虫草木状》图8。

《本草纲目》（钱本）：该书"文蛤"（图5）的仿绘者有《食物本草会纂》图12。

《本草原始》：该书"文蛤"（图7）的仿绘图有《本草汇》图10（仅仿绘《原始》图7之"海蛤""海石"之形）《本草纲目类纂必读》图11（其中的"文蛤"图更换成《汇言》图9）.

以上12图中，除外5幅仿绘图，原创图尚有7幅（图1、2、4、5、6、7、9），详见下"鉴药"项。

【文录】

《别录》（见《证类》卷20"文蛤"）　生东海。表有文，取无时。

梁《本草经集注》（同上）　陶隐居云：文蛤小大而有紫斑，此既异类而同条，若别之，则数多。

唐《唐本草》（同上）《唐本》注云：文蛤，大者圆三寸，小者圆五六分。

后蜀《蜀本草》（同上）《蜀本》：《图经》云：背上有斑文者，今出莱州掖县南海中，三月中旬采。萧炳云：出密州。

明《本草纲目》卷46"文蛤"【释名】花蛤。【时珍曰】皆以形名也。【集解】【时珍曰】按沈存中《笔谈》云：文蛤即今吴人所食花蛤也。其形一头小，一头大，壳有花斑的便是。

【鉴药】

"文蛤"首见于《本经》。《别录》云："表有文。"时珍释名曰："以形名也。"《本经》载其"主恶疮，蚀五痔"。《别录》补主治："咳逆胸痹，腰痛胁急，鼠瘘大孔出血，崩中漏下。"古医方书用此名者少，且因"文蛤"又是"五倍子"的别名，故还容易与五倍子混淆。后世一般不用此名，其功用见于"海蛤"条下。

《本经》同时有"海蛤""文蛤"两条。这令整理者陶弘景有些困惑："海蛤至滑泽……文蛤小大而有紫斑，此既异类而同条，若别之，则数多，今以为附见，而在副品限也。"最终《本草经集注》还是将其分为各自独立的两条。从产地来说，两者均"生东海"。但文蛤"表有文""有紫斑"。《唐本草》云："文蛤，大者圆三寸，小者圆五六分。"在诸蛤之中，形体甚大。李时珍引沈括《梦溪笔谈》，云"文蛤，即吴人所食花蛤也。"时珍补充说："其形一头小，一头大，壳有花斑的便是。"今动物学家及本草学家多将本品定为帘蛤科动物文蛤*Meretrix Meretrix* Linnaeus。但据古本草所说，文蛤其实也有不同的种类。"花斑""紫斑""一头小，一头大"，其实都不是现代动物学的文蛤*M. Meretrix*。可能也包括其他有花纹的贝类（如紫贝齿等）。观察古本草有关图形，就知道古人对此也有不同的理解。今将本品的古代原创图统述于下。

《本草品汇精要》"文蛤"（图1）其形其色，均与今文蛤*M. Meretrix*相符。此写实图也。《太乙仙制本草药性大全》"文蛤"（图2）乃示意图，绘水中有3枚如荸荠球茎似的"文蛤"。无法理会其示意。《本草纲目》金陵本"文蛤"（图4）亦为示意图。所绘之蛤粗劣简单，将其与《品汇》图1相比较，就知道差距有多大。《纲目》钱本"文蛤"（图5）重新绘图，3蛤形如小帽，满布黑点，示意花斑？绘图者为画家，不同于金陵本的绘图者，故此图也没有发挥水准。《纲目》张本"文蛤"（图6）绘3枚小蛤，其中上两枚确有蛤形，但因墨线图，无法表现其文其色。下面一枚乃腹面图，显示其光亮洁净的凹面。《本草原始》"文蛤"（图7）绘了3种药材。旁有图注：上为"文蛤之形"展示的是此蛤的腹缘，近圆形而大。中为"海蛤之形"，绘细而残破的烂壳。下为"腹有烂蛤，海石之形"。此海石图与该书"海石"条的"海石"图相似（参

"9–32浮石")。此为海浮石中包藏有烂蛤残壳之药材图。明·汪机曾有"海石即海蛤，蛤粉即蛤蜊壳烧成"之论。李时珍斥责其非，云"海石乃海中浮石也"，并非海蛤。《本草汇言》"文蛤"（图9）绘一卵圆形的贝壳，壳背中央隆起，有斑点，周围低平，前端稍宽，前后有沟缺。此类似宝贝科（*Cypraeidae*）动物的贝壳。

【小结】

"文蛤"为《本经》所载早期药物之一。据陶弘景、《唐本草》《梦溪笔谈》《本草纲目》等记述，本品或帘蛤科动物文蛤*Meretrix Meretrix* Linnaeus。但据本草图文所载，也不排除其他有花纹的贝类（如宝贝科*Cypraeidae*的动物）。《本草品汇精要》绘制的"文蛤"图乃写实图。《本草原始》绘制了与"文蛤"相关的3种药材图。《本草汇言》所绘"文蛤"类似宝贝科动物。

46–10　蛤蜊

【品图】

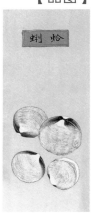

图1　品汇·蛤蜊

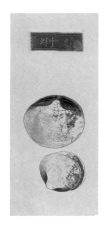

图3　蒙筌·蛤蜊

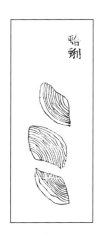

图4　太乙·蛤蜊

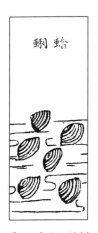

图4　太乙·蛤蜊

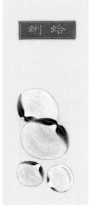

图2　食物·蛤蜊

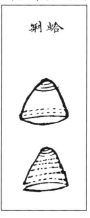

图5　雷公·蛤蜊

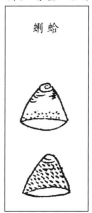

图6　纲目（金）·蛤蜊

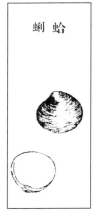

图7　纲目（钱）·蛤蜊

图8　纲目（张）·蛤蜊

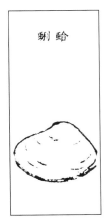

图 9　三才·蛤蜊

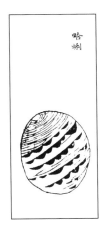

图 10　原始·蛤蜊

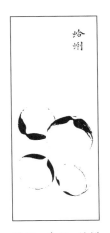

图 11　金石·蛤蜊

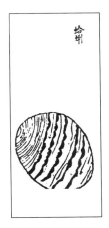

图 12　汇言·蛤蜊

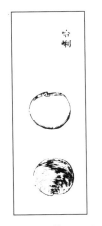

图 13　类纂·蛤蜊

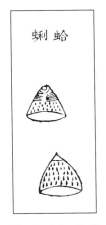

图 14　备要·蛤蜊

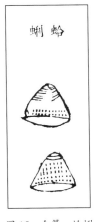

图 15　会纂·蛤蜊

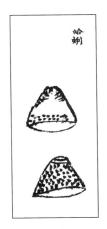

图 16　求真·蛤蜊

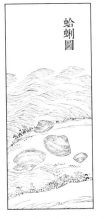

图 17　禽虫典·蛤蜊图

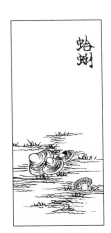

图 18　图说·蛤蜊

　　本品18图，取自18书，其中4幅彩图。有承继关系的图可分4个书类。

　　《本草品汇精要》：该书"蛤蜊"（图1）的仿绘者有《食物本草》图2（只仿绘了右侧2枚）、《补遗雷公炮制便览》图5、《金石昆虫草木状》图11。

　　《本草纲目》（金陵本）：该书"蛤蜊"（图6）的仿绘者有《纲目》钱本图7（略有修饰，上一枚壳顶及下一枚的壳面均有改动）。此后仿绘钱本图7的有《本草备要》图14、《食物本草会纂》图15、《本草求真》

图16。

《本草原始》：该书"蛤蜊"（图10）的仿绘者有《本草汇言》图12。

《本草纲目类纂必读》：该书"蛤蜊"（图13）的仿绘图有《纲目》张本图8。此后《本草简明图说》图18又在张本图8中上一枚蛤蜊的基础上予以扩充，添加背景。

以上18图中，除外10幅仿绘图，原创图尚有8幅（图1、3、4、6、9、10、13、17），详见下"鉴药"项。

【文录】

明《本草品汇精要》卷31"蛤蜊"　生东海及登、莱、沧州皆有之。其形正圆一二寸，大小不一，背表有文理，其肉鲜美，人多啖之。

明《本草会编》（见《纲目》46卷"蛤蜊"）【机曰】蛤蜊，生东南海中，白壳紫唇，大二三寸者。闽、浙人以其肉充海错，亦作为酱醢。其壳火煅作粉，名曰蛤蜊粉也。

明《本草纲目》卷46"蛤蜊"【释名】【时珍曰】蛤类之利于人者，故名。/蛤蜊粉。【释名】海蛤粉。【时珍曰】海蛤粉者，海中诸蛤之粉，以别江湖之蛤粉、蚌粉也。今人损称，但曰海粉、蛤粉，寇氏所谓众蛤之灰是矣。近世独取蛤蜊粉入药，然货者亦多众蛤也。大抵海中蚌、蛤、蚶、蛎，性味咸寒，不甚相远，功能软散，小异大同。非若江湖蚌蛤，无咸水浸渍，但能清热利湿而已。今药肆有一种状如线粉者，谓之海粉，得水则易烂，盖后人因名售物也。然出海中沙石间，故功亦能化痰软坚。

【鉴药】

李时珍注"蛤蜊"出《嘉祐本草》。此为《嘉祐》新补药，注云"新见陈藏器《日华子》"。可知此药当首见陈藏器《本草拾遗》。时珍释名曰："蛤类之利于人者，故名。"姑存其说。《嘉祐》载其"润五藏，止消渴，开胃，解酒毒，主老癖能为寒热者及妇人血块"。后世医方书或用之，以"蛤粉"为名。

本品为常见常食之品。陶弘景在"马刀"条云："凡此类皆不可多食，而不正入药，惟蛤蜊煮之醒酒。"本草中对常见之物往往不屑于述其生境、形态。故至《本草品汇精要》始言蛤蜊"生东海及登、莱、沧州皆有之。其形正圆一二寸，大小不一，背表有文理，其肉鲜美，人多啖之。"[1]明·汪机亦云"蛤蜊，生东南海中，白壳紫唇，大二三寸者。闽、浙人以其肉充海错，亦作为酱醢。其壳火煅作粉，名曰蛤蜊粉也。"时珍云："海蛤粉者，海中诸蛤之粉，以别江湖之蛤粉、蚌粉也。今人损称，但曰海粉、蛤粉，寇氏所谓众蛤之灰是矣。近世独取蛤蜊粉入药，然货者亦多众蛤也。大抵海中蚌、蛤、蚶、蛎，性味咸寒，不甚相远，功能软散，小异大同。非若江湖

---

1 《品汇》此段话冠以"图经曰"。《品汇》所引"图经"多非宋·苏颂《本草图经》，此段文亦然。

蚌蛤，无咸水浸渍，但能清热利湿而已。"据此，则明代多用之蛤蜊粉，实际上也是海中各种蛤蜊壳的粉。时珍认为此种海中蛤蜊粉皆可软坚散结，与只能清热利湿的江湖淡水蚌蛤功效不同。《中华本草》等现代中药工具书多以海中的蛤蜊科动物四角蛤蜊*Mactra veneriformis* Reeve [*Mactra quadrangularis* Deshayes]为"蛤蜊"基原，从单一物种角度，此固然无误。但作为药材"蛤蜊粉"，则又不限于此种，凡海中众蛤之粉皆可充也。观古本草本品之插图，亦可知药材蛤蜊之来源并非单一物种。以下将图题为蛤蜊之原创图统而述之。

《**本草品汇精要**》"蛤蜊"（图1）绘4枚蛤蜊。与该书所述"其形正圆，大小不一"相符。能反映蛤蜊特点的是其壳顶突出，略向前屈，且往内卷。此似为蛤蜊科动物。《**本草蒙筌**》"蛤蜊"（图3）所绘图形简略，无可考。《**太乙仙制本草药性大全**》"蛤蜊"（图4）与该书其他同类动物图相似，随意为之，多言无益。《**本草纲目**》金陵本"蛤蜊"（图6）绘一圆锥形物，无蛤蜊特征。《**三才图会**》"蛤蜊"（图9）仅描绘蛤蜊之轮廓及粗形。观其外壳，与蛤蜊科动物中国蛤蜊*Mactea chinensis* Philippi相似。[1]《**本草原始**》"蛤蜊"（图10）无法理解，尤其是下三分之二的花纹及其整个形状，竟无法猜测其原动物。类似这样不知所指的图形，在此书中罕见。《**本草纲目类纂必读**》"蛤蜊"（图13）未仿绘此前《纲目》钱本及《本草原始》之图，另绘蛤蜊腹面图（上）。壳面图（下）。其壳顶虽未能绘出特征，但整体形状仍似中国蛤蜊*M. chinensis*。此图后为《纲目》张本图8转绘，且将上下两小图位置颠倒。《**古今图书集成·禽虫典**》"蛤蜊图"（图17）绘一海滨，岸边有5枚大小不一的蛤蜊。观其粗形，似仿绘《三才图会》之图，即类似中国蛤蜊*M. chinensis*之形。

【小结】

"蛤蜊"首出《本草拾遗》。本草或言为某单一种之蛤蜊，或谓乃海中众蛤研粉。一般多以蛤蜊科动物四角蛤蜊*Mactra veneriformis* Reeve [*Mactra quadrangularis* Deshayes]为"蛤蜊"单一基原。古本草本品插图中，除本种之外，也有其他种类之蛤蜊。如蛤蜊科动物中国蛤蜊Mactea chinensis Philippi等。较能反映蛤蜊之类特点本草图可见于《本草品汇精要》《纲目》张本、《三才图会》等。

1　国家中医药管理局《中华本草》编委会：《中华本草》（9），上海：上海科学技术出版社，1999：94.

46-11 蛏

【品图】

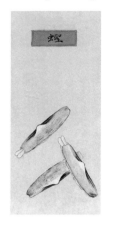

图 1 品汇·蛏

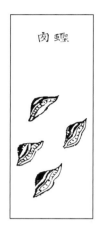

图 2 太乙·蛏肉

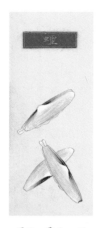

图 3 雷公·蛏

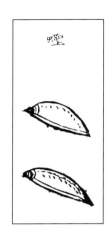

图 4 纲目（金）·蛏

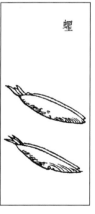

图 5 纲目（钱）·蛏

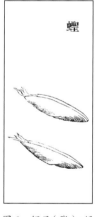

图 6 纲目（张）·蛏

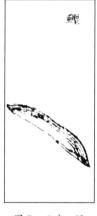

图 7 三才·蛏

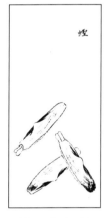

图 8 金石·蛏

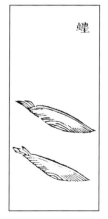

图 9 会纂·蛏

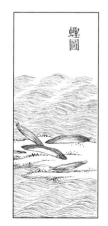

图 10 禽虫典·蛏图

本品10图，取自10书，其中3幅彩图。有承继关系的图可分2个书类。

《本草品汇精要》：该书"蛏"（图1）的仿绘者有《补遗雷公炮制便览》图3、《金石昆虫草木状》图8。

《本草纲目》（钱本）：该书"蛏"（图5）的仿绘者有《纲目》张本图6、《食物本草会纂》图9、《古今图书集成·禽虫典》"蛏图"（图10，该图之蛏乃仿绘钱本图5，但增加数量及海滨背景）。

以上10图中，除外5幅仿绘图，原创图尚有5幅（图1、2、4、5、7），详见下"鉴药"项。

【文录】

宋《嘉祐本草》（见《证类》卷22"蛏"） 生海泥中，长二三寸，大如指，两头开。（新见陈藏器、萧炳、孟诜。）

明《本草纲目》卷46"蛏"【集解】【时珍曰】蛏乃海中小蚌也。其形长短大小不一，与江湖中马刀、蝛、蚬相似，其类甚多。闽、粤人以田种之，候潮泥壅沃，谓之蛏田。

【鉴药】

李时珍注"蛏"首出《嘉祐本草》。此为《嘉祐》新补药，注云"新见陈藏器、萧炳、孟诜"。则此药当首出《食疗本草》。名义不详。《嘉祐》载其"补虚，主冷利……主妇人产后虚损……主胸中邪热，烦闷气"。古今多供食用。

关于本品的生境、形态，《嘉祐》云："生海泥中，长二三寸，大如指，两头开。"短短数语，已经突出了本品的主要特征。可知此即今竹软体动物门竹蛏科（*Solenidae*）动物。时珍云："蛏乃海中小蚌也。其形长短大小不一，与江湖中马刀、蝛、蚬相似，其类甚多。闽、粤人以田种之，候潮泥壅沃，谓之蛏田。"但按今动物分类学，蛏与蚌不是同科动物。《纲目》及其以前诸本草并没有叙述其具体种。明·屠本畯《闽中海错疏》卷下载："蛏：生海泥中。大如指，长三寸许，肉白壳薄，两头稍开；竹蛏：似蛏而长大，壳厚；玉箸蛏：似蛏而小，三月麦熟时最盛，以其形如麦稿，又名麦稿蛏。"[1]其中"蛏"似为今竹蛏科动物缢蛏*Sinonovacula constricta* (Lamarck)、"竹蛏"则包括同科动物长竹蛏*Solen gouldii* Conrad、大竹蛏*Solen grandis* Dunker等动物。此外，古本草中有若干以"蛏"为名的原创图，今统述如下。

《本草品汇精要》"蛏"（图1）绘3只蛏，其壳长圆柱形，壳顶略靠背缘前端。其软体可从两端伸缩出入。此乃写生图，似为缢蛏*S. constricta*。《太乙仙制本草药性大全》"蛏肉"（图2）绘一扁三角状帽形物，壳顶甚高，底部两头尖。示意不明，但非蛏类。《本草纲目》金陵本"蛏"（图4）绘2枚扁甲虫似的动物，两头尖，一头封闭，另一头从壳中略伸出。此非蛏类，不明何物。《纲目》钱本"蛏"（图5）绘一狭长的蚌类动物，两头尖，一头有软体伸出。此图介于蚌与蛏之间，难以确定其种属。《三才图会》"蛏"（图7）所绘呈豆荚形，此似为竹蛏科动物，具体种类不明。

---

1 ［明］屠本畯：《闽中海错疏》，见《丛书集成初编》本，上海：商务印书馆，1939：30.

【小结】

"蛏"首出《食疗本草》。据《嘉祐本草》《本草纲目》所载，本品为竹蛏科（Solenidae）动物。常食者有缢蛏 *Sinonovacula constricta* (Lamarck)、长竹蛏 *Solen gouldii* Conrad、大竹蛏 *Solen grandis* Dunker等。《本草品汇精要》写生绘制的彩色"蛏"图似为缢蛏 *S. constricta*。《纲目》钱本、《三才图会》所绘或为同科其他动物。

46–12　车螯

【品图】

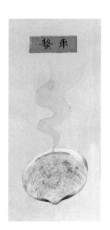 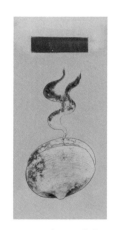 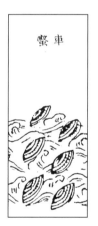 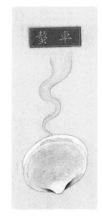

图1　品汇·车螯　　图2　食物·车螯　　图3　太乙·车螯　　图4　雷公·车螯

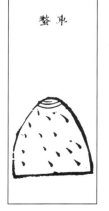 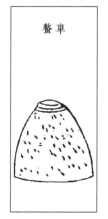 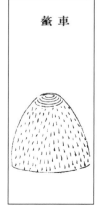 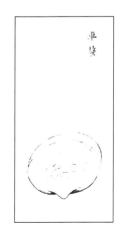

图5　纲目（金）·车螯　　图6　纲目（钱）·车螯　　图7　纲目（张）·车螯　　图8　金石·车螯

本品10图，取自10书，其中4幅彩图。有承继关系的图可分2个书类。

《**本草品汇精要**》：该书"车螯"（图1）的仿绘者有《食物本草》图2、《补遗雷公炮制便览》图4、《金石昆虫草木状》图8。

《**本草纲目**》（**金陵本**）：该书"车螯"（图5）的仿绘者有《纲目》钱本图6（仅将顶部绘成碗底座状）、《本草汇言》图9（将壳体花纹改作不规整的大块花纹）。此后仿钱本图6的有《纲目》张本图7（又在顶部加圆圈，壳体密布规律的黑点）、《食物本草会纂》图10（顶部稍平坦，黑点改大）。

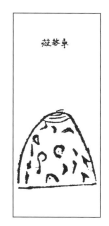
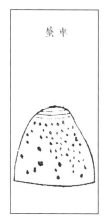

图9　汇言·车螯壳　　　图10　会纂·车螯

以上10图中，除外7幅仿绘图，原创图尚有3幅（图1、3、5），详见下"鉴药"项。

【文录】

宋《嘉祐本草》（**见《证类》卷22"车螯"**）　车螯是大蛤，一名蜄。能吐气为楼台，海中春夏间依约岛溆，常有此气。（新见陈藏器、《日华子》。）

宋《本草图经》（**见《证类》卷21"紫贝"**）《图经》曰：又车螯之紫者，海人亦谓之紫贝。车螯，近世治痈疽方中多用，其壳烧煅为灰，傅疮。南海、北海皆有之，采无时。人亦食其肉……似蛤蜊，而肉坚硬不及。

明《本草纲目》卷46"车螯"　【释名】蜃（音肾）。【时珍曰】车螯俗讹为昌娥。蜃与蛟蜃之蜃，同名异物。《周礼》：鳖人掌互物，春献鳖、蜃，秋献龟、鱼。则蜃似为大蛤之通称，亦不专指车螯也。【集解】【时珍曰】其壳色紫，璀粲如玉，斑点如花。海人以火炙之则壳开，取肉食之。钟岏云：车螯、蚶、蛎，眉目内缺，犷壳外缄。无香无臭，瓦砾何殊。宜充庖厨，永为口食。罗愿云：雀入淮为蛤，雉入海为蜃，大蛤也。肉可以食，壳可饰器物，灰可圊塞墙壁，又可为粉饰面，俗呼蛤粉，亦或生珠，其为用多矣。又《临海水土记》云：似车螯而角不正者曰移角。似车螯而壳薄者曰姑劳。似车螯而小者曰羊蹄，出罗江。昔人皆谓雉化者，乃蛟蜃之蜃，而陈氏、罗氏以为蛤蜃之蜃，似误。

【鉴药】

李时珍注"车螯"首出《嘉祐本草》。此药为《嘉祐》新补药，注云"新见陈藏器、《日华子》"。故此药首出当为《本草拾遗》。唐慎微于此条下引"《食疗》：车螯、蝤蛑类，并不可多食之。"此文不似将"车螯"独立设条，故不宜将《食疗》作为出典。

名义不详。《嘉祐》载其肉"治酒毒，消渴，酒渴并壅肿。壳：治疮疖肿毒。"古今皆以其肉供食用。

关于本品的生境、形态，《嘉祐》云："车螯是大蛤，一名蜄。"[1]此说过于笼统，仅可推知车螯乃是蚌蛤类动物。宋《太平御览》卷942"移角"引："《临海水土物志》曰：移角，似车螯，角移不正，名曰移角。"则车螯之外壳当有角。宋·苏颂《图经》云："又车螯之紫者，海人亦谓之紫贝。车螯……南海、北海皆有之，采无时。人亦食其肉……似蛤蜊而肉坚硬不及。"此言明其出海中，形似紫贝，肉坚硬，不及蛤蜊肉鲜美。《闽中海错疏》云："壳有花文，肉白色。大者如碟，小者如拳。"此明其壳亦有花纹，且形状或如碟，或如拳。时珍曰："其壳色紫，璀璨如玉，斑点如花。海人以火炙之则壳开，取肉食之。"归纳以上各说，则车螯为海中贝类、外壳紫色、有斑点花纹、有棱角、形状可如碟，可如拳，璀璨如玉。《中华本草》将本品订为砗磲科动物砗磲*Hippopus hippopus* Linnaeus。[2]本品的贝壳呈不等四边形或菱形，其最明显的特点是壳表面有放射肋，此与古本草形容的如紫贝、如碟等不相符。本品为海鲜，查阅网络，车螯（或作车蚝）也被作为文蛤、花蛤、义河蚌（橄榄蛏蚌）之类，此可视为民间传承之名。总之此物来源还可再探讨。古本草图中的车螯亦可作为研究古代车螯来源的参考。今将与车螯相关的原创图统述如下。

《本草品汇精要》"车螯"（图1）绘一大蛤，其壳微开，中有气上升。此大概是依据《嘉祐》"车螯是大蛤，一名蜄。能吐气为楼台，海中春夏间依约岛溆，常有此气"绘制的，非写实图。《太乙仙制本草药性大全》"车螯"（图3）绘水中6个扁蝶状的贝类。此图与该书的"真珠牡""石决明""海蛤""蛤蜊""淡菜"等图相似，可见绘图者将车螯也当作是海蛤之类。《本草纲目》金陵本"车螯"（图5）所绘有如倒扣的酒盅形。其壳顶圆浑有环纹，壳表面有稀疏黑点。不明此为何种贝类。估计绘图者同样不明何为车螯，勉强绘此图以塞责。

【小结】

"车螯"首出《本草拾遗》。据诸家本草所载，车螯为海中贝类、外壳紫色、有斑点花纹及棱角，形状如碟如拳，璀璨如玉。或谓其为砗磲科动物砗磲*Hippopus hippopus* Linnaeus。然其形与本草所载不尽相合。今民间或以文蛤、花蛤、义河蚌（橄榄蛏蚌）等称作车螯。古本草图中的车螯均非写实，但无一如今砗磲之形者。

1　此文《纲目》引作"藏器曰"。鉴于本条是由"陈藏器、《日华子》"两家条文合并而成，确实存在是陈藏器所云的可能性，但也无法排除出自《日华子》。在无根据此言出自哪家之前，仍注为《嘉祐》所言。

2　国家中医药管理局《中华本草》编委会：《中华本草》（9），上海：上海科学技术出版社，1999：87.

46-13 魁蛤

【品图】

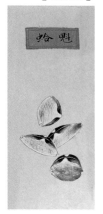

图1　品汇·魁蛤

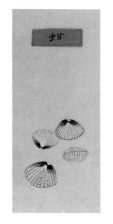

图2　品汇·蚶

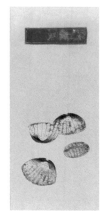

图3　食物·蚶

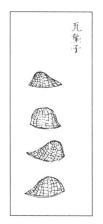

图4　蒙筌·瓦垄子

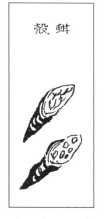

图5　太乙·蚶壳

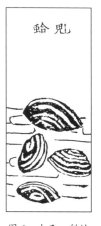

图6　太乙·魁蛤

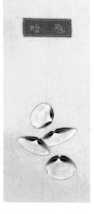

图7　雷公·魁蛤

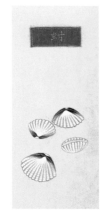

图8　雷公·蚶

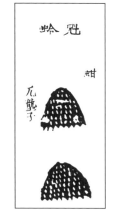

图9　纲目（金）·魁蛤

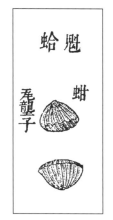

图10　纲目（钱）·魁蛤

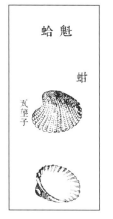

图11　纲目（张）·魁蛤

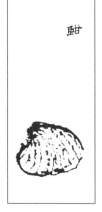

图12　三才·蚶

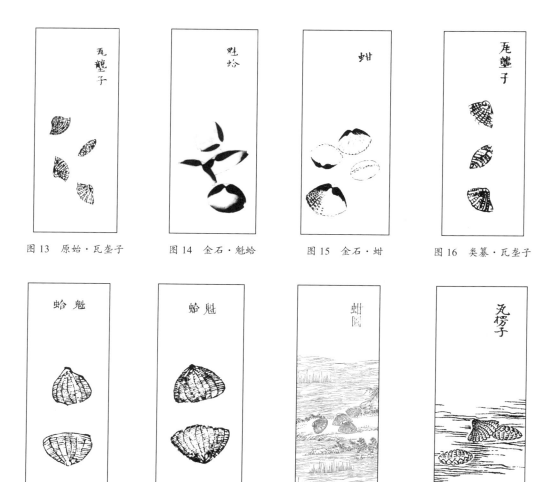

图13 原始·瓦垄子　　　图14 金石·魁蛤　　　图15 金石·蚶　　　图16 类纂·瓦垄子

图17 备要·魁蛤　　　图18 会纂·魁蛤　　　图19 禽虫典·蚶图　　　图20 图说·瓦楞子

　　本品20图，取自16书，其中7幅彩图。有承继关系的图可分4个书类。

　　《本草品汇精要》：该书2图，"魁蛤"（图1）、"蚶"（图2），分别在该书不同卷次的药条下。其中仅仿绘"蚶"（图2）的仿绘图有《食物本草》图3。两图均依次予以仿绘的有《补遗雷公炮制便览》图7、图8，《金石昆虫草木状》图14、图15。

　　《本草纲目》（钱本）：该书"魁蛤"（图10）的仿绘图有《本草备要》图17、《食物本草会纂》图18、《本草简明图说》"瓦楞子"（图20，仿绘其动物图，增加水面背景）。

　　《三才图会》：该书"蚶"（图12）的仿绘图有《古今图书集成·禽虫典》"蚶图"（图19），该图将《三才》图12的动物予以仿绘，并增绘数枚，有增绘水草湖面为背景。

　　《本草原始》：该书"瓦垄子"（图13）的仿绘图有《本草纲目类纂必读》图16。

　　以上20图中，除外10幅仿绘图，原创图尚有10幅（图1、2、4、5、6、9、10、

11、12、13），详见下"鉴药"项。

【文录】

《别录》（见《证类》卷20"魁蛤"）　一名魁陆，一名活东。生东海。正圆两头空，表有文，取无时。

梁《本草经集注》（同上）　陶隐居云：形似纺轩（音狂），小狭长，外有纵横文理，云是老蝙蝠化为，用之至少。而《本经》海蛤，一名魁蛤，与此为异也。

后蜀《蜀本草》（同上）《蜀本》:《图经》云：形圆长，似大腹槟榔，两头有孔，今出莱州。

宋《嘉祐本草》（见《证类》卷22"蚶"）　蚶：出海中。壳如瓦屋。（新见陈藏器、萧炳、孟诜、《日华子》。）

明《本草纲目》卷46"魁蛤"【释名】蚶（一作鲄）。【时珍曰】魁者，羹斗之名，蛤形肖之故也。蚶味甘，故从甘。案《岭表录异》云：南人名空慈子。尚书卢钧以其壳似瓦屋之垄，改为瓦屋、瓦垄也。广人重其肉，炙以荐酒，呼为天脔。广人谓之蜜丁。《名医别录》云：一名活东，误矣。活东，蝌斗也。见《尔雅》。【集解】【时珍曰】案郭璞《尔雅注》云：魁陆即今之蚶也。状如小蛤而圆厚。《临海异物志》云：蚶之大者径四寸。背上沟文似瓦屋之垄，肉味极佳。今浙东以近海田种之，谓之蚶田。

【鉴药】

"魁蛤"首见于《名医别录》。李时珍又将"蚶"条并入本条。"蚶"为《嘉祐》新补药,注云"新见陈藏器、萧炳、孟诜、《日华子》"。据此"蚶"当首出《食疗本草》《本草拾遗》等书。时珍释名曰："魁者,羹斗之名,蛤形肖之故也。蚶味甘,故从甘。"《别录》载其"主痿痹，泄痢便脓血"。《嘉祐》"蚶"载其"主心腹冷气，腰脊冷风，利五藏，健胃，令人能食……温中，消食，起阳……又云无毒，益血色。壳……治一切血气，冷气，癥癖。"古今医方多用其壳，名"瓦楞子"。其肉可供食用。

关于"魁蛤"的生境、形态，《别录》云："一名魁陆，一名活东。生东海。正圆两头空，表有文，取无时。""活东"是蝌斗别名，恐系误录。"正圆"多形容蛤蜊。"两头空"不明何义。梁·陶弘景云："形似纺轩（音狂），小狭长，外有纵横文理，云是老蝙蝠化为，用之至少。而《本经》海蛤，一名魁蛤，与此为异也。"所谓"纵横文理""纺轩"即纺车，大概是指其有棱线。这里否认魁蛤是海蛤。唐本《图经》（见《蜀本草》引）云："形圆长，似大腹槟榔，两头有孔，今出莱州。""两头有孔"或与"两头空"同义。以上是魁蛤的形态。

关于"蚶"的生境、形态，《嘉祐》云："出海中。壳如瓦屋。"该《嘉祐》新补药见陈藏器、孟诜等，有可能来之陈藏器，但无法肯定。李时珍引用前人文献，其中有《尔雅·释鱼》"魁陆"。晋·郭璞注云："本草云：魁状如海蛤，圆而厚，外有理纵横，即今之蚶也。"此为李时珍将魁蛤与蚶并为一条的重要依据。

李氏又引《岭表录异》。该书卷下原文为："瓦屋子，盖蚌蛤之类也。南中旧呼为蚶子。顷因卢钧尚书作镇，遂改为瓦屋子。以其壳上有棱如瓦垄，故名焉。壳中有肉，紫色而满腹，广人尤重之。"时珍云："背上沟文似瓦屋之垄，肉味极佳。今浙东以近海田种之，谓之蚶田。"

现代动物学将"蚶"定为蚶科动物。《中华本草》举3种蚶为代表：魁蚶Scapharca inflata (Reeve) [Area inflata Reeve]。且谓《尔雅》魁陆、《说文》魁蛤皆属此种。泥蚶Tegillarca granosa (Linnaeus)、毛蚶Scapharca subcrenata Lischke。李时珍谓"浙东以近海田种之，谓之蚶田"。大概就指后两种蚶。

《本草品汇精要》2图。"魁蛤"（图1）与蛤蜊形状相似，疑其是按大蛤的形象绘制的。"蚶"（图2）似为写生图，观其图形，似为泥蚶T. granosa。《本草蒙筌》"瓦垄子"（图4）的线条虽简，但突出了蚶科动物贝壳放射状的肋线。《太乙仙制本草药性大全》2图。"蚶壳"（图5）呈长螺蛳状，并非蚶科动物，不明此为何物。"魁蛤"（图6）则绘成水中蚌蛤状，无瓦楞。《本草纲目》金陵本"魁蛤"（图9）左右各有图注："蚶""瓦垄子"。其图用放射线与横线组成网络纹，宛如帽状织物，这样的图形与实物蚶相差太远。故后来者都不仿此图。《纲目》钱本"魁蛤"（图10）另起炉灶，所绘图形可见壳顶与瓦楞状放射肋。虽然肋线过少，但大致能知是蚶类物。《纲目》张本"魁蛤"（图11）绘瓦垄子壳面（上）及腹面（下），描绘细致，似为泥蚶T. granosa。《三才图会》"蚶"（图12）仅绘一蚶，但壳表的放射肋表明，此亦为泥蚶T. granosa类的贝壳。《本草原始》"瓦垄子"（图13）为写实图，其放射肋描绘很像真正的瓦垄。图中4枚瓦垄子从不同的侧面表现其形，此类似泥蚶T. granosa。

【小结】

"魁蛤"为《名医别录》所载早期药物之一。李时珍据《尔雅》郭璞注，将"蚶"并入"魁蛤"。现代动物学据本草诸家所述，谓"蚶"为蚶科动物。其代表种有魁蚶Scapharca inflata (Reeve)、泥蚶Tegillarca granosa (Linnaeus)、毛蚶Scapharca subcrenata Lischke。《本草品汇精要》"蚶"为写生图。此外，《本草蒙筌》《纲目》张本、

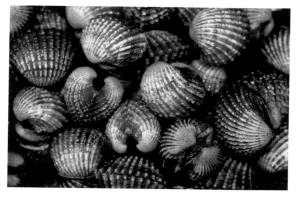

图21　泥蚶 Tegillarca granosa

《三才图会》《本草原始》均有较好的写实图。

46-14　车渠

【品图】

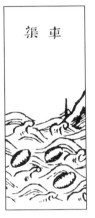

图1　太乙·车渠

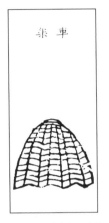

图2　纲目（金）·车渠

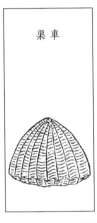

图3　纲目（钱）·车渠

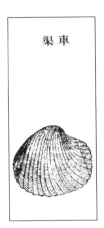

图4　纲目（张）·车渠

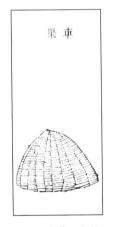

图5　会纂·车渠

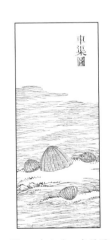

图6　禽虫典·车渠图

本品6图，取自6书。有承继关系的图仅1个书类。

《本草纲目》（金陵本）：该书"车渠"（图2）的仿绘者有《纲目》钱本图3（壳顶绘成螺旋状，形状依旧，但将原生硬的棱角绘成波浪状）。此后《食物本草会纂》图5又仿绘钱本图3。《古今图书集成·禽虫典》"车渠图"（图6）又在钱本图3基础上增绘车渠，并将其置于水波浩渺的涯岸边。

以上6图中，除外3幅仿绘图，原创图尚有3幅（图1、2、4），详见下"鉴药"项。

【文录】

唐末《海药本草》（见《证类本草》卷三"三种海药馀·车渠"）《海药》云：生西国。是玉石之类，形似蚌蛤，有文理……又《西域记》云：重堂殿梁檐皆以七宝饰之，此其一也。

明《本草纲目》卷46"车渠"【释名】海扇。【时珍曰】案《韵会》云：车渠，海中大贝也。背上垄文如车轮之渠，故名。车沟曰渠。镏绩《霏雪录》云：海扇，海中甲物也。其形如扇，背文如瓦屋。三月三日潮尽乃出。梵书谓之牟婆洛揭拉婆。【集解】【时珍曰】车渠，大蛤也。大者长二三尺，阔尺许，厚二三寸。壳外沟垄如蚶壳而深大，皆纵文如瓦沟，无横文也。壳内白皙如玉。亦不甚贵，番人以饰器物，谬言为玉石之类。或云玉中亦有车渠，而此蛤似之故也。沈存中《笔谈》云：车渠大者如箕，背有渠垄如蚶壳，以作器，致如白玉。杨慎《丹铅录》云：车渠作杯，注酒满过一分不溢。试之果然。

【鉴药】

"车渠"首见于《海药本草》。李时珍释其名曰："案《韵会》[1]云：车渠，海中大贝也。背上垄文如车轮之渠，故名。车沟曰渠。"《海药》载其"主安神镇宅，解诸毒药及虫螫"。后世医方书罕见用此入药。

据《海药》所载，唐代"车渠"被认为"生西国。是玉石之类，形似蚌蛤，有文理"。所以《证类本草》中"车渠"被置于玉石部。《西域记》载"重堂殿梁檐皆以七宝饰之"。"七宝"之中就有"车渠"。这可能是因为当时的人只见其壳，未见其原动物，故有此误。

宋·沈括《梦溪笔谈》发现了这个谬误："海物有车渠，蛤属也。大者如箕，背有渠垄，如蚶壳，故以为器，致如白玉。生南海。"元末明初人刘绩（一作"镏绩"）《霏雪录》云："海中有甲物如扇，其文如瓦屋，惟三月三日潮尽乃出，名海扇。"此亦即车渠。李时珍云："车渠，大蛤也。大者长二三尺，阔尺许，厚二三寸。壳外沟垄如蚶壳而深大，皆纵文如瓦沟，无横文也。壳内白皙如玉。亦不甚贵，番人以饰器物，谬言为玉石之类。"现代动物学将"车渠"写作"砗磲"，在软体动物门下设立了砗磲科。《中华本草》举该科两种动物为例：鳞砗磲*Tridacna squamosa* Lamarck、长砗磲*Tridacna elongata* Lamarck。尽管李时珍说得很清楚，这种车渠"壳外沟垄如蚶壳而深大"，但没有见过车渠的人还是不知道这沟垄"深大"到什么程度，故古本草中所绘图始终表现不出车渠的真面。

《太乙仙制本草药性大全》"车渠"（图1）在水浪拍崖的背景中绘3个形如卵状的贝类。此非车渠，亦不明其示意。《本草纲目》金陵本"车渠"（图2）依然是该书"蛤蜊""车螯""魁蛤"图般的窝窝头造型。只不过"车渠"的放射肋更清晰而已，且绘有交织的横线。此图完全表现不出时珍所云"壳外沟垄如蚶壳而深大，皆纵文如瓦沟，无横文也"的状态，还是按魁蛤的套路去画中横线。《纲目》张本"车

1　韵会：此指《古今韵会举要》。该书卷3"平声上·六"："磲。（车渠，书注大贝，如大车之渠。）"

渠"（图4）绘制精细，非常典型的蚶科动物图，但并非车渠。

【小结】

"车渠"首见于《海药本草》，其贝壳被当作玉石药，是唐代"七宝"之一。据《梦溪笔谈》《霏雪录》《本草纲目》所载，车渠即今软体动物门砗磲科动物。其中代表有鳞砗磲Tridacna squamosa Lamarck、长砗磲Tridacna elongata Lamarck等。现存的古本草车渠图无一能准确反映其原动物之形，多描绘蚶科动物的外壳。

46–15　贝子

【品图】

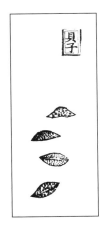

图1　图经（大）·贝子

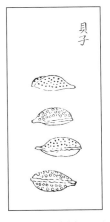

图2　图经（政）·贝子

图3　图经（绍）·贝子

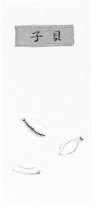

图4　品汇·贝子

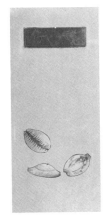

图5　食物·贝子

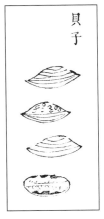

图6　蒙筌·贝子

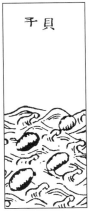

图7　太乙·贝子

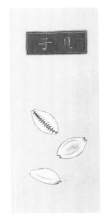

图8　雷公·贝子

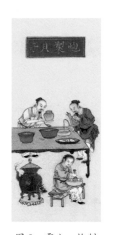

图9 雷公·炮制贝子

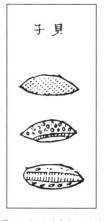

图10 纲目（金）·贝子

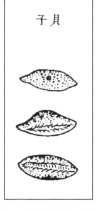

图11 纲目（钱）·贝子

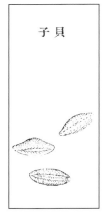

图12 纲目（张）·贝子

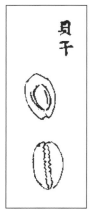

图13 原始·贝子

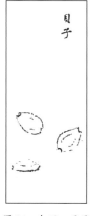

图14 金石·贝子

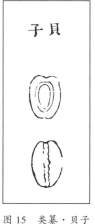

图15 类纂·贝子

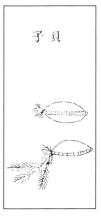

图16 会纂·贝子

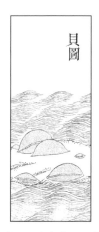

图17 禽虫典·贝图

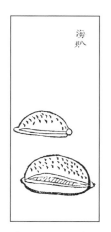

图18 便方·海贝

本品18图，取自17书，其中5幅彩图。有承继关系的图可分3个书类。

《本草图经》：该书"贝子"图分别存于《大观》（图1）、《政和》（图2）、《绍兴》（图3）。此三传本药图大同小异，今以《政和》图2为《图经》图的代表。

仿绘该图的墨线图有《本草蒙筌》"贝子"（图6，同样绘4枚贝子，但最下一枚的为大块黑斑，其他几枚或照绘，或稍变其表面纹理）、《本草纲目》金陵本"贝子"（图10，选取图2的三枚予以仿绘，但其精细程度远不如图2）、《纲目》钱本图11（仿绘时兼参《图经》图2及金陵本图10）、《纲目》张本图12（又仿绘图11，但3枚形态基本一样）、《古今图书集成·禽虫典》"贝图"（图17）在图2的基础上添加水涯背景，将大小5枚贝子置于水滨，显得硕大无比，失去了"贝子"的原貌。

《本草品汇精要》：该书"贝子"（图4）的仿绘彩图有《食物本草》图5、《补遗雷公炮制便览》图8、《金石昆虫草木状》图14。

《本草原始》：该书"贝子"（图13）的仿绘图有《本草纲目类纂必读》图15。

另《食物本草会纂》"贝子"（图16）仿绘的是"46-19淡菜"《纲目》钱本图7同名图。

以上18图中，除外12幅仿绘图，原创图有6幅（图2、4、7、9、13、18），详见下"鉴药"项。

【文录】

《别录》（见《证类》卷22"贝子"）　一名贝齿。生东海池泽。

梁《本草经集注》（同上）　陶隐居云：此是今小小贝子，人以饰军容服物者，乃出南海。

唐末《海药本草》（同上）《海药》云：云南极多，用为钱货易。

后蜀《蜀本草》（同上）《蜀本》：《图经》云：蜗类也，形若鱼，齿洁者良。

宋《本草图经》（同上）《图经》曰：今南海亦有之。贝类之最小者，又若蜗状。而《交州记》曰：大贝出日南，如酒杯；小贝，贝齿也。善治毒，俱有紫色是也。洁白如鱼齿，故一名贝齿。古人用以饰军容服物，今稀用，但穿之与小儿戏髦头家以饰镜带，画家亦或使砑物。采无时。

明《本草纲目》卷46"贝子"【释名】白贝（《日华》）。【时珍曰】"贝"字象形。其中二点，象其齿刻；其下二点，象其垂尾。古者货贝而宝龟，用为交易，以二为朋。今独云南用之，呼为海䰾。以一为庄，四庄为手，四手为苗，五苗为索。【集解】【时珍曰】贝子，小白贝也。大如拇指顶，长寸许，背腹皆白。诸贝皆背隆如龟背，腹下两开相向，有齿刻如鱼齿，其中肉如蝌蚪而有首尾。故魏子才《六书精蕴》云：贝，介虫也。背穹而浑，以象天之阳；腹平而拆，以象地之阴。贝类不一。

【鉴药】

"贝子"首见于《本经》。李时珍释名曰："'贝'字象形。其中二点，象其齿刻；其下二点，象其垂尾。"《本经》载其"主目翳，鬼疰，蛊毒，腹痛下血，五癃，利水道"。后世医方用此者少。

本品在《本经》作药之先，更多用于作钱币。故《海药本草》云："云南极多，用为钱货易。"说明在某些边陲之地，到唐代还用此作为钱币交换货物。《别录》载其"一名贝齿。生东海池泽。"梁·陶弘景云："此是今小小贝子，人以饰军容服物者，乃出南海。"此贝子甚小，故南北朝时还用作军服上的装饰品。唐本《图经》(《蜀本草》引)云："蜗类也，形若鱼齿，洁者良。"说明当时被当作蜗牛一类。宋·苏颂《图经》云："今南海亦有之。贝类之最小者，又若蜗状。而《交州记》曰：大贝出日南，如酒杯；小贝，贝齿也。善治毒，俱有紫色是也。洁白如鱼齿，故一名贝齿。"此"贝子"是其中小贝，又名"贝齿"。李时珍云："贝子，小白贝也。大如拇指顶，长寸许，背腹皆白。诸贝皆背隆如龟背，腹下两开相向，有齿刻如鱼齿，其中肉如蝌蚪而有首尾。"此较前人所述又更觉详尽。此物据考为宝贝科货币属动物。《中华本草》举其中两种为例：货贝 Monetaria moneta (Linnaeus)、环纹货贝 Monetaria annulus (Linnaeus)。此物到明代早已不当货币用，入药亦稀，故并非人人皆知之物。今将古本草有关的原创图统述于下。

《本草图经》"贝子"(图2)绘4枚贝子，或为侧面，或为壳面，或为腹面。其形卵圆，壳背膨圆，有点状、斑状花纹。因无标尺，无法测知其大小。据其形，此类似宝贝科动物紫背类的动物，而非小白贝。《绍兴》图3则完全属紫背类，似为阿文绶贝 Mauritia arabica (Linnaeus)之类。《本草品汇精要》"贝子"(图4)则为白贝子图，其形卵圆，色黄白。两唇缘的齿15枚（较实物稍多几枚）。总体来看，此当为环纹货贝 M. annulus。《太乙仙制本草药性大全》"贝子"(图7)绘水浪之中4枚贝子。其形卵圆，两侧色深。既在水中，不当露腹面。但其形又不似壳面。如此简单示意图，无法深究。《补遗雷公炮制便览》"炮制贝子"(图9)乃据《雷公炮炙论》法绘制。雷公法为："凡使，先用苦酒与蜜相对秤，二味相和了，将贝齿于酒、蜜中蒸，取出，却于清酒中淘令净，研用。"图中上方二人，右边一人在用酒壶倾倒酒液，左边一人在舀罐中之蜜，示意要此二物与贝子拌和。图左下角炉灶及蒸锅，示意须经蒸过。右下一人在研磨贝子。《本草原始》"贝子"(图13)为写实图，其用笔虽简，但特征突出，此即货贝 M. moneta。《草木便方》"海𧵅"(图18)图形简陋，但却是写实之图。此为宝贝科动物无疑，观其有众多斑点，恐还是描绘紫背齿。

【小结】

"贝子"为《本经》所载早期药物之一，古代早期或在边远地区，本品曾用作货币。据《别录》、陶弘景云、唐本《图经》、宋本《图经》及李时珍所述，本品当为宝贝科货币属动物。其代表种类有货贝 Monetaria moneta (Linnaeus)、环纹货贝 Monetaria annulus (Linnaeus)等。《本草图经》所绘似为宝贝科动物紫背之类。《本草品汇精要》所绘当为环纹货贝 M. annulus。《本草原始》所绘乃货贝 M. moneta。

46–16 紫贝

【品图】

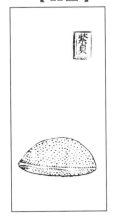

图1 图经（大）·紫贝

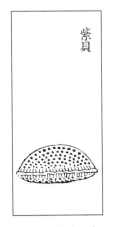

图2 图经（政）·紫贝

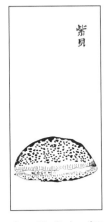

图3 图经（绍）·紫贝

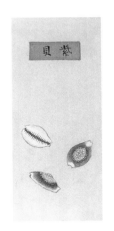

图4 品汇·紫贝

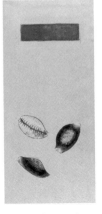

图5 食物·紫贝

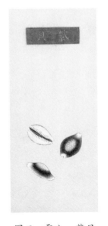

图6 雷公·紫贝

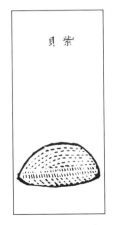

图7 纲目（金）·紫贝

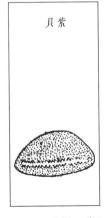

图8 纲目（钱）·紫贝

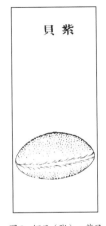

图9 纲目（张）·紫贝

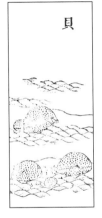

图10 三才·贝

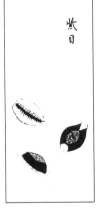

图11 金石·紫贝

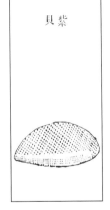

图12 会纂·紫贝

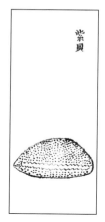

图13 求真·紫贝

本品13图，取自13书，其中3幅彩图。有承继关系的图可分2个书类。

《本草图经》：该书"紫贝"图分别存于《大观》（图1）、《政和》（图2）、《绍兴》（图3）。此三传本药图大同小异，今以《政和》图2为《图经》图的代表。

仿绘该图的墨线图有：《本草纲目》金陵本"紫贝"（图7，基本仿绘而更拙劣）、《三才图会》"贝"（图10）在图2紫贝的基础上再绘大小同形紫贝4枚，添加水波背景。此后，仿绘《纲目》金陵本图7者有《纲目》钱本图8。该图将原图予以修饰，用点点衬阴法增强其立体感，并绘出了内唇齿。仿绘钱本图8的又有《纲目》张本图9（再加修饰）、《食物本草会纂》图12、《本草求真》图13。

《本草品汇精要》：该书"紫贝"（图4）的仿绘彩图有《食物本草》图5、《补遗雷公炮制便览》图6、《金石昆虫草木状》图11。

以上13图中，除外11幅仿绘图，原创图有2幅（图2、4），详见下"鉴药"项。

【文录】

唐《唐本草》（见《证类》卷21"紫贝"）《唐本》注云：形似贝，圆，大二三寸。出东海及南海上，紫斑而骨白。

宋《本草图经》（同上）《图经》曰：紫贝，本经不载所出州土。苏恭注云：出东海及南海上，今南海多有之，即砑螺也。形似贝而圆，大二三寸，儋振夷黎采以为货币，北人惟画家用砑物……今紫贝则以紫为质，黑为文点也。贝之类极多，古人以为宝货，而此紫贝尤为世所贵重。汉文帝时，南越王献紫贝五百是也。后世以多见贱，而药中亦稀使之。

宋《本草衍义》卷17"紫贝" 大二三寸，背上深紫有点，但黑。

明《本草纲目》卷46"紫贝" 【释名】文贝（《纲目》）、砑螺。【时珍曰】《南州异物志》云：文贝甚大，质白文紫，天姿自然，不假外饰而光彩焕烂。故名。【集解】【时珍曰】按陆机《诗疏》云：紫贝，质白如玉，紫点为文，皆行列相当。大者径一尺七八寸。交趾、九真以为杯盘。

【鉴药】

"紫贝"首见于《唐本草》。以形色得名。《唐本草》载其"明目，去热毒"。后世医方亦有用之者，但用者甚稀。此物光彩美丽，古人以为宝货，今或作装饰玩物。

关于本品的生境形态，三国时万震《南州异物志》（佚文存《太平御览》卷

941 "贝")曰："交址以南海中有大文贝，质白文紫，天姿自然，不假雕琢磨莹，而光焕烂。"晋·陆机《毛诗草木鸟兽虫鱼疏》疏解"成是贝锦"云："又有紫贝，其白质如玉，紫点为文，皆行列相当。其大者常有径一尺，小者七八寸。今九真交趾以为杯盘实物也。"可见紫贝特殊的文采与形状很早就受人关注，且多出南海。

《唐本草》将其收作药物，并记载其形："形似贝，圆，大二三寸。出东海及南海上，紫斑而骨白。"宋·苏颂云："今南海多有之，即砑螺也。形似贝而圆，大二三寸，儋振夷黎采以为货币，北人惟画家用砑物……今紫贝则以紫为质，黑为文点也。贝之类极多，古人以为宝货，而此紫贝尤为世所贵重。汉文帝时，南越王献紫贝五百是也。后世以多见贱，而药中亦稀使之"可见在汉代之时，紫贝因为稀少，被作为宝货。边远地区的少数民族还用其作为货币。宋代此物开始多了起来，价值随之下跌。紫贝虽然进入了本草，到在宋代，紫贝作为药物还是用得很少。据上述记述，现代动物学认为紫贝是今软体动物门腹足纲宝贝科（*Sypraeidae*）的动物，其种类甚多。根据《唐本草》所载形状，首推虎斑宝贝*Cypraea tigris* (Linnaeus)、与阿纹绶贝*Mauritia arabica* (Linnaeus)两种，现今作紫贝入药的主要也是这两种。此外也有少量的蛇首眼球贝*Cypraea caputserpentis* (Linnaeus)和山猫眼宝贝*Cypraea lynx* (Linnaeus)等同科动物的贝壳。古本草中有紫贝的写实图。

1.**《本草图经》**：该书"紫贝"（图2）绘一长卵圆形的贝，背部隆起成圆弧形，上有规律斑点。此贝有狭长壳口，两唇缘有齿，但不明显。《绍兴》传本图3的斑点不规律，或大或小，更贴近紫背实物，似属于虎斑宝贝*Cypraea tigris*之类。

2.**《本草品汇精要》**：该书"紫贝"（图4）为写实图。全体卵圆形，壳背中间隆起，有大小不等的小白点；两侧稍压缩，紫褐色。腹面白色，其唇齿各20余枚。此图所示为珍稀的蛇首眼球贝*Cypraea caputserpentis* (Linnaeus)。

【小结】

"紫贝"由《唐本草》收作药物。本品很早就以其美丽的形色被作为宝贝。据《唐本草》、宋《本草图经》所载，可知其为宝贝科（*Sypraeidae*）的软体动物。今所用紫贝为虎斑宝贝*Cypraea tigris* (Linnaeus)、阿纹绶贝*Mauritia arabica* (Linnaeus)为主，也包括其同科近缘动物。《本草图经》《本草品汇精要》均有精美的写实图。

46-17 珂

【品图】

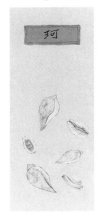

图 1　品汇·珂

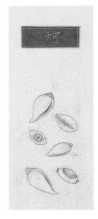

图 2　雷公·珂

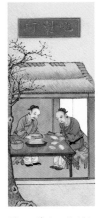

图 3　雷公·炮制珂

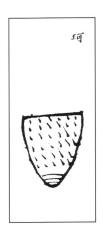

图 4　纲目（金）·珂

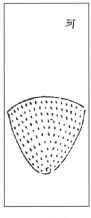

图 5　纲目（钱）·珂

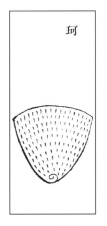

图 6　纲目（张）·珂

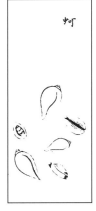

图 7　金石·珂

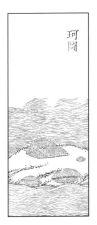

图 8　禽虫典·珂图

本品8图，取自8书，其中4幅彩图。有承继关系的图可分2个书类。

《本草品汇精要》：该书"珂"（图1）的仿绘者有《补遗雷公炮制便览》图2、《金石昆虫草木状》图7。

《本草纲目》（金陵本）：该书"珂"（图4）的仿绘者有《纲目》钱本图5。该图不过是将图4贝壳平截的底部改绘成弧形，将原只有几道横线的壳顶改为螺旋状。这些改动并不是依据实物，而是绘图者的绘此类贝壳图的习惯套路而已。此后仿绘钱本图5的有《纲目》张本图6。

以上8图中，除外4幅仿绘图，原创图尚有4幅（图1、3、4、8），详见下"鉴药"项。

【文录】

题·刘宋《雷公炮炙论》（见《证类》卷22"珂"） 要冬采得色白腻者，并有白旋水文。

唐《唐本草》（同上） 贝类也，大如鰒，皮黄黑而骨白，以为马饰。生南海，采无时。

唐末《海药本草》（同上） 《海药》云：谨按《名医别录》云：生南海，白如蚌。

宋《本草图经》（见《证类》卷22"贝子"） 《图经》曰：珂亦似此而大，黄黑色，其骨白，可以饰马。

明《本草纲目》卷46"珂" 【释名】马轲螺（《纲目》）、珧珬。【时珍曰】珂，马勒饰也。此贝似之，故名。徐表作马珂。《通典》云：老雕入海为珧。即珂也。【集解】【时珍曰】按徐表《异物志》云：马轲螺，大者围九寸，细者围七八寸，长三四寸。

【鉴药】

"珂"首见于《唐本草》。李时珍释名云："珂，马勒饰也。此贝似之，故名。"《中华本草》释名云："珂的本义是'石之次玉'，古时多作马勒饰物。"并非"珂"本义就是马勒饰。但后来是像此"石之次玉"的动物贝壳被名为"珂"。《唐本草》载其"主目中翳，断血，生肌"。后世医方书罕见用"珂"入药。

关于本品的生境、形态，《唐本草》云："贝类也，大如鰒，皮黄黑而骨白，以为马饰。生南海"。"鰒"就是今之海物鲍鱼，卵圆形。在此以前，梁·陶弘景也提到过用"真马珂捣末，亦疗盲翳"，却没有说明其来源。《雷公炮炙论》说"要冬采得色白腻者，并有白旋水文"的"珂"。《海药本草》亦云："生南海，白如蚌。"这里提到"色白腻""有白旋水文"可能是指此贝壳的腹面，若说壳面，并非此种颜色。故宋·苏颂《图经》"贝子"条云："珂亦似此而大，黄黑色，其骨白，可以饰马。"可见所谓"白腻"是指其"骨"，也就是贝壳腹面或曰凹面的颜色。其壳当为"黄黑色"或其他颜色。李时珍引徐表《异物志》，云"马轲螺，大者围九寸，细者围七八寸，长三四寸"。这种"珂"个头太大，与《唐本草》所说"大如鰒"者不同。这么大的海螺，若用来作马勒真是个累赘。《唐本草》说"大如鰒"，才与今动物学工具书考证的基原中国蛤蜊*Mactra chinensis* Philippi [*Mactra sulcataria* Deshayes]相符。[1]古本草图所显示的"珂"与文字记载又有些不同。

但古代有多种文献将"珂"定义为"螺属"。如《玉篇·玉部》对"珂"有3个定义，其中一个是"螺属也，生海中"。另外两个是"石次玉""玛瑙"。又，《玄应音义》卷六"珂贝"注："珂，螺属。出海中，洁白如雪者也。"胡三省注《资治通鉴·隋纪四》亦采《玄应音义》之说。[2]由此可见，古代"珂"似有蛤蜊类与螺类两种解释。

1　国家中医药管理局《中华本草》编委会：《中华本草》（9），上海：上海科学技术出版社，1999：94.

2　以上数说可见宗福邦、陈世、萧海波主编：《故训汇纂》，北京：商务印书馆，2003：1447.

《本草品汇精要》"珂"（图1）表现的不是单一的贝类，主要蛇首眼球贝、紫贝、海螺等物。可见该书的绘图者将产于海洋的多种美丽的贝壳都归于"珂"。其中的海螺可能就是徐表《异物志》的"马珂螺"，其形态较大，为单壳贝类。总之《品汇》此图要表达的"珂"，并非是蛤蜊科的动物，而是宝贝科或其近缘某些螺科的动物贝壳。《补遗雷公炮制便览》"炮制珂"（图3）乃据《雷公炮炙论》之法绘制。雷公法为："夫用，以铜刀刮作末子，细研，用重绢罗筛过后，研千余下用。"图中屋内右侧一人在用刀刮贝壳的表面，使之成末。再由左边一人过筛，最后还要研磨（桌上有研钵与研棒）千余下才能供使用。《本草纲目》金陵本"珂"（图4）采用该书绘制贝壳类多用的手法，即绘成窝窝头似的圆锥形物。此图与该书"车螯""蛤蜊"等不同的是，壳顶朝下，壳面有均匀分布的点状物。这样简单的示意图其实无益于探究其基原。《古今图书集成·禽虫典》"珂"（图8）绘海药背景中的孤岛上有几枚巨大的贝类动物。从其形状来看，此图所绘乃参照《三才图会》"贝"图（见上条"紫贝"），其外壳与宝贝科动物虎斑宝贝*Cypraea tigris* (Linnaeus)的外壳相似，非今中国蛤蜊*Mactra chinensis*。

【小结】

"珂"作为贝类由《唐本草》引入本草。本草中多数的解释是"珂"为贝类、如鳆、如蚌。现代或考其基原是中国蛤蜊*Mactra chinensis* Philippi。但也有一类解释是"珂"为"螺属"。《本草品汇精要》"珂"图表现是海螺与紫贝。《古今图书集成·禽虫典》珂图也是宝贝科的贝类。

46-18　石蜐

【品图】

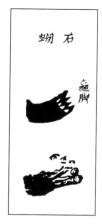

图1　纲目（金）·石蜐

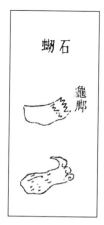

图2　纲目（钱）·石蜐

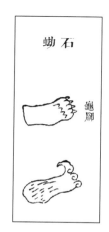

图3　纲目（张）·石蜐

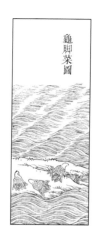

图4　禽虫典·龟脚菜图

本品4图，取自4书，其中图1、图4为原创图，图2、图3乃仿绘图1而成。详见下"鉴药"项。

【文录】

明《本草纲目》卷46"石蜐"【释名】紫蚨（音劫，与蜐同）、紫蒉（音枵）、龟脚（俗名）。【集解】【时珍曰】石蜐生东南海中石上，蚌蛤之属。形如龟脚，亦有爪状，壳如蟹螯，其色紫，可食。《真腊记》云：有长八九寸者。江淹《石蜐赋》云：亦有足翼，得春雨则生花。故郭璞赋云：石蜐应节而扬葩。《荀子》云"东海有紫蚨、鱼、盐"是矣。或指为紫贝及石决明者，皆非矣。

【鉴药】

"石蜐"首见于《本草纲目》。名义不详。一名龟脚。时珍载其"利小便"。后世医方书罕见用此者，可供食用。

李时珍引用数种前人文献，以明其生境、形态。例如《真腊风土记·鱼龙》曰："真蒲龟脚可长八九寸许。"此似乎过长，与实物不符。又《江文通集》卷1"石蜐赋"："海人有食石蜐，一名紫蒉，蚌蛤类也。春而发华，有足异者。""华"指其头状部如花。郭璞《江赋》（佚文见《太平御览》卷941"蚌"）曰："石蚨应节而扬葩。""石蜐"头部呈黄绿色，由8块大的主要壳板组成，宛如花状。李时珍则云："石蜐生东南海中石上，蚌蛤之属。形如龟脚，亦有爪状，壳如蟹螯，其色紫，可食。"现代学者将其订为节肢动物门蔓足纲的铠茗荷科动物石蜐（龟足）*Mitella mitella* Linnaeus [*Pollicipes mitella* Linnaeus]。[1]古本草亦有其图。

1.**《本草纲目》（金陵本）**：该书"石蜐"（图1）有图注"龟脚"，即其俗名，以形似龟脚得名。其图绘两枚相似的图案。外形如龟脚（上图更像龟脚）。该物分头状部与柄部。其左侧黑柱状的是其柄部，右斜上的有分支部分是头状部，其分支即其壳板。柄部黄褐色，肉质柔软可食。此与今石蜐*M. mitella*大体一致，但毕竟是示意图，故谈不上形象逼真。

2.**《古今图书集成·禽虫典》**：该书"龟脚菜图"（图1）背景为海中孤礁，有3枚花状的动物。头状部有分支（即其壳板，数目过多），柄部与头状部应该有小型壳板基部，与柄部形成明显的两截，但图中未绘出。整体看来亦属石蜐*M. mitella*。

【小结】

"石蜐"为《本草纲目》新增药。一名龟脚。据《江文通集》、郭璞《江赋》及李时珍所云，本品为节肢动物铠茗荷科石蜐（龟足）*Mitella mitella* Linnaeus。《本

1　国家中医药管理局《中华本草》编委会：《中华本草》（9），上海：上海科学技术出版社，1999：109.

草纲目》（金陵本）所绘为示意图，显示其外形如龟脚。《古今图书集成·禽虫典》
所绘为石蜐全貌，较好地展示了其头状部。

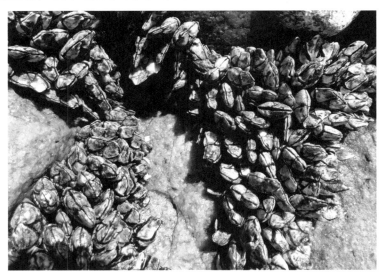

图 5　石蜐（龟足）*Mitella mitella*

46–19　淡菜

【品图】

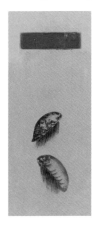 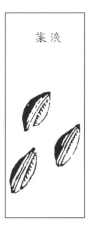 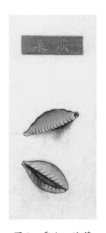 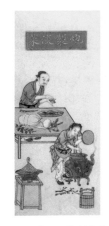

图 1　食物·淡菜　　　　图 2　太乙·淡菜　　　　图 3　雷公·淡菜　　　　图 4　雷公·炮制淡菜

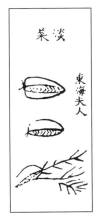

图5 纲目(金)·淡菜

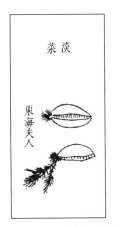

图6 纲目(钱)·淡菜

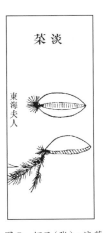

图7 纲目(张)·淡菜

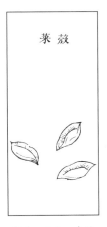

图8 三才·壳菜

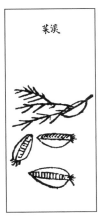

图9 汇言·淡菜

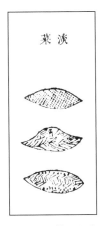

图10 会纂·淡菜

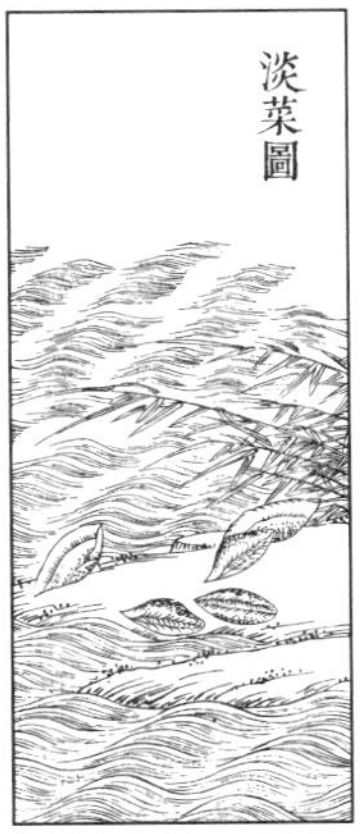

图11 禽虫典·淡菜图

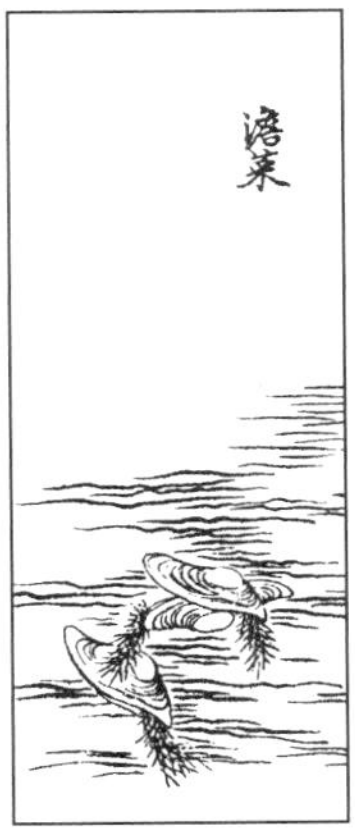

图12 图说·澹菜

本品12图，取自11书，其中3幅彩图。有承继关系的图可分2个书类。

《食物本草》：该书"淡菜"（图1）的仿绘者有《补遗雷公炮制便览》图3。此二图构图与2枚淡菜的位置也完全一样。不同的是：图3完全改绘成紫贝类动物，其毛不是满狭口都有，只是集中在前半部分，且要稀疏得多。此二书的图形很少有类似"淡菜"的承继关系。是否还有其他类似情况值得予以关注。

《本草纲目》（金陵本）：该书"淡菜"（图5）的仿绘图有《本草汇言》图9（该图较图5多画一枚淡菜，但是其淡菜形象及附有水草图等，都表明其仿绘图5）、《纲目》（钱本）（图6，仅取图5中的上两枚）。此后仿绘钱本图6的有《纲目》张本图7、《本草简明图说》"澹菜"（图12，该图将钱本贴贝的肉想象成水中的贝类，将其改造成壳状，但还保留其"中衔少毛"的示意，可知其是仿绘中予以纂改）。

此外，本品《食物本草会纂》"淡菜"（图10）乃仿绘《纲目》钱本"贝子"（图

11），见"46-15贝子"药条下。此图与同书"贝子"图互倒。

以上12图中，除外6幅仿绘图，原创图尚有6幅（图1、2、4、5、8、11），详见下"鉴药"项。

【文录】

唐《本草拾遗》（见《证类》卷22"淡菜"）陈藏器云：东海夫人……生南海，似珠母，一头尖，中衔少毛，海人亦名淡菜。新注云：此名壳菜，大甘美，南人好食……出江湖。

宋《嘉祐本草》（同上）北人多不识，虽形状不典，而甚益人……又名壳菜。（新见孟诜、《日华子》）

宋《本草图经》（同上）淡菜，补五藏，益阳，浙江谓之壳菜。

明《本草纲目》卷46"淡菜"【释名】壳菜（浙人所呼）、海蜌（音陛）、东海夫人。【时珍曰】淡以味，壳以形，夫人以似名也。【集解】【时珍曰】按阮氏云：淡菜生海藻上，故治瘿与海藻同功。

明《闽中海错疏》卷下"壳菜"壳菜：一名淡菜，一名海夫人。生海石上，以苔为根。壳长而坚硬，紫色，味最珍。生四明者，肉大而肥；闽中者肉瘦。其干者，闽人呼为"幹"，四明呼为干肉。/按：壳菜生四明者，壳黑而厚，形如斧头。形丑而味美。本草云：海中有物，其形如牝。红者补血，白者补肾。

【鉴药】

李时珍注"淡菜"首出《嘉祐本草》。此药乃《嘉祐》新分条药，注云"新见孟诜《日华子》"。故淡菜当首见唐·孟诜《食疗本草》。一名东海夫人、壳菜。李时珍释名云："淡以味，壳以形，夫人以似名也。"《嘉祐》载其"补五藏，理腰脚气，益阳事，能消食，除腹中冷气，消疢癖气……补虚劳损，产后血结，腹内冷痛，治癥瘕，腰痛，润毛发，崩中带下。"后世医方书时见用之。其肉可供食用。

关于其生境、形态，陈藏器曰："东海夫人……生南海，似珠母，一头尖，中衔少毛，海人亦名淡菜。"其中"似珠母"是指其全形如"珍珠母"。"一头尖"是指其贝壳呈楔形，有一头是尖的。"中衔少毛"，实非毛也，乃指其原动物分泌的足丝从其两片外壳缝隙伸出，以固着在海中的其他物体上。

宋《嘉祐本草》云："北人多不识，虽形状不典，而甚益人。"此句所云"形状不典"，不是说淡菜原动物的贝形，而是指从壳里剜出的肉（即淡菜，一般为干品）。清·丁其誉《寿世秘典》"淡菜"云："壳长而坚硬，肉如人牝，中衔少毛，有红、白二种"。"肉如人牝，中衔少毛"，乃言淡菜干品形略近女阴，又有足丝如阴毛。[1]故《嘉

1　王家葵、蒋淼、胡颖翀：《本草纲目图考》，北京：科学出版社，2018：1641.

祐》隐晦地说"形状不典"，时珍笼统地说"夫人以似名也"，皆指淡菜（肉）之外形。明·屠本畯《闽中海错疏》卷下："壳菜：一名淡菜，一名海夫人。生海石上，以苔为根。壳长而坚硬，紫色，味最珍。生四明者，肉大而肥；闽中者肉瘦。按：壳菜生四明者，壳黑而厚，形如斧头。形丑而味美。本草云：海中有物，其形如牝。红者补血，白者补肾。"以上诸家之说，均与今之淡菜相符，其原动物为贻贝科动物的多种贻贝。现今淡菜即贻贝科动物厚壳贻贝*Mytilus coruscus* Gould [*Mytilus crassitesta* Lischke]、贻贝*Mytilus edulis* Linnaeus、翡翠贻贝Perna viridis (Linnaeus)及其他贻贝类的肉。[1]古本草亦有淡菜图，今统而述之于下。

《食物本草》"淡菜"（图1）绘2个长卵圆形的物体，身下有成排密布的须毛。此恐据陈藏器所云"似珠母，一头尖，中衔少毛"想象绘成。淡菜原动物贻贝之壳非此形。中衔少毛乃足丝，没有如此浓密黑长。此后《补遗雷公炮制便览》在此图基础上，将此2物改成紫贝模样，亦与古本草所载不合。宫廷画师为北方人，对淡菜不熟悉，故有此误。《太乙仙制本草药性大全》"淡菜"（图2）采用该书绘制蚌蛤类常用的套路，绘成扁贝形，与贻贝相差甚远。《补遗雷公炮制便览》"淡菜"（图4）乃据《嘉祐》所载之法绘制。此法为："与少米先煮熟后，除肉内两边镶及毛了，再入萝卜，或紫苏，或冬瓜皮同煮，即更妙。"图中上方一人手握"淡菜"（类紫贝）似在"除肉内两边镶及毛了"。桌上摆了萝卜、冬瓜等，再由前面一童子负责放进锅里煮。《本草纲目》金陵本"淡菜"（图5）若作贻贝原动物看，则完全不对。王家葵等解释其上两枚其实是由贻贝肉制成淡菜干品的样子，两片淡黄色贝肉，中间斜线部分是内脏，左边毛状是足丝的痕迹。下面一枚是臆想图，乃据"淡菜生海藻上"想象绘成。[2]此解说得其真！《三才图会》"壳菜"（图8）绘3枚外形如饺子般的东西。此物与贻贝无形似处，只有淡菜干品与之近似。但为避开不雅处，未绘其毛状足丝。《古今图书集成·禽虫典》"淡菜图"（图10）绘大片水域为背景，水滨岸上有5枚"淡菜"，其中有2枚与《三才》图8相同，三枚乃近紫贝。此图皂白不分，兼收并蓄，绘此不伦不类之图。

【小结】

"淡菜"首出唐·孟诜《食疗本草》。据陈藏器、《嘉祐本草》《本草纲目》所载，本品原动物为贻贝科的多种贻贝，如厚壳贻贝*Mytilus coruscus* Gould、贻贝*Mytilus edulis* Linnaeus、翡翠贻贝Perna viridis (Linnaeus)等。古本草图中无贻贝的正确写实图。但《本草纲目》金陵本、《三才图会》等书都绘出了淡菜干肉之图。

1 国家中医药管理局《中华本草》编委会：《中华本草》(9)，上海：上海科学技术出版社，1999：66.
2 王家葵、蒋淼、胡颖翀：《本草纲目图考》，北京：科学出版社，2018：1641.

46-20 海蠃

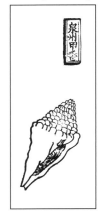

图1 图经（大）·泉州甲香

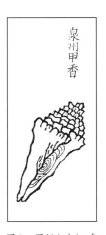

图2 图经（政）·泉州甲香

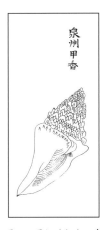

图3 图经（绍）·泉州甲香

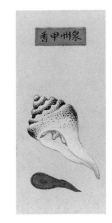

图4 品汇·泉州甲香

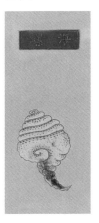

图5 食物·海螺

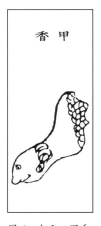

图6 太乙·甲香

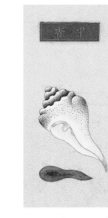

图7 雷公·甲香

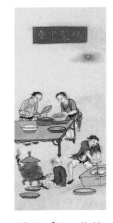

图8 雷公·炮制甲香

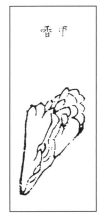

图9 纲目（金）·甲香

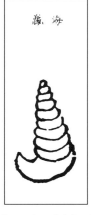

图10 纲目（金）·海蠃

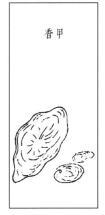

图11 纲目（钱）·甲香

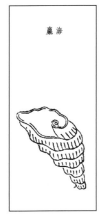

图12 纲目（钱）·海蠃

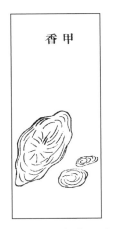

图13 纲目（张）·甲香

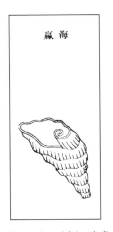

图14 纲目（张）·海蠃

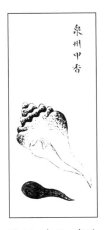

图15 金石·泉州甲香

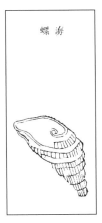

图16 会纂·海螺

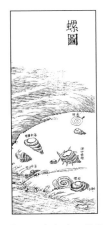

图17 禽虫典·螺图

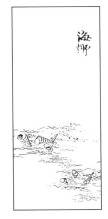

图18 图说·海蛳

本品18图，取自14书，其中5幅彩图。有承继关系的图可分3个书类。

《本草图经》：该书"泉州甲香"图分别存于《大观》（图1）、《政和》（图2）、《绍兴》（图3）。此三传本药图大同小异，今以《政和》图2为《图经》图的代表。仿绘该图的墨线图有《本草纲目》金陵本"甲香"（图9，螺的形状已走形）。

《本草品汇精要》：该书"泉州甲香"（图4）的仿绘彩图有《补遗雷公炮制便览》"甲香"（图7）、《金石昆虫草木状》"泉州甲香"（图15）。

《本草纲目》（钱本）：该书"甲香"（图11）的仿绘图有《纲目》张本图13。该书"海蠃"（图12）的仿绘图有《纲目》张本图14、《食物本草会纂》"海螺"图16、《本草简明图说》"海蛳"（图18，添加水域背景，再模仿钱本图12的海蠃，多绘同类型的大小海蠃）。

以上18图中，除外9幅仿绘图，原创图有9幅（图2、4、5、6、8、10、11、12、17），详见下"鉴药"项。

【文录】

唐《唐本草》（见《证类》卷22"甲香"） 蠢大如小拳，青黄色，长四五寸，取靥烧灰用之。南人亦煮其肉啖，亦无损益也。

唐末《海药本草》（同上）《海药》云：又有小甲香，若螺子状。取其蒂而修成也。

宋《本草图经》（同上）《图经》曰：甲香，生南海，今岭外、闽中近海州郡及明州皆有之。海蠃（音螺）之掩也。《南州异物志》曰：甲香，大者如瓯面，前一边直揲长数寸，围壳岨峿有刺。其掩杂众香烧之使益芳，独烧则臭。一名流螺。诸螺之中，流最厚味是也。其蠃大如小拳，青黄色，长四五寸。人亦啖其肉。今医方稀用，但合香家所须。

明《本草纲目》卷46"海蠃"【释名】假猪螺（《交州记》），厣名甲香。【时珍曰】蠃与螺同，亦作蠡。蠃从虫，蠃省文，盖虫之蠃形者也。厣音掩，闭藏之貌。【集解】【时珍曰】螺，蚌属也。大者如斗，出日南涨海中。香螺厣可杂甲香，老钿螺光彩可饰镜背者，红螺色微红，青螺色如翡翠，蓼螺味辛如蓼，紫贝螺即紫贝也。鹦鹉螺质白而紫，头如鸟形，其肉常离壳出食，出则寄居虫入居，螺还则虫出也。肉为鱼所食，则壳浮出，人因取之作杯。

【鉴药】

"海螺"首见于《本草拾遗》。《本草纲目》以"海蠃"为正名。李时珍又将《唐本草》"甲香"并入"海蠃"条。时珍释名曰："蠃与螺同，亦作蠡。蠃从虫，蠃省文，盖虫之蠃形者也。"但"蠃"与"螺"无简化、正异体字关系，互通而已。故本条所用"蠃""螺"，若系引文均按原字，一般行文用"螺"。《拾遗》载"海螺""治目痛累年"。后世医方偶见用"海螺"治眼。《唐本草》载"甲香""主心腹满痛，气急，止痢，下淋"。后世医方多用"甲香"入香药中。此二药明清以后罕见使用。

"甲香"与"海螺"不能等同。甲香是某些螺类的"厣"（或作"掩"），即某些螺类的口盖，薄片状，石灰质。广义海螺是海中某些大型的螺类，也包括能有石灰质"厣"的螺类。狭义的海螺特指某些螺类，其口盖为角质，一般不作"甲香"用。《纲目》"海螺"属于广义范围。故将甲香也收入本条。

关于"甲香"及其原动物，《唐本草》云："蠃大如小拳，青黄色，长四五寸，取厣烧灰用之。南人亦煮其肉啖，亦无损益也。"故其"蠃"（螺）不是用壳或肉，是用螺口盖住里肉的那片"厣"，用于调和香药时的辅助品。《海药本草》记载："又有小甲香，若螺子状。取其蒂而修成也。"这说明产生"甲香"的螺也不是单一的种。"蒂"即是"厣"，入香药名甲香。

宋·苏颂《图经》对甲香有系统的论述："甲香，生南海，今岭外、闽中近海州郡及明州皆有之。海蠃（音螺）之掩也。《南州异物志》曰：甲香，大者如瓯面，前一边直揲长数寸，围壳岨峿有刺。其掩杂众香烧之使益芳，独烧则臭。一名流螺。诸螺之中，流最厚味是也。其蠃大如小拳，青黄色，长四五寸。人亦啖其肉。今医方稀用，但合香家所须。"可见此种"海蠡"虽仅"大如小拳"，但比较高（四五寸），且螺口宽阔，所以才能有大如"瓯面"（酒杯口）的口盖。此螺名为"流螺"。其外壳"岨峿有刺"，是说螺壳表面不平坦，多有刺状突起。现代动物学家将此"流螺"归于软体动物门原始腹足目的蝾螺科（*Turbinidae*）。《中华本草》所举原动物有蝾螺科动物蝾螺*Turbo cornutus* Solander及其同属近缘动物6种。[1]高士贤认为作甲香入药的主要来源除蝾螺外，还有金口蝾螺*Turbo chrysostomus* Linnaeus。[2]

《拾遗》"海螺"原无生境、形态描述。李时珍的解释是："螺，蚌属也。大者如斗，出日南涨海中。"古代的"蚌属"当然不能与今之蚌科动物等同。但即便扩大蚌属含义的外延，也囊括不了时珍列举的各种螺类（香螺、老钿螺、红螺、青螺、蓼螺、紫贝螺、鹦鹉螺）。如果以"肉为鱼所食，则壳浮出，人因取之作杯"为标准，也包括了多种螺。高士贤认为：考现今药用的海螺，主要是骨螺科动物红螺*Rapana venosa* (Valenciennes)与蛾螺科动物香螺*Neptunea arthritica cumingii* Crosse两种。[3]

古本草中有关"甲香""海螺"的原创插图，今统述于下。《本草图经》"泉州甲香"（图2）所绘为一长形大螺，其螺口呈狭长形，口盖有同心环纹。此螺的形状与现代所鉴定的蝾螺科动物并不相似，其"甲香"（"厣"）也肯定不会如"瓯面"那么圆。该图所示，有可能被误绘成其他的螺类，也有可能古代甲香的来源实际上更宽泛。《本草品汇精要》"泉州甲香"（图4）的基本形状是仿绘《图经》图2而来，但有所修饰。其创意是在此螺前绘一狭长如螺口的盖片（即"厣"），使此图与图名联系更密切。其口盖之色如今田螺之厣，有同心环纹，色棕褐。若此厣为写实，则似为角质口盖，非石灰质的"甲香"。《食物本草》"海螺"（图5）所绘之螺形状奇特，且未见螺口，原动物不明。《太乙仙制本草药性大全》"甲香"（图6）造型诡异。整体不呈螺形，左下如有眼、鼻之生物，但右上示断面，作不规则颗粒状。不明其示意为何物？《补遗雷公炮制便览》"炮制甲香"（图8）乃据《雷公炮炙论》之法绘制。雷公法为："凡使，须用生茅香、皂角二味煮半日，却漉出，于石臼中捣，用马尾筛筛过用之。"图中左下一童子在煮甲香。左上一人在用捞笊漉出煮过的甲香。再由右下一人在石臼中杵捣成粉，最后经过右上一人用筛子筛过。《本草纲目》金陵本"海蠃"（图10）绘一塔状之海螺，未见螺口。此图与该本"田蠃"图（见下"田蠃"条）几乎全同，可知此形乃据田蠃而绘。《纲目》钱本2图，"甲香"（图11）绘三片有同心环纹的片状物，示意为"甲香"。根据此厣片（口盖）之形，当取自不同形状及大小的螺口，故其螺形状大小也应各不相同。其左大片、长圆形、边缘波

1　国家中医药管理局《中华本草》编委会：《中华本草》（9），上海：上海科学技术出版社，1999：41-42.
2　高士贤：《历代本草药用动物名实图考》，北京：人民卫生出版社，2013：76.
3　高士贤：《历代本草药用动物名实图考》，北京：人民卫生出版社，2013：255.

浪形者恐为《图经》图2之螺所绘。其余两片圆形甲片才可能是真甲香。"海蠃"（图12）绘一螺，观其螺口，似未曾观摩过海螺者。故此图疑非写实图。**《古今图书集成·禽虫典》**"螺图"（图17）为古代诸螺之图，其形各异。每螺均有说明文字：池螺、海中黄螺，海中沙螺，海中香螺、田螺。

【小结】

"海螺"为《本草拾遗》收录之药。"甲香"乃《唐本草》新载药，乃指某海螺的"厣"（口盖），非药用全螺。甲香为圆形片状，石灰质。宋·苏颂《图经》谓甲香出流螺。今考其原动物为蝾螺科（*Turbinidae*）的软体动物，主要有该科动物蝾螺*Turbo cornutus* Solander、金口蝾螺*Turbo chrysostomus* Linnaeus及其同属近缘动物。李时珍"螺，蚌属也"。所列举的7种螺名当为不同科的动物，其中主要是骨螺科动物红螺*Rapana venosa* (Valenciennes)与蛾螺科动物香螺*Neptunea arthritica cumingii* Crosse两种。《本草图经》所绘乃不明来源之螺，未突出"甲香"。《本草品汇精要》仿《图经》图，增加了狭长如螺口的盖片（即"厣"）。《纲目》钱本"甲香"专绘不同形状的"厣"片。《古今图书集成·禽虫典》展示了池螺、海中黄螺，海中沙螺，海中香螺、田螺的活体形状。

46–21　田蠃

【品图】

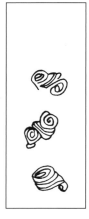
图 1　歌括·田螺

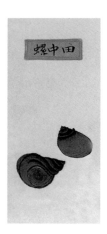
图 2　品汇·田中螺

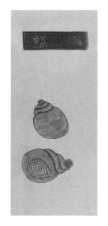
图 3　食物·田螺

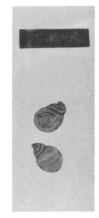
图 4　食物·黄螺螄

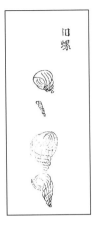

图 5　蒙筌·田螺

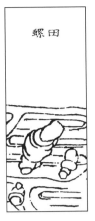

图 6　太乙·田螺

图 7　雷公·田中螺

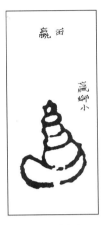

图 8　纲目（金）·田赢

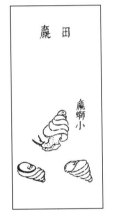

图 9　纲目（钱）·田赢

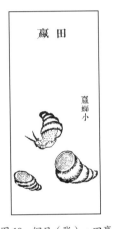

图 10　纲目（张）·田赢

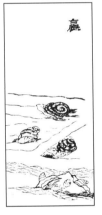

图 11　三才·赢

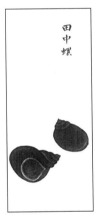

图 12　金石·田中螺

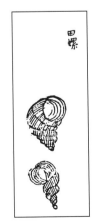

图 13　汇言·田螺

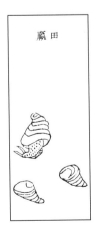

图 14　备要·田赢

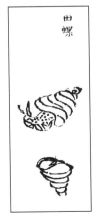

图 15　求真·田螺

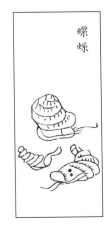

图 16　便方·螺蛳

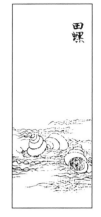

图 17 图说·田螺

本品17图，取自16书，其中5幅彩图。有承继关系的图可分2个书类。

《本草品汇精要》：该书"田中螺"（图2）的仿绘者有《食物本草》"田螺"（图3）、《补遗雷公炮制便览》图7、《金石昆虫草木状》图12。

《本草纲目》（钱本）：该书"田嬴"（图9）的仿绘者有《纲目》张本图10、《本草备要》图14、《本草求真》图15。

以上17图中，除外6幅仿绘图，原创图尚有11幅（图1、2、4、5、6、8、9、11、13、16、17），详见下"鉴药"项。

【文录】

梁《本草经集注》（见《证类》卷22"田中螺汁"） 陶隐居云：生水田中及湖渎岸侧，形圆大如梨、橘者，人亦煮食之。

唐《本草拾遗》（同上） 陈藏器云：在水田中，圆大者是。小小泥有棱名蚄螺……食之当先米泔浸去泥，此物至难死，有误泥在壁中，三十年犹活，能伏气饮露唯生，穿散而出即死。

后蜀《蜀本草》（同上）《蜀本》：《图经》云：生水田中，大如桃李，状类蜗牛而尖长，青黄色，夏秋采之。

明《本草纲目》卷46"田螺"【集解】【时珍曰】螺，蚌属也。其壳旋文。其肉视月盈亏，故王充云：月毁于天，螺消于渊。《说卦》云：离为嬴，为蚌，为龟，为鳖，为蟹。皆以其外刚而内柔也。

【鉴药】

"田中螺汁"首见于《名医别录》。《本草纲目》以"田嬴"为正名。名义不详。《别录》载田螺汁"主目热赤痛，止渴"。其肉可供食用。

田螺为常见常食之品。梁·陶弘景云："生水田中及湖渎岸侧，形圆大如梨、橘。"唐本《图经》（《蜀本草》引）云："生水田中，大如桃李，状类蜗牛而尖长，青黄色。"陈藏器云："在水田中，圆大者是……此物至难死，有误泥在壁中，三十年犹活。"可见古人对田螺观察之细。李时珍云："螺，蚌属也。其壳旋文。"综上所述，本品即今田螺科动物。此科动物种类甚多。本草提及的食用大田螺即今中国圆田螺 *Cipangopaludina chinensis* (Gray)、中华圆田螺 *C. cathayensis* (Heude)。可能因本品常见，故古本草中原创图相对较多，今统述于下。

《本草歌括》"田螺"（图1）绘麻花卷似的物体3枚，画技太差，不明所以。《本草品汇精要》"田中螺"（图2）为写实图，其原动物为田螺科动物。《食物本草》"黄螺蛳"（图4）的螺蛳外形如《品汇》图2，但其口盖为黄色，不明是田螺科何种动物。

《本草蒙筌》"田螺"（图5）绘大小形状各异的田螺4枚，皆属写实。《太乙仙制本草药性大全》"田螺"（图6）绘田之生物3枚，但其形近似《歌括》图1，不明为何种生物，肯定不是田螺。《本草纲目》金陵本"田蠃"（图8）有图注"蠃蛳小"。"蠃蛳"乃田螺科动物蜗螺Bellamya quadrata (Benson)，小于一般食用之大田螺。该图所绘之螺同该书"海蠃"图。此螺壳顶以下之螺旋尚如螺形，但至螺口却突然飘出一大片壳，不明何意。田螺为寻常之物，绘图者家乡湖北蕲春甚多，居然不能写实绘图，甚为不解。《纲目》钱本"田蠃"（图9）为写实图，绘3枚螺蛳，其中一枚触角伸出壳外，颇为生动。其形不似常见之中华圆田螺之类，种类不明。《三才图会》"蠃"（图11）绘田中有大小6螺，其中三枚大田螺均露出软体肉足。此图虽不是很精确，但却能达意。《本草汇言》"田螺"（图13）为写实图，所绘田螺之螺层及螺口均能到位。《草木便方》"螺蛳"（图16）图形亦很拙劣，螺壳的描绘甚差，但尚能看出螺中软体出壳之情景。《本草简明图说》"田螺"（图17）绘沼泽中3枚田螺，外形为圆锥形，螺层高宽度增长甚速，此与中华圆田螺之类相似。

【小结】

"田中螺"为《名医别录》所载早期药物之一。据陶弘景、唐本《图经》、陈藏器所载，本品即今田螺科动物，常食者为今中国圆田螺Cipangopaludina chinensis (Gray)、中华圆田螺C. cathayensis (Heude)。《本草品汇精要》《本草蒙筌》《纲目》钱本、《本草汇言》《本草简明图说》皆绘有写实田螺图。

46–22　寄居虫

【品图】

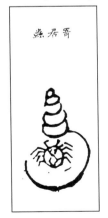

图1　纲目（金）·寄居虫

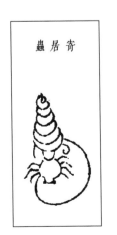

图2　纲目（钱）·寄居虫

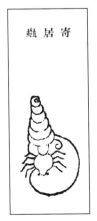

图3　纲目（张）·寄居虫

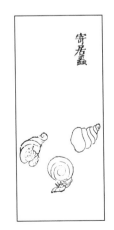

图4　三才·寄居虫

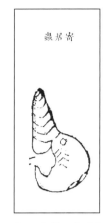

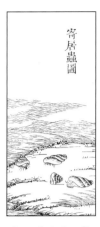

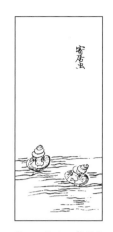

图 5　会纂·寄居虫　　　图 6　禽虫典·寄　　　图 7　图说·寄居虫
　　　　　　　　　　　居虫图

　　本品7图，取自7书。有承继关系的图可分2个书类。

　　《本草纲目》（金陵本）：该书"寄居虫"（图1）的仿绘者有《纲目》钱本图2、《纲目》张本图3、《食物本草会纂》图5、《本草简明图说》图7（仿绘图1之外，另增水面背景）。

　　《三才图会》：该书"寄居虫"（图4）的仿绘者有《古今图书集成·禽虫典》"寄居虫图"（图6，该图仿绘《三才》所绘动物，再予以修饰，其中也有活体螺形。另增绘海面及海滨背景）。

　　以上7图中，除外5幅仿绘图，原创图尚有2幅（图1、4），详见下"鉴药"项。

【文录】

　　梁《本草经集注》（见《证类》卷21"蜗牛"）　陶隐居云……海边又一种正相似，火炙壳便走出，食之益颜色，名为寄居。

　　唐《本草拾遗》（见《证类》卷21"二十一种陈藏器馀·寄居虫"）　陈藏器云：蜗牛注陶云：海边大有，似蜗牛，火炙壳便走出。食之益颜色。按寄居在壳间，而非螺也。候螺、蛤开，当自出食，螺、蛤欲合，已还壳中，亦名寄生，无别功用。海族多被其寄。又南海一种似蜘蛛，入螺壳中，负壳而走，一名辟，亦呼寄居，无别功用也。

　　明《本草纲目》卷44"寄居虫"【集解】【时珍曰】案孙愐云寄居在龟壳中者名曰蝎，则寄居非一种也。

　　明《闽中海错疏》卷下"寄生"　海上枯蠃壳存者，寄生其中，负壳而走。形如蟹，四足两螯，大如榆荚，其味若虾。得之者，不烦剔取，曳之即出，以肉不附也。炒食味亦脆美。

【鉴药】

"寄居虫"首见于《本草拾遗》。寄居于螺壳之生物，故名。陶弘景云"食之益颜色"。后世未见以此入药，然可供食用。

陈藏器设立"寄居虫"专条，是受陶弘景"蜗牛"条的注文启示。陶弘景并没有说明寄居在海边废螺壳中的生物形态。陈藏器所云则似乎不是废螺、蛤壳，而是与螺、蛤活体共存的生物："按寄居在壳间，而非螺也。候螺、蛤开，当自出食，螺、蛤欲合，已还壳中，亦名寄生，无别功用。海族多被其寄。"此为寄居虫与壳内原动物合体共生，可见于海月等生物。

但陈氏也提到一种寄生在废螺壳的"辟"："又南海一种似蜘蛛，入螺壳中，负壳而走，一名辟，亦呼寄居，无别功用也。"海边寄居，时有风浪，废螺壳里若有真蜘蛛是无法生存的，此当指形如蜘蛛的蟹类。《闽中海错疏》载："海上枯蠃壳存者，寄生其中，负壳而走。形如蟹，四足两螯，大如榆荚，其味若虾。得之者，不烦剔取，曳之即出，以肉不附也。炒食味亦脆美。"动物学中的寄居蟹类动物与《闽中海错疏》所载相符。《中华本草》列举3种此类生物：活额寄居蟹科动物艾氏活额寄居蟹*Diogenes edwardsii* (de Haan)、下齿细螯寄居蟹*Clibanarius infraspinatus* Hilgendorf、寄居蟹科动物长腕寄居蟹*Pagurus samuelis* (Stimpson)以及多种寄居蟹类动物。

1.《本草纲目》（金陵本）：该书"寄居虫"（图1）绘一葫芦形的螺壳，内有蟹状或蜘蛛状虫一只，此想象示意图。

2.《三才图会》：该书"寄居虫"（图4）绘3枚螺壳，其中两枚螺口有物。左上一枚似为螺内软体突出，中下一枚亦似有触角伸出，但都无蟹状或蜘蛛状虫体出现。

【小结】

"寄居虫"为《本草拾遗》所载之药。据陶弘景、陈藏器所述，本品乃寄居在海边螺壳中的生物。明《闽中海错疏》始载其寄居虫"形如蟹，四足两螯，大如榆荚，其味若虾"。此乃寄居蟹类的动物。其中包括活额寄居蟹科动物艾氏活额寄居蟹*Diogenes edwardsii* (de Haan)、下齿细螯寄居蟹*Clibanarius infraspinatus* Hilgendorf、寄居蟹科动物长腕寄居蟹*Pagurus samuelis* (Stimpson)以及多种寄居蟹类动物。《本草纲目》金陵本、《三才图会》之图皆非写实图。

46-23　海月

【品图】

本品仅1图，为原创图。详见下"鉴药"项。

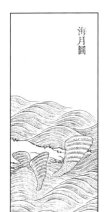

图1　禽虫典·海
月图

【文录】

《御览》卷943"海月"《临海水土物志》曰：海月大如镜，白色正圆，常死海边，其指如搔头大，中食。

唐《本草拾遗》（见《证类》卷22"三十六种陈藏器馀·海月"）

陈藏器云：南海水沫所化，煮时犹变为水，似半月，故以名之。海蛤类也。

明《本草纲目》卷46"海月"【释名】玉珧（音姚）、江珧、马颊、马甲。【时珍曰】马甲、玉珧皆以形色名。万震赞云"厥甲美如珧玉"是矣。【集解】【时珍曰】刘恂《岭表录》云：海月大如镜，白色正圆，常死海旁。其柱如搔头尖，其甲美如玉。段成式《杂俎》云：玉珧形似蚌，长二三寸，广五寸，上大下小。壳中柱炙食，味如牛头胘项。王氏《宛委录》云：奉化县四月南风起，江瑶一上，可得数百。如蚌稍大，肉腥韧不堪。惟四肉柱长寸许，白如珂雪，以鸡汁瀹食脆美。过火则味尽也。

明《闽中海错疏》卷下"海月"　形圆如月，亦谓之蛎镜。土人多磨砺其壳，使之通明。鳞次以盖天窗……岭南谓之海镜，又曰明瓦。

清《本草纲目拾遗》"正误"　濒湖以"海月"为"江瑶柱"，复附"海镜"。不知"海月"即"海镜"，而"江瑶"非"海月"也。此乃承《岭表录》之误。屠本畯《海物疏》云：海月形圆如月，亦谓之蛎镜，土人磨其壳以为明瓦者是也。岭南谓之海镜，又呼膏药盘。江瑶壳色如淡菜，上锐下平，大者长尺许，肉白而韧，柱圆而脆，与海月绝不相类，何可牵为一物耶。/濒湖以"海镜"附在"海月"条下，注引郭璞《江赋》"璅蛣腹蟹"，以为即此物，则又大误。不知璅蛣又非海镜也。《海南志》璅蛣状如珠蚌，壳青黑色，长寸许，大者二三寸，生白沙中，不污泥淖，互物之最洁者也。有两肉柱，能长短，又有数白蟹子在腹中，状如榆荚，合体共生，常从其口出，为之取食。然璅蛣清洁不食，但寄其腹子蟹，蟹为璅蛣而食，食在蟹而饱在璅蛣。故一名共命赢。又曰：月蛣，每冬大雪，则肥莹如玉，日映如云母，味甘以柔，盖海错之至珍者。又有海镜，二壳相合甚圆，肉亦莹洁，有红蟹子居其腹，为取食。一名石镜，其腹小蟹曰蚌孥，任昉谓之箸。据此说明，是二物在璅蛣腹者则白蟹子，在海镜腹者则红蟹子，又各不同。予曾寓明州奉化，其鲒琦亭出璅蛣，亲见形状，迥与海月别，何能强合耶？

【鉴药】

"海月"首出《本草拾遗》，云其形"似半月，故以名之"。其功能"主消渴，下气，令人能食，利五藏，调中。"古今多供食用。

李时珍在该药条中无个人所见记录，但在"释名"项下补充别名"玉珧（音姚）、江珧"等，并附录"海镜"一药，又引述了数种前人文献记载。其中将数种海洋动物混载于"海月"条下。对此，清·赵学敏提出批评："濒湖以'海月'为'江瑶柱'，复附'海镜'。不知'海月'即'海镜'，而'江瑶'非'海月'也。"又云："濒湖以'海镜'附在'海月'条下，注引郭璞《江赋》'璅蛣腹蟹'，以为即此物，则又大误。不知'璅蛣'又非'海镜'也。"以下分述之。

海月：陈藏器云："南海水沫所化，煮时犹变为水，似半月……海蛤类也。"其所见乃海蛤类，"半月"状，原动物不明。唐·刘恂《岭表录异》所载如全月："海镜：广人呼为膏叶盘，两片合以成形。壳圆，中甚莹滑，日照如云母光，内有少肉如蚌胎。腹中有蟹子，其小如黄豆，而螯足具备。海镜饥，则蟹出拾食，蟹饱归腹，海镜亦饱。余曾市得数个，验之，或迫之以火，即蟹子走出，离肠腹立毙。或生剖之，有蟹子活在腹中，逡巡亦毙。"此"海镜"实即"海月"。《纲目》"海月"条有附录药"海镜"之下的"时珍曰"，虽未出引文，其实大多见于《岭表录异》，但在其中又加入了李时珍自己的话，如"一名镜鱼，一名璅蛣"等。

又明·屠本畯《闽中海错疏》卷下"海月"云："形圆如月，亦谓之蛎镜。土人多磨砺其壳，使之通明。鳞次以盖天窗……岭南谓之海镜，又曰明瓦。"据以上所述，今或考其原动物为不等蛤科动物海月（窗贝）*Placuna placenta* (Linnaeus)。[1]

李时珍引"刘恂《岭表录》云：海月大如镜，白色正圆，常死海旁。其柱如搔头尖，其甲美如玉。"此段文非出《岭表录异》，可见于《临海水土物志》（见《御览》卷943"海月"）："海月大如镜，白色正圆，常死海边，其指如搔头大，中食。"谢宗万考此段记录所指的原动物为日月贝科动物日月贝*Amusium pleurnectes* Linnaeus。[2]

玉珧：时珍另引《酉阳杂俎》，其原文为："珧似蚌，长二寸，广五寸，壳中柱炙之如牛头胘项。"或考此即江珧科江珧属（*Pinna*）动物。此物又称江珧柱、江瑶等。李时珍引《宛委录》（见《弇州四部稿》卷156"宛委余编一"），云"如蚌而稍大，中肉腥而胀，不中口，仅四肉牙佳耳。长可寸许，圆半之白如珂雪，以嫩鸡汁熟过之，一沸即起，稍久则味尽矣。甘鲜脆美，不可名状，此所谓柱也。"此则为

1　国家中医药管理局《中华本草》编委会：《中华本草》（9），上海：上海科学技术出版社，1999：76.

2　谢宗万：《本草纲目药物彩色图鉴》，北京：人民卫生出版社，2000：443.

江珧科江珧属（*Pinna*）动物栉江珧*Pinna (Atrina) pectinata* Linnaeus。[1]时珍将"玉珧、马甲"等作为"海月"的别名，则混两种不同的海洋生物为一物。此种动物的贝壳呈三角形或扇形，与"海月"相差甚大。

　　《古今图书集成·禽虫典》"海月图"（图1）绘海水为背景，再绘3个牛角状的贝类，比例超大。其贝的形状不似海月，倒与江珧近似。

【小结】

　　"海月"首出《本草拾遗》，其所指为海蛤类，似半月。李时珍在本条引用的文献，实际上涉及不同的原动物。唐·刘恂《岭表录异》所载"海镜"，今或考其原动物为不等蛤科动物海月（窗贝）*Placuna placenta* (Linnaeus)。李时珍误引"刘恂《岭表录》"（实出《临海水土物志》）所载"海月"，今或考为日月贝科动物日月贝*Amusium pleurnectes* Linnaeus。李时珍引《酉阳杂俎》所载"玉珧"或考为江珧科江珧属（*Pinna*）动物栉江珧*Pinna (Atrina) pectinata* Linnaeus。《古今图书集成·禽虫典》所绘"海月图"不似海月，却近江珧。

46-24　海燕

【品图】

　　本品2图，取自2书，其中图1乃原创图，图2乃仿绘图1而成。详见下"鉴药"项。

【文录】

　　明《本草纲目》卷46"海燕"【集解】【时珍曰】海燕出东海。大二寸，状扁面圆，背上青黑，腹下白脆，似海螵蛸，有纹如蕈菌。口在腹下，食细沙。口旁有五路正勾，即其足也。《临海水土记》云：阳遂足，生海中，背青黑，腹白，有五足，不知头尾。生时体软，死即干脆。即此物也。《临海异物志》载：燕鱼长五寸，阴雨则飞起丈余，此或同名者也。

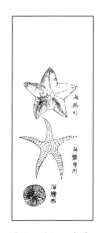

图1　原始·海燕、海盘车、海胆

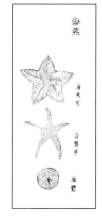

图2　类纂·海燕

1　国家中医药管理局《中华本草》编委会：《中华本草》（9），上海：上海科学技术出版社，1999：73.

【鉴药】

"海燕"首出《纲目》。原载"主阴雨发损痛……亦入滋阳药"。但因李时珍在"海燕"名下涉及3种动物，故无法判断此功效属于哪种药物。

"海燕"：时珍曰："海燕出东海。大二寸，状扁面圆，背上青黑，腹下白脆，似海螵蛸，有纹如蕈菌。口在腹下，食细沙。口旁有五路正勾，即其足也。"据考此即棘皮动物门海星纲海燕科动物海燕*Asterina pectinifera* (Muller et Troschel)。[1]其形并不似燕，而呈扁平钝五角形。

"阳遂足"：时珍引《临海水土记》中提及此物。其佚文见《太平御览》卷943引《临海水土物志》："阳遂足，此物形状背青黑，腹下正白。有五足，长短大小皆等，不知头尾所在。生时体软，死即干脆。"据其所述形状，据考即棘皮动物门蛇尾纲阳遂足科滩栖阳遂足*Amphiura vadicula* Matsumoto。[2]其形亦不似燕，体扁平星状，盘略五角形，有较长的腕5个。其腕形如蛇尾，故有俗名"蛇尾"。

"燕鱼"：另时珍引《临海异物志》的"燕鱼"，谓是海燕的同名者。此《临海异物志》佚文见《太平御览》卷940："燕鱼长五寸，阴雨起飞高丈余。"此即飞鱼科动物燕鳐鱼*Cypselurus agoo* (Temminck et Schlegel)。亦即《本草拾遗》所载文鳐鱼。[3]此属鱼类，与前两种棘皮动物大不相同。以上3种不同的动物，集中在"海燕条"，其皆为一般内陆少见的物种。但古本草图中却只有"海燕"图，见下文。

《本草原始》：该书"海燕"药条下写生所绘（图1）有3种海洋生物图。图中注文依次为"海燕形""海盘车形""海胆形"。"海燕"即《纲目》本条所云"海燕"。其图（上）明确可指为海燕科动物海燕*Asterina pectinifera* (Muller et Troschel)。另两物为李时珍所未言。"海盘车"（中）即海星，据其图所示，当为海盘车科动物罗氏海盘车*Asterias rollestoni* Bell，[4]此与前"海燕"同属于棘皮动物门。"海胆"，其形表明此似刻肋海胆科动物北方刻肋海胆(哈氏刻肋海胆)*Temnopleurus hardwichii* (Gray)的石灰质骨壳。此物也属棘皮动物门。李中立云"海燕、海盘车、海胆，俱生海中。咸能软坚，功亦不甚相远。"[5]

【小结】

"海燕"为《本草纲目》首载，其下谈及3种海洋生物。其中"海燕"为海燕科动物海燕*Asterina pectinifera* (Muller et Troschel)。"阳遂足"为阳遂足科滩栖阳遂足*Amphiura vadicula* Matsumoto。"燕鱼"为飞鱼科动物燕鳐鱼*Cypselurus agoo*

1　国家中医药管理局《中华本草》编委会：《中华本草》(9)，上海：上海科学技术出版社，1999：247-248.
2　国家中医药管理局《中华本草》编委会：《中华本草》(9)，上海：上海科学技术出版社，1999：250.
3　国家中医药管理局《中华本草》编委会：《中华本草》(9)，上海：上海科学技术出版社，1999：313.
4　国家中医药管理局《中华本草》编委会：《中华本草》(9)，上海：上海科学技术出版社，1999：248.
5　国家中医药管理局《中华本草》编委会：《中华本草》(9)，上海：上海科学技术出版社，1999：251.

(Temminck et Schlegel)。《本草原始》写生绘图中，亦有3种海洋生物，除海燕（同上）外，另两种为"海盘车"，即海盘车科动物罗氏海盘车*Asterias rollestoni Bell*、"海胆"即刻肋海胆科动物北方刻肋海胆*Temnopleurus hardwichii* (Gray)。

46–25 郎君子

【品图】

本品2图，取自2书。此2图均为原创图。详见下"鉴药"项。

【文录】

唐末《海药本草》（见《证类》卷21"二种海药馀·郎君子"）《海药》云：谨按《异志》云：生南海。有雄雌，青碧色，状似杏人。欲验真假，先于口内含，令热，然后放醋中，雄雌相趁，逡巡便合，即下其卵如粟粒状，真也……乃是人间难得之物。

明《本草纲目》卷46"郎君子"【集解】【时珍曰】顾岕《海槎录》云：相思子状如螺，中实如石，大如豆，藏箧笥积岁不坏。若置醋中，即盘旋不已。案此即郎君子也。

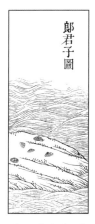
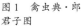

图1　禽虫典·郎君子图

图2　图说·催生子

【鉴药】

"郎君子"首载《海药本草》。名义不详。其用药法为"主妇人难产，手把便生"，似据"郎君子"习性推导而来的巫医用药法。后世医方书未见使用者。

关于本品的生境、形态，可见《海药本草》引《异志》云："生南海。有雄雌，青碧色，状似杏人。欲验真假，先于口内含，令热，然后放醋中，雄雌相趁，逡巡便合，即下其卵如粟粒状，真也。"按巫术的相似律，此传闻中的郎君子习性被用于手握催产。

李时珍又引《海槎录》，该书全名《海槎余录》，原文为："相思子生于海中，如螺之状，而中实若石焉，大比豆粒。好事者藏置箧笥，积岁不坏，亦不转动。若置醋一盂，试投其中，遂移动盘旋不已。亦一奇物也。"李时珍云："案此即郎君子也。"

今或考为蝾螺科动物朝鲜花冠小月螺*Lunella coronate coreensis* (Recouz)，药用其厣。[1]
此螺贝壳近球状，大于豆，似与《海槎余录》所载仍有差距。且相关古文献并未谈及用"厣"，不知何据推断用"厣"。

1.《**古今图书集成·禽虫典**》：该书"郎君子图"（图1）绘海边坡岸有数个小蚌，疑此即画士心目中的郎君子，然非螺状。

2.《**本草简明图说**》：该书"催生子"（图2）绘水边有杏仁状大小的贝壳。此或据《海药本草》引文绘成。

【小结】

"郎君子"为《海药本草》所载海洋生物，状如螺。今或考为蝾螺科动物朝鲜花冠小月螺*Lunella coronate coreensis* (Recouz)。然今存2幅相关的本草图皆如贝如蚌，不似螺形，疑均非写实绘成。

1　谢宗万：《本草纲目药物彩色图鉴》，北京：人民卫生出版社，2000：444.

第四十七章　禽部

　　按："禽"部是《本草纲目》中的一个小部。本部"禽"的定义是"二足而羽曰禽"。禽属于古代动物分类的"羽虫"，《禽经》说羽虫有360种。禽鸟的羽毛与四季相适应，夏天褪羽，冬天丰羽，以调节体温。羽毛的颜色也要与不同环境相适应，以便于隐蔽，躲避外敌。根据不同的栖息环境，禽鸟又可分作"山禽"（居于山崖）、"原鸟"（居于平原）。"林鸟"早上叫，"水鸟"夜里鸣。为了方便取食与活动，山禽的嘴短、尾长，水禽则相反，嘴长、尾短。为了繁殖后代，禽鸟有各种互相吸引对方的方法。有的借助尾肉散发出来的特殊气味来吸引对方，有的用艳丽的羽毛，有的用会膨大甚至发声的特殊器官，也有的用鸣叫的声音诱惑对方。古代也有"合异类"，即与异类交配（如野鸡、孔雀与蛇交配之类）。现代证实异类交配皆属传闻。禽鸟的繁殖，多数借助于用翅膀孵卵。古代还有传说禽鸟有的"以同气变"，即同样性情的鸟可以互变（如鹰化为鸠之类）；有的"以异类化"（如田鼠化鴽之类），这些都是古人受时代限制造成的误解。所以李时珍认为，有关禽鸟的各种知识，作为学者，不能不深入予以了解。

　　此外，李时珍认为，有五种鸠鸟、九种扈鸟，少皞（传说中古代东夷族首领。东夷族以鸟为图腾，故以鸟为官名。）用它们的名字来作官名。好斗的雄野鸡、凶猛的鸥与鹯，《诗经》的作者会因为它们产生灵感，这里面的道理太微妙了。在《周官》中记载，应该保护禽鸟，不惊扰刚出生的幼鸟，不捣毁鸟巢，不碰伤没孵化的鸟蛋。专职的庖人掌管烹调六禽，蝈氏（官名）负责攻打猛鸟，硩蔟（官名）的任务是捣毁有猛禽幼鸟的巢。所以时珍认为：圣人对任何东西，是利用，还是舍弃，是怀仁，还是残杀，都有他的深意。按古籍的记载："天产作阳。"羽类翱翔于天，属于阳中之阳，因此多数的禽鸟都可以养阳。于是李时珍收集可供庖厨烹食、医家用药的禽鸟，以及哪些有毒、性恶应当了解的禽鸟，组成禽部，共77种。禽部分为4类：水禽，原禽，林禽，山禽。

　　本书将《纲目》禽部有古本草图的药物收集起来，涉及药物也是77种（含附录药）。由于时代的限制，有少数属于哺乳类的动物被误作为禽鸟收入本部，如伏翼（蝙蝠）、鼺鼠（鼯鼠）、寒号虫（即产生五灵脂的原动物）皆为兽类。此外，也有一些并无实物的传说之禽鸟（如凤凰、冶鸟、鬼车鸟等），也被兼收并蓄收进了禽部。禽鸟高飞，观察不易，尤其是禽鸟鉴定，要涉及羽毛颜色、形式等许多内容。其中某些鸟类在不同生长期会有不同的毛羽形状及颜色，这些对鉴定与绘图都会带来困难。还有少数从国外传入的鸟类，未能归化中国，因此有关此类鸟的形态等，只能依靠古籍记载，不免有传闻夹杂其中（如鸵鸟等）。以上问题，本章尽力予以品鉴，以飨读者。

禽之一　水禽类

47-1　鹤

【品图】

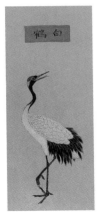

图 1　品汇·白鹤

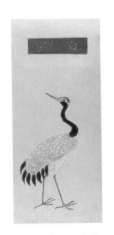

图 2　食物·白鹤

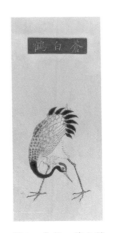

图 3　食物·苍白鹤

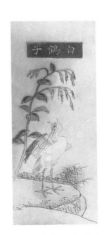

图 4　食物·白鹤子

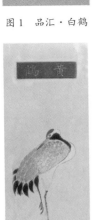

图 5　食物·黄鹤

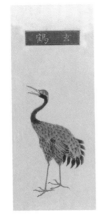

图 6　食物·玄鹤

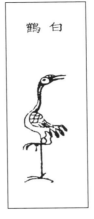

图 7　太乙·白鹤

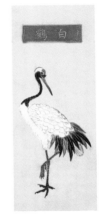

图 8　雷公·白鹤

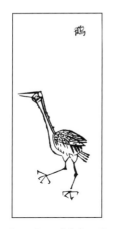

图 9　纲目（金）·鹤

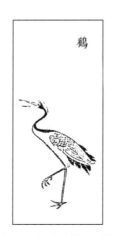

图 10　纲目（钱）·鹤

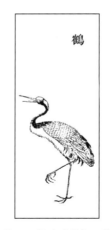

图 11　纲目（张）·鹤

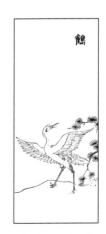

图 12　三才·鹤

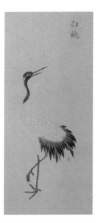

图 13　金石·白鹤

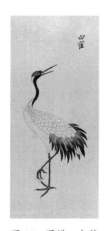

图 14　图谱·白鹤

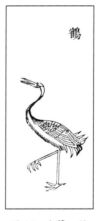

图 15　会纂·鹤

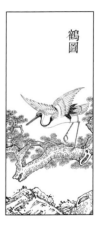

图 16　禽虫典·鹤图

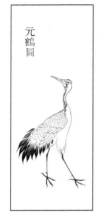

图 17　禽虫典·元
鹤图

本品17图，取自13书，其中9幅彩图。有承继关系的图可分2个书类。

《本草品汇精要》：该书"白鹤"（图1）的仿绘者有《补遗雷公炮制便览》图8、《金石昆虫草木状》图13。此后仿绘《金石》图13的有《本草图谱》图14。

《本草纲目》（钱本）：该书"鹤"（图10）的仿绘者有《纲目》张本图11（再加修饰，较图10更加美观）、《食物本草会纂》图15。

以上17图中，除外5幅仿绘图，原创图尚有12幅（图1、2、3、4、5、6、7、9、10、12、16、17），详见下"鉴药"项。

【文录】

宋《嘉祐本草》（见《证类》卷19"白鹤"）　今鹤有玄有黄，有白有苍。取其白者为良。它者次之。

明《本草纲目》卷47"鹤"【释名】仙禽（《纲目》）、胎禽。【时珍曰】鹤字，篆文象翘首短尾之形。一云白色雕雕，故名。《八公相鹤经》云：鹤乃羽族之宗，仙人之骥，千六百年乃胎产。则胎、仙之称以此。世谓鹤不卵生者，误矣。【集解】【时珍曰】鹤大于鹄，长三尺，高三尺余，喙长四寸。丹顶赤目，赤颊青脚、修颈凋尾，粗膝纤指。白羽黑翎，亦有灰色、苍色者。尝以夜半鸣，声唳云霄。雄鸣上风，雌鸣下风，声交而孕。亦唼蛇虺，闻降真香烟则降，其粪能化石，皆物类相感也。按《相鹤经》云：鹤，阳鸟也，而游于阴。行必依洲渚，止不集林木。二年落子毛，易黑点，三年产伏。又七年羽翮具，又七年飞薄云汉，又七年舞应节，又七年鸣中律。又七年大毛落，氄毛生，或白如雪，或黑如漆。百六十年，雌雄相视而孕。千六百年形始定，饮而不食，乃胎化也。又按俞琰云：龟、鹤能运任脉，故多寿，无死气于中也。鹤骨为笛，甚清越。

【鉴药】

"白鹤"首见于《嘉祐本草》。李时珍释名曰："鹤字篆文象翘首短尾之形。一云白色雕雕，故名。"《嘉祐》载其"血主益气力，补劳乏，去风益肺。肫中砂石子，摩服治蛊毒邪。"后世医方书未见用此入方。白鹤为国家一级保护动物，严禁捕杀。

关于本品的生境、形态，《嘉祐》仅载"今鹤有玄有黄，有白有苍。取其白者为良。它者次之。"李时珍云："鹤大于鹄，长三尺，高三尺余，喙长四寸。丹顶赤目、赤颊青脚、修颈凋尾，粗膝纤指。白羽黑翎，亦有灰色、苍色者。尝以夜半鸣，声唳云霄。"由于鹤为中华文化中长寿、吉祥的象征，人称"仙鹤"，其艺术形象广为人知。题为浮丘公撰《相鹤经》也有种种关于鹤的奇特习性的传闻，如"雄鸣上风，雌鸣下风，声交而孕"等。现代考订其为鹤科动物丹顶鹤*Grus japonensis* (P. L. Müller)。[1]白鹤的形象多见于吉祥图案画中，故其传统造型为世人熟知。今统而述之。

《本草品汇精要》"白鹤"（图1）为标准的白鹤写实图，完全符合时珍所云"丹顶赤目，赤颊青脚、修颈凋尾，粗膝纤指。白羽黑翎"的特点。此即丹顶鹤*G. japonensis*。《食物本草》有5图，"白鹤"（图2，此图没有仿绘《品汇》图1，与图1相比，其凋尾、粗膝等特点均较逊色）。"苍白鹤"（图3，姿势不同，看不出其"苍"在哪里），"白鹤子"（图4，绘幼小鹤形），"黄鹤"（图5，背上羽毛黄色），"玄鹤"（图6，背羽青黑色）。以上诸鹤形可能是依据《嘉祐》所言之色想象绘成，然其总体形

1　国家中医药管理局《中华本草》编委会：《中华本草》（9），上海：上海科学技术出版社，1999：489.

状及头顶裸出部分为红色仍同白鹤。《**太乙仙制本草药性大全**》"白鹤"（图7）为象征性的示意图。《**本草纲目**》金陵本"鹤"（图9）亦为示意图，比年画或祝寿图中的仙鹤差多了。《**纲目**》钱本"鹤"（图10）除稍膨大的"鹤膝"未能表现，其余各部皆好。《三才图会》"鹤"（图12）有青松背景，其鹤形一般。《古今图书集成·禽虫典》2图。"鹤图"（图16）施展其画技，背景与鹤均很美。但其"凋尾"移至背部，非尾也。"元鹤图"（图17）绘制精细。从墨线图来看，尚无法知道此"元鹤"（玄鹤）特点何在。

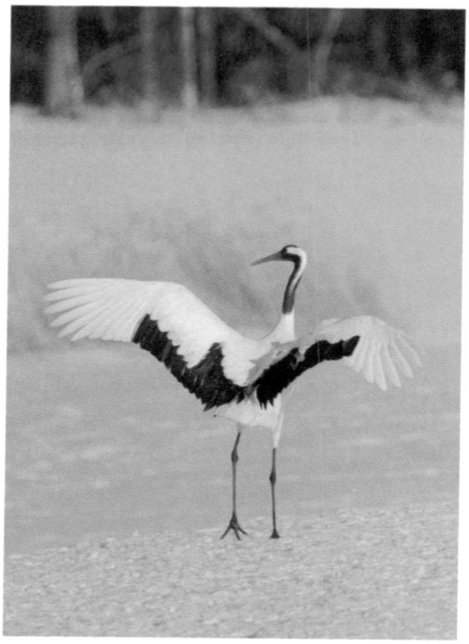

【小结】

"白鹤"为《嘉祐本草》新载药，云鹤有玄、黄、白、苍4色，以白为佳。李时珍详列丹顶鹤的特点，即今鹤科动物丹顶鹤 *Grus japonensis* (P. L. Müller)。《本草品汇精要》《食物本草》《本草纲目》钱本等书均绘有较好的丹顶鹤形。

图 18　丹顶鹤 *Grus japonensis*

47–2　鹳

【品图】

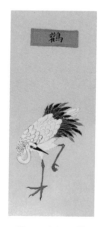

图 1　品汇·鹳

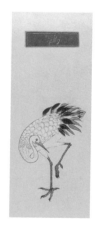

图 2　食物·鹳

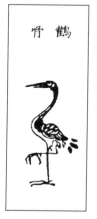

图 3　太乙·鹳骨

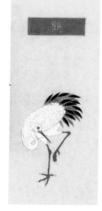

图 4　雷公·鹳

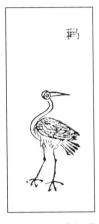

图 5　纲目（金）·鹳

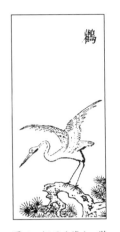

图 6　纲目（钱）·鹳

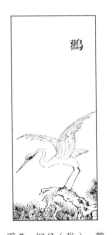

图 7　纲目（张）·鹳

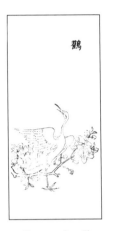

图 8　三才·鹳

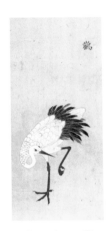

图 9　金石·鹳

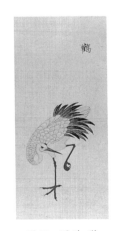

图 10　图谱·鹳

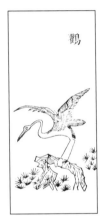

图 11　会纂·鹳

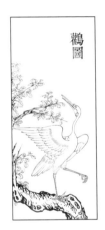

图 12　禽虫典·鹳图

本品12图，取自12书，其中5幅彩图。有承继关系的图可分3个书类。

《**本草品汇精要**》：该书"鹳"（图1）的仿绘者有《食物本草》图2、《补遗雷公炮制便览》图4、《金石昆虫草木状》图9。此后仿绘《金石》图9的有《本草图谱》图10。

《**本草纲目**》（**钱本**）：该书"鹳"（图6）的仿绘者有《纲目》张本图7、《食物本草会纂》图11。

《**三才图会**》：该书"鹳"（图8）的仿绘者有《古今图书集成·禽虫典》"鹳图"（图12），虽然背景有变化，但颧形一致。

以上12图中，除外7幅仿绘图，原创图尚有5幅（图1、3、5、6、8），详见下"鉴药"项。

【文录】

梁《本草经集注》（见《证类》卷19"鹳骨"） 陶隐居云：鹳亦有两种：似鹄而巢树者为白鹳；黑色曲颈者为乌鹳。今宜用白者。

宋《本草衍义》卷16"鹳" 头无丹，项无乌带，身如鹤者是。兼不善唳，但以啄相击而鸣。作池养鱼、蛇以哺子之事，岂可垂示后世？此禽多在楼殿吻土作窠，日夕人观之，故知其未审耳。

明《本草纲目》卷47"鹳" 【释名】皂君（《诗疏》）、负釜（同）、黑尻。【时珍曰】鹳字，篆文象形。其背、尾色黑，故陆机《诗疏》有皂君诸名。【集解】【时珍曰】鹳似鹤而顶不丹，长颈赤喙，色灰白，翅尾俱黑。多巢于高木。其飞也，奋于层霄，旋绕如阵，仰天号鸣，必主有雨。其抱卵以影，或云以声聒之。《禽经》云：鹳生三子，一为鹤。巽极成震，阴变阳也。震为鹤，巽为鹳也。

【鉴药】

"鹳骨"首见于《别录》。李时珍释名曰："'鹳'字篆文象形。其背、尾色黑，故陆机《诗疏》有皂君[1]诸名。"《别录》载其"主鬼蛊诸疰毒，五尸心腹疾"。白鹳为国家一级保护动物，严禁捕杀。

关于本品的生境、形态，晋·陆机《毛诗草木鸟兽虫鱼疏》解"鹳鸣于垤"云："鹳，鹳雀也。似鸿而大，长颈赤喙，白身黑尾翅，树上作巢，大如车轮。卵如三升杯……一名负釜，一名黑尻，一名背灶，一名皂裙。又泥其巢一傍为池，含水满之，取鱼置池中，稍稍以食其雏。"其作池养鱼以哺子事，寇宗奭驳斥其非："此禽多在楼殿吻土作窠，日夕人观之，故知其未审耳。"

梁·陶弘景云："鹳亦有两种：似鹄而巢树者为白鹳；黑色曲颈者为乌鹳。今宜用白者。"寇宗奭云："头无丹，项无乌带，身如鹤者是。兼不善唳，但以啄相击而鸣。"时珍补述："鹳似鹤而顶不丹，长颈赤喙，色灰白，翅尾俱黑。多巢于高木。其飞也，奋于层霄，旋绕如阵，仰天号鸣，必主有雨。其抱卵以影，或云以声聒之。"末云"其抱卵以影，或云以声聒之"，皆传闻之言。以上所云"白鹳"，即今鹳科动物白鹳*Ciconia ciconia* (Linnaeus)。[2]乌鹳见下"47-5阳乌"条。以下取古本草鹳图原创者统而述之。

《本草品汇精要》"鹳"（图1）所绘，与鹤近似，如寇宗奭所云："头无丹，项无乌带。"时珍谓"翅尾俱黑"，指的是其翅上大覆羽黑褐，小翼羽亦黑或黑褐色，此与鹤的"凋尾"不同。其脚暗朱色，鹤脚灰黑色，这一点也表现得很准确。此图即白鹳*C. ciconia*。《太乙仙制本草药性大全》"鹳"（图3）的造型还是类鹤，且从头到尾全是黑

---

1 君：今本作"裙"。"皂裙"谓其翅上大覆羽黑褐色如裙。
2 国家中医药管理局《中华本草》编委会：《中华本草》（9），上海：上海科学技术出版社，1999：444.

色，惟腹部白色，此与鹳不符。不过此图在该书已经是非常下功夫的好图了，还能看出是一只似鹤的鸟。《**本草纲目**》金陵本"鹳"（图5）与"鹤"图一样，都仅粗具其形，无法细加辨析。《纲目》钱本"鹳"（图6）绘其立于松树上，是示意其巢居于大松树上。其屈曲脖颈、展翅欲飞，颇为生动。《三才图会》"鹳"（图8）有桃花为背景，全图属于艺术绘图。其鹳形虽说近似原动物，但要鉴定其种，还无法拿出更多的理由。

【小结】

"鹳"为《别录》所载早期药物之一。据晋·陆机、梁·陶弘景、宋·寇宗奭、明·李时珍的记述，本草"白鹳"即今鹳科动物白鹳*Ciconia ciconia* (Linnaeus)。《本草品汇精要》有较精致的彩色白鹳*C. ciconia*图。其他墨线图虽也能粗绘其形，但大多未能突出鉴别特征。

47-3　鹞鸡

【品图】

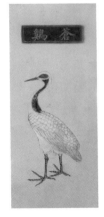

图1　食物·苍鸡

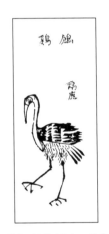

图2　纲目（金）·鹞鸡

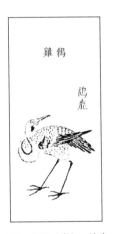

图3　纲目（钱）·鹞鸡

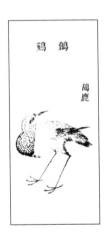

图4　纲目（张）·鹞鸡

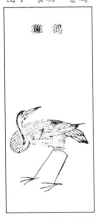

图5　会纂·鹞鸡

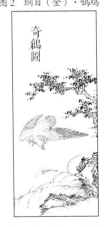

图6　禽虫典·奇鹤图

本品6图，取自6书，其中1幅彩图。有承继关系的图仅1个书类。

《**本草纲目**》（**钱本**）：该书"鹞鸡"（图3）的仿绘者有《纲目》张本图4、《食物本草会纂》图5。

以上6图中，除外2幅仿绘图，原创图尚有4幅（图1、2、3、6），详见下"鉴药"项。

【文录】

明《食物本草》卷3"苍鸡" 状如鹤大，两颊红，顶无丹。

明《本草纲目》卷47"鸧鸡" 【释名】鸧鸹（《尔雅》）、麋鸹（《尔雅》）、鸹鹿（《尔雅翼》）、麦鸡。【时珍曰】按罗愿云：鸧麋，其色苍，如麋也。鸹鹿，其声也。关西呼曰鸹鹿，山东呼曰鸧鸹，讹为错落，南人呼为鸧鸡，江人呼为麦鸡。【集解】【时珍曰】鸧，水鸟也，食于田泽洲渚之间。大如鹤，青苍色，亦有灰色者。长颈高脚，群飞，可以候霜。或以为即古之鹈鹕，其皮可为裘，与凤同名者也。

【鉴药】

"苍鸡"首见于《食物本草》。其色苍，故名。《本草纲目》以"鸧鸡"为正名。《食物》载其"主杀虫蛊毒"。时珍云："鸧，古人多食之。故宋玉《小招》云'鹄酸臇凫煎鸿、鸧'。景差《大招》云'炙鸹蒸凫黏鹑陈'。今惟俚人捕食，不复充馔品矣。"今为国家重点保护动物，严禁猎捕。

关于本品的生境、形态，宋·罗愿《尔雅翼》云："解《楚辞》者曰：'鸧，鹤也。'然则鸧盖鹤之类，岂以其色苍，遂谓之'鸧'耶？《淮南》云：'凤皇曾逝万里之上，鸿鹄苍鹤，莫不惮焉！'则苍鹤之为'鸧'，必矣！"此言"鸧"即苍鹤。早期各地名称不同，可见上"文录"。《食物》云："状如鹤大，两颊红，顶无丹。"时珍云："鸧，水鸟也，食于田泽洲渚之间。大如鹤，青苍色，亦有灰色者。长颈高脚，群飞，可以候霜。"现代学者据《食物》"苍鸡"所载"状如鹤大，两颊红，顶无丹"，考其为鹤科动物白枕鹤 *Grus vipio* Pallas。且谓李时珍云"亦有灰色者"之说更为贴切。白枕鹤的羽毛有些灰蓝色，两颊红是其特点，人称"红面鹤"。[1]

《食物本草》"苍鸡"（图1）形似鹤，两颊红。但其羽毛为白色，颈项毛有一条黑色。此虽与文字记载比较接近，但若是写实图，其头、颈两侧应该是白色，下体为灰黑色。故此图或据文字记载想象绘成。《本草纲目》金陵本"鸧鸡"（图2）有图注"鸹鹿"，乃其别名。该图与同书的"鹳"图相似，明显不同处是其背羽为黑色。绘图者未必知道"鸧鸡"为何物，故不对此图多挑剔。《纲目》钱本"鸧鸡"（图3）另绘一图，其图将背羽换成点点衬阴，示意灰色或青苍色，而非黑色。此更正有可能是依据文字，写实的可能性小，因为绘图者不具备考证原动物的能力。《古今图书集成·禽虫典》"奇鸧图"（图6）乃据《尔雅翼》"鸧"条有裴瑜注《尔雅》，言"鸧"是九头鸟，所谓"奇鸧九首"。故画士据此绘成该图。图中之鸟有9头，乃据传闻，不可当真。

1　谢宗万：《本草纲目药物彩色图鉴》，北京：人民卫生出版社，2000：446.

【小结】

　　"苍鸡"为明《食物本草》所载。李时珍以此作"鸧鸡"。据《食物本草》、罗愿《尔雅翼》及李时珍所载，今考其为鹤科动物白枕鹤*Grus vipio* Pallas。《食物本草》彩色"苍鸡"图最接近原动物。其余数图或据文字描述绘图。

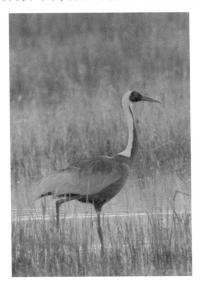

图 7　白枕鹤 *Grus vipio*

47-4　鹔鹴

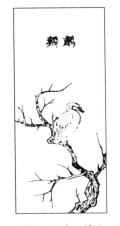 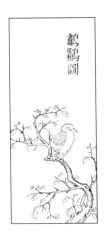

图 1　三才·鹔鹴　　　图 2　禽虫典·鹔鹴图

【品图】

　　本品2图，取自2书。《三才》"鹔鹴"（图1）为原创图。《古今图书集成·禽虫典》图2将原图1背景及鸟图予以修饰。详见下"鉴药"项。

【文录】

　　明《本草纲目》卷47"鹔鹴"【时珍曰】

按罗愿《尔雅翼》云：鹔鹴，水鸟，雁属也。似雁而长颈，绿色，皮可为裘，霜时乃来就暖。故《禽经》云：鹔飞则霜，鹴飞则雨。鹴即商羊也。又西方之凤，亦名鹔鹴。

【鉴药】

"鹔鹴"置于《本草纲目》"鸽鸡"条之后，作为附录药。无功效记载。

李时珍按语中引宋·罗愿《尔雅翼》，述其形态。《尔雅翼》卷17原文云："鹔鹴，水鸟，盖雁属也……高诱注《淮南》云：长胫，绿色，其形似雁。鹴又作霜。《禽经》曰：鸷好风，鹏好雨，爽好霜，鹭好露。然是鸟也，以季秋就温，似是避霜，今乃称好霜者，盖当霜之候，飞鸣而来，有似好之。"时珍引时浓缩为："水鸟，雁属也。似雁而长颈，绿色，皮可为裘，霜时乃来就暖。""长胫"被误成"长颈"。时珍又添入"皮可为裘""又西方之风，亦名鹔鹴"等语。

分析《尔雅翼》原文，此鸟当属水鸟，似雁。长胫，绿色。高士贤综述曰："Riad（1932年）认为是白胸翡翠*Halcyon smyrnensis* W.，庞秉璋（1976年）考证鹔鹴即鸽鸡，应是同物异名。诸说不一，很难定论。"高氏认为，李时珍云鸽鸡"或以为即古之鹔鹴"，这显然是说鸽鸡即鹔鹴。故高氏认为鹔鹴即鹤类，如鹤科动物灰鹤*Grus grus* (Linnaeus)、白枕鹤*Grus vipio* Palls。

《三才图会》：该书"鹔鹴"（图1）绘一似雁之大鸟，停于枯树之上。此鸟似雁，但细部不清楚，无法确定种类。有可能是据文字记载绘成此图。

【小结】

"鹔鹴"是《本草纲目》"鸽鸡"条后的附录药。据李时珍所引《尔雅翼》，此为似雁之水鸟，长胫，绿色。今学者或考为白胸翡翠*Halcyon smyrnensis* W.，或考为鸽鸡，亦即鹤类，如鹤科动物灰鹤*Grus grus* (Linnaeus)、白枕鹤*Grus vipio* Pallas。《三才图会》所绘似雁，可能是据文字记载绘成的图形。

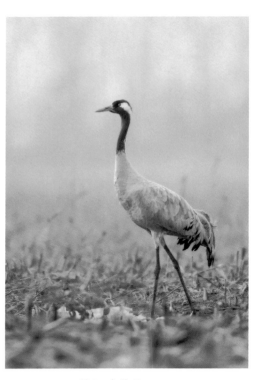

图3 灰鹤 *Grus grus*

47-5 阳乌

【品图】

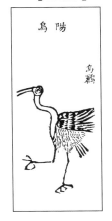

图1 纲目（金）·阳乌

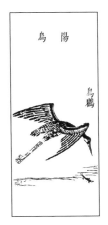

图2 纲目（钱）·阳乌

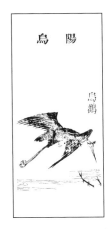

图3 纲目（张）·阳乌

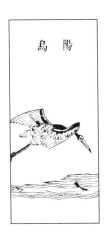

图4 会纂·阳乌

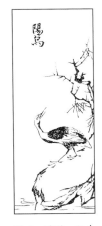

图5 图说·阳乌

本品5图，取自5书。有承继关系的图仅1个书类。

《本草纲目》（钱本）：该书"阳乌"（图2）的仿绘者有《纲目》张本图3、《食物本草会纂》图4。

以上5图中，除外2幅仿绘图，原创图尚有3幅（图1、2、5），详见下"鉴药"项。

【文录】

唐《本草拾遗》（见《证类》卷19"二十六种陈藏器馀·阳乌"）

陈藏器云："鹳"注陶云：阳乌是鹳。

【鉴药】

"阳乌"首见于《本草拾遗》。名义不详。一名乌鹳。《拾遗》载其"主恶虫咬作疮者"。后世医方未见用者。

梁·陶弘景于"鹳"条云："鹳亦有两种：似鹄而巢树者为白鹳；黑色曲颈者为乌鹳。"陈藏器云："鹳注陶云：阳乌是鹳。按二物殊不似，阳乌身黑，颈长白，殊小鹳嘴……亦名阳鸦。出建州。"李时珍将以上文字按《纲目》体例改编为一个药条，未添加新的内容。谢宗万据其附图及陈藏器的描述，云阳乌即是鹳科动物黑鹳Ciconia nigra L.。且云B. E. Read（1932年）亦将阳乌定为黑鹳。[1]

---

1 谢宗万：《本草纲目药物彩色图鉴》，北京：人民卫生出版社，2000：446.

1.《本草纲目》（金陵本）：该书"阳乌"（图1）与该书"鹳"图（见"47–2鹳"）造型基本相同。区别在于本图鸟翅为黑色。有图注云"乌鹳"。此为示意图，大致能知其与鹳的主要区别，但与实物相比，还很不足。黑鹳C. nigra上体从头到尾（包括羽翼）为黑色，下体胸部也与上体同，其余下体纯白。[1]这些特点在此图都无表现。

2.《本草纲目》（钱本）：该书"阳乌"（图2）重新绘图。其鸟为空中觅食状态，正欲捕捉下方水面的小鱼。此鸟通体黑色，无半点白色（也可能是被挡住了其腹部）。总体看来此图比图1更接近实物。

3.《本草简明图说》：该书"阳乌"（图5）绘临水山崖一只大鸟，其背部羽翼黑色，脖颈仍为白色。疑此图乃据金陵本图1予以修饰，未必见过实物。

【小结】

"阳乌"为《本草拾遗》引入本草。此条据陈藏器所载，乃指乌鹳，并述其简单形态。今谓阳乌即鹳科动物黑鹳Ciconia nigra L.。《本草纲目》钱本所绘比较接近实物。

47–6　鸀鳿

【品图】

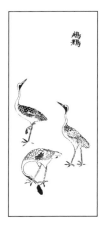 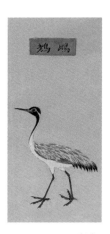  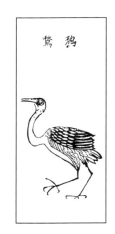

图1　饮膳·鸀鳿　　　　图2　品汇·鸀鳿　　　　图3　食物·秃鹙　　　　图4　纲目（金）·鸀鳿

1　高士贤：《历代本草药用动物名实图考》，北京：人民卫生出版社，2013：116.

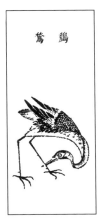

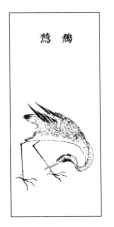

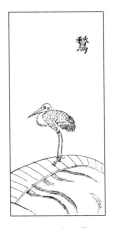

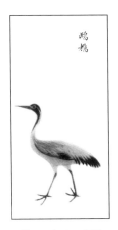

图 5 纲目（钱）·鸐鸳　　图 6 纲目（张）·鸐鸳　　图 7 三才·鸳　　图 8 金石·鸐鸳

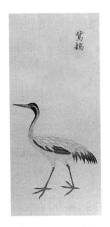

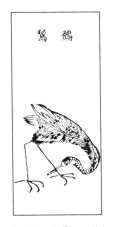

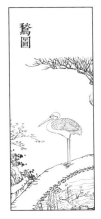

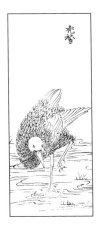

图 9 图谱·鸐鸳　　图 10 会纂·鸐鸳　　图 11 禽虫典·鸳图　　图 12 图说·秃鸳

　　本品12图，取自12书，其中4幅彩图。有承继关系的图可分3个书类。

　　《本草品汇精要》：该书"鸐鸳"（图2）的仿绘者有《金石昆虫草木状》图8。此后仿绘《金石》图8的有《本草图谱》图9。

　　《本草纲目》（钱本）：该书"鸐鸳"（图5）的仿绘者有《纲目》张本图6、《食物本草会纂》图10。

　　《三才图绘》：该书"鸳"（图7）的仿绘者有《古今图书集成·禽虫典》"鸳图"（图11。该图的鸟基本仿绘图7，但背景多加修饰）。

　　以上12图中，除外5幅仿绘图，原创图尚有7幅（图1、2、3、4、5、7、12），详见下"鉴药"项。

【文录】

元《饮膳正要》卷3"禽品·鸥鹧" 然有数等，白鸥鹧、黑头鸥鹧、胡鸥鹧，其肉皆不同。

明《本草品汇精要》卷28"鸥鹧" 谨按：此鸟旧本不载，今考其形，似鹤而小，灰色，赤颊，项有白带。然有数种，有白鸥鹧、黑头鸥鹧、胡鸥鹧，其味皆不同也。今处处田泽中有之。

明《食物本草》卷3"秃鹙" 状如鹤而大，长颈赤目，头高六七尺。《诗》谓"有鹙在梁"是也。

明《本草纲目》卷47"鹙鹙" 【释名】扶老（《古今注》）、鸥鹧（俗作鹙鹧）。【时珍曰】凡鸟至秋毛脱秃。此鸟头秃如秋毨，又如老人头童及扶杖之状，故得诸名。《说文》作秃鸼。【集解】【时珍曰】秃鹙，水鸟之大者也。出南方有大湖泊处。其状如鹤而大，青苍色，张翼广五六尺，举头高六七尺，长颈赤目，头项皆无毛。其顶皮方二寸许，红色如鹤顶。其喙深黄色而扁直，长尺余。其嗉下亦有胡袋，如鹈鹕状。其足爪如鸡，黑色。性极贪恶，能与人斗，好啖鱼、蛇及鸟雏。《诗》云"有鹙在梁"即此。自元入我朝，常赋犹有鸥鹧之供献。案《饮膳正要》云：鸥鹧有三种，有白者，黑者，花者。名为胡鸥鹧，其肉色亦不同也。又案景焕《闲谈》云：海鸟鹝鹍，即今之秃鹙。其说与环氏《吴纪》所谓鸟之大者秃鹙，小者鹝鹍相合。今潦年鹙或飞女近市，人或怪骇。此又同鲁人怪鹝鹍之意，皆由不常见耳。

【鉴药】

李时珍注"鹙鹙"出《食物本草》。《食物》原作"秃鹙"。但时珍又将"鸥鹧"作为"鹙鹙"的别名，而"鸥鹧"首见于《饮膳正要》，再见于《本草品汇精要》。按标记药物出典的不成文规矩，当以先见者之名立条。时珍见过《饮膳正要》，但有可能所见为残本，恰好无此药，故时珍取《食物》为出典。此药一名扶老。故时珍释名曰："凡鸟至秋毛脱秃。此鸟头秃如秋毨，又如老人头童及扶杖之状，故得诸名。""毨"（xiǎn），鸟兽新换的毛。《食物》载"秃鹙""主中虫鱼毒。觜，治鱼骨鲠。"时珍归纳前人所载功效为："补中益气，甚益人，炙食尤美。作脯馐食，强气力，令人走及奔马。"后世用其入药者稀。

关于本品的生境、形态，《饮膳正要》提及"鸥鹧""有数等，白鸥鹧、黑头鸥鹧、胡鸥鹧"。说明"鸥鹧"只是一个总名，其下还分种类。《本草品汇精要》"鸥鹧"条下云："谨按：此鸟旧本不载，今考其形，似鹤而小，灰色，赤颊，项有白带。然有数种……今处处田泽中有之。"《食物本草》"秃鹙"所载形状与《品汇》有同有异："状如鹤而大，长颈赤目，头高六七尺。《诗》谓'有鹙在梁'是也。"不明以上究竟是一个种，还是同类不同种。《品汇》有附图，按说应该是写实的。

李时珍对此的解说是：“秃鹙，水鸟之大者也。出南方有大湖泊处。其状如鹤而大，青苍色，张翼广五六尺，举头高六七尺，长颈赤目，头项皆无毛。其顶皮方二寸许，红色如鹤顶。其喙深黄色而扁直，长尺余。其嗉下亦有胡袋，如鹈鹕状。其足爪如鸡，黑色。性极贪恶，能与人斗，好啖鱼、蛇及鸟雏。《诗》云“有鹙在梁”即此。自元入我朝，常赋犹有鸤鹙之供献。”据时珍所载，则“秃鹙”在当时也算常见动物了。

现代学者据上述记载，考本品为鹳科秃鹳属动物秃鹳*Leptophtilus javanicus* Blyth。[1]或名小秃鹳。[2]古本草有原创图7幅，今统而述之。

《饮膳正要》“鸤鹙”（图1）绘3只鸟，形状大同小异。其形似鹤，长颈，头顶及颊部无毛。左上一只背部羽毛似为青黑色，右边一只背部羽毛只有部分深色，左下一只背羽白色。因系墨线图，无法显示颜色。此图无仿绘可能，因此对考证种类有较大参考价值。**《本草品汇精要》**“鸤鹙”（图2）为彩色。喙扁而尖直。头及眼下为青黑色，延及颈项有一条黑色。体上部灰黑色，足长青黑色。除头部未裸出部分肉色外，其余均与秃鹳相似。此药为《品汇》新增药，应该属于写实图。**《食物本草》**“秃鹙”（图3）体大型，长颈，头颈似有微毛，嘴扁长，全身白羽，足青黑。此与《品汇》所绘不同。其形更似白天鹅。以上诸家所绘皆为写实图，或似鹤，或似天鹅，但与秃鹳仍有差别。**《本草纲目》**金陵本“鸺鹙”（图4）体大型，如该书所绘“鹤”“鹳”“鸧鸡”，但头颈光滑，似无毛。颈项更粗，似有嗉囊。背部羽毛黑色。具体种类不明。**《纲目》**钱本“鸺鹙”（图5）绘一转头觅食的大鸟，鹤形，看不出是秃头。上半部色深。种类不明。**《三才图会》**“鹙”（图7）绘一大嘴。头秃、足长、颈项长粗，全身羽毛白色。立于小桥上。此与《品汇》《食物》所绘有较大不同。**《本草简明图说》**“秃鹙”（图12）绘一秃头、嘴尖长、长足、毛羽灰白的水鸟。种类不明。

【小结】

“鸺鹙”（或“秃鹙”）出《食物本草》。时珍又将“鸤鹙”作为“鸺鹙”的别名。《本草品汇精要》所载与李时珍所述之形态不尽相同。现代学者考本品为鹳科动物秃鹳*Leptophtilus javanicus* Blyth。《饮膳正要》《本草品汇精要》《食物本草》所绘均似写实图，但形态与秃鹳仍有差别。其他图形所绘亦不尽相同。

1　谢宗万：《本草纲目药物彩色图鉴》，北京：人民卫生出版社，2000：446.

2　高士贤：《历代本草药用动物名实图考》，北京：人民卫生出版社，2013：339.

47-7 鹳鹠

【品图】

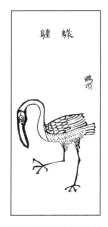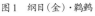 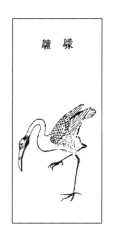 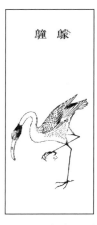 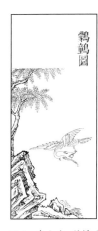

图1 纲目（金）·鹳鹠　　图2 纲目（钱）·鹳鹠　　图3 纲目（张）·鹳鹠　　图4 禽虫典·鹳鹠图

　　本品4图，取自4书。其中《本草纲目》金陵本"鹳鹠"图1为原创图。仿绘此图者有《纲目》钱本图2（对原图之颈项、上部的羽毛等均有修饰）、《纲目》张本图3（仿绘钱本图2，对颈部又再加修饰）、《古今图书集成·禽虫典》"鹳鹠图"（图4，取钱本图2"鹳鹠"的头型，再绘成飞翔姿态、添加山树背景）。详见下"鉴药"项。

【文录】

　　明《丹铅总录》卷5"鹳鹠"　刘欣期《益州记》：鹳鹠，水鸟，黄啄，长尺余，南人以为酒器。盖即今之鹤顶也。

　　明《本草纲目》卷47"鹳鹠"　【释名】越王鸟（《纲目》）、鹤顶（同）、鹳鹠（同）。【集解】【时珍曰】案刘欣期《交州志》云：鹲骦即越王鸟，水鸟也。出九真、交趾。大如孔雀。喙长尺余，黄白黑色，光莹如漆，南人以为饮器。《罗山疏》云：越王鸟状如乌鸢，而足长口勾，末如冠，可受二升许，以为酒器，极坚致。不践地，不饮江湖，不唼百草，不食虫鱼，惟啖木叶。粪似熏陆香，山人得之以为香，可入药用。杨慎《丹铅录》云：鹲骦，即今鹤顶也。

【鉴药】

　　"鹲鹠"首见于《本草纲目》。名义未详。《登罗山疏》载其"治杂疮"。后世医方未见用此者。

《纲目》虽设此条，但无个人新见。其"集解"项引述数家之说。其中《太平御览》卷928"众鸟"引刘欣期《交州志》，内容很短："鹲鹕：黄喙，二尺余，南人以为酒爵。"但《南方草物志》所载与时珍所引所同："有鸟或名越王鸟，大如孔雀，喙长尺八九寸，黄白黑色，状如人画，光饰似漆，莹磨尤益鲜明，多持以饮酒。出交趾、九真。《南越志》曰：鹲鹕，一名越王鸟。"其特点是"喙长尺八九寸，黄白黑色"。

又时珍引《罗山疏》，其佚文见《太平御览》卷928"众鸟"："竺山真《登罗山疏》曰：越王鸟状似鸢，口句末，可受二升许，南人以为酒器，珍于文螺。不践地，不饮江湖，不嗳百草，不饵虫鱼，惟啖木叶。粪似熏陆香，山人遇之，既以为香。又治杂疮。"其中最引人注目的是"口句末可受二升许"，此指其有一个长大的、先端勾曲的嘴。

最后一条引文来自明·杨慎《丹铅录》。今查《丹铅总录》卷5"鸟兽类"云："鹲鹕……刘欣期《益州记》：鹲鹕，水鸟，黄啄，长尺余，南人以为酒器。盖即今之鹤顶也。"

《太平御览》还引了一条重要文献，即《岭南录异》。其文曰："越王鸟，如乌而颈足长，头有黄冠，如杯，用贮水，互相饮食众鸟雏。取其冠，坚致，可为酒杯。""头有黄冠"，今动物学称之为"盔突"，是仅次于该动物长喙的一个特异鉴别点。

综上数家之说，此鹲鹕乃水鸟，头有黄冠及黄色长喙。谢宗万认为按李时珍所记，无论是体形、色泽、喙的特征，以及生态产地，均与犀鸟科动物斑犀鸟 *Antheracoceros coronatus albirostris* (Saw et Nodder)相符。[1]高士贤所见亦同，谓此古本草所载鹲鹕与犀鸟科（*Bucerotidae*）动物吻合。此犀鸟科动物我国产4种，盔突发达的只有冠斑犀鸟 *Anthera coronatus*（Boddaert）与双角犀鸟 *Buceros bicornis* Linnaeus两种，与古本草所载相似。[2]古本草仅有原创图1幅。

《本草纲目》（金陵本）：该书"鹲鹕"（图1）有图注"鹤顶"，乃"鹲鹕"的别名。图绘一鸟，其身与同书所绘鹤类相近，为鸟喙粗长而大，但头上无盔突。颈项甚长。除其鸟喙之外，其余均与鹤近似。与犀鸟科动物相比，其颈项过长。可知乃据文字想象绘成，非写实图。

【小结】

"鹲鹕"为《本草纲目》新增药。该条无李时珍个人新见，仅引前人之说。今逐条追溯其原文，可见诸家指出了鹲鹕乃水鸟，头有黄冠（盔突）及黄色长喙等特异性的鉴别点。此即今犀鸟科动物斑犀鸟 *Antheracoceros coronatus albirostris* (Saw et

1 谢宗万：《本草纲目药物彩色图鉴》，北京：人民卫生出版社，2000：446-447.
2 高士贤：《历代本草药用动物名实图考》，北京：人民卫生出版社，2013：455.

Nodder)。或记载为冠斑犀鸟*Anthera coronatus* (Boddaert)、双角犀鸟*Buceros bicornis* Linnaeus。《本草纲目》金陵本非写实图，乃据文字想象绘成。

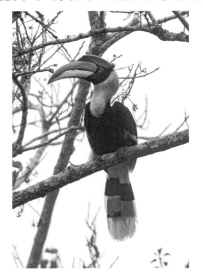

图 5　双角犀鸟 *Buceros bicornis*

47–8　鹈鹕

【品图】

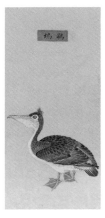 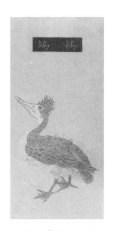 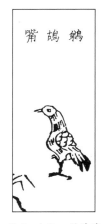 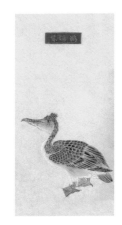

图 1　品汇·鹈鹕　　　图 2　食物·鹈鹕　　　图 3　太乙·鹈鹕嘴　　　图 4　雷公·鹈鹕嘴

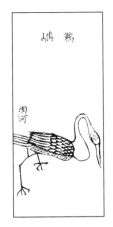

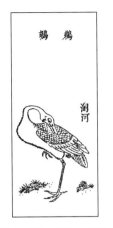

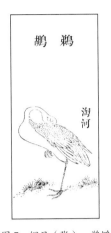

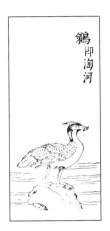

图5　纲目（金）·鹈鹕　　图6　纲目（钱）·鹈鹕　　图7　纲目（张）·鹈鹕　　图8　三才·鹈

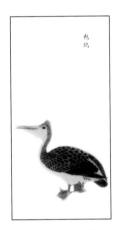

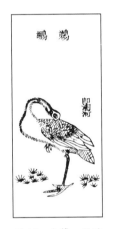

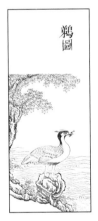

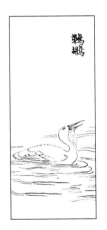

图9　金石·鹈鹕　　　图10　会纂·鹈鹕　　　图11　禽虫典·鹈图　　　图12　图说·鹈鹕

本品12图，取自12书，其中4幅彩图。有承继关系的图可分3个书类。

《**本草品汇精要**》：该书"鹈鹕"（图1）的仿绘者有《食物本草》图2、《补遗雷公炮制便览》图4、《金石昆虫草木状》图9。

《**本草纲目**》（**钱本**）：该书"鹈鹕"（图6）的仿绘者有《纲目》张本图7、《食物本草会纂》图10。

《**三才图绘**》：该书"鹈"（图8）的仿绘者有《古今图书集成·禽虫典》"鹈图"（图11。该图的鸟基本仿绘图8，但背景修饰得更美观）。

以上12图中，除外6幅仿绘图，原创图尚有6幅（图1、3、5、6、8、12），详见下"鉴药"项。

【文录】

宋《嘉祐本草》（见《证类》卷19"鹈鹕嘴"）　鸟大如苍鹅。颐下有皮袋，容二升物，展缩由袋，中盛水以养鱼。一名逃河。身是水沫，惟胸前有两块肉，如拳。云昔为人窃肉入河，化为此鸟。今犹有肉，因名逃河。《诗》云：维鹈在梁，不濡其咮。郑云：鹈鹕咮，喙也。言爱其嘴。

明《本草纲目》卷47"鹈鹕"　【释名】犁鹕、鴮鸅（音户泽）、淘鹅。【时珍曰】此俚言也。案《山海经》云：沙水多犁鹕，其名自呼。后人转为鹈鹕耳。又吴谚云：夏至前来，谓之犁鹕，言主水也；夏至后来，谓之犁涂，言主旱也。陆机云：遇小泽即以胡盛水，戽涸取鱼食，故曰鴮鸅，曰淘河。俗名淘鹅，因形也。又讹而为驼鹤。【集解】【时珍曰】鹈鹕处处有之，水鸟也。似鹗而甚大，灰色如苍鹅。喙长尺余，直而且广，口中正赤，颔下胡大如数升囊。好群飞，沈水食鱼，亦能竭小水取鱼。俚人食其肉，取其脂入药。用翅骨、骺骨作筒，吹喉、鼻药甚妙。其盛水养鱼、身是水沫之说，盖妄谈也。○又案晁以道云：鹈之属有曰漫画者，以觜画水求鱼，无一息之停。有曰信天缘者，终日凝立，不易其处，俟鱼过乃取之。所谓信天缘者，即俗名青翰者也，又名青庄。此可喻人之贪廉。

【鉴药】

"鹈鹕嘴"首见于《嘉祐本草》。《本草纲目》以"鹈鹕"为正名。李时珍释其名曰："案《山海经》云：沙水多犁鹕，其名自呼。后人转为鹈鹕耳。"又名"淘河"。陆机《诗疏》云："若小泽中有鱼，便群共抒水，满其胡而弃之，令水竭尽。鱼在陆地，乃共食之，故曰淘河。"《嘉祐》载其"主赤白久痢成疳"。后世医方或有用者，然用者甚稀。

关于本品的生境、形态，最早见于陆机《诗疏》。《诗经》有句："维鹈在梁。"陆机释"鹈"曰："鹈，水鸟，形如鹗而极大。喙长尺余，直而广，口中正赤，颔下胡，大如数升囊。"《嘉祐》云："鸟大如苍鹅。颐下有皮袋，容二升物，展缩由袋，中盛水以养鱼。"所谓"胡""皮袋"，是本品最突出特征，指其嘴下一个暗紫色的大囊，可用于捕鱼与存放捕得之鱼。又《嘉祐》云："身是水沫，惟胸前有两块肉，如拳。云昔为人窃肉入河，化为此鸟。今犹有肉，因名逃河。""逃河"即"淘河"的谐音，"窃肉入河"不过是一种传说。

李时珍云："鹈鹕处处有之，水鸟也。似鹗而甚大，灰色如苍鹅。喙长尺余，直而且广，口中正赤，颔下胡大如数升囊。好群飞，沈水食鱼，亦能竭小水取鱼。俚人食其肉，取其脂入药。用翅骨、骺骨作筒，吹喉、鼻药甚妙。"这种鹈鹕，现代学者考为鹈鹕科动物斑嘴鹈鹕*Pelicanus philippensis* Gmelin，药用其嘴。古本草书中亦有此鸟的画图，今统而述之。

《本草品汇精要》"鹈鹕"（图1）"大如苍鹅。颐下有皮袋"的特征非常明显。头顶有羽冠，嘴上有斑点。脚四趾间有全蹼相连，黄色。此即斑嘴鹈鹕*P. philippensis*写实图，非常精美。《太乙仙制本草药性大全》"鹈鹕"（图3）状如鸡，毫无鹈鹕之形，误图也。《本草纲目》金陵本"鹈鹕"（图5）有图注"淘河"，为鹈鹕别名。其鸟颈项细长，胸前有一大嗉囊，此或许是据《嘉祐》所云"胸前有两块肉如拳"而绘。其嘴尖长，却无悬于其下的皮囊。绘图者未见过鹈鹕，故有此拙劣之图。兹不细指其误。《纲目》钱本"鹈鹕"（图6）看似比金陵本图5更精细，但同样没有表现鹈鹕淘河所用的"胡"，仍突出其胸前肥厚的大块肉。其脚爪无蹼，头顶无羽冠。同样是一幅错图。《三才图会》"鹈"（图8）的图名之下注云"即淘河"。所绘乃一嘴刁小鱼的水鸟。其形如鹅，头有冠羽，但却无长宽之喙，也就无标记形特征颔下之胡。其足趾并列如人脚趾，可见绘图者从未见过鹈鹕的正确形象。《本草简明图说》"鹈鹕"（图12）绘一水鸟在水中捕鱼。但此鸟似鹅，嘴虽长而不宽，其下无皮囊，却在颈项前有一松垮而皱的赘物。由此可知此图亦为误图。

【小结】

"鹈鹕"虽晚到宋《嘉祐本草》才进入本草，但其名早已见于《诗经》。据晋·陆机、宋《嘉祐》、明·李时珍的记述，可知本品即鹈鹕科动物斑嘴鹈鹕*Pelicanus philippensis* Gmelin。最能反映本品真貌的是《本草品汇精要》所绘"鹈鹕"彩图。其他插图皆为误图。

47-9　鹅

【品图】

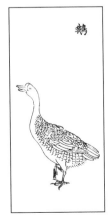
图1　饮膳·鹅

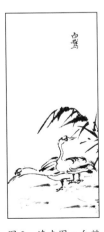
图2　滇南图·白鹅

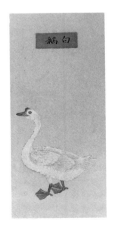
图3　品汇·白鹅

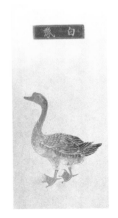
图4　食物·白鹅

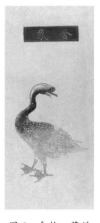

图 5　食物·苍鹅

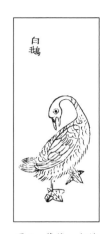

图 6　蒙筌·白鹅

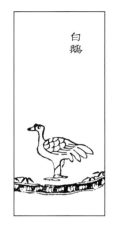

图 7　太乙·白鹅

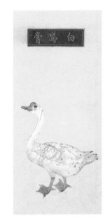

图 8　雷公·白鹅膏

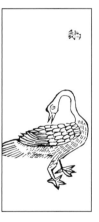

图 9　纲目（金）·鹅

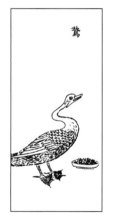

图 10　纲目（钱）·鹅

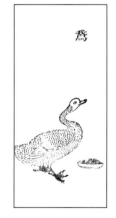

图 11　纲目（张）·鹅

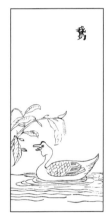

图 12　三才·鹅

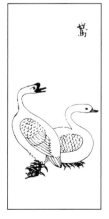

图 13　原始·鹅

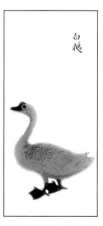

图 14　金石·白鹅

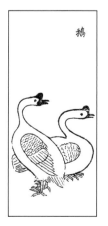

图 15　汇言·鹅

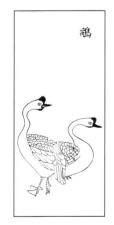

图 16　类纂·鹅

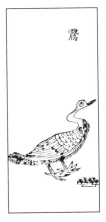

图 17　会纂·鹅

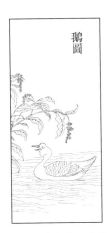

图 18　禽虫典·鹅图

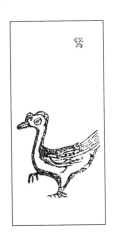

图 19　便方·鹅

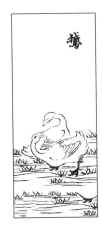

图 20　图说·鹅

本品20图，取自19书，其中5幅彩图。有承继关系的图可分5个书类。

《本草品汇精要》：该书"白鹅"（图3）的仿绘者有《食物本草》图4、《补遗雷公炮制便览》图8、《金石昆虫草木状》图14。

《本草纲目》（金陵本）：该书"鹅"（图9）的仿绘者有《本草蒙筌》"白鹅"（图6）。

《本草纲目》（钱本）：该书"鹅"（图10）的仿绘者有《纲目》张本图11、《食物本草会纂》图17。

《三才图会》：该书"鹅"（图12）的仿绘者有《古今图书集成·禽虫典》"鹅图"（图18）。

《本草原始》：该书"鹅"（图13）的仿绘者有《本草汇言》图15、《本草纲目类纂必读》图16。

以上20图中，除外9幅仿绘图，原创图尚有11幅（图1、2、3、5、7、9、10、12、13、19、20），详见下"鉴药"项。

【文录】

梁《本草经集注》（见《证类》卷19"白鹅膏"）陶隐居云：东川多溪毒，养鹅以辟之，毛羽亦佳，中射工毒者饮血，又以涂身，鹅未必食射工，盖以威相制尔。

明《本草纲目》卷47"鹅"【释名】家雁（《纲目》）。【时珍曰】鹅鸣自呼。江东谓之舒雁，似雁而舒迟也。【集解】【时珍曰】江淮以南多畜之。有苍、白二色，及大而垂胡者。并绿眼黄喙红掌，善斗，其夜鸣应更。师旷《禽经》云：脚近臎者能步，鹅、鹜是也。又云：鹅伏卵则逆月，谓向月取气助卵也。性能啖蛇及蚓，制射工，故养之能辟虫虺。或言鹅性不食生虫者，不然。

【鉴药】

"白鹅膏"首见于《名医别录》。《本草纲目》以"鹅"为正名。李时珍释其名曰："鹅鸣自呼。"《别录》载"白鹅膏主耳卒聋。毛主射工水毒。肉利五藏"。清代赵学敏《本草纲目拾遗》载鹅毛、鹅屎、鹅涎、鹅蛋壳等均可入药，多用于民间，医方书见用者少。后世多供食用。

鹅为常见家禽，知者甚众。故本草书一般不介绍其形态。梁·陶弘景仅云："东川多溪毒，养鹅以辟之。"唐·陈藏器云："苍鹅食虫，白鹅不食虫。"可知家养之鹅，也有白鹅与苍鹅两色。李时珍云："江淮以南多畜之。有苍、白二色，及大而垂胡者。并绿眼黄喙红掌，善斗，其夜鸣应更。"此即今鸭科动物家鹅*Anser cygnoides domestica* Brisson。本品因其多见，故原创图较多，今统而述之。

《饮膳正要》"鹅"（图1）为写生图，其头、身、羽、蹼无可挑剔。《**滇南本草图说**》"白鹅"（图2）虽然是写意笔法，但其鹅首、脚蹼，以及一鹅低头欲斗之态，倒也生动。《**本草品汇精要**》"白鹅"（图3）因系彩色，更准确形象地表现了鹅前额的黄色肉瘤，黄色脚蹼。该图绘制精美传神，可作为鹅图之样品。《**食物本草**》"苍鹅"（图5）脖颈及其以下为灰黑色，下半体不知什么缘故变为橙黄色。其鹅形尚好，唯"苍"色未能较好地体现。《太乙仙制本草药性大全》"鹅"（图7）为简单示意图，不能以实物作对照议其短长。《本草纲目》金陵本"鹅"（图9）为该书少有的写实图。《**纲目**》钱本"鹅"（图10）在鹅前绘一盆饲料，或拘泥于"鹅性不食生虫"之陈说，绘此示意物。其脖颈屈曲如蛇身，似非鹅常昂然挺立之常态。《**三才图会**》"鹅"（图12）绘一鹅游于蓼花池，鹅形丰满，颇得其神。《**本草原始**》"鹅"（图13）绘两只鹅，体态丰满，各部分都能表现到位。《**草木便方**》"鹅"（图19）笔法笨拙，乃一示简单示意图而已，无须多议。《**本草简明图说**》"鹅"（图20）二鹅戏草。毕竟是画家手笔，只要写生，效果立显。

【小结】

"鹅"为《名医别录》所载早期药物之一，可入药的部位甚多。据古本草载其形性、功用，可知即今鸭科动物家鹅*Anser cygnoides domestica* Brisson。《饮膳正要》《本草品汇精要》《本草纲目》金陵本、《本草原始》《本草简明图说》等均有较好的写实图。

47-10 雁

【品图】

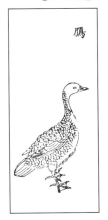

图1 饮膳·雁

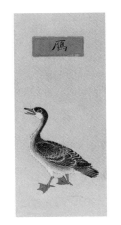

图2 品汇·雁

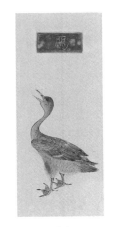

图3 食物·雁

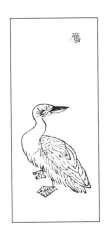

图4 蒙筌·雁

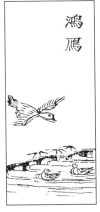

图5 太乙·鸿雁

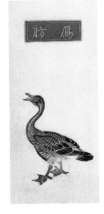

图6 雷公·雁肪

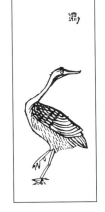

图7 纲目（金）·雁

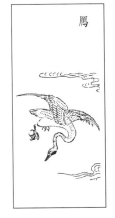

图8 纲目（钱）·雁

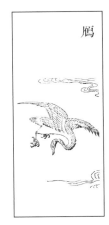

图9 纲目（张）·雁

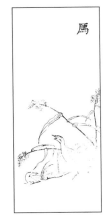

图10 三才·雁

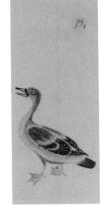

图11 金石·雁

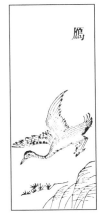

图12 会纂·雁

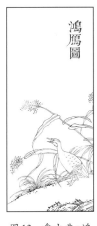

图13 禽虫典·鸿雁图

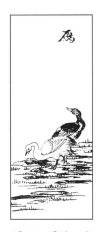

图14 图说·雁

本品14图，取自14书，其中4幅彩图。有承继关系的图可分3个书类。

《本草品汇精要》：该书"雁"（图2）的仿绘者有《食物本草》图3、《补遗雷公炮制便览》图6、《金石昆虫草木状》图11。

《本草纲目》（钱本）：该书"雁"（图8）的仿绘者有《纲目》张本图9。《食物本草会纂》"雁"（图12）所绘飞翔之雁构图呈水平镜像，图形亦略有改动处，但整体造型仍同钱本，别无创意。

《三才图会》：该书"雁"（图10）的仿绘者有《古今图书集成·禽虫典》"鸿雁图"图13。

以上14图中，除外6幅仿绘图，原创图尚有8幅（图1、2、4、5、7、8、10、14），详见下"鉴药"项。

【文录】

《别录》（见《证类》卷19"雁肪"） 生江南池泽。取无时。

梁《本草经集注》（同上） 陶隐居云：《诗》云：大曰鸿，小曰雁。今雁类亦有大小，皆同一形。又别有野鹅大于雁，犹似家苍鹅，谓之驾鹅。雁肪自不多食，其肉应亦好。鹜作木音，云是野鸭，今此一名鹜肪。则雁、鹜皆相类尔。此前又有鸭事注在前，夫雁乃住江湖，夏应产伏，皆往北，恐雁门北人不食此鸟故也。中原亦重之尔。虽采无时，以冬月为好。

唐《唐本草》（同上） 《唐本》注云：夫雁为阳鸟，冬则南翔，夏则北徂，时当春夏，则挚育于北，岂谓北人不食之乎？

宋《本草衍义》卷16"雁肪" 人多不食者，谓其知阴阳之升降，分长少之行序。世或谓之天厌，亦道家之一说尔，食之则治诸风。《唐本》注曰：雁为阳鸟，其义未尽。兹盖得中和之气，热则即北，寒则即南，以就和气。所以为礼币者，一以取其信，二取其和。

明《本草纲目》卷47"雁" 【释名】鸿。【时珍曰】按《禽经》云：鸦以水言，自北而南；鹍以山言，自南而北。张华注云：鸦、鹍并音雁。冬则适南，集于水干，故字从干；春则向北，集于山岸，故字从斥。小者曰雁，大者曰鸿。鸿，大也。多集江渚，故从江。梵书谓之僧娑。【集解】【时珍曰】雁状似鹅，亦有苍、白二色。今人以白而小者为雁，大者为鸿，苍者为野鹅，亦曰钜鹅，《尔雅》谓之鹐鹅也。雁有四德：寒则自北而南，止于衡阳，热则自南而北，归于雁门，其信也；飞则有序，而前鸣后和，其礼也；失偶不再配，其节也；夜则群宿而一奴巡警，昼则衔芦以避矰缴，其智也。而捕者槸之为媒，以诱其类，是则一愚矣。南来时瘠瘦不可食，北向时乃肥，故宜取之。又汉、唐书，并载有五色雁云。

【鉴药】

"雁肪"首见于《本经》。《本草纲目》以"雁"为正名。《禽经》曾释"雁"名，艰涩难明，兹不录。《本经》载雁肪"主风挛拘急偏枯，气不通利。久服益气不饥，轻身耐老"。后世少用。宋·寇宗奭云："人多不食者，谓其知阴阳之升降，分长少之行序。世或谓之天厌，亦道家之一说尔。"现代本品为国家二级保护动物，更不宜捕猎为食用。

关于本品的生境、形态，《别录》仅云"生江南池泽"。《唐本草》云其"冬则南翔，夏则北徂，时当春夏，则孳育于北"。是南北皆有雁矣。梁·陶弘景云："《诗》云：大曰鸿，小曰雁。今雁类亦有大小，皆同一形。又别有野鹅大于雁，犹似家苍鹅，谓之驾鹅。"李时珍曰："雁状似鹅，亦有苍、白二色。今人以白而小者为雁，大者为鸿，苍者为野鹅，亦曰䴚鹅。"据以上所载，可知古本草所言之雁，乃多种同类之鸟。《中华本草》认为皆雁属动物，常见者有白额雁 *Anser albifrons* (Scopoli)、鸿雁 *Anser cygnoides* (Linnaeus)。[1]此外，或谓常见种还有豆雁、灰雁等，均属于苍色之雁类。白色者应为雪雁 *Anser caerulescens* (Linnaeus)，现今罕见。五色雁可能指斑头雁 *Anser indicus* (Linnaeus)。[2]雁在古代亦属常见之禽，故其原创图亦较多，今统而述之。

《饮膳正要》"雁"（图1）嘴扁平，头部羽毛少。墨线图无法表现颜色。但从其脚有4趾，前3趾之间有蹼相连，后一趾较小，悬空。能观察如此细致的图，非写实难以做到。此即白额雁 *A. albifrons*。《本草品汇精要》"雁"（图2）为彩色，嘴基与前额为白色。头、颈、背部羽毛棕黑。腿脚黄色，4趾，前3趾具蹼，后一趾甚小，不着地。此图观察入微，为白额雁 *A. albifrons* 写生精品图。《本草蒙筌》"雁"（图4）构图与《纲目》金陵本有相似之处，但多处有重大不同，故仍视为原创图。其整体似鸭，嘴基有数条横纹，嘴扁，项短，有脚蹼，然不显示脚趾。此图参照过白额雁实物，但描绘不细致。《太乙仙制本草药性大全》"鸿雁"（图5）乃示意图。绘一鸟飞临池塘上空，其下有2只雏鸟。然其鸟形草率，无法认定为雁。《本草纲目》金陵本"雁"（图7）身似鹅，但他处似鹤，如足长、项长、嘴长、脚有趾无蹼等。仅凭此图，难认作雁。《纲目》钱本"雁"（图8）改绘为云中飞翔状态的雁，然其颈如蛇，其翅如鹰，画家唯图美观，不展示动物特征，图虽美，无益于鉴定。《三才图会》"雁"（图10）绘栖息在芦苇丛中之雁两只，其体大致如雁，脚亦具蹼，其余则甚简

1 国家中医药管理局《中华本草》编委会：《中华本草》（8），上海：上海科学技术出版社，1999：450.
2 高士贤：《历代本草药用动物名实图考》，北京：人民卫生出版社，2013：320.

略。粗得雁形。**《本草简明图说》**"雁"（图14）绘池沼之中两只雁，一苍黑，一白。观其脚趾有蹼，知其乃真识雁。

【小结】

"雁"为《本经》所载早期药物之一。古本草少有其形介绍，然多列举不同种类名目。据陶弘景、李时珍所述，现代学者谓其为雁属动物，常见者有白额雁*Anser albifrons* (Scopoli)、鸿雁*Anser cygnoides* (Linnaeus)等。其原创图中，《饮膳正要》《本草品汇精要》《本草简明图说》等书均有写实之图。

47-11　鹄

【品图】

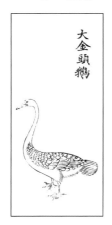 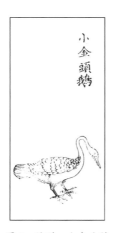 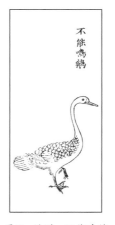 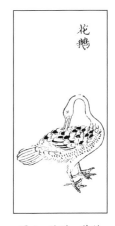

图1　饮膳·大金头鹅　　　图2　饮膳·小金头鹅　　　图3　饮膳·不能鸣鹅　　　图4　饮膳·花鹅

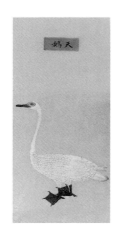 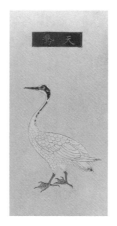 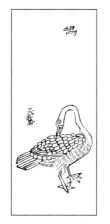 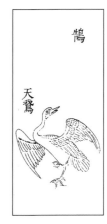

图5　品汇·天鹅　　　图6　食物·天鹅　　　图7　纲目（金）·鹄　　　图8　纲目（钱）·鹄

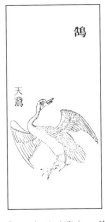

图 9　纲目（张）·鹄

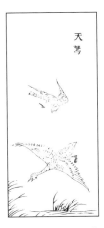

图 10　三才·天鹅

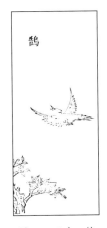

图 11　三才·鹄

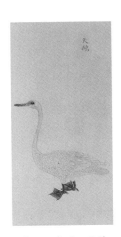

图 12　金石·天鹅

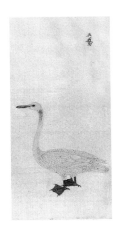

图 13　图谱·天鹅

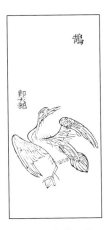

图 14　会纂·鹄

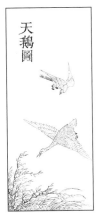

图 15　禽虫典·天鹅图

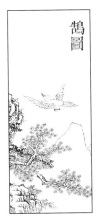

图 16　禽虫典·鹄图

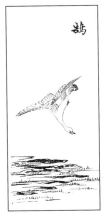

图 17　图说·鹄

　　本品17图，取自12书，其中4幅彩图。有承继关系的图可分4个书类。

　　《饮膳正要》：该书"花鹅"（图4）的仿绘者有《本草纲目》金陵本"鹄"图7，该图仅羽毛中的黑点被消除。另有图注"天鹅"。

　　《本草品汇精要》：该书"天鹅"（图5）的仿绘者有《食物本草》图6、《金石昆虫草木状》图12、《本草图谱》图13（仿绘《金石》图12）。

　　《本草纲目》（钱本）：该书"鹄"（图8）的仿绘者有《纲目》张本图9、《食物本草会纂》图14。

　　《三才图会》：该书2图，"天鹅"（图10）、"鹄"（图11）。《古今图书集成·禽虫典》"天鹅图"（图15）、"鹄"（图16）依次分别仿绘《三才》图10、图11。此2图中之鸟照绘，但背景大加美化。

以上17图中，除外8幅仿绘图，原创图尚有9幅（图1、2、3、4、5、8、10、11、17），详见下"鉴药"项。

【文录】

元《饮膳正要》卷3"天鹅" 鹅有三四等，金头鹅为上，小金头鹅为次。有花鹅者，有一等鹅不能鸣者，飞则翎响，其肉微腥，皆不及金头鹅。

明《本草品汇精要》卷28"天鹅" 此种出江淮间，水泽处多有之。状似家鹅而大，嘴黑顶黄，其颈细长，足黑毛白，俗谓之金头鹅。以大者为上，小者次之。

明《本草纲目》卷47"鹄" 【释名】天鹅。【时珍曰】案师旷《禽经》云：鹄鸣哠哠，故谓之鹄。吴僧赞宁云：凡物大者，皆以天名。天者大也。则天鹅名义，盖亦同此。罗氏谓鹄即鹤，亦不然。【集解】【时珍曰】鹄大于雁，羽毛白泽，其翔极高而善步，所谓鹄不浴而白，一举千里，是也。亦有黄鹄、丹鹄，湖、海、江、汉之间皆有之，出辽东者尤甚，而畏海青鹘。其皮毛可为服饰，谓之天鹅绒。案《饮膳正要》云：天鹅有四等。大金头鹅，似雁而长项，入食为上，美于雁；小金头鹅，形差小；花鹅，色花；一种不能鸣鹅，飞则翔响，其肉微腥。并不及大金头鹅，各有所产之地。

【鉴药】

李时珍注"鹄"（hú）出《食物本草》。然《食物》原作"天鹅"，且此名早在《饮膳正要》《本草品汇精要》已立条。故本品当首见《饮膳正要》。《饮膳》载其"主补中益气"。后世用此入药者稀。今为国家二级保护动物，禁止捕杀。

关于本品的生境、形态，《饮膳》云："鹅有三四等，金头鹅为上，小金头鹅为次。有花鹅者。有一等鹅不能鸣者，飞则翎响。"此书附以上提及诸鹅之图。《品汇》则云："此种出江淮间，水泽处多有之。状似家鹅而大，嘴黑顶黄，其颈细长，足黑毛白，俗谓之金头鹅。以大者为上，小者次之。"此记载甚简明。李时珍曰："鹄大于雁，羽毛白泽，其翔极高而善步，所谓'鹄不浴而白，一举千里'是也。亦有黄鹄、丹鹄，湖、海、江、汉之间皆有之，出辽东者尤甚。"现代学者考此即鸭科动物大天鹅*Cygnus cygnus* (Linnaeus)。[1]古本草有原创图多幅，今统述于下。

《饮膳正要》有图4幅。"大金头鹅"（图1）、"小金头鹅"（图2）、"不能鸣鹅"（图3）"花鹅"（图4）。以上4图，其形皆如《品汇》所云"似家鹅而大，嘴黑顶黄，其颈细长，足黑毛白"。高士贤认为《饮膳》"大金头鹅"（图1）指体型大之大天鹅*Cygnus cygnus*。"小金头鹅"（图2）指体型小之小天鹅*Cygnus columbianus*

1　国家中医药管理局《中华本草》编委会：《中华本草》（9），上海：上海科学技术出版社，1999：455.

Alpheraky。"不能鸣者，飞则翎响"则指疣鼻天鹅*Cygnus olor* (Gmelin)。至于"花鹅"，可能是指体色未全变白之幼鹅。[1]《本草品汇精要》"天鹅"（图5）为彩图。其形体与《品汇》所载完全吻合，此即大天鹅*Cygnus cygnus*。《本草纲目》钱本"天鹅"（图8）即在《饮膳》"花鹅"（图4）基础上改变天鹅的姿态而已，其图反不如原图真实。《三才图会》2图。"天鹅"（图10）绘2只飞翔于草泽上空之天鹅。下一只飞时颈向前伸。此大天鹅之形态。上一只尾甚长，颈项短，不似天鹅。"鹄"（图11）亦绘一鸟，飞于高树之上。但其鸟颈项甚短，展翅似雀，恐非天鹅图也。《**本草简明图说**》"鹄"（图17）绘沼泽地上空一天鹅欲俯冲之图。非常见之艺术图形，反而不利于动物鉴定。

【小结】

"鹄"（天鹅）首出《饮膳正要》。据《饮膳》《品汇》《纲目》所载，本品当为鸭科动物大天鹅*Cygnus cygnus* (Linnaeus)及其他近缘动物。《饮膳正要》所绘"大金头鹅"即大天鹅*Cygnus cygnus*。"小金头鹅"即小天鹅*Cygnus columbianus* Alpheraky。"不能鸣者"指疣鼻天鹅*Cygnus olor* (Gmelin)。"花鹅"或指体色未全变白之幼鹅。《本草品汇精要》有精美的大天鹅图。

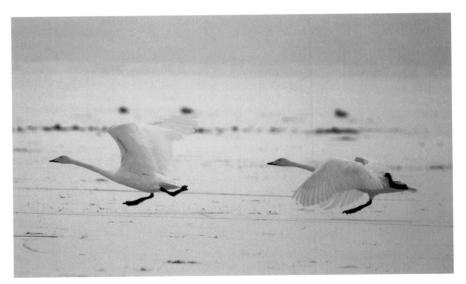

图18　大天鹅 *Cygnus cygnus*

1　高士贤：《历代本草药用动物名实图考》，北京：人民卫生出版社，2013：337.

47-12 鸨

【品图】

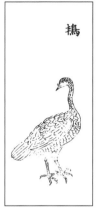

图 1 饮膳·鸨

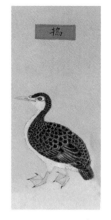

图 2 品汇·鸨

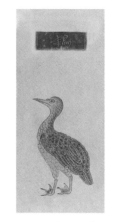

图 3 食物·鸨

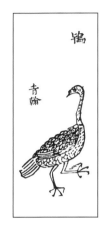

图 4 纲目(金)·鸨

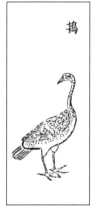

图 5 纲目(钱)·鸨

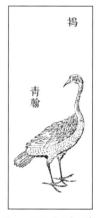

图 6 纲目(张)·鸨

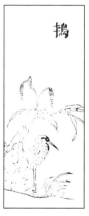

图 7 三才·鸨

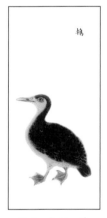

图 8 金石·鸨

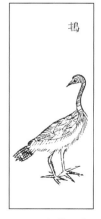

图 9 会纂·鸨

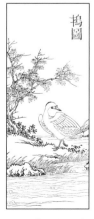

图 10 禽虫典·鸨图

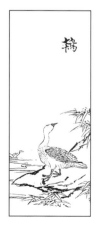

图 11 图说·鸨

本品11图，取自11书，其中3幅彩图。有承继关系的图可分2个书类。

《饮膳正要》：该书"鸧"（图1）的仿绘者有《本草纲目》金陵本图4（另加图注"青翰"，此"信天缘"别名，误题于此。其足仍同图1为4爪）、《纲目》钱本图5（仿金陵本图4）、《纲目》张本图6（仿钱本图5）、《食物本草会纂》图9（仿钱本图5）。

《本草品汇精要》：该书"鸧"（图2）的仿绘者有《食物本草》图3、《金石昆虫草木状》图8。

以上11图中，除外6幅仿绘图，原创图尚有5幅（图1、2、7、10、11），详见下"鉴药"项。

【文录】

明《本草品汇精要》卷28"鸧"　谨按《埤雅》云：此鸟似雁而足无后指，亦无舌，性不木止。毛有豹文，故名独豹。肉虽粗而味美，遇鸷鸟能激粪御之，着其毛悉脱。其群居如雁，自然而有行列。《诗》曰：肃肃鸧羽，集于苞桑是也。

明《本草纲目》卷47"鸧"　【释名】【时珍曰】案罗愿云：鸧有豹文，故名独豹，而讹为鸧也。陆佃云：鸧性群居，如雁有行列，故字从旱。旱，音保，相次也。《诗》云"鸧行"是矣。【集解】【时珍曰】鸧，水鸟也。似雁而斑文，无后趾。性不木止，其飞也肃肃，其食也齡，肥腯多脂，肉粗味美。闽语曰：鸧无舌，兔无脾。或云纯雌无雄，与他鸟合。或云鸧见鸷鸟，激粪射之，其毛自脱也。

【鉴药】

"鸧"首见于《本草纲目》。李时珍释名曰："案罗愿云：鸧有豹文，故名独豹，而讹为鸧也。陆佃云：鸧性群居，如雁有行列，故字从旱。旱，音保，相次也。《诗》云'鸧行'是矣。"《纲目》载其肉"补益虚人，去风痹气"。肪"长毛发，泽肌肤，涂痈肿"。后世医方罕见用此者。今大鸧为国家一级保护动物，严禁捕杀。

"鸧"虽晚至《纲目》始进入本草，但其名早见于《诗经》："肃肃鸧羽，集于苞桑。"宋·陆佃《埤雅》云："郭璞曰：鸧似雁，无后指，毛有豹文，一名独豹。"宋·罗愿《尔雅翼》云："鸧者，今之独豹也。以鸧为豹，声之讹耳。鸧亦水鸟，似雁而无后指。""毛有豹文"，即其浅棕色羽毛上有黑色条纹。"无后指"，是说它的脚爪只有三趾，缺少后面脚趾。李时珍云："鸧，水鸟也。似雁而斑文，无后趾。性不木止，其飞也肃肃，其食也齡，肥腯多脂，肉粗味美。闽语曰：鸧无舌，兔无脾。或云纯雌无雄，与他鸟合。"其中多数都是化裁前人之文，时珍未必见到过原动物。所谓"纯雌无雄，与他鸟合"，纯属传闻。也因此旧时呼妓馆老板娘为"老鸧""鸧母"，让"鸧"鸟背了千年的黑锅。根据此鸟的形似雁、羽有豹文、3脚趾等，可知此即鸧科动物，常见的有大鸨Otis tarda Linnaeus。今将古本草相关原创图统述于下。

《饮膳正要》"鸨"（图1）体形如雁，嘴有微毛，脚爪粗壮，皆如鸨形。唯脚趾有4，恐观察失误。《本草品汇精要》"鸨"（图2）为彩图，又属写生，故能忠实反映大鸨的形状。其头、颈及前胸色浅，但后颈及上体为棕褐色，有黑色斑文。有前三趾，无后趾，但误绘了足蹼。总体来看，是一幅甚佳的大鸨Otis tarda图。《三才图会》"鸨"（图7）绘一独足单立之鸟，嘴尖长，颈细而弯曲。此非"鸨"，乃误将"青翰"（信天缘）当作"鸨"。《古今图书集成·禽虫典》"鸨图"（图10）仿照《三才》图7绘水滨背景，但其鸟形乃重绘。该鸟似雁，头及喉部有细长的纤羽。脚三趾，无蹼，可见此图乃写实之图。《本草简明图说》"鸨"（图11）绘水滨一鸟，体型肥硕，其头扭向一侧，无法看清其纤羽。但脚三趾表明绘图人是了解此动物的。

【小结】

"鸨"为《本草纲目》新增药。据郭璞、陆佃、罗愿、李时珍等所述，本品即鸨科动物，常见者为大鸨Otis tarda Linnaeus。《饮膳正要》《本草品汇精要》《古今图书集成·禽虫典》《本草简明图说》皆能较好地绘出"鸨"图。

47–13　鹜

【品图】

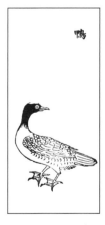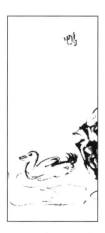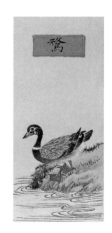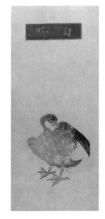

图1　饮膳·鸭　　　图2　滇南图·鸭　　　图3　品汇·鹜　　　图4　食物·白鸭

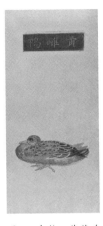

图 5　食物·黄雌鸭

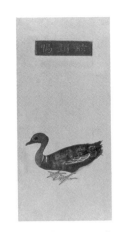

图 6　食物·绿头鸭

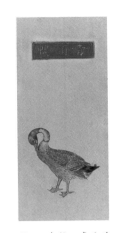

图 7　食物·青头鸭

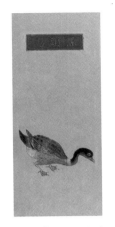

图 8　食物·黑头鸭

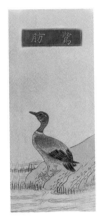

图 9　食物·鹜肪

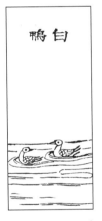

图 10　太乙·白鸭

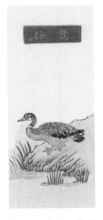

图 11　雷公·鹜肪

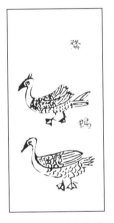

图 12　纲目（金）·鹜

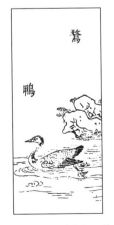

图 13　纲目（钱）·鹜

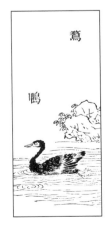

图 14　纲目（张）·鹜

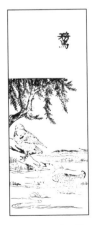

图 15　三才·鹜

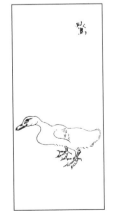

图 16　原始·鹜

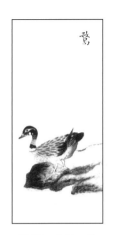

图 17 金石·鹜

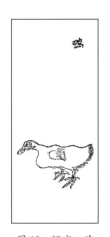

图 18 汇言·鸭

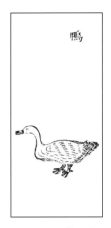

图 19 类纂·鸭

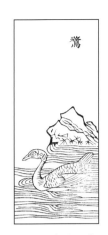

图 20 备要·鹜

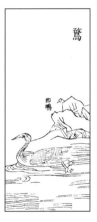

图 21 会纂·鹜

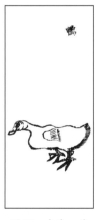

图 22 求真·鸭

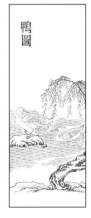

图 23 禽虫典·鸭图

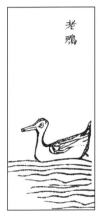

图 24 便方·老鸭

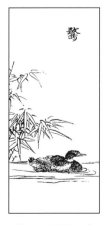

图 25 图说·鸭

　　本品25图，取自20书，其中9幅彩图。有承继关系的图可分4个书类。

　　《**本草品汇精要**》：该书"鹜"（图3）的仿绘者有《食物本草》"鹜肪"（图9，略有修饰，但构图相似）、《补遗雷公炮制便览》图11、《金石昆虫草木状》图17。

　　《**本草纲目**》（**钱本**）：该书"鹜"（图13）的仿绘者有《纲目》张本图14（毛色全黑）、《本草备要》图20、《食物本草会纂》图21。

　　《**三才图会**》：该书"鹜"（图15）的仿绘者有《古今图书集成·禽虫典》"鸭图"（图23，鸭形基本相同，但背景改绘后更美观）。

　　《**本草原始**》：该书"鹜"（图16）的仿绘者有《本草汇言》"鸭"

（图18）、《本草纲目类纂必读》图19、《本草求真》图22。

以上25图中，除外10幅仿绘图，原创图尚有15幅（图1、2、3、4、5、6、7、8、10、12、13、15、16、24、25），详见下"鉴药"项。

【文录】

梁《本草经集注》（见《证类》卷19"鹜肪"）　陶隐居云：鹜即是鸭，鸭有家、有野。

唐《本草拾遗》（同上）　陈藏器云：《尸子》云，野鸭为凫，家鸭为鹜，不能飞翔，如庶人守耕稼而已。

后蜀《蜀本草》（同上）　《蜀本》注云：《尔雅》云，野凫，鹜。注云，鸭也。本经用鹜肪，即家鸭也。野鸭与家鸭有相似者，有全别者，甚小。小者名刀鸭，味最重，食之补虚。

宋《本草衍义》卷16"鹜肪"　又按唐王勃《滕王阁记》云：落霞与孤鹜齐飞。则明知鹜为野鸭也。勃，唐之名儒，必有所据，故知鹜为野鸭明矣。

明《本草纲目》卷47"鹜"　【释名】鸭（《说文》）、舒凫（《尔雅》）、家凫（《纲目》）。【时珍曰】鹜，通作木。鹜性质木而无他心，故庶人以为贽。《曲礼》云：庶人执匹。匹，双鹜也。匹夫卑末，故《广雅》谓鸭为䳷鸥。《禽经》云：鸭鸣呷呷，其名自呼。凫能高飞，而鸭舒缓不能飞，故曰舒凫。【正误】【时珍曰】四家惟藏器为是。陶以凫、鹜混称，寇以鹜为野鸭，韩引《尔雅》错舒凫为野凫，并误矣，今正之。盖鹜有舒凫之名，而凫有野鹜之称，故王勃可以通用，而其义自明。案《周礼》"庶人执鹜"，岂野鸭乎？《国风》"弋凫与雁"，岂家鸭乎。屈原《离骚》云：宁与骐骥抗轭乎？将与鸡鹜争食乎？宁昂昂若千里驹乎？将泛泛若水中之凫乎？此以凫、鹜对言，则家也、野也，益自明矣。【集解】【时珍曰】案《格物论》云：鸭，雄者绿头文翅，雌者黄斑色。但有纯黑、纯白者。又有白而乌骨者，药食更佳。鸭皆雄瘖雌鸣。重阳后乃肥腯味美。清明后生卵，则内陷不满。伏卵闻砻磨之声，则鹌而不成。无雌抱伏，则以牛屎妪而出之。此皆物理之不可晓者也。

【鉴药】

"鹜肪"首见于《名医别录》。《本草纲目》以"鹜"（wù）为正名。时珍释名曰："鹜，通作木。鹜性质木而无他心，故庶人以为贽。"聊备一说。《别录》载其肪"主风虚寒热"。白鸭屎"主杀石药毒，解结缚，散蓄热"。肉"补虚，除热，和脏腑，利水道"。古今多供食用。通常呼为"鸭"或"家鸭"。

关于本品的生境、形态，梁·陶弘景云："鹜即是鸭，鸭有家、有野。"唐·陈藏器曰："《尸子》云，野鸭为凫，家鸭为鹜，不能飞翔，如庶人守耕稼而已。"《蜀本草》

云：《尔雅》云，野凫，鹜。注云，鸭也。本经用鹜肪，即家鸭也。野鸭与家鸭有相似者，有全别者，甚小。小者名刀鸭，味最重，食之补虚。"以上本草诸家皆以"鹜"为"家鸭"。但宋·寇宗奭对此有相反的意见："按唐王勃《滕王阁记》云'落霞与孤鹜齐飞'。则明知鹜为野鸭也。勃，唐之名儒，必有所据，故知鹜为野鸭明矣！"

对以上诸家之见，李时珍评曰："四家惟藏器为是。陶以凫、鹜混称，寇以鹜为野鸭，韩引《尔雅》错舒凫为野凫，并误矣，今正之。盖鹜有舒凫之名，而凫有野鹜之称，故王勃可以通用，而其义自明。案《周礼》'庶人执鹜'，岂野鸭乎？《国风》'弋凫与雁'，岂家鸭乎？屈原《离骚》云：'宁与骐骥抗轭乎？将与鸡鹜争食乎？宁昂昂若千里驹乎？将泛泛若水中之凫乎？'此以凫、鹜对言，则家也、野也，益自明矣。"可以说李时珍解决了这争执千余年的历史疑案。

李时珍还引用了《格物论》的论说。但《格物论》非专书名，乃篇节名。其文见《古今合璧事类备要别集》卷85"畜产门·鸭·格物总论"："鸭，家鹜也。雄者绿头，文翅红脚，或苍脚。雌者遍身黄色。然又有纯白者，皆自呼其名。但雄者其声小。"

综合古本草诸家之说，"鹜"当为鸭科动物家鸭*Anas domestica* (Linnaeus)。[1]或云家鸭乃由绿头野鸭*Anas platyrhy* (Linnaeus)）驯养而成。[2]此乃常见常食之家禽，故古本草中原创图甚多。今统而述之。

《**饮膳正要**》"鸭"（图1）嘴略长而扁平，体扁，脚短，覆翼羽大，尾短，腹面如船底，前三趾有蹼，后一趾略短。此为写生佳图，其原动物即家鸭*A. domestica*。《**滇南本草图说**》"鸭"（图2）乃写意笔法，但绘此水中之鸭尚粗得其形。《**本草品汇精要**》"鹜"（图3）为彩色图比《饮膳》更精细地描绘了家鸭的形状。其头颈、羽毛、脚趾，无一不与家鸭*A. domestica*相符。《**食物本草**》有6幅鸭图，除"鹜肪"乃仿绘图外，其余5图皆为鸭之品种图。"白鸭"（图4）因年色变而成黄色。他如"黄雌鸭"（图5）、"绿头鸭"（图6）、"青头鸭"（图7）、"黑头鸭"（图8）皆与实物相符。《**太乙仙制本草药性大全**》"白鸭"（图10）乃简单示意图。鸭的特征不明显，说是其他水鸟似也可以。《**本草纲目**》金陵本"鹜"（图12）有图注"鸭"，为其别名。所绘2只鸭，皆无鸭形。上面一只尚且有"冠"状物，但鸭蹼形状却无误。可见还是画技太差，力不从心。《**纲目**》钱本"鹜"（图13）增添水面背景，但其鸭形虽较金陵本为好，但其背羽等处理仍与实物有差距。《**三才图会**》"鹜"（图15）绘两只鸭在柳岸浅沼中。其鸭形粗似，但不甚精。《**本草原始**》"鹜"（图16）为家养尚未长成之白鸭，形神均佳。《**草木便方**》"老鸭"（图24）为简易示意图，有鸭游于水上，尚

1　国家中医药管理局《中华本草》编委会：《中华本草》（9），上海：上海科学技术出版社，1999：445.

2　高士贤：《历代本草药用动物名实图考》，北京：人民卫生出版社，2013：108.

知其大致为鸭。《**本草简明图说**》"鹜"（图25）绘竹林水池一苍鸭，形体尾羽均与鸭形合。

【小结】

"鹜"为《名医别录》所载早期药物之一。古本草就"鹜"为家鸭还是野鸭曾有争议。李时珍雄辩，以凫为野鸭、鹜为家鸭。后者即鸭科动物家鸭*Anas domestica* (Linnaeus)。古本草原创图中，其佼佼者有《饮膳正要》《本草品汇精要》《本草原始》《本草简明图说》诸书所绘"鹜"图，其尤佳者为《品汇》彩绘图。

47–14 凫

【品图】

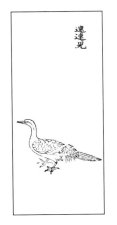

图1　饮膳·速速儿

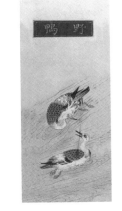

图2　食物·野鸭

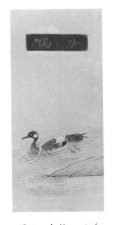

图3　食物·刀鸭

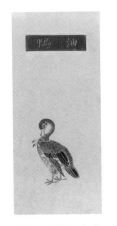

图4　食物·油鸭

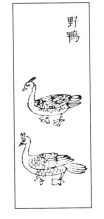

图5　蒙荃·野鸭

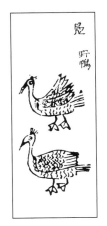

图6　纲目（金）·凫

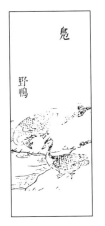

图7　纲目（钱）·凫

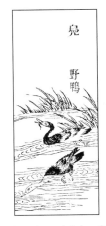

图8　纲目（张）·凫

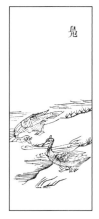

图 9　会纂·鳬

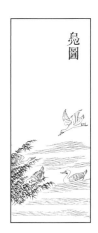

图 10　禽虫典·鳬图

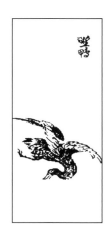

图 11　图说·野鸭

本品11图，取自9书，其中3幅彩图。有承继关系的图可分2个书类。

《本草纲目》（金陵本）：该书"鳬"（图6）的仿绘者有《本草蒙筌》"野鸭"（图5）。

《本草纲目》（钱本）：该书"鳬"（图7）的仿绘者有《食物本草会纂》图9。

以上11图中，除外2幅仿绘图，原创图尚有9幅（图1、2、3、4、6、7、8、10、11），详见下"鉴药"项。

【文录】

唐《本草拾遗》（见《证类》卷19"鹜肪"） 陈藏器云：《尸子》云，野鸭为鳬，家鸭为鹜。

后蜀《蜀本草》（同上） 《蜀本》注云：《尔雅》云，野鳬，鹜。注云，鸭也……野鸭与家鸭有相似者，有全别者，甚小。小者名刀鸭，味最重，食之补虚。

元《饮膳正要》卷3"鸭" 绿头者为上，尖尾者为次。

明《本草纲目》卷47"鳬" 【释名】野鸭（《诗疏》）、野鹜（同上）。【时珍曰】鳬从几，音殊，短羽高飞貌，鳬义取此。《尔雅》云：鸿，沉鳬也。鳬性好没故也。俗作晨鳬，云鳬常以晨飞，亦通。【集解】【时珍曰】鳬，东南江海湖泊中皆有之。数百为群，晨夜蔽天，而飞声如风雨，所至稻粱一空。陆机《诗疏》云：状似鸭而小，杂青白色，背上有文，短喙长尾，卑脚红掌，水鸟之谨愿者，肥而耐寒。或云食用绿头者为上，尾尖者次之。海中一种冠鳬，头上有冠，乃石首鱼所化也。并宜冬月取之。

【鉴药】

李时珍注"鳬"首出《食疗本草》。实则《食疗》名"野鸭"，原由《嘉祐本草》引录于"鹜肪"条下。《纲目》以"鳬"为正名，将其独立设条。时珍释"鳬"名曰："鳬从几，音殊，短羽高飞貌，鳬义取此。"一名野鸭、野鹜。《食疗》载其"主补中益气，消食""平胃气，调中轻身。又身上诸小热疮，多年不可者，但多食之，即差。"

后世医方较少以其肉入药，仅供食用。

上一条"鹜"中，已经提到家鸭是从野鸭驯养而成。古本草关于"凫""鹜"含义之争（详见"47-13鹜·鉴药"），最终李时珍采纳了唐·陈藏器之说："野鸭为凫，家鸭为鹜。"后世多遵之。元《饮膳正要》"野鸭"条云："绿头者为上，尖尾者为次。"可见野鸭也有多个种类。时珍云："凫，东南江海湖泊中皆有之。数百为群，晨夜蔽天，而飞声如风雨，所至稻粱一空。陆机《诗疏》[1]云：状似鸭而小，杂青白色，背上有文，短喙长尾，卑脚红掌，水鸟之谨愿者，肥而耐寒。"观此，则"凫"为野鸭的总称。高士贤认为，野鸭的种类很多，如绿头者（绿头鸭）、背有斑纹者（斑嘴鸭）、尾尖者（针尾鸭）等，均为鸭科鸭属种类。章氏列举其中5种：绿头鸭*Anas platyrhynchos* Linnaeus、斑嘴鸭*A. poecilorhyncha* Forster、针尾鸭*A. acuta* (Linnaeus)、罗纹鸭*A. falcata* Georgi、花脸鸭*A. formosa* Georgi。[2]以下将古本草相关原创图统而述之。

《饮膳正要》"速速儿"（图1）其形如鸭，趾间有蹼，且其尾长而尖，此似为针尾鸭*A. acuta* (Linnaeus)。《食物本草》有3图："野鸭"（图2）绘2只野鸭，背部羽毛深棕色，花纹美丽，此似为斑嘴鸭*A. poecilorhyncha* Forster。"刀鸭"（图3）头项均为绿色，颈下有一白环，此似为绿头鸭*A. platyrhynchos*。"油鸭"（图4）的前颈基部有一墨绿的环带。此类似罗纹鸭*A. falcata*。《本草纲目》金陵本"凫"（图6）有图注"野鸭"，绘鸟2只，嘴尖腹大，更为奇特的均有冠毛，此非"凫"可知。蕲春水网密布，野鸭当属常见，不知何以绘不好野鸭图。《纲目》钱本"凫"（图7）虽增绘水滨背景，两鸭姿势亦大改变，但嘴尖、有冠毛依据，可知也非写实图。《纲目》张本"凫"（图8）虽也仿钱本图7，增绘水泽背景，但两鸭已无冠毛，且嘴扁平，已具凫形，唯难知其种类。《古今图书集成·禽虫典》"凫图"（图10）绘4只野鸭，汇于湖水中，其形态亦粗具凫形。《本草简明图说》"野鸭"（图11）绘一罕见的空中翻腾的鸟，全体黑色。观其嘴形似凫，然难以知其种类。

【小结】

"凫"（野鸭）首出《食疗本草》。李时珍采纳前人"野鸭为凫，家鸭为鹜"的方法。后世多遵之。元《饮膳正要》以"绿头者为上，尖尾者为次"。又据李时珍记述，可知野鸭种类很多，常见者有绿头鸭*Anas platyrhynchos* Linnaeus、斑嘴鸭*A. poecilorhyncha* Forster、针尾鸭*A. acuta* (Linnaeus)等。《饮膳正要》《食物本草》《纲目》张本等均绘出了野鸭的某一种类。

1　诗疏：李时珍引时糅合己说。其原文见《毛诗草木鸟兽虫鱼疏》卷下"弋凫与雁"陆机疏："凫，大小如鸭，青色，卑脚短喙，水鸟之谨愿者也。"

2　高士贤：《历代本草药用动物名实图考》，北京：人民卫生出版社，2013：108.（此书绿头鸭学名中的种名platyrhynchos），高氏书作platyrhy。今据《中华本草》"凫肉"条、《本草纲目药物彩色图鉴》"凫"条所出学名改。）

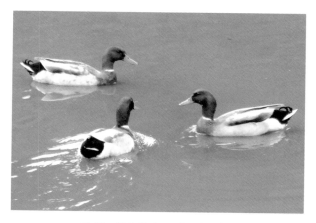

图 12 绿头鸭 Anas platyrhynchos

47−15 鸂鶒

【品图】

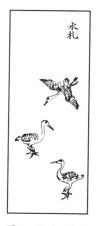

图 1 饮膳・水札

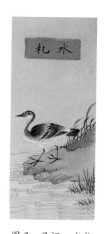

图 2 品汇・水札

图 3 食物・鸂鶒

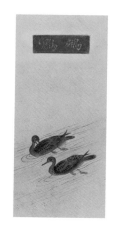

图 4 纲目（金）・鸂鶒

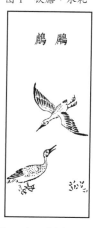

图 5 纲目（钱）・鸂鶒

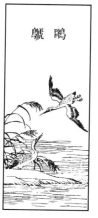

图 6 纲目（张）・鸂鶒

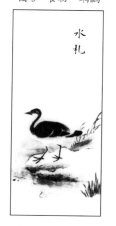

图 7 金石・水札

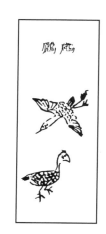

图 8 会纂・鸂鶒

本品9图，取自9，其中3幅彩图。有承继关系的图可分2个书类。

《饮膳正要》：该书"水札"（图1）的仿绘者有《本草纲目》（金陵本）"鸊鹈"（图4，仅仿绘其上、中两只鸟，笔法更拙劣）。此后金陵本图4的仿绘者有《纲目》钱本图5（有所修饰）、《纲目》张本图6（仿绘钱本图5，再添加水草背景，修饰2鸟）、《食物本草会纂》图8、《古今图书集成·禽虫典》"鸊鹈图"（提9，增加宽阔的水面背景，有两鸟相对）。

《本草品汇精要》：该书"水札"（图2）的仿绘者有《金石昆虫草木状》图7。

以上9图中，除外6幅仿绘图，原创图尚有3幅（图1、2、3），详见下"鉴药"项。

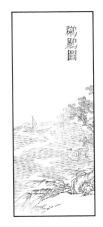

图9　禽虫典·鸊鹈图

【文录】

唐《本草拾遗》（见《证类》卷19"二十六种陈藏器馀·鸊鹈膏"）　陈藏器云：水鸟也，如鸠，鸭脚连尾，不能陆行，常在水中，人至即沉，或击之便起。

后蜀《蜀本草》（见《证类》卷19"鹜肪"）《蜀本》注云：野鸭与家鸭有相似者，有全别者，甚小，小者名刀鸭，味最重，食之补虚。

明《本草品汇精要》卷28"水札"【地】谨按：旧本不载所产，今池泽、水田多有之。其形似水鸡，小而尖喙，长颈短尾，苍赤色。飞跃水面，能捕鱼食者也。

明《本草纲目》卷47"鸊鹈"【释名】须赢（《尔雅》）、水札（音札。《正要》）、䴄䳭（《日用》）、刁鸭（《食疗》）、油鸭（俗）。【时珍曰】鸊鹈、须赢，并未详。札、刁、零丁，皆状其小也。油，言其肥也。【集解】【时珍曰】鸊鹈，南方湖溪多有之。似野鸭而小，苍白文，多脂味美。冬月取之，其类甚多。扬雄《方言》所谓"野凫甚小而好没水中者，南楚之外谓之鸊鹈，大者谓之鹘鹈"是也。

【鉴药】

"鸊鹈膏"首见于《本草拾遗》。《本草纲目》以"鸊鹈"（pì tí）为正名。名义未详。一名水札。《拾遗》载其"主耳聋，滴耳中"。后世医方甚少用之。

关于本品的生境、形态，李时珍曾引汉·扬雄《方言》。其原文曰："野凫，其小而好没水中者，南楚之外谓之鸊鹈（鸊，音瓴甓。鹈，音他奚反），大者谓之鹘蹏（滑蹄两音）。"又晋·郭璞注《尔雅》"鹈，须赢"："鹈，鸊鹈。似凫而小，膏中莹刀。"可见本品最主要的特点是野鸭中的小者。其膏脂可以使刀剑光亮。但何谓"好没水中"？唐·陈藏器云："水鸟也，如鸠，鸭脚连尾，不能陆行，常在水中，人至即沉，或击之便起。"可知由于它的身体结构与习性，使之"常在水中，人至即沉，或击之便起"。

　　明《本草品汇精要》云："旧本不载所产，今池泽、水田多有之。其形似水鸡，小而尖喙，长颈短尾，苍赤色。飞跃水面，能捕鱼食者也。"此描写颇为生动，尤其是"形似水鸡，小而尖喙"。然"苍赤色"或为"苍黑色"之误。李时珍亦云："鹧鹕，南方湖溪多有之。似野鸭而小，苍白文，多脂味美。冬月取之，其类甚多。"《中华本草》据上述诸家所言，谓本品与今䴙䴘科动物小䴙䴘*Podiceps ruficollis* (Pallas) [*Colymbuc ruficollis* Pallas]。[1]高士贤认为上记"似野鸭而小""苍白文""好没水中""不能陆行"者，指小䴙䴘。"大者谓之鹊鶒"则指赤颈䴙䴘*P. grisegena* (Boddaert)或黑颈䴙䴘*P. nigricollis* Brehm。[2]其中小䴙䴘最为多见，体型小（"如鸠""如水鸡"最为贴切），常在水中，好动好鸣，身黑嘴尖。是否"不能陆行"尚不清楚，但只见其活跃于水中，时不时潜入水底。今将古本草相关原创图统述于下。

　　《饮膳正要》"水札"（图1）绘3只鸟，尖嘴，形小。其脚蹼等因图小无法细辨。从最小一只的形体与嘴形来看，与小䴙䴘相近。**《本草品汇精要》**"水札"（图2）背部丰隆，体型甚大，脚为四爪，无蹼，此非䴙䴘，原动物不明。**《食物本草》**"鹧鹕"（图3）绘两只在水中嬉戏的水鸟，嘴尖、身黑，身体轻健，有蹼善游。此即是小䴙䴘*P. ruficollis*写实图。

【小结】

　　"鹧鹕"由《本草拾遗》引入本草。据汉·扬雄《方言》、晋·郭璞注《尔雅》、唐·陈藏器、明·刘文泰、李时珍所述，本品小者即今䴙䴘科动物小䴙䴘*Podiceps ruficollis* (Pallas)。"鹊鶒"则指赤颈䴙䴘*P. grisegena* (Boddaert)或黑颈䴙䴘*P. nigricollis* Brehm。本草图中唯《食物本草》所绘彩图最接近小䴙䴘*P. ruficollis*。

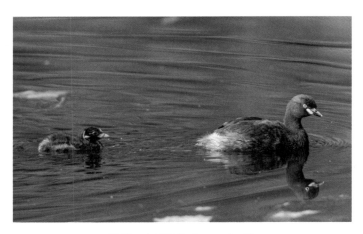

图 10　　*小䴙䴘 Podiceps ruficollis*

　　1　国家中医药管理局《中华本草》编委会：《中华本草》（9），上海：上海科学技术出版社，1999：440
　　2　高士贤：《历代本草药用动物名实图考》，北京：人民卫生出版社，2013：463.

47-16 鸳鸯

【品图】

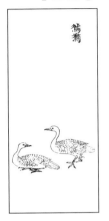

图1 饮膳·鸳鸯

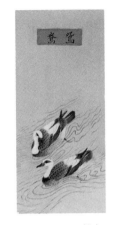

图2 品汇·鸳鸯

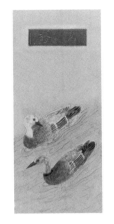

图3 食物·鸳鸯

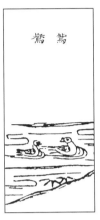

图4 太乙·鸳鸯

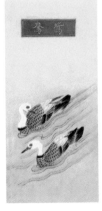

图5 雷公·鸳鸯

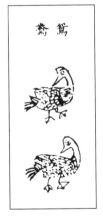

图6 纲目（金）·鸳鸯

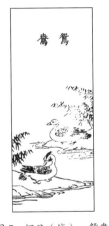

图7 纲目（钱）·鸳鸯

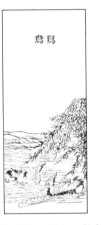

图8 纲目（张）·鸳鸯

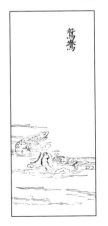

图9 三才·鸳鸯

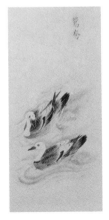

图10 金石·鸳鸯

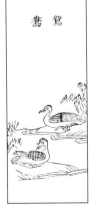

图11 会纂·鸳鸯

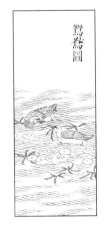

图12 禽虫典·鸳鸯图

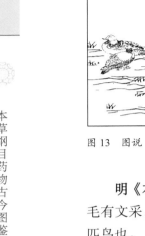

图 13　图说·鸳鸯

本品13图，取自13书，其中4幅彩图。有承继关系的图可分3个书类。

《本草品汇精要》：该书"鸳鸯"（图2）的仿绘者有《补遗雷公炮制便览》图5、《金石昆虫草木状》图10。

《本草纲目》（钱本）：该书"鸳鸯"（图7）的仿绘者有《食物本草会纂》图11。

《三才图会》：该书"鸳鸯"（图9）的仿绘者有《古今图书集成·禽虫典》"鸳鸯图"（图12）。

以上13图中，除外4幅仿绘图，原创图尚有9幅（图1、2、3、4、6、7、8、9、13），详见下"鉴药"项。

【文录】

明《本草品汇精要》卷28"鸳鸯"　谨按：《格物论》云：鸳鸯，文禽也。类凫，毛有文采，和鸣多好音。雌雄并飞，未尝相离，人得其一，则一相思而死，故谓之匹鸟也。

明《本草纲目》卷47"鸳鸯"　【释名】黄鸭（《纲目》）、匹鸟。【时珍曰】鸳鸯终日并游，有"宛在水中央"之意也。或曰：雄鸣曰鸳，雌鸣曰鸯。崔豹《古今注》云：鸳鸯雄雌不相离，人获其一，则一相思而死，故谓之匹鸟。《涅槃经》谓之婆罗迦邻提。【集解】【时珍曰】鸳鸯，凫类也，南方湖溪中有之。栖于土穴中，大如小鸭，其质杏黄色，有文采，红头翠鬣，黑翅黑尾，红掌，头有白长毛垂之至尾。交颈而卧，其交不再。

【鉴药】

李时珍注"鸳鸯"首见于《嘉祐本草》。然《证类本草》于此条下又引《食疗》。故此药首出当推《食疗》。时珍释名曰："鸳鸯终日并游，有'宛在水中央'之意也。或曰：雄鸣曰鸳，雌鸣曰鸯。"《食疗》载"其肉，主瘘疮……食之则令人美丽。又主夫妇不和"。后世医方罕见用此者。

关于本品的生境、形态，或许是因常见之物，本草反而略载其形。宋代《图经》也未置一词。明《本草品汇精要》谨按："《格物论》云：鸳鸯，文禽也。类凫，毛有文采，和鸣多好音。雌雄并飞，未尝相离。"故民间以鸳鸯为吉祥图案，百姓众所周知。李时珍云："鸳鸯，凫类也，南方湖溪中有之。栖于土穴中，大如小鸭，其质杏黄色，有文采，红头翠鬣，黑翅黑尾，红掌，头有白长毛垂之至尾。交颈而卧，其交不再。"现代中药工具书皆将本品定为鸭科动物鸳鸯*Aix galericulata* (Linnaeus)。[1]

1　今举其大者：国家中医药管理局《中华本草》编委会：《中华本草》（8），上海：上海科学技术出版社，1999：445；谢宗万：《本草纲目药物彩色图鉴》，北京：人民卫生出版社，2000：450.

此鸳鸯雌雄不同形，其中雄鸳鸯特点尤其显目，其眼上方和耳羽棕白色，枕部有美丽的羽冠，身体后方奇异的"帆状饰羽"（最后一枚外羽末端扩大而成扇状，直立如帆）等。以此来衡量古本草题为鸳鸯之图，可辨其正误优劣。今将其原创图逐一评述如下。

《饮膳正要》"鸳鸯"（图1）绘鸟两只，一般为一雄一雌，形态各异，尤以雄鸟美丽。然此二鸟形态完全一致，且脚爪4枚，不具蹼。故此图非仅难辨雌雄，连鸳鸯都不是。《本草品汇精要》"鸳鸯"（图2）绘两只并肩游弋的鸟，皆是白头白颈，羽毛各部颜色也完全一致。这是不符合鸳鸯形态的。也完全不是凤头潜鸭的形状。原动物不明。《食物本草》"鸳鸯"（图3）的构图与《品汇》图2相同，但两只鸟的左边一翅羽为翠绿色。此图同样分不出雌雄，也没有任何鸳鸯的特征。故此图仍沿袭《品汇》的错误。《太乙仙制本草药性大全》"鸳鸯"（图4）完全是随手绘成的简单示意图，不具有鉴定价值。《本草纲目》"鸳鸯"（图6）所绘的丑陋形状，任谁也不会将其认作吉祥美丽的鸳鸯。鸳鸯在古代属常见动物，画出这般模样，只能解释为绘图者根本就不知鸳鸯为何物。《纲目》钱本"鸳鸯"（图7）绘两只隔水相望的鸟，左下这只头上有冠羽，此似为凤头潜鸭，但其体色并不呈黑白相间状，故可否认是凤头潜鸭。自然，此二鸟更不像是鸳鸯。《纲目》张本"鸳鸯"（图8）属新绘。柳岸池塘有两只水禽，其毛色零乱，毫无美感。右边一只，头顶似乎有一撮冠羽，但这不是鸳鸯的特征。可以肯定，此图表现的不是鸳鸯。《三才图会》"鸳鸯"（图9）绘两只鸟儿在水中相视游乐，右侧一只口含水草，似欲共享。此图的背景不能作为判定鸳鸯的依据。它们的形态更无与鸳鸯相似之处。《本草简明图说》"鸳鸯"（图13）可能是仿绘《饮膳正要》"鸂鶒"图，唯变换姿势、增绘背景而已。此图中的鸟儿同样不是鸳鸯。

出人意料的是，鸳鸯乃常见之物，其9幅原创图竟无一幅属写实图。但在"鸂鶒"一药的原创图中，却有多幅鸳鸯写实图，可以互参。之所以会出现这样的情况，据考证，明代以前所述的鸳鸯，应是指今润羽期的鸳鸯。雄鸳鸯的冠羽、帆羽特征还不明显，故所绘之图常表现不出鸳鸯的特点。

【小结】

"鸳鸯"首见于《食疗本草》。据《本草品汇精要》《本草纲目》所载，本品当为鸭科动物鸳鸯*Aix galericulata* (Linnaeus)。但今存的相关原创图中，无一幅属鸳鸯的写实

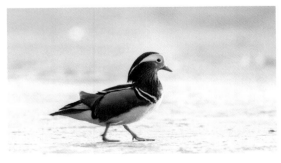

图14　鸳鸯 *Aix galericulata*-1

图。《饮膳正要》《本草品汇精要》《食物本草》等书所绘也不例外。

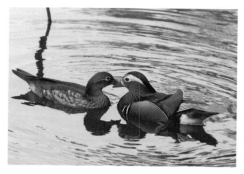

图15 鸳鸯 *Aix galericulata*-2

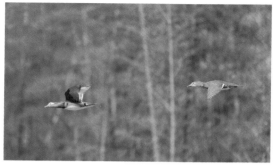

图16 鸳鸯 *Aix galericulata*-3

47–17 鸂鶒

【品图】

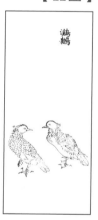

图1 饮膳·鸂鶒

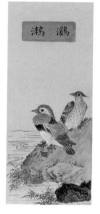

图2 品汇·鸂鶒

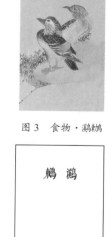

图3 食物·鸂鶒

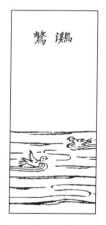

图4 太乙·鸂鶒

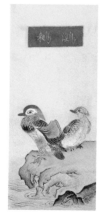

图5 雷公·鸂鶒

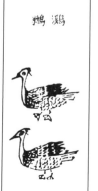

图6 纲目（金）·鸂鶒

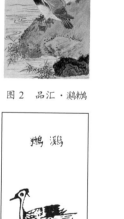

图7 纲目（钱）·鸂鶒

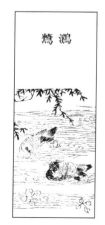

图8 纲目（张）·鸂鶒

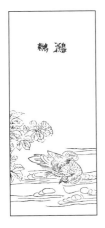

图 9　三才·鸂鶒

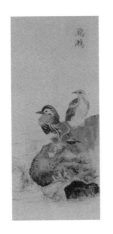

图 10　金石·鸂鶒

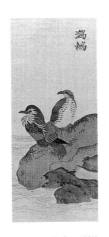

图 11　图谱·鸂鶒

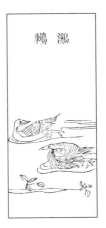

图 12　会纂·鸂鶒

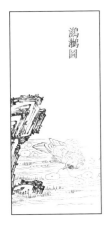

图 13　禽虫典·鸂鶒图

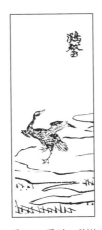

图 14　图说·鸂鶒

本品14图，取自14书，其中5幅彩图。有承继关系的图可分3个书类。

《本草品汇精要》：该书"鸂鶒"（图2）的仿绘者有《食物本草》图3、《补遗雷公炮制便览》图5、《金石昆虫草木状》图10。《本草图谱》图11又仿绘《金石》图10。

《本草纲目》（钱本）：该书"鸂鶒"（图7）的仿绘者有《纲目》张本图8、《食物本草会纂》图12。

《三才图会》：该书"鸂鶒"（图9）的仿绘者有《古今图书集成·禽虫典》"鸂鶒图"（图13，背景变换为临崖水面，但动物图基本仿绘图9）。

以上14图中，除外7幅仿绘图，原创图尚有7幅（图1、2、4、6、7、9、14），详见下"鉴药"项。

【文录】

宋《嘉祐本草》（见《证类》卷19"鸂鶒"）　今短狐处多有鸂鶒，五色，尾有毛如船舵，小于鸭。《临海异物志》曰：鸂鶒，水鸟，食短狐。在山泽中无复毒气也。又杜台卿《淮赋》云：鸂鶒寻邪而逐害是也。

明《本草纲目》卷47"鸂鶒"　【释名】溪鸭（《异物志》）、紫鸳鸯。【时珍曰】按杜台卿《淮赋》云：鸂鶒寻邪而逐害。此鸟专食短狐，乃溪中敕逐害物者。其游于溪也，左雄右雌，群伍不乱，似有式度者，故《说文》又作溪鹐。其形大于鸳鸯，而色多紫，亦好并游，故谓之紫鸳鸯也。

【鉴药】

"溪鶒"（xī chì）首见于《嘉祐本草》。李时珍释名云："此鸟专食短狐，乃溪中敕逐害物者。"又，《说文·鸟部》"鸂，溪鸂，水鸟"，时珍曰："其游于溪也，左雄右雌，群伍不乱，似有式度者。"《嘉祐》载其"治惊邪。主短狐"。后世未见用此入药者。

关于本品的生境、形态，《嘉祐》引"《临海异物志》曰：溪鶒，水鸟，食短狐。在山泽中无复毒气也。又杜台卿《淮赋》云：溪鶒寻邪而逐害是也。"《临海异物志》为三国吴·沈莹撰，杜台卿为北齐至隋的学者，可以本品很早就受人关注，且为生于水溪的一种水鸟。《嘉祐》云："今短狐处多有溪鶒，五色，尾有毛如船舵，小于鸭。"时珍转引时误作"藏器"之语，且加"首有缨"3字。"尾有毛如船舵"，即后世所云"帆羽"，这是雄鸳鸯的特征。按《嘉祐》的记载，此"溪鶒"就是鸳鸯。

此后宋·陆佃《埤雅》"溪鶒"之文多出《嘉祐》，略有补充。又宋·罗愿《尔雅翼》卷17"鸳鸯"云："盖凫属也。雄名为鸳，雌名为鸯……其大如鹜，其质杏黄色，头戴白长毛，垂之至尾，尾与翅皆黑。今妇人闺房中饰以鸳鸯，黄赤五彩。首有缨者，乃是溪鶒耳。然溪鶒亦鸳鸯之类，其色多紫。李白诗所谓'七十紫鸳鸯，双双戏亭幽'，谓溪鶒也。"李时珍所云"其形大于鸳鸯，而色多紫，亦好并游，故谓之紫鸳鸯也"，多参《尔雅翼》之说。从本草记载来看，"溪鶒"似乎就是与"鸳鸯"相似的禽鸟。但《嘉祐》同时也设立了"鸳鸯"条，无形态记载，不应该一物分作两条。按李时珍的说法，两者只有大小、颜色的区别。

关于鸳鸯、溪鶒的来源，动物学家将鸳鸯定名为鸭科动物鸳鸯*Aix galericulata* (Linnaeus)，符合古今对鸳鸯认知的传统，此为定论，可以此来衡量古代绘图的正误优劣。但动物学没有命名为溪鶒的禽鸟。现代学者或将凤头潜鸭*Aythya fuligula* (Linnaeus)[1]及红头潜鸭*Aythya ferina* (Linnaeus)[2]作为溪鶒的原动物。高士贤将"首有缨，尾有毛如船柁形。小于鸭"作为考定凤头潜鸭的依据，将"其色多紫"作为考定红头潜鸭的依据。其中"尾有毛如船柁形"并非潜鸭类的特征。单凭"其色多紫"也与红头潜鸭（全身大部分为白色或淡棕色，无紫色）之形不符。故溪鶒的原动物还值得深入研究。今先观看古本草中有关溪鶒的图形。

1. 可考为鸳鸯*Aix galericulata*之鸟：《饮膳正要》"溪鶒"（图1）绘鸟两只，头部形状相似，其颈项具丝状羽冠，雌雄难辨。唯右侧一只有"帆状饰羽"，可知右鸟为雄。此图类鸳鸯，但其雌性描绘又严重失真。**《本草品汇精要》"溪鶒"**（图

1　谢宗万：《本草纲目药物彩色图鉴》，北京：人民卫生出版社，2000：451.
2　高士贤：《历代本草药用动物名实图考》，北京：人民卫生出版社，2013：464-465.

2）绘2鸟立于水岸边。左侧之鸟为雄鸳鸯无疑，其头具冠羽，眼后有宽阔的白色眉纹，颈部具橙黄丝状羽，尤其是那一对橙黄的"帆状饰羽"，为他鸟所无，据此可确定此鸟即鸳鸯Aix galericulata。右侧之鸟全身会褐色，其特殊之点是头上有一缕末端上翘的冠毛，与时珍云"首有缨"类似。但问题是雌鸳鸯实物并无此"缨"。总体看来，此一对鸟就是鸳鸯。《纲目》钱本"鸂鶒"（图7）另绘两"鸂鶒"。右下者明显有冠羽及"帆状饰羽"。左上者如鸭，无特别之处。此图可视为是鸳鸯Aix galericulata。《三才图会》"鸂鶒"（图9）绘单只鸟，头颈有冠羽，身体两侧有明显帆羽，可知此图所示为鸳鸯。

2.非鸳鸯或来源不明之鸟：《太乙仙制本草药性大全》"鸂鶒"（图4）绘2只小水鸟在水中嬉戏，无考证意义。《本草纲目》金陵本"鸂鶒"（图6）绘两只禽鸟，头上皆有稀疏羽冠，上下两只似皆有"帆状饰羽"，但其羽都不是竖立状。据《本草纲目图考》审视据金陵本再绘的江西本"鸂鶒"图，此图在金陵本所绘基础上，另加了"帆羽"。[1]说明江西本也不认可金陵本所绘，故为之添加修饰。总之金陵本之图拙劣，无法作考证用。《本草简明图说》"鸂鶒"（图14）绘单只"鸂鶒"。此鸟黑色，无冠羽及帆羽，不明为何种鸟类。

以上题为"鸂鶒"之图，超过半数绘的是鸳鸯，没有一幅类似潜鸭属（Aythya）动物。在前面"鸳鸯"条下的图却无一幅是鸳鸯图。那么，"鸳鸯""鸂鶒"是一物还是两物？日本学者青木正儿曾注意到这两种名称的动物。天明年间（1781—1789），冈元凤《毛诗品物图考》云日本"不产鸳鸯，时有海帕来者。"日本所产为鸂鶒，有如船柁之毛，名为"剑羽"或"思羽"。[2]从其描述，情况与中国正好相反，中国以有"剑羽"（即"帆羽"）的作为鸳鸯。

国内王宁考证后认为：明代以前所述的鸳鸯，应指今润羽期的鸳鸯，而鸂鶒则是指繁殖期的鸳鸯。明代以前文献所绘的图中，鸳鸯未见羽冠和帆羽，而鸂鶒的羽冠和帆羽则明显可见。清代以后鸂鶒的记载极少，而清代的绘图中，鸳鸯的羽冠和帆羽明显可见。因此明以前人们将润羽期的鸳鸯称鸳鸯，繁殖期的鸳鸯称鸂鶒，并认为是相类似的两种不同动物。清代以后，人们已发现二者原属一种动物的不同生长期，所以也就不作严格的区分了。[3]

王家葵等在梳理古代文献及图画中的鸳鸯与鸂鶒后，指出据元代张中所绘图，是以繁殖期的鸳鸯为鸳鸯，以润羽期的鸳鸯为鸂鶒，此与王宁所得规律正好相反。古代本草"鸳鸯"图例千奇百怪。但文献所称的鸳鸯还是以鸳鸯Aix galericulata为主。"鸂鶒"则不然，或指出于繁殖期帆羽挺拔的雄鸳鸯，或指出于润羽期的鸳鸯，

1　王家葵、蒋淼、胡颖翀：《本草纲目图考》，北京：科学出版社，2018：1667.
2　[日]青木正儿著，范建民译：《中华名物考》（外一种），北京：中华书局，2005：:200-201.
3　王宁：鸳鸯和鸂鶒的本草考证，中药材，1990，17（7）：42.

有时又指另一物种。[1]

本书在考察古代"鸳鸯""鸂鶒"图文时，没有发现足以证明"鸂鶒"是鸭科潜鸭属（*Aythya*）的可靠证据。潜鸭属深水鸟类，其毛羽形色与古代图文记载的"鸂鶒"差别很大。因此，本书认为我国古代的"鸳鸯""鸂鶒"是同一种禽鸟。由于其不同生长期雄性的形色有较大改变，以至于被认作2种禽鸟。从本草图的情况来看，确实存在明以前将润羽期的鸳鸯称鸳鸯，繁殖期的鸳鸯称鸂鶒的现象。但从整个美术界所绘鸳鸯、鸂鶒的情况来看，则还存在某些例外。

【小结】

"鸂鶒"由《嘉祐本草》收入本草，并指出其形态特点为"五色，尾有毛如船舵，小于鸭"。此即今鸳鸯*Aix galericulata* (Linnaeus)。《尔雅翼》又指出"首有缨者，乃是鸂鶒耳。然鸂鶒亦鸳鸯之类，其色多紫"，此鸂鶒即繁殖期的鸳鸯。今或将鸭科潜鸭属（*Aythya*）动物考作鸂鶒原动物，核查其所据文献实指鸳鸯。本草中题为"鸂鶒"的本草图，可考为鸳鸯*Aix galericulata*者过半。其余或非鸳鸯，或来源不明，但无一具有潜鸭属特征。

47–18　鵁鶄

【品图】

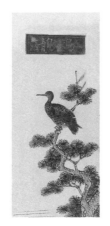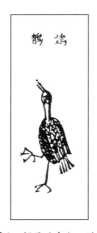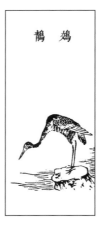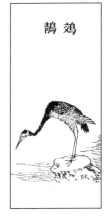

图1　食物·鵁鶄　　图2　纲目（金）·鵁鶄　　图3　纲目（钱）·鵁鶄　　图4　纲目（张）·鵁鶄

1　王家葵、蒋淼、胡颖翀：《本草纲目图考》，北京：科学出版社，2018：1668.

本品5图，取自5书。有承继关系的图仅1个书类。

《本草纲目》（钱本）：该书"鸡鹩"（图3）的仿绘者有《纲目》张本图4、《食物本草会纂》图5。

以上5图中，除外2幅仿绘图，原创图尚有3幅（图1、2、3），详见下"鉴药"项。

【文录】

唐《本草拾遗》（见《证类》卷19"二十六种陈藏器徐·鸡鹩"）

陈藏器云：水鸟，人家养之，厌火灾。似鸭，绿衣，驯扰不去。出南方池泽。《尔雅》云：鹝（鹝音坚也），鸡鹩。畜之厌火灾。《博物志》云：鸡鹩巢于高树，生子穴中，衔其母翅飞下。

明《本草纲目》卷47"鸡鹩"【释名】交瞱（《说文》）、茭鸡（俗）、鹝（音坚。出《尔雅》）。【时珍曰】按《禽经》云：白鹝相睨而孕，鸡鹩睛交而孕。又曰：旋目其名鹝，方目其名鸠，交目其名鹝。观其眸子，而命名之义备矣。《说文》谓之交瞱，瞱亦目瞳子也。俗呼茭鸡，云多居茭菰中，而脚高似鸡。其说亦通。【集解】【时珍曰】鸡鹩大如凫、鹙，而高脚似鸡，长喙好啄，其顶有红毛如冠，翠鬣碧斑，丹嘴青胫。养之可玩。

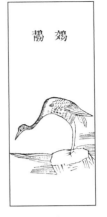

图5　会纂·鸡鹩

【鉴药】

"鸡鹩"首见于《本草拾遗》。李时珍释名曰："按《禽经》云：白鹝相睨而孕，鸡鹩睛交而孕。又曰：旋目其名鹝，方目其名鸠，交目其名鹝。观其眸子，而命名之义备矣。"姑存其说。《拾遗》载"人家养之，厌火灾"。后世未载蓄养此物者。

关于本品的生境、形态，陈藏器云："似鸭，绿衣，驯扰不去。出南方池泽……《博物志》云：鸡鹩巢于高树，生子穴中，衔其母翅飞下。"陈氏之前，本品之名早见于古代字书。《说文》："鲛鹩，鸡鹩也……一曰鲛鹭也。"《尔雅·释鸟》："鹝，鸡鹩。"郭璞注："似凫，脚高，毛冠，江东人家养之以厌火灾。""似凫"，则当为水鸟。李时珍亦云："鸡鹩大如凫、鹙，而高脚似鸡，长喙好啄，其顶有红毛如冠，翠鬣碧斑，丹嘴青胫。"现代学者据上述文字，考本品为鹭科动物池鹭*Ardeola bacchus* (Bonaparte)。[1]

1.《食物本草》：该书"鸡鹩"（图1）绘青松之上，栖息着一只鸟。此鸟长喙，周身毛羽墨绿色。此似据《博物志》条文"鸡鹩巢于高树"绘成，非写实图。

2.《本草纲目》（金陵本）：该书"鸡鹩"（图2）绘一只鸟昂头向天，脚高、长喙。但因是墨线图，无法绘出其羽毛之色。其爪或3、或4。此恐系据时珍所云"高脚似鸡，长喙好啄"绘制，非写实图。

1　谢宗万：《本草纲目药物彩色图鉴》，北京：人民卫生出版社，2000：451.

3.《本草纲目》（钱本）：该书"䴔䴖"（图3）重新绘图。其鸟长足，立于石上，伸颈注视水中之鱼。此鸟通体黑色，其形颇似鹭而颈项尤长。此恐亦是据李时珍所述绘成，非写实图。

【小结】

"䴔䴖"为《本草拾遗》之药。不闻有药用，旧时蓄养以厌火灾。据陈藏器、李时珍之言，今或考为鹭科动物池鹭*Ardeola bacchus* (Bonaparte)。今存古本草相关原创图3幅，形各不同，非写实图。

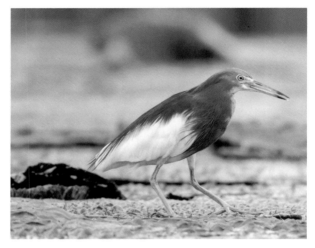

图6　池鹭 *Ardeola bacchus*

47–19　鹭

【品图】

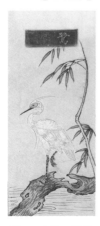

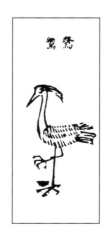

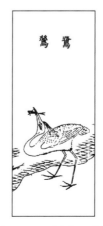

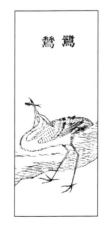

图1　食物·鹭鸶　　　图2　纲目（金）·鹭鸶　　　图3　纲目（钱）·鹭鸶　　　图4　纲目（张）·鹭鸶

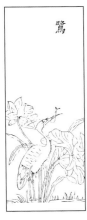

图5 三才·鹭

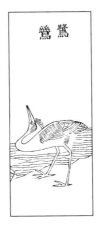

图6 会纂·鹭鸶

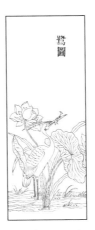

图7 禽虫典·鹭图

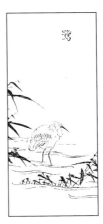

图8 图说·鹭

本品8图，取自8书，其中1幅彩图。有承继关系的图可分2个书类。

《本草纲目》（钱本）：该书"鹭鸶"（图3）的仿绘者有《纲目》张本图4、《食物本草会纂》图6。

《三才图会》：该书"鹭"（图5）的仿绘者有《古今图书集成·禽虫典》"鹭图"（图7，多加修饰）。

以上8图中，除外3幅仿绘图，原创图尚有5幅（图1、2、3、5、8），详见下"鉴药"项。

【文录】

明《食物本草》卷3"禽类·鹭鸶" 一种白鹤子，脚黄，形似鹭，但头上无氄毛，袅耳。又红鹤，形亦相类。

明《本草纲目》卷47"鹭" 【释名】鹭鸶（《禽经》）、丝禽（陆龟蒙）、雪客（李昉所命）、白鸟。【时珍曰】《禽经》云：鹳飞则霜，鹭飞则露，其名以此。步于浅水，好自低昂，如春如锄之状，故曰春锄。陆机《诗疏》云：青、齐之间谓之春锄，辽东、吴、扬皆云白鹭。【集解】【时珍曰】鹭，水鸟也。林栖水食，群飞成序。洁白如雪，颈细而长，脚青善翘，高尺余，解指短尾，喙长三寸。顶有长毛十数茎，氄氄然如丝，欲取鱼则弭之。郭景纯云：其毛可为睫䍠。《变化论》云：鹭以目盼而受胎。

【鉴药】

"鹭鸶"首见于《食物本草》。《本草纲目》以"鹭"为正名。李时珍释名曰："《禽经》云：鹳飞则霜，鹭飞则露，其名以此。"然今本《禽经》作"霜蜚则霜……露鹭则露"，时珍据其意改文。《食物》载其"主瘦虚，益脾补气"。后世未见用此者。

关于本品是生境、形态，晋·郭璞注《尔雅》"鹭，春钮"云："白鹭也。头翅背上皆有长翰毛，今江东人取以为睫攡，名之曰白鹭缞。"此是描述白鹭肩背及上胸披以疏松的蓑羽（长翰毛）。晋·陆机《毛诗草木鸟兽虫鱼》卷下"值其鹭羽"疏曰："鹭，水鸟也。好而洁白，故谓之白鸟。齐鲁之间谓之春钼，辽东、乐浪、吴扬人皆谓之白鹭。"关于"春钼"，《埤雅》云："鹭，一名春锄，步于浅水，好自低昂，故曰春锄也。"此为白鹭行走之态。明《食物本草》"鹭鸶"条云："一种白鹤子，脚黄，形似鹭，但头上无氅毛，褭耳。又红鹤，形亦相类。"此是鹭鸶类的不同种动物。李时珍解释最详："鹭，水鸟也。林栖水食，群飞成序。洁白如雪，颈细而长，脚青善翘，高尺余，解指短尾，喙长三寸。顶有长毛十数茎，氅氅然如丝，欲取鱼则弭之。"所谓"顶有长毛"，是指白鹭生殖期间枕部垂有两枚长翎，是其重要特点。综上所述，本品为鹭科动物白鹭 *Egretta garzetta* (Linnaeus)。

《食物本草》"鹭鸶"（图1）绘白鹭立于水边枯木之上。通体白色，头顶有白色长翎，胸前有披散的蓑羽，站立时细长颈部成"S"形。长脚，胫、趾黑色。这是一幅非常标准的白鹭 *Egretta garzetta* 写实图。《本草纲目》金陵本"鹭鸶"（图2）为示意图。此动物颈长、脚长，头顶有长翎，基本有白鹭之形。《纲目》钱本"鹭鸶"（图3）重新绘图，且添加水塘背景，显示一鹭鸶捕得一条小鱼。其头顶长翎毛、长颈、长脚等特点均有，然未表现胸前的蓑羽。总的说来还是能反映白鹭的主要特点。《三才图会》"鹭"（图5）绘荷塘中有一鹭正在觅食。其嘴、颈、长脚以及胸前的蓑羽等皆表明此图有写实成分。《本草简明图说》"鹭鸶"（图8）绘水塘站立一鸟，长脚，大身、短颈，此与鹭鸶的长颈还有区别。可能是同类动物。

【小结】

"鹭鸶"为明《食物本草》之药。据郭璞、陆机、《食物本草》《本草纲目》所载，本品即鹭科动物白鹭 *Egretta garzetta* (Linnaeus)。《食物本草》有本品精致的彩色写实图。此外《纲目》钱本、《三才图会》等书的插图亦能反映本品的某些特征。

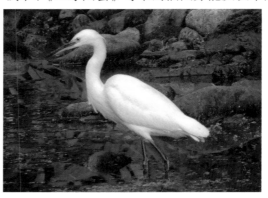

图 9　白鹭 *Egretta garzetta*

47–20 鸥

【品图】

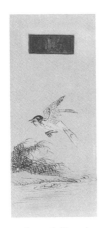

图1 食物·鸥

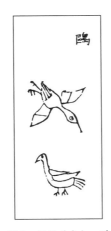

图2 纲目（金）·鸥

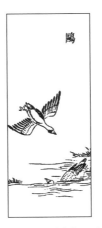

图3 纲目（钱）·鸥

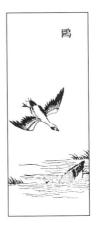

图4 纲目（张）·鸥

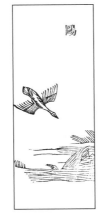

图5 会纂·鸥

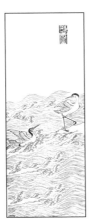

图6 禽虫典·鸥图

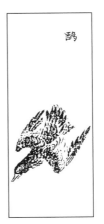

图7 图说·鸥

本品7图，取自7书，其中1幅彩图。有承继关系的图仅1个书类。

《本草纲目》（钱本）：该书"鸥"（图3）的仿绘者有《纲目》张本图4、《食物本草会纂》图5。

以上7图中，除外2幅仿绘图，原创图尚有5幅（图1、2、3、6、7），详见下"鉴药"项。

【文录】

明《本草纲目》卷47"鸥"【释名】鹥（音医）、水鸮。【时珍曰】鸥者浮水上，轻漾如沤也。鹥者，鸣声也。鸥者，形似也。在海者名海鸥，在江者名江鸥，江夏人讹为江鹅也。海中一种随潮往来，谓之信凫。【集解】【时珍曰】鸥生南方江海湖溪间。形色如白鸽及小白鸡，长喙长脚，群飞耀日，三月生卵。罗氏谓青黑色，误矣。

【鉴药】

"鸥"首见于《食物本草》。李时珍释名曰："鸥者浮水上，轻漾如沤也。"《食物》载其"主躁渴狂邪"。后世未见用此者。

"鸥"是中国典籍中很早就有记载的一种水鸟。宋《太平御览》卷925有其专条，其中收载了多种古籍所载，例如：《仓颉解诂》："鹥，鸥也。生藕叶上，名水鸮。"《说文》："鸥，水鸮也。"《南越志》曰：江鸥，一名海鸥。在涨海中随潮上下。常以三月风至，乃还洲屿生卵，似鸡卵，色青。颇知风云。若群飞至岸，必风。渔人及度海者皆以为候。"李时珍云："鸥生南方江海湖溪间。形色如白鸽及小白鸡，长喙长脚，群飞耀日，三月生卵。罗氏谓青黑色，误矣。"可知鸥类甚多，李时珍所说乃是"形色如白鸽及小白鸡"的白色小鸥。时珍提到的"罗氏"，即宋·罗愿《尔雅翼》卷17"鹥"下提到："鹥者，其色青黑如鹥。"今一般中药工具书均以其原动物为鸥科动物红嘴鸥*Larus ridibundus* Linnaeus。[1]或谓罗愿所谓青黑色者，似指灰背鸥*Larus schistisagus* Stejneger，[2]或银鸥*Larus argentatus* Pontoppidan。[3]

《食物本草》"鸥"（图1）绘一鸟，形如鸽，其头和颈深褐色，展翅露出的部分均为白色。此鸟口刁一小鱼，爪黑色。此即红嘴鸥*L. ridibundus*。《本草纲目》金陵本"鸥"（图2）为简单示意图，上下两鸟的头、嘴、爪等无一能绘成形。此等图无鉴定价值。《纲目》钱本"鸥"（图3）在金陵本图2的基础上，重新绘过鸟图，仍是上下两鸟，一从天上俯冲，一在水面潜水。但其鸟形仍无法为鉴定提供条件。《古今图书集成·禽虫典》"鸥图"（图6）绘两只鸟从水里上岸。此鸟头颈为黑色，其余白色，此类红嘴鸥*L. ridibundus*。然此鸟腿部过长，且有爪无蹼，是其不足。《本草简明图说》"鸥"（图7）绘一从空中急速俯冲的鸟，有可能是将钱本图3府冲之鸟改绘。此鸟全身黑羽，颈项短粗、鸟喙不够尖长，不明此鸟的原动物。

【小结】

"鸥"为《食物本草》所载。据宋《太平御览》所载本品的早期论说，及李时珍所述形态，可知形色如白鸽者似为鸥科动物红嘴鸥*Larus ridibundus* Linnaeus。宋·罗愿所谓青黑色者，似指灰背鸥*Larus schistisagus* Stejneger，或银鸥*Larus argentatus*

1　国家中医药管理局《中华本草》编委会：《中华本草》（9），上海：上海科学技术出版社，1999：492.

2　谢宗万：《本草纲目药物彩色图鉴》，北京：人民卫生出版社，2000：452.

3　高士贤：《历代本草药用动物名实图考》，北京：人民卫生出版社，2013：191.

Pontoppidan。《食物本草》所绘彩图为红嘴鸥*L. ridibundus*写实图。其他几幅皆未能较好地反映本品的特征。

47–21　鹮鸬

【品图】

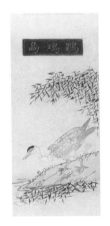

图1　食物·鹮鸬鸟

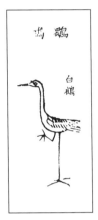

图2　纲目（金）·鹮鸬

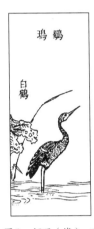

图3　纲目（钱）·鹮鸬

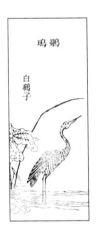

图4　纲目（张）·鹮鸬

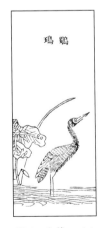

图5　会纂·鹮鸬

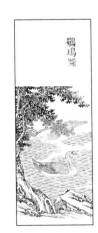

图6　禽虫典·鹮鸬图

本品6图，取自6书，其中1幅彩图。有承继关系的图仅1个书类。

《**本草纲目**》（**钱本**）：该书"鹮鸬"（图3）的仿绘者有《纲目》张本图4、《食物本草会纂》图5。

以上6图中，除外2幅仿绘图，原创图尚有4幅（图1、2、3、6），详见下"鉴药"项。

【文录】

唐《**本草拾遗**》（见《**证类**》卷19"二十六种陈藏器馀·鹮鸬鸟"）陈藏器云：山中水毒处，即生此鸟，当为食毒虫所致……鹮鸬鸟，如鸭而大，眼赤嘴斑，好生山溪中。

明《**本草纲目**》卷47"鹮鸬"【释名】【时珍曰】鹮鸬，名义未详。案许慎《说文》云：“鹥鷞，凤属也。又江中有鹥鷞，似凫而大，赤目。”据此则鹲鹑乃鹥鷞声转。盖此鸟有文彩如凤毛，故得同名耳。【集解】【时珍曰】案《三辅黄图》及《事类合璧》，并以今人所呼白鹤子者为鹲鹑，谓其鸟洁白如玉也。与陈氏似鸭紫绀之说不同。白鹤子状白如鹭，长喙高脚，但头无丝耳。姿标如鹤，故得鹤名。林栖水食，近水处极多。人捕食之，味不甚佳。

【鉴药】

“鹲鹑鸟”首见于《本草拾遗》。《本草纲目》以“鹲鹑”为正名，名义不详。《拾遗》载本品主溪毒、沙虱等病，后世未见使用者。

关于本品的生境、形态，唐·陈藏器云：“山中水毒处，即生此鸟，当为食毒虫所致……鹲鹑鸟，如鸭而大，眼赤嘴斑，好生山溪中。”或考本品即《本草拾遗》之“鸡鹐”。鸡鹐大如凫、鹜，与藏器言“鹲鹑”“如鸭而大”相似，故或考其原动物与“鸡鹐”一样，其原动物为鹭科动物池鹭 *Ardeola bacchus* (Bonaparte)。[1]

李时珍所云“鹲鹑”与上陈藏器所云不同。时珍曰：“案《三辅黄图》及《事类合璧》，并以今人所呼白鹤子者为鹲鹑，谓其鸟洁白如玉也。与陈氏似鸭紫绀之说不同。白鹤子状白如鹭，长喙高脚，但头无丝耳。姿标如鹤，故得鹤名。林栖水食，近水处极多。人捕食之，味不甚佳。”可见此与白鹭相似，唯头上无丝。其“姿标如鹤”，故有“白鹤子”一名。今学者或考为鹭科大白鹭 *Egretta alba* Linnaeus。[1]

《食物本草》“鹲鹑”（图1）绘一鸟在岸边伺鱼。其状如大鸭，全身羽毛以白为主。头有黑斑一条。爪有蹼。此与陈藏器所云不同，更不同于李时珍所云。原动物不明。《本草纲目》金陵本“鹲鹑”（图2）为简单示意图。有图注“白鹤”。此即李时珍所云“白鹤子”，为鹲鹑的别名。其形如鹤，与该书“鹭鸶”图构图相同，但鸟头上无冠毛，有长脚。此或据李时珍所述形态绘成，非写实图。《纲目》钱本“鹲鹑”（图3）重新绘图，增加荷塘背景，绘一鸟长脚立于水中，其形似鹤，长颈长喙。唯全身羽毛颜色灰黑，与大白鹭不合。《古今图书集成·禽虫典》“鹲鹑图”（图6）绘高树临池之背景甚美，水中有一鸭状水禽，头及额下有少许毛羽。此既不同于陈氏所云，又不合李氏所言，原动物不明。

【小结】

“鹲鹑鸟”为唐《本草拾遗》所载药。据陈藏器所言，今或考为鹭科动物池鹭 *Ardeola bacchus* (Bonaparte)。李时珍所云“鹲鹑”形态与陈氏所云不同。或考为鹭科大白鹭 *Egretta alba* Linnaeus。今存古药图与上述文字考证结果均不相符。

1　谢宗万：《本草纲目药物彩色图鉴》，北京：人民卫生出版社，2000：452.

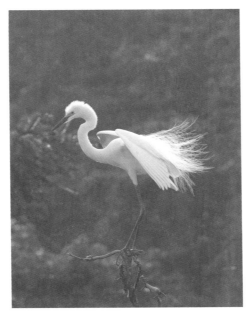

图 7　大白鹭 *Egretta alba*

47-22　鸬鹚

【品图】

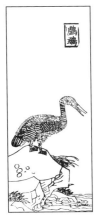

图 1　图经(大)·鸬
鹚

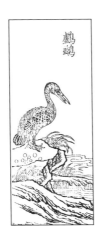

图 2　图经(政)·鸬
鹚

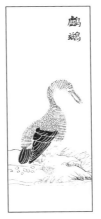

图 3　图经(绍)·鸬
鹚

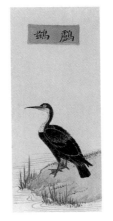

图 4　品汇·鸬鹚

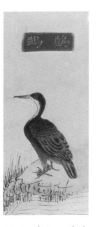

图 5　食物·鸬鹚

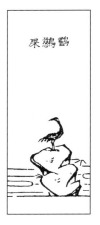

图 6　太乙·鸬鹚屎

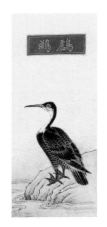

图 7　雷公·鸬鹚

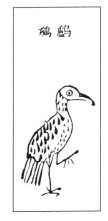

图 8　纲目（金）·鸬鹚

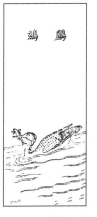

图 9　纲目（钱）·鸬鹚

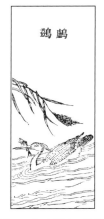

图 10　纲目（张）·鸬鹚

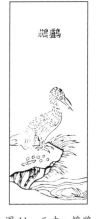

图 11　三才·鸬鹚

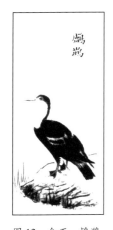

图 12　金石·鸬鹚

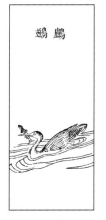

图 13　图谱·鸬鹚

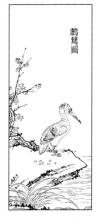

图 14　会纂·鸬鹚

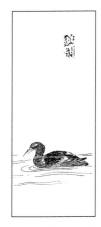

图 15　禽虫典·鸬鹚图

图 16　图说·鸬鹚

本品16图，取自16书，其中5幅彩图。有承继关系的图可分3个书类。

《本草图经》：该书"鸬鹚"图分别存于《大观》（图1）、《政和》（图2）、《绍兴》（图3）。此三传本药图大同小异，今以《政和》图2为《图经》图的代表。仿绘该图的墨线图有《三才图会》"鸬鹚"（图11）。其鸬鹚仿绘《图经》图2，但新增临水石崖。此后《古今图书集成·禽虫典》"鸬鹚图"（图15）又在图11的基础上再加修饰，使背景更美观。

《本草品汇精要》：该书"鸬鹚"（图4）的仿绘彩图有《食物本草》图5、《补遗雷公炮制便览》图7、《金石昆虫草木状》图12。此后《本草图谱》图13又仿绘《金石》图12。

《本草纲目》（钱本）：该书"鸬鹚"（图9）的仿绘图有《纲目》张本图10、《食物本草会纂》图14。

以上16图中，除外10幅仿绘图，原创图有6幅（图2、4、6、8、9、16），详见下"鉴药"项。

【文录】

唐《本草拾遗》（见《证类》卷19"鸬鹚屎"）　陈藏器云：此鸟胎生，仍从口出，如兔吐儿，二物产同，其疗亦一。又其类有二种，头细身长顶上白者，名鱼䖴。杜台卿《淮赋》云：鸬鹚吐雏于八九，鹢鹊衔翼而低昂。

宋《本草图经》（同上）《本经》不载所出州土，今水乡皆有之……《本经》名蜀水花。而唐面膏方，有使鸬鹚屎，又使蜀水花者，安得一物而两用，未知其的。别有一种似鸬鹚，而头细，背长，项上有白者，名白鹪，不堪药用。

宋《本草衍义》卷16"鸬鹚"　陶隐居云：此鸟不卵生，口吐其雏。今人谓之水老鸦，巢于大木，群集，宿处有常，久则木枯，以其粪毒也……常官于澧州，公字后有大木一株，其上有三四十巢。日夕观之，既能交合，兼有卵壳布地，其色碧。岂得雏吐口中？是全未考寻，可见当日听人之误言也。

明《本草纲目》卷47"鸬鹚"　【时珍曰】案韵书，卢与兹并黑也。此鸟色深黑，故名。鹚者，其声自呼也。【集解】【时珍曰】鸬鹚，处处水乡有之。似鹢而小，色黑。亦如鸦而长喙微曲，善没水取鱼。日集洲渚，夜巢林木，久则粪毒多令木枯也。南方渔舟往往縻畜数十，令其捕鱼。杜甫诗："家家养乌鬼，顿顿食黄鱼"。或谓即此。又一种似鸬鹚，而蛇头长项，冬月羽毛落尽，栖息溪岸，见人不能行，即没入水者，此即《尔雅》所谓鸬头、鱼鹢者，不入药用。鸬，音拗。

【鉴药】

"鸬鹚屎"首见于《名医别录》。《本草纲目》以"鸬鹚"为正名，且释其名曰："案韵书，卢与兹并黑也。此鸟色深黑，故名。"《中华本草》释名云："《纲目》又引黑色训兹，未免失考。按兹与兹形似而音义均异，兹训黑色，音玄。"《别录》载"鸬鹚屎""去面黑䵟䵊志"。头"主鲠及噎"。古代医方或有用之者，今未见使用。

关于本品的生境、形态，梁·陶弘景云："溪谷间甚多见之。"唐·陈藏器云："此鸟胎生，仍从口出……其类有二种，头细身长顶上白者，名鱼蚁。杜台卿《淮赋》云：鸬鹚吐雏于八九，鸂鶒衔翼而低昂。"所谓胎从口出乃传说，非真。另与鸬鹚同类的另一种"鱼蚁"（或作"白鲛"），据宋·苏颂《图经》载"不堪药用"，故不再议。

鸬鹚在古代也算常见之物，苏颂云："今水乡皆有之。"但苏颂却没有介绍其形态，大概以为众所周知、不屑多言。宋·寇宗奭则云："今人谓之水老鸦，巢于大木，群集，宿处有常，久则木枯，以其粪毒也。"针对"此鸟不卵生，口吐其雏"的旧传闻，寇氏曾仔细观察，发现鸬鹚既能交合，也能下蛋，遂破此谬说。

李时珍家居湖北蕲春，乃鱼米之乡，常能得见鸬鹚，故其所述鸬鹚甚真切："鸬鹚，处处水乡有之。似鹢而小，色黑。亦如鸦而长喙微曲，善没水取鱼。日集洲渚，夜巢林木，久则粪毒多令木枯也。南方渔舟往往縻畜数十，令其捕鱼。杜甫诗：'家家养乌鬼，顿顿食黄鱼'。或谓即此。"据时珍所述其特征，与今鸬鹚科动物鸬鹚*Phalacrocorax carbo sinensis* (Blumenbach)相符。

《本草图经》"鸬鹚"（图2）绘鸬鹚立石临水伺鱼之图，此鸬鹚形体、长尖微钩的喙、脚蹼、翅羽等，都与今鸬鹚相似。其脚下有白色圆圈数个，或是表现"鸬鹚屎"。**《本草品汇精要》**"鸬鹚"（图4）为彩色写生图。其颊、颔及上喉有一长条白色半环。此外通体青黑色，十分准确传神。背景为水草岸边，衬托其善捕鱼的习性。**《太乙仙制本草药性大全》**"鸬鹚屎"（图6）从构图立意来看与《图经》图2相似，但过度注重背景，鸟儿甚小，无法表现细部。可见者为长颈、长脚，与鸬鹚并不相似。**《本草纲目》金陵本**"鸬鹚"（图8）为示意图，其长喙与体态均似鸬鹚，但其腿细长，脚爪无蹼，与鸬鹚不符。此本绘图多不讲究细节，也许在绘图者看来脚爪有蹼无蹼是件小事。**《纲目》钱本**"鸬鹚"（图9）绘鸬鹚入水叼鱼之景。因其下半身被水遮蔽，只能看其上半身。头、喙形似，翅羽颜色很淡，与实物有差距。其仿绘本张本图9在其头部增添羽冠，背景增绘一芦苇，但主体未变。**《本草简明图说》**"鸬鹚"（图16）绘鸬鹚浮水，其黑色体态、长喙等均似鸬鹚。

【小结】

"鸬鹚屎"为《名医别录》所载早期药物之一。据寇宗奭、李时珍所述，本品原动物即今鸬鹚科动物鸬鹚*Phalacrocorax carbo sinensis* (Blumenbach)相符。《本草图经》《本草品汇精要》所绘图形最为准确传神。

47-23 鱼狗

【品图】

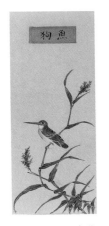

图 1 品汇·鱼狗

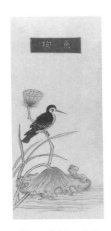

图 2 食物·鱼狗

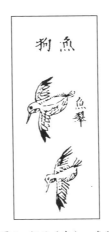

图 3 纲目（金）·鱼狗

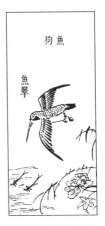

图 4 纲目（钱）·鱼狗

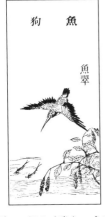

图 5 纲目（张）·鱼狗

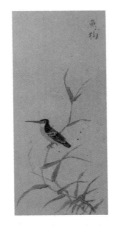

图 6 金石·鱼狗

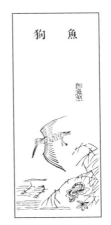

图 7 会纂·鱼狗

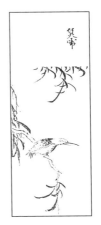

图 8 图说·鱼虎

本品8图，取自8书，其中3幅彩图。有承继关系的图可分2个书类。

《本草品汇精要》：该书"鱼狗"（图1）的仿绘者有《金石昆虫草木状》图6。

《本草纲目》（钱本）：该书"鱼狗"（图4）的仿绘者有《纲目》张本图5、《食物本草会纂》图7。

以上8图中，除外3幅仿绘图，原创图尚有5幅（图1、2、3、4、8），详见下"鉴药"项。

【文录】

唐《本草拾遗》（见《证类》卷19"二十六种陈藏器馀·鱼狗"）　陈藏器云：今之翠鸟也，有大小，小者是名鱼狗，大者名翠。取其尾为饰，亦有斑白者，俱能水上取鱼，故曰鱼狗。《尔雅》云：鸩，天狗。注曰：小鸟青似翠，食鱼，江东呼为鱼狗。穴土为窠。

宋《尔雅翼》卷15"鸩"　鸩，天狗。郭氏云：小鸟也，青似翠，食鱼，江东呼为水狗。今此鸟穴土为巢。尝冬月启其穴，横入一尺许，生雏其中。其咮皆红，项下白。亦来人家陂池中，窃鱼食之。今人谓之翠碧鸟，又谓之鱼狗。或曰，小者为鱼狗，大者名翠奴。亦有斑白者，俱能水上取鱼，其尾亦可为饰。其肉治骨鲠，性所宜尔。

明《本草品汇精要》卷26"鱼狗"　谨按：《埤雅》云：此鸟知天将雨之鸟也，其形小不盈握，似燕，绀色而长喙短尾。居溪曲以自藏匿，犹雉分畿，虽飞不越分域。至春先高作巢，及生子，爱之恐堕，稍下作巢。子生毛羽，复益爱之，又更下巢也。亦自炫其毛羽，日浴澄澜之间，鲜缛可爱。或谓之翡翠，名前为翡，名后为翠。又云：雄赤曰翡，雌青曰翠。性善捕鱼，故曰鱼师，又谓之鱼虎。其小者谓之翠碧，今花工取以为女人面饰者是也。又虫部一种亦名鱼虎，但不能翔，而形质与此不侔也。【名】鱼虎、鱼师、天狗、水狗、翠碧、鹬。【地】出南海及江东，今水泽处多有之。

明《本草纲目》卷47"鱼狗"　【释名】鱼虎（《禽经》）、鱼师（同）、翠碧鸟（《尔雅翼》）。【时珍曰】狗、虎、师，皆兽之噬物者。此鸟害鱼，故得此类命名。【集解】【时珍曰】鱼狗，处处水涯有之。大如燕，喙尖而长，足红而短，背毛翠色带碧，翅毛黑色扬青，可饰女人首物，亦翡翠之类。

【鉴药】

"鱼狗"首见于《本草拾遗》。又名鱼师、鱼虎。李时珍释名曰："狗、虎、师，皆兽之噬物者。此鸟害鱼，故得此类命名。"《拾遗》载其"鲠及鱼骨入肉"。后世罕见用此。

关于本品的生境、形态，早在《尔雅》即有记载。郭璞注《尔雅》"鸩，天狗"云："小鸟也，青似翠，食鱼，江东呼为水狗。"又注《尔雅》"翠，鹬"云："似燕，绀色，生郁林。"唐·陈藏器云："今之翠鸟也，有大小，小者是名鱼狗，大者名翠。取其尾为饰，亦有斑白者，俱能水上取鱼，故曰鱼狗……穴土为窠。"此处提到的是两种形似的小鸟。大者名翠（或翡翠），小者名鱼狗。宋·罗愿《尔雅翼》云"其咮皆红，项下白。亦来人家陂池中，窃鱼食之。"

明代本草中，《本草品汇精要》载此鸟甚详："谨按：《埤雅》云：此鸟知天将雨之鸟也，其形小不盈握，似燕，绀色而长喙短尾。居溪曲以自藏匿，犹雉分畿，虽飞不越分域。至春先高作巢，及生子，爱之恐堕，稍下作巢。子生毛羽，复益爱之，又更下巢也。亦自炫其毛羽，日浴澄澜之间，鲜缛可爱。或谓之翡翠，名前为翡，名后为翠。又云：雄赤曰翡，雌青曰翠。性善捕鱼，故曰鱼师，又谓之鱼虎。其小者谓之翠碧。"此文对鱼狗习性知之甚多。然"雄赤曰翡，雌青曰翠"实非。鱼狗雌雄相似，并无两名。时珍曰："鱼狗处处水涯有之。大如燕，喙尖而长，足红而短，背毛翠色带碧，翅毛黑色扬青，可饰女人首物，亦翡翠之类。"以上诸家所云，均指能食鱼之小鸟，有两种相似。今一般称小者为翠鸟科动物普通翠鸟*Alcedo atthis*(Linnaeus)。大者为翡翠，即翠鸟科动物白胸翡翠*Halcyon smyrnensis*（Linnaeus）。此条后之"翡翠"条即此鸟。

《**本草品汇精要**》"鱼狗"（图1）绘芦苇秆上立小鸟一只，喙长于尾，上半体灰绿，下半体淡红色。此鸟粗具普通翠鸟之形，与真实的翠鸟（背色翠，腹橙红，色彩艳丽，对比强烈）相比，所绘逊色多矣。《**食物本草**》"鱼狗"（图2）绘荷塘立翠，其鸟较《品汇》图1更差。主要是尾部过长。翠鸟尾部甚短，故《品汇》称"形小不盈握……绀色而长喙短尾"。其嘴多黑色。《**本草纲目**》金陵本"鱼狗"（图3）有图注"鱼翠"。此名不见于《纲目》。其鸟两只，上大下小。按陈藏器云："小者是名鱼狗，大者名翠。"则此图上面一只示意为"翠"，下面一只为"鱼狗"。其图均具长嘴，尾甚短，粗具其形。《**纲目**》钱本"鱼狗"（图4）添加池边水草背景，水面有小鱼。一鸟飞临其上。此鸟大体与图3相似，但喙长尾短，身、翅皆长，全不似小鸟！仿绘此图的张本图5更是将一只美丽小巧之鸟，绘成雄鹰般强壮。画家技痒，倒是对蓼花池鱼花费较多的笔墨。《**本草简明图说**》"鱼虎"（图8）绘柳枝上立着一只小鸟，喙长、尾短，颇得翠鸟之形神。

【小结】

"鱼狗"由《本草拾遗》载入本草。其形态早见于《尔雅》郭璞注。本草中《本草拾遗》《本草品汇精要》《本草纲目》所载亦详。据此形小之"鱼狗"为翠鸟科动物普通翠鸟*Alcedo atthis* (Linnaeus)。《本草品汇精要》《食物本草》《本草简明图说》所绘"鱼狗"较能反映其形神。

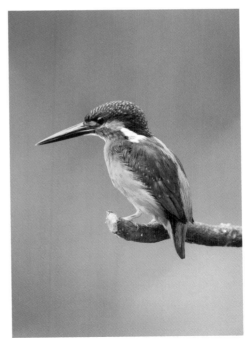

图9　翠鸟 *Alcedo atthis*

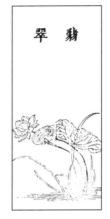
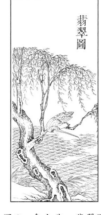

图1　三才·翡翠　　图2　禽虫典·翡翠图

【品图】

本品2图，取自2书，其中图1乃原创图，图2"翡翠"鸟仿绘图1，但将原荷塘背景改为柳岸。

【文录】（上条"鱼狗"多兼论本品，可互参。）

明《本草纲目》卷48"翡翠"【时珍曰】《尔雅》谓之鷸，出交、广、南越诸地。饮啄水侧，穴居生子，亦巢于木，似鱼狗稍大。或云：前身翡，后身翠，如鹅翠、雁翠之义。或云：雄为翡，其色多赤；雌为翠，其色多青。彼人亦以肉作腊食之。方书不见用，功应与鱼狗相同。

【鉴药】

"翡翠"原置于"鱼狗"条之后，作为附录药。李时珍附言讨论其来源，且提及"彼人亦以肉作腊食之。方书不见用，功应与鱼狗相同"。

本品的生境、形态，在上条"鱼狗"已多处兼带记述。如《尔雅》"翠，鷸"云："似燕，绀色，生郁林。"又唐·陈藏器云："今之翠鸟也，有大小，小者是名鱼狗，大者名翠。取其尾为饰，亦有斑白者，俱能水上取鱼。"上述"鷸""翠"比鱼狗大，"绀色"指其下体为红棕褐色。"有斑白"指其颏、喉、胸部白色。宋·罗愿《尔雅翼》所说"其味皆红，项下白"，说的也是此"翠"。《本草品汇精要》在谈鱼狗时，提到"亦自炫其毛羽，日浴澄澜之间，鲜绮可爱。或谓之翡翠，名前为翡，名后为翠。又云：雄赤曰翡，雌青曰翠。"此亦指色彩翠与红兼有的"翡翠"，并非是鱼狗有雌雄，此种就是另外一种。李时珍曰："《尔雅》谓之鷸，出交、广、南越诸地。饮啄水侧，穴居生子，亦巢于木，似鱼狗稍大。或云：前身翡，后身翠，如鹅翠、雁翠之义。或云：雄为翡，其色多赤；雌为翠，其色多青。"此即今翠鸟科动物白胸翡翠*Halcyon smyrnensis*（Linnaeus）。[1]其现代图以《中国鸟类图鉴》所拍最精美。[2]

《三才图会》：该书"翡翠"（图1）绘一鸟停立在水塘荷梗之上，其喙甚长，胜

1　国家中医药管理局《中华本草》编委会：《中华本草》（9），上海：上海科学技术出版社，1999：503.

2　曲利明主编：《中国鸟类图鉴》，福州：海峡书局，2013：718-719.

过鱼狗，有些夸张。此图或依据时珍所言"似鱼狗稍大"想象绘成。墨线图无色彩，此鸟很多特点无法表达。

【小结】

"翡翠"原置于《本草纲目》"鱼狗"条之后，作为附录药。据《尔雅》《尔雅翼》《本草拾遗》《本草纲目》所载，本品即翠鸟科动物白胸翡翠 *Halcyon smyrnensis*（Linnaeus）。《三才图会》所绘或据李时珍所云想象绘成，非写实。

47–25 蚊母鸟

【品图】

本品2图，取自2书。其中《三才图会》"蠛母"（图1）为原创图。《古今图书集成·禽虫典》"蠛母鸟图"（图2）乃仿绘图1而成，再新绘芦塘水岸背景。详见下"鉴药"项。

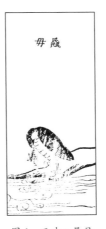

图1 三才·蠛母

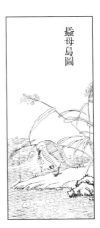

图2 禽虫典·蠛母鸟图

【文录】

唐《本草拾遗》（见《证类》卷19"二十六种陈藏器馀·蚊母鸟"） 陈藏器云：翅主作扇，蚊即去矣。鸟大如鸡。黑色。生南方池泽茹蘆中。其声如人呕吐，每口中吐出蚊一二升。《尔雅》云：鷏，蚊母。注云：常说常吐蚊，蚊虽是恶水中虫羽化所生，然亦有蚊母吐之。犹如塞北有蚊母草，岭南有虻母草，江东有蚊母鸟，此三物异类而同功也。

明《本草纲目》卷47"蚊母鸟" 【集解】【时珍曰】郭璞言：蚊母似乌鶃而大，黄白杂文，鸣如鸽声。《岭南异物志》言：吐蚊鸟，大如青鶃，大觜食鱼。岂各地之产差异耶。

【鉴药】

"蚊母鸟"首见于《本草拾遗》。以其能吐蚊，故名。《拾遗》未载其治疗之功，唯言"翅主作扇，蚊即去矣"。

关于其习性形态，陈藏器云："鸟大如鸡。黑色。生南方池泽茹蘆中。其声如人呕吐，每口中吐出蚊一二升。"李时珍引《岭南异物志》，言"吐蚊鸟，大如青鶃，大觜食鱼"。《太平御览》卷928"众鸟"引《岭南异物志》"吐蚊鸟"文与时珍所引不其合。然《岭表录异》卷中"蚊母鸟"之文与时珍所引多合："形如青鹢，嘴大而长，于池塘捕鱼而食，每叫一声，则有蚊蚋飞出其口。俗云采其翎为扇，可辟蚊子。亦呼为吐蚊鸟。"

谢宗万据夜莺身黑、斑杂，主要在夜间活动，善捕食昆虫，故认为可将蚊母草的基原定为夜鹰科动物夜莺（普通夜莺）*Caprimulgus indicus* (Latham)。[1]此以其生活习性推定其基原。然本草所载其大如鸡，多生池泽，且能食鱼，此皆与夜莺的形态、栖息地、食性等不符。

《三才图会》：该书"蟁母"（图1）绘一大鸟在水边吐物，示意蚊母草吐蚊。此据文字想象绘图，无足为凭。

【小结】

"蚊母鸟"由《本草拾遗》载入本草。据《拾遗》《岭南异物志》等书记载，本品以"口中吐出蚊"为特征。或谓其基原为夜鹰科动物夜莺（普通夜莺）*Caprimulgus indicus* (Latham)，然本草所载"蚊母鸟"的习性多处与夜莺不合。《三才图会》所出"蟁母"图非写实图，难以作考证用。

1 谢宗万：《本草纲目药物彩色图鉴》，北京：人民卫生出版社，2000：453.

第四十八章　禽部

禽之二　原禽类

48-1　鸡

【品图】

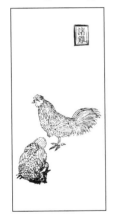

图1　图经（大）·诸鸡

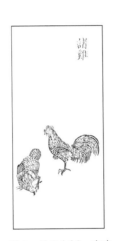

图2　图经（政）·诸鸡

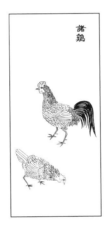

图3　图经（绍）·诸鸡

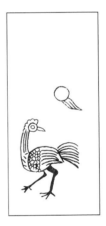

图4　歌括·乌雄鸡

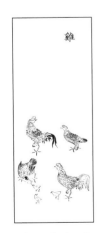

图5　饮膳·鸡

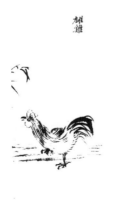

图6　滇南图·雄鸡

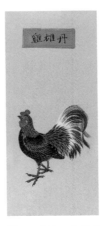

图7　品汇·丹雄鸡

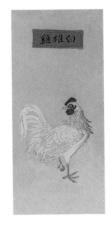

图8　品汇·白雄鸡

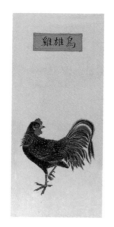

图 9　品汇·乌雄鸡

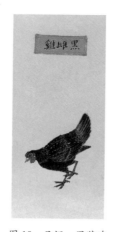

图 10　品汇·黑雌鸡

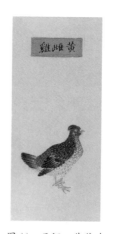

图 11　品汇·黄雌鸡

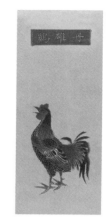

图 12　食物·丹雄鸡

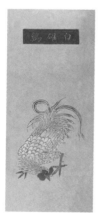

图 13　食物·白雄鸡

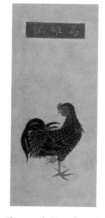

图 14　食物·乌雄鸡

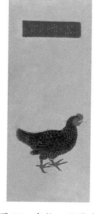

图 15　食物·黑雌鸡

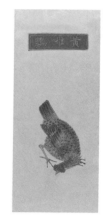

图 16　食物·黄雌鸡

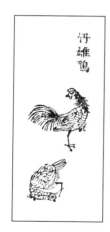

图 17　蒙筌·丹雄鸡

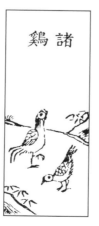

图 18　太乙·诸鸡

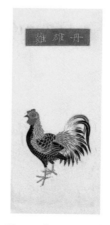

图 19　雷公·丹雄鸡

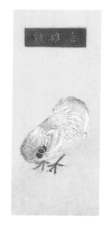

图 20　雷公·白雄鸡

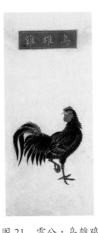
图 21　雷公·乌雄鸡

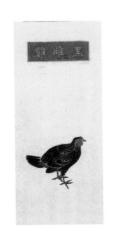
图 22　雷公·黑雌鸡

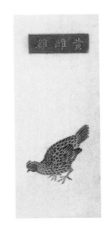
图 23　雷公·黄雌鸡

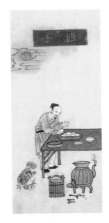
图 24　雷公·鸡子

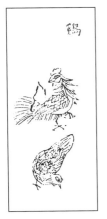
图 25　纲目（金）·鸡

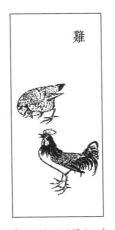
图 26　纲目（钱）·鸡

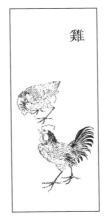
图 27　纲目（张）·鸡

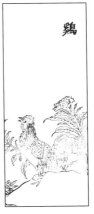
图 28　三才·鸡

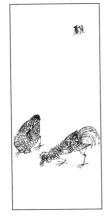
图 29　原始·鸡

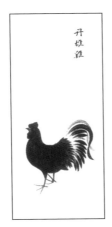
图 30　金石·丹雄鸡

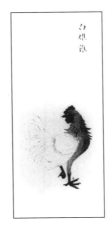
图 31　金石·白雄鸡

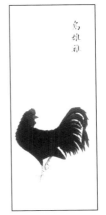
图 32　金石·乌雄鸡

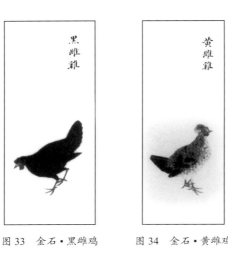

图 33　金石·黑雌鸡　　　　图 34　金石·黄雌鸡　　　　图 35　汇言·鸡　　　　图 36　类纂·鸡

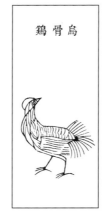

图 37　备要·鸡　　　　图 38　备要·乌骨鸡　　　　图 39　会纂·鸡　　　　图 40　求真·鸡

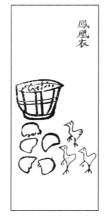

图 41　禽虫典·鸡图　　　　图 42　便方·凤凰衣　　　　图 43　便方·乌鸡　　　　图 44　图说·乌骨鸡

本品44图，取自25书，其中21幅彩图。有承继关系的图可分4个书类。

《本草图经》：该书"诸鸡"图分别存于《大观》（图1）、《政和》（图2）、《绍兴》（图3）。此三传本药图大同小异，今以《政和》图2为《图经》图的代表。仿绘该图的墨线图有《本草纲目》金陵本"鸡"（图25，其中下面的雌鸡系仿绘，上面的雄鸡乃新绘）。此后仿绘金陵本图25者有《本草蒙筌》"丹雄鸡"（图17，实际亦仿绘金陵本图25，图名不一而已）、《纲目》钱本图26（上面的母鸡系仿绘，下面的公鸡系原创）。此后仿绘《纲目》钱本图26的有《纲目》张本图27（其中公鸡亦予修饰，显得器宇轩昂）、《本草备要》图37、《食物本草会纂》图39。另《本草原始》"鸡"（图29）仿绘《图经》图2，但公鸡有所改动。此后仿绘《原始》图29者有《本草汇言》图35、《本草纲目类纂必读》图36。《本草求真》图40又仿绘《汇言》图35。

《本草品汇精要》：该书5图："丹雄鸡"（图7）、"白雄鸡"（图8）、"乌雄鸡"（图9）、"黑雌鸡"（图10）、"黄雌鸡"（图11）。仿绘《品汇》同名彩图的有《补遗雷公炮制便览》"丹雄鸡"（图19）。此后《金石昆虫草木状》5图（图30、31、32、33、34）依次分别仿绘《品汇》图7、8、9、10、11。

《食物本草》：该书5图（图12-16）。仿绘《食物》同名彩图的有《补遗雷公炮制便览》"白雄鸡"（图20）、"乌雄鸡"（图21）、"黑雌鸡"（图22）、"黄雌鸡"（图23）。

《三才图会》：该书"鸡"（图28）的仿绘图有《古今图书集成·禽虫典》"鸡图"（图41，修饰背景图，增绘一小树）。

以上44图中，除外23幅仿绘图，原创图有21幅（图2、4、5、6、7、8、9、10、11、12、13、14、15、16、18、24、28、38、42、43、44），详见下"鉴药"项。

【文录】

《别录》（见《证类》卷19"丹雄鸡"） 鸡白蠹肥脂，生朝鲜平泽。

梁《本草经集注》（同上） 陶隐居云：鸡，此例甚多……朝鲜乃在玄菟、乐浪，不应总是鸡所出。今云白蠹，不知是何物？别恐一种尔。

宋《开宝本草》（同上） 鸡入药用，盖取朝鲜者良。

宋《本草图经》（同上） 《图经》曰：今处处人家畜养甚多，不闻自朝鲜来也。鸡之类最多。丹雄鸡、白雄鸡、乌雄、雌鸡、头、血、冠、肠、肝、胆、肶胵里黄、脂肪、羽翮、肋骨、卵黄白、屎白等并入药。古今方书用之尤多。

明《本草纲目》卷48"鸡" 【释名】烛夜。【时珍曰】按徐铉云：鸡者稽也，能稽时也。《广志》云：大者曰蜀，小者曰荆。其雏曰鷇。梵书名鸡曰鸠七咤。【集解】【时珍曰】鸡类甚多，五方所产，大小形色往往亦异。朝鲜一种长尾鸡，尾长三四尺。辽阳一种食鸡，一种角鸡，味俱肥美，大胜诸鸡。南越一种长鸣鸡，昼夜啼叫。南海一种石鸡，潮至即鸣。蜀中一种鹖鸡，楚中一种伧鸡，并高三四尺。江南一种矮鸡，脚才二寸许也。鸡在卦属巽，在星应昴，无外肾而亏小肠。凡人家无故群鸡夜鸣者，谓之荒鸡，主不祥。若黄昏独啼者，主有天恩，谓之盗啼。老鸡能人言者，牝鸡雄鸣者，雄鸡生卵者，并杀之即已。俚人畜鸡无雄，即以鸡卵告灶而伏出之。南人以鸡卵画墨，煮熟验其黄，以卜凶吉。又以鸡骨占年。其鸣也知时刻，其栖也知阴晴。《太清外术》言：蓄蛊之家，鸡辄飞去。《万毕术》言：其羽焚之，可以致风。《五行志》言：雄鸡毛烧着酒中饮之，所求必得。古人言鸡能辟邪，则鸡亦灵禽也，不独充庖而已。

【鉴药】

"丹雄鸡"首见于《本经》，其下有多种鸡身可入药部位。《本草纲目》以"鸡"为正名。李时珍释名云："按徐铉云：鸡者稽也，能稽时也。"《中华本草》释名："鸡，古字象形。《说文解字诂林》引《殷墟文字》云：卜辞中诸鸡字，皆象形，高冠修尾，一见可别于他禽。"古本草记载鸡入药部位甚多，今常作药用者有"肶胵里黄皮"，今名"鸡内金"。另"卵中白皮"，今名"凤凰衣"。鸡在古今皆供食用，鸡卵（鸡蛋）尤为常食之品。

关于鸡的生境、形态，《别录》称"生朝鲜平泽"。对此梁·陶弘景提出质疑："朝鲜乃在玄菟、乐浪，不应总是鸡所出"。宋《图经》云："今处处人家畜养甚多，不闻自朝鲜来也。"又云："鸡之类最多。丹雄鸡、白雄鸡、乌雄、雌鸡，头、血、冠、肠、肝、胆、肶胵里黄、脂肪、羽翮、肋骨、卵黄白、屎白等并入药。古今方书用之尤多。"然不言其形态。

古代家鸡入药，常与毛色相关，雄鸡多取丹、乌、白三色，雌鸡多取乌、黄两色。时珍曰："鸡类甚多，五方所产，大小形色往往亦异。"且列各地不同的鸡类名目及特点。然常用的家养鸡即今雉科动物家鸡*Gallus gallus domesticus* Brisson。另《纲目》"鸡"条下有"乌骨鸡"专条，时珍曰："乌骨鸡，有白毛乌骨者，黑毛乌骨者，斑毛乌骨者，有骨肉俱乌者，肉白骨乌者。但观鸡舌黑者，则肉骨俱乌，入药更良。"此亦为家鸡的一种，其肉可制成药"乌鸡白凤丸"用。乌骨鸡是我国人工培育的家鸡中经选择变异而成，其意义类似金鱼。故曾引起达尔文的关注。

鸡为寻常家禽，古本草中插图甚多。由画家绘制的鸡图，往往不愿仿绘前人图，故原创图亦多。鉴于鸡为众所周知之物，故不烦详解，仅罗列名目。其余则酌情予以品评。

1.家鸡*G. gallus domesticus*写实图：此类图多数由专业画家所绘，各展其技，其家鸡则一。《**本草图经**》"诸鸡"（图2）名为诸鸡，实仅雌雄二鸡，不论毛色。其形生动，当为写实。《**饮膳正要**》"鸡"（图5）是名副其实的"诸鸡"图，有公鸡、母鸡、鸡雏，形态生动。《**本草品汇精要**》彩图5幅，皆为写实图："丹雄鸡"（图7）、"白雄鸡"（图8）、"乌雄鸡"（图9）、"黑雌鸡"（图10）、"黄雌鸡"（图11）。《**食物本草**》

亦为5幅鸡图，名称同《品汇》，但却不模仿，自绘新图："丹雄鸡"（图12）、"白雄鸡"（图13）、"乌雄鸡"（图14）、"黑雌鸡"（图15）、"黄雌鸡"（图16）。《三才图会》"鸡"（图28）绘一公鸡立于鸡冠花丛中。

2.鸡示意图或其他入药部位图：《本草歌括》一般皆仿绘前人图，但此"乌雄鸡"图为新绘。其图（图4）为简单的雄鸡示意图。**《滇南本草图说》**"雄鸡"（图6）用写意笔法绘制公鸡。**《太乙仙制本草药性大全》**"诸鸡"（图18）为简单示意图，有公母两只鸡在野外觅食。**《补遗雷公炮制便览》**6幅图，其中5幅分别仿绘自《品汇》《食物》，唯有"鸡子"（图24）为新绘图。该图绘一只刚下过蛋的黄雌鸡。一人在桌上检视盆中之蛋。旁有炉灶及锅、水桶。可能示意煮鸡蛋食用。**《本草备要》**"乌骨鸡"（图38）绘一鸡的示意图，其毛平贴于身，但未能绘出绒丝状的羽毛。乌骨鸡特点是骨头发黑，这是墨线图较难表现的。**《草木便方》**有图2幅。"凤凰衣"（图42）绘新出壳的鸡雏3只，另其旁边有孵蛋后残余的蛋壳，取其中卵膜即凤凰衣。"乌鸡"（图43）为乌骨鸡示意图，所绘为公鸡，但未能表达出"乌骨"的特征。**《本草简明图说》**"乌骨鸡"（图44）也打算绘出此毛色特殊的鸡，但从效果来看，仍不理想。

【小结】

　　"鸡"为《本经》记载的早期药物之一。古代鸡可入药的部分甚多，亦为常食之家禽。但本草中关于鸡的形态记载甚少，而各种写实之图甚多，故可知此即雉科动物家鸡*Gallus gallus domesticus* Brisson。《本草图经》《饮膳正要》《本草品汇精要》《食物本草》《三才图会》中均有较好的彩色或黑白写实图。

48–2　雉

【品图】

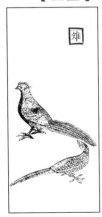

图1　图经（大）·雉

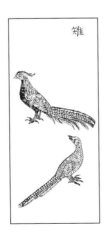

图2　图经（政）·雉

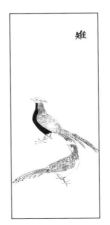

图3　图经（绍）·雉

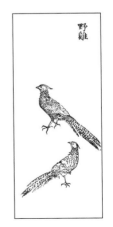

图4　饮膳·野鸡

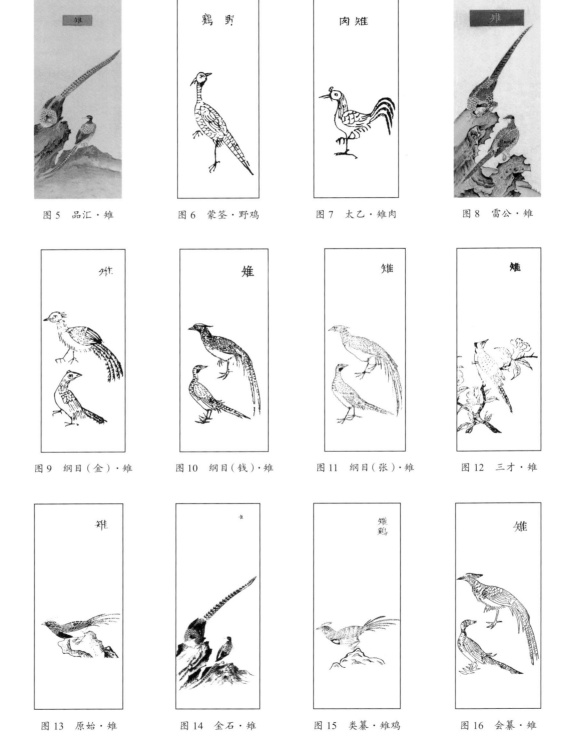

图 5　品汇·雉

图 6　蒙筌·野鸡

图 7　太乙·雉肉

图 8　雷公·雉

图 9　纲目（金）·雉

图 10　纲目（钱）·雉

图 11　纲目（张）·雉

图 12　三才·雉

图 13　原始·雉

图 14　金石·雉

图 15　类纂·雉鸡

图 16　会纂·雉

本品18图，取自18书，其中3幅彩图。有承继关系的图可分4个书类。

《**本草图经**》：该书"雉"图分别存于《大观》（图1）、《政和》（图2）、《绍兴》（图3）。此三传本药图大同小异，今以《政和》图2为《图经》图的代表。

仿绘该图的墨线图有《饮膳正要》"野鸡"（图4）、《本草蒙筌》"野鸡"（图6，仿绘图2雌性雉，又在头部添加羽冠）、《本草纲目》金陵本"雉"（图9）。此后《纲目》钱本图10又在金陵本图9的基础上再加修润，更贴近实物。《纲目》张本图11、《食物本草会纂》图16又均仿绘钱本图10。

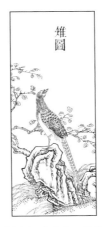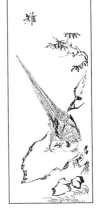

图 17　禽虫典·雉图　　图 18　图说·雉

《**本草品汇精要**》：该书"雉"（图5）的仿绘彩图有《补遗雷公炮制便览》图8、《金石昆虫草木状》图14。

《**三才图会**》：该书"雉"（图2）的仿绘图为《古今图书集成·禽虫典》"雉图"（图17）。后者将其中的"雉"予以美化，增添山石，更换树形。

《**本草原始**》：该书"雉"（图13）的仿绘图有《本草纲目类纂必读》"雉鸡"（图15）。

以上18图中，除外12幅仿绘图，原创图有6幅（图2、5、7、12、13、18），详见下"鉴药"项。

【文录】

宋《**本草图经**》（见《证类本草》卷19"雉肉"）《图经》曰：雉，《本经》不载所出州土，今南北皆有之。多取以充庖厨。《周礼·庖人》共六禽，雉是其一，亦食品之贵，然有小毒，不宜常食。

宋《**本草衍义**》卷16"**雉**"　其飞若矢，一往而堕，故今人取其尾置船车上，意欲如此快速也。汉吕太后名雉，高祖字之曰野鸡，其实即鸡属也。

明《**本草纲目**》卷48"**雉**"　【释名】野鸡。【时珍曰】《黄氏韵会》云：雉，理也。雉有文理也。故《尚书》谓之华虫，《曲礼》谓之疏趾。雉类甚多，亦各以形色为辨耳。《禽经》云：雉，介鸟也。素质五采备曰翚雉，青质五采备曰鹞雉，朱黄曰鷩雉，白曰鹎雉，音罩，玄曰海雉。《尔雅》云：鹞雉，青质五采。鳪雉，黄色自呼。翟雉，山雉也，长尾。鸐雉，长尾，走且鸣。秩秩，海雉也。梵书谓雉曰迦频阇罗。【集解】【时珍曰】雉，南北皆有之。形大如鸡，而斑色绣翼。雄者文采而尾长，雌者文暗而尾短。其性好斗，其名曰鷕。鷕，音杳。其交不再，其卵褐色。将卵时，雌避其雄而潜伏之，否则雄食其卵也。

【鉴药】

"雉肉"首见于《名医别录》。《本草纲目》以"雉"为正名。寇宗奭释名曰："其飞若矢，一往而堕，故今人取其尾置船车上，意欲如此快速也。汉吕太后名雉，高祖字之曰野鸡，其实即鸡属也。"李时珍释名曰："《黄氏韵会》云：雉，理也。雉有文理也。"《别录》载其肉"主补中益气力，止泄痢，除蚁瘘"。古代医方书或用于食疗。

关于本品的生境、形态，古本草中的描述较少，但雉在古代社会却属常见之物。《周礼》记载"士执雉"。《诗经》有"雄雉于飞，泄泄其羽"之句。"雉"在早期以美丽的鸟为世所重。苏颂云："《周礼·庖人》共六禽，雉是其一，亦食品之贵。"时珍曰："故《尚书》谓之华虫，《曲礼》谓之疏趾。雉类甚多，亦各以形色为辨耳。"其最为人称道的是其长尾。《尔雅·释鸟》（郭注）云："鷷雉。（青质五彩。）鳪雉。（即鳪鸡也，长尾，走且鸣）。鵫雉（黄色，鸣自呼）。鷩雉（似山鸡而小冠，背毛黄，腹下赤，项绿色鲜明）。秩秩，海雉。（如雉而黑，在海中山上。）"可见古代广义的"雉"，是一大类山禽的总称。

宋·苏颂云："《尔雅》所载雉名尤众，今人鲜能尽识。江淮、伊洛间有一种尾长而小者，为山鸡，人多畜之樊中，则所谓'翟，山雉'者也。江南又有一种白而背有细黑文，名白鹇，亦堪畜养，彼人食其肉，亦雉之类也，其余不复用之。"据此，宋代所用的"雉"，已经局限在山雉、白鹇等少数种类。李时珍云："雉，南北皆有之。形大如鸡，而斑色绣翼。雄者文采而尾长，雌者文暗而尾短。其性好斗。"此种野鸡，即今雉科动物环颈雉*Phasianus colchicus* (Linnaeus)。[1]其特征是颈下有一显著的白圈。今将古本草中有关"雉"的原创图统述于下。

《本草图经》"雉"（图2）绘雌雄两只雉。观其胸前大片黑色（色深，未必实物是黑色）、颈部无白圈，此似为雉科动物红腹锦鸡*Chrysolophus pictus* Linnaeus。此动物后颈被有扇状羽，形成披肩状。下半体深红色。《绍兴》图3此特点更明显。《本草品汇精要》"雉"（图5）整体以灰棕色为基调，尾甚长。据考为白冠长尾雉*Syrmaticus reevesii* (Gray)的雌雄写生图，此种当是明代太医院认可的雉的动物来源。[2]《太乙仙制本草药性大全》"雉肉"（图7）所绘为简单示意图。所示动物的尾巴似乎比公鸡也长不了多少。单凭此图无法认定为野鸡。《三才图会》"雉"（图12）所绘为栖息于树上的"雉"，其尾不及身长，故也不具备鉴定为雉的条件。《本草原始》"雉"（图13）所绘与《图经》图2的形态相似，头有冠羽，后颈羽毛成披肩状。下半体前黑后白。具长尾。此当为雉科动物，但种类不明。《本草简明图说》"雉"（图18）

1 国家中医药管理局《中华本草》编委会：《中华本草》（9），上海：上海科学技术出版社，1999：485.
2 王家葵、蒋淼、胡颖翀：《本草纲目图考》，北京：科学出版社，2018：1677.

绘有鸟，其尾笔直如剑。其形似雉科动物，种类不明。

【小结】

"雉"为《名医别录》所载早期药物之一。一名野鸡。古代广义的"雉"，是一大类山禽的总称。宋代则局限在山雉、白鹇等少数种类。据李时珍等所述，现代多将雉科动物环颈雉*Phasianus colchicus* (Linnaeus)作为其主要来源。《本草图经》所绘近似雉科动物红腹锦鸡*Chrysolophus pictus* Linnaeus。《本草品汇精要》彩绘写生图则似为白冠长尾雉*Syrmaticus reevesii* (Gray)。其他几种墨线"雉"图有的看似雉科动物，但难知其具体种类。

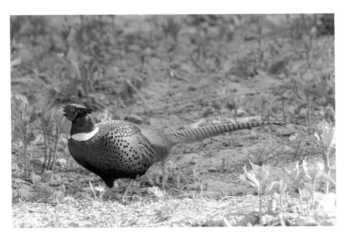

图 19　环颈雉 *Phasianus colchicus*

48-3　鹖雉

【品图】

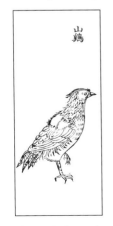

图 1　饮膳·山鸡

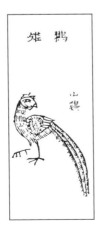

图 2　纲目（金）·鹖雉

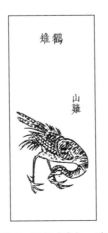

图 3　纲目（钱）·鹖雉

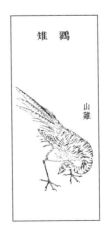

图 4　纲目（张）·鹖雉

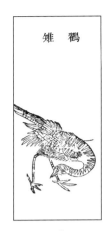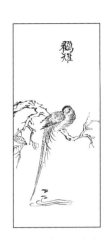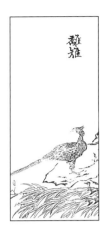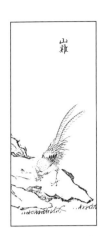

| 图5 会纂·鹖雉 | 图6 图说·鹖雉 | 图7 图说·鷩雉 | 图8 图说·山鸡 |

本品8图，取自6书。有承继关系的图仅1个书类。

《本草纲目》（钱本）：该书"鹖雉"（图3）的仿绘者有《纲目》张本图4、《食物本草会纂》图5。

以上8图中，除外2幅仿绘图，原创图尚有6幅（图1、2、3、6、7、8），详见下"鉴药"项。

【文录】

宋《本草图经》（见《证类》卷19"雉肉"）《图经》曰：《尔雅》所载雉名尤众，今人鲜能尽识。江淮、伊洛间有一种尾长而小者，为山鸡，人多畜之樊中，则所谓翟、山雉者也。

明《本草纲目》卷48"鹖雉" 【释名】鹖鸡（《禽经》）、山鸡（同上）、山雉。【时珍曰】翟，美羽貌。雉居原野，鹖居山林，故得山名。大者为鷩。【集解】【时珍曰】山鸡有四种，名同物异。似雉而尾长三四尺者，鹖雉也。似鹖而尾长五六尺，能走且鸣者，鷩雉也，俗通呼为鹖矣。其二则鳖雉、锦鸡也。鷩、鹖皆勇健，自爱其尾，不入丛林，雨雪则岩伏木栖，不敢下食，往往饿死。故师旷云：雪封枯原，文禽多死。南方隶人，多插其尾于冠。其肉皆美于雉。传云：四足之美有麃，两足之美有鷩。

【鉴药】

李时珍注"鹖雉"出《食疗本草》。然《食疗》原作"山鸡"，《纲目》改作"鹖雉"。时珍释其名曰："翟，美羽貌。雉居原野，鹖居山林，故得山名。"《食疗》载其"主五藏气，喘不得息者，食之发五痔。和荞麦面食之生肥虫"。后世医方书罕见用此。今为国家二级保护动物，禁止捕猎。

本品原属于"雉"的诸多种类之一。《说文》云："翟：山雉尾长者。从羽从隹。

徒歴切。"其音当为di。苏颂《图经》云："《尔雅》所载雉名尤众，今人鲜能尽识。江淮、伊洛间有一种尾长而小者，为山鸡，人多畜之樊中，则所谓翟，山雉者也。"《尔雅·释鸟》（郭注）："鷩，山雉。(长尾者)。"李时珍将其独立成条，置于"雉"条之后，且再予以辨析："山鸡有四种，名同物异。似雉而尾长三四尺者，鷩雉也。似鷩而尾长五六尺，能走且鸣者，鹖雉也，俗通呼为鷩矣。其二则鷩雉、锦鸡也。鹖、鷩皆勇健，自爱其尾，不入丛林，雨雪则岩伏木栖，不敢下食，往往饿死。故师旷云：'雪封枯原，文禽多死。'南方隶人，多插其尾于冠。"可见此山鸡又有多种，皆以长尾为共同特征，这大概属于今雉科长尾雉属的动物。《中华本草》将鷩雉的原动物定作雉科动物长尾雉*Syrmaticus reevesii* Gray。[1]或亦应包括其同属近缘动物。古代有关于本品的6幅插图，今统而述之。

《饮膳正要》"山雉"（图1）所绘之鸟有冠羽，颈部有羽毛成披肩状。其外形确如雉科动物。然其尾特短，尚不及一般公鸡之尾羽。此非"鷩雉"明矣，但为何种类尚不明。《本草纲目》金陵本"鷩雉"（图2）有图注"山鸡"。此图拙劣，但其尾甚长，此示意为长尾之山鸡。《纲目》钱本"鷩雉"（图3）绘一禽鸟，长颈、高足，羽毛花纹甚多，然其尾甚短，很难作为"鷩雉"之图。《本草简明图说》有图3幅。"鷩雉"（图6）绘一禽居于树上，其尾羽下垂及地。古代绘长尾雉常采用此等构图法，其示意为长尾雉类动物明矣，具体种类不明。"鹖雉"（图7）绘一雉类动物立于山崖，其首有冠羽，尾长延于画面之外。按时珍云："似鷩而尾长五六尺，能走且鸣者，鹖雉也。"可见这是一种尾巴比"鷩雉"还长一倍的长尾雉属动物，具体种类不明。"山鸡"（图8）绘一长尾雉立于山崖。按苏颂云："苏颂《图经》云："江淮、伊洛间有一种尾长而小者，为山鸡，人多畜之樊中。"此即鷩雉。从名字来看，此图应该与图6为同种动物。但绘图者却绘出3幅长尾雉类的图形，不明是否皆属写实得来。

【小结】

"鷩雉"即"山鸡"。李时珍将《证类本草》所载《食疗本草》"山鸡"独立设为本条。据《说文》《尔雅》郭注、苏颂、李时珍等所云，其基原当为雉科动物长尾雉*Syrmaticus reevesii* Gray及其同属近缘动物。今存古本草相关图中，只有《本草简明图说》所绘之图与今长尾雉接近。

1　国家中医药管理局《中华本草》编委会：《中华本草》（9），上海：上海科学技术出版社，1999；487.

48-4 鷩雉

【品图】

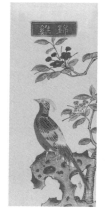

图1 食物·锦鸡

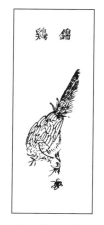

图2 蒙筌·锦鸡

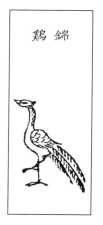

图3 太乙·锦鸡

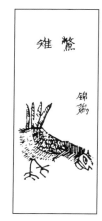

图4 纲目(金)·鷩雉

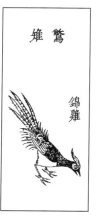

图5 纲目(钱)·鷩雉

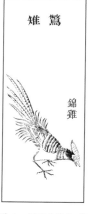

图6 纲目(张)·鷩雉

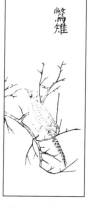

图7 三才·鷩雉

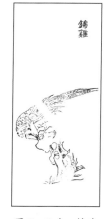

图8 三才·锦鸡

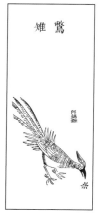

图9 会纂·鷩雉

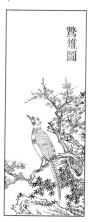

图10 禽虫典·鷩雉图

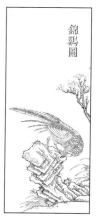

图11 禽虫典·锦鸡图

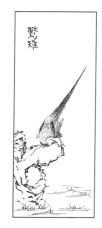

图12 图说·鷩雉

本品13图，取自10书，其中1幅彩图。有承继关系的图可分2个书类。

《本草纲目》（钱本）：该书"鷩雉"（图5）的仿绘者有《纲目》张本图6、《食物本草会纂》图9。

《三才图会》：该书2图，"鷩雉"（图7）、"锦鸡"（图8）。其中"鷩雉"（图7）与该书的"雉"图同出一辙，仅图像为水平镜像而已。故此图属于重出误用，不作为原创图。仿绘《三才》此2图的有《古今图书集成·禽虫典》同名图（图10、图11）。其中"鷩雉"（图10）鸟形仿绘图7，但背景大加修饰，以至于林木茂密。"锦鸡"（图11）鸟形已同图8，但呈水平镜像。山石略加修饰。

以上13图中，除外5幅仿绘图，原创图尚有9幅（图1、2、3、4、5、8、12、13），详见下"鉴药"项。

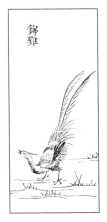

图13　图说·锦鸡

【文录】

唐《本草拾遗》（见《证类》卷19"二十六种陈藏器馀·鷩雉"）　陈藏器云：《天竺法真登罗山疏》云：《山海经》曰，鷩雉养之，禳火灾，如雉五色。

明《本草纲目》卷48"鷩雉"　【释名】金鸡（《纲目》）、鵕鸃（音峻仪）。【时珍曰】鷩性憨急耿介，故名。鵕鸃，仪容俊秀也。周有鷩冕，汉有鵕鸃冠，皆取其文明俊秀之义。鷩与鸐同名山鸡，鸐大而鷩小。鷩与鵕同名锦鸡，鵕文在绶而鷩文在身。以此为异，大抵皆雉属也。按《禽经》云：首有采毛曰山鸡，腹有采色曰锦鸡，项有采囊曰避株。是山鸡、锦鸡又稍有分别，而俗通呼为一矣。盖是一类，不甚相远也。【集解】【时珍曰】山鸡出南越诸山中，湖南、湖北亦有之。状如小鸡，其冠亦小，背有黄赤文，绿项红腹红嘴。利距善斗，以家鸡斗之，即可获。此乃《尔雅》所谓"鷩，山鸡"者也。《逸周书》谓之采鸡。锦鸡则小于鷩，而背文扬赤，膺前五色炫耀如孔雀羽。此乃《尔雅》所谓"鵔，天鸡"者也。《逸周书》谓之文鵔，音汗。二种大抵同类，而锦鸡文尤灿烂如锦。或云锦鸡乃其雄者，亦通。刘敬叔《异苑》云：山鸡爱其羽毛，照水即舞，目眩多死，照镜亦然。与鸐鸡爱尾饿死，皆以文累其身者也。

【鉴药】

"鷩雉"首见于《本草拾遗》。李时珍释其名曰："鷩性憨急耿介，故名。"且注其音为"敝、鷩二音"。《拾遗》未载此鸡药用，仅云："主火灾。《天竺法真登罗山疏》云：《山海经》曰'鷩雉养之，禳火灾'。"此亦传闻不实之言。

关于本品的生境、形态，陈藏器云"如雉五色"。李时珍云："鷩与鸐同名山鸡，鸐大而鷩小。鷩与鵕同名锦鸡，鵕文在绶而鷩文在身。以此为异，大抵皆雉属也。按《禽经》云：首有采毛曰山鸡，腹有采色曰锦鸡，项有采囊曰避株。是山鸡、锦鸡又稍有分别，而俗通呼为一矣。盖是一类，不甚相远也。"有云："山鸡出南越诸山中，湖南、湖北亦有之。状如小鸡，其冠亦小，背有黄赤文，绿项红腹红嘴。利距善斗，以家鸡斗之，即可获。"此乃《尔雅》所谓'鷩，山鸡'者也。《逸周书》谓之采鸡。锦鸡则小于鷩，而背文扬赤，膺前五色炫耀如孔雀羽。此乃《尔雅》所谓'翰，天鸡'者也。《逸周书》谓之文翰，音汗。二种大抵同类，而锦鸡文尤灿烂如锦。或云锦鸡乃其雄者，亦通。"据其云"背有黄赤文，绿项红腹红嘴"，现今多定其基原为雉科动物红腹锦鸡*Chrysolophus pictus* (Linnaeus)。[1]

　　《食物本草》"锦鸡"（图1）绘花树之下，假山石上立着一鸟，头有黄色冠羽，颏下胸前、腹部皆为红色，背羽亦五色斑斓，故名为锦鸡，名副其实。此即红腹锦鸡*C. pictus*。**《本草蒙筌》**"锦鸡"（图2）绘一野鸡，正欲啄虫而食。此鸡尾部与红腹锦鸡相比，还不够长。此鸟全体看不出有红腹锦鸡的特点。**《太乙仙制本草药性大全》**"锦鸡"（图3）为一示意图，据其有长尾，可知为雉科动物，种类不明。**《本草纲目》金陵本**"鷩雉"（图4）有图注"锦鸡"，但其所绘之"鸡"，尾极短，不如公鸡，何能称为锦鸡？拙劣示意图而已。**《纲目》钱本**"鷩雉"（图5）另绘一图，稍加改进，如头有冠羽，尾部加长，但却与金陵本一样，还是4根羽毛分散成尾。上半身黑色，腹部白色，此似与红腹锦鸡正好相反。故此图之改进，非据实物，亦凭画家审美观与想象。**《三才图会》**有2图："鷩雉"（图7）绘一鸟在树，其鸟尾不及其身，难以认作鷩雉。"锦鸡"（图8）所绘之鸟有长尾，虽可认作雉科动物，但如此图，实无法确定其种类。**《本草简明图说》**亦有2图，其中"鷩雉"（图12）在"品图"中已经指出此为同书"雉"条图28的水平镜像，不作原创图对待。"锦鸡"（图13）所绘之动物非常生动，其头有冠羽，尾有长尾，可以看作是雉科长尾雉属的动物，但无法据其确定具体种类。

【小结】

　　"鷩雉"为《本草拾遗》所载药。据陈藏器、李时珍等所述，今多定其基原为雉科动物红腹锦鸡*Chrysolophus pictus* (Linnaeus)。《食物本草》彩色"锦鸡"图最能反映其形态。其余插图虽多有雉科动物特点，但却无法确定其具体种类。

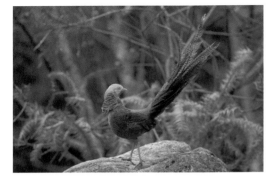

图14　红腹锦鸡 *Chrysolophus pictus*

　　1　国家中医药管理局《中华本草》编委会：《中华本草》(9)，上海：上海科学技术出版社，1999：463；谢宗万：《本草纲目药物彩色图鉴》，北京：人民卫生出版社，2000：456..

48–5　吐绶鸡

【品图】

本品1图，为原创图。详见下"鉴药"项。

【文录】

明《本草纲目》卷48"吐绶鸡"【时珍曰】出巴峡及闽、广山中，人多畜玩。大如家鸡，小者如鸲鹆。头颊似雉，羽色多黑，杂以黄白圆点，如真珠斑。项有嗉囊，内藏肉绶，常时不见，每春夏晴明，则向日摆之。顶上先出两翠角，二寸许，乃徐舒其颔下之绶，长阔近尺，红碧相间，采色焕烂，逾时悉敛不见。或剖而视之，一无所睹。此鸟生亦反哺。行则避草木，故《禽经》谓之避株。《食物本草》谓之吐锦鸡，《古今注》谓之锦囊，蔡氏《诗话》谓之真珠鸡，《倦游录》谓之孝鸟。《诗经》谓之鹬，音厄，"邛有旨鹬"是矣。

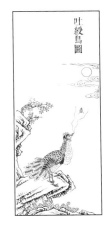

图 1　禽虫典·吐绶鸟图

【鉴药】

"吐绶鸡"置于鳖雉之后，为附录药。此药条文是多种文献记载的相似禽类的综合，故无法指明出典。

关于本品的生境、形态，李时珍云："出巴峡及闽、广山中，人多畜玩。大如家鸡，小者如鸲鹆。头颊似雉，羽色多黑，杂以黄白圆点，如真珠斑。项有嗉囊，内藏肉绶，常时不见，每春夏晴明，则向日摆之。顶上先出两翠角，二寸许，乃徐舒其颔下之绶，长阔近尺，红碧相间，采色焕烂，逾时悉敛不见。或剖而视之，一无所睹。"根据其中"项有嗉囊，内藏肉绶……乃徐舒其颔下之绶，长阔近尺，红碧相间，采色焕烂"，故现代将火鸡亦称为"吐绶鸡"，即今之吐绶鸡科(*Meleagrididae*)的吐绶鸡*Meleagris gallopavo* Linnaeus。但此种吐绶鸡仅分布于北美洲的南部，中国不产，野生者很少，现为世界各地普遍饲养的家禽，故高士贤怀疑"李时珍所写是否为家养"？[1]

考以上时珍所云，乃综合多种文献而成，并非他自己亲见实物，或前人某文献有完整的记载。今追溯时珍所引各种文献的原始记载，以明其文的来历：

时珍引"《禽经》谓之避株"：《禽经》："首有彩毛曰山鸡。颈有彩囊曰避株。腹有采文曰锦鸡"。这种"彩囊"未必等于"项有嗉囊，内藏肉绶"，也可能是蓬松

---

[1]　高士贤：《历代本草药用动物名实图考》，北京：人民卫生出版社，2013：101.

的羽毛形成囊状。《禽经》虽题为师旷撰，但据《四库全书提要》考证，《禽经》伪自北宋传王安石《字说》之学者。该书张华注，则伪自南宋《百川学海》。该书伪托之时，早于哥伦布沟通美洲近200年，因此该书不应该有美洲传入的吐绶鸡。

时珍引"《食物本草》谓之吐锦鸡"：《食物本草》卷3"禽类"："锦鸡肉：食之令人聪明……人谓之吐锦。""吐锦"与"吐绶"完全没有联系，不能算成"吐绶鸡"的早期文献。再者，据考证《食物本草》约成书于1550年前后。[1]此时美洲动植物虽有可能传入中国，但此书中并无形态记载，仅凭"吐锦"二字不能作为即"吐绶鸡"的依据。

时珍引"《古今注》谓之锦囊"：晋·崔豹《古今注》卷中"鸟兽第四"："吐绶鸟，一名功曹。"可见《古今注》的"吐绶鸟"根本就没有"锦囊"别名。晋代的"吐绶鸟"也没有任何依据就是《纲目》所载的"吐绶鸡"。所谓"锦囊"鸟，出宋·陆佃《埤雅》卷7"释鸟·鷷"："今俗谓之锦囊。"

时珍引"蔡氏《诗话》谓之真珠鸡"："蔡氏"即北宋·蔡启，字宽夫。《诗话总龟·后集》卷27引其《诗话》："巴峡中有吐绶鸡，比常鸡差大，嗉藏肉绶，长阔几数寸，红碧相间，极焕烂，常时不见，见遇晴日，则向阳摆之。顶首先出两肉角，亦二寸许，然后徐舒其绶，逾时乃敛。李文饶诗所谓'葳蕤散绶轻风里，若御若垂何可拟'是也。文饶云出剡溪。今询之越人，不复有。予尝自峡中携至苏州，人皆不识。则知山川风气所产，古今亦有不同也。《蔡宽夫诗话》。"由此可知，李时珍所云"吐绶鸡"，多数文字是根据此条文。这种吐绶鸡虽然"嗉藏肉绶"，但却"常时不见，见遇晴日，则向阳摆之"，与今美洲吐绶鸡不同。美洲吐绶鸡喉下垂有红色肉瘤，随时可见，不会可舒可敛。可见这是两种不同的动物。蔡宽夫为北宋人，他记载的"吐绶鸡"比美洲吐绶鸡传入年代要早数百年。

时珍引"《倦游录》谓之孝鸟"：《倦游录》即《倦游杂录》，乃北宋·张师正撰，成书于元丰（1078—1085）。考《倦游杂录·真珠鸡》云："真珠鸡生夔、峡山中，畜之甚驯，以其羽毛有白圆点，故号真珠鸡，又名吐绶鸡。生而反哺，亦名孝雉。每至春夏之交，景气和暖，额下出绶带，方尺余，红碧鲜然，头有翠角双立，良久，悉藏于嗉下。"此鸡即前蔡宽夫所言"吐绶鸡"，可见北宋确有此鸡，但早在北宋就已经驯化。

时珍最后引"《诗经》谓之鷊，音厄，'邛有旨鷊'是矣。"此见《诗·陈风·防有鹊巢》"中唐有甓，邛有旨鷊"。"鷊"（yì），《毛传》："鷊，绶草也。"此即今盘龙参，并非吐绶鸡。

将李时珍所有引文逐一追溯原始文献，可知本条的"吐绶鸡"是北宋时的一种家养禽鸟。每逢"景气和暖，额下出绶带，方尺余，红碧鲜然"。今美洲吐绶鸡随时可见其喉下红色肉瘤状物、体型比家鸡大三四倍，与古之吐绶鸡完全不是一种动物。

1　张志斌：明《食物本草》作者及成书考，中医杂志，2012，53（18）：1588-1591.

《古今图书集成·禽虫典》：该书的"吐绶鸟图"（图1）被绘成状如公鸡，有冠，颈部背侧羽毛成披风状，喉下有肉绶垂至胸前，尾羽分散，非常美丽。但此图与宋代文献所载吐绶鸡也不相似，可能是凭文字记载加想象绘成的。

【小结】

"吐绶鸡"是《本草纲目》"鷩雉"之后的"附录"药。经逐条追溯李时珍所引的原始文献，可知此条吐绶鸡的形态主要根据北宋《蔡宽夫诗话》《倦游杂录》二书所载。此鸟每逢"景气和暖，额下出绶带，方尺余，红碧鲜然"。原动物不明。此与美洲传入的火鸡（吐绶鸡）*Meleagris gallopavo* Linnaeus完全不是一种动物。《古今图书集成·禽虫典》"吐绶鸟"乃据文字记载绘成，非写实图。

48-6 鹖鸡

【品图】

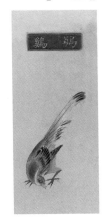

图1 食物·鹖鸡

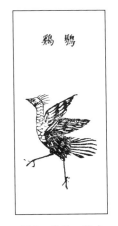

图2 蒙筌·鹖鸡

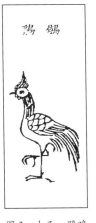

图3 太乙·鹖鸡

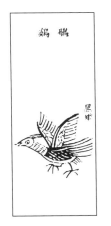

图4 纲目（金）·鹖鸡

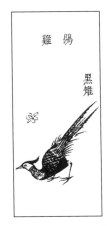

图5 纲目（钱）·鹖鸡

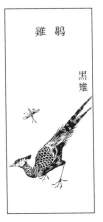

图6 纲目（张）·鹖鸡

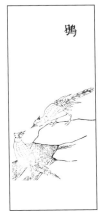

图7 三才·鹖

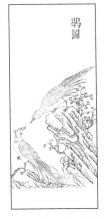

图8 禽虫典·鹖图

本品8图，取自8书，其中1幅彩图。有承继关系的图可分2个书类。

《本草纲目》（钱本）：该书"鹃鸡"（图5）的仿绘者有《纲目》张本图6。

《三才图会》：该书"鹃"（图7）的仿绘者有《古今图书集成·禽虫典》"鹃图"（图8，在图7基础上再予修饰，其美化背景，增添小草树）。

以上8图中，除外2幅仿绘图，原创图尚有6幅（图1、2、3、4、5、7），详见下"鉴药"项。

【文录】

唐《本草拾遗》（见《证类》卷19"二十六种陈藏器馀·鹃鸡"） 陈藏器云：出上党。魏武帝赋云：鹃鸡，猛气，其斗终无负，期于必死。今人以鹃（曷、渴二音）为冠，像此也。

明《本草纲目》卷48"鹃鸡" 【释名】【时珍曰】其羽色黑黄而褐，故曰鹃。青黑色者名曰鸧，音介，性耿介也。青凤亦名鹃，取象于此也。【集解】【时珍曰】鹃状类雉而大，黄黑色，首有毛角如冠。性爱其党，有被侵者，直往赴斗，虽死犹不置。故古者虎贲戴鹃冠。《禽经》云：鹃，毅鸟也。毅不知死，是矣。性复粗暴，每有所攫，应手摧碎。上党即今潞州。

【鉴药】

"鹃鸡"首见于《本草拾遗》。李时珍释名曰："其羽色黑黄而褐，故曰鹃。"《拾遗》载"食肉，令人勇健"。后世医方书未见用此者。

关于本品的生境、形态，郭璞注《山海经》"恽诸之山，其鸟多鹃"云："似鸡而大者，色有毛角。角犍，斗至死乃止。"陈藏器云："出上党。魏武帝赋云：鹃鸡，猛气，其斗终无负，期于必死。今人以鹃（曷、渴二音）为冠，像此也。"可见这是产于上党（今属山西）的一种好斗的禽鸟。李时珍云："鹃状类雉而大，黄黑色，首有毛角如冠。性爱其党，有被侵者，直往赴斗，虽死犹不置。故古者虎贲戴鹃冠。《禽经》云：鹃，毅鸟也。毅不知死，是矣。性复粗暴，每有所攫，应手摧碎。上党即今潞州。"按其习性、形态及产地，现多认为其基原即今雉科动物褐马鸡*Crossoptilon mantchuricum* Swinchoe。[1]或云我国还产蓝马鸡*Crossoptilon auritum* Swinchoe。[2]《中国鸟类图鉴》有此二鸟精确现代照片，可资比照。[3]

《食物本草》"鹃鸡"（图1）绘一鸟，耳羽白色，簇长坚硬，向后延长成角状，突出于头侧。此即古本草所云"毛角"。古代"鹃冠"即取其形。全身深褐色，尾

1　谢宗万：《本草纲目药物彩色图鉴》，北京：人民卫生出版社，2000：457.

2　高士贤：《历代本草药用动物名实图考》，北京：人民卫生出版社，2013：398.

3　曲利明主编：《中国鸟类图鉴》，福州：海峡书局，2013：84-86.

羽多数，中央一对高跷。此图头部描绘最为真实，但后半身、尤其是其腰和尾的羽毛描绘还嫌简单，原动物尾羽甚多（22枚），且呈白色，此在图中表现不够。总体看来，此图所示当为褐马鸡*C. mantchuricum*。《本草蒙筌》"鹖鸡"（图2）状如鸡，但本图长足，短尾，无耳羽，可知非鹖鸡。其奋翅扑击状，可能参考了金陵本图4，但动物形状有变化。《太乙仙制本草药性大全》"鹖鸡"（图3）与该书"雉肉"图中之鸟的造型类似。所不同者，本图头顶冠羽上翘，尾羽下垂，无耳羽，尾羽短而少，此非鹖鸡。《本草纲目》金陵本"鹖鸡"（图4）有图注"黑雉"。《纲目》无此名。其图绘一鸟扇翅猛扑状，头有短小冠羽，无耳羽，尾多数，但不长。难以确认此图即"鹖鸡"。《纲目》钱本"鹖鸡"（图5）在图4基础上予以修饰。其尾羽中央两条显目而高扬，此稍近实物，但其冠羽如孔雀，无耳羽，通体黑色，尾羽稀少，均与实物不符。《三才图会》"鹖"（图7）绘两只"鹖鸡"对视。二鸟皆有冠毛，无耳羽，尾羽唯一根特长，余皆稀疏，此与褐马鸡不符。

【小结】

"鹖鸡"为《本草拾遗》载入本草。据郭璞注《山海经》、陈藏器、李时珍所载，本品即今雉科动物褐马鸡*Crossoptilon mantchuricum* Swinchoe。《食物本草》彩色"鹖鸡"图角状耳羽为褐马鸡特有，最接近实物。其余图形，都不足以确定其原动物为褐马鸡。

48–7　白鹇

【品图】

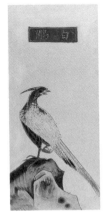

图1　食物·白鹇

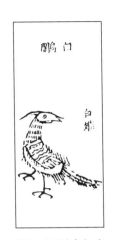

图2　纲目（金）·白鹇

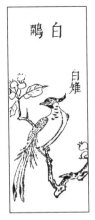

图3　纲目（钱）·白鹇

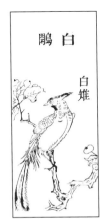

图4　纲目（张）·白鹇

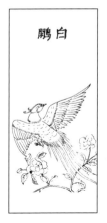

图5　三才·白鹇

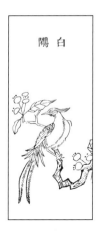

图6　会纂·白鹇

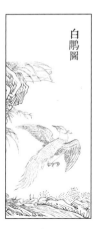

图7　禽虫典·白
鹇图

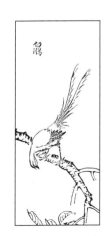

图8　图说·白鹇

本品8图，取自8书，其中1幅彩图。有承继关系的图可分2个书类。

《本草纲目》（钱本）：该书"白鹇"（图3）的仿绘者有《纲目》张本图4、《食物本草会纂》图6。

《三才图会》：该书"白鹇"（图5）的仿绘者有《古今图书集成·禽虫典》"白鹇图"（图7）。后者所绘白鹇即图5的水平镜像，但图的背景改变。

以上8图中，除外3幅仿绘图，原创图尚有5幅（图1、2、3、5、8），详见下"鉴药"项。

【文录】

宋《本草图经》（见《证类》卷19"雉肉"）《图经》曰：江南又有一种白而背有细黑文，名白鹇，亦堪畜养，彼人食其肉，亦雉之类也，其余不复用之。

明《食物本草》卷3"白鹇" 　白鹇：肉可食。本草谓其堪畜养。或疑即白雉也。

明《本草纲目》卷48"白鹇"　【释名】【时珍曰】按张华云：行止闲暇，故曰鹇。李昉命为闲客，薛氏以为雉类，汪氏以为白雉。按《尔雅》白雉名翰，南人呼闲字如寒，则鹇即翰音之转也。当作白翰，如锦鸡谓之文翰也。翰者，羽美之貌。又《西京杂记》云：南粤王献白鹇、黑鹇各一。盖雉亦有黑色者，名鸬雉，彼通呼为鹇矣。【集解】【时珍曰】鹇似山鸡而色白，有黑文如涟漪，尾长三四尺，体备冠距，红颊赤嘴丹爪，其性耿介。李太白言其卵可以鸡伏。亦有黑鹇。

【鉴药】

李时珍注"白鹇"出《本草图经》，原附"雉"条，《纲目》将其分出独立成条。《禽经》曰："白鹇，似山鸡而色白，行止闲暇。"或以为名。《纲目》载其"补中解毒"，或据《别录》"雉肉"功效推导而来。

关于本品的生境、形态，宋·苏颂《图经》云："江南又有一种白而背有细黑文，名白鹇，亦堪畜养，彼人食其肉，亦雉之类也。"《食物本草》"或疑即白雉也"。李时珍云："按《尔雅》白雉名鹇，南人呼闲字如寒，则鹇即鹇音之转也。当作白鹇，如锦鸡谓之文鹇也。鹇者，羽美之貌。"时珍述白鹇之形为："鹇似山鸡而色白，有黑文如涟漪，尾长三四尺，体备冠距，红颊赤嘴丹爪，其性耿介。李太白言其卵可以鸡伏。亦有黑鹇。"《中华本草》据上述记载，谓古之白鹇与今雉科动物白鹇 *Lophura nycthemera* (Linnaeus)。[1]

《食物本草》"白鹇"（图1）为雄鸟，头部有辉蓝黑色长羽冠。通体分黑白两色，上半体蓝黑色。腿脚趾均为红色。此即白鹇 *L. nycthemera* 写实图。《本草纲目》金陵本"白鹇"（图2）有图注"白雉"，乃白鹇的别名。其图为示意图。鸟头有长羽冠，尾部有长尾，此似白鹇。然仅此而已，其余均无特色。《纲目》钱本"白鹇"（图3）与白鹇相似。然白鹇腹部当为黑色，背部白色，此图未加表现。另添果枝为背景。《三才图会》"白鹇"（图5）绘一鸟展翅欲飞。头部有羽冠，长尾，但未体现其身体主要分黑白两色。有花枝为背景。《本草简明图说》"白鹇"（图8）所绘之鸟立于树上，头有羽冠，尾为长尾。然此仅得粗形，难辨毛色。

【小结】

"白鹇"原见《本草图经》"雉"条解说中，《纲目》将其分出独立成条。据宋·苏颂《图经》、李时珍《纲目》所载，本品即今雉科动物白鹇 *Lophura nycthemera* (Linnaeus)。《食物本草》所绘"白鹇"与今白鹇 *L. nycthemera* 相符。其余墨线图仅粗得其形而已。

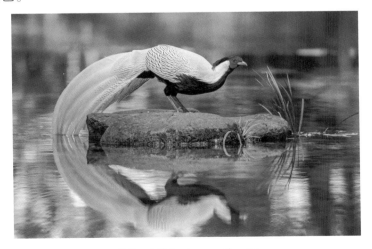

图9 白鹇 *Lophura nycthemera*

1 国家中医药管理局《中华本草》编委会：《中华本草》（9），上海：上海科学技术出版社，1999：483.

48-8 鹧鸪

【品图】

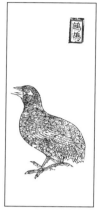

图1 图经（大）·鹧鸪

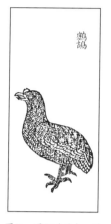

图2 图经（政）·鹧鸪

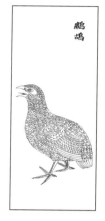

图3 图经（绍）·鹧鸪

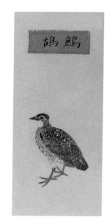

图4 品汇·鹧鸪

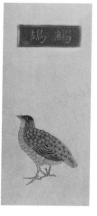

图5 食物·鹧鸪

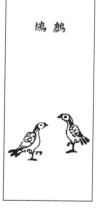

图6 太乙·鹧鸪

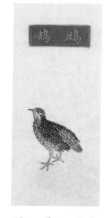

图7 雷公·鹧鸪

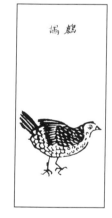

图8 纲目（金）·鹧鸪

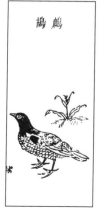

图9 纲目（钱）·鹧鸪

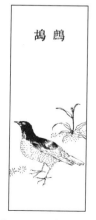

图10 纲目（张）·鹧鸪

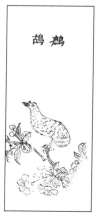

图11 三才·鹧鸪

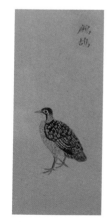

图12 金石·鹧鸪

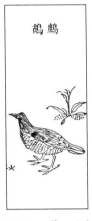

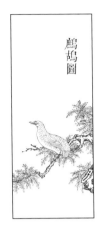
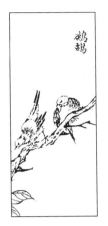

图 13　会纂·鹧鸪　　　图 14　禽虫典·鹧鸪图　　　图 15　图说·鹧鸪

本品15图，取自15书，其中4幅彩图。有承继关系的图可分4个书类。

《本草图经》：该书"鹧鸪"图分别存于《大观》（图1）、《政和》（图2）、《绍兴》（图3）。此三传本药图大同小异，今以《政和》图2为《图经》图的代表。

《本草品汇精要》：该书"鹧鸪"（图4）的仿绘彩图有《食物本草》图5、《补遗雷公炮制便览》图7、《金石昆虫草木状》图12。

《本草纲目》（钱本）：该书"鹧鸪"（图9）的仿绘图有《纲目》张本图10、《食物本草会纂》图13。

《三才图会》：该书"鹧鸪"（图11）的仿绘图有《古今图书集成·禽虫典》"鹧鸪图"（图14），该书在仿绘图11的同时，改原花枝背景为大树背景。

以上15图中，除外8幅仿绘图，原创图有7幅（图2、4、6、8、9、11、15），详见下"鉴药"项。

【文录】

唐《唐本草》（见《证类》卷19"鹧鸪"）　生江南。形似母鸡,鸣云"钩辀格磔"者是。《唐本》注云：有鸟相似，不为此鸣者，则非也。

唐《食疗本草》（同上）　孟诜云：此鸟出南方。

宋《本草图经》（同上）《图经》曰：出江南,今江西、闽、广、蜀、夔州郡皆有之。形似母鸡,臆前有白圆点,背间有紫赤毛,彼人亦呼为越雉，又谓之随阳之鸟。《南越志》云：鹧鸪虽东西徊翅，然开翅之始，必先南骞。崔豹《古今注》云：其鸣自呼，此不然也。

明《本草纲目》卷48"鹧鸪"【释名】【时珍曰】按《禽经》云：随阳,越雉也。飞必南骞。晋安曰怀南，江左曰逐影。张华注云：鹧鸪其名自呼，飞必南向。虽东西回翔，开翅之始，必先南骞。其志怀南，不徂北也。【集解】【时珍曰】鹧鸪性畏

4953

霜露，早晚稀出，夜栖以木叶蔽身。多对啼，今俗谓其鸣曰"行不得哥也"。其性好洁，猎人因以糯竿粘之。或用媒诱取。南人专以炙食充庖，云肉白而脆，味胜鸡、雉。

【鉴药】

"鹧鸪"首见于《唐本草》。《禽经》注引《异物志》云："鹧鸪，其鸣自呼。"故名。《唐本草》载其"主岭南野葛、菌毒、生金毒，及温瘴久"。后世医方甚少用此入药，多供食用，今有人工饲养者。

关于本品的生境、形态，《唐本草》云："生江南。形似母鸡，鸣云'钩辀格磔'者是……有鸟相似，不为此鸣者，则非也。"可见鸣声是判别该品的重要依据。宋·苏颂《图经》云："出江南，今江西、闽、广、蜀、夔州郡皆有之。形似母鸡，臆前有白圆点，背间有紫赤毛，彼人亦呼为越雉，又谓之随阳之鸟。"该书所记产地更加具体。李时珍云："鹧鸪性畏霜露，早晚稀出，夜栖以木叶蔽身。多对啼，今俗谓其鸣曰'行不得哥也'。"《中华本草》据上述古代文献所载产地、习性及体有白色圆形斑点等特征，定其原动物为雉科动物鹧鸪*Francolinus pintadeanus* (Scopoli)。[1]鹧鸪在中国古代文学与艺术作品中为常见之物，故绘制鹧鸪的技法相对也比较成熟。以下将本草中相关原创图统而述之。

《本草图经》"鹧鸪"（图2）为写实图。图中鹧鸪形如小母鸡，眼、颊部白色，嘴短小，胸、腹、背上部的羽毛都有眼状斑纹，尾羽端短而钝。此即典型的鹧鸪*F. pintadeanus*图。《本草品汇精要》"鹧鸪"（图4）用彩色再次绘制了鹧鸪写实图。其色彩准确生动地表现了鹧鸪的形色。《太乙仙制本草药性大全》"鹧鸪"（图6）绘一对鹧鸪，为简单示意图，不足以供鉴定用。《本草纲目》金陵本"鹧鸪"（图8）亦为示意图。其嘴短小、体型如母鸡，羽毛有白点等特征均能体现。唯尾羽上撅、稍长，与鹧鸪不符。《纲目》钱本"鹧鸪"（图9）另绘新图，其构图略同《图经》图2，但其形似鸽、尾羽与背齐，胸背羽毛无白圆斑等，反而使该图不如上述各图更留真传神。添加的小植物背景并无深意。《三才图会》"鹧鸪"（图11）以花树为背景，鹧鸪居其上。此鸟并不呈母鸡状，尾羽宽阔，毛色无鹧鸪特有的斑纹。此画家所绘，却如此失真。《本草简明图说》"鹧鸪"（图15）绘两只麻雀般的鸟儿，与鹧鸪无关。此误图也。

【小结】

"鹧鸪"为《唐本草》新增药。据《唐本草》、宋《图经》、明《本草纲目》所载，本品为雉科动物鹧鸪*Francolinus pintadeanus* (Scopoli)。《本草图经》《本草品汇精要》绘有本品的精美图形。

1　国家中医药管理局《中华本草》编委会：《中华本草》（9），上海：上海科学技术出版社，1999：465.

48-9 竹鸡

【品图】

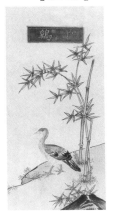

图1 食物·竹鸡

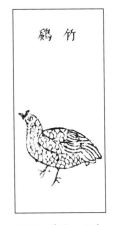

图2 蒙筌·竹鸡

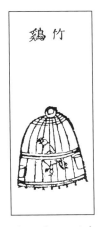

图3 太乙·竹鸡

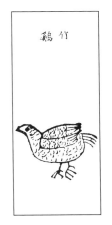

图4 纲目（金）·竹鸡

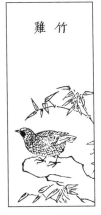

图5 纲目（钱）·竹鸡

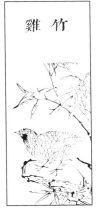

图6 纲目（张）·竹鸡

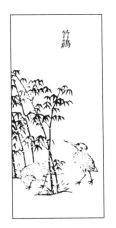

图7 三才·竹鸡

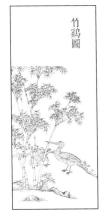

图8 禽虫典·竹鸡图

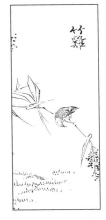

图9 图说·竹鸡

本品9图，取自9书，其中1幅彩图。有承继关系的图可分2个书类。

《本草纲目》（钱本）：该书"竹鸡"（图5）的仿绘者有《纲目》张本图6。

《三才图会》：该书"竹鸡"（图7）的仿绘者有《古今图书集成·禽虫典》"竹鸡图"（图8）。后者仿绘图7的动物。绘图者未增写实新意，但对改绘背景竹林却颇上心。

以上9图中，除外2幅仿绘图，原创图尚有7幅（图1、2、3、4、

5、7、9），详见下"鉴药"项。

【文录】

唐《本草拾遗》（见《证类》卷19"二十六种陈藏器馀·山菌子"） 陈藏器云：生江东山林间，如小鸡，无尾。

明《食物本草》卷3"禽类" 竹鸡……即山菌子。

明《太乙仙制本草药性大全》卷7"竹鸡" 其状如雉，形小尾短，即小苗子。

明《本草纲目》卷48"竹鸡"【释名】鸡头鹘（《苏东坡集》）、泥滑滑。【时珍曰】菌子，言味美如菌也。蜀人呼为鸡头鹘。南人呼为泥滑滑，因其声也。【集解】【时珍曰】竹鸡今江南、川、广处处有之，多居竹林。形比鹧鸪差小，褐色多斑，赤文。其性好啼，见其俦必斗。捕者以媒诱其斗，因而网之。谚云："家有竹鸡啼，白蚁化为泥。"盖好食蚁也。亦辟壁虱。

【鉴药】

"山菌子"首见于《本草拾遗》。《本草纲目》以"竹鸡"为正名。李时珍释其名曰："菌子，言味美如菌也。蜀人呼为'鸡头鹘'。南人呼为'泥滑滑'，因其声也。"《拾遗》载其"主野鸡病，杀虫"。后世医方罕见用此入药。

关于本品的生境、形态，陈藏器曰："生江东山林间，如小鸡，无尾。"明《食物本草》指出"竹鸡即山菌子"。明《太乙仙制本草药性大全》又云："其状如雉，形小尾短。"这就纠正了陈藏器所说"无尾"之误。李时珍又进一步阐释："竹鸡今江南、川、广处处有之，多居竹林。形比鹧鸪差小，褐色多斑，赤文。其性好啼，见其俦必斗。捕者以媒诱其斗，因而网之。谚云：'家有竹鸡啼，白蚁化为泥。'盖好食蚁也。"本品以上是习性、形态与产地，与今雉科动物灰胸竹鸡*Bambusicola thoracica* (Temminck)相符。另谢宗万提到我国所产两种竹鸡，还有棕眉竹鸡一种，与灰胸竹鸡极相似，主要区别在眉纹的颜色上。[1]此或为棕胸竹鸡*Bambusicola fytchii* Anderson。以下为古本草中的相关原创图，统而述之。

《食物本草》"竹鸡"（图1）绘竹林中一鸟。其形似鸡而颈项略长。此鸟缺乏细部描绘，从头到背部全是灰蓝色。尾羽较短，蓝黑色，腹部白色、全身无花纹。此与竹鸡差别甚大。《本草蒙筌》"竹鸡"（图2）从构图来看，此图曾参考《纲目》金陵本图4。但此图的尾羽收缩并拢，不似图4绘4根毛状。其全身有大块斑状花纹，此比图4看不出花纹亦有进步。此图虽也简单，却有自己的新创意，故单述之。《太乙仙制本草药性大全》"竹鸡"（图3）绘笼中一鸡，此示意竹鸡可被人笼养供玩。《本草纲目》金陵本"竹鸡"（图4）为简单示意图，绘制草率，如肥鸡般。尾羽用4条

---

1 谢宗万：《本草纲目药物彩色图鉴》，北京：人民卫生出版社，2000：458.

短线表示，全身羽毛无花纹。此图无法作鉴定用。《纲目》钱本 "竹鸡"（图5）在图4基础上予以修饰，脸侧有较大一块黑斑（竹鸡作栗棕色），羽毛有较多花纹，尾羽较短。此图接近灰胸竹鸡*B. thoracica*，但还不够细致。背景为有竹。《三才图会》 "竹鸡"（图7）所绘状如小鸡，但喙长而尖。故虽有竹林，难掩非竹鸡之实。《**本草简明图说**》 "竹鸡"（图9）绘一鸟停于禾本科植物的茎秆上。其鸟形小而姿势不正，无法观察其全貌。但粗看并非竹鸡。

【小结】

"竹鸡" 即首见《本草拾遗》的 "山菌子"。据陈藏器、李时珍等记述，本品当为今雉科动物灰胸竹鸡*Bambusicola thoracica* (Temminck)。或许还包括棕胸竹鸡*Bambusicola fytchii* Anderson。古本草中虽有7幅有创意的插图，但尚无一幅能准确表达竹鸡形性之图。

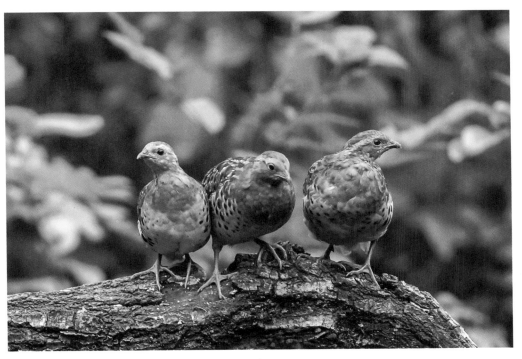

图 10　灰胸竹鸡 *Bambusicola thoracica*

48-10　英鸡

【品图】

本品2图，取自2书，其中1幅彩图。此2图均为原创图。详见下"鉴药"项。

【文录】

唐《本草拾遗》（见《证类》卷19"二十六种陈藏器馀·英鸡"） 陈藏器云：出泽州有石英处，常食碎石英，体热无毛，飞翔不远。人食之，取其英之功也。如雉，尾短，腹下毛赤，肠中常有碎石瑛。凡鸟食之，石入肠，必致销烂，终不出。今人以末石瑛饲鸡，取其卵而食，则不如英鸡。

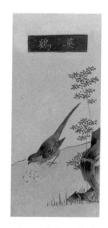

图1　食物·英鸡

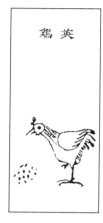

图2　太乙·英鸡

【鉴药】

"英鸡"首见于《本草拾遗》。陈藏器云其"常食碎石英"，或因此得名。此鸡据载能益阳道，补虚损，令人肥健悦泽。后世未见饲养或应用。

陈藏器描述其形态为："出泽州有石英处，常食碎石英，体热无毛，飞翔不远。人食之，取其英之功也。如雉，尾短，腹下毛赤，肠中常有碎石瑛。"可见这种鸡的特点就是因经常食用热性的石英而导致体热无毛。唐代服石成风，此鸡或许是受时代影响产生出来。服石之风渐息之后，未再有英鸡的后续研究资料。今亦未发现有类似此种之禽鸟，无可考。

1.《食物本草》：该书"英鸡"（图1）绘一只"如雉，尾短，腹下毛赤"的禽鸟在啄碎石，但并非"体热无毛"。此据文字描述想象绘图，对考证基原价值不大。

2.《太乙仙制本草药性大全》：该书"英鸡"（图2）绘一只秃毛鸡在啄碎石，故知亦是据文字记载想象绘图。图劣意浅，无须多议。

【小结】

"英鸡"首载于《本草拾遗》，是一种好食碎石英的如雉之鸟。后世所绘英鸡图，多据文字记载想象绘成。因有关形态的图文过简，无法考得本品基原。

48-11　秧鸡

【品图】

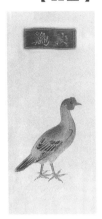

图1　食物·秧鸡

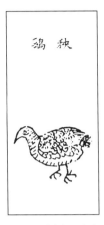

图2　纲目（金）·秧鸡

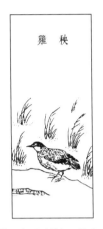

图3　纲目（钱）·秧鸡

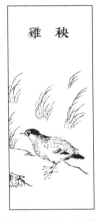

图4　纲目（张）·秧鸡

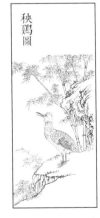

图5　禽虫典·秧鸡图

本品5图，取自5书，其中1幅彩图。有承继关系的图仅1个书类。

《本草纲目》（钱本）：该书"秧鸡"（图3）的仿绘者有《纲目》张本图4。

以上5图中，除外1幅仿绘图，原创图尚有4幅（图1、2、3、5），详见下"鉴药"项。

【文录】

明《本草纲目》卷47"秧鸡"【集解】【时珍曰】秧鸡大如小鸡，白颊，长嘴短尾，背有白斑。多居田泽畔。夏至后夜鸣达旦，秋后即止。一种鹢鸡，亦秧鸡之类也。大如鸡而长脚红冠。雄者大而色褐，雌者稍小而色斑。秋月即无，其声甚大，人并食之。

【鉴药】

"秧鸡"首见于《食物本草》。名义不详。原书载其"治蚁瘘"。后世医方书未见用者。

关于本品的生境、形态，《食物》无载。仅见李时珍予以介绍："秧鸡大如小鸡，白颊，长嘴短尾，背有白斑。多居田泽畔。夏至后夜鸣达旦，秋后即止。一种鹢鸡，亦秧鸡之类也。大如鸡而长脚红冠。雄者大而色褐,雌者稍小而色斑。秋月即无。"《中华本草》认为上述特征与今秧鸡科动物秧鸡(西方秧鸡)*Rallus aquaticus* (Linnaeus)较相符合。其中"鹦鸡"则似为同科长脚秧鸡*Crex crex*。此种长脚、红嘴,毛羽褐色,秋月即迁徙,[1]与"鹦鸡"均相符。今将古本草相关原创图统述于下。

《食物本草》"秧鸡"(图1)所绘之鸟如鸡形,头部有红色肉冠。全身棕褐色,尾羽虽不长,但与秧鸡(西方秧鸡)*R. aquaticu*相比,仍嫌过长。故此图之鸟的头部与尾部都不似秧鸡。《本草纲目》金陵本"秧鸡"(图2)形体与该本的"竹鸡"近似。头嘴不分,体态臃肿,全无秧鸡轻巧之态。《纲目》钱本"秧鸡"(图3)增绘秧田背景。其鸟有"白颊""短尾",然整体形象不似今之秧鸡。疑其仍据时珍所述想象绘成。《古今图书集成·禽虫典》"秧鸡图"(图5)绘山崖竹林间一鸟,长嘴,头有肉冠如雄鸡,颈部有羽如披肩,尾短。此与今秧鸡科动物不符,或亦据文字记载想象绘成。

【小结】

"秧鸡"为《食物本草》首载。据李时珍所载,本品类似今秧鸡科动物秧鸡(西方秧鸡)*Rallus aquaticus* (Linnaeus)。又时珍提到的"鹦鸡"似为同科长脚秧鸡*Crex crex*。今存4幅秧鸡古代插图,似都不能完全反映秧鸡形貌,可能是依据文字记载想象绘成。

48–12　鹑

【品图】

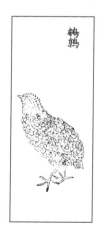

图1　饮膳·鹌鹑

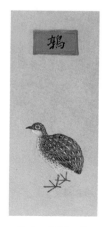

图2　品汇·鹑

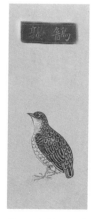

图3　食物·鹌鹑

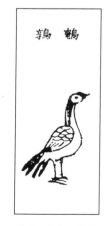

图4　太乙·鹌鹑

1　曲利明主编:《中国鸟类图鉴》,福州:海峡书局,2013:358.

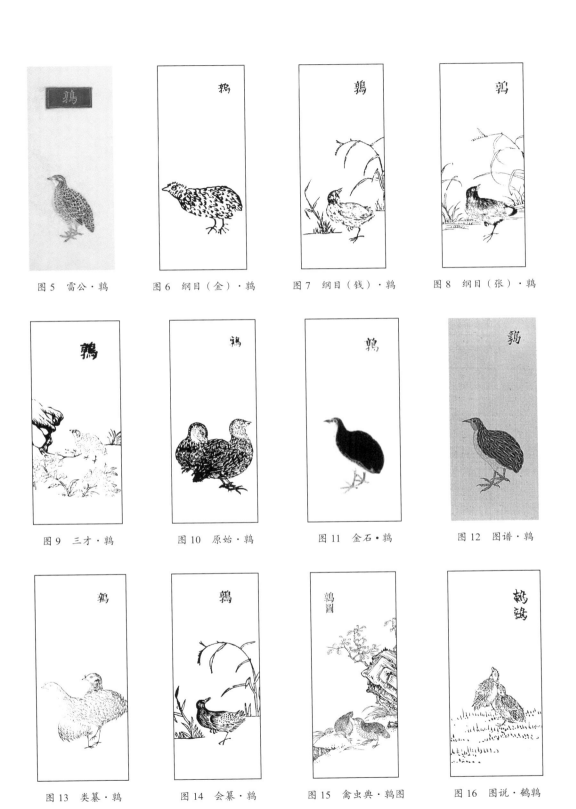

图 5　雷公·鹌　　　图 6　纲目（金）·鹌　　　图 7　纲目（钱）·鹑　　　图 8　纲目（张）·鹑

图 9　三才·鹑　　　图 10　原始·鹑　　　图 11　金石·鹑　　　图 12　图谱·鹑

图 13　类纂·鹑　　　图 14　会纂·鹑　　　图 15　禽虫典·鹑图　　　图 16　图说·鹌鹑

本品16图，取自16书，其中5幅彩图。有承继关系的图可分3个书类。

《本草品汇精要》：该书"鹑"（图2）的仿绘者有《补遗雷公炮制便览》图5《金石昆虫草木状》图11。另《本草图谱》图12又仿绘《金石》图11。

《本草纲目》（钱本）：该书"鹑"（图7）的仿绘者有《纲目》张本图8、《食物本草会纂》图14。

《本草原始》：该书"鹑"（图10）的仿绘者有《本草纲目类纂必读》图13。

以上16图中，除外6幅仿绘图，原创图尚有10幅（图1、2、3、4、6、7、9、10、15、16），详见下"鉴药"项。

【文录】

宋《嘉祐本草》（见《证类》卷16"鹑"）　是虾蟆化为也。

宋《证类本草》卷19"鹑"　《杨文公谈苑》：至道二年夏秋间，京师鬻鹑者，积于市门，皆以大车载而入，鹑才直二文，是时雨水绝无蛙声，人有得于水次者，半为鹑，半为蛙。《列子·天瑞篇》曰：蛙变为鹑。张湛注云：事见《墨子》，斯不谬矣。又田鼠亦为鹑，盖物之变，非一揆也。

宋《本草衍义》卷16"鹑"　有雌雄，从卵生，何言化也？其说甚容易，尝于田野屡得其卵。初生谓之罗鹑，至初秋谓之早秋，中秋已后谓之白唐。然一物四名，当悉书之。

明《本草纲目》卷48"鹑"　【释名】【时珍曰】鹑性醇，窜伏浅草，无常居而有常匹，随地而安，《庄子》所谓"圣人鹑居"是矣。其行遇小草即旋避之，亦可谓醇矣。其子曰鴆。【集解】【时珍曰】鹑大如鸡雏，头细而无尾，毛有斑点，甚肥。雄者足高，雌者足卑。其性畏寒，其在田野，夜则群飞，昼则草伏。人能以声呼取之，畜令斗搏。《万毕术》云：虾蟆得瓜化为鹑。《交州记》云：南海有黄鱼，九月变为鹑。以盐炙食甚肥美。盖鹑始化成，终以卵生，故四时常有之。鴳则始由鼠化，终复为鼠，故夏有冬无。

【鉴药】

"鹑"首见于《嘉祐本草》。后世多称"鹌鹑"。李时珍释名曰："鹑性醇"，或以为名。《嘉祐》载其"补五藏，益中续气，实筋骨，耐寒温，消结热"。后世医方少用此，多供作食用、食疗品。

关于本品的来源，《嘉祐》云"是虾蟆化为也"。此说早见于《列子·天瑞篇》及多种早期文献。宋·寇宗奭辨析其谬："鹑有雌雄，从卵生，何言化也？其说甚容易，尝于田野屡得其卵。"从而以实际观察破除流传千余年的谬说。李时珍续为之解："鹑大如鸡雏，头细而无尾，毛有斑点，甚肥。雄者足高，雌者足卑。其性畏寒，其在田野，夜则群飞，昼则草伏。""鹑性醇，窜伏浅草，无常居而有常匹，随地而安，《庄子》所谓"圣人鹑居"是矣。其行遇小草即旋避之，亦可谓醇矣。"据此描述，可知本品即雉科动物鹌鹑*Coturnix coturnix* (Linnaeus)。今将古代相关的原创图统述于下。

《**饮膳正要**》"鹌鹑"（图1）状如鸡雏。头小、嘴小、尾秃。虽然其羽毛绘得比较杂乱，但总体形状仍似鹌鹑。《**本草品汇精要**》"鹑"（图2）特点同图1，但其敷色之后，更符合鹌鹑之形色。其上体有黑色的横斑与白色的纵斑。此即鹌鹑*Coturnix coturnix* 的写实图。以此为准，可以衡量古代本草图的得失。《**食物本草**》"鹌鹑"（图3）与《品汇》图2相比，虽然图名一样，但所绘形象更像鹨鹑。其上半体的羽毛为大块花纹，而不似图2有白色的纵行白斑。图2像鸡雏，本图更像小母鸡。疑此书绘图者混淆了鹌鹑与鹨鹑。《**太乙仙制本草药性大全**》"鹌鹑"（图4）的造型与该书的"鹨鹑"近似。从其长颈、长尾来看，此图乃是误图。《**本草纲目**》**金陵本**"鹑"（图6）状如鸡雏，头小尾秃。嘴短小，作为鹌鹑示意图，此图所示尚与时珍之言相合。但从视觉效果来看，其头与身的羽毛凌乱粗糙，皆与鹌鹑实物不符。《**纲目**》**钱本**"鹑"（图7）改造金陵本图6，其鸟体描绘似更细致，但毕竟不是写实图，故在羽毛花纹、整体形态方面，仍不像《品汇》那样一看便知是温顺的鹌鹑，而更像是其他灵动的鸟。《**三才图会**》"鹑"（图9）出于画家审美观，增添了野外山石花草背景。其鹌鹑之形，倒是特征基本体现。《**本草原始**》"鹑"（图10）采用阴刻，以便显示其特有的纵行白条纹斑。此图为写实图。若能省去左侧那只鹌鹑，则画面更简洁，有利突出其形体特征。《**古今图书集成·禽虫典**》"鹑图"（图15）绘山石草木之间两鸟，其形体、花纹、尾羽等，更倾向于原动物为鹨鹑。《**本草简明图说**》"鹌鹑"（图16）绘草地上两只鹌鹑。其鸟虽小，但绘出了头小尾秃、状如鸡雏的基本形象。

【小结】

"鹑"为《嘉祐本草》新补药。即"鹌鹑"。据李时珍所述生境及形态，此即雉科动物鹌鹑*Coturnix coturnix* (Linnaeus)。《饮膳正要》《本草品汇精要》《本草原始》《本草简明图说》等书所绘似皆为写实图。从其他图形来看，似亦有将鹌鹑绘作鹨鹑之图。

48-13　鴽

【品图】

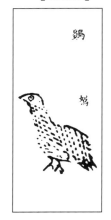

图1　纲目（金）·鴽

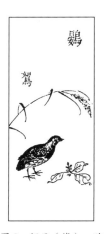

图2　纲目（钱）·鴽

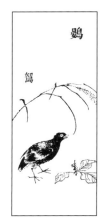

图3　纲目（张）·鴽

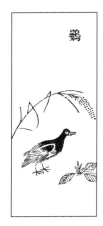

图4　会纂·鴽

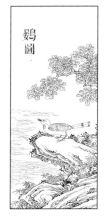

图5　禽虫典·鴽图

本品5图，取自5书。有承继关系的图仅1个书类。

《本草纲目》（钱本）：该书"鴽"（图2）的仿绘者有《纲目》张本图3、《食物本草会纂》图4。

以上5图中，除外2幅仿绘图，原创图尚有3幅（图1、2、5），详见下"鉴药"项。

【文录】

唐《本草拾遗》（见《证类》卷19"二十六种陈藏器徐·鴽"）

陈藏器云：蝉注陶云：雀、鴽、蜩、范。按鴽是小鸟，如鹑之类，一名鴾。郑注《礼记》：以鴽为鴾。又云：鴾，鴽母也。《庄子》云：斥鴽，人食之，无别功用也。

明《本草纲目》卷48"鴽"　【释名】鴾。【时珍曰】鴽不木处，可谓安宁自如矣。《庄子》所谓"腾跃不过数仞，下翔蓬蒿之间"者也。张华注《禽经》，谓之"篱鴽"即此。鴾则鴽音之转也。青州谓之鴾母，亦曰鴽雀。又鴽有九种，此其一也。【集解】【时珍曰】鴽，候鸟也。常晨鸣如鸡，趋民收麦，行者以为候。《春秋运斗枢》云"立春、雨水，鹑、鴾鸣"是矣。鴾与鹑两物也。形状相似，俱黑色，但无斑者为鴾也。今人总以鹌鹑名之。按《夏小正》云：三月田鼠化为鴾，八月鴾化为田鼠。注云：鴾也。《尔雅》云：鹑子，鳸。鴾子，鴽。注云：鹑，鴾属也。鴾，鴽也。《礼记》云：鹑羹，鴾酿之以蓼。注云：鴾小，不可为羹，以酒蓼酿之，蒸

煮食也。据数说，则鹑与鸲为两物明矣。因其俱在田野，而形状仿佛，故不知别之。则夫鹑也，始由虾蟆、海鱼所化，终即自卵生，故有斑而四时常有焉；鸲也，始由鼠化，终复为鼠，故无斑而夏有冬无焉。本原既殊，性疗当别，何可混邪？

【鉴药】

"鸲"首见于《本草拾遗》。李时珍释名曰："鸲不木处，可谓安宁自如矣。"此说颇牵强。《中华本草》亦释其名，侧重名称转换，其名之义仍晦，文多不录。[1]《拾遗》未载其功。古代多作食用。

本品与上条"鹑"同为很早就进入古籍中的小鸟，名称、形态或混，云是同类。陈藏器云："按鸲是小鸟，如鹑之类，一名鴽。郑注《礼记》：以鸲为鴽。"李时珍则云："《庄子》所谓'腾跃不过数仞，下翔蓬蒿之间'者也。张华注《禽经》，谓之'篱鸲'即此。鹌则鸲音之转也。"按时珍之见，"鹌""鹑"是两种动物："鹌，候鸟也。常晨鸣如鸡，趋民收麦，行者以为候。《春秋运斗枢》云'立春、雨水，鹑、鹌鸣'是矣。鹌与鹑两物也。形状相似，俱黑色，但无斑者为鹌也。今人总以鹌鹑名之。"

时珍之说，本于多种古籍所载。例如《尔雅·释鸟》（郭注）："鹑子，鳼。鴽子，鸒。（别鹌、鹑雏之名。）"其他古籍也或将鹌与鹑作为二物。故时珍认为"鹑与鹌为两物明矣"。然实际情况是这两种动物逐渐形成一个名字"鹌鹑"。时珍的解释是："因其俱在田野，而形状仿佛，故不知别之。"时珍还以此二物不同"所化"为立论基础，谓此二物"本原既殊，性疗当别，何可混邪？"所以时珍仍将"鸲"独立成条。今或考时珍所云"鸲"为鹑科动物黄脚三趾鹑*Turnix tanki* (Blyth)。[1]此种脚黄色、三趾，世人未必能区分此"鸲"与"鹌鹑"。古本草图所绘即可为证。

《本草纲目》金陵本"鸲"（图1）有图注"鴽"，乃"鸲"的别名。其图与该本的"鹑"相似，皆如鸡雏，但此图更劣，无法供鉴图用。**《纲目》钱本**"鸲"（图2）将金陵本之鸟重新改绘，另增绘小草及禾本科植物一株，以为参照。其体形似鹌鹑，有脚趾4，非如实物仅三趾。**《古今图书集成·禽虫典》**"鸲图"（图5）以临水悬崖草树为背景，绘一鸟，尾长如鹊。凭此一点，即知非写实图。

【小结】

"鸲"为《本草拾遗》载入本草，此前已记载于多种文史书，被认为是"如鹑之类"。李时珍也持"鸲""鹑"为二物论。今或考"鸲"为鹑科动物黄脚三趾鹑*Turnix tanki* (Blyth)。但在以"鸲"为名的古本草图中，无法看出二者的差别。

1　国家中医药管理局《中华本草》编委会：《中华本草》（9），上海：上海科学技术出版社，1999：488.

48-14 鹌

【品图】

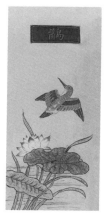

图 1 食物·鹌

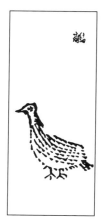

图 2 纲目（金）·鹌

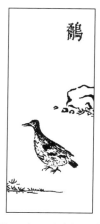

图 3 纲目（钱）·鹌

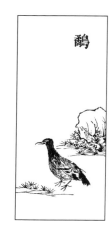

图 4 纲目（张）·鹌

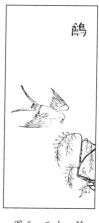

图 5 三才·鹌

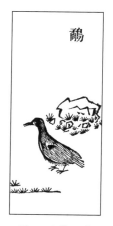

图 6 会纂·鹌

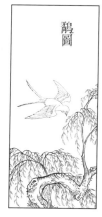

图 7 禽虫典·鹌图

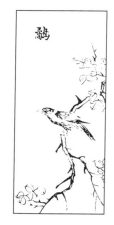

图 8 图说·鹌

本品8图，取自8书，其中1幅彩图。有承继关系的图可分2个书类。

《本草纲目》金陵本：该书"鹌"（图2）的仿绘者有《纲目》钱本图3（修饰鸟体，另增草石背景）、《纲目》张本图4（仿绘钱本图3，又再修饰鸟体与背景）、《食物本草会纂》图6（仿绘钱本图3）。

《三才图会》：该书"鹌"（图5）的仿绘者有《古今图书集成·禽虫典》"鹌图"（图7）。后者仿绘鸟形，将背景改为大柳树。

以上8图中，除外4幅仿绘图，原创图尚有4幅（图1、2、5、8），详见下"鉴药"项。

【文录】

唐《本草拾遗》（见《证类》卷19"二十六种陈藏器馀·鹬"） 陈藏器云：獖注苏云：如蚌鹬。按鹬如鹑，嘴长，色苍，在泥涂间作鹬鹬声，人取食之，如鹑无别余功。苏恭云：如蚌鹬之相持也。新注云：取用补虚，甚暖。村民云：田鸡所化，亦鹌鹑同类也。

明《本草纲目》卷48"鹬" 【集解】【时珍曰】《说文》云：鹬知天将雨则鸣，故知天文者冠鹬。今田野间有小鸟，未雨则啼者是矣。与翡翠同名而物异。

【鉴药】

"鹬"（yù）首见于《本草拾遗》。陈藏器释名曰："在泥涂间作鹬鹬声。"且载其"取用补虚，甚暖"。后世罕见用此入药。

关于本品的生境、形态，陈藏器云："鹬如鹑，嘴长，色苍，在泥涂间作鹬鹬声……亦鹌鹑同类也。"李时珍转录陈藏器之说，又引《说文》。《说文》原文曰："鹬，知天将雨鸟也。从鸟矞声。《礼记》曰：知天文者冠鹬。"李时珍云："今田野间有小鸟，未雨则啼者是矣。与翡翠同名而物异。"谢宗万认为据上述形态与习性，为鹬科动物无疑。按陈藏器所云"如鹑，嘴长"的特点，应为小型鹬，如红脚鹬*Tringa totanus* Linnaeus更为接近。[1]今将古本草相关图统述于下。

《食物本草》"鹬"（图1）绘荷塘上空有一只翠色的鸟。此鸟甚小，背部翠蓝色，尾部甚短，此乃同有"鹬"名的"翠鸟"，今为翠鸟科动物白胸翡翠*Halcyon smyrnensis*（Linnaeus）。《本草纲目》金陵本"鹬"（图2）形似该本前绘的"鸥鸬""鹑"等图，但其体态描绘越来越草率。无法供鉴定用。《三才图会》"鹬"（图5）绘一展翅飞翔的鸟，其尾羽有两大根，分开如"八"字形。这明显与古本草所载的"鹬"不相符合。《本草简明图说》"鹬"（图8）绘一雀鸟停在树枝上，其体型、尾羽皆与今红脚鹬*T. totanus*不同。

【小结】

"鹬"为《本草拾遗》收入本草。据陈藏器、李时珍所云本品形态、习性，当为鹬科动物红脚鹬*Tringa totanus* Linnaeus。"鹬"又为"翠鸟"的别名，故《食物本草》"鹬"图实为翠鸟科动物白胸翡翠*Halcyon smyrnensis*（Linnaeus）。其他本草图均未能绘出与鹬科动物相似之图。

1　谢宗万：《本草纲目药物彩色图鉴》，北京：人民卫生出版社，2000：459.

【品图】

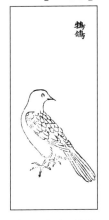

图 1　饮膳・鹁鸽

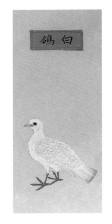

图 2　品汇・白鸽

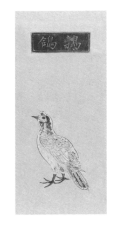

图 3　食物・鹁鸽

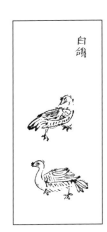

图 4　蒙筌・白鸽

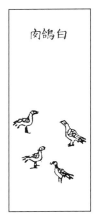

图 5　太乙・白鸽肉

图 6　雷公・白鸽

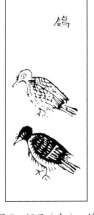

图 7　纲目（金）・鸽

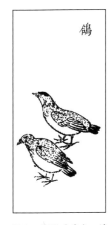

图 8　纲目（钱）・鸽

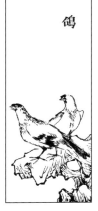

图 9　纲目（张）・鸽

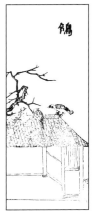

图 10　三才・鸽

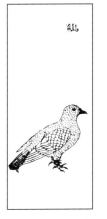

图 11　原始・鸽

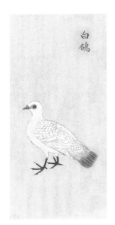

图 12　金石・白鸽

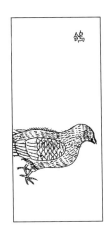
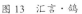
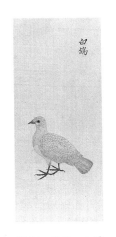
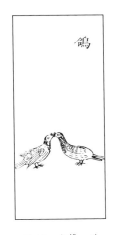
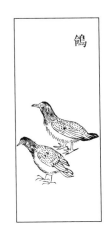

图 13　汇言·鸽　　　图 14　图谱·白鸽　　　图 15　类纂·鸽　　　图 16　会纂·鸽

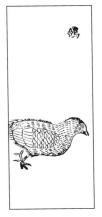
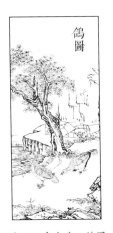
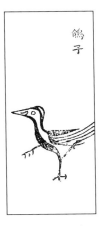
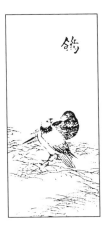

图 17　求真·鸽　　　图 18　禽虫典·鸽图　　　图 19　便方·鸽子　　　图 20　图说·鸽

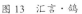

本品20图，取自20书，其中5幅彩图。有承继关系的图可分3个书类。

《本草品汇精要》：该书"白鸽"（图2）的仿绘图有《食物本草》"鹁鸽"（图3）、《补遗雷公炮制便览》"白鸽"（图6）、《金石昆虫草木状》"白鸽"（图12）。此后《本草图谱》图14又仿绘《金石》图12。

《本草纲目》（钱本）：该书"鸽"（图8）的仿绘者有《食物本草会纂》图16。

《本草原始》：该书"鸽"（图11）的仿绘者有《本草汇言》图13（仅仿前半身，尾部在图外）。此后《本草求真》图17又仿绘《汇言》图13。

以上20图中，除外7幅仿绘图，原创图尚有13幅（图1、2、4、5、7、8、9、10、11、15、18、19、20），详见下"鉴药"项。

【文录】

宋《嘉祐本草》（见《证类》卷19"白鸽"）　鸠类也。鸽、鸠类翔集屋间。

宋《本草衍义》卷16"白鸽" 其毛羽色于禽中品第最多。

明《本草品汇精要》卷28"白鸽" 旧不著所出州土，今处处有之。此鸟类鸠而大，畜之能驯，携至数十里纵之，亦能抵家，乃禽中之灵者也。其种羽色品类尤多，而以纯白者堪入药用。一种野鸽，其形不殊，但集巢于寺观楼阁上，其性不受人畜。所谓左盘龙者，是其屎也。风药多用之。

明《本草纲目》卷48"鸽" 【释名】鹁鸽（《食疗》[1]）、飞奴。【时珍曰】鸽性淫而易合，故名。鹁者，其声也。张九龄以鸽传书，目为飞奴。梵书名迦布德迦。【集解】【时珍曰】处处人家畜之，亦有野鸽。名品虽多，大要毛羽不过青、白、皂、绿、鹊斑数色。眼目有大小，黄、赤、绿色而已。亦与鸠为匹偶。

【鉴药】

"白鸽"首见于《嘉祐本草》。《本草纲目》以"鸽"为正名。时珍释名曰："鸽性淫而易合，故名。"《嘉祐》载其肉、屎入药。可"调精益气，治恶疮疥并风瘙，解一切药毒"。古医方书中或见用此。今多家养，可供食用。

关于本品的生境及形态，《嘉祐》云："鸠类也。鸽、鸠类翔集屋间。"可见鸽多栖息于人类的住所。寇宗奭云："其毛羽色于禽中品第最多。"说明鸽类经人工培育之后，出现了很多品种变异。《本草品汇精要》对本品的记载甚详："今处处有之。此鸟类鸠而大，畜之能驯，携至数十里纵之，亦能抵家，乃禽中之灵者也。其种羽色品类尤多，而以纯白者堪入药用。一种野鸽，其形不殊，但集巢于寺观楼阁上，其性不受人畜。所谓左盘龙者，是其屎也。风药多用之。"《品汇》提到的"携至数十里纵之，亦能抵家"，即鸽有天生能识得旧巢的本能。利用信鸽传书在我国的历史上不晚于刘宋之时（约4世纪）。唐宋皆有用信鸽传书、传令记载。《开元天宝遗事》"传书鸽"载"张九龄家养群鸽，每与亲知，书系鸽足上，飞往投之，目为飞奴。"李时珍云："处处人家畜之，亦有野鸽。名品虽多，大要毛羽不过青、白、皂、绿、鹊斑数色。眼目有大小，黄、赤、绿色而已。亦与鸠为匹偶。"据上述记载，此即鸠鸽科动物。《中华本草》列举了3种鸽：原鸽*Columba livia* Gmelin、家鸽*Columba livia domestica* Linnaeus、岩鸽*Columba rupestris* Pallas。此为常见鸟类，以至学习绘画者常用其作为练手的题材。本草书中原创图亦甚多，今统述于下。

《饮膳正要》"鹁鸽"（图1）采用白描法，准确绘制了鸽图。本草"鸽"图以此最早，质量亦属一流。《本草品汇精要》"白鸽"（图2）用彩色绘制的"白鸽"图也栩栩如生。以上两图可作为评鉴后世同类图的标杆。《本草蒙筌》"白鸽"（图4）绘两只鸽子，其形虽无大错，但一眼看去却无法认定为白鸽。《太乙仙制本草药性大全》

---

1 食疗：《证类》卷19"白鸽"条未引《食疗》。"白鸽"为《嘉祐》新补药，未注明见"孟诜"或"食疗"。其文中提及"鹁鸽"名，当出《嘉祐》。

"白鸽肉"（图5）绘4只小鸽子示意图。右上一只尚有鸽形，其余3只也可称为其他鸟类。《本草纲目》金陵本"鸽"（图7）绘一白一灰黑两只鸽子。其整体造型及毛羽表达方式粗糙拙劣，无法认定此二物为鸽子。《纲目》钱本"鸽"（图8）虽经改绘，仍未脱鹧鸪、鹌鹑旧套，尾羽过短，身躯粗短。《纲目》张本"鸽"（图9）身躯尚可，头尖不圆，不免有鹰隼之威，而失鹁鸽之柔。《三才图会》"鸽"（图10）绘瓦屋之上，三只鸟儿相聚。鸟图甚小，示意而已，无可多评。《本草原始》"鸽"（图11）乃写实之图，头圆而小，颇有鸽形。此图足与《饮膳》《品汇》所绘媲美。《本草纲目类纂必读》"鸽"（图15）不仿《原始》之图，自绘两鸽亲密。鸽形较《原始》所绘差之远矣。《古今图书集成·禽虫典》"鸽图"（图18）绘村落边两鸽，其形亦鸽亦鸡，示意而已。《草木便方》"鸽子"（图19）笔法拙劣，图形简陋。此乡间草医自绘，画技不高，不多挑剔。《本草简明图说》"鸽"（图20）绘草地两只鸽子，亦得其神形。

【小结】

"鸽"为《嘉祐本草》引进本草。此为古今常见禽鸟。据《嘉祐本草》《本草品汇精要》《本草纲目》所载习性、形态，此当为鸠鸽科动物原鸽*Columba livia* Gmelin、家鸽*Columba livia domestica* Linnaeus、岩鸽*Columba rupestris* Pallas。《饮膳正要》《本草品汇精要》《本草原始》《本草简明图说》所绘鹁鸽皆为写实。

48-16　雀

【品图】

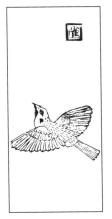 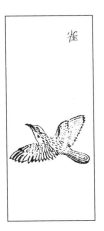 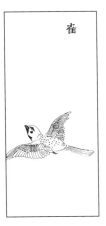 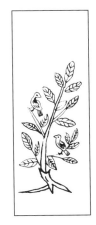

图1　图经（大）·雀　　图2　图经（政）·雀　　图3　图经（绍）·雀　　图4　歌括·雀

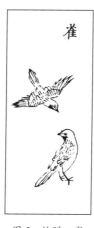

图 5 饮膳·雀

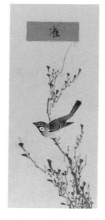

图 6 品汇·雀

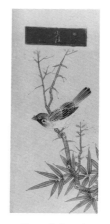

图 7 食物·雀

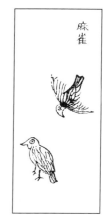

图 8 蒙荃·麻雀

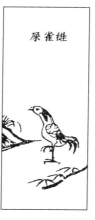

图 9 太乙·雄雀屎

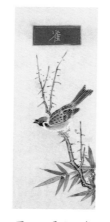

图 10 雷公·雀

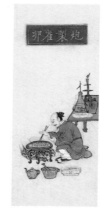

图 11 雷公·炮制雀卵

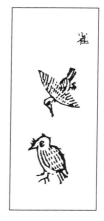

图 12 纲目(金)·雀

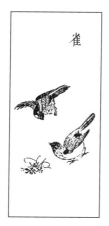

图 13 纲目(钱)·雀

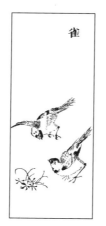

图 14 纲目(张)·雀

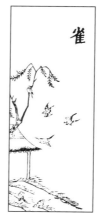

图 15 三才·雀

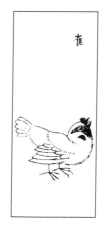

图 16 原始·雀

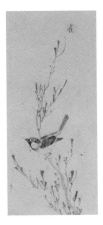

图 17　金石·雀

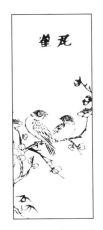

图 18　类纂·瓦雀

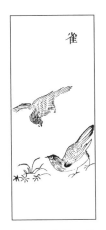

图 19　会纂·雀

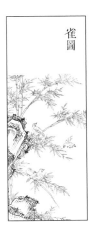

图 20　禽虫典·雀图

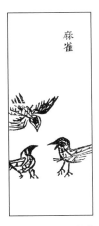

图 21　便方·麻雀

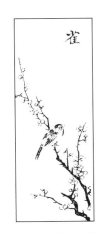

图 22　图说·雀

本品22图，取自21书，其中5幅彩图。有承继关系的图可分4个书类。

《本草图经》：该书"雀"图分别存于《大观》（图1）、《政和》（图2）、《绍兴》（图3）。此三传本药图大同小异，今以《政和》图2为《图经》图的代表。

《饮膳正要》：该书"雀"（图5）的仿绘者有《本草纲目》金陵本图12，其中两只雀与图5为水平镜像，但仿绘图不及原图多矣。此后《本草蒙筌》图8又仿绘《纲目》金陵本图12。

《本草品汇精要》：该书"雀"（图6）的仿绘彩图有《食物本草》图7、《补遗雷公炮制便览》图10（背景更换为竹）、《金石昆虫草木状》图17。

《本草纲目》（钱本）：该书"雀"（图13）的仿绘图有《纲目》张本图14、《食物本草会纂》图19。

以上22图中，除外9幅仿绘图，原创图有13幅（图2、4、5、6、9、11、13、15、16、18、20、21、22），详见下"鉴药"项。

【文录】

宋《本草图经》（见《证类》卷19"雀卵"）《图经》曰：雀，旧不著所出州土，今处处有之。

明《本草纲目》卷48"雀"【释名】【时珍曰】雀，短尾小鸟也。故字从小，从隹。

佳，音锥，短尾也。栖宿檐瓦之间，驯近阶除之际，如宾客然，故曰瓦雀、宾雀，又谓之嘉宾也。【集解】【时珍曰】雀，处处有之。羽毛斑褐，颔嘴皆黑。头如颗蒜，目如擘椒。尾长二寸许，爪距黄白色，跃而不步。其视惊瞿，其目夜盲，其卵有斑，其性最淫。小者名黄雀，八九月群飞田间。体绝肥，背有脂如披绵。性味皆同，可以炙食，作鲊甚美。案《逸周书》云：季秋雀入大水为蛤。雀不入水，国多淫佚。又《临海异物志》云：南海有黄雀鱼，常以八月化为黄雀，十月入海为鱼。则所谓雀化蛤者盖此类。若家雀则未常变化也。又有白雀，纬书以为瑞应所感。

【鉴药】

"雀卵"首见于《别录》。《本草纲目》以"雀"为正名。李时珍释名曰："雀，短尾小鸟也。故字从小，从佳。佳，音锥，短尾也。"《别录》载其卵"主下气，男子阴痿不起，强之令热，多精有子"。其脑、头血、雄雀屎等亦入药。

雀卵入药可见于《素问》，其运用历史可谓久远。本草中关于雀及相关物件可入药的记载甚多。可能是因为雀为常见之物，历代本草对雀的形态却很少记载。至李时珍始有较详细的介绍："雀，短尾小鸟也……栖宿檐瓦之间，驯近阶除之际，如宾客然，故曰瓦雀、宾雀，又谓之嘉宾也。俗呼老而斑者为麻雀，小而黄口者为黄雀。""雀，处处有之。羽毛斑褐，颔嘴皆黑。头如颗蒜，目如擘椒。尾长二寸许，爪距黄白色，跃而不步。其视惊瞿，其目夜盲，其卵有斑，其性最淫。小者名黄雀，八九月群飞田间。体绝肥，背有脂如披绵。性味皆同，可以炙食，作鲊甚美。"据本品的上述生境、形态及习性的记载，可知雀的原动物即今文鸟科动物麻雀*Passer montanus* (Linnaeus)。[1]虽然李时珍称"小而黄口者为黄雀"，但今动物学之黄雀为雀科金翅雀属动物黄雀*Carduelis spinus*。此不在本条讨论范围，从略。古本草与雀相关的插图较多，今将其原创图统述于下。

《本草图经》"雀"（图2）绘麻雀展翅。此鸟身小而体有麻点，即今麻雀。《本草歌括》"雀"（图4）绘树枝上停着2鸟。该书多数药图为仿绘，此图属例外之一。小鸟形状简单，无法作鉴定使用。《饮膳正要》"雀"（图5）绘两只不同姿态的麻雀，身小嘴短，亦具麻雀之形。《本草品汇精要》"雀"（图6）为彩图，头小嘴短呈圆锥状，黑褐色。上半体栗褐色，夹有黑色斑点。颊、耳羽及颈侧有白色斑块。胸腹色淡近白。此是精致的麻雀写实图。《太乙仙制本草药性大全》"雄雀屎"（图9）所绘雀形如鸡，并非雀形。《补遗雷公炮制便览》"炮制雀卵"（图11）乃据《雷公炮炙论》之法绘制。雷公法云："凡采之，先去两畔有附子生者勿用，然后于钵中研如粉，煎甘草汤浸

1　国家中医药管理局《中华本草》编委会：《中华本草》（9），上海：上海科学技术出版社，1999：513.

一宿，倾上清甘草水尽，焙干任用。"该图名是炮制雀卵，实际是炮制雀屎。图中所绘乃最后一个工序"焙干"。一人坐在炉灶旁在烘焙雀屎。其身旁有乳钵及杵杆，示意须经研捣。《本草纲目》钱本"雀"（图13）未仿绘金陵本图，另绘此图，略增小草为背景。其雀形亦似麻雀。《三才图会》"雀"（图15）绘的是村舍群雀觅食图，重在表现群雀，并未刻意显示个体。《本草原始》"雀"（图16）写实绘制一雀，亦颇生动。《本草纲目类纂必读》"瓦雀"（图18）的图名是麻雀的别名。图中花枝上两雀相对，亦具雀形。《古今图书集成·禽虫典》"雀图"（图20）绘野外群雀集于竹枝。其雀个体绘制并不甚精。《草木便方》"麻雀"（图21）乃潦草简单的示意图，分辨不出鸟的种类。《本草简明图说》"雀"（图22）为梅树孤雀图，雀尾稍长，余皆为雀形。

【小结】

"雀"为《别录》所载早期药物之一。据李时珍详介，本品当为今文鸟科动物麻雀*Passer montanus* (Linnaeus)。《本草图经》《饮膳正要》《本草品汇精要》《本草原始》等书绘有较好的"雀"图。

48–17 蒿雀

【品图】

本品仅此1彩色图，为原创图。详见下"鉴药"项。

【文录】

唐《本草拾遗》（见《证类》卷19"二十六种陈藏器馀·蒿雀"）陈藏器云：似雀，青黑，在蒿间，塞外弥多。食之美于诸雀。塞北突厥雀，如雀，身赤，从北来，当有贼下边人候之。

【鉴药】

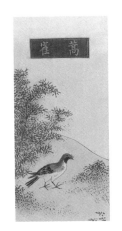

图1　食物·蒿雀

"蒿雀"首见于《本草拾遗》。原载"似雀，青黑，在蒿间"，或因此得名。陈藏器谓本品"食之益阳道"，又可取脑涂冻疮。后世罕见用之。

陈藏器除言本品大体形状外，还指出"塞外弥多。食之美于诸雀"。据其形态、体色、习性及分布，或考为今雀科鹀属动物青头鹀*Emberiza spodocephala* Pallas。[1]或谓现今有将三道眉草鹀 *E. cioides* Brandt作蒿雀用者。[2]

1　国家中医药管理局《中华本草》编委会：《中华本草》(9)，上海：上海科学技术出版社，1999：516.
2　高士贤：《历代本草药用动物名实图考》，北京：人民卫生出版社，2013：353.

《食物本草》"蒿雀"（图1）绘一鸟，形体类雀科动物，其嘴上有短毛数根，颏下、颈部有大片黑色斑块，此与青头鹀（额及眼周为黑色，嘴上无毛）不同。

【小结】

"蒿雀"为《本草拾遗》收入本草。据陈藏器所言产地、形状，本品为今雀科鹀属动物青头鹀*Emberiza spodocephala* Pallas。今亦有将三道眉草鹀 *E. cioides* Brandt作蒿雀用者。《食物本草》所绘虽似雀科动物，但与今青头鹀还有差别。

48–18　巧妇鸟

【品图】

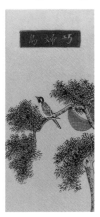 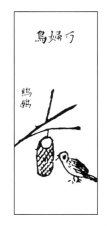 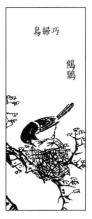 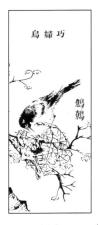

图1　食物·巧妇鸟　　图2　纲目（金）·巧妇鸟　　图3　纲目（钱）·巧妇鸟　　图4　纲目（张）·巧妇鸟

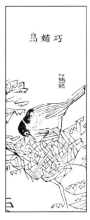 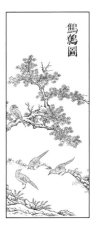 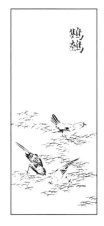

图5　会纂·巧妇鸟　　　　图6　禽虫典·鹪鹩图　　　图7　图说·鹪鹩

本品7图，取自7书，其中1幅彩图。有承继关系的图仅1个书类。

《本草纲目》：该书“巧妇鸟”（图3）的仿绘者有《纲目》张本图4（再加修饰）、《食物本草会纂》图5。

以上7图中，除外2幅仿绘图，原创图尚有5幅（图1、2、3、6、7），详见下“鉴药”项。

【文录】

唐《本草拾遗》（见《证类》卷19“二十六种陈藏器馀·巧妇鸟”） 陈藏器云：小于雀，在林薮间为窠，窠如小囊袋。亦取其窠烧，女人多以熏手令巧。《尔雅》云：桃，虫鹪。注云：桃雀也，俗呼为巧妇鸟也。

明《本草纲目》卷48“巧妇鸟” 【释名】蒙鸠（《荀子》）、黄脰雀（俗）。【时珍曰】按《尔雅》云：桃虫，鹪。其雌曰鸩。扬雄《方言》云：自关而东谓之巧雀，或谓之女匠。自关而西谓之袜雀，或谓之巧女。燕人谓之巧妇。江东谓之桃雀，亦曰布母。鸠性拙，鹪性巧，故得诸名。【集解】【时珍曰】鹪鹩处处有之。生蒿木之间，居藩篱之上，状似黄雀而小，灰色有斑，声如吹嘘，喙如利锥。取茅苇毛毳为窠，大如鸡卵，而系之以麻发，至为精密。悬于树上，或一房、二房。故曰：巢林不过一枝，每食不过数粒。小人畜驯，教其作戏也。又一种鸡鹩，《尔雅》谓之剖苇。似雀而青灰斑色，长尾，好食苇蠹，亦鹪类也。

【鉴药】

“巧妇鸟”首见于《本草拾遗》。《中华本草》释名曰：“巧妇者，言其编织之巢，颇为精巧。”[1]《拾遗》未载其药用，仅云“主妇人巧，吞其卵……亦取其窠烧。女人多以熏手令巧。”此带有巫术用药色彩。

关于本品的生境、形态，陈藏器云：“小于雀，在林薮间为窠，窠如小囊袋。”又引“《尔雅》云：桃，虫鹪。注云：桃雀也，俗呼为巧妇鸟也。”时珍又引《荀子》《方言》等书所涉及的本品别名。可见本品很早就受到关注。其常用别名之一是“鹪”或“鹪鹩”。时珍曰：“鹪鹩处处有之。生蒿木之间，居藩篱之上，状似黄雀而小，灰色有斑，声如吹嘘，喙如利锥。取茅苇毛毳为窠，大如鸡卵，而系之以麻发，至为精密。悬于树上，或一房、二房。故曰：巢林不过一枝，每食不过数粒。小人畜驯，教其作戏也。”其中有形态描述，也有其营巢的特长。甚至提到当时有人调教此鸟，令其作戏。据此，本品即鹪鹩科动物鹪鹩*Troglodyter troglodytes* (Linnaeus)。[1]

《食物本草》“巧妇鸟”（图1）绘一只小鸟，其羽毛呈蓝绿色，或夹有褐色斑纹。其形状虽与今鹪鹩粗相似，但鹪鹩羽毛颜色以赤褐色为主，其尾几乎垂直上翘，此与图中的鸟尾下垂不同。图中悬挂着一编织的半月形网兜，示意是其所营巢。然此

1 国家中医药管理局《中华本草》编委会：《中华本草》（9），上海：上海科学技术出版社，1999：511.

分明是人工所织,画士弄巧成拙矣。**《本草纲目》金陵本**"巧妇鸟"（图2）为示意图。有图注"鹪鹩"。绘一小鸟，在对着一个悬挂着的上面开口的圆柱形网兜。**《纲目》钱本**"巧妇鸟"（图3）绘正在筑巢的鸟。其巢与普通鸟窝亦无大区别。**《古今图书集成·禽虫典》**"鹪鹩图"（图6）绘野外树上树下数只鸟在觅食。树上也未见有鹪鹩所营之巢。其鸟尾甚长，非鹪鹩也。**《本草简明图说》**"鹪鹩"（图7）绘3只鸟在草地觅食，观其鸟外形，皆无鹪鹩之态。

【小结】

"巧妇鸟"由《本草拾遗》引进本草。本品以善筑巢著称。据陈藏器、李时珍所载，本品即鹪鹩科动物鹪鹩*Troglodyter troglodytes* (Linnaeus)。今存与此鸟相关的图形，无一基于写实，多据文字记载想象绘图。

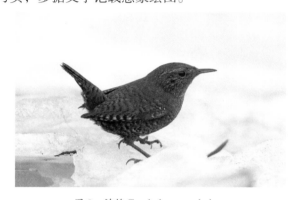

图8　鹪鹩 *Troglodyter troglodytes*

48–19　燕

【品图】

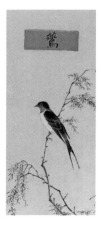
图1　品汇·燕

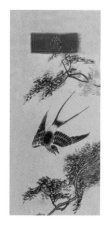
图2　食物·燕

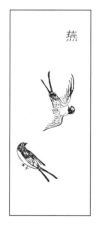
图3　蒙筌·燕

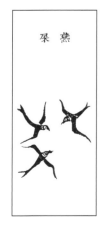
图4　太乙·燕屎

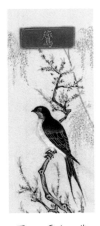

图 5 雷公·燕

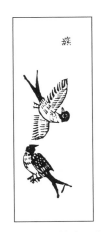

图 6 纲目（金）·燕

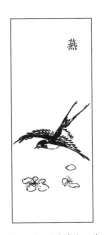

图 7 纲目（钱）·燕

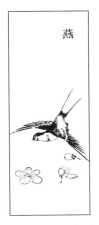

图 8 纲目（张）·燕

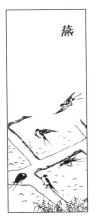

图 9 三才·燕

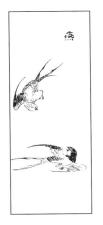

图 10 原始·燕

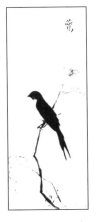

图 11 金石·燕

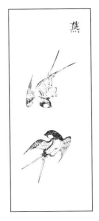

图 12 类纂·燕

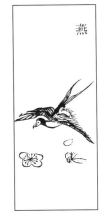

图 13 会纂·燕

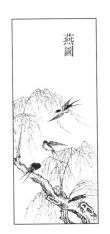

图 14 禽虫典·燕图

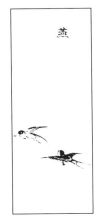

图 15 图说·燕

本品15图，取自15书，其中4幅彩图。有承继关系的图可分4个书类。

《本草品汇精要》：该书"燕"（图1）的仿绘者有《补遗雷公炮制便览》图5（除绿柳之外，再绘桃红为背景）、《金石昆虫草木状》图11。

《本草纲目》（金陵本）：该书"燕"（图6）的仿绘者有《本草蒙筌》图3。

《本草纲目》（钱本）：该书"燕"（图7）的仿绘者有《纲目》张本图8、《食物本草会纂》图13。

《本草原始》：该书"燕"（图10）的仿绘者有《本草纲目类纂必读》图12。

以上15图中，除外6幅仿绘图，原创图尚有9幅（图1、2、4、6、7、9、10、14、15），详见下"鉴药"项。

【文录】

《别录》（见《证类》卷19"燕屎"） 生高山平谷。

梁《本草经集注》（同上） 陶隐居云：燕有两种，有胡、有越。紫胸轻小者是越燕，不入药用；胸斑黑，声大者是胡燕。俗呼胡燕为夏候，其作窠喜长，人言有容一疋绢者，令家富。窠亦入药用，与屎同……窠户有北向及尾倔色白者，皆是数百岁燕，食之延年。

明《本草纲目》卷48"燕" 【释名】乙鸟（《说文》）、玄鸟（《礼记》）、鹭鹛（《庄子》）、游波（《炮炙论》）。【时珍曰】燕字篆文象形。乙者，其鸣自呼也。玄，其色也。鹰、鹞食之则死，能制海东青鹘，故有鸷鸟之称。能兴波祈雨，故有游波之号。雷敩云：海竭枯江，投游波而立泛，是矣。京房云：人见白燕，主生贵女，故燕名天女。【集解】【时珍曰】燕大如雀而身长，籲口丰颔，布翅歧尾，背飞向宿，营巢避戊己日，春社来，秋社去。其来也，衔泥巢于屋宇之下；其去也，伏气蛰于窟穴之中。或谓其渡海者，谬谈也。玄鸟至时祈高禖，可以求嗣，或以为吞燕卵而生子者，怪说也。或云燕蛰于井底，燕不入屋，并虚也。燕巢有艾则不居。凡狐貉皮毛，见燕则毛脱。物理使然。

【鉴药】

"燕屎"首见于《本经》。《本草纲目》以"燕"为正名。李时珍释其名曰："燕字篆文象形。"《说文·燕部》："燕：玄鸟也。籲口，布翄，枝尾。象形。凡燕之属皆从燕。"《本经》载"燕屎""主蛊毒鬼疰，逐不祥邪气，破五癃，利小便"。古医方书或用其屎或燕卵。今罕用之。

关于本品的生境、形态，《别录》仅云"生高山平谷"。梁·陶弘景云："燕有两种，有胡、有越。紫胸轻小者是越燕，不入药用；胸斑黑，声大者是胡燕。俗呼胡燕为夏候，其作窠喜长……窠亦入药用，与屎同。"《中华本草》认为胡燕的特征与今燕科动物金腰燕*Hirundo daurica* Linnaeus相符。[1]《本草纲目药物彩色图鉴》认为所谓胡、越两种，也就是家燕与金腰燕两种，现同等入药。该书取家燕*Hirundo rustica* Linnaeus为代表。[2]《历代本草药用动物名实图考》认为：陶弘景所言之两种，"紫胸轻小者是越燕"，是指金腰燕*H. daurica*；"胸斑黑"的胡燕，则是指家燕*H. rustica*。[3]今据《中国鸟类图鉴》中的图文，家燕*H. rustica*，额及喉部红色，具蓝色胸带，此即是所谓"胸斑黑"，亦即陶弘景所云胡燕。金腰燕同为燕科动物，学名为*Cecropis daurica*。其喉、胸腹部为白色，有淡紫色条纹，[4]此或许就是所谓"紫胸"者。古本草图多为黑白墨线图，无法区分此二燕，今统而述之于下。

《本草品汇精要》"燕"（图1）为彩图，绘一立于柳枝上的燕。其喉部红色，下有一圈黑色胸带。腹部白色，无任何紫色花纹。此即家燕*H. rustica*，亦即古代的胡燕。《食物本草》"燕"（图2）绘一在树间飞翔的燕，其喉部红色，其种亦同为家燕*H. rustica*。《太乙仙制本草药性大全》"燕屎"（图4）乃写意笔法，大致有燕形，示意而已。《本草纲目》金陵本"燕"（图6）绘两只鸟，其尾如剪，粗得燕形。《纲目》钱本"燕"（图7）绘一只燕展翅飞来，其胸前黑色，腹部白色，此似属家燕*H. rustica*。其下有花数朵，是否意味着花落燕来？《三才图会》"燕"（图9）绘田陌之间，群燕来聚。其燕虽小，栩栩如生。《本草原始》"燕"（图10）绘两只翻飞的燕。细部描绘虽欠精确，但燕姿颇为灵动。《古今图书集成·禽虫典》"燕图"（图14）绘柳树初绽绿，燕子飞来，春意盎然。其燕姿亦各不相同，生动活泼。《本草简明图说》"燕"（图15）绘两只飞燕追逐，甚有意趣。

【小结】

"燕"为《本经》所载早期药物之一。据陶弘景所云，"燕有两种，有胡、有越"。据其所载，"胸斑黑"的胡燕即今燕科动物家燕*Hirundo rustica* Linnaeus。"紫胸"的越燕，即同科动物金腰燕*Cecropis daurica* Linnaeus。《本草品汇精要》《食物本草》彩图所示皆为家燕*H. rustica*（胡燕）。此外，《纲目》钱本、《本草原始》《古今图书集成·禽虫典》《本草简明图说》等书所绘燕图亦能反映燕之特征。

1　国家中医药管理局《中华本草》编委会：《中华本草》（9），上海：上海科学技术出版社，1999：293-294.

2　谢宗万：《本草纲目药物彩色图鉴》，北京：人民卫生出版社，2000：462.

3　高士贤：《历代本草药用动物名实图考》，北京：人民卫生出版社，2013：428.

4　曲利明主编：《中国鸟类图鉴》，福州：海峡书局，2013：1029（家燕），1038-1039（金腰燕）.

48-20 伏翼

【品图】

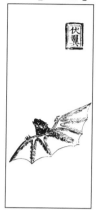

图1 图经(大)·伏翼

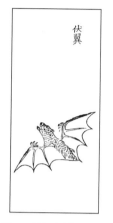

图2 图经(政)·伏翼

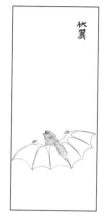

图3 图经(绍)·伏翼

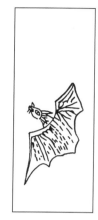

图4 歌括·伏翼

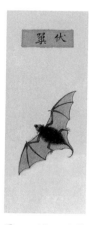

图5 品汇·伏翼

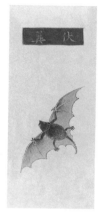

图6 食物·伏翼

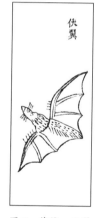

图7 蒙筌·伏翼

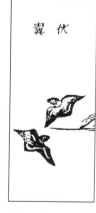

图8 太乙·伏翼

图9 太乙·天鼠

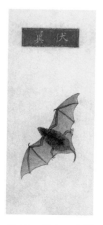

图10 雷公·伏翼

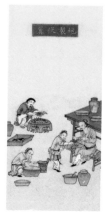

图11 雷公·炮制
伏翼

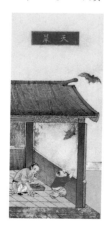

图12 雷公·天鼠

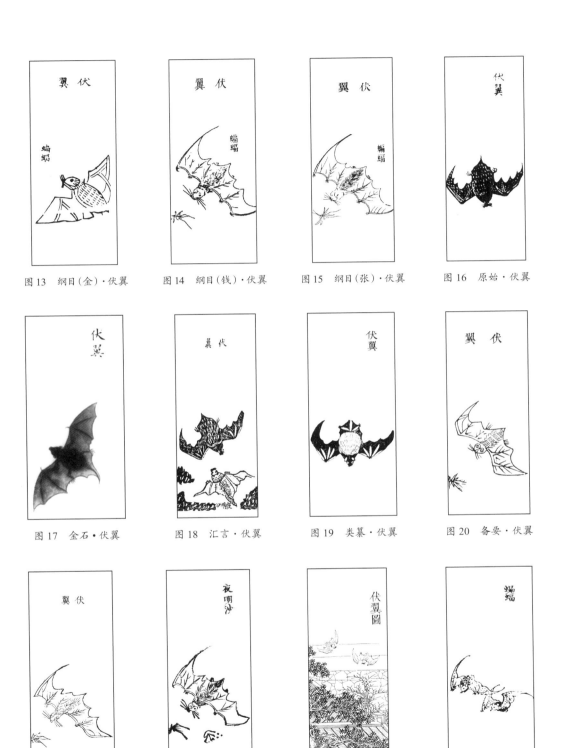

图 13　纲目(金)·伏翼　　　图 14　纲目(钱)·伏翼　　　图 15　纲目(张)·伏翼　　　图 16　原始·伏翼

图 17　金石·伏翼　　　图 18　汇言·伏翼　　　图 19　类纂·伏翼　　　图 20　备要·伏翼

图 21　会纂·伏翼　　　图 22　求真·夜
明沙　　　图 23　禽虫典·伏
翼图　　　图 24　图说·蝙蝠

本品24图，取自21书，其中6幅彩图。有承继关系的图可分4个书类。

《本草图经》：该书"伏翼"图分别存于《大观》（图1）、《政和》（图2）、《绍兴》（图3）。此三传本药图大同小异，今以《政和》图2为《图经》图的代表。

仿绘该图的墨线图有：《本草歌括》图4（仿绘图1，简化）、《本草蒙筌》图7（主体仿绘图2，但头部触须仿绘《纲目》金陵本图13）、《本草纲目》金陵本（图13，有图注"蝙蝠"。在其头部增加了触须）。

《本草品汇精要》：该书"伏翼"（图5）的仿绘彩图有《食物本草》图6、《补遗雷公炮制便览》图10、《金石昆虫草木状》图17。

《本草纲目》（钱本）：该书"伏翼"（图14）的仿绘图有《纲目》张本图15、《本草备要》图20、《食物本草会纂》图21、《本草求真》图22。此外《本草简明图说》"蝙蝠"（图24）看似变形很大，但其肉翅最外翼的处理法，嘴有须等，均表明仿自钱本图14。

《本草原始》：该书"伏翼"（图16）的仿绘图有《本草汇言》图18（该图仿绘之外，增绘了团块状的夜明砂）、《本草纲目类纂必读》图19（将原图图案化，增加若干白色条纹，与实物不合）。

以上24图中，除外15幅仿绘图，原创图有9幅（图2、5、8、9、11、12、14、16、23），详见下"鉴药"项。

【文录】

《本经》《别录》（见《证类》卷19"天鼠屎"）　一名鼠法，一名石肝。生合浦山谷。十月、十二月取。

梁《本草经集注》（同上）　陶隐居云：方家不复用，俗不识也。

唐《唐本草》（同上）《唐本》注云：李氏本草云：即伏翼屎也。伏翼条中不用屎，是此明矣。《方言》名仙鼠，伏翼条已论也。

宋《开宝本草》（同上）　今注：一名夜明沙。

《本经》《别录》（见《证类》卷19"伏翼"）　一名蝙蝠。生太山川谷及人家屋间。立夏后采，阴干。

梁《本草经集注》（同上）　陶隐居云：伏翼目及胆，术家用为洞视法，自非白色倒悬者，亦不可服之也。

唐《唐本草》（同上）《唐本》注云：伏翼，以其昼伏有翼尔。李氏《本草》云：即天鼠也。又云：西平山中别有天鼠，十一月、十二月取……《方言》：一名仙鼠，在山孔中食诸乳石精汁，皆千岁。头上有冠，淳白，大如鸠、鹊。食之令人肥健，长年。其大如鹑，未白者皆已百岁，而并倒悬，其石孔中屎皆白，如大鼠屎，下条天鼠屎，当用此也。

宋《本草图经》（同上）《图经》曰：此《仙经》所谓肉芝者也。其屎皆白，如大鼠屎。入药当用此。然今蝙蝠多生古屋中，白而大者，盖稀有。屎亦有白色者，料其出乳石处，山中生者，当应如此耳。

宋《本草衍义》卷16"伏翼" 白日亦能飞，但畏鸷鸟不敢出。此物善服气，故能寿。冬月不食，亦可验矣。

明《本草纲目》卷48"伏翼" 【释名】蝙蝠（音编福）、飞鼠（《宋本》）、夜燕。【时珍曰】伏翼，《尔雅》作服翼，齐人呼为仙鼠，仙经列为肉芝。【集解】【时珍曰】伏翼形似鼠，灰黑色。有薄肉翅，连合四足及尾如一。夏出冬蛰，日伏夜飞，食蚊蚋。自能生育，或云鼍虿化蝠，鼠亦化蝠，蝠又化魁蛤，恐不尽然。生乳穴者甚大。或云燕避戊己，蝠伏庚申，此理之不可晓者也。若夫白色者，自有此种尔。仙经以为千百岁，服之令人不死者，乃方士诳言也。陶氏、苏氏从而信之，迂矣。按李石《续博物志》云：唐陈子真得蝙蝠大如鸦，服之，一夕大泄而死。又宋刘亮得白蝙蝠、白蟾蜍合仙丹，服之立死。呜呼！书此足以破惑矣。其说始载于《抱朴子》书，葛洪误世之罪，通乎天下。又《唐书》云：吐番有天鼠，状如雀，大如猫，皮可为裘。此则别是一种鼠，非此天鼠也。

【鉴药】

"伏翼""天鼠屎"均首见于《本经》,各自独立成条。《唐本草》"天鼠屎"条引"李氏本草云：即伏翼屎也。伏翼条中不用屎，是此明矣。"《本草纲目》依此将两条合并，以"伏翼"为正名。一名蝙蝠。《唐本草》释名云："伏翼，以其昼伏有翼尔。"《本经》载"伏翼""主目瞑，明目，夜视有精光。久服令人喜乐，媚好无忧"；载"天鼠屎""主面痈肿，皮肤洗洗时痛，腹中血气，破寒热积聚，除惊悸"。古代医方书多用"天鼠屎"，《日华子》名之为"夜明砂"。今夜明砂犹有用者，蝙蝠不复使用。

关于本品的生境、形态，《本经》"伏翼"云"生太山川谷"。（《别录》补充"及人家屋间"）;《别录》"天鼠屎"云"生合浦山谷"。"太山"即今山东泰山；东汉"合浦"在今广西浦北县。可见此物南北都有，山谷及人家屋间皆可栖息。

运用蝙蝠的"目及胆"来"明目，夜视有精光"，带有浓厚的巫家用药色彩。古代与此相关的记载较多，有种种邪说（如"服之令人不死"），兹不赘述。其留存至今者，唯夜明砂还在使用。蝙蝠的若干习性，使古人感到新奇。寇宗奭云："白日亦能飞，但畏鸷鸟不敢出。此物善服气，故能寿。冬月不食，亦可验矣。"

李时珍对蝙蝠描述最详："伏翼形似鼠，灰黑色。有薄肉翅,连合四足及尾如一。夏出冬蛰，日伏夜飞，食蚊蚋……生乳穴者甚大。"按现代动物学，本品属于哺乳纲翼手目的兽类动物。时珍受时代限制，将此误置于禽部。《中华本草》指出本品原动物应为今蝙蝠科、蹄蝠科及菊头蝠科的多种蝙蝠，其举例包括蝙蝠科的蝙蝠

Vespertilio superans Thomas等7种。[1]《本草纲目药物彩色图鉴》选蝙蝠科普通伏翼 *Pipistrellus abramus* Temminck为代表。[2]鉴于古本草的图文资料尚不足以区分蝙蝠的诸多种类,兹不多列举当今的蝙蝠相关种类名。今将古本草相关原创图统述于下。

《**本草图经**》"伏翼"(图2)头似鼠,耳小,有薄肉翅,可知此即蝙蝠类动物。但将前足绘成多爪,与实物小有不符。《**本草品汇精要**》"伏翼"(图5)为精细写生图。其耳小,尾发达,全身毛呈黑褐色。此为蝙蝠*Vespertilio superans* Thomas。《**太乙仙制本草药性大全**》有2图,均为示意图:"伏翼"(图8)只绘了蝙蝠的轮廓;"天鼠"(图9)则非蝙蝠,无薄肉翅。此误图。《**补遗雷公炮制便览**》有图3幅。其中"伏翼"图10乃仿绘图。原创图2幅,其一为"炮制伏翼"(图11)乃据《雷公炮炙论》之法绘制。雷公法为:"每修事,先拭去肉上毛,去爪、肠,即留翅并肉,脚及嘴。然后用酒浸一宿,漉出,取黄精自然汁涂之,炙令干方用。"图中右两人抓住蝙蝠,去其毛爪等。左下一人蹲着用酒(旁有酒瓮,示意酒浸)拌和蝙蝠。左上一人抓住蝙蝠在火上直接烤炙。其二为"天鼠"(图12),绘一旧屋,有蝙蝠在内。一人蹲踞在地上拾拣蝙蝠(天鼠)所遗之粪便。屋外亦有一蝙蝠正在飞翔。此图表现的是收集天鼠屎(夜明砂)的场景。《**本草纲目**》钱本"伏翼"(图14)非写实图。其薄肉翼前方有4处出爪,误也。嘴部有须,此沿袭金陵本之误。另按李时珍所云"食蚊蚋",增绘硕大蚊虫一只。《**本草原始**》"伏翼"(图16)绘一倒悬的蝙蝠,通体黑色,薄肉翅的位置与形状均很准确。《**古今图书集成·禽虫典**》"伏翼图"(图23)绘人家屋顶墙垣间有蝙蝠两只。其嘴有须毛,乃沿袭金陵本图之误。但薄肉翅与四肢的关系尚无钱本之误。

【小结】

"伏翼""天鼠屎"均为蝙蝠,其药条首见于《本经》。夜明砂即蝙蝠粪。据李时珍对蝙蝠的描述,本品原动物应为今蝙蝠科、蹄蝠科及菊头蝠科的多种蝙蝠。其中常见的有蝙蝠科的蝙蝠*Vespertilio superans* Thomas、普通伏翼*Pipistrellus abramus* Temminck等。《本草图经》《本草品汇精要》《本草原始》等书所绘图较能反映本品的实物原貌。

---

1 国家中医药管理局《中华本草》编委会:《中华本草》(9),上海:上海科学技术出版社,1999:523-524.
2 谢宗万:《本草纲目药物彩色图鉴》,北京:人民卫生出版社,2000:462.

48–21 <ruby>鼫<rt>田鸟</rt></ruby>鼠

【品图】

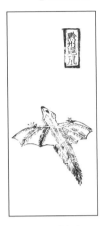

图1 图经(大)·黔
州鼺鼠

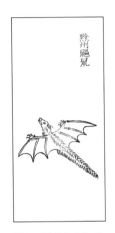

图2 图经(政)·黔
州鼺鼠

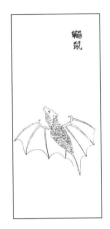

图3 图经(绍)·黔
州鼺鼠

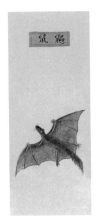

图4 品汇·鼺鼠

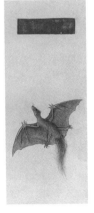

图5 食物·鼺鼠

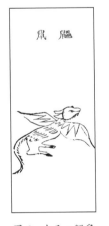

图6 太乙·鼺鼠

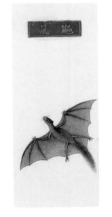

图7 雷公·鼺鼠

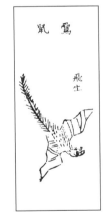

图8 纲目(金)·鼺鼠

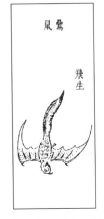

图9 纲目(钱)·鼺鼠

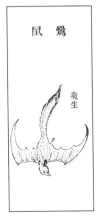

图10 纲目(张)·鼺鼠

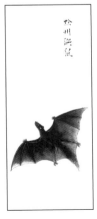

图11 金石·鼺鼠

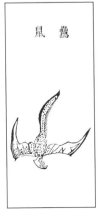

图12 会纂·鼺鼠

本品12图，取自12书，其中4幅彩图。有承继关系的图仅1个书类。

《本草图经》：该书"黔州鼺鼠"图分别存于《大观》（图1）、《政和》（图2）、《绍兴》（图3）。此三传本药图大同小异，今以《政和》图2为《图经》图的代表。

仿绘该图的墨线图有：《本草纲目》金陵本"鸓鼠"（图8）。该图造型仿自《图经》图2，但图形倒置，宛如从上飞下。此后《纲目》钱本图9又仿绘金陵本图8，仿中有改，使鸓鼠更像蝙蝠。此后《纲目》张本图10、《食物本草会纂》图12又均仿绘钱本图9。

仿绘该图的彩色图有：《本草品汇精要》"鼺鼠"（图4），该图将其尾巴缩短，薄肉翅增宽，使之更像蝙蝠。此后仿绘《品汇》的有《食物本草》图5、《补遗雷公炮制便览》图7、《金石昆虫草木状》图11。

以上12图中，除外10幅仿绘图，原创图只有2幅（图2、6），详见下"鉴药"项。

【文录】

《别录》（见《证类》卷18"鼺鼠"） 生山都平谷。

梁《本草经集注》（同上） 陶隐居云：鼺是鼯鼠。一名飞生。状如蝙蝠，大如鸱鸢，毛紫色暗，夜行飞生。

宋《本草图经》（同上）《图经》曰：今湖岭间山中多有之。状如蝙蝠，大如鸱鸢，毛紫色暗，夜行飞生。南人见之，多以为怪。

宋《本草衍义》卷16"鼺鼠" 毛赤黑色，长尾，人捕得，取皮为暖帽。但向下飞则可，亦不能致远。今关西山中甚有，毛极密，人谓之飞生者是也。

明《本草纲目》卷48"鸓鼠" 【释名】鼺鼠（《本经》）、鼯鼠（《尔雅》）、耳鼠（《山海经》）、夷由（《尔雅》）、鸓（《禽经》）。【时珍曰】案许慎《说文》云：鸓，飞走且乳之鸟也。故字从鸟，又名飞生。《本经》从鼠，以形似也。此物肉翅连尾，飞不能上，易至礌坠，故谓之鸓。俗谓痴物为鸓，义取乎此。亦名鼯鼠，与蝼蛄同名。【集解】【时珍曰】案郭氏注《尔雅》云：鼯鼠状如小狐，似蝙蝠肉翅四足。翅、尾、项、胁毛皆紫赤色，背上苍艾色，腹下黄色，喙、颔杂白色。脚短爪长，尾长三尺许。飞而乳子，子即随母后。声如人呼，食火烟。能从高赴下，不能从下上高。性喜夜鸣。《山海经》云：耳鼠状如鼠，兔首麋耳，以其尾飞。食之不眯，可御百毒，即此也。其形，翅联四足及尾，与蝠同，故曰以尾飞。生岭南者，好食龙眼。

【鉴药】

"鼺鼠"首见于《本经》。原置于兽部。《纲目》误将其移至禽部，故更名"鸓鼠"。时珍释名曰："此物肉翅连尾，飞不能上，易至礌坠，故谓之鸓。"《别录》载其"主堕胎，令产易"。其用药法是取其皮毛与产妇持之以助产。此乃巫医用药法残余。后世用此者罕。

关于本品的生境、形态，《别录》仅载"生山都平谷"。东汉的"山都"在今湖北谷城县。梁·陶弘景云："鸓是鼺鼠。一名飞生。状如蝙蝠，大如鸱鸢，毛紫色暗，夜行飞生。"此"鼺鼠"先见于《尔雅·释鸟》："鼺鼠，夷由。"晋·郭璞注："状如小狐，似蝙蝠，肉翅，翅尾项胁毛紫赤色，背上苍艾色，腹下黄喙颔杂白，脚短爪长，尾三尺许。飞且乳，亦谓之飞生。声如人呼，食火烟，能从高赴下，不能从下上高。"观此形态，"如小狐""飞且乳"，还应该是兽部。宋《图经》云："今湖岭间山中多有之。状如蝙蝠，大如鸱鸢，毛紫色暗，夜行飞生。南人见之，多以为怪。"可见当时这种亦兽亦鸟的动物还曾被作为怪物。寇宗奭也记述了此鼠："毛赤黑色，长尾，人捕得，取皮为暖帽。但向下飞则可，亦不能致远。今关西山中甚有，毛极密，人谓之飞生者是也。"这种"长尾""毛极密"的动物很难算是鸟。

李时珍对此物的看法，受许慎《说文》的影响很大。《说文·鸟部》："鸓：鼠形。飞走且乳之鸟也。从鸟畾声。"这是时珍改"鼺"为"鸓"的重要依据。时珍在引用《尔雅》郭璞注时，在其原文中增加了"子即随母后……性喜夜鸣"几个字。他认为《山海经》"兔首麋耳"的兽，就是"鸓鼠"。这种"鸓鼠""其形，翅联四足及尾，与蝠同，故曰以尾飞。生岭南者，好食龙眼。"现代的动物学家据以上记载，认为以上的鸓鼠、鼺鼠，与今鼯鼠科动物鼯鼠*Petaurista petaurista* Pallas基本相符。这种动物"翅联四足"，即在身体两侧的前后肢之间有"翅"（飞膜）相连，因此从高向低"飞"，就可以利用飞膜滑翔，却"不能从下上高"，"亦不能致远"。这样的滑翔当然不能像鸟一样上下飞腾。鼯鼠科隶属于哺乳纲啮齿目，属于鼠类，因此《本经》名之为"鼺鼠"是正确的，时珍改为"鸓鼠"有误。

1.《本草图经》：该书"黔州鼺鼠"（图2）绘一动物，头如鼠，肉翅如蝙蝠，但其薄肉翅没有与后肢相连，仅是带钩爪的前肢展开其肉翅。其脊梁与长尾连接，均有毛。此图形是根据晋·郭璞、宋·苏颂的描述，绘成这样"似蝙蝠，肉翅……脚短爪长，尾三尺许"。此后《品汇》仿绘时缩短尾巴，增加后肢，使之更像蝙蝠。《纲目》金陵本将此图改为俯冲形，头朝下。总之后世仿绘图都是在《图经》图2的基础上，根据各人想象改绘，越改越离谱。

2.《太乙仙制本草药性大全》：该书"鼺鼠"（图6）绘一只怪物：头生角，嘴带毛，前肢为翅、后肢为蹄。此图本是瞎想画成，无须多为之解析。

【小结】

"鼺鼠"为《本经》所载早期药物之一。李时珍依据《说文》将其名改为"鸓鼠"，并将该药从兽部误移到禽部。据晋·郭璞、梁·陶弘景、宋·苏颂所载，本品当为今鼯鼠科动物鼯鼠*Petaurista petaurista* Pallas。鉴于古代绘图者未能理解"翅联四足"真实形象，故自《本草图经》肇始，无一幅图能展示鼯鼠的真面貌。

48–22 寒号虫

【品图】

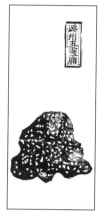

图1 图经(大)·潞州五灵脂

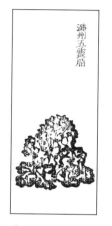

图2 图经(政)·潞州五灵脂

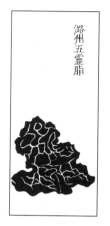

图3 图经(绍)·潞州五灵脂

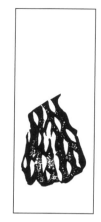

图4 歌括·五灵脂

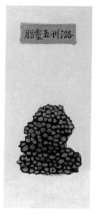

图5 品汇·潞州五灵脂

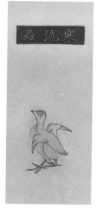

图6 食物·寒号虫

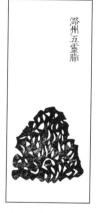

图7 蒙筌·潞州五灵脂

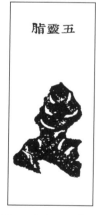

图8 太乙·五灵脂

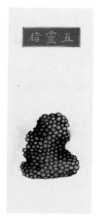

图9 雷公·五灵脂

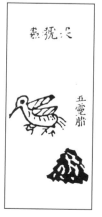

图10 纲目(金)·寒号虫

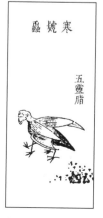

图11 纲目(钱)·寒号虫

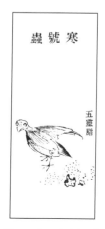

图12 纲目(张)·寒号虫

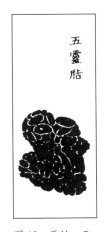

图13 原始·五灵脂

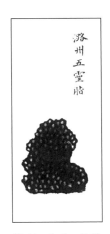

图14 金石·潞州五灵脂

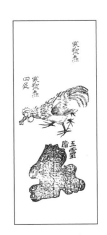

图15 汇言·寒号虫

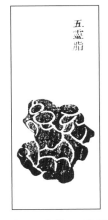

图16 类纂·五灵脂

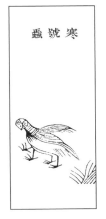

图17 备要·寒号虫

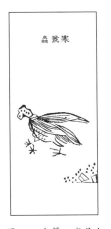

图18 会纂·寒号虫

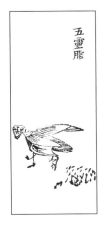

图19 求真·五灵脂

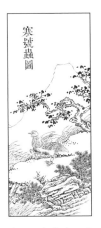

图20 禽虫典·寒号虫图

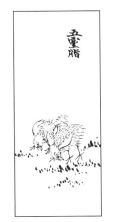

图21 图说·五灵脂

本品21图，取自21书，其中4幅彩图。有承继关系的图可分2个书类。

《本草图经》：该书"潞州五灵脂"图分别存于《大观》（图1）、《政和》（图2）、《绍兴》（图3）。此三传本药图大同小异，今以《政和》图2为《图经》图的代表。

仿绘该图的墨线图有：《本草歌括》"五灵脂"（图4）、《本草蒙筌》"潞州五灵脂"（图7）、《本草原始》"五灵脂"（图13）。此后仿绘《原始》图13的有《本草汇言》"寒号虫"（图15，其中除仿绘图13外，还另绘一鸡状"寒号虫"图，今将此图算原创图）、《本草纲目类纂必读》"五灵脂"（图16）。

仿绘该图的彩色图有：《本草品汇精要》"潞州五灵脂"（图

5）。此后仿绘《品汇》图5的有《补遗雷公炮制便览》"五灵脂"（图9）、《金石昆虫草木状》"潞州五灵脂"（图14）。

《本草纲目》（金陵本）：该书"寒号虫"（图10）的仿绘图有《纲目》钱本图11（该图中的寒号虫被绘成鸟头三角形，身披如甲虫般的翅羽、有4个脚爪的怪物）、《纲目》张本图12（对寒号虫再加修饰，减少了两只脚）、《本草备要》图17（仍如钱本图，有4只脚爪）、《食物本草会纂》图18（寒号虫的鸟头不知像何物）、《本草求真》图19（4足如钱本）。

以上21图中，除外14幅仿绘图，原创图有7幅（图2、6、8、10、15、20、21），详见下"鉴药"项。

【文录】

宋《开宝本草》（见《证类》卷22"五灵脂"） 出北地，此是寒号虫粪也。

宋《嘉祐本草》（同上） 今据寒号虫四足，有肉翅不能远飞，所以不入禽部。

宋《本草图经》（同上）《图经》曰：今惟河东州郡有之。云是寒号虫粪，色黑如铁，采无时。然多夹沙石，绝难修治。

宋《本草衍义》卷17"五灵脂" 此药虽不甚贵，然亦多有伪者。

宋《宝庆本草折衷》卷17"五灵脂"（此寒号虫粪也。○俗号香鼠屎。）续说云：《局方》来复丹用五灵脂，注云须五台山者。此山在潞州至北之地，所出五灵脂，辛烈芬郁，如乌豆及鼠屎状；亦有停积如没药块者。《琐碎录》谓独研五灵脂，但量多少，以麻油滴之则研成细末矣。

明《本草纲目》卷48"寒号虫"【释名】鹖鴠、独春，屎名五灵脂。【时珍曰】杨氏《丹铅录》谓，寒号虫即鹖鴠，今从之。鹖鴠，《诗》作盍旦，《礼》作曷旦，《说文》作鶡鴠，《广志》作侃旦，唐诗作渴旦，皆随义借名耳。扬雄《方言》云：自关而西谓之鹖鴠，自关而东谓之城旦。亦曰倒悬。周、魏、宋、楚谓之独春。郭璞云：鹖鴠，夜鸣求旦之鸟。夏月毛盛，冬月裸体，昼夜鸣叫，故曰寒号，曰鹖旦。古刑有城旦春，谓昼夜春米也。故又有城旦、独春之名。《月令》云：仲冬，曷旦不鸣。盖冬至阳生渐暖故也。其屎名五灵脂者，谓状如凝脂而受五行之灵气也。【集解】【时珍曰】曷旦乃候时之鸟也，五台诸山甚多。其状如小鸡，四足有肉翅。夏月毛采五色，自鸣若曰："凤凰不如我"。至冬毛落如鸟雏，忍寒而号曰："得过且过"。其屎恒集一处，气甚臊恶，粒大如豆。采之有如糊者，有粘块如糖者。人亦以沙石杂而货之。凡用以糖心润泽者为真。

【鉴药】

"五灵脂"首见于《开宝本草》。李时珍释名云："其屎名五灵脂者，谓状如凝脂而受五行之灵气也。"《开宝》云"此是寒号虫粪也"。《纲目》遂以"寒号虫"为本条正名。时珍释"寒号"曰:"夏月毛盛,冬月裸体,昼夜鸣叫,故曰寒号。"《开宝》载其"主治心腹冷气,小儿五疳,辟疫,治肠风,通利气脉,女子月闭"。此药古今皆常用作活血散瘀止痛药。

本品"是寒号虫粪",故被《开宝》置于虫鱼部。宋·苏颂《图经》载:"今惟河东州郡有之。云是寒号虫粪,色黑如铁。"南宋《宝庆本草》则云:"五灵脂,辛烈芬郁,如乌豆及鼠屎状;亦有停积如没药块者。"此描述十分准确,与今所用五灵脂相符。

何谓寒号虫?出于何地?《开宝》仅言"出北地"。《嘉祐本草》则云:"寒号虫四足,有肉翅不能远飞,所以不入禽部。"北宋人也未曾想到此虫乃是兽类。但南宋人陈衍《宝庆本草》云:"此寒号虫粪也。○俗号香鼠屎。"既然是鼠类,当入兽部。可惜《宝庆本草》在古代极少流传,因此从宋代到清末,五灵脂的来源总是围绕"寒号虫""寒号鸟"纠缠不休,就没人知道其来源还有"香鼠"一说!

李时珍最终将本品放在禽部,是基于他自己的考证。时珍首先依据明代大学问家杨慎的一句话,将"寒号虫"与禽类挂上了钩。杨慎《丹铅总录》卷5"鸟兽类"云:"鹖鴠……今北方有鸟名寒号虫,即此也。"于是时珍将"鹖鴠"作为突破口,又找出一连串的文献所载:"鹖鴠,《诗》作盍旦,《礼》作曷旦,《说文》作鴠鴠,《广志》作侃旦,唐诗作渴旦,皆随义借名耳。扬雄《方言》云:自关而西谓之鹖鴠,自关而东谓之城旦。亦曰倒悬。周、魏、宋、楚谓之独春。郭璞云:鹖鴠,夜鸣求旦之鸟。夏月毛盛,冬月裸体,昼夜鸣叫,故曰寒号,曰鹖旦。古刑有城旦春,谓昼夜春米也。故又有城旦、独春之名。《月令》云:仲冬,曷旦不鸣。盖冬至阳生渐暖故也。""鹖鴠"是古代一种非常有名的鸟,但现代药用动物书上无此名。偶见此名,也如古代一样,是作为五灵脂的基原。网络或云"鹖鴠"就是雉科动物褐马鸡*Crossoptilon mantchuricum* Swinchoe。褐马鸡是"鹖鸡",以勇著称,与上述名目似无关系。

李时珍在引证文献,认定寒号虫即"鹖鴠"之后,又述其形态:"曷旦乃候时之鸟也,五台诸山甚多。其状如小鸡,四足有肉翅。夏月毛采五色,自鸣若曰:'凤凰不如我'。至冬毛落如鸟雏,忍寒而号曰:'得过且过'。其屎恒集一处,气甚臊恶,粒大如豆。采之有如糊者,有粘块如糖者。人亦以沙石杂而货之。凡用以糖心润泽者为真。"此段话将民间传闻与实际用药搅和在一起。如云"状如小鸡,四足有肉翅",这样的鸟还飞得起来吗?时珍如何能证明"鹖鴠"的粪就是五灵脂?目前古籍中还没有找到任何能确证此点的线索。

解开此千古谜团,依靠的是现代动物学、中药学前辈学者的研究。他们从药材五灵脂入手,实地追溯此粪便来自何物,最终发现,产生五灵脂的原动物来自鼯鼠科的动物。此动物符合《嘉祐》所云"四足，有肉翅不能远飞"的特点。"肉翅"即其前后肢间的皮膜。南宋《宝庆本草》称之为"香鼠"，此鼯鼠也有"鼠"之名。古代五灵脂"出北地""河东州郡"，与今五灵脂主产河北、山西一带完全符合。至于具体的鼯鼠种类。近几十年来续有报道。《中药大辞典》总结为橙足鼯鼠（复齿鼯鼠）*Trogopterus xanthipes* Milne-Edwars和飞鼠（小飞鼠）*Pteromys volans* L.。[1]《中华本草》以复齿鼯鼠为其主要原动物，且注云同科动物小飞鼠*P. volans*的粪便在东北、新疆地区也作五灵脂使用。[2]《动物药志》收载的五灵脂原动物还有棕鼯鼠、高地鼯鼠、沟牙鼯鼠、灰头小鼯鼠、黑白鼯鼠、毛耳鼯鼠等。兹不赘举。

　　古代因为五灵脂来源始终不明，因此其相关插图也很混乱。今统述于下。

　　《本草图经》"潞州五灵脂"（图2）绘的是五灵脂的药材图，一团胶状、但又有颗粒的粪便。此图没有凭想象绘一原动物图，而是忠实地绘制了药材图。北宋"潞州"在今山西长治市。《食物本草》"五灵脂"（图6）绘一只褪了毛的鸡状物，示意"寒号鸟"。此或是依据郭璞注《方言》鸐鸟"鸟似鸡……冬无毛，赤倮，昼夜鸣"绘制而成。《太乙仙制本草药性大全》"五灵脂"（图8）绘的也是五灵脂药材图，形块不同其他图，非仿绘。《本草纲目》金陵本"五灵脂"（图10）由2个小图组成。上为原动物寒号虫，头似鸟头，下有4足，背上两块板状物，似示意鸟羽，又似示意甲虫的翅羽，不伦不类。下图为五灵脂药材图。《本草汇言》"五灵脂"（图15）也是由两部分组成。下为五灵脂药材，上为一只长有4足的公鸡，图注云"寒号虫，四足"，可能是怕人看不懂此怪图的意思而加的注。《古今图书集成·禽虫典》"寒号虫图"（图20）绘群山之中一动物：头如鸟头，有冠及披风状羽毛，翅如蝙蝠，身如马，四足如鸡。画士想象力如此怪异，令人叹为观止。《本草简明图说》"五灵脂"（图21）绘2只4足鸡，满地黑点，不知是草芽，还是这两鸡排出的粪便。

　　以上诸图，可以反映不同绘图者的品格。只绘五灵脂药材图的画士宁可忠实地描绘粪便，也不为画面美观或要吸引人去杜撰从来没见过的东西。

【小结】

　　"五灵脂"由《开宝本草》首次引入本草。因据说"是寒号虫粪"，被置于虫鱼部。《嘉祐本草》声明"寒号虫四足，有肉翅不能远飞，所以不入禽部"。宋《宝庆本草》记载"俗号香鼠屎"，但此说未曾流传下来。李时珍据杨慎云"鸐鸟"即"今北方有鸟名寒号虫"，遂将"鸐鸟"作为寒号虫的原动物，并将该药移到禽部。此说误导后人，产生了许多怪异的"五灵脂"插图。现代学者实地追溯排泄五灵脂的动物，最终找出其原动物即鼯鼠科动物，其中主要有复齿鼯鼠（橙足鼯鼠）*Trogopterus*

1　江苏新医学院：《中药大辞典》，上海：上海科学技术出版社，1977：384.

2　国家中医药管理局《中华本草》编委会：《中华本草》（9），上海：上海科学技术出版社，1999：552.

xanthipes Milne-Edwars及其同科近缘动物。此动物具有古本草所载"四足，有肉翅不能远飞"的特点，亦证实"香鼠"之名不诬。古本草图或忠实地描绘五灵脂药材形（如《本草图经》等），或依据文字想象绘出各种怪异的寒号虫图。

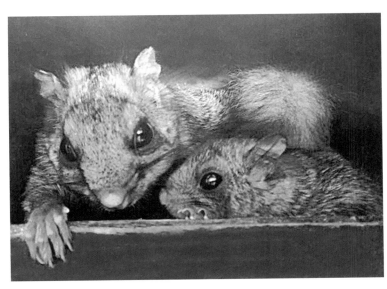

图 22　复齿鼯鼠（橙足鼯鼠）*Trogopterus xanthipes*

第四十九章　禽部

禽之三　林禽类

49-1　斑鸠

【品图】

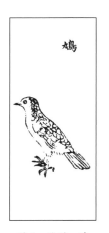

图1　饮膳·鸠

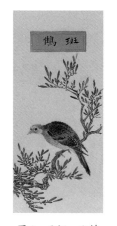

图2　品汇·斑鸠

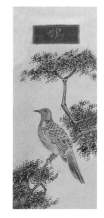

图3　食物·鸠

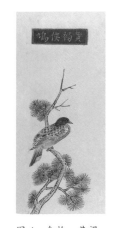

图4　食物·黄褐
侯鸠

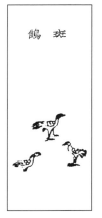

图5　太乙·斑鸠

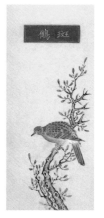

图6　雷公·斑鸠

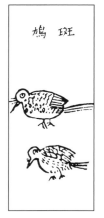

图7　纲目(金)·斑鸠

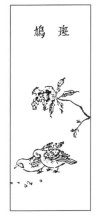

图8　纲目(钱)·斑鸠

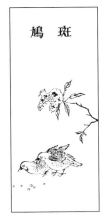

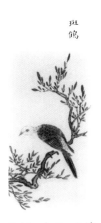

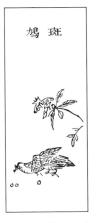

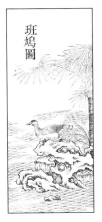

图 9　纲目（张）·斑鸠　　　图 10　金石·斑鷦　　　图 11　会纂·斑鸠　　　图 12　禽虫典·斑鸠图

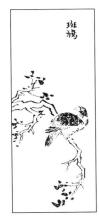

图 13　图说·斑鸠

本品13图，取自13书，其中5幅彩图。有承继关系的图可分2个书类。

《本草品汇精要》：该书"斑鷦"（图2）的仿绘者有《补遗雷公炮制便览》图6、《金石昆虫草木状》图10。

《本草纲目》（钱本）：该书"斑鸠"（图8）的仿绘者有《纲目》张本图9、《食物本草会纂》图11。

以上13图中，除外4幅仿绘图，原创图尚有9幅（图1、2、3、4、5、7、8、12、13），详见下"鉴药"项。

【文录】

宋《嘉祐本草》（见《证类》卷19"斑鷦"）　一名斑鸠。《范方》有斑鷦丸。是处有之。春分则化为黄褐侯，秋分则化为斑鷦。又有青鷦……又名黄褐鸟。

宋《本草衍义》卷16"斑鸠"　斑鸠也。尝养之数年，并不见春秋分化。有有斑者，有无斑者，有灰色者，有小者，有大者。久病虚损，人食之补气。虽有此数色，其用即一也。

明《本草品汇精要》卷28"斑鷦"　【名】斑鸠、布谷、黄褐侯鸟。【地】《图经》曰：处处有之，春分则化为黄褐，侯秋分则化为斑鷦。《衍义》曰：斑鷦，即斑鸠也。其性拙，不能为巢。《诗》云：维鹊有巢，维鸠居之。正谓此也。

明《本草纲目》卷49"斑鸠"　【释名】锦鸠（《范汪方》）、鹁鸠（《左传注》）、祝鸠。【时珍曰】鸠也，鹁也，其声也。斑也，锦也，其色也。隹者，尾短之名也。古者庖人以尸祝登尊俎，谓之祝鸠。此皆鸠之大而有斑者。其小而无斑者，曰隹，曰鹪，音葵，曰荆鸠，曰楚鸠也。鸠之子曰鹁鸠，曰役鸠，曰糠鸠，曰郎皋，曰辟皋。杨雄《方言》混列诸鸠，不足据。【集解】【时珍曰】鸣鸠能化鹰，而斑鸠化黄褐侯之说，则不知所出处也。今鸠小而灰色，及大而斑如梨花点者，并不善鸣。惟项下斑如真珠者，声大能鸣，可以作媒引鸠，入药尤良。鸠性悫孝，而拙于为巢，才架数茎，往往堕卵。天将雨即逐其雌，霁则呼而反之。故曰鹪巧而危，鸠拙而安。或云雄呼晴，雌呼雨。

【鉴药】

"斑鹪"首见于《嘉祐本草》。一名斑鸠。《本草纲目》以"斑鸠"为正名。李时珍释名曰："鸠也，鹁也，其声也。斑也，锦也，其色也。隹者，尾短之名也。"《中华本草》释名云："斑鹪者，谓其形如鹪而有斑纹者。"《嘉祐》载其"主明目。多食其肉，益气，助阴阳"。后世医方罕见用此入药。

"鸠"是古代非常有名的一类小鸟总名。其下又分很多种类。《嘉祐》本草记载这种斑鸠可因时令不同而转化为不同名称的鸟："春分则化为黄褐侯，秋分则化为斑鹪。"宋·寇宗奭为了验证《嘉祐》所说，"尝养之数年，并不见春秋分化。有有斑者，有无斑者，有灰色者，有小者，有大者。久病虚损，人食之补气。虽有此数色，其用即一也。"可见鸠类甚多。李时珍辨析的方法是："今鸠小而灰色，及大而斑如梨花点者，并不善鸣。惟项下斑如真珠者，声大能鸣，可以作媒引鸠，入药尤良。鸠性悫孝，而拙于为巢，才架数茎，往往堕卵。"《中华本草》据以上所述，认为与今鸠鸽科类数种动物是一致的。其中《纲目》所说"鸠小而灰色"者是指火斑鸠*Streptopopelia tranquebarica* (Harmann)；"大而斑如梨花点者"是山斑鸠*Streptopopelia orientalis* Latham；"项下斑如真珠者"是珠颈斑鸠*Streptopopelia sinensis* Scopoli。[1]这3种斑鸠在《中国鸟类图鉴》中均有大而精美的彩照可资对照。[2]今将古本草诸相关的本草插图统述于下。

《饮膳正要》"鸠"（图1）所绘之"鸠"的体型类似鸠鸽科动物。但因图形不够精细，无法深入确定种类。《本草品汇精要》"斑鹪"（图2）绘一斑鸠停于树枝上。此斑鸠额和头部灰色，后颈基部有一圈满是白色点的黑色块斑。此即珠颈斑鸠*S. sinensis*。是一幅非常精美的斑鸠图。《食物本草》有2图。其一"鸠"（图3）亦为写实图。该斑鸠的头部虽然不呈灰色，但其颈部的黑白斑块表明仍是珠颈斑鸠*S. sinensis*。其二"黄褐斑鸠"（图4）从图形来看，比图3还更类似珠颈斑鸠*S. sinensis*。其颈部仍有珠斑，头灰色。其他部均与此种符合。《太乙仙制本草药性大全》"斑鹪"（图5）绘3只小鸟，或类小鸡状。此示意图，无法多加辨析。《本草纲目》金陵

1　国家中医药管理局《中华本草》编委会：《中华本草》(8)，上海：上海科学技术出版社，1999：494-495.
2　曲利明主编：《中国鸟类图鉴》，福州：海峡书局，2013：590-596.

本"斑鸠"（图7）绘上下两只斑鸠。体圆卵形，描绘简单，无法用于鉴药。《纲目》钱本"斑鸠"（图8）绘石榴树下两斑鸠。其体型肥硕，虽略具鸠形，无法知其种类。《古今图书集成·禽虫典》"斑鸠图"（图12）绘海边棕榈树下仁立一鸟，其大如鸭，全无鸠形。风景甚美，鸟则误绘。《本草简明图说》"斑鸠"（图13）绘一鸟停于树枝上，此鸟嘴有弯钩形的喙，非如斑鸠头圆嘴小，无法认作斑鸠。

【小结】

"斑鷦"为《嘉祐本草》新增药。一名斑鸠。"鸠"类种类较多。据李时珍所云，可知其提及3种鸠鸽科动物，包括该科动物火斑鸠*Streptopopelia tranquebarica* (Harmann)、山斑鸠*Streptopopelia orientalis* Latham、珠颈斑鸠*Streptopopelia sinensis* Scopoli。《本草品汇精要》《食物本草》所绘斑鸠均为珠颈斑鸠*S. sinensis*。此外《饮膳正要》《纲目》钱本等，所绘似为鸠鸽科动物，但无法判别种类。

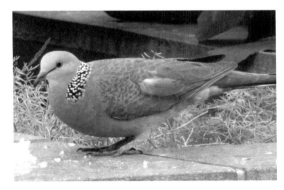

图14　珠颈斑鸠*Streptopopelia sinensis*

49–2　鸤鸠

【品图】

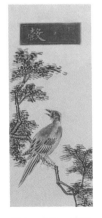

图1　食物·布谷

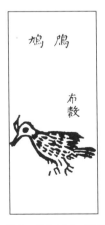

图2　纲目（金）·鸤鸠

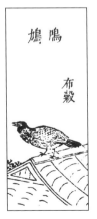

图3　纲目（钱）·鸤鸠

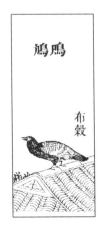

图4　纲目（张）·鸤鸠

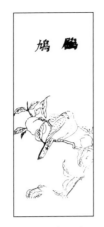

图5 三才·鸤鸠-1

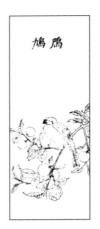

图6 三才·鸤鸠-2

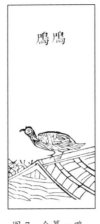

图7 会纂·鸤鸠

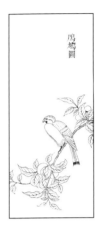

图8 禽虫典·鸤鸠图

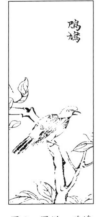

图9 图说·鸤鸠

本品9图，取自8书，其中1幅彩图。有承继关系的图可分2个书类。

《本草纲目》（钱本）：该书"鸤鸠"（图3）的仿绘者有《纲目》张本图4、《食物本草会纂》图7。

《三才图会》：该书"鸤鸠-2"（图6）的仿绘者有《古今图书集成·禽虫典》"鸤鸠图"（图8）。

以上9图中，除外3幅仿绘图，原创图尚有6幅（图1、2、3、5、6、9），详见下"鉴药"项。

【文录】

唐《本草拾遗》（见《证类》卷19"二十六种陈藏器馀·布谷脚脑骨"） 陈藏器云：又江东呼为郭公，北人云：拨谷一名获谷，似鹞，长尾。《尔雅》云：鸤鸠。注云：今之布谷也，牝牡飞鸣，以翼相拂。《礼记》云：鸣鸠拂其羽。郑注云：飞且翼相击。

明《本草纲目》卷49"鸤鸠" 【释名】布谷（《列子》）、鹄鵴（音夏匊）（《尔雅注》）。【时珍曰】布谷名多，皆各因其声似而呼之。如俗呼阿公阿婆、割麦插禾、脱却破袴之类，皆因其鸣时可为农候故耳。或云：鸤鸠即《月令》鸣鸠也，鸤乃鸣字之讹，亦通。《禽经》及《方言》并谓鸤鸠即戴胜，郭璞云非也。【集解】【时珍曰】案《毛诗义疏》云：鸣鸠大如鸠而带黄色，啼鸣相呼而不相集。不能为巢，多居树穴及空鹊巢中。哺子朝自上下，暮自下上也。二月谷雨后始鸣，夏至后乃止。

【鉴药】

"布谷脚脑骨"首见于《本草拾遗》。李时珍释名云："布谷名多，皆各因其声似而呼之。如俗呼阿公阿婆、割麦插禾、脱却破袴之类，皆因其鸣时可为农候故耳。"时珍以郭璞注《尔雅》"鸤鸠，鹄鵴"云："今之布谷也，江东呼为获谷。"故以"鸤鸠"为本条正名。《拾遗》未载其治疗之功，唯言其脚脑骨可"令人夫妻相爱"。此古代民俗传说而已。明《食物本草》载其"主安神定志，令人少睡"。后世医方书亦少用之。

关于本品的生境、形态，陈藏器云："又江东呼为郭公，北人云：拨谷一名获谷，似鹞，长尾。"其名郭公、拨谷、获谷等皆为不同的拟声之名。本品好鸣叫，其鸣可为农候。故为民间熟知。李时珍云："案《毛诗义疏》云：鸣鸠大如鸠而带黄色，啼鸣相呼而不相集。不能为巢，多居树穴及空鹊巢中。哺子朝自上下，暮自下上也。二月谷雨后始鸣，夏至后乃止。"其中提到布谷鸟"不能为巢，多居树穴及空鹊巢中"的习性。《诗经》云"维鹊有巢，维鸠居之"。后世演化为成语"鸠占鹊巢"，即与鸤鸠不能为巢的习性有关。《中华本草》据上述记载，谓与今杜鹃科鸟类大致相符。且称现今称为布谷鸟者，主要为该科动物大杜鹃*Cuculus canorus* Linnaeus。[1]

《食物本草》"鸤鸠"（图1）绘一鸟停于高枝作鸣叫状。其上体暗灰色为主，脚趾均黄。此似为大杜鹃*C. canorus*。《本草纲目》金陵本"鸤鸠"（图2）有图注"布谷"。其鸟头上有冠，身短、尾促，并无布谷之形。草率示意图，议之无益。《纲目》钱本"鸤鸠"（图3）乃新绘，以屋脊为背景，绘一鹞鵴形、体肥胖的鸟，与布谷轻巧体型不合。《三才图会》2图，"鸤鸠-1"（图5）绘桃树上伫立一鸟，此鸟之形与布谷相似。"鸤鸠-2"（图6）同样是果树上停立一鸟，其鸟尾羽等亦似布谷。《本草简明图说》"鸤鸠"（图9）亦绘一鸟停枝，从此鸟形体来看，近似鸤鸠。

【小结】

"布谷"为《本草拾遗》所载药，李时珍尊《尔雅》，改用"鸤鸠"为正名。据陈藏器、李时珍记载的别名、形态、不能为巢的习性等，今或谓与杜鹃科鸟类相符，现今布谷主要指大杜鹃*Cuculus canorus* Linnaeus。《食物本草》所绘即此大杜鹃*C. canorus*。《三才图会》所绘亦与本品基本相似。

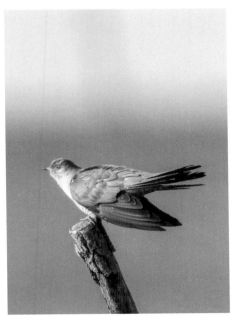

图 10　大杜鹃 *Cuculus canorus*

1　国家中医药管理局《中华本草》编委会：《中华本草》（9），上海：上海科学技术出版社，1999：497.

49–3 桑扈

【品图】

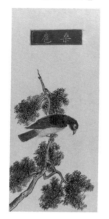

图1 食物·桑扈

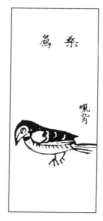

图2 纲目（金）·桑扈

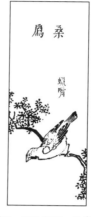

图3 纲目（钱）·桑扈

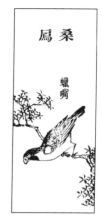

图4 纲目（张）·桑扈

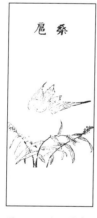

图5 三才·桑扈

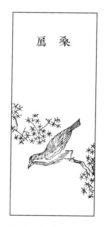

图6 会纂·桑扈

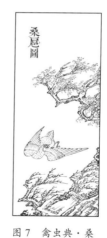

图7 禽虫典·桑扈图

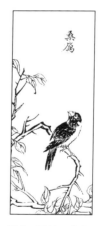

图8 图说·桑扈

5002

　　本品8图，取自8书，其中1幅彩图。有承继关系的图可分2个书类。

　　《本草纲目》（钱本）：该书"桑扈"（图3）的仿绘者有《纲目》张本图4、《食物本草会纂》图6。

　　《三才图会》：该书"桑扈"（图5）的仿绘者有《古今图书集成·禽虫典》"桑扈图"（图7）。其中鸟图系仿绘，但将原禾本科植物背景换成山间丛树。

　　以上8图中，除外3幅仿绘图，原创图尚有5幅（图1、2、3、5、8），详见下"鉴药"项。

【文录】

明《食物本草》卷3"桑扈"　此鸟不食粟，喜盗膏脂而食之，所以于人有补。又名窃脂，俗呼青嘴。

明《本草纲目》卷49"桑鳸"　【释名】青雀（郭璞）。【时珍曰】鳸意同扈，止也。《左传》少皞氏以鸟名官，九鳸为九农正，所以止民无淫也。桑鳸乃鳸之在桑间者。其嘴或淡白如脂，或凝黄如蜡，故古名窃脂，俗名蜡嘴。浅色曰窃。陆机谓其好盗食脂肉，殆不然也。【集解】【时珍曰】鳸鸟处处山林有之。大如鸲鹆，苍褐色，有黄斑点，好食粟稻。《诗》云"交交桑鳸，有莺其羽"是矣。其嘴喙微曲而厚壮光莹，或浅黄浅白，或浅青浅黑，或浅玄浅丹。鳸类有九种，皆以喙色及声音别之，非谓毛色也。《尔雅》云：春鳸鳼鴠，夏鳸窃玄，秋鳸窃蓝，冬鳸窃黄，桑鳸窃脂，棘鳸窃丹，行鳸唶唶，宵鳸啧啧，老鳸鷃鷃，是矣。今俗多畜其雏，教作戏舞。

【鉴药】

"桑扈"首见于《食物本草》。《本草纲目》改"扈"为"鳸"。李时珍释名曰："鳸意同扈，止也。《左传》少皞氏以鸟名官，九鳸为九农正，所以止民无淫也。桑鳸乃鳸之在桑间者。"《食物》载其"主肌羸虚弱，益脾，泽肤"。后世未见用此入药。

讨论本品来源，就要涉及该鸟的一个重要形态特征。该鸟之名见于《尔雅》："桑鳸，窃脂。"晋·郭璞注："俗谓之青雀，觜曲，食肉，好盗脂膏，因名云。"也就是说，此鸟的嘴型特殊（觜曲），好偷吃肉及脂膏，故得别名"窃脂"。类似记载还可见《春秋左传注疏》卷48："陆玑《毛诗义疏》云：窃脂，青雀也。好窃人脯肉及箭中膏，故以名窃脂也。"一只小鸟，如何能有偷食人家脯肉的习性呢？这又与其嘴有什么关系呢？李时珍为之解疑曰："其嘴或淡白如脂，或凝黄如蜡，故古名窃脂，俗名蜡嘴。浅色曰窃。陆机谓其好盗食脂肉，殆不然也。"可见"窃脂"本意指此鸟的嘴色浅如脂，也有的"凝黄如蜡"，所以得了两个别名（"窃脂""蜡嘴"）。这也是辨认此鸟的标志之一。明《食物本草》"桑鳸"条依据古代的传说，撰文曰"此鸟不食粟，喜盗膏脂而食之，所以于人有补。又名窃脂，俗呼青嘴"。李时珍指出，此鸟"好食粟稻"。现代研究其食用野生植物的种子、浆果及鳞芽，故知该鸟仍是素食者。

李时珍对该鸟的形态知之甚详："鳸鸟处处山林有之。大如鸲鹆，苍褐色，有黄斑点，好食粟稻。《诗》云'交交桑鳸，有莺其羽'是矣。其嘴喙微曲而厚壮光莹，或浅黄浅白，或浅青浅黑，或浅玄浅丹。鳸类有九种，皆以喙色及声音别之，非谓毛色也。"且提到"今俗多畜其雏，教作戏舞"。《中华本草》据此描述，认为该鸟与今之雀科动物黑头蜡嘴雀*Eophona personata* (Temminck)相符。[1]今将古本草相关

———————
1　国家中医药管理局《中华本草》编委会：《中华本草》（9），上海：上海科学技术出版社，1999：516.

原创插图统述于下。

《食物本草》"桑扈"（图1）绘一鸟，头黑、身灰黑，腹部色浅，嘴稍大而尖锐。其整体形状类似黑头蜡嘴雀*E. personata*，但嘴色青灰，非蜡黄色。《本草纲目》金陵本"桑鳸"（图2）乃示意图，有图注"蜡嘴"。所绘之鸟的嘴型粗短呈锥状，最似桑鳸。其余身、爪等乃随意为之，未可为凭。《纲目》钱本"桑鳸"（图3）另绘图形，添加树枝，所绘之鸟嘴型亦符合桑鳸特征。鸟之整体形状亦近似蜡嘴雀属（*Eophona*）动物之形。《三才图会》"桑扈"（图5）绘一鸟在粟稻之上。其鸟飞翔，难辨其体。参照其仿绘图《禽虫典》图7，可知此鸟形并无桑鳸特征。所绘粟稻，乃据本品"好食粟稻"添加。《本草简明图说》"桑鳸"（图8）绘一鸟停枝。其嘴型最具有蜡嘴雀属（*Eophona*）动物的特征，粗短锥状。鸟形亦似，故此图似为写实图。

【小结】

"桑扈"晚至明《食物本草》始进入本草。《本草纲目》改"扈"为"鳸"。《左传》少皞氏以鸟名官，其中就有"九鳸"之名。该鸟又名"窃脂""蜡嘴"，均因其嘴色得名，非传说中因"好盗脂膏"得名。据李时珍所述形态，此鸟与雀科动物黑头蜡嘴雀*Eophona personata* (Temminck)相符。古本草图中，《食物本草》《本草纲目》金陵本、钱本、《本草简明图说》均能注意突出该鸟的嘴部特征。

49–4　伯劳

【品图】

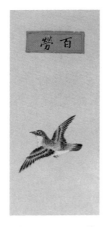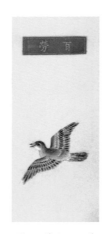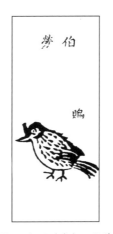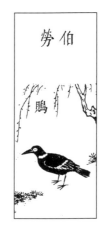

| 图1　品汇·百劳 | 图2　雷公·百劳 | 图3　纲目（金）·伯劳 | 图4　纲目（钱）·伯劳 |

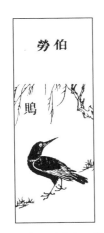

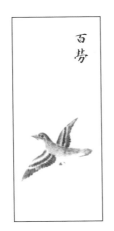

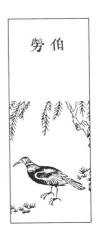

图5　纲目（张）·伯劳　　　　图6　金石·百劳　　　　图7　图谱·伯劳　　　　图8　会纂·伯劳

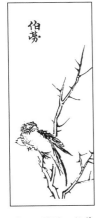

图9　图说·伯劳

本品9图，取自9书，其中4幅彩图。有承继关系的图可分2个书类。

《本草品汇精要》：该书"伯劳"（图1）的仿绘者有《补遗雷公炮制便览》图2、《金石昆虫草木状》图6。《本草图谱》图7又仿绘《金石》图6。

《本草纲目》（钱本）：该书"伯劳"（图4）的仿绘者有《纲目》张本图5、《食物本草会纂》图8。

以上9图中，除外5幅仿绘图，原创图尚有4幅（图1、3、4、9），详见下"鉴药"项。

【文录】

宋《嘉祐本草》（（见《证类》卷19"百劳"）　郑礼注云：鵙，博劳也。

宋《证类本草》（同上）《楚辞》云：左见兮鸣鵙，言具鸣恶也。《白泽图》云：屋间斗，不祥。《月令》云：鵙始鸣。郑云：博劳民。

明《本草品汇精要》卷28"百劳"【名】鵙、博劳、伯赵。【地】旧不著所出州土，今处处有之。郑《礼》注云：鵙，博劳也，其飞不能翱翔，但竦翅上下而已。《月令》鵙始鸣，应阴气之动，阳气为仁义，阴气为残贼。伯劳，贼害之鸟也，其声鵙鵙，故因其音而名之。《诗》曰：七月鸣鵙，八月载绩。盖仓庚知分，鸣鵙知至，故阳气分而仓庚鸣，可蚕之候也；阴气至而鵙鸣，可绩之候也。或曰：鵙鸣在上，蛇盘不动；鹊鸣在上，猬反不行。金得伯劳之血则昏，铁得鵙鸡之膏则莹，石得鹊髓则化，银得雉粪则枯，凡物之相制有如此也。

明《本草纲目》卷49"伯劳"【释名】伯鹩（《夏小正》注）、博劳（《诗疏》）、鵙（《豳诗》。音昊）、鴂（《孟子》，音决）。【时珍曰】案曹植《恶鸟论》云：鵙声嗅，故以名之。感阴气而动，残害之鸟也。谓其为恶声者，愚人信之，通士略之。世传尹吉甫信后妻之谗，杀子伯奇，后化为此鸟。故所鸣之家以为凶者，好事傅会之言也。伯劳，象其声也。伯赵，其色皂也，赵乃皂讹。【集解】【时珍曰】伯劳即鵙也。夏鸣冬止，乃《月令》候时之鸟。本草不著形状，而后人无识之者。郭璞注《尔雅》云：鵙似鶷鷋而大。服虔云：鶷鷋，音辖轧，白项鸦也。张华注《禽经》云：伯劳形似鸲鹆。鸲鹆喙黄，伯劳喙黑。许慎《说文》云：鸲鹆似鵙而有帻。颜师古注《汉书》谓鴂为子规。王逸注《楚辞》谓鴂为巧妇。扬雄《方言》谓鵙为鶪鴙。陈正敏《遯斋闲览》谓鵙为枭。李肇《国史补》谓鴂为布谷。杨慎《丹铅录》谓鵙为驾梨。九说各异。窃谓鵙既可以候时，必非希见之鸟，今通考其得失。王说已谬，不必致辩。据郭说，则似今苦鸟。据张、许二说，则似今之百舌，似鸲鹆而有帻者。然鵙好单栖，鸣则蛇结。而百舌不能制蛇，为不同也。据颜说，则子规名鶗鴂，音弟桂，伯劳名鴂，音决。且《月令》起于北方，子规非北鸟也。据扬说，鶪鴙乃寒号虫，惟晋地有之。据陈说，则谓其目击，断然以为枭矣，而不具其形，似与陈藏器鵙即枭之说不合。而《尔雅》鸥鶋一名鸮鴂，与此不同。据李说，则布谷一名鸪鹁，字音相近，又与《月令》鸣鸠拂其羽相犯。据扬说，则驾犁乃鸎鸠，小如鸲鹆，三月即鸣，与《礼记》"五月鵙始鸣"、《豳风》"七月鸣鵙"之义不合。八说不同如此，要之，当以郭说为准。案《尔雅》谓鹊、鵙之丑，其飞也翪，敛足竦翅也。既以鹊、鵙并称，而今之苦鸟大如鸠，黑色，以四月鸣，其鸣曰苦苦，又名姑恶，人多恶之。俗以为妇被其姑苦死所化，颇与伯奇之说相近，但不知其能制蛇否。《淮南子》云：伯劳之血涂金，人不敢取。

【鉴药】

"百劳"首见于《嘉祐本草》。《本草纲目》改作"伯劳"为正名。李时珍释名曰："伯劳，象其声也。"《嘉祐》载其毛"主小儿继病"。此早期一种民俗用药法，后世未见用者。

"伯劳"之名甚多，如鵙、博劳、百劳、伯鹩等，皆因其鸣声得名。古代关于此鸟的传说较多，被作为一种害鸟与不祥之鸟。李时珍认为："伯劳即鵙也。夏鸣冬止，乃《月令》候时之鸟。本草不著形状，而后人无识之者。"古籍中对此鸟的形态有9种说法（例如：似白项鸦、似鸲鹆、似鵙、子规、巧妇、鶪鴙、枭、布谷、驾梨。详见"文录"）。时珍曰："窃谓鵙既可以候时，必非希见之鸟"。时珍逐一加以评说，最后结论是"当以郭说为准"。郭说即郭璞注《尔雅》"鵙，伯劳"："似鶷鷋而大。""鶷鷋"又是什么？时珍云："服虔云：鶷鷋，音辖轧，白项鸦也。"查东汉·服虔此说，可见于《初学记》卷30"鸟部"引《通俗文》曰："白头乌谓之鶷鷋。"另据载鶷鷋今作为鸫科鸫属动物乌鸫*Turdus merula* Linnaeus的别名，[1]也就是百舌鸟的基原。此与服虔之说并不相同。

与李时珍不同的是，现代研究者看中以上9说中的另外一说："张华注《禽经》云：伯劳形似鸲鹆。鸲鹆喙黄，伯劳喙黑。"谢宗万认为此说很逼真。"鸲鹆"即八哥。伯劳确与八哥相似，其嘴颜色为黑色，但有多种。谢氏《本草纲目药物彩色图鉴》以伯劳科常见种红尾伯劳*Lanius cristatus* Linnaeus为代表。[2]高士贤亦持此说，但增加了虎纹伯劳*Lanius tigrinus* Deapiez一种。[3]如此看来，伯劳的基原还有进一步考证的必要。

1.《本草品汇精要》：该书"百劳"（图1）乃写实图，其鸟体甚小，鸟喙根部有两小块突起，眼周有白圈，通体毛色灰棕色，羽毛有白色横纹，尾羽较短。爪为浅棕色。似为伯劳科动物，具体种类不明。

2.《本草纲目》（金陵本）：该书"伯劳"（图3）有图注"鵙"。此图为示意图，乃一小鸟。头有冠。按时珍引"许慎《说文》[4]云：鸲鹆似鵙而有帻。""鸲鹆"即八哥，此或是仿八哥绘成此图。其身及羽皆随手涂就，无须深究。

3.《本草纲目》（钱本）：该书"伯劳"（图4）绘野外一黑色之鸟，形似鸦，颈部有白圈。此或是据李时珍引"服虔云……白项鸦也"之文想象绘成。

4.《本草简明图说》：该书"伯劳"（图9）一鸟停枝。此鸟正面向人，嘴尖目锐，尾较长。其余特征不明显。原动物不明。

【小结】

"百劳"为《嘉祐本草》新增药。《本草纲目》改作"伯劳"。李时珍归纳古代伯劳来源有9种说法，时珍独取郭璞注《尔雅》之说，云"似鹡鸰而大"。今"鹡鸰"或作鸫科动物乌鸫*Turdus merula* Linnaeus的别名。故伯劳或亦为近似动物。又现代学者据"鸲鹆喙黄，伯劳喙黑"，谓其为伯劳科红尾伯劳*Lanius cristatus* Linnaeus或虎纹伯劳*Lanius tigrinus* Deapiez。《本草品汇精要》有精美写实图，其形似为伯劳科动物，具体种类不明。其余插图或类"鸲鹆"（八哥）有冠，或类白项鸦，然皆似是而非。

---

1 高士贤：《历代本草药用动物名实图考》，北京：人民卫生出版社，2013：98.

2 谢宗万：《本草纲目药物彩色图鉴》，北京：人民卫生出版社，2000：466.

3 高士贤：《历代本草药用动物名实图考》，北京：人民卫生出版社，2013：97.

4 说文：查《说文》无此文，文见《证类》卷19"鸲鹆肉"引《唐本》注云："鸟似鵙而有帻者是。"

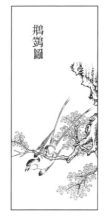

图1　禽虫典·鹎鹃图

【品图】

本品仅此1图，为原创图。详见下"鉴药"项。

【文录】

明《本草纲目》卷49"鹎鸠"【时珍曰】鹎鸠，《尔雅》名鹎𪃦，音批及。又曰：鴶鹎，音匹汲，戴胜也。一曰鶝鹎，讹作批鹎鸟。罗愿曰：即祝鸠也。江东谓之乌鸹，音匊，又曰雅鸹。小于乌，能逐乌。三月即鸣，今俗谓之驾犁，农人以为候。五更辄鸣，曰架架格格，至曙乃止。故滇人呼为榨油郎，亦曰铁鹦鹉。能啄鹰、鹘、乌、鹊，乃隼属也。南人呼为凤凰皂隶，汴人呼为夏鸡。古有催明之鸟，名唤起者，盖即此也。其鸟大如燕，黑色，长尾有岐，头上戴胜。所巢之处，其类不得再巢，必相斗不已。杨氏指此为伯劳，乃谓批颊为鹎鸡，俱误矣。《月令》：三月戴胜降于桑。

【鉴药】

"鹎鸠"原置于"伯劳"条之后作为附录药。李时珍引录前人文献及个人考证意见，未言及其入药与否。

关于本品的来源，李时珍有较长的考证（详见上"文录"）。其考证的线路是：

先考文献：鹎鸠首见于《尔雅》，名鹎𪃦，音批及。此发音类似"鴶鹎"。《尔雅》"鴶鹎，戴鵀。"郭璞注："鵀即头上胜，今亦呼为戴胜。"首先从文献、发音，推导出"鹎鸠"即"戴胜"。

然后再考察"戴胜"的有关记载及民间的各种称呼："戴胜也。一曰鶝鹎，讹作批鹎鸟。罗愿曰：即祝鸠也。江东谓之乌鸹，音匊，又曰雅鸹。小于乌，能逐乌。三月即鸣，今俗谓之驾犁，农人以为候。五更辄鸣，曰架架格格，至曙乃止。故滇人呼为榨油郎，亦曰铁鹦鹉。能啄鹰、鹘、乌、鹊，乃隼属也。南人呼为凤凰皂隶，汴人呼为夏鸡。古有催明之鸟，名唤起者，盖即此也。"

最后总结："其鸟大如燕，黑色，长尾有岐，头上戴胜。所巢之处，其类不得再巢，必相斗不已。"据以上李时珍的考证，今或谓本品为戴胜科动物戴胜*Upupa epopus* Linnaeus。[1]

1　高士贤：《历代本草药用动物名实图考》，北京：人民卫生出版社，2013：432；国家中医药管理局《中华本草》编委会：《中华本草》（9），上海：上海科学技术出版社，1999：503.

《古今图书集成·禽虫典》：该书"鹎鵊图"（图1）绘一鸟，长尾有岐，然头上无戴胜。其图精细美观，考虑此图未必是写生，故难以为证。

【小结】

"鹎鸠"原为"伯劳"条后附录药。据李时珍的考证，今或谓本品为戴胜科动物戴胜*Upupa epopus* Linnaeus。《古今图书集成·禽虫典》的附图与戴胜不符。

49-6　鸲鹆

【品图】

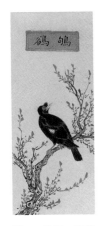

图1　品汇·鸲鹆

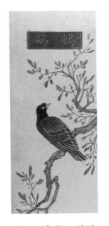

图2　食物·鸲鹆

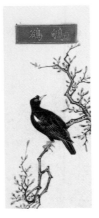

图3　雷公·鸲鹆

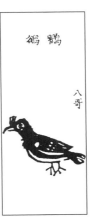

图4　纲目（金）·鸲鹆

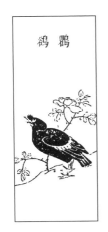

图5　纲目（钱）·鸲鹆

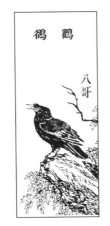

图6　纲目（张）·鸲鹆

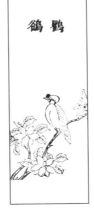

图7　三才·鸲鹆

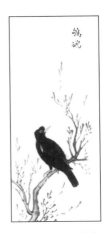

图8　金石·鸲鹆

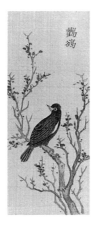

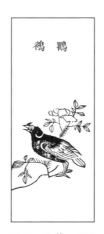
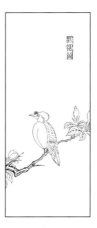
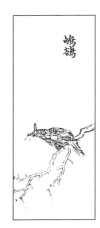

图 9　图谱·鸜鹆　　图 10　会纂·鸜鹆　　图 11　禽虫典·鸜　　图 12　图说·鸲鹆
　　　　　　　　　　　　　　　　　　　　　　　　鹆图

本品12图，取自12书，其中5幅彩图。有承继关系的图可分3个书类。

《本草品汇精要》：该书"鸲鹆"（图1）的仿绘者有《食物本草》图2、《补遗雷公炮制便览》图3、《金石昆虫草木状》图8。《本草图谱》图9又仿绘《金石》图8。

《本草纲目》（钱本）：该书"鸜鹆"（图5）的仿绘者有《纲目》张本图6、《食物本草会纂》图10。

《三才图会》：该书"鸜鹆"（图7）的仿绘者有《古今图书集成·禽虫典》"鸜鹆图"（图11）。后者鸟图仿绘图7，背景的树枝茎叶反而有所精简。

以上12图中，除外7幅仿绘图，原创图尚有5幅（图1、4、5、7、12），详见下"鉴药"项。

【文录】

唐《唐本草》（见《证类》卷19"鸲鹆肉"）《唐本》注云：鸟似鹛而有帻者是。

唐《本草拾遗》（同上）　陈藏器云：五月五日取子，去舌端，能效人言。又可使取火。

明《本草品汇精要》卷28"鸜鹆"【地】《唐本注》云：旧不著所出州土，江南多有之。此鸟似鹛而有帻，黑身金眼，翅翮有白，人于端午以东壁土拈其舌，能效人言也。【时】生，无时；采，腊月腊日取。

明《本草纲目》卷49"鸜鹆"【释名】鸲鹆（《周礼》）、唰唰鸟（《广韵》）、八哥（俗名）、寒皋（《万毕术》）。【时珍曰】此鸟好浴水，其睛瞿瞿然，故名。王氏《字说》以为其行欲也尾而足勾，故曰鸲鹆，从勾从欲省，亦通。唰唰，其声也。天寒欲雪，则群飞如告，故寒皋。皋者，告也。【集解】【时珍曰】鸜鹆巢于鹊巢、树穴，及人家屋脊中。身首俱黑，两翼下各有白点。其舌如人舌，剪剔能作人言。嫩则口黄，老则口白。头上有帻者，亦有无帻者。《周礼》鸲鹆不踰济，地气使然也。

【鉴药】

"鸲鹆肉"首见于《唐本草》。《本草纲目》以"鸜鹆"（qú yù）为正名。李时珍释名曰："此鸟好浴水，其睛瞿瞿然，故名。王氏《字说》以为其行欲也尾而足勾，故曰鸲鹆，从勾从欲省，亦通。"二说皆牵强，故存其说。《唐本草》载其肉"主五痔，止血"。后世医方书未见用之。

关于本品的生境、形态，《唐本草》云："鸟似鹍而有帻者是。""帻"，古代男子包头的布。此处比拟鸟头上的额羽。唐·陈藏器云："五月五日取子，去舌端，能效人言。又可使取火。"此是说该鸟的雏鸟经过饲养培育，剪剔舌尖，可学人说话。明《本草品汇精要》云："旧不著所出州土，江南多有之。此鸟似鹍而有帻，黑身金眼，翅翎有白，人于端午以东壁土拃其舌，能效人言也。"所谓"以东壁土拃其舌，能效人言"，乃据传闻。但此反映鸲鹆经过培育，可以模仿人说话。

李时珍收集了当时本品的俗称"八哥"，后世多用此名。时珍述其形态云："鸜鹆巢于鹊巢、树穴，及人家屋脊中。身首俱黑，两翼下各有白点。其舌如人舌，剪剔能作人言。嫩则口黄，老则口白。头上有帻者，亦有无帻者。"据诸家上述记载，可知本品即今椋鸟科动物八哥 *Acridotheres cristatellus* (Linnaeus)。本品为常见鸟类，特征比较明确，古代本草绘图多能正确表现其形。今将其相关原创图统述于下。

《本草品汇精要》"鸲鹆"（图1）绘一斜枝，鸟立其上。此鸟通体黑色，额前有短羽（即所谓"头上有帻"），此即八哥 *A. cristatellus* 的精美写实图。《本草纲目》金陵本"鸜鹆"（图4）有图注"八哥"，即其别名。鸟用粗黑笔绘成，表明此鸟身黑，额前有短羽，此示意为八哥。《纲目》钱本"鸜鹆"（图5）将图4拙劣的图变为实物样。头上有额羽，通体黑色。此亦八哥，更贴近实物。另增绘了野外植物图为背景。《三才图会》"鸜鹆"（图7）绘一花树枝，肃立一鸟，其额前有额羽，但通体白色，则不是八哥。《本草简明图说》"鸜鹆"（图12）绘一枯枝上立着一黑鸟。鸟头小而锐，喙前有短羽，头上无故伸出一短棒状物。原图模糊不清，无法多加评述，总之不像是八哥。

【小结】

"鸲鹆"首见于《唐本草》。或作"鸜鹆"，俗名八哥。《唐本草》指出本"鸟似鹍而有帻者是"。且经过培育，此鸟可模仿人说话。据此，本品即今椋鸟科动物八哥 *Acridotheres cristatellus* (Linnaeus)。《本草品汇精要》绘有该图的精致写实图。其他原创图大多能显示本品的主要鉴别特征。

49-7 百舌

【品图】

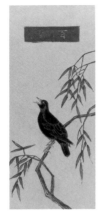

图1 食物·百舌

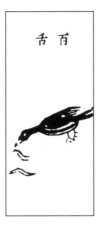

图2 纲目(金)·百舌

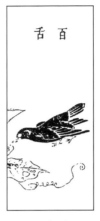

图3 纲目(钱)·百舌

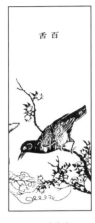

图4 纲目(张)·百舌

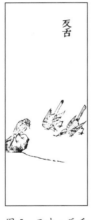

图5 三才·反舌

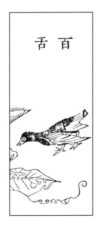

图6 会纂·百舌

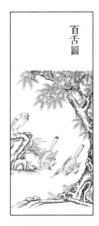

图7 禽虫典·百舌图

本品7图，取自7书，其中1幅彩图。有承继关系的图可分2个书类。

《本草纲目》（金陵本）：该书"百舌"（图2）的仿绘者有《纲目》钱本图3（将图2予以修饰，并将原图鸟前的蚯蚓更换为虫蚀藤叶）。此后仿绘钱本图3的有《纲目》张本图4（在原图背景基础上，添绘果树枝，鸟立枝上，目视藤叶之虫）、《食物本草会纂》图6(基本仿绘钱本)。

《三才图会》：该书"百舌"（图5）的仿绘图为《古今图书集成·禽虫典》"百舌图"（图7）。其鸟的形态姿势全仿图5，但背景全变，添绘野外高树、山石、小草。

以上7图中，除外4幅仿绘图，原创图尚有3幅（图1、2、5），详见下"鉴药"项。

【文录】

唐《本草拾遗》（见《证类》卷19 "二十六种陈藏器馀·百舌鸟"）　陈藏器云：今之莺，一名反舌也。

明《本草纲目》卷49 "百舌"　【释名】【时珍曰】《易通〔卦验〕》云：能反复其舌如百鸟之音，故名鹬鹧，亦象声，今俗呼为牛屎咧哥，为其形如鸲鹆而气臭也。梵书名舍罗。【集解】【时珍曰】百舌处处有之，居树孔、窟穴中。状如鸲鹆而小，身略长，灰黑色，微有斑点，喙亦尖黑，行则头俯，好食蚯蚓。立春后则鸣啭不已，夏至后则无声，十月后则藏蛰。人或畜之，冬月则死。《月令》：仲夏反舌无声，即此。蔡邕以为虾蟆者，非矣。陈氏谓即莺，服虔《通俗文》以鹬鹧为白脰乌者，亦非矣。音虽相似，而毛色不同。

【鉴药】

"百舌鸟"首见于《本草拾遗》。《本草纲目》以"百舌"为正名。一名"反舌"。《易通卦验》曰："反舌，鸟也，能反复其舌，随百鸟之音。"故名。《拾遗》载其"主虫咬……亦主小儿久不语"。后世医方书罕见用此。

关于本品的生境、形态，李时珍云："百舌处处有之，居树孔、窟穴中。状如鸲鹆而小，身略长，灰黑色，微有斑点，喙亦尖黑，行则头俯，好食蚯蚓。立春后则鸣啭不已，夏至后则无声，十月后则藏蛰。人或畜之，冬月则死。"对本品的原动物，据载B. E. Read(1932)将其定为短翅树莺（*Cattia cantans*），郑作新《中国经济动物志》定作鹟科动物乌鸫*Turdus merula* Linnaeus。高士贤同意此说，并认为还应该加上斑鸫*Turdus naumanni* Yemminck。[1]今将古本草书中的相关原创图统述于下。

《食物本草》"百舌"（图1）绘柳树枝上一通体黑色之鸟正朝天鸣唱。脚趾亦为黑褐色。其形体即乌鸫*T. merula*。此为百舌之准确彩图，与时珍所云形体及"立春后则鸣啭不已"相符。《**本草纲目**》金陵本"百舌"（图2）也绘一通体黑色之鸟，正引颈啄食地上之蚯蚓。此据时珍所云"行则头俯，好食蚯蚓"而绘。图虽拙劣，却能表达时珍所述百舌之意。《三才图会》"百舌"（图5）绘3只鸟在地上觅食，一鸟正追啄一蚯蚓。但此图诸鸟皆为白色，与时珍所云"灰黑色"（实际近纯黑色）不符。

【小结】

"百舌"为《本草拾遗》载入本草。据李时珍所述，本品当为鹟科动物乌鸫*Turdus merula* Linnaeus，或再包括斑鸫*Turdus naumanni* Yemminck。《食物本草》所绘"百舌"彩图为准确的乌鸫写实图。其余皆为示意图。

1　高士贤：《历代本草药用动物名实图考》，北京：人民卫生出版社，2013：98.

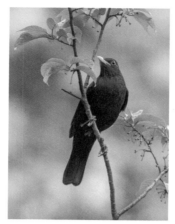

图 8　乌鹎 *Turdus merula*

49-8　练鹊

【品图】

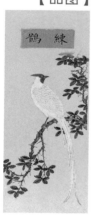

图 1　品汇·练鹊

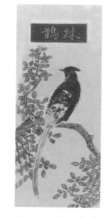

图 2　食物·练鹊

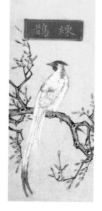

图 3　雷公·练鹊

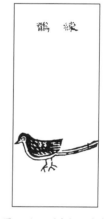

图 4　纲目（金）·练鹊

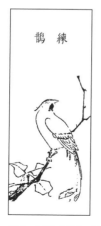

图 5　纲目（钱）·练鹊

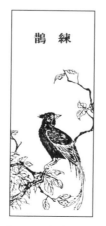

图 6　纲目（张）·练鹊

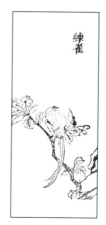

图 7　三才·练雀

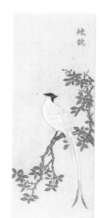

图 8　金石·练鹊

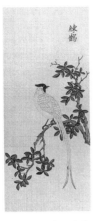

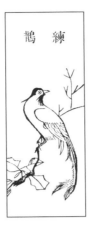

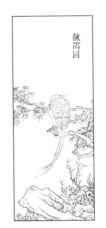

图 9　图谱·练鹊　　　图 10　会纂·练鹊　　　图 11　禽虫典·练鹊图

本品11图，取自11书，其中5幅彩图。有承继关系的图可分3个书类。

《本草品汇精要》：该书"练鹊"（图1）的仿绘者有《补遗雷公炮制便览》图3、《金石昆虫草木状》图8。此后《本草图谱》图9又仿绘《金石》图8。

《本草纲目》（钱本）：该书"练鹊"（图5）的仿绘者有《纲目》张本图6（将鸟体改为黑色，背景再添若干叶片）、《食物本草会纂》图10（颏下多增黑色羽毛，余皆同）。

《三才图会》：该书"练雀"（图7）的仿绘者有《古今图书集成·禽虫典》"练鹊图"（图11）。该图鸟形仿绘图7，但背景全变，增绘山石树草。

以上11图中，除外6幅仿绘图，原创图尚有5幅（图1、2、4、5、7），详见下"鉴药"项。

【文录】

宋《嘉祐本草》（见《证类》卷19"练鹊"）　似鹎鸮小，黑褐色，食槐子者佳。

明《本草品汇精要》卷28"练鹊"　旧本不著所出州土，今山林间处处有之。形似鸲鹆，眼赤而小，雄者色白，雌则灰褐，其尾俱长，觜脚尽红，项颔微翠，常与鸦鹊群飞，人以网得之。入药唯食槐子者良。

明《本草纲目》卷49"练鹊"　【集解】【时珍曰】其尾有长白毛如练带者是也。《禽经》云：冠鸟性勇，缨鸟性乐，带鸟性仁。张华云：带鸟，练鹊之类是也。今俗呼为拖白练。

【鉴药】

"练鹊"首见于《嘉祐本草》。李时珍释名云："其尾有长白毛如练带者是也。"《嘉祐》载其可"益气，治风疾"。后世未见用此治疾者。

关于本品的生境、形态，《嘉祐》仅云"似鹧鸪小，黑褐色"。此说并未突出练鹊的特点。明《本草品汇精要》云："旧本不著所出州土，今山林间处处有之。形似鸲鹆，眼赤而小，雄者色白，雌则灰褐，其尾俱长，觜脚尽红，项颔微翠，常与鸦鹊群飞，人以网得之。"此系亲见练鹊者，故能知其雌雄颜色不同。但"其尾俱长"则不确，只有雄练鹊才有超长之尾。此书有附图，故其所述栩栩如生。相比之下，李时珍所云则过于简略，仅云"其尾有长白毛如练带者是也。"时珍引《禽经》注，提到"带鸟，练鹊之类是也。今俗呼为拖白练。"此即今鹟科动物寿带*Terpsiphone paradisi* (Linnaeus)。[1]今将古本草相关原创图统述于下。

《本草品汇精要》"练鹊"（图1）是一幅非常优美的图画。所绘为雄鸟，其头部辉蓝色，有明显的羽冠，整个羽体为白色，中央尾羽延长呈白练状。此即寿带*T. paradisi*的白色型。用挑剔的眼光来看此图，其鸟身过长，类似雉科动物的身躯。真实的寿带鸟，其胸腹长度约占全体（从头到尾尖）的四分之一，此图占了三分之一。另外真实的寿带鸟的两翼有黑色羽缘，本图是全部白色。《食物本草》"练鹊"（图2）由于年久颜色的氧化，使其全体羽毛（尤其是上半部）为紫黑色。容易被误认为是寿带*T. paradisi*的棕色型（栗型）或紫寿带*T. atrocaudata*。[2]据《食物本草》（日本杏雨书屋藏本）"练鹊"图，此鸟全体仍然是白色。其来源当与《品汇》图1为同一个种的同一型。《本草纲目》金陵本"练鹊"（图4）为示意图，其唯一值得一提的是画出了长长的尾羽。其余各部与"练鹊"均无相似之处。《纲目》钱本"练鹊"（图5）大体形状近似寿带*T. paradisi*（白色型），但其颔下有黑胡须似的羽毛，其尾羽末端绘得如孔雀尾端，稍膨大且有花纹。故此图很难说是写实图。《纲目》张本图6将鸟体绘成通身黑色，就更加离谱了。《三才图会》"练雀"（图7）所绘是俯视该鸟背部，其长尾形式及两翼有黑色的羽缘，表明该书是写实图。

【小结】

"练鹊"为《嘉祐本草》新补药。据《本草品汇精要》《本草纲目》所载，本品即今鹟科动物寿带*Terpsiphone paradisi* (Linnaeus)。《本草品汇精要》"练鹊"图1为寿带*T. paradisi*的白色型。此图虽有小瑕疵，但仍是优秀的写实图。《食物本草》所绘的练鹊种类与《品汇》为同种同型。《三才图会》所绘"练鹊"图亦属写实图。

1　高士贤：《历代本草药用动物名实图考》，北京：人民卫生出版社，2013：181.
2　曲利明主编：《中国鸟类图鉴》，福州：海峡书局，2013：876.

49-9 莺

【品图】

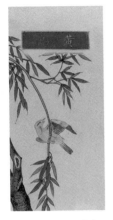

图1 食物·黄鸟

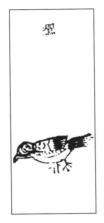

图2 纲目(金)·莺

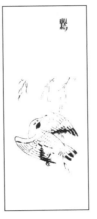

图3 纲目(钱)·莺

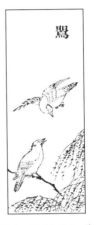

图4 纲目(张)·莺

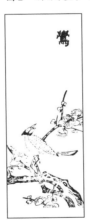

图5 三才·黄鸟

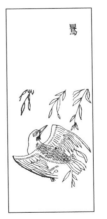

图6 三才·莺

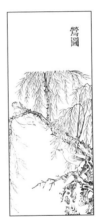

图7 会纂·莺

图8 禽虫典·莺图

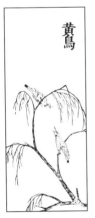

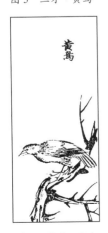

图9 图说·黄鸟

本品9图,取自8书,其中1幅彩图。有承继关系的图可分2个书类。

《本草纲目》(钱本): 该书"莺"(图3)的仿绘者有《食物本草会纂》图7。

《三才图会》: 该书"黄鸟"(图5)的仿绘者有《古今图书集成·禽虫典》"莺图"(图8)。后者继承图5"两个黄鹂鸣翠柳"的创意,但其柳条浓密,使画面更具美感。

以上9图中,除外2幅仿绘图,原创图尚有7幅(图1、2、3、4、5、6、9),详见下"鉴药"项。

【文录】

明《本草纲目》卷49"莺" 【释名】黄鸟《诗经》、离黄《说文》、仓庚《月令》。《尔雅》作商庚。青鸟《左传》。【时珍曰】《禽经》云鹧鸣嘤嘤，故名。或云莺鹧项有文，故从睍。睍，项饰也。或作莺，鸟羽有文也。《诗》云有莺有羽是矣。其色黄而带鹂，故有鹂黄诸名。陆玑云：齐人谓之抟黍，周人谓之楚雀，幽州谓之黄莺，秦人谓之黄鹂鹠，淮人谓之黄伯劳，唐玄宗呼为金衣公子，或谓之黄袍。【集解】【时珍曰】莺处处有之。大于鹨鸪，雌雄双飞，体毛黄色，羽及尾有黑色相间，黑眉尖嘴，青脚。立春后即鸣，麦黄椹熟时尤甚，其音圆滑，如织机声，乃应节趋时之鸟也。《月令》云：仲春仓庚鸣。《说文》云：仓庚"鸣则蚕生"。冬月则藏蛰，入田塘中，以泥自裹如卵，至春始出。

【鉴药】

"黄鸟"首见于《食物本草》。《本草纲目》改成"莺"为正名。一名黄莺、黄鹂。时珍释名云："《禽经》云鹧鸣嘤嘤，故名。或云鹧项有文，故从睍。睍，项饰也。或作莺，鸟羽有文也。《诗》云有莺有羽是矣。其色黄而带鹂，故有鹂黄诸名。"《食物》载其"补阳益脾"。后世医方罕用其入药。

关于本品的来源，《食物》仅云"此鸟感阴气先鸣，所以补人"。李时珍搜集了本品在若干早期文献中的记载。例如《诗·周南·葛覃》："黄鸟于飞，集于灌木。"陆机《毛诗草木鸟兽虫鱼疏》疏解曰："幽州人谓之黄莺，或谓之黄鸟。一名仓庚，一名商庚，一名鸧鹂，一名楚雀。齐人谓之抟黍，关西谓之黄鸟。当甚熟时来在桑间，故里语曰黄栗留。看我麦黄甚熟，亦是应节趋时之鸟。或谓之黄袍。"又如《尔雅·释鸟》（郭璞注）："仓庚，鹂黄也。（其色鹂黑而黄，因以名云。）"《说文·隹部》："离：黄仓庚也。鸣则蚕生。"通过以上文献记载，也可以了解本品的形色、习性、栖息地等。

李时珍也完整介绍了本品的形态："莺处处有之。大于鹨鸪，雌雄双飞，体毛黄色，羽及尾有黑色相间，黑眉尖嘴，青脚。立春后即鸣，麦黄椹熟时尤甚，其音圆滑，如织机声，乃应节趋时之鸟也……冬月则藏蛰，入田塘中，以泥自裹如卵，至春始出。"其中关于冬月藏蛰、泥裹如卵的记述未免失实。据上述记载，此即黄鹂科动物黑枕黄鹂*Oriolus chinensis diffusus* Sharpe及其近缘动物。以下将古本草中相关插图统而述之。

《食物本草》"黄鸟"（图1）以绿柳衬黄鸟，其鸟稍展翅，露出腹面，无法看见其背部羽毛的颜色。其眼角有一道黑文，但不延长。嘴带红色。腹部羽毛黄色。据此图所示，该鸟可能是黄鹂科动物金黄鹂*Oriolus oriolus* Linnaeus。[1]《**本草纲目**》

---

1 曲利明主编：《中国鸟类图鉴》，福州：海峡书局，2013：850.

金陵本"莺"（图2）绘一小鸟，无法说出它具有哪些属于"莺"的特点。**《纲目》钱本**"莺"（图3）显然不满于金陵本图的拙劣，但该本所绘也非"莺"，其颏下有黑羽如胡须，翅膀展开如老鹰，毫无鸣于翠柳的黄鹂身影。**《纲目》张本**"莺"（图4）只是画出"两个黄鹂鸣翠柳"的意境。其鸟形虽与黄鹂相近，但毕竟无法指认其种类。**《三才图会》**2图。其一"黄鸟"（图5）与张本图4的立意一样，无益于了解图中之鸟的分类位置。其二"莺"（图6）绘桃花丛里一黄莺，但其鸟头却无法得知其形状。**《本草简明图说》**"莺"（图9）于枯树枝上绘一鸟，无法找出其特点，来源不明。

【小结】

"黄鸟"为《食物本草》最先著录，但《本草纲目》改"莺"为正名。据李时珍搜集的前人文献及其所介绍的鸟形及习性，可知古代的"莺"（黄鸟）即黄鹂科动物黑枕黄鹂*Oriolus chinensis diffusus* Sharpe及其近缘动物。《食物本草》彩色"黄鸟"图的原动物可能是黄鹂科动物金黄鹂*Oriolus oriolus* Linnaeus。其他图形则很难判断其种类。

49–10　啄木鸟

【品图】

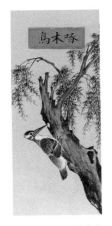 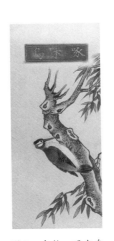 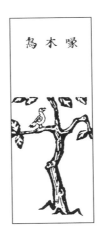 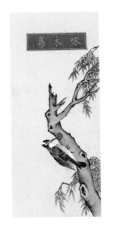

图1　品汇·啄木鸟　　　图2　食物·啄木鸟　　　图3　太乙·啄木鸟　　　图4　雷公·啄木鸟

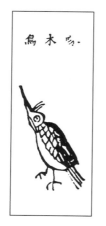

图5　纲目(金)·啄木鸟

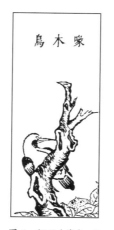

图6　纲目(钱)·啄木鸟

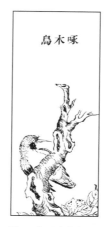

图7　纲目(张)·啄木鸟

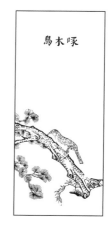

图8　三才·啄木鸟

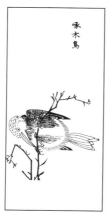

图9　原始·啄木鸟

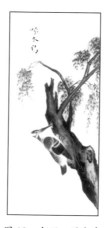

图10　金石·啄木鸟

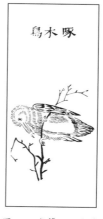

图11　类纂·啄木鸟

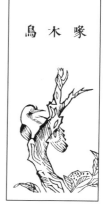

图12　会纂·啄木鸟

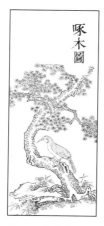

图13　禽虫典·啄木图

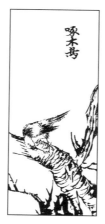

图14　图说·啄木鸟

本品14图,取自14书,其中4幅彩图。有承继关系的图可分4个书类。

《本草品汇精要》:该书"啄木鸟"(图1)的仿绘者有《食物本草》图2(删除背景部分枝叶)、《补遗雷公炮制便览》图4(删除背景部分枝叶)、《金石昆虫草木状》图10。

《本草纲目》(钱本):该书"啄木鸟"(图6)的仿绘者有《纲目》张本图7(有所修饰)、《食物本草会纂》图12。

《三才图会》:该书"啄木鸟"(图8)

的仿绘者有《古今图书集成·禽虫典》"啄木图"（图13）。该图的背景重新绘制，更为美观。

《本草原始》：该书"啄木鸟"（图9）的仿绘者有《本草纲目类纂必读》图11。

以上14图中，除外7幅仿绘图，原创图尚有7幅（图1、3、5、6、8、9、14），详见下"鉴药"项。

【文录】

宋《嘉祐本草》（见《证类》卷19"啄木鸟"） 此鸟有大有小，有褐有斑，褐者是雌，斑者是雄，穿木食蠹。《尔雅》云：鴷，斫木。《荆楚岁时记》云：野人以五月五日得啄木货之。主齿痛。《古今异传》云：本雷公采药吏，化为此鸟。《淮南子》云：斫木愈龋，信哉。又有青黑者，黑者头上有红毛，生山中，土人呼为山啄木，大如鹊。

明《本草纲目》卷49"啄木鸟" 【释名】【时珍曰】此鸟斯裂树木取蠹食，故名。《禽经》云：鴷志在木，鹈志在水。【集解】【时珍曰】啄木小者如雀，大者如鸦，面如桃花，喙、足皆青色，刚爪利嘴。嘴如锥，长数寸。舌长于喙，其端有针刺，啄得蠹，以舌钩出食之。《博物志》云：此鸟能以嘴画字，令虫自出。鲁至刚云：今闽、广、蜀人，巫家收其符字，以收惊、疗疮毒也。其山啄木头上有赤毛，野人呼为火老鸦，能食火炭。王元之诗云：淮南啄木大如鸦，顶似仙鹤堆丹砂。即此也。亦入药用，其功相同。

【鉴药】

"啄木鸟"首见于《嘉祐本草》。李时珍释名曰："此鸟斯裂树木取蠹食，故名。"《嘉祐》载其"主痔瘘，及牙齿疳蜃蚛牙""主齿痛"。此皆据象形药理推导之效。今无用此者。

本品"穿木食蠹"的特性，很早就载于古籍。如郭璞注《尔雅》"鴷，斯木"云："口如锥，长数寸，常斯树食虫，因名云。"《嘉祐》记载："此鸟有大有小，有褐有斑，褐者是雌，斑者是雄，穿木食蠹……又有青黑者，黑者头上有红毛，生山中，土人呼为山啄木，大如鹊。"李时珍云："啄木小者如雀，大者如鸦，面如桃花，喙、足皆青色，刚爪利嘴。嘴如锥，长数寸。舌长于喙，其端有针刺，啄得蠹，以舌钩出食之。"据以上所载，啄木鸟也有不同的种类，大小、颜色各不相同。共同的特点是"刚爪利嘴。嘴如锥，长数寸。舌长于喙"，以啄木、食虫为生。此即啄木鸟科动物斑啄木鸟 *Dendrocopos major* (Linnaeus)、绿啄木鸟 *Picus canus* Gmelin。其中"大者如鸦""头上有红毛"者，应为绿啄木鸟；"小者如雀""有褐有斑"者，是斑啄木鸟。[1]

1 谢宗万：《本草纲目药物彩色图鉴》，北京：人民卫生出版社，2000：468.

《本草品汇精要》"啄木鸟"（图1）绘一鸟挂在树上啄木取虫。此鸟眼部周围有一圈白色，羽毛褐色有斑，可能属于斑啄木鸟 *D. major*。此为标准的啄木鸟取虫图。以此为标杆，就可知其他同类图的优劣正误了。《太乙仙制本草药性大全》"啄木鸟"（图3）绘树上立着一只小鸟，嘴并不长，无法啄木，属于误图。《本草纲目》金陵本"啄木鸟"（图5）图形拙劣，连示意效果都达不到。其嘴尖与身成一条直线。形状也不像鸟。无须多议。《纲目》钱本"啄木鸟"（图6）乃新绘，示意此鸟啄木。但其啄木的姿势实在是别出心裁，简直像是抱木而啄，或侧悬于树。此凭想象绘图。《三才图会》"啄木鸟"（图8）也是绘有鸟啄木，但与《品汇》图1相比，就知优劣。《本草原始》"啄木鸟"（图9）所绘也大失水准。一只大啄木鸟，抓住一条细枝去啄，能取出蠹虫吗？鸟形也不像。《本草简明图说》"啄木鸟"（图14）所绘也很费解。其啄木取虫的姿势特别奇怪。此皆画家不懂装懂，信笔乱画。

【小结】

"啄木鸟"为《嘉祐本草》新补药。据《嘉祐》《纲目》所载本品的形色、习性等，可知此啄木鸟科动物斑啄木鸟 *Dendrocopos major* (Linnaeus)、绿啄木鸟 *Picus canus* Gmelin。古本草中，唯《本草品汇精要》所绘"啄木鸟"图最为精品。其他诸家所绘皆难以表现啄木鸟的形态。

49–11　慈乌

【品图】

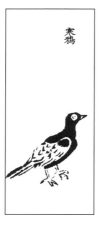

图1　饮膳·寒鸦

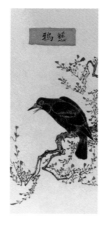

图2　品汇·慈鸦

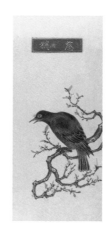

图3　食物·慈鸦

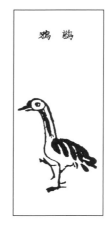

图4　太乙·鸸鸦

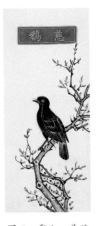

图 5　雷公·慈鸦

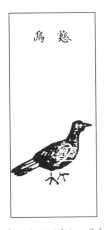

图 6　纲目（金）·慈乌

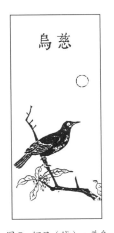

图 7　纲目（钱）·慈乌

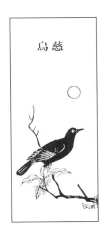

图 8　纲目（张）·慈乌

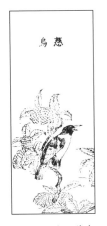

图 9　三才·慈乌

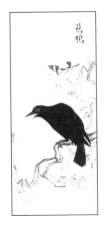

图 10　金石·慈鸦

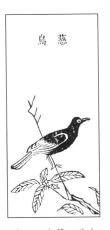

图 11　会纂·慈乌

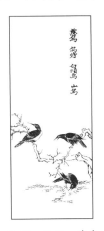

图 12　图说·慈乌
乌鸦　白项乌　山乌

本品12图，取自12书，其中4幅彩图。有承继关系的图可分2个书类。

《本草品汇精要》：该书"慈鸦"（图2）的仿绘者有《食物本草》图3、《补遗雷公炮制便览》图5、《金石昆虫草木状》图10。

《本草纲目》（钱本）：该书"慈乌"（图7）的仿绘者有《纲目》张本图8、《食物本草会纂》图11。

以上12图中，除外5幅仿绘图，原创图尚有7幅（图1、2、4、6、7、9、12），详见下"鉴药"项。

【文录】

宋《嘉祐本草》（见《证类》卷19"慈鸦"）　慈鸦似乌而小，多群飞作鸦鸦声者是。北土极多，不作膻臭也。今谓之寒鸦。

明《本草品汇精要》卷28 "鸒鸹"　谨按:《埤雅》云:纯黑而反哺者,谓之乌；小而腹下白,不反哺者,谓之鸦；乌,白项而群飞者,谓之燕乌也。

明《本草纲目》卷49 "慈乌"　【释名】孝乌(《说文》)。【时珍曰】乌字篆文,象形。鸦亦作鸦,《禽经》鸦鸣哑哑,故谓之鸦。此鸟初生,母哺六十日,长则反哺六十日,可谓慈孝矣。北人谓之寒鸦,冬月尤甚也。【集解】【时珍曰】乌有四种:小而纯黑,小嘴反哺者,慈乌也；似慈乌而大嘴,腹下白,不反哺者,雅乌也；似鸦乌而大,白项者,燕乌也；似鸦乌而小,赤嘴穴居者,山乌也。山乌一名鸒,出西方。燕乌一名白脰,一名鬼雀,一名鹐鹐,音辖轧。《禽经》云:慈乌反哺,白脰不祥,巨嘴善警,哀乌吟夜。又云:乌乌背飞而向啼也。

【鉴药】

"慈鸦"为《嘉祐本草》新补药。该条下唐慎微又引《食疗》,故其出典当为唐《食疗本草》。《本草纲目》改以"慈乌"为正名。一名寒鸦。李时珍释名曰:"乌字篆文,象形。鸦亦作鸦。《禽经》'鸦鸣哑哑',故谓之鸦。此鸟初生,母哺六十日,长则反哺六十日,可谓慈孝矣。北人谓之寒鸦,冬月尤甚也。"其中"反哺"之说,乃是传闻。《食疗》载其"主瘦病,咳嗽,骨蒸"。古代医方偶有用者,今不见入药。

关于本品的生境、形态,《嘉祐》云:"慈鸦似乌而小,多群飞作鸦鸦声者是。北土极多,不作膻臭也。今谓之寒鸦。"这已经点明了本种的某些特点:比乌鸦小,多分布在北方。《本草品汇精要》引《埤雅》云:"纯黑而反哺者,谓之乌；小而腹下白,不反哺者,谓之鸦；乌,白项而群飞者,谓之燕乌也。"《品汇》提到相似的"乌、鸦、燕乌"3种鸟。

李时珍则云:"乌有四种:小而纯黑,小嘴反哺者,慈乌也；似慈乌而大嘴,腹下白,不反哺者,雅乌也；似鸦乌而大,白项者,燕乌也；似鸦乌而小,赤嘴穴居者,山乌也。山乌一名鸒,出西方。燕乌一名白脰,一名鬼雀,一名鹐鹐,音辖轧。"现代学者研究,时珍所云的4种,均为鸦科动物,实际只有3种。纯黑的"慈乌"与有黑有白"雅乌"是同一种寒鸦 Corvus monedula (Linnaeus)。只不过其生长第一年羽色全黑,被作为"慈乌"。第2年换羽之后就完全变为黑白型的寒鸦。赤嘴的"山乌"是红嘴山鸦 Pyrrhocorax pyrrhocorax (Linnaeus)。白颈(白项)"燕乌"即白颈鸦 Corvus torquatus Lesson,属于乌鸦的一种。[2]因此,本条慈乌,实际上包括了时珍说的"慈乌""雅乌"。虽然时珍说"雅乌"似慈乌而大嘴,容易与今大嘴乌鸦 Corvus macrorhynchus Wagler相混,但大嘴乌鸦全身纯黑,什么时候都不会有白色,与"雅乌"(黑白型的寒鸦)还是容易区分的。今将古本草中与本条相关的原创图

1　埤雅:查《埤雅》卷6 "乌",未见此文。

2　高士贤:《历代本草药用动物名实图考》,北京:人民卫生出版社,2013:378-379.

统述于下。

《饮膳正要》"寒鸦"（图1）绘一鸟，有黑有白，嘴小，此即今寒鸦*C. monedula*。《本草品汇精要》"慈鸦"（图2）与该书的"乌鸦"相比，都是纯黑，形状也差不多。但其乌鸦黑得连眼睛都几乎看不清，其嘴大微带钩，一副凶神恶煞的样子。"慈鸦"还能清楚地看见其眼。这大概是属于纯黑型寒鸦。《太乙仙制本草药性大全》"鹠鸦"（图4）画得不伦不类，更像一字小鹅。《本草纲目》金陵本"慈乌"（图6）嘴小，黑中有白，乃是今寒鸦*C. monedula*。《纲目》钱本"慈乌"（图7）添绘了树枝与夜月，使人联想到李煜的"乌夜啼"词。至于鸟形，则是比较形象的寒鸦。《三才图会》"慈乌"（图9）绘果树枝上站立的鸟，其腹部带白色，形似今寒鸦。《本草简明图说》"慈乌　乌鸦　白项乌　山乌"（图12）试图用一图诠释李时珍所说的4种乌，结果绘出3鸦，要区分也难。此图乃画家好事之举，不管效果如何。

【小结】

"慈鸦"首出《食疗本草》。《纲目》改以"慈乌"为正名。据《嘉祐本草》《本草品汇精要》《本草纲目》所载形态分类，本条的"慈乌"属于鸦科动物寒鸦*Corvus monedula* (Linnaeus)。《饮膳正要》《本草品汇精要》《本草纲目》金陵本、钱本、《三才图会》所绘均与今寒鸦相符。

49–12　乌鸦

【品图】

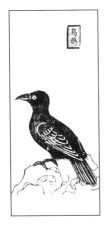
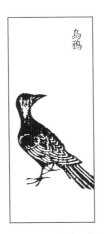
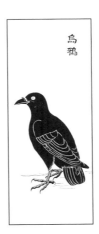
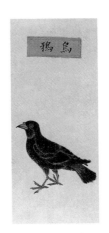

图1　图经（大）·乌鸦　　图2　图经（政）·乌鸦　　图3　图经（绍）·乌鸦　　图4　品汇·乌鸦

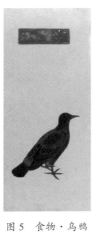

图 5　食物·乌鸦

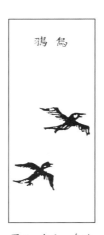

图 6　太乙·乌鸦

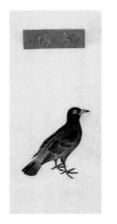

图 7　雷公·乌鸦

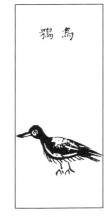

图 8　纲目（金）·乌鸦

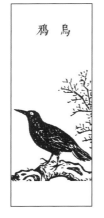

图 9　纲目（钱）·乌鸦

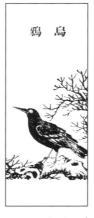

图 10　纲目（张）·乌鸦

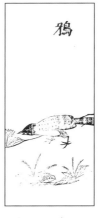

图 11　三才·鸦

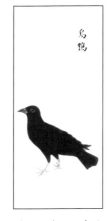

图 12　金石·乌鸦

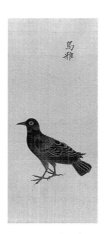

图 13　图谱·乌鸦

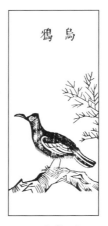

图 14　会纂·乌鸦

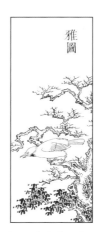

图 15　禽虫典·雅图

本品15图，取自15书，其中5幅彩图。有承继关系的图可分4个书类。

《本草图经》：该书"乌鸦"图分别存于《大观》（图1）《政和》（图2）《绍兴》（图3）。此三传本药图大同小异（图1、图3相似，图2的鸟头扭转），今以《政和》图2为《图经》图的代表。

《本草品汇精要》：该书"乌鸦"（图4）的仿绘彩图有《补遗雷公炮制便览》图7、《金石昆虫草木状》图12。《本草图谱》图13又仿绘《金石》图12。

《本草纲目》（钱本）：该书"乌鸦"（图9）的仿绘图有《纲目》张本图10、《食物本草会纂》图14。

《三才图会》：该书"鸦"（图11）的仿绘者有《古今图书集成·禽虫典》"雅图"（图15，图名"雅"当作"鸦"之误），该图鸦形相似，但背景为森森古木。

以上15图中，除外8幅仿绘图，原创图有7幅（图2、4、5、6、8、9、11），详见下"鉴药"项。

【文录】

明《本草品汇精要》卷28"乌鸦"　谨按：此鸟大于慈乌，身喙尽黑，其鸣哑哑，故名之乌鸦也。《格物论》云：一种大喙白颈者。南人谓之鬼雀。其声恶而致人所憎。

明《本草纲目》卷49"乌鸦"　【释名】鸦乌（《小尔雅》）、老雅（雅与鸦同）、鸒（音预）、鹎鶋（音匹居）、楚乌（《诗义问》）、大嘴乌（《禽经》）。【集解】【时珍曰】乌鸦大觜而性贪鸷，好鸣，善避缯缴，古有《鸦经》以占吉凶。然北人喜鸦恶鹊，南人喜鹊恶鸦。惟师旷以白项者为不祥，近之。

【鉴药】

"乌鸦"首见于《嘉祐本草》。《本草品汇精要》云："身喙尽黑，其鸣哑哑，故名之乌鸦也。"《嘉祐》载其"治瘦，咳嗽，骨蒸劳"。此与"慈乌"功效相近。《图经》载其治瘀血、治急风。古代医方或有用者，今未见使用。

关于本品的生境、形态，《嘉祐》未载。《品汇》云"此鸟大于慈乌，身喙尽黑"。又提到"《格物论》云：一种大喙白颈者。南人谓之鬼雀。其声恶而致人所憎"。这就提示古代乌鸦包括了"身喙尽黑""大喙白颈"两种。《本草纲目》对乌鸦的描述是："乌鸦大觜而性贪鸷，好鸣，善避缯缴，古有《鸦经》以占吉凶。然北人喜鸦恶鹊，南人喜鹊恶鸦。惟师旷以白项者为不祥，近之。"按此描述，乌鸦的特点有大嘴、贪鸷，也有一种"白项者"。

按以上记载，现代学者考证其基原首先是今鸦科动物大嘴乌鸦*Corvus macrorhynchus* Wagler。此种乌鸦完全符合身喙尽黑、大嘴、贪鸷的特点。其次是"白项者"，应该是指同科动物白颈鸦 *Corvus torquatus* Lesson。[1]白颈乌鸦比较好识别，关键是大嘴乌鸦与前"慈乌"基原"寒鸦"中的"慈乌""雅乌"容易混淆。李时珍云："乌有四种：小而纯黑，小嘴反哺者，慈乌也；似慈乌而大嘴，腹下白，不反哺者，雅乌也；似雅乌而大，白项者，燕乌也……""燕乌"即前述白颈鸦 *C. torquatus*。"纯黑"的慈乌与大嘴乌鸦 *C. macrorhynchus* 都是通体乌黑，但慈乌嘴小、个体小，尤其是嘴小，可与大嘴乌鸦区别。"雅乌"（寒鸦的黑白型）据说也是大嘴，但其"腹下白"（其实其后颈、颈侧、腹、胁皆为灰白），与大嘴乌鸦通体纯黑，加上黑眼珠，还是比较好区别的。现代动物学寒鸦的嘴其实不大，因此，若在黑白墨线条图中，仅凭嘴形与毛色，就能区别乌鸦与寒鸦。今将古本草中与本条相关的原创图统述于下。

《**本草图经**》"乌鸦"（图2）通体黑色（头部白色是木板印刷不匀造成的），嘴较大。此为大嘴乌鸦。《**本草品汇精要**》"乌鸦"（图4）是标准的大嘴乌鸦图，全身乌黑，眼睛也黑。此亦大嘴乌鸦。《**食物本草**》"乌鸦"（图5）的造型不一样，但其通体乌黑的程度比图4还厉害。要放大图片才能见其黑眼珠。《**太乙仙制本草药性大全**》"乌鸦"（图6）为示意图，绘两只飞着的鸟，无法确定其种类。《**本草纲目**》金陵本"乌鸦"（图8）为示意图，其嘴明显比同书"慈乌"要大很多。《**纲目**》钱本"乌鸦"（图9）比金陵本更接近实物，并增加了树木背景。此鸦的嘴也比较大。《**三才图会**》"鸦"（图11）画得此鸦鬼头鬼脑，且不是通体乌黑。此乃误图。其仿绘图《**禽虫典**》图15干脆绘成白鸦了。

【小结】

"乌鸦"为《嘉祐本草》新补药。据《本草品汇精要》《本草纲目》的记载，其基原当为今鸦科动物大嘴乌鸦 *Corvus macrorhynchus* Wagler、白颈鸦 *Corvus torquatus* Lesson。《本草图经》《本草品汇精要》《食物本草》《纲目》钱本均有较好的乌鸦图，能体现乌鸦的主要特点。

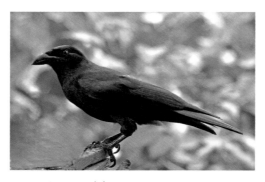

图 16　大嘴乌鸦 *Corvus macrorhynchus*

1　高士贤：《历代本草药用动物名实图考》，北京：人民卫生出版社，2013:43.

49-13 鹊

【品图】

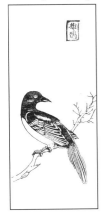

图 1　图经（大）·雄鹊

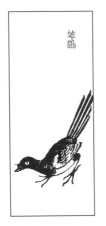

图 2　图经（政）·雄鹊

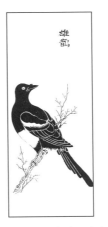

图 3　图经（绍）·雄鹊

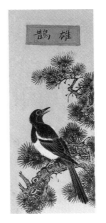

图 4　品汇·雄鹊

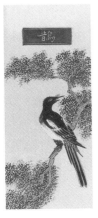

图 5　食物·雄鹊

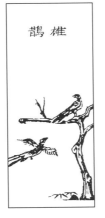

图 6　太乙·雄鹊

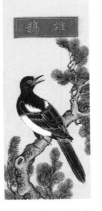

图 7　雷公·雄鹊

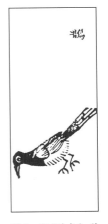

图 8　纲目（全）·鹊

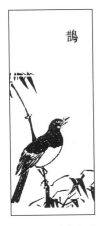

图 9　纲目（钱）·鹊

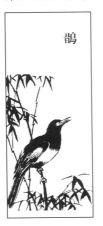

图 10　纲目（张）·鹊

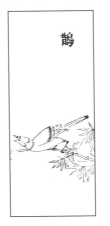

图 11　三才·鹊

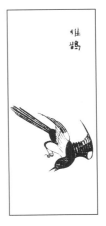

图 12　原始·雄鹊

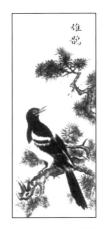

图13 金石·雄鹊

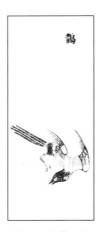

图14 类纂·鹊

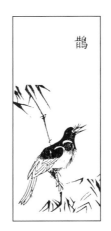

图15 会纂·鹊

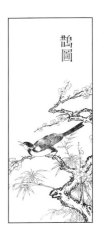

图16 禽虫典·鹊图

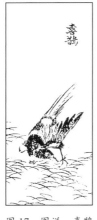

图17 图说·喜鹊

本品17图，取自17书，其中4幅彩图。有承继关系的图可分5个书类。

《**本草图经**》：该书"雄鹊"图分别存于《大观》（图1）、《政和》（图2）、《绍兴》（图3）。此三传本药图大同小异（图1、图3为鹊踏枝，图2鸟的方向不同），今以《政和》图2为《图经》图的代表。仿绘图2的有《本草纲目》金陵本图8，其鸟形仿绘尚可，但两脚没画好位置，鸟嘴又朝下，致使此鸟看起来如倾倒一样。

《**本草品汇精要**》：该书"雄鹊"（图4）的仿绘彩图有《食物本草》图5、《补遗雷公炮制便览》图7、《金石昆虫草木状》图13。

《**本草纲目**》（钱本）：该书"鹊"（图9）的仿绘图有《纲目》张本图10、《食物本草会纂》图15。

《**三才图会**》：该书"鹊"（图11）的仿绘图有《古今图书集成·禽虫典》"鹊图"（图16）仿其鸟形，再加修润，且变背景为桃花竹叶。

《**本草原始**》：该书"雄鹊"（图12）的仿绘图有《本草纲目类纂必读》图14。

以上17图中，除外10幅仿绘图，原创图有7幅（图2、4、6、9、11、12、17），详见下"鉴药"项。

【文录】

《**名医别录**》（见《证类》卷19"雄鹊肉"） 雄鹊肉……可烧作灰，以石投中散解者，是雄也。

梁《**本草经集注**》（同上） 陶隐居云……一名飞驳乌。鸟之雌雄难别，旧云其翼左覆右是雄，右覆左是雌。又烧毛作屑内水中，沉者是雄，浮者是雌。今云投石，恐止是鹊也，余鸟未必尔。

宋《本草图经》（同上）《图经》曰：雄鹊，旧不著所出州土，今在处有之……鹊，一名飞驳乌。

明《本草纲目》卷49"鹊"【释名】飞驳乌（陶弘景）、喜鹊（《禽经》）、干鹊（《新语》）。【时珍曰】鹊古文作舄，象形。鹊鸣唶唶，故谓之鹊。鹊色驳杂，故谓之驳。灵能报喜，故谓之喜。性最恶湿，故谓之干。佛经谓之刍尼，小说谓之神女。【集解】【时珍曰】鹊，乌属也。大如鸦而长尾，尖觜黑爪，绿背白腹，尾翮黑白驳杂。上下飞鸣，以音感而孕，以视而抱，季冬始巢，开户背太岁向太乙。知来岁风多，巢必卑下。故曰干鹊知来，狌狌知往。段成式云：鹊有隐巢木如梁，令鸷鸟不见。人若见之，主富贵也。鹊至秋则毛毨头秃，《淮南子》云：鹊矢中猬，猬即反而受啄，火胜金也。

【鉴药】

"雄鹊肉"首见于《名医别录》。《本草纲目》以"鹊"为正名。李时珍释其名曰："鹊古文作舄，象形。鹊鸣唶唶，故谓之鹊。"《别录》载其肉"主石淋，消结热"。后世医方书罕见用之。

"鹊"在《诗经》就屡次出现。《诗·陈风》"防有鹊巢，邛有旨苕"、《诗·召南》"维鹊有巢，维鸠居之"，可见人们对鹊并不陌生。但在本草里，却很少见到对鹊形态的描述。《别录》关心的是鹊肉烧灰后怎么辨别雌雄。据说"可烧作灰，以石投中散解者，是雄也"。梁·陶弘景亦云："鸟之雌雄难别，旧云其翼左覆右是雄，右覆左是雌。又烧毛作屑内水中，沉者是雄，浮者是雌。今云投石，恐止是鹊也，余鸟未必尔。"

直到李时珍，才算有人正式介绍了鹊的形态："鹊，乌属也。大如鸦而长尾，尖觜黑爪，绿背白腹，尾翮黑白驳杂。上下飞鸣，以音感而孕，以视而抱，季冬始巢。"据此可知，鹊即今鸦科动物喜鹊*Pica pica* (Linnaeus)。古代鹊因其"灵能报喜"的传闻，总是受人喜爱，成为诗歌、图画的题材。今将古本草中与本条相关的原创图统述于下。

《本草图经》"雄鹊"（图2）有着黑白两色的鹊身，微上翘的长尾。其鸟在地。《大观》传本中的图1、《绍兴》传本中的图3，描绘精致，且配上背景，形成"鹊踏高枝"的画面。《本草品汇精要》"雄鹊"（图4）的构图与《绍兴传本》图3相似。但其背景换成了喜鹊踏松枝，其鹊上半身黑色，腹部白色，长尾。尤其是其嘴根没有图3那样的突起物，说明此图乃写实，并非单纯模仿。此动物即喜鹊*P. pica*。《太乙仙制本草药性大全》"雄鹊"（图6）绘枯树干上立着一鸟，另一鸟正飞往高枝。但其形却有几分似燕而不类鹊。《纲目》钱本"鹊"（图9）重绘图形：修竹竿上停着一只正开口鸣叫"报喜"的喜鹊。《三才图会》"鹊"（图11）亦立在竹竿上，但其体色上下皆白，与鹊不合。《本草原始》"雄鹊"（图12）形态生动，颜色准确。《本草简明图说》"喜鹊"（图17）所绘应该说是正确的鸟形，有长尾，身分黑白两色。但其构图令喜鹊变成了好斗的公鸡状，减色不少。

【小结】

"鹊"为《名医别录》所载的早期药物之一。据李时珍所述，鹊当为今鸦科动物喜鹊*Pica pica* (Linnaeus)。《本草图经》《本草品汇精要》《纲目》钱本、《本草原始》等书绘有正确反映喜鹊形态的图形。

49–14　山鹊

【品图】

图1　食物·山鹛

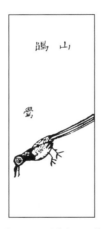

图2　纲目（金）·山鹊

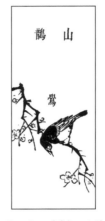

图3　纲目（钱）·山鹊

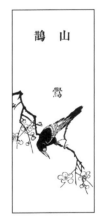

图4　纲目（张）·山鹊

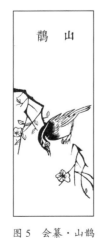

图5　会纂·山鹊

本品5图，取自5书，其中1幅彩图。有承继关系的图仅1个书类。

《本草纲目》（钱本）：该书"山鹊"（图3）的仿绘者有《纲目》张本图4、《食物本草会纂》图5。

以上5图中，除外2幅仿绘图，原创图尚有3幅（图1、2、3），详见下"鉴药"项。

【文录】

明《食物本草》卷3"山鹛"　一种阳鹊，形色相似。

明《本草纲目》卷49"山鹊"【释名】鸒（渥、学二音。《尔雅》）、䴅（音汗。同上）、山鹛（俗名）、赤嘴乌（《酉阳杂俎》）。【集解】【时珍曰】山鹊，处处山林有之。状如鹊而乌色，有文采，赤觜赤足，尾长不能远飞，亦能食鸡、雀。谚云：朝鸒叫晴，暮鸒叫雨。《说文》以此为知来事之鸟。《字说》云"能效鹰、鹊之声而性恶"，"其类相值则搏"者，皆指此也。

郑樵以为喜鹊，误矣。有文采如戴花胜，人名戴鵀、戴鸱。

【鉴药】

"山鹪"首见于《食物本草》。《本草纲目》改用"山鹊"为正名。"山鹪"名义不详。《食物》载其"食之解诸果毒"。后世医方书未见以此入方者。

关于本品的生境、形态，《食物》未载，仅云"一种阳鹊，形色相似"。《纲目》"山鹊"添加的别名中，涉及《尔雅》的"鹨"。《尔雅·释鸟》（郭璞注）："鹨，山鹊。（似鹊而有文彩，长尾，觜脚赤。）"另也引用了《杂俎》2名。《酉阳杂俎》卷16"羽篇"："鶒鸟：武州县合火山，山上有鶒鸟，形类乌，觜赤如丹，一名赤觜鸟，亦曰阿鶒鸟。"归纳以上两家所述，此鸟的特点是形似鹊，有文采、长尾、嘴赤、足赤。

此外，李时珍所引的文献中，也有涉及形态者。如宋·王安石《字说》，其佚文今存于《尔雅翼》卷15"鹨"："《字说》曰善斗，谓之鹕，非不健也。然尾长，故飞不能远，譬诸强学务末胜本，则其出入亦不能远。今人皆养之以斗。其在笼中，亦能扬其米以诱雀，雀至捕而食之，又能效鹰鹯之声，其字从学，未必不以此。"虽然《字说》的内容很牵强，但其中提到本品善斗、尾长、能飞不能远，人或驯养之。李时珍述其形曰："山鹊，处处山林有之。状如鹊而乌色，有文采，赤觜赤足，尾长不能远飞，亦能食鸡、雀。"

根据以上所述形态，或考为鸦科动物红嘴山鸦*Pyrrhocorax pyrrhocorax* (Linnaeus)。[1]此鸟状如鹊，通体黑色，仅符合时珍所云"状如鹊而乌色"，但却与郭璞、段成式、李时珍所说的该鸟其他特点不符。例如有文采、长尾、嘴赤、足赤，皆红嘴山鸦所不具备。或考为鸦科动物红嘴蓝鹊*Urocissa erythrorhyncha*。[2]此从文字考证角度是完全符合的，但若在古本草图中找到依据就更完美了。今将古本草中与本条相关的原创图统述于下。

《食物本草》"山鹪"（图1）为彩色图。背景为沙果树。其鸟形似鹊，头顶至后颈有一块浅蓝白色块斑，有黑色细纹。上体毛羽呈紫蓝灰色及淡蓝色。尾长呈凸状具黑色亚端斑和白色端斑。下体白色。红嘴，红足，长尾，且尾部末端具白色端斑和黑色亚端斑。经与《中国鸟类图鉴》照片核对，这是非常美丽准确的红嘴蓝鹊*U. erythrorhyncha*写实图，为古本草山鹊是红嘴蓝鹊提供了古本草写实图依据。《本草纲目》金陵本"山鹊"（图2）有图注"鹨"，此即《尔雅》中的山鹊古名。此图与本书"雄鹊"图如出一辙，连图形倾倒的样子均同。可见绘图者根本不知道山鹊的真正模样。《纲目》钱本"山鹊"（图3）换成桃枝立鹨图，其形如喜鹊，尾部特短，显然与古本草所载的长尾不合。故以上3图中，只有《食物本草》山鹪图最为准确

1　谢宗万：《本草纲目药物彩色图鉴》，北京：人民卫生出版社，2000：469.

2　王家葵、蒋淼、胡颖翀：《本草纲目图考》，北京：科学出版社，2018：1714.

可靠。

【小结】

"山鹧"为《食物本草》新载药。《本草纲目》改用"山鹊"为正名。据郭璞注《尔雅》、段成式《酉阳杂俎》、李时珍《本草纲目》所载,本品的形态特征为形如乌、有文采、长尾、嘴赤、足赤。但因李时珍误写为"状如鹊而乌色",故或误考为鸦科动物红嘴山鸦*Pyrrhocorax pyrrhocorax* (Linnaeus)。据古本草文字记载,其原动物当为鸦科动物红嘴蓝鹊*Urocissa erythrorhyncha*。《食物本草》"山鹧"的彩色图表明此正是红嘴蓝鹊的写实图,进一步印证了古本草山鹊即红嘴蓝鹊。

49-15　鹘嘲

【品图】

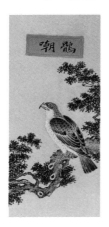 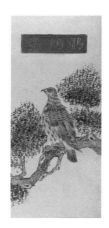 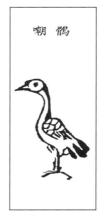 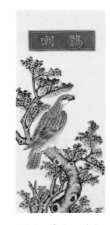

图1　品汇·鹘嘲　　　图2　食物·鹘鹘鸠　　　图3　太乙·鹘嘲　　　图4　雷公·鹘嘲

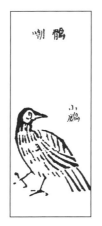 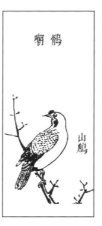 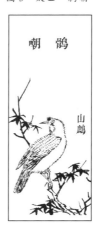 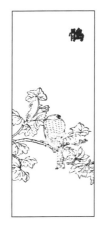

图5　纲目(金)·鹘嘲　　　图6　纲目(钱)·鹘嘲　　　图7　纲目(张)·鹘嘲　　　图8　三才·鹘

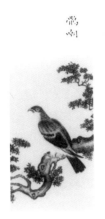

图9 金石·鹊鹎

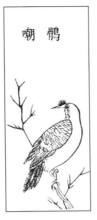

图10 会纂·鹊鹎

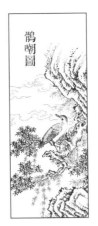

图11 禽虫典·鹊鹎图

本品11图，取自11书，其中4幅彩图。有承继关系的图可分2个书类。

《本草品汇精要》：该书"鹊鹎"（图1）的仿绘者有《食物本草》图2、《补遗雷公炮制便览》图4（与《品汇》图1成水平镜像）、《金石昆虫草木状》图9。

《本草纲目》（钱本）：该书"鹊鹎"（图6）的仿绘者有《纲目》张本图7、《食物本草会纂》图10、《古今图书集成·禽虫典》"鹊鹎图"（图11）。该图的鸟形仿图6，但整个背景重新绘制，为高山悬崖丛树，鸟立树上。

以上11图中，除外6幅仿绘图，原创图尚有5幅（图1、3、5、6、8），详见下"鉴药"项。

【文录】

宋《嘉祐本草》（见《证类》卷19"鹊鹎"） 其鸟南北总有，似鹊，尾短，黄色。在深林间，飞翔不远。北人名鹨鹨。《尔雅》云：鸣鸠似鹊，鹊鹎似鹊，尾短多声。《东京赋》云：鹊鹎春鸣，或呼为骨雕。

明《本草品汇精要》卷28"鹊鹎" 谨按：《埤雅》云：鹊拳坚处，大如弹丸，俯击鸠、鸽食之。鸠、鸽中其拳，随空中即侧身自下承之，捷于鹰、隼。旧言鹊有义性，杜甫所赋义鹊行是也。冬撮鸟之盈握者，夜以燠其爪掌，左右易之，旦即纵去，其在东矣，则是日不东向博物，南北亦然。盖其义性有擒有纵，如此，凡鸟朝鸣曰鹎，夜鸣曰哝。《禽经》曰：林栖之鸟多朝鸣，水宿之鸟多夜叫。此鸟朝鸣，故谓之鹊鹎也。

明《食物本草》卷3"鹊鹎" 鸠类……一种鸷鸟，名鹊，不同此类。

明《本草纲目》卷49"鹊鹎" 【释名】鹊鹎（《尔雅》）、鹊鸠（《左传》）、鹠鸠（《尔雅》）、鹗鸠（渥、学二音）、阿滥（《杂俎》）。【时珍曰】其目似鹊，其形似鸢。鸢，山鹊也。其声啁鹎，其尾屈促，其羽如繿缕，故有诸名。阿滥乃鸢鸠之讹也。陆佃云：凡鸟朝鸣曰鹎，夜鸣曰哝。此鸟喜朝鸣故也。《禽经》云"林鸟朝鹎，水鸟夜哝"

是矣。【集解】【时珍曰】此鸟春来秋去，好食桑椹，易醉而性淫。或云鹘嘲即戴胜，未审是否？郑樵以为鸜鹆，非矣。

【鉴药】

"鹘嘲"首见于《嘉祐本草》。《本草品汇精要》云："此鸟朝鸣，故谓之鹘嘲也。"李时珍释名曰："其目似鹘。"《嘉祐》载其"助气益脾胃，主头风目眩"。后世医方书未见用此入药者。

关于本品的生境、形态，《嘉祐》云："其鸟南北总有，似鹊，尾短，黄色。在深林间，飞翔不远。北人名鹠鹪。"此鸟在《尔雅》记载为"鹠鸠，鹘鸼"。晋·郭璞注："似山鹊而小，短尾，青黑色，多声，今江东亦呼为鹘鸼。"

明《本草品汇精要》"鹘嘲"所载，似与《嘉祐》不同。该书引《埤雅》卷8"鹘"云："鹘拳坚处，大如弹丸。俯击鸠、鸽食之。鸠、鸽中其拳，随空中，即侧身自下承之，捷于鹰、隼。"按《埤雅》所载，此鸟名"鹘"（gú），属于猛禽，并不是鹘嘲。但《品汇》又引"《禽经》曰：林栖之鸟多朝鸣，水宿之鸟多夜叫。此鸟朝鸣，故谓之鹘嘲也"。这就将两种动物均置于"鹘嘲"名下。

明《食物本草》"鹘鸼"条的内容同"鹘嘲"，且注明此鸟是"鸠类"。文后还提到："一种鸷鸟，名鹘，不同此类。"然而此书的附图2幅，其中的"鹘鸼鸠"（图2）还是仿绘《品汇》图1（为鹰隼类的鸟）。另一幅"鸷鸟"（本条未收）也是鹰隼类的鸟。可见在古代，"鹘嘲"与"鹘"混淆得很厉害。

李时珍所言"鹘嘲"，与《嘉祐》所载一致。李时珍曰："其目似鹘，其形似鸴。鸴，山鹊也。其声啁嘲，其尾屈促，其羽如褴缕，故有诸名……此鸟春来秋去，好食桑椹，易醉而性淫。或云鹘嘲即戴胜，未审是否？郑樵以为鸜鹆，非矣。"现代学者依据《嘉祐》《纲目》所载，将本品定名为鸠鸽科动物红翅绿鸠*Treron sieboldii* (Temminck),[1] 可能包括其同属近缘动物。今将古本草中与本条相关的原创图统述于下。

《本草品汇精要》"鹘嘲"（图1）头似鹰，有弯钩般坚强的硬喙，其毛棕褐色，足爪带钩。此与《品汇》文字所载的"鹘"相似。古代单名"鹘"，乃今鹰科（*Accipitridae*）鹰属（*Accipiter*）多种隼形鸟类的总称，并非鸠鸽科动物红翅绿鸠*T. sieboldii*。故此图的名实不符。《太乙仙制本草药性大全》"鹘嘲"（图3）绘成小鹅状物，此误图。《本草纲目》金陵本"鹘嘲"（图5）有图注"山鹠"。"山鹠"乃山鹊的别名，与"鹘嘲"无关。其鸟体型如鹠鹆，大概是受"山鹠"一名的影响。此鸟与如山鹊的"鹘嘲"相差太大。《纲目》钱本"鹘嘲"（图6）的体型倒是类似鸠鸽科动物。但其头部如鸡，

1　谢宗万：《本草纲目药物彩色图鉴》，北京：人民卫生出版社，2000：469；高士贤：《历代本草药用动物名实图考》，北京：人民卫生出版社，2013：398.

头部及颈部有冠羽及深色羽毛，此与红翅绿鸠 *T. sieboldii* 不合。《三才图会》"鹘"（图8）在植物枝叶中绘一只鸟，背朝读者。观其高耸强有力的翅部，扁而前伸的头与鹰嘴，可知此图与图1一样，绘的是隼形鸟类。

【小结】

"鹘嘲"为《嘉祐本草》引入本草，是一种似鹘，尾短、飞不远的鸟类。明《本草品汇精要》"鹘嘲"混"鹘"与"鹘嘲"于一条。《嘉祐》与李时珍所云"鹘嘲"，现代学者考为鸠鸽科动物红翅绿鸠 *Treron sieboldii* (Temminck) 及其近缘动物。《本草品汇精要》《三才图会》所绘为鹰科鹰属(*Accipiter*)隼形鸟类。《纲目》钱本所绘类似鸠鸽科动物，但与文字记载仍有较大的差距。

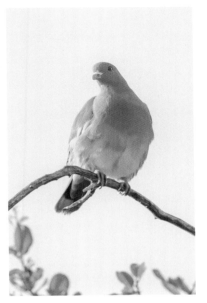

图 12　红翅绿鸠 *Treron sieboldii*

49-16　杜鹃

【品图】

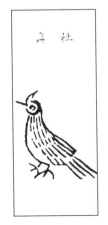 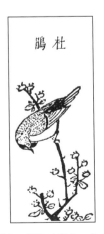 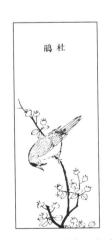 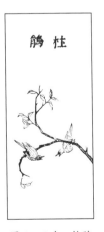

图 1　纲目（金）·杜鹃　　图 2　纲目（钱）·杜鹃　　图 3　纲目（张）·杜鹃　　图 4　三才·杜鹃

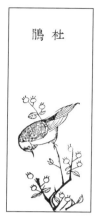
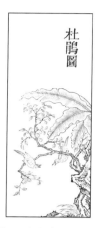
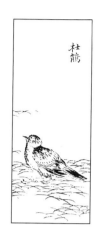

图5　会纂·杜鹃　　　图6　禽虫典·杜鹃图　　　图7　图说·杜鹃

本品7图，取自7书。有承继关系的图可分2个书类。

《本草纲目》（钱本）：该书"杜鹃"（图2）的仿绘者有《纲目》张本图3、《食物本草会纂》图5。以上诸图都保留了金陵本图1的冠羽，这说明此书系与金陵本也有一定的关系。

《三才图会》：该书"杜鹃"（图4）的仿绘者有《古今图书集成·禽虫典》"杜鹃图"（图6）。后者鸟形虽仿绘自图4，但背景绘成芭蕉、小树及山石。

以上7图中，除外3幅仿绘图，原创图尚有4幅（图1、2、4、7），详见下"鉴药"项。

【文录】

唐《本草拾遗》（见《证类》卷19"二十六种陈藏器馀·杜鹃"）　陈藏器云：鸟小似鹞，鸣呼不已。《蜀王本纪》云：杜宇为望帝，淫其臣鳖灵妻，乃亡去，蜀人谓之望帝。《异苑》云：杜鹃先鸣者，则人不敢学其声，有人山行，见一群，聊学之，呕血便殒。《楚辞》云：鹈鴂鸣而草木不芳，人云口出血，声始止，故有呕血之事也。

明《本草纲目》卷49"杜鹃"　【释名】杜宇（《禽经》）、子巂（音携）、子规（亦作秭归）、鹈鴂（音弟桂。亦作鶗鴂）、催归（亦作思归）、怨鸟、周燕（《说文》）、阳雀。【时珍曰】蜀人见鹃而思杜宇，故呼杜鹃。说者遂谓杜宇化鹃，讹矣。鹃与子巂、子规、鹈鴂、催归诸名，皆因其声似，各随方音呼之而已。其鸣若曰不如归去。谚云：阳雀叫，鹈鴂央，是矣。《禽经》云：江左曰子规，蜀右曰杜宇，瓯、越曰怨鸟。服虔注《汉书》，以鹈鴂为伯劳，误矣，名同物异也。伯劳一名鴃，音决，不音桂。【集解】【时珍曰】杜鹃出蜀中，今南方亦有之。状如雀、鹞而色惨黑，赤口有小冠。春暮即鸣，夜啼达旦，鸣必向北，至夏尤甚，昼夜不止，其声哀切。田家候之，以兴农事。惟食虫蠹，不能为巢，居他巢生子。冬月则藏蛰。

【鉴药】

"杜鹃"首见于《本草拾遗》。李时珍释其名曰："蜀人见鹃而思杜宇,故呼杜鹃。说者遂谓杜宇化鹃,讹矣。鹃与子巂、子规、鶗鴂、催归诸名,皆因其声似,各随方音呼之而已。"《拾遗》设此药条,却不言治疗事,唯言"初鸣先闻者,主离别。学其声,令人吐血",此乃传闻之言,不足信。

"杜鹃"是有很多故事的一种鸟。文学作品里常用其为吟咏的题材。唐诗"子规夜半犹啼血,不信东风唤不回"。其中"子规"就是杜鹃诸多别名之一。因其常见,本草中常不载其形态。陈藏器仅云："鸟小似鹬,鸣呼不已。"李时珍始有较详细的记载："杜鹃出蜀中,今南方亦有之。状如雀、鹬而色惨黑,赤口有小冠。春暮即鸣,夜啼达旦,鸣必向北,至夏尤甚,昼夜不止,其声哀切。田家候之,以兴农事。惟食虫蠹,不能为巢,居他巢生子。"据此描述,现代学者一般将其定为杜鹃科动物小杜鹃*Cuculus poliocephalus* Latham、四声杜鹃*Cuculus micropterus* Gould及其同属近缘动物。今将古本草中与本条相关的原创图统述于下。

《本草纲目》金陵本 "杜鹃"(图1)为一小鸟形,头与尾成一向内凹的弧线。此与小杜鹃*C. poliocephalus*相似。但其额上有冠羽,又与杜鹃科动物不符。此羽冠未必是写实的,因为金陵本的图非出一手,有的绘图人会有特殊习惯,例如禽部图,好几种没有冠羽的鸟都画上了冠羽,如鸤鸠、斑鸠、伯劳、啄木鸟等。这种套路式的失误同样出现在其他部类。故此冠羽似不必把它当真。**《本草纲目》钱本** "杜鹃"(图2)的鸟形如鹬,尤其是尾形,与杜鹃类小鸟相差很大,故此图亦非写实图。《三才图会》"杜鹃"(图4)绘两只鸟儿对唱。其鸟的头、尾均与杜鹃类动物不同。**《本草简明图说》**"杜鹃"(图7)的造型更像麻雀,而非杜鹃。此亦非写实图。故杜鹃虽然不是稀见之鸟,但古本草图中,却没有值得称道的写实图。

【小结】

"杜鹃"为《本草拾遗》所载。据陈藏器、李时珍的记载,今一般认为此即杜鹃科动物小杜鹃*Cuculus poliocephalus* Latham、四声杜鹃*Cuculus micropterus* Gould及其同属近缘动物。古本草中的原创图虽然有4种,但似乎全都不是写实图,无一幅能较好地表现此鸟的特征。

49-17 鹦鹅

【品图】

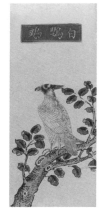

图 1　食物·白鹦鹅

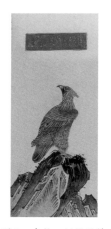

图 2　食物·绀绿鹦鹅

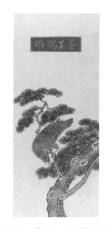

图 3　食物·黑苍鹦鹅

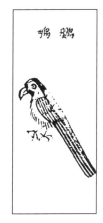

图 4　纲目（金）·鹦鹅

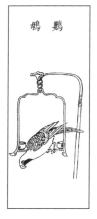

图 5　纲目（钱）·鹦鹅

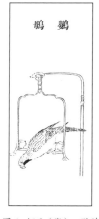

图 6　纲目（张）·鹦鹅

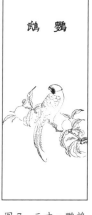

图 7　三才·鹦鹅

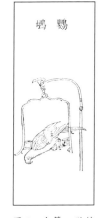

图 8　会纂·鹦鹅

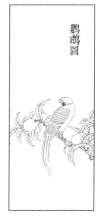

图 9　禽虫典·鹦鹅图

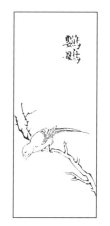

图 10　图说·鹦鹅

本品10图，取自8书，其中3幅彩图。有承继关系的图可分2个书类。

《本草纲目》（钱本）：该书"鹦鹅"（图5）的仿绘者有《纲目》张本图6、《食物本草会纂》图8。

《三才图会》：该书"鹦鹅"（图7）的仿绘者有《古今图书集成·禽虫典》"鹦鹅图"（图9）。

以上10图中，除外3幅仿绘图，原创

图尚有7幅（图1、2、3、4、5、7、10），详见下"鉴药"项。

【文录】

明《食物本草》卷3"鹦鹉" 此鸟足四趾齐分，两睑俱动如人目，与众鸟异。有白者、绀绿者、苍黑者，白者良。养久能人言。

明《本草纲目》卷49"鹦䳇" 【释名】鹦哥（俗名）、干皋。【时珍曰】按《字说》云：鹦䳇如婴儿之学母语，故字从婴母。亦作鹦鹉。熊太古云：大者为鹦䳇，小者为鹦哥。则䳇义又取乎此。师旷谓之干皋，李昉呼为陇客，梵书谓之臊陀。【集解】【时珍曰】鹦䳇有数种：绿鹦䳇出陇、蜀，而滇南、交、广近海诸地尤多，大如乌、鹊，数百群飞，南人以为鲊食。红鹦䳇紫赤色，大亦如之。白鹦䳇出西洋、南番，大如母鸡。五色鹦䳇出海外诸国，大于绿而小于白者，性尤慧利。俱丹味钩吻，长尾赤足，金睛深目，上下目睑皆能眨动，舌如婴儿。其趾前后各二，异于众鸟。其性畏寒，即发颤如瘴而死，饲以余甘子可解。或云：摩其背则瘖。或云：雄者喙变丹，雌者喙黑不变。张思正《倦游录》云：海中有黄鱼能化鹦䳇。此必又一种也。有秦吉了、乌凤，皆能人言。

【鉴药】

"鹦鹉"首见于《食物本草》。《本草纲目》以"鹦䳇"为正文。李时珍释名曰："按《字说》云：鹦䳇如婴儿之学母语，故字从婴母。亦作鹦鹉。熊太古云：大者为鹦䳇，小者为鹦哥。则䳇义又取乎此。"

关于本品的生境、形态，《食物》云："此鸟足四趾齐分，两睑俱动如人目，与众鸟异。有白者、绀绿者、苍黑者，白者良。养久能人言。"此书抓住攀禽类鹦鹉的特点：4个脚趾对半分，两前两后，以利攀爬。经过训练可以重复人话。鹦鹉很早就被作为家养赏玩，故其形态知之者多，经过饲养的鹦鹉种类也很多。

李时珍对鹦鹉的了解比较深入："鹦䳇有数种：绿鹦䳇出陇、蜀，而滇南、交、广近海诸地尤多，大如乌、鹊，数百群飞，南人以为鲊食。红鹦䳇紫赤色，大亦如之。白鹦䳇出西洋、南番，大如母鸡。五色鹦䳇出海外诸国，大于绿而小于白者，性尤慧利。俱丹味钩吻，长尾赤足，金睛深目，上下目睑皆能眨动，舌如婴儿。其趾前后各二，异于众鸟。其性畏寒，即发颤如瘴而死，饲以余甘子可解。或云：摩其背则瘖。或云：雄者喙变丹，雌者喙黑不变。"根据李时珍所言，一般认为"绿鹦䳇出陇、蜀"，即是今多见的鹦鹉科动物绯胸鹦鹉*Psittacula alexandri* Linnaeus[1]或大绯胸鹦鹉*P. derbiana* (Fraser)[2]及其同科近缘动物。今将古本草中与本条相关的原创图

1 国家中医药管理局《中华本草》编委会：《中华本草》（9），上海：上海科学技术出版社，1999：496.
2 高士贤：《历代本草药用动物名实图考》，北京：人民卫生出版社，2013：431.

统述于下。

《食物本草》有3幅鹦鹉图："鹦鹉"（图1）绘的是头有白色冠羽，全身白色的一种稀有种类。《食物》的画士是宫廷画士，能有皇家的收藏为标本，故此白鹦鹉应该属于写实图。其原动物是凤头鹦鹉科鸟类白凤头鹦鹉*Cacatua alba*。"绀绿鹦鹉"（图2）是通体深墨绿色，头有同色的冠羽，颈部有批风般的短羽，其嘴是典型的鹦鹉嘴，虹膜浅黄。今未能查到此种鹦鹉的种名。考虑到明代宫廷的珍禽异兽甚多，也可能是当今稀见的品种之一。"苍黑鹦鹉"（图3）主要是其羽毛苍黑色，但其冠羽、嘴型、脚爪等又表明这是鹦鹉科的动物。种类待考。**《本草纲目》金陵本**"鹦鹉"（图4）为示意图。所绘之鸟有钩曲强大的嘴，长尾，足四趾，明其示意为鹦鹉科动物。**《纲目》钱本**"鹦鹉"（图5）绘有精致的鹦鹉架，上有鹦鹉一只，其下嘴基至颈部有一宽带。由于此为墨线图，只能猜测或为今多见的绯胸鹦鹉*P. alexandri*。**《三才图会》**"鹦鹉"（图7）绘一只鹦鹉立于果树枝上。据其形态，大致推测还是绯胸鹦鹉。**《本草简明图说》**"鹦鹉"（图10）绘一枯枝上停着一只鹦鹉，只能说粗有鹦鹉之形，难以知其种类。

【小结】

"鹦䳇"即"鹦鹉"，为《食物本草》首载。据《食物本草》《本草纲目》所载，本品当为今鹦鹉科动物绯胸鹦鹉*Psittacula alexandri* Linnaeus或大绯胸鹦鹉*P. derbiana* (Fraser)及其同科近缘动物。《食物本草》有宫廷珍禽可供写生之便，绘3幅鹦鹉图，均为今罕见的珍稀品种。其余插图皆能知其为鹦鹉科动物，但很难判断其具体种类。

49–18　秦吉了

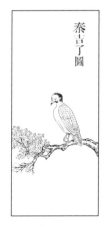

图1　禽虫典·秦吉了图

【品图】

本品仅此1图，为原创图。详见下"鉴药"项。

【文录】

明《本草纲目》卷49"秦吉了"【时珍曰】即了哥也。《唐书》作结辽鸟，番音也。用熟鸡子和饭饲之。亦有白色者。

【鉴药】

"秦吉了"原置于"鹦䳇"条之后，作为附录药。李时珍未载其可作药用，惟据《旧唐书》或《桂海虞衡志》述其形及产地。此鸟一名"了哥""结辽鸟"。出岭南容、管、廉、邕诸州峒中。大如鸜鹆，绀黑色，夹脑有黄肉冠，如人耳。丹味黄距，人舌人目，目下连颈有深黄文，顶尾有分缝。能效人言，音颇雄重。或云即椋鸟科八哥属动物八哥*Acridotheres cristatellus* (Linnaeus)。或云为同科鹩哥属动物南亚鹩哥*Gracula religiosa* Linnaeus。[1]

《古今图书集成·禽虫典》：该书"秦吉了图"（图1）绘一鸟立于树枝上。其头如长着雷公嘴的人头，批散头发，形容可怕，恐是凭想象绘成，无可评论。

【小结】

"秦吉了"乃附录在"鹦䳇"条后的一种鸟，未言药用。据李时珍所言该鸟的形态，或为椋鸟科动物八哥*Acridotheres cristatellus* (Linnaeus)及同科动物南亚鹩哥*Gracula religiosa* Linnaeus。《古今图书集成·禽虫典》所绘为想象图。

禽之四　山禽类

49-19　凤凰

【品图】

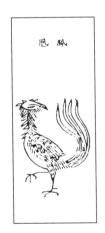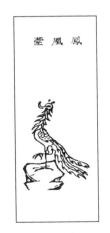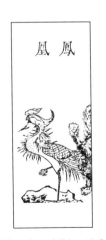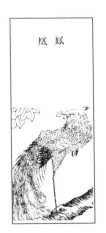

图1　太乙·凤凰台　　图2　纲目（金）·凤凰　　图3　纲目（钱）·凤凰　　图4　纲目（张）·凤凰

1　高士贤：《历代本草药用动物名实图考》，北京：人民卫生出版社，2013:213-214.

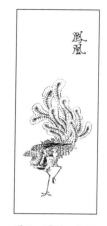

图5　图说·凤凰

本品5图，取自5书。5图均为原创图。详见下"鉴药"项。

【文录】

唐《本草拾遗》（见《证类》卷19"二十六种陈藏器馀·凤凰台"）

陈藏器云：此凤凰脚下物，如白石也。凤虽灵鸟，时或来仪，候其栖止处，掘土二三尺取之。状如圆石，白似卵。然凤鸟非梧桐不栖，非竹实不食。不知栖息那复近地，得台入土，正是物有自然之理，不可识者，今有凤处，未必有竹，有竹处，未必有凤，恐是诸国麟凤洲有之。如汉时所贡续弦胶，即煎凤髓所造。有亦曷足怪乎？

明《本草纲目》卷49"凤凰"

【释名】【时珍曰】《禽经》云：雄凤雌凰，亦曰瑞鶠。鶠者，百鸟偃伏也。羽虫三百六十，凤为之长，故从鸟从凡。凡，总也。古作朋字，象形。凰，美也，大也。【集解】【时珍曰】凤，南方朱鸟也。按《韩诗外传》云：凤之象，鸿前麟后，燕颔鸡喙，蛇颈鱼尾，鹳颡鸳腮，龙文龟背，羽备五采，高四五尺。翱翔四海，天下有道则见。其翼若干，其声若箫，不啄生虫，不折生草。不群居，不侣行。非梧桐不栖，非竹实不食，非醴泉不饮。《山海经》云：丹穴之山有鸟，状如鸡，五采而文，饮食自然，自歌自舞，见则天下安宁。蔡衡云：象凤有五。赤多者凤，青多者鸾，黄多者鹓，紫多者鸑鷟，白多者鹔鹴。又群书立名各异，文繁不录。按罗存斋《尔雅翼》云：南恩州北甘山，壁立千仞，猿狁不能至。凤凰巢其上，惟食虫鱼，遇大风雨飘堕其雏，小者犹如鹤而足差短。/凤凰台【发明】【时珍曰】按《吕氏春秋》云：流沙之西，丹山之南，有凤鸟之卵，沃民所食。则所产之地不以为异也。续弦胶，《洞冥记》以为鸾血作成。故《雷公炮炙论》云：断弦折剑，遇鸾血而如初。陈氏以为凤髓所作，要皆诳言，不必深辩。

【鉴药】

"凤凰台"首见于《本草拾遗》。《本草纲目》以"凤凰"为正名。《拾遗》载其"主劳损，积血，利血脉，安神"。其基原不明，后世医方书未见有用此者。

关于本品的来源，陈藏器云："此凤凰脚下物，如白石也。"看起来答案十分清楚。但接下来就会遇到很多问题。故陈氏继续说："凤虽灵鸟，时或来仪，候其栖止处，掘土二三尺取之。状如圆石，白似卵。然凤鸟非梧桐不栖，非竹实不食。不知栖息那复近地，得台入土，正是物有自然之理，不可识者。今有凤处，未必有竹。有竹处，未必有凤。恐是诸国麟凤洲有之。如汉时所贡续弦胶，即煎凤髓所造。有亦曷足怪乎？"可见关键的问题是无法找到凤凰栖息的地方。根据"凤鸟非梧桐不栖，非竹实不食"去寻找吧，"有凤处，未必有竹。有竹处，未必有凤"，非常困难。其实最主要的是，根本就确定不了什么是凤，上哪里去找"白石"？故此药条是陈藏器拾掇唐以前有关医药书的记载，正统本草自然不收这样事涉神怪的内容，陈氏作为遗佚载入本草。如此而已。

李时珍与陈藏器在编写本草不厌详悉这一点上是一脉相承。故时珍也设立"凤凰"专条，将历史上有关凤凰的传说等收罗于此条之下。

本条"释名"项下，李时珍引"《禽经》云：雄凤雌凰，亦曰瑞鹛。鹛者，百鸟偃伏也。羽虫三百六十，凤为之长，故从鸟从凡。凡，总也。古作朋字，象形。凰，美也，大也。"这是中国文化中尊崇凤凰的根源。

"凤凰"有其物乎？其物何象？李时珍又引《韩诗外传》，云"凤之象，鸿前麟后，燕颔鸡喙，蛇颈鱼尾，鹳颡鸳腮，龙文龟背。羽备五采，高四五尺。翱翔四海，天下有道则见。其翼若干，其声若箫，不啄生虫，不折生草。不群居，不侣行。非梧桐不栖，非竹实不食，非醴泉不饮。"这就是中国文化中凤凰的标准形象。至于其栖息之地、品种区分等，皆属于缥缈之说，引之无益。

至于陈藏器所载的"凤凰台"，李时珍并没有下结论。但他认为，俗传用鸾血可作成续弦胶，陈藏器说是凤髓作成。李时珍不耐烦了："要皆诳言，不必深辩。"其实整个"凤凰"这一条，若从医药角度来看，同样"要皆诳言，不必深辩"！今将古本草中与本条相关的原创图统述于下。

《太乙仙制本草药性大全》"凤凰台"（图1）绘一凤凰立于石台之上。此凤凰形象非常简洁，从美观角度来看，比孔雀差多了。《本草纲目》金陵本"凤凰"（图2）只绘凤凰不绘石台。其凤凰的形象更难看。李时珍的儿子们毕竟不是画家，缺乏想象力与画技。《纲目》钱本"凤凰"（图3）属画家手笔，因此其生花妙笔绘出了百鸟之王的仪态。《纲目》张本"凤凰"（图4）不甘示弱，将凤凰最美丽的尾巴甩到前面供人欣赏。同时也不管什么凤凰台了，画棵栖息的梧桐树来作衬托。《本草简明图说》"凤凰"（图5）也别出心裁，又绘出凤尾高翘、宛如孔雀开屏的架势。看来某些画家画虚的东西比写实要高明得多。

【小结】

"凤凰台"是《本草拾遗》拾掇进本草的前人遗佚之药。据传是："凤凰脚下物，如白石也"。李时珍将"凤凰台"改作"凤凰"，将历代有关的文字记载汇聚于其下。其中并无与医药相关的内容。有几家本草书还为此凤凰绘制了插图，一幅比一幅华丽，自然全属虚构。

49–20 孔雀

【品图】

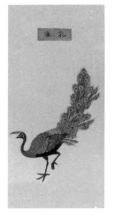

图1 品汇·孔雀

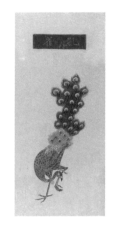

图2 食物·孔雀

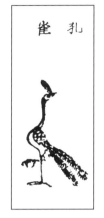

图3 太乙·孔雀

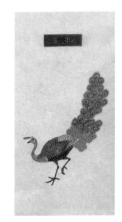

图4 雷公·孔雀

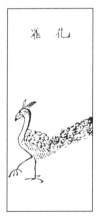

图5 纲目(金)·孔雀

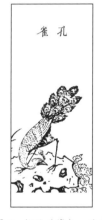

图6 纲目(钱)·孔雀

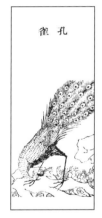

图7 纲目(张)·孔雀

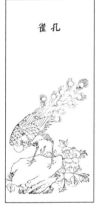

图8 三才·孔雀

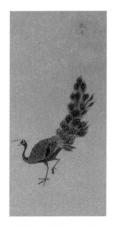

图9 金石·孔雀

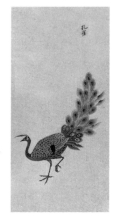

图10 图谱·孔雀

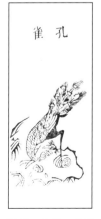

图11 会纂·孔雀

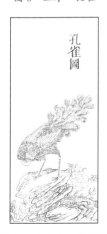

图12 禽虫典·孔雀图

本品13图，取自13书，其中5幅彩图。有承继关系的图可分3个书类。

《本草品汇精要》：该书"孔雀"（图1）的仿绘者有《补遗雷公炮制便览》图4、《金石昆虫草木状》图9。《本草图谱》图10又仿绘《金石》图9。

《本草纲目》（钱本）：该书"孔雀"（图6）的仿绘者有《纲目》张本图7（尾羽大加修饰，更为精美）、《食物本草会纂》图11。

《三才图会》：该书"孔雀"（图8）的仿绘者有《古今图书集成·禽虫典》"孔雀图"（图12）。

以上13图中，除外6幅仿绘图，原创图尚有7幅（图1、2、3、5、6、8、13），详见下"鉴药"项。

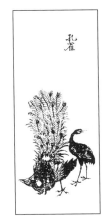

图13　图说·孔雀

【文录】

梁《本草经集注》（见《证类》卷19"孔雀屎"）　陶隐居云：出广、益诸州。方家不见用。

唐《唐本草》（同上）《唐本》注云：孔雀，交、广有，剑南元无。

明《本草品汇精要》卷28"孔雀屎"　谨按：《博物志》云：孔雀尾多变色，或红或黄，喻如云霞，其色无定，人拍其尾则舞，尾有金翠，五年之后成。始生三年，金翠尚小，初春乃生，三四月后复凋，其金翠亦与花萼同衰荣也。其类有雌有雄，雌者不冠，尾短而无金翠，雄者有冠，尾长而多金翠。其性颇妒忌，自矜其尾，虽驯养已久，遇妇人、童子服锦彩者，必逐而啄之。每欲山栖，先择置尾之地。欲生捕者，候雨甚，往擒之，因其尾沾雨重，不能高翔。人虽至且爱其尾，不复骞扬也。人采其尾以饰扇，惟生取则金翠之色不减。南人取其尾者，持刀预潜隐于丛竹处，伺过即斩其尾，若不即断，回头一顾，金翠无复光彩矣。

明《本草纲目》卷49"孔雀"　【释名】越鸟。【时珍曰】孔，大也。李昉呼为南客。梵书谓之摩由逻。【集解】【时珍曰】按《南方异物志》云：孔雀，交趾、雷、罗诸州甚多，生高山乔木之上。大如雁，高三四尺，不减于鹤。细颈隆背，头戴三毛长寸许。数十群飞，栖游冈陵。晨则鸣声相和，其声曰都护。雌者尾短无金翠。雄者三年尾尚小，五年乃长二三尺。夏则脱毛，至春复生。自背至尾有圆文，五色金翠，相绕如钱。自爱其尾，山栖必先择置尾之地。雨则尾重不能高飞，南人因往捕之。或暗伺其过，生断其尾，以为方物。若回顾，则金翠顿减矣。山人养其雏为媒，或探其卵，鸡伏出之。饲以猪肠、生菜之属。闻人拍手歌舞则舞。其性妒，见采服者必啄之。《北户录》云：孔雀不匹，以音影相接而孕。或雌鸣下风，雄鸣上风，亦孕。《冀越集》云：孔雀虽有雌雄，将乳时登木哀鸣，蛇至即交，故其血、胆犹伤人。《禽经》云"孔见蛇则宛而跃"者，是矣。

【鉴药】

"孔雀屎"首见于《名医别录》。《本草纲目》改作"孔雀"为正名。李时珍释名曰：
"孔，大也。"《别录》载其屎"主女子带下，小便不利"。后世医方未见用此者。

关于本品的生境、形态，《别录》无记载。梁·陶弘景云："出广、益诸州。"其
时的广州辖境相当于今广东、广西大部分地区。益州相当于今四川及其周边某些地区。
可见这是最早发现孔雀的地方。《唐本草》订正说"孔雀，交、广有，剑南元无"。宋
代及其以前的本草均无形态记载。但在此前许多非医药文献中对孔雀已有详细描述。

明《本草品汇精要》引《博物志》（实转引自《埤雅》卷7）云："孔雀尾多变色，
或红或黄，喻如云霞，其色无定，人拍其尾则舞，尾有金翠，五年之后成。始生三年，
金翠尚小，初春乃生，三四月后复凋，其金翠亦与花萼同衰荣也。"又云："其类有
雌有雄，雌者不冠，尾短而无金翠，雄者有冠，尾长而多金翠……"该书且附有极
为精美的孔雀图（图1），可与文字相印证。

李时珍大概无法见到真孔雀，但他从《太平御览》卷924"孔雀"条下参照《异
物志》《交州异物志》《岭南异物志》等多种文献，综合了如下描述孔雀之文："孔
雀，交趾、雷、罗诸州甚多，生高山乔木之上。大如雁，高三四尺，不减于鹤。细
颈隆背，头戴三毛长寸许。数十群飞，栖游冈陵。晨则鸣声相和，其声曰都护。雌
者尾短无金翠。雄者三年尾尚小，五年乃长二三尺。夏则脱毛，至春复生。自背至
尾有圆文，五色金翠，相绕如钱……"据此可知，孔雀即今雉科动物绿孔雀 *Pavo
muticus* (Linnaeus)。[1]今将古本草中与本条相关的原创图统述于下。

《本草品汇精要》"孔雀"（图1）所绘为写实图，其尾部覆羽数量有所简略，但
"细颈隆背，头戴三毛长寸许""尾多变色，或红或黄，喻如云霞"都非常准确，与
今之孔雀相符。《食物本草》"孔雀"（图2）没有仿绘《品汇》，而是换了一个角度，
使孔雀的头、尾由下而上逐步展开。奇怪的是，《食物本草》在古代医药界没有流传，
但该图的这一造型却似乎被多种本草转录。以上两幅由宫廷画士绘制的孔雀图，提
示可能利用了皇苑蓄养的孔雀为写生标本。《太乙仙制本草药性大全》"孔雀"（图3）
虽然极为简单，但令人惊讶的是却抽象出了孔雀最主要的特点：耸立的羽冠、修长
的细颈，如鹤的身形，长大的尾羽。此图在该书众多拙劣的敷衍之作中，真可称得
上"鹤立鸡群"了。《本草纲目》金陵本"孔雀"（图5）为示意图，但整个造型大
不如《太乙》图3。该图也绘出了羽冠、长颈、大尾羽、高脚，但却毫无美感。《纲
目》钱本"孔雀"（图6）的构图与《食物》图2非常相似，且脚下增绘了山石、牡丹。

---

1 国家中医药管理局《中华本草》编委会：《中华本草》（9），上海：上海科学技术出版社，1999：484.

《三才图会》"孔雀"（图8）的造型依然类似《食物》图2。其孔雀脚下为山石、牡丹。《三才》成书早于《纲目》钱本附图，不排除钱本仿绘《三才》的可能性。**《本草简明图说》**"孔雀"（图13）是唯一一幅同时绘出雌雄孔雀的插图，此当为写实图。

【小结】

"孔雀"为《名医别录》所载早期药物之一。据《本草品汇精要》《本草纲目》引录的诸多文献，可知本品即今雉科动物绿孔雀*Pavo muticus* (Linnaeus)。《本草品汇精要》《食物本草》精美的彩色"孔雀"图，可能采用了皇苑蓄养的孔雀为写生对象。孔雀在古代并非常见动物，但其形象却为大众所知。故古本草诸相关图形虽精粗不一，但都能反映孔雀的主要特征。

49–21 驼鸟

【品图】

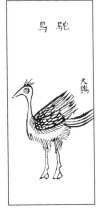

图1 纲目（金）·驼鸟

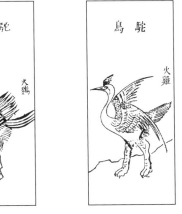

图2 纲目（钱）·驼鸟

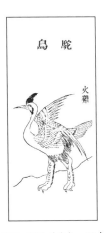

图3 纲目（张）·驼鸟

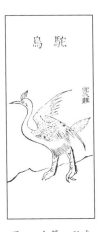

图4 会纂·驼鸟

本品6图，取自6书。有承继关系的图仅1个书类。

《本草纲目》（钱本）：该书"驼鸟"（图2）的仿绘者有《纲目》张本图3、《食物本草会纂》图4。

以上6图中，除外2幅仿绘图，原创图尚有4幅（图1、2、5、6），详见下"鉴药"项。

【文录】

唐《本草拾遗》（见《证类》卷

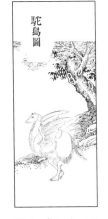

图5 禽虫典·驼鸟图

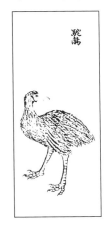

图6 图说·驼鸟

19 "二十六种陈藏器馀·驼鸟屎") 陈藏器云：鸟如驼，生西夷，好食铁。永徽中，吐火罗献鸟，高七尺，如驼，鼓翅行，能食铁也。

　　明《本草纲目》卷49 "驼鸟" 【释名】驼蹄鸡（《纲目》、食火鸡（同上）、骨托禽。【时珍曰】驼，象形。托亦驼字之讹。【集解】【时珍曰】此亦是鸟也，能食物所不能食者。按李延寿《后魏书》云：波斯国有鸟，形如驼，能飞不高，食草与肉，亦噉火，日行七百里。郭义恭《广志》云：安息国贡大雀，雁身驼蹄，苍色，举头高七八尺，张翅丈余，食大麦，其卵如瓮，其名驼鸟。刘郁《西域记》云：富浪有大鸟，驼蹄，高丈余，食火炭，卵大如升。费信《星槎录》云：竹步国、阿丹国俱出驼蹄鸡，高者六七尺，其蹄如驼。彭乘《墨客挥犀》云：骨托禽出河州，状如雕，高三尺余，其名自呼，能食铁石。宋祁《唐书》云：开元初，康国贡驼鸟卵。郑晓《吾学编》云：洪武初，三佛脐国贡火鸡，大于鹤，长三四尺，颈、足亦似鹤，锐嘴软红冠，毛色如青羊，足二指，利爪，能伤人腹致死，食火炭。诸书所记稍有不同，实皆一物也。

【鉴药】

　　"驼鸟屎"首见于《本草拾遗》。《本草纲目》以"驼鸟"为正名。陈藏器云："鸟如驼。"故名。《拾遗》载其"主人中铁刀入肉，食之立销"。然古今医方书未载以此疗疾。

　　关于本品的生境、形态，陈藏器云："鸟如驼，生西夷，好食铁。永徽中，吐火罗献鸟，高七尺，如驼，鼓翅行，能食铁也。"此记载中真真假假。可信的是唐·永徽（650—656）吐火罗国进献了驼鸟。吐火罗国是古国名，汉魏时由大月氏建立，在今中亚地区。其高度、形象与行走方式，均与今驼鸟相似。至于驼鸟"食铁"，显系传闻。

　　李时珍在驼鸟条下也集录了多种古代文献所载的驼鸟（详参上"文录"），从中可窥见古之驼鸟的形象："此亦是鸟也，能食物所不能食者。""雁身驼蹄，苍色，举头高七八尺，张翅丈余，食大麦，其卵如瓮，其名驼鸟。""大鸟，驼蹄，高丈余，食火炭，卵大如升。""驼蹄鸡，高者六七尺，其蹄如驼。"可见所谓如驼，不是像骆驼那样高大，而是其蹄如驼。

　　据李时珍所述，《本草纲目药物彩色图鉴》认为古之驼鸟，大小各异，非指一种。其中个体较大者，当为驼科动物驼鸟（非洲驼鸟）*Struthio camelus* Linnaeus。[1]个体较小者或指美洲驼鸟或澳洲所产的鸸鹋科动物鸸鹋*Dromaius novaehollandia*），又名澳洲驼鸟。其中又提到"火鸡"，见《吾学编·皇明四夷考》卷上"三佛齐"下所记："火鸡大于鹤，颈足亦似鹤，软红冠，锐角觜，毛如青羊色，爪甚利，伤人腹致死。食炭……"据考此即鹤驼科动物食火鸡*Casuarius casuarius* Gould。[2]今将古本草中与

　　1 谢宗万：《本草纲目药物彩色图鉴》，北京：人民卫生出版社，2000:471-472.
　　2 高士贤：《历代本草药用动物名实图考》，北京：人民卫生出版社，2013:179-180.

本条相关的原创图统述于下。

《本草纲目》金陵本 "鸵鸟"（图1）粗看起来与今之鸵鸟有几分形似。细究之则无一相似。其头部的冠羽、翅羽、尾羽，今鸵鸟全无。该图鸟身上半仿鸡类，下半则仿动物骆驼。而今之鸵鸟下半身也还是鸟类。两者悬殊甚大。图注 "火鸡"，是数种不同的鸵鸟之一种，非该图所能概括。《纲目》钱本 "鸵鸟"（图2）的绘图者想象力更为丰富，创造出了一种凤体驼身的怪物。今之鸵鸟两翼退化，何曾有该图所绘强壮的两翼。此虚构图，多述无益。《古今图书集成·禽虫典》"鸵鸟"（图5）所绘动物虽然有翅，但肯定飞不起来，因为图中 "鸵鸟"之身已经变成了没有前脚的真骆驼。《本草简明图说》"鸵鸟"（图6）所绘，才真有了鸵鸟之形。此图仍嫌粗糙，但已近似于鸸鹋与食火鸡。

【小结】

"鸵鸟"为《本草拾遗》载入本草。本品乃是唐代永徽（650—656）间由中亚地区传入我国。据李时珍集录的前人文献所载，可知古之鸵鸟，大小各异，其中包括今鸵科动物鸵鸟（非洲鸵鸟）*Struthio camelus* Linnaeus、鸸鹋科动物鸸鹋 *Dromaius novaehollandia*、鹤鸵科动物食火鸡*Casuarius casuarius* Gould。今存古本草中，唯一晚近的《本草简明图说》所绘鸵鸟近似于今鸸鹋或食火鸡。其余插图皆系据文字记载臆想绘制。

49–22　鹰

【品图】

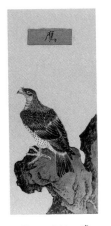 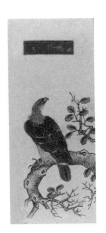 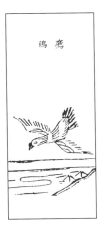 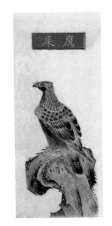

图 1　品汇·鹰　　　图 2　食物·鹰　　　图 3　太乙·鹰鹞　　　图 4　雷公·鹰屎

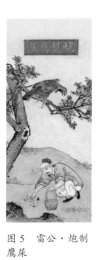

图 5　雷公·炮制
鹰屎

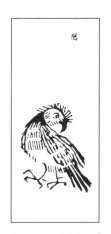

图 6　纲目（金）·鹰

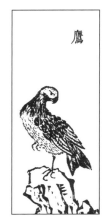

图 7　纲目（钱）·鹰

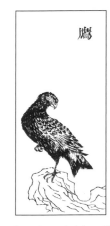

图 8　纲目（张）·鹰

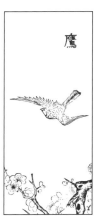

图 9　三才·鹰

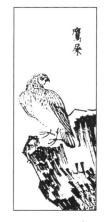

图 10　原始·鹰屎

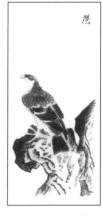

图 11　金石·鹰

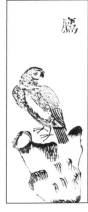

图 12　类纂·鹰

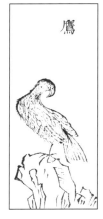

图 13　会纂·鹰

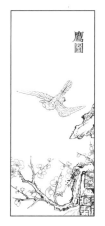

图 14　禽虫典·鹰图

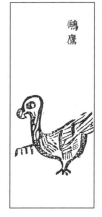

图 15　便方·鸹鹰

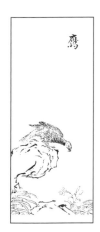

图 16　图说·鹰

本品16图，取自15书，其中5幅彩图。有承继关系的图可分3个书类。

《本草品汇精要》：该书"鹰"（图1）的仿绘者有《补遗雷公炮制便览》"鹰屎"（图4，除图名加字外，其鹰的毛色等亦有少许修改）、《金石昆虫草木状》图11。

《三才图会》：该书"鹰"（图9）的仿绘者有《古今图书集成·禽虫典》"鹰图"（图14，背景予以修饰）。

《本草原始》：该书"鹰屎"（图10）的仿绘者有《本草纲目》钱本"鹰"（图7，构图相同，鸟体羽毛等略有修饰，背景石稍缩小）、《本草纲目类纂必读》图12。此后仿绘《纲目》钱本图7的有《纲目》张本图8、《食物本草会纂》图13。

以上16图中，除外7幅仿绘图，原创图尚有9幅（图1、2、3、5、6、9、10、15、16），详见下"鉴药"项。

【文录】

明《本草品汇精要》卷27"鹰屎白" 谨按：鹰之为物，其目如电，其嘴如钩，剑翎铁爪，势力勇健，有降伏百鸟之威，乃羽虫中猛烈者也，故取以辟邪魅。其搏啖快利，所以食哽之疾用之。

明《本草纲目》卷49"鹰" 【释名】角鹰（《纲目》）、鹬鸠。【时珍曰】鹰以膺击，故谓之鹰。其顶有毛角，故曰角鹰。其性爽猛，故曰鹬鸠。昔少皞氏以鸟名官，有祝鸠、鸤鸠、鹘鸠、雎鸠、鹬鸠五氏。盖鹰与鸠同气禅化，故得称鸠也。《禽经》云"小而鸷者皆曰隼，大而鸷者皆曰鸠"是矣。《尔雅翼》云：在北为鹰，在南为鹞。一云：大为鹰，小为鹞。梵书谓之嘶那夜。【集解】【时珍曰】鹰出辽海者上，北地及东北胡者次之。北人多取雏养之，南人八九月以媒取之。乃鸟之疏暴者。有雉鹰、兔鹰，其类以季夏之月习击，孟秋之月祭鸟。隋·魏彦深《鹰赋》颇详。其略云：资金方之猛气，擅火德之炎精。指重十字，尾贵合卢。觜同钩利，脚等荆枯。或白如散花，或黑如点漆。大文若锦，细斑似缬。身重若金，爪刚如铁。毛衣屡改，厥色无常。寅生酉就，总号为黄。二周作鹞，三岁成苍。雌则体大，雄则形小。察之为易，调之实难。姜以取热，酒以排寒。生于窟者好眠，巢于木者常立。双骹长者起迟，六翮短者飞急。

【鉴药】

"鹰屎白"首见于《本经》。《本草纲目》以"鹰"作为正名。李时珍释名曰："鹰以膺击，故谓之鹰。"《本经》载鹰屎白"主伤挞灭瘢"。后世医方书时见用之，今罕见。

"鹰"为常见之物。故其进入本草虽早，但宋代及其以前的本草均缺乏对其形态的描述。明《本草品汇精要》始提到："鹰之为物，其目如电，其嘴如钩，剑翎铁爪，势力勇健，有降伏百鸟之威，乃羽虫中猛烈者也，故取以辟邪魅。其搏啖快利，所以食哽之疾用之。"该书且附有精美的插图（图1）。

明《本草纲目》更是广集古代文献,探讨鹰的名称、形态及作用(详参上"文录")。关于其生境、形态,李时珍曰:"鹰出辽海者上,北地及东北胡者次之。北人多取雏养之,南人八九月以媒取之。乃鸟之疏暴者。有雉鹰、兔鹰,其类以季夏之月习击,孟秋之月祭鸟。隋·魏彦深《鹰赋》颇详。其略云:'资金方之猛气,擅火德之炎精。指重十字,尾贵合卢。觜同钩利,脚等荆枯。或白如散花,或黑如点漆。大文若锦,细斑似缬。身重若金,爪刚如铁。毛衣屡改,厥色无常。寅生酉就,总号为黄。二周作鸇,三岁成苍。雌则体大,雄则形小。察之为易,调之实难。姜以取热,酒以排寒。生于窟者好眠,巢于木者常立。双骹长者起迟,六翮短者飞急。'"其中隋·魏彦深《鹰赋》对鹰的形态、习性等总结尤详。据此,现代学者一般认为古本草中的"鹰"乃今鹰科动物的总称,并非某单一的种。现今称为鹰者,主要为鹰属(Accipiter)和鵟属(Buteo)的种类。高士贤认为常见者有雀鹰Accipiter nisus Linnaeus、大鵟Buteo hemilasiua (Temminck et Schlegel)、普通鵟Buteo buteo Linnaeus等。[1]《中华本草》以鹰属动物苍鹰Accipiter gentilis (Linnaeus)为鹰的代表。[2]今将古本草中与本条相关的原创图统述于下。

《本草品汇精要》"鹰"(图1)绘一鹰立于石上。观其形态、尾羽较短等特征,此似为鹰科鵟属(Buteo)种类。《食物本草》"鹰"(图2)的形态与姿势都与图1不同。其额及后颈披散的羽毛金色,喙较大而钩曲,形体粗壮,此似鹰科雕属(Aquila)动物金雕Aquila chrysaetos。《太乙仙制本草药性大全》"鹰"(图3)为示意图,其鸟形并无鹰科动物的特征。《补遗雷公炮制便览》"炮制鹰屎"(图5)所绘为一鹰立于树上,有人在树下捡拾鹰粪的场景,不涉及炮制。《本草纲目》金陵本"鹰"(图6)绘一鸟扭头的姿势,其嘴长而钩曲,此示意为鹰嘴。爪为四爪。其他部分不具有鹰的特征。《三才图会》"鹰"(图9)乃桃花树上有鹰飞。此鹰之嘴钩曲,但尾羽为单羽而长,此似与鹰不合。《本草原始》"鹰屎"(图10)绘一鹰立于石。此种构图已见于《品汇》。但此书并未参考过《品汇》,疑是当时绘画者画鹰的常规构图法、《草木便方》"鹞鹰"(图15)为简陋示意图。除鹰嘴钩曲之外,看不出有任何鹰的特征。《本草简明图说》"鹰"(图16)绘石上一鹰俯视下方的花草。其鹰可看出是鹰形,细部比较草率。

【小结】

"鹰屎白"为《本经》所载早期药物之一。古代对鹰的描述以隋·魏彦深《鹰赋》最详。古代言"鹰"一般为鹰科动物的通称。现今的鹰主要为鹰属(Accipiter)和鵟属(Buteo)的种类常见者有雀鹰Accipiter nisus Linnaeus、苍鹰Accipiter

---

1 高士贤:《历代本草药用动物名实图考》,北京:人民卫生出版社,2013:462.

2 国家中医药管理局《中华本草》编委会:《中华本草》(9),上海:上海科学技术出版社,1999:457.

gentilis (Linnaeus)、大鵟*Buteo hemilasiua* (Temminck et Schlegel)、普通鵟*Buteo buteo* Linnaeus等。《本草品汇精要》《食物本草》分别绘有"鹰"的写实图。其他墨线图一般都能表现鹰的大致形态，但难以确定其种属。

49-23　雕

【品图】

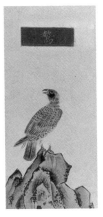

图1　食物·鹫

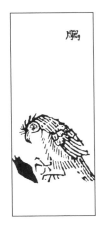

图2　纲目（金）·雕

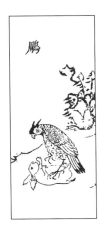

图3　纲目（钱）·雕

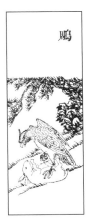

图4　纲目（张）·雕

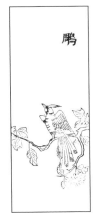

图5　三才·雕

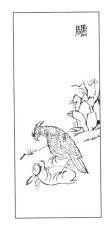

图6　会纂·雕

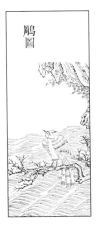

图7　禽虫典·雕图

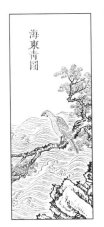

图8　禽虫典·海东青图

本品8图，取自7书，其中1幅彩图。有承继关系的图可分2个书类。

《本草纲目》（钱本）：该书"雕"（图3）的仿绘者有《纲目》张本图4（在钱本图3基础上，再将雕绘成凶狠状，头部有两束冠羽）、《食物本草会纂》图6。

《三才图会》：该书"雕"（图5）的仿绘者有《古今图书集成·禽虫典》"雕图"（图7）。后者鸟形仿绘图5，但背景大加修改，将原一个横出的树枝，改绘为临海的山崖上横出的一树枝。

以上8图中，除外3幅仿绘图，原创图尚有5幅（图1、2、3、5、8），详见下"鉴药"项。

【文录】

明《本草纲目》卷49"雕"　【释名】鹫（音就。《山海经》）、鷻（《说文》。音团）。【时珍曰】《禽经》云：鹰以膺之，鹘以猾之，隼以尹之，雕以周之，鹫以就之，鷻以搏之。皆言其击搏之异也。梵书谓之揭罗阇。【集解】【时珍曰】雕似鹰而大，尾长翅短，土黄色，鸷悍多力，盘旋空中，无细不睹。皂雕即鹫也，出北地，色皂。青雕出辽东，最俊者谓之海东青。羌鹫出西南夷，黄头赤目，五色皆备。雕类能搏鸿鹄、獐鹿、犬、豕。又有虎鹰，翼广丈余，能搏虎也。鹰、雕虽鸷而畏燕子，物无大小也。其翮可为箭羽。刘郁《西域记》云：皂雕一产三卵者，内有一卵化犬。短毛灰色，与犬无异，但尾背有羽毛数茎耳。随母影而走，所逐无不获者，谓之鹰背狗。

【鉴药】

"雕"首见于《本草纲目》。李时珍释其名曰："雕以周之……皆言其击搏之异也。"《纲目》载其骨治"折伤断骨"；屎主"诸鸟兽骨哽"。古医方书偶见用之，今罕用者。

关于本品的来源，李时珍云："雕似鹰而大，尾长翅短，土黄色，鸷悍多力，盘旋空中，无细不睹。皂雕即鹫也，出北地，色皂。青雕出辽东，最俊者谓之海东青。羌鹫出西南夷，黄头赤目，五色皆备。雕类能搏鸿鹄、獐鹿、犬、豕。又有虎鹰，翼广丈余，能搏虎也。鹰、雕虽鸷而畏燕子，物无大小也。其翮可为箭羽。"一般认为古代的雕与今鹰科雕属（*Aquila*）动物相符。《中华本草》认为该属中最大、最凶猛的就是金雕*Aquila chrysaetus* Linnaeus等。[1] 上一条"鹰"之下有《食物本草》"鹰"图，所绘极类现之金雕。今将古本草中与本条相关的原创图统述于下。

《食物本草》"鹫"（图1）原见于《食物》"鹘鸼"条，云"一种鹫鸟，名鹘，不同此类"。故画士绘此"鹫"图。该图之鸟头、后颈部有金色羽毛，嘴较长而钩曲，脚粗壮，可能是金雕*Aquila chrysaetus*。《本草纲目》金陵本"雕"（图2）为示意图，绘此鸟有羽冠，长而钩曲的嘴，脚四趾，其形与前"鹰"图相似，唯鹰为扭头，此为低头。其前有黑色块状物，疑是所获食物。《纲目》钱本"雕"（图3）将金陵本"雕"前的不明何物的黑色块，置换为野外一雕所抓住的兔。此雕头有长冠羽，与雕属（*Aquila*）动物不符。《三才图会》"雕"（图5）过于花哨。其头部有冠羽，状似戴胜。

1　国家中医药管理局《中华本草》编委会：《中华本草》（9），上海：上海科学技术出版社，1999：459.

尾甚长，且数羽分开，此亦非雕属（*Aquila*）动物，凭想象绘之。**《古今图书集成·禽虫典》**"海东青图"（图8）绘一鸟伫立在伸向大海的老树干上。"海东青"是李时珍提及的一种猛禽，云"最俊者谓之海东青"。高士贤考其为海雕属（*Haliaeetus*）动物白尾海雕*Haliaeetus albicilla* Linnaeus。[1]此图为黑白图，头颈部没有披散的羽毛，不似白尾海雕。

【小结】

"雕"为《本草纲目》新增药。据李时珍记述，此与今鹰科雕属（*Aquila*）动物相符。例如金雕*Aquila chrysaetus* Linnaeus等。《食物本草》"鸷"图可能是金雕*A. chrysaetus*。其他墨线图多为示意图。"海东青"据考为鹰科海雕属动物白尾海雕*Haliaeetus albicilla* Linnaeus。但《古今图书集成·禽虫典》所绘"海东青图"不似此种，来源不明。

49-24　鹗

【品图】

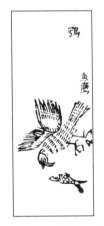
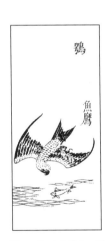
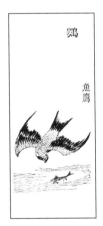
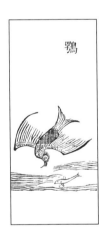

图1　纲目（金）·鹗　　图2　纲目（钱）·鹗　　图3　纲目（张）·鹗　　图4　会纂·鹗

本品5图，取自5书。有承继关系的图仅1个书类。

《本草纲目》（钱本）：该书"鹗"（图2）的仿绘者有《纲目》张本图3、《食物本草会纂》图4。

以上5图中，除外2幅仿绘图，原创图尚有3幅（图1、2、5），详见下"鉴药"项。

1　高士贤：《历代本草药用动物名实图考》，北京：人民卫生出版社，2013：436-437.

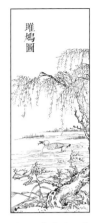

图5 禽虫典·雎鸠图

【文录】

明《本草纲目》卷49"鹗"【释名】雕鸡（《诗疏》）、雎鸠（《周南》）、王雎（音疽）。【时珍曰】鹗状可愕，故谓之鹗。其视雎健，故谓之雎。能入穴取食，故谓之下窟乌。翱翔水上，扇鱼令出，故曰沸波。《禽经》云：王雎，鱼鹰也。尾上白者名白鹭。【集解】【时珍曰】鹗，雕类也。似鹰而土黄色，深目好峙。雄雌相得，鸷而有别，交则双翔，别则异处。能翱翔水上捕鱼食，江表人呼为食鱼鹰。亦啖蛇。《诗》云"关关雎鸠，在河之洲"即此。其肉腥恶，不可食。陆机以为鹙，扬雄以为白鹭，黄氏以为杜鹃，皆误矣。《禽经》云：鸠生三子，一为鹗鸠，尸鸠也。杜预以王雎为尸鸠，或以此也。

【鉴药】

"鹗"首见于《本草纲目》。李时珍释名云："鹗状可愕，故谓之鹗。"《纲目》载其骨可接骨，嘴治蛇咬。后世罕见使用。

关于本品的生境、形态，时珍云："鹗，雕类也。似鹰而土黄色，深目好峙。雄雌相得，鸷而有别，交则双翔，别则异处。能翱翔水上捕鱼食，江表人呼为食鱼鹰。亦啖蛇。《诗》云'关关雎鸠，在河之洲'即此。其肉腥恶，不可食。"以上所述鹗的形态特征与习性与今鹰科动物鹗（鱼鹰）*Pandion haliaetus* Linnaeus一致。[1]今将古本草中与本条相关的原创图统述于下。

《本草纲目》金陵本"鹗"（图1）绘一展翅之鸟，其前有鱼，示意此鸟能捕鱼。旁有图注"鱼鹰"，为"鹗"的别名。此鸟嘴成钩曲状，类鱼鹰。但体型瘦长，展翅之后如扇面，均与鱼鹰有异。《纲目》钱本"鹗"（图2）绘一鸟飞临水面，欲捕水面之鱼。其尾羽飞翔时呈叉状鱼尾形，此与实物呈折扇面不符。《古今图书集成·禽虫典》"雎鸠图"（图5）绘绿柳池塘中一鸟口衔一鱼。此鸟形如鸭，嘴不呈钩曲状，头顶与颈后无羽毛，此均与鱼鹰不符，非写实图。

【小结】

"鹗"为《本草纲目》新增药。据李时珍所述，本品当为鹰科动物鹗（鱼鹰）*Pandion haliaetus* Linnaeus。古本草中诸图无一为写实之图。

1 国家中医药管理局《中华本草》编委会：《中华本草》（9），上海：上海科学技术出版社，1999：461.

49-25　鸱

【品图】

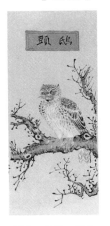

图 1　品汇·鸱头

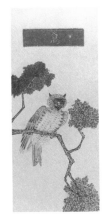

图 2　食物·鸢

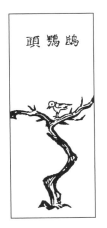

图 3　太乙·鸱鸮头

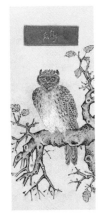

图 4　雷公·鸱

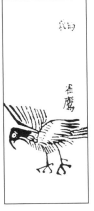

图 5　纲目（金）·鸱

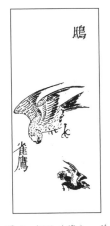

图 6　纲目（钱）·鸱

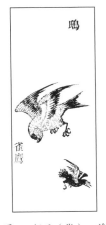

图 7　纲目（张）·鸱

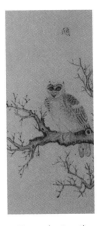

图 8　金石·鸱

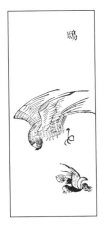

图 9　会纂·鸱

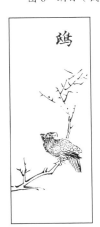

图 10　图说·鸱

　　本品10图，取自10书，其中4幅彩图。有承继关系的图可分2个书类。

　　《本草品汇精要》：该书"鸱头"（图1）的仿绘者有《补遗雷公炮制便览》图4、《金石昆虫草木状》图8。

　　《本草纲目》（钱本）：该书"鸱"（图6）的仿绘者有《纲目》张本图7、《食物本草会纂》图9。

　　以上10图中，除外4幅仿绘图，原创图尚有6幅（图1、2、3、5、6、10），详见下"鉴药"项。

【文录】

梁《本草经集注》（见《证类》卷19"鸱头"） 陶隐居云：即俗人呼为老鸱者。一名鸢。又有雕、鹗，并相似而大。虽不限雌雄，恐雄者当胜。

明《本草品汇精要》卷28"鸱头" 【名】鸱休、只狐、鸢。【地】谨按：《埤雅》云：怪鸱，即鸺鹠也。猫目燕颔，似鹰而白，其鸣即雨，为囮可以聚诸鸟，昼无所见，夜则飞。啖蚊、虻。鸮、鹏、鬼车之类，《庄子》所谓鸱鸺，夜撮蚤，察毫末，昼则瞑目而不见丘山、蓝田。吕氏曰：恶声之鸷鸟也。有鸮萃止翩，彼飞鸮为枭、为鸱，此亦枭之类尔。《本经》不载所出州土，今处处有之。

明《本草纲目》卷49"鸱" 【释名】雀鹰（《诗疏》)、隼（本作雊，音笋）、鹞。【时珍曰】鸱、鸢二字，篆文象形。一云：鸱，其声也。鸢，攫物如射也。隼，击物准也。鹞，目击遥也。《诗疏》云：隼有数种，通称为鹞。雀鹰春化布谷。《尔雅》谓之茅鸱。齐人谓之击正，或谓之题肩。《尔雅》云：鹞，负雀也。梵书谓之阿黎耶。【集解】【时珍曰】鸱似鹰而稍小，其尾如舵，极善高翔，专捉鸡、雀。鸱类有数种。按《禽经》云：善搏者曰鹞，窃玄者曰雕，骨曰鹘，瞭曰鹞，展曰鹯，夺曰鹞。又云：鹘生三子，一为鸱。鹘，小于鸱而最猛捷，能击鸠、鸽，亦名鹘子，一名笼脱。鹯，色青，向风展翅迅摇，搏捕鸟雀。鸣则大风，一名晨风。鹞，小于鹯，其膁上下，亦取鸟雀如攘掇也，一名鹞子。又《月令》：二月鹰化为鸠，七月鸠化为鹰。《列子》云：鹞为鹯，鹯为布谷，布谷复为鹞。皆指此属也。隼鹘虽鸷而有义，故曰鹰不击伏，隼不击胎。鹘握鸠而自暖，乃至旦而见释，此皆杀中有仁也。

【鉴药】

"鸱头"首见于《名医别录》。《本草纲目》以"鸱"为正名。"鸱"音chī。一名鸢、隼、鹞。李时珍释名曰："鸱、鸢二字，篆文象形。一云：鸱，其声也。鸢，攫物如射也。隼，击物准也。鹞，目击遥也。"聊备一说。《别录》载其"主头风眩颠倒，痫疾"。后世医方书时有用者。今未见使用。

关于本品的原动物，本草记载颇为混乱。梁·陶弘景云："即俗人呼为老鸱者。一名鸢。又有雕、鹗，并相似而大。"据此可知，梁代所用之"鸱"即是"鸢"，与"雕、鹗"相似，但相对要小些。

明《本草品汇精要》"鸱头"首载的原动物主要为"鸱鸺"。此物"猫目燕颔，似鹰而白""昼无所见，夜则飞。啖蚊、虻。"这是今鸱鸮科动物红角鸮*Otus scops* Linnaeus。此非《别录》"鸱头"的原动物。

李时珍认为："鸱似鹰而稍小，其尾如舵，极善高翔，专捉鸡、雀。"此类似鹰科动物鸢*Milvus korschus*（Gmelin）或黑耳鸢*Milvus migrans lineatus*（黑鸢亚种）。此外，李时珍又将多种同类动物集于"鸱类"："鹘，小于鸱而最猛捷，能击鸠、鸽，亦名鹞子，一名笼脱。鹞，色青，向风展翅迅摇，搏捕鸟雀。鸣则大风，一名晨风。鹯，小于鹞，其膇上下，亦取鸟雀如攘掇也，一名鹞子。"高士贤认为鹘、鹞、鹯等，乃指隼科（Falconidae）而言。[1]然《中华本草》则将"似鹰而稍小，其尾如舵，极善高翔，专捉鸡、雀"的"鸢"定为鹰科动物白尾鹞Circus cyaneus (Linnaeus)。[2]此虽与鸢M. korschus为同科动物，但却不同属种。此类动物都具有"极善高翔，专捉鸡、雀"的本领，因此作为"鸢头"的基原皆无不可。今将古本草中与本条相关的原创图统述于下。

《本草品汇精要》"鸢头"（图1）绘的鸟其面如猫，与《品汇》正文所引"猫目燕颔，似鹰而白"的"鸢鸺"相符，故知此图所示乃鸱鸮科动物红角鸮Otus scops Linnaeus。即今所称猫头鹰。《食物本草》"鸢"（图2）所绘之鸟仍然是猫头鹰。该书正文云："鸢：其飞戾于天，《本草》谓之鸢……主头风眩，颠倒痫疾。得之者，宜藏其首。"按此正文，与《别录》"鸢头"主治及原动物皆同。然本书乃参照《品汇》而绘图。《品汇》画错，此书亦错。《太乙仙制本草药性大全》"鸢鸺头"（图3）乃简陋示意图。图中一小鸟停于枯树，其形状难以测知是什么鸟。《本草纲目》金陵本"鸢"（图5）有图注"雀鹰"。其鸟有钩曲之嘴，展翅亦宽大，此似为鹰类动物，但无法细辨其种类。《纲目》钱本"鸢"（图6）绘一大鸟在空中搏击一小鸟。大鸟之嘴钩曲如鹰，然其飞翔之尾却如大鱼叉状尾鳍。此非写实可知。《本草简明图说》"鸢"（图10）绘一鸟立于枯枝。此鸟之喙大而钩曲，颇类鹰类禽鸟，难无法确定其种属。要之，以上凡属于《品汇》书系的绘图，皆属误将"鸢鸺"作"鸢"（鸢）。墨线则均从《纲目》金陵本，非写实图。

【小结】

"鸢头"为《名医别录》所载早期药物之一。明《本草品汇精要》误将"鸢鸺"（鸱鸮科动物红角鸮Otus scops Linnaeus）作"鸢头"。据陶弘景、李时珍所述，"鸢"即是"鸢"，具有"似鹰而稍小，其尾如舵，极善高翔，专捉鸡、雀"的特点。现代学者或谓此当为鹰科动物鸢Milvus korschus (Gmelin)，黑耳鸢Milvus migrans lineatus，或谓当为鹰科动物白尾鹞Circus cyaneus (Linnaeus)。

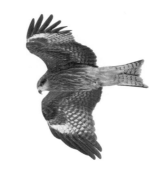

图 11　黑耳鸢 Milvus migran

1　高士贤：《历代本草药用动物名实图考》，北京：人民卫生出版社，2013：235.
2　国家中医药管理局《中华本草》编委会：《中华本草》（9），上海：上海科学技术出版社，1999：459.

此二说皆可作《别录》"鸱头"的原动物。《本草品汇精要》"鸱头"图、《食物本草》"鸢"图均为"鸱鸺"（猫头鹰），即鸱鸮科动物红角鸮*Otus scops* Linnaeus，非《别录》"鸱"的原动物。相关墨线图多据文字想象绘成，非写实图。

49–26 鸱鸺

【品图】

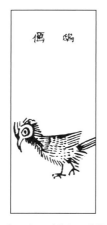 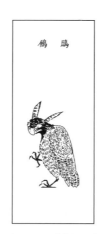 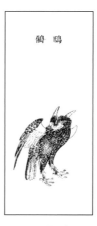 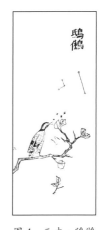

图1 纲目（金）·鸱鸺　　图2 纲目（钱）·鸱鸺　　图3 纲目（张）·鸱鸺　　图4 三才·鸱鸺

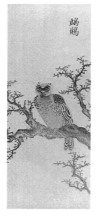 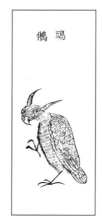 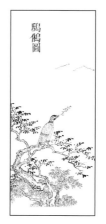

图5 图谱·鸱鸺　　　　图6 会纂·鸱鸺　　　　图7 禽虫典·鸱鸺图

本品7图，取自7书，其中1幅彩图。有承继关系的图可分2个书类。

《本草纲目》（钱本）：该书"鸱鸺"（图2）的仿绘者有《食物本草会纂》图6。

《三才图会》：该书"鸱鸺"（图4）的仿绘者有《古今图书集成·禽虫典》"鸱鸺图"

（图7，将图4单一树枝改换成两株大树）。

　　另《本草图谱》"鸱鸺"（图5）即仿绘《金石昆虫草木状》"鸱"图（见"49-25 鸱"条图8），但改换了图名，使名实相符。故今仍将此图放入有创意之图中。

　　以上7图中，除外2幅仿绘图，原创图尚有5幅（图1、2、3、4、5），详见下"鉴药"项。

【文录】

　　唐《本草拾遗》（见《证类》卷19"二十六种陈藏器馀·钩鵅"）　陈藏器云：入城城空，入宅宅空，怪鸟也。常在一处，则无若闻，其声如笑者，宜速去之。鸟似鹠，有角，夜飞昼伏。《尔雅》云：鵅，鵋䳀。注云：江东人呼谓之钩鵅（音革）。北土有训胡，二物相似，抑亦有其类，训胡声呼其名。两目如猫儿，大于鸺鹠，乃去作笑声，当有人死。又有鹏鹠，亦是其类，微小而黄，夜能入人家，拾人手爪，知人吉凶。张司空云：鹏鹠夜鸣，人剪爪弃露地，鸟拾之，知吉凶。鸣则有殃。《五行书》云：除手爪，埋之户内，恐此鸟得之也。《尔雅》云：鵅，鵋䳀，人获之者，于嗉中犹有爪甲。《庄子》云：鸱鸺夜撮蚤，察毫厘，昼则瞑目，不见丘山，言殊性也。

　　明《本草纲目》卷49"鸱鸺"　【释名】角鸱（《说文》）、怪鸱（《尔雅》）、蘽（音丸）、老兔（《尔雅》）、钩鵅（音格）、鵋䳀（音忌欺）、毂辘鹰（蜀人所呼）、呼哆鹰（楚人所呼）、夜食鹰（吴人所呼）。【时珍曰】其状似鸱而有毛角，故曰鸱，曰角。曰蘽，蘽字象鸟头目有角形也。老兔，象头目形。鸺、怪，皆不祥也。钩鵅、毂辘、呼哆，皆其声似也。蜀人又讹钩格为鬼各哥。【集解】【时珍曰】此物有二种。鸱鸺大如鸱鹰，黄黑斑色，头目如猫，有毛角两耳。昼伏夜出，鸣则雌雄相唤，其声如老人，初若呼，后若笑，所至多不祥。《庄子》云：鸱鸺夜拾蚤，察毫末，昼出而不见丘山。何承天《纂文》云：鸱鸺白日不见人，夜能拾蚤虱。俗讹蚤为人爪，妄矣。一种鸺鹠，大如鸺鹠，毛色如鹠，头目亦如猫，鸣则后窍应之，其声连啭，如云"休留休留"，故名曰鸺鹠。江东呼为车载板，楚人呼为快扛鸟，蜀人呼为春哥儿，皆言其鸣主有人死也。试之亦验。《说文》谓之鸒，音爵，言其小也。藏器所谓训狐者，乃鵋也。所谓鸺鹠者，乃鸱鸺之小者也。并误矣。《周礼》硩蔟氏掌覆夭鸟之巢，以方书十日之号，十二支之号，十二辰之号，十二岁之号，二十有八宿之号，悬其巢则去。《续博物志》云：鸺鹠、鹳、鹊，其抱以耼。

【鉴药】

　　"钩鵅"首见于《本草拾遗》。《本草纲目》改作"鸱鸺"为正名。李时珍释"鸱鸺""钩鵅"之名曰："其状似鸱……故曰鸱；钩鵅……其声似也。"《拾遗》未载其治疗之功。时珍谓其肉可治疟疾。后世医方书罕见用此。

《拾遗》"钩鹎"几乎全部内容就是辨析关于此鸟的种种传说。此鸟在古代被视为不祥之物。但从其叙述之中，可以测知其大概形状。如"其声如笑""鸟似鸲，有角，夜飞昼伏。""两目如猫儿，大于鸲鹆"《庄子》云：鸱鸺夜撮蚤，察毫厘，昼则瞑目，不见丘山，言殊性也。"由此可知，此鸟鸣叫的声音不大好听。属夜行动物。两眼如猫，晚上视力极佳，白天则看不见东西。综合起来，很类似现在的猫头鹰（夜猫子）。陈藏器所说的"钩鹎"在北方又叫"训胡"。李时珍认为"藏器所谓训狐者，乃鸮也。所谓鸺鹠者，乃鸱鸺之小者也。并误矣。"

李时珍对此物也有长篇记载。他认为"此物有二种"："鸱鸺大如鸱鹰，黄黑斑色，头目如猫，有毛角两耳。昼伏夜出，鸣则雌雄相唤，其声如老人，初若呼，后若笑，所至多不祥。"此种"头目如猫，有毛角两耳"，是其特征。另一种为"鸺鹠，大如鸲鹆，毛色如鸲，头目亦如猫，鸣则后窍应之，其声连啭，如云'休留休留'，故名曰鸺鹠。江东呼为车载板，楚人呼为快扛鸟，蜀人呼为春哥儿，皆言其鸣主有人死也。"

《中华本草》认为陈藏器所云的"鸟似鸲，有角，夜飞昼伏"、李时珍说的"鸱鸺大如鸱鹰，黄黑斑色，头目如猫，有毛角两耳。昼伏夜出"，皆为今之鸱鸮科禽鸟红角鸮*Otus scops* Linnaeus。今此种动物为国家二级保护动物，禁止滥捕。[1]至于"鸺鹠"，谢宗万认为是鸱鸮科个体较小的鸺鹠，常见种为斑头鸺鹠*Glaucidium cuculoides*（Vigors）。[2]此种没有"毛角两耳"，但"头目如猫""昼伏夜出"特点皆相似。今将古本草中与本条相关的原创图统述于下。

《本草纲目》金陵本"鸱鸺"（图1）绘一鸟，大头小身，其嘴钩曲如鹰，有羽冠，眼大。其造型与同书的鸱、雕、鹰图相似。完全没有体现时珍所云"头目如猫，有毛角两耳"特点。因此只能算错图。**《纲目》钱本**"鸱鸺"（图2）则完全按文字记载绘图。此鸟有两个长角，嘴如鹰。世上没这样的鸟类。时珍所谓"有毛角两耳"，是指红角鸮*O. scops*耳羽延长突出，非真长角。此亦误图。**《纲目》张本**"鸱鸺"（图3）沿袭了钱本图2的两长角，又再赋予此动物强健的鹰翅与足爪，使之更类似鹰而非红角鸮。此亦错图。**《三才图会》**"鸱鸺"（图4）绘夜间星空之下（右上有星），一鸟对着树叶，嘴前有数个蚊蝇状物。不明何意。此鸟不具备古本草所言"鸱鸺"的任何特点。**《本草图谱》**"鸱鸺"（图5）乃仿《金石昆虫草木状》"鸮"图（见"49-25鸮"条图8），但更正了图名，使之名实相符。该图为写实图，展示了"头目如猫，有毛角两耳"的特点，应指红角鸮*O. scops*。

1 国家中医药管理局《中华本草》编委会：《中华本草》（9），上海：上海科学技术出版社，1999：499-500.
2 谢宗万：《本草纲目药物彩色图鉴》，北京：人民卫生出版社，2000：473.

【小结】

"钩鹠"为《本草拾遗》所载药。该药下描述的动物北土称之为"训狐",李时珍认为是"鸮",亦即鸱鸮科动物雕鸮Bubo bubo (Linnaeus)。但李时珍不将"钩鹠"与"鸮"合并,却要放在"鸱鸺"名下。时珍所指的"鸱鸺"又分两种,一种鸱鸺"大如鸱鹰""有毛角两耳",今或考为鸱鸮科禽鸟红角鸮Otus scops Linnaeus。另一种比鸱鸺小,无毛角,今或考为斑头鸺鹠Glaucidium cuculoides(Vigors)。古本草墨线图"鸱鸺"全非写实图。但彩色《本草图谱》中的"鸱鸺"图所绘即红角鸮O. scops。

49–27　鸮

【品图】

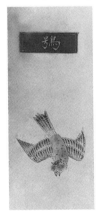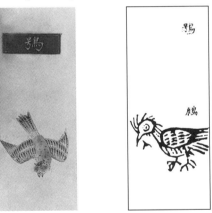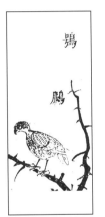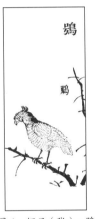

图 1　食物·鸮　　　图 2　纲目(金)·鸮　　　图 3　纲目(钱)·鸮　　　图 4　纲目(张)·鸮

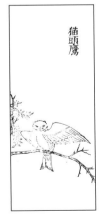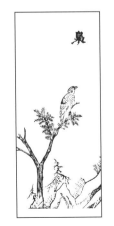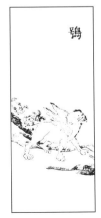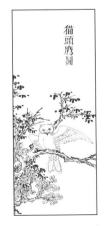

图 5　三才·猫头鹰　　　图 6　三才·枭　　　图 7　三才·鸮　　　图 8　禽虫典·猫头鹰图

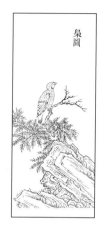

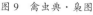

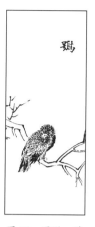

图9　禽虫典·枭图　　图10　图说·鸮

本品10图，取自7书，其中1幅彩图。有承继关系的图仅1个书类。

《三才图会》：该书的"猫头鹰"（图5）、"枭"（图6）的仿绘者有《古今图书集成·禽虫典》两幅同名图（图8、9，其中鸟同背景稍异）。

以上10图中，除外2幅仿绘图，原创图尚有8幅（图1、2、3、4、5、6、7、10），详见下"鉴药"项。

【文录】

唐《本草拾遗》（见《证类》卷19"二十六种陈藏器馀·鸮目"）　陈藏器云：《内则》云：鹊鸮睅，其一名枭，一名鸶。吴人呼为魖魂，恶声鸟也。贾谊云：鹏似鸮，其实一物，入室主人当去，此鸟盛午不见物，夜则飞行，常入人家捕鼠。《周礼》哲蔟氏掌覆妖鸟巢。注云：恶鸣之鸟，若鸮鹏也。

明《本草纲目》卷49"鸮"　【释名】枭鸱（音娇）、土枭（《尔雅》）、山鸮（晋灼）、鸡鸮（《十六国史》）、鹏（《汉书》）、训狐（《拾遗》）。【时珍曰】鸮、枭、训狐，其声也。鹏，其色如服色也。俚人讹训狐为幸胡者，是也。鸱与鸮，二物也。周公合而咏之，后人遂以鸱、鸮为一鸟，误矣。魖字韵书无考，当作匈拥切。魖魂、流离，言其不祥也。吴球方作逐魂。枭长则食母，故古人夏至磔之，而其字从鸟首在木上。【集解】【时珍曰】鸮、鹏、鸺鹠、枭，皆恶鸟也，说者往往混注。贾谊谓鹏似鸮，藏器谓鸮与训狐为二物，许慎、张华谓鸮鹏、鸺鹠为一物，王逸谓鹏即训狐，陈正敏谓枭为伯劳，宗懔谓土枭为鸲鹆，各执一说。今通考据，并咨询野人，则鸮、枭、鹏、训狐，一物也。鸺鹠，一物也。藏器所谓训狐之状者，鸺鹠也。鸮，即今俗所呼幸胡者是也，处处山林时有之。少美好而长丑恶，状如母鸡，有斑文，头如鸲鹆，目如猫目，其名自呼，好食桑椹。古人多食之，故《礼》云"不食鸮胖"，谓胁侧薄弱也。《庄子》云：见弹而求鸮炙。《前凉录》云：张天锡言，北方美物，桑椹甘香，鸡鸮革飨。皆指此物也。按《巴蜀异物志》云：鹏如小鸡，体有文色，土俗因名之。不能远飞，行不出域。盛弘之《荆州记》云：巫县有鸟如雌鸡，其名为鸮，楚人谓之鹏。陆机《诗疏》云：鸮大如鸠，绿色，入人家凶，贾谊所赋鹏是也。其肉甚美，可为羹臛，炙食。刘恂《岭表录》云：北方枭鸣，人以为怪。南中昼夜飞鸣，与乌、鹊无异。桂林人家家罗取，使捕鼠，以为胜狸也。合诸说观之，则鸮、鹏、训狐之为一物明矣。又按郭义恭《广志》云：鸮，楚鸠所生也，不能滋乳，如骡、驱骟焉。然枭长则食母，是自能孳乳矣。抑所食者即鸠耶？《淮南万毕术》云：甀瓦投之，能止枭鸣，性相胜也。

【鉴药】

"鸮目"首见于《本草拾遗》。《本草纲目》以"鸮"为正名。或名为"枭""训狐"。李时珍释名曰："鸮、枭、训狐，其声也。"以声得名。《拾遗》载其目"吞之，令人夜中见物，又食其肉，主鼠瘘"。后世医方罕见用此入药。

关于"鸮"的原动物，陈藏器云："此鸟盛午不见物，夜则飞行，常入人家捕鼠。"可见属于夜行动物。另此鸟有"恶声"（叫声吓人），因此不受古人喜欢，属于"妖鸟"之列。

李时珍指出："鸮、鵩、鸺鹠、枭，皆恶鸟也，说者往往混注。"混注的情况可参上"文录"，不再重复。时珍的意见是："今通考据，并咨询野人，则鸮、枭、鵩、训狐，一物也。鸺鹠，一物也。藏器所谓训狐之状者，鸺鹠也。鸮，即今俗所呼幸胡者是也，处处山林时有之。少美好而长丑恶，状如母鸡，有斑文，头如鸲鹆，目如猫目，其名自呼，好食桑椹。古人多食之。"这种鸟"北方枭鸣，人以为怪。南中昼夜飞鸣，与乌、鹊无异。桂林人家家罗取，使捕鼠，以为胜狸也"。《中华本草》据上述形性，谓鸮应是鸱鸮科动物，与今之斑头鸺鹠*Glaucidium cuculoides* (Vigors)相符。[1]《本草纲目药物彩色图鉴》《历代本草药用动物名实图考》则考"鸮"为同科的雕鸮*Bubo bubo* (Linnaeus)。[2]后者未注意雕鸮属于"头目如猫，有毛角两耳"的类型，而"鸮"的形态里，没提到"毛角两耳"，此正与斑头鸺鹠*G. cuculoides*相符。按民间的叫法，"鸮""鸱鸺"都是夜行动物，都会夜间发出怪声，脸相也都像猫，因此都笼统称为"夜猫子""猫头鹰"。此说法已晚，本草考证当以古本草所载为准。故本条当以《中华本草》考证为妥。今将古本草中与本条相关的原创图统述于下。

《食物本草》"鸮"（图1）符合"头目如猫，有毛角两耳"，因此应该是古代的"鸱鸺"，其原动物为鸱鸺科动物红角鸮*Otus scops* Linnaeus。《本草纲目》金陵本"鸮"（图2）有图注"鵩"。其图造型与"鸱鸺"相似。绘图者自己都不清楚"鸮"与"鸱鸺"的区别，所以有此相似之图，此图无鉴定意义。《纲目》钱本"鸮"（图3）绘一光头鸟立于枝上，也与金陵本图一样，非写实图，无可考。《纲目》张本"鸮"（图4）的构图与钱本同，但将其嘴绘成鹰嘴状，头上竖起两毛角，但其面相不像猫，再如何修饰也是错图。《三才图会》有3图，其一"猫头鹰"（图5），有两小毛角，但其眼睛不如猫，也是凭想象绘成此图。其二"枭"（图6），绘一鸟立于枝稍。此鸟看不出有如猫面的特征，无可考。其三"鸮"（图7）乃一四足兽，非禽类，可能图名

1　国家中医药管理局《中华本草》编委会：《中华本草》（9），上海：上海科学技术出版社，1999：499.

2　谢宗万：《本草纲目药物彩色图鉴》，北京：人民卫生出版社，2000：474；高士贤：《历代本草药用动物名实图考》，北京：人民卫生出版社，2013：202.

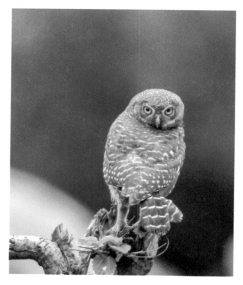

图 11　斑头鸺鹠 *Glaucidium cuculoides*

有误。《本草简明图说》"鸮"（图10）绘一毛茸茸的圆头，嘴如鹰，头面不像猫，因此不具备"鸮"的基本特点。

【小结】

"鸮"为《本草拾遗》引进本草。李时珍认为"鸮、鹏、枭、皆恶鸟也，说者往往混注"。经其考证，认为"鸮、枭、鹏、训狐，一物也"。根据其"头如鸺鹠，目如猫目"等特点，或考为鸱鸮科动物斑头鸺鹠 *Glaucidium cuculoides* (Vigors)，或考为同科的雕鸮 *Bubo bubo* (Linnaeus)。然古本草之"鸮"无"毛角两耳"，此与雕鸮不符。《食物本草》"鸮"图"头目如猫，有毛角两耳"，当为鸱鸮科动物红角鸮 *Otus scops* Linnaeus。其余墨线图无一属于写实图，故无可考。

49–28　鸩

【品图】

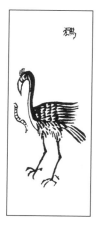

图 1　纲目（金）·鸩

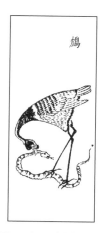

图 2　纲目（钱）·鸩

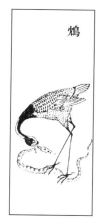

图 3　纲目（张）·鸩

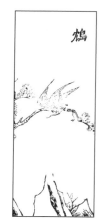

图 4　三才·鸩

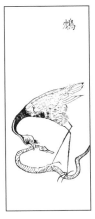
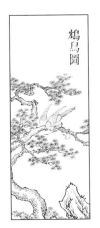
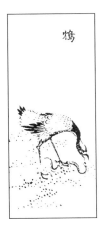

图 5 会纂·鸩　　图 6 禽虫典·鸩鸟图　　图 7 图说·鸩

本品7图，取自7书。有承继关系的图可分2个书类。

《本草纲目》（钱本）：该书"鸩"（图2）的仿绘者有《纲目》张本图3、《食物本草会纂》图5。

《三才图会》：该书"鸩"（图4）的仿绘者有《古今图书集成·禽虫典》"鸩鸟图"（图6）。该图保留鸩鸟捕蛇的场景，但将原图松树单枝改绘为大松树。

以上7图中，除外3幅仿绘图，原创图尚有4幅（图1、2、4、7），详见下"鉴药"项。

【文录】

《别录》（见《证类》卷30"有名未用·鸩鸟毛"）　一名鸩（音运）日。生南海。

梁《本草经集注》（同上）　陶隐居云：此乃是两种：鸩鸟，状如孔雀，五色杂斑，高大，黑颈，赤喙，出交、广深山中；鸩日鸟，状如黑伧鸡，其共禁大朽树，令反觅蛇吞之，作声似云同力，故江东人呼为同力鸟，并啖蛇。人误食其肉，立即死。鸩毛羽，不可近人，而并疗蛇毒。带鸩喙，亦辟蛇。昔时皆用鸩毛为毒酒，故名鸩酒。顷来不复尔。又云：有物赤色，状如龙，名海姜，生海中，亦大有毒，甚于鸩羽也。

唐《唐本草》（同上）《唐本》注云：此鸟，商州以南、江岭间大有，人皆谙识。其肉，腥，有毒，亦不堪啖。云羽画酒杀人，此是浪证。按《玉篇》引郭璞云：鸩鸟，大如雕，长项，赤喙，食蛇。又《说文》、《广雅》、《淮南子》皆一名运日。鸩、运同也。问交广人，并云"鸩日一名鸩鸟，一名同力"。鸩日鸟外，更无如孔雀者。陶云如孔雀者，交、广人诳也。

明《本草纲目》卷49"鸩"【集解】【时珍曰】按《尔雅翼》云：鸩似鹰而大，状如鹗，紫黑色，赤喙黑目，颈长七八寸。雄名运日，雌名阴谐。运日鸣则晴，阴谐鸣则雨。食蛇及橡实。知木石有蛇，即为禹步以禁之，须臾木倒石崩而蛇出也。

蛇入口即烂。其屎溺着石，石皆黄烂。饮水处，百虫吸之皆死。惟得犀角即解其毒。又杨廉夫《铁厓集》云：鸩出蕲州黄梅山中,状类训狐,声如击腰鼓。巢于大木之颠,巢下数十步皆草不生也。

【鉴药】

"鸩鸟毛"首见于《名医别录》。《本草经集注》置于"虫兽"类。至《唐本草》则退入"有名无用"类。《本草纲目》以"鸩"（zhèn）为正名。移置"禽部"。名义不详。《别录》载其鸟毛"有大毒。入五藏烂，杀人。其口，主杀蝮蛇毒"。因鸩鸟来源不明，后世未见实际运用此物者。

"鸩鸟毛"为古代有名的毒物，因此有"饮鸩止渴"的成语。但本品来源在古本草中有多种说法。《别录》仅载"一名鸩（音运）日。生南海"。梁·陶弘景则云："此乃是两种：鸩鸟，状如孔雀，五色杂斑，高大，黑颈，赤喙，出交、广深山中；鸩日鸟，状如黑伧鸡，其共禁大朽树，令反觅蛇吞之，作声似云同力，故江东人呼为同力鸟，并啖蛇。人误食其肉，立即死。鸩毛羽，不可近人，而并疗蛇毒。带鸩喙，亦辟蛇。昔时皆用鸩毛为毒酒，故名鸩酒。顷来不复尔。"按此说则鸩鸟确有此物，来自"鸩鸟"与"鸩日鸟"两种鸟。据说其毛羽可为毒酒，是谓"鸩酒"。但在梁代，这种鸩酒已经看不到。

《唐本草》的意见是："此鸟，商州以南、江岭间大有，人皆谙识。其肉，腥，有毒，亦不堪啖。云羽画酒杀人，此是浪证。"此说法是承认有鸩鸟，肉有毒，不能吃。但对"羽画酒杀人"（用羽毛在酒里过一下，酒即有毒能杀人）则斥之为"浪证"。《唐本草》考证文献，云"按《玉篇》引郭璞云：鸩鸟，大如雕，长项，赤喙，食蛇。又《说文》《广雅》《淮南子》皆一名运日。鸩、运同也。"即古文献的鸩鸟"大如雕，长项，赤喙，食蛇"，别名"运日"。又经过询问"交广人，并云鸩日一名鸩鸟，一名同力"。因此《唐本草》认为除鸩日鸟外，"更无如孔雀者。陶云如孔雀者，交、广人诳也"。今学者高士贤考证郭璞所云"鸩鸟大如雕，长项，赤喙，食蛇"，结合其产地栖息环境、食蛇习性，谓此鸩鸟可定为鹰科动物蛇雕*Spilornis cheela* Sclater。此鸟嗜食蛇类，但其羽毛是否有毒、杀人，尚需进一步研究证实。[1]

宋代本草对此没有新的补充。李时珍自然没有见过鸩鸟，他于此药条下只增加了2条前人所载。其一原见《尔雅翼》卷16"鸩"："鸩，毒鸟也。似鹰，大如鸮。毛紫黑色，长颈赤喙。雄名运日，雌名阴谐……食蝮蛇及橡实。知巨石大木间有蛇虺，即为禹步以禁之。或独或群，进退俯仰有度。逡巡石树，为之崩倒，蛇虺无脱者……大率蛇入口即烂，矢溺着石，石烂如泥……凡鸩饮水处，百虫吸之皆死。或得犀牛

1　高士贤：《历代本草药用动物名实图考》，北京：人民卫生出版社，2013：211.

蘸角其中，则水无毒。此鸟与犀相伏。"其二见杨廉夫《铁厓集》，即《铁崖古乐府》卷4"磔鴆"："鴆出蕲州黄梅山，状类训狐，声如击腰鼓，巢于大木颠，巢下数十步无草生。"分析此二条所述内容，前者鴆鸟的形状习性同郭璞所注，有学者考证为鹰科的蛇雕。但此鸟能"为禹步"禁蛇、"矢溺着石，石烂如泥"等，似据传闻。后者似为鸥䴉科的禽鸟。此类禽鸟在民间一贯被作为恶鸟，其长相、发声令人厌恶。但此鸟迄今无人云其羽毛有毒。

综上所述，鴆鸟毛能为鴆酒，从文献考证角度来看，只是一种古老的传闻，实际并不一定有这种鴆酒。"鴆酒"一词在古代似乎已成为毒酒的代名词。世界上有无鸟羽有毒，不敢妄定。但可以肯定的是，在中国古代还没有史料证明鴆鸟毛羽有毒的事。今将古本草中与本条相关的原创图统述于下。

《本草纲目》金陵本 "鴆"（图1）绘一高脚、长颈、鹰钩嘴的鸟，其前有蛇一条，示意此鸟嗜食蛇。此依据郭璞注、《尔雅翼》的文字记载，再凭想象绘成图，议之无益。**《纲目》钱本** "鴆"（图2）同样据文字记载绘成鹤状鸟在食蛇。《三才图会》"鴆"（图4）绘一鸟在树上食。此图模糊，可参《禽虫典》图6。此鸟也不具备鹰科或鸥䴉科禽鸟的特点，还是画士虚构之作。**《本草简明图说》** "鴆"（图7）绘的也是鹤形鸟在啄食一条蛇。此仿钱本图2立意，再想象绘一吃蛇鸟。

【小结】

"鴆鸟毛"虽首见《名医别录》，但在《唐本草》被退入"有名无用"类。《本草纲目》移至"禽部"。据梁·陶弘景、《唐本草》等记述的鴆鸟形态习性，或考其为鹰科动物蛇雕*Spilornis cheela* Sclater。但无证据此鸟羽毛有毒、能杀人。鴆鸟毛能为鴆酒，从文献考证角度来看，只是一种古老的传闻。古代有关的插图皆非写实，乃据传闻绘成的图。

49-29　治鸟

【品图】

本品仅此1图，为原创图。详见下"鉴药"项。

【文录】

明《本草纲目》卷49"治鸟"【集解】【时珍曰】按干宝《搜神记》云：越地深山有治鸟，大如鸠，青色。穿树作窠，大如五六升器，口径数寸，饬以土垩，赤白相间，状如射侯。伐木者见此树即避之，犯之则能役虎害人，烧人庐舍。白日见之，

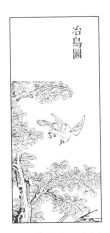

图1　禽虫典·治鸟图

鸟形也；夜闻其鸣，鸟声也。时或作人形，长三尺，入涧中取蟹，就人间火炙食，山人谓之越祝之祖。

【鉴药】

"治鸟"首出《本草纲目》。此非治病之药，乃时珍据古代文献所载奇异动物，综合成条。首言"治鸟"，故以为条目名。

"治鸟"生越地，大如鸠，青色，穿树作窠，人不能犯。出干宝《搜神记》。其余怪异动物有山萧、木客鸟等，其原动物皆不可考。

《古今图书集成·禽虫典》：该书"治鸟图"（图1）绘两只穿树作窠的鸟。本是怪异无考之鸟，凭空绘形，无须多议。

【小结】

"治鸟"条乃李时珍据前代若干传闻怪异鸟类，综合之后设立此条，无医药用途。原动物不可考。仅有的一幅《古今图书集成·禽虫典》"治鸟图"，亦非写实图。

49–30　鬼车鸟

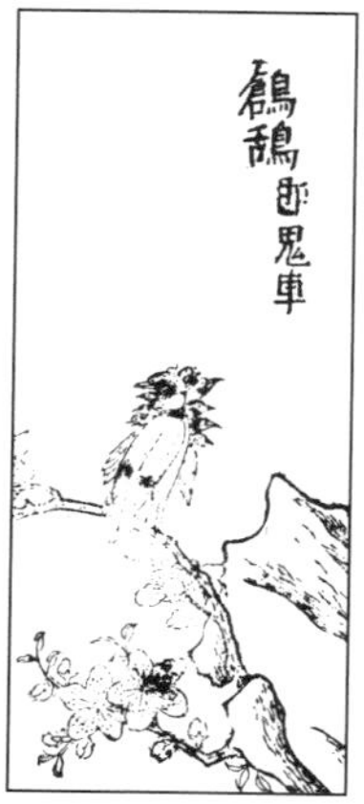

【品图】

本品仅此1图，为原创。详见下"鉴药"项。

【文录】

唐《本草拾遗》（见《证类》卷19"二十六种陈藏器馀·鬼车"）

陈藏器云：晦暝则飞鸣，能入人室，收人魂气。一名鬼鸟。此鸟昔有十首，一首为犬所噬，今犹余九首，其一常下血，滴人家则凶，夜闻其飞鸣，则掩狗耳，犹言其畏狗也。亦名九头鸟。《荆楚岁时记》云：姑获夜鸣，闻则掩耳，乃非姑获也。鬼车鸟耳。二鸟相似，故有此同。

图1　三才·鹁鸠

明《本草纲目》卷49"鬼车鸟"【释名】【时珍曰】鬼车，妖鸟也，取《周易》载鬼一车之义。似鹁而异，故曰奇鹁。【集解】【时珍曰】鬼车状如鹁鸠而大者，翼广丈许，昼盲夜瞭，见火光辄堕。按刘恂《岭表录》云：鬼车出秦中，而岭外尤多。春夏之交，稍遇阴晦，则飞鸣而过，声如力车鸣。爱入人家，铄人魂气。血滴之家，必有凶咎。《便民图纂》云：冬月鬼车夜飞。鸣声自北而南，谓之出巢，主雨；自南而北，谓之归巢，主晴。周密《齐东野语》云：宋李寿翁守长沙，曾捕得此鸟。状类野凫，赤色，身圆如箕。十颈环簇，有九头，其一独无而滴鲜血。每颈两翼，飞则霍霍并进。又周汉公主病，此鸟飞至砧石即毙。呜呼！怪气所钟，妖异如此，不可不知。

【鉴药】

"鬼车鸟"首见于《本草拾遗》。李时珍释名云："鬼车，妖鸟也，取《周易》载鬼一车之义。"此条未言鸟之药用，惟集其凶咎怪异故事。

关于"鬼车鸟"，陈藏器云："晦暝则飞鸣，能入人室，收人魂气。一名鬼鸟。此鸟昔有十首，一首为犬所噬，今犹余九首，其一常下血，滴人家则凶，夜闻其飞鸣，则搌狗耳，犹言其畏狗也。亦名九头鸟。"事涉荒谬，考之无益。

李时珍复论"鬼车"："鬼车状如鸺鹠而大者，翼广丈许，昼盲夜瞭，见火光辄堕。按刘恂《岭表录》云：鬼车出秦中，而岭外尤多。春夏之交，稍遇阴晦，则飞鸣而过，声如力车鸣。爱入人家，铄人魂气。血滴之家，必有凶咎。"时珍又引周密《齐东野语》云："宋李寿翁守长沙，曾捕得此鸟。状类野凫，赤色，身圆如箕。十颈环簇，有九头，其一独无而滴鲜血。每颈两翼，飞则霍霍并进。又周汉公主病，此鸟飞至砧石即毙。"以上皆民间传说，荒诞不经。李时珍云："怪气所钟，妖异如此，不可不知。"今或考鬼车鸟乃鸱鸮科动物雕鸮*Bubo bubo* (Linnaeus)。[1] 雕鸮固然有"昼盲夜瞭"的习性，然有此习性的动物甚多，不独为雕鸮。且岂有"翼广丈许""爱入人家，铄人魂气""十颈环簇"的雕鸮？类似鬼车之类的虚无之物，当属本草中的糟粕，当不得真！

《三才图会》：该书"鸧鸹"（图1）绘一九头之鸟。该图名字下注云"即鬼车"。按"鸧鸹"在《纲目》"47-3鸧鸡"条被列为其别名，本与"鬼车"无关。但《三才》绘图者不知何故将此二名联系在一起。其图绘九头鸟，乃据传闻绘成，无须多议。

【小结】

"鬼车鸟"是一种民间传闻的妖鸟。事本无稽，不待多考。《三才图会》所附插图，亦据传闻绘成，且图名妄将"鸧鸹"与"鬼车"联系在一起。

---

1 谢宗万：《本草纲目药物彩色图鉴》，北京：人民卫生出版社，2000：475；高士贤：《历代本草药用动物名实图考》，北京：人民卫生出版社，2013：199.

第五十章　兽部

　　按："兽部"是《本草纲目》中药数不多，但动物形体最大的一个部。李时珍认为：本部"兽"是"四足而毛"之类动物的总称。"兽"类中经过人驯养的称之为"畜"。《素问》里提到"五畜为益"的"五畜"（牛、犬、羊、豕、鸡）都是家养动物。《周官》中的制度："庖人"负责烹调"六畜"（马、牛、鸡、羊、犬、豕）、"六兽"（麋、鹿、狼、麕、兔、野猪）。按照周朝的制度，所有食用动物肉都需要辨别其死（自死）、生（活宰）、鲜、干。"兽人"的职责就是专门辨别各种野兽。凡祭祀或者接待宾客，要分别提供死兽、生兽。兽的皮、毛、筋、骨，也要归玉府[1]收藏。猎取不同的野兽，也有分工："冥氏"负责猎取猛兽，"穴氏"负责逮取蛰伏洞穴的兽。由此可见，周朝的官府中，对待兽类利用非常明智周全，知道如何驯养兽类，如何烹制兽类，辨识甚明，使用得宜，制度严谨而又完善。

　　李时珍还认为：后世所出的黄羊、黄鼠，现在可作朝廷御供；犏尾、貂皮，现在非常盛行、时兴。山獭的珍异，狗宝的功用，都是养生服食的必需品，但是以往的典籍没有记载。季桓子问羵羊，只有孔子能知道；汉武帝问鼷鼠，只有终军能解答。像地生羊、彭侯肉这样稀奇的东西，不是博学的人，谁能认识它们啊？何况事物的性理种种不同，人们要利用或者要废弃，都宜慎重，这不仅是多知道一些事物名称的问题。鉴于以上认识，李时珍收集可供膳食、药物、衣服、器具的各种畜或兽，作为"兽部"，含药86种。该部分为5类：畜类、兽类、鼠类、寓类、怪类。"畜"为家畜，"兽"为野兽。"鼠"类比较好理解。"寓"类既有"禺"（猿猴类）的含义，又有"寄寓山林"之义。此类之名见于《尔雅》，故时珍沿用之。至于"怪类"，即见于古籍所载的各种怪异的兽类（如罔两、彭侯、封）以及混同于猩猩、狒狒里的野人、野女等"山怪"。所以虽分5类，但"寓类、怪类"又合在一处，实际上等于4类。

　　从现代分类学的角度来看，"兽部"动物多属动物界哺乳纲。将兽部列在各

部之后、人部之前，且"灵长目"动物又放在"兽部"最末，这充分体现了李时珍"从微至巨""由贱至贵"分类思想。某些兽或畜的奶制品（酪、酥、醍醐等）、病理产物（牛黄、马宝等）也兼带放进了本部。从辨认来说，本部动物形体大，且不少是日常供食用的动物，似乎比前面所有的部类都更容易。但是大有大的难处。有的野兽营地下生活，见之不易（如貉、貒、獾、竹䶉、土拨鼠等）；有的深居山林水泽，行踪隐秘（如各种猿猴、獭类）。对于以墨线图为主的古本草插图，要想通过线条区分狗、豺、狼，其实也很不容易。因此尽管兽部形体甚大，但还是有若干种类的古本草图未能反映其真容。此外，兽部中有很多种类现在已经是国家重点保护的野生动物。本书属于整理古籍，无法删除这些珍稀动物，但希望读者不要以为中医还在将它们当作药物。类似这样的保护动物，本书皆一一注明其保护等级。本书"兽部"涉及两章，有古代药图的动物共81种（含附录药）。由于时代限制，《纲目》"寓类、怪类"收载了一些荒诞传闻，古本草也有一些臆测而绘的图画，相信读者一定能慧眼明鉴。

兽之一　畜类

50-1　豕

【品图】

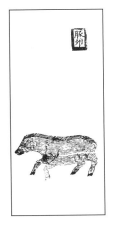
图1　图经（大）·豚卵

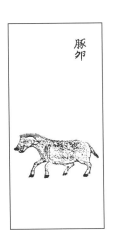
图2　图经（政）·豚卵

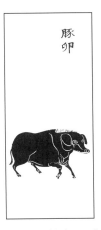
图3　图经（绍）·豚卵

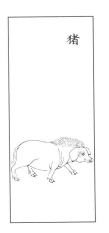
图4　饮膳·猪

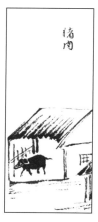

图 5　滇南图·猪肉

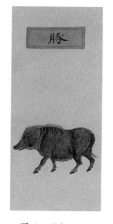

图 6　品汇·豚

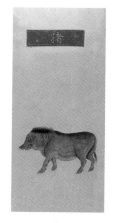

图 7　食物·猪

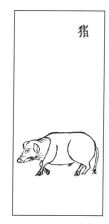

图 8　蒙荃·猪

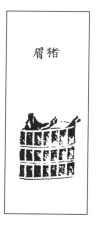

图 9　太乙·猪肤

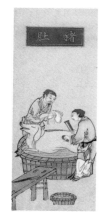

图 10　雷公·猪肚

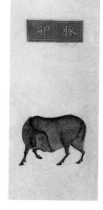

图 11　雷公·豚卵

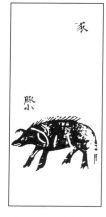

图 12　纲目（金）·豕

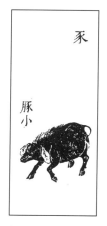

图 13　纲目（钱）·豕

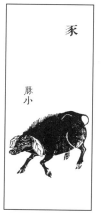

图 14　纲目（张）·豕

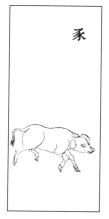

图 15　三才·豕

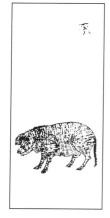

图 16　原始·豕

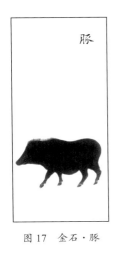

图17 金石·豚

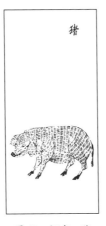

图18 汇言·猪

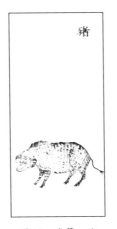

图19 类纂·猪

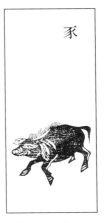

图20 备要·豕

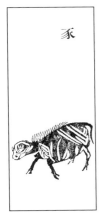

图21 会纂·豕

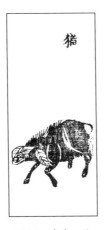

图22 求真·猪

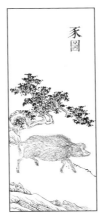

图23 禽虫典·豕图

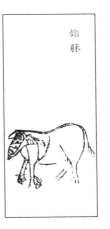

图24 便方·猪胚

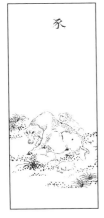

图25 图说·豕

本品25图，取自24书，其中5幅彩图。有承继关系的图可分5个书类。

《本草图经》：该书"豚卵"图分别存于《大观》（图1）、《政和》（图2）、《绍兴》（图3）。此三传本药图大同小异（图3为黑猪），今以《政和》图2为《图经》图的代表。

《本草品汇精要》：该书"豚"（图6）的仿绘彩图有《食物本草》"猪"（图7）、《金石昆虫草木状》"豚"（图17）。

《本草纲目》（钱本）：该书"豕"（图13）的仿绘图有《纲目》张本图14、《本草备要》图20、《食物本草会纂》图21、《本草求真》图22。

《三才图会》：该书"豕"（图15）的仿绘图有《古今图书集成·禽

虫典》"豕图"（图23）。后者的猪形同，但猪身多毛，且增添了野外山树背景。

《本草原始》：该书"猪"（图16）的仿绘图有《本草汇言》图18、《本草纲目类纂必读》图19。

以上25图中，除外11幅仿绘图，原创图有14幅（图2、4、5、6、8、9、10、11、12、13、15、16、24、25），详见下"鉴药"项。

【文录】

宋《本草图经》（见《证类》卷18"豚卵"）《图经》曰：豚卵，《本经》不著所出州土，云一名豚颠，阴干藏之，勿令败。谨按杨雄《方言》云：猪，燕、朝鲜之间谓之豭，关东、西谓之彘，或谓之豕，南楚谓之豨（音喜）。其子谓之豯（音奚），吴杨之间谓之猪子，其实一种也。今云豚卵，当是猪子也……凡猪，骨细、少筋、多膏，大者有重百余斤，食物至寡，故人畜养之，甚易生息。《尔雅》曰：彘，五尺为貔。郭璞注云：《尸子》曰：大豕为貔，今渔阳呼猪，大者为貔是也。

明《本草纲目》卷50"豕"【释名】猪（《本经》）、豚（同上）、豮（音坟）。【时珍曰】按许氏《说文》云：豕字象毛足而后有尾形。《林氏小说》云：豕食不洁，故谓之豕。坎为豕，水畜而性趋下喜秽也。牡曰豭，曰牙；牝曰彘，曰豝，音巴，曰豵，音娄。牡去势曰豮。四蹄白曰豥。猪高五尺曰貔，音厄。豕之子曰猪，曰豚，曰豰，音斛。一子曰特，二子曰师，三子曰豵。末子曰幺。生三月曰豯，六月曰䝑。何承天《纂文》云：梁州曰猵，音摄；河南曰彘；吴、楚曰豨，音喜。渔阳以大猪为貔，齐、徐以小猪为䝗，音锄。【集解】【时珍曰】猪天下畜之，而各有不同。生青、兖、徐、淮者耳大；生燕、冀者皮厚；生梁、雍者足短；生辽东者头白；生豫州者味短；生江南者耳小，谓之江猪；生岭南者白而极肥。猪孕四月而生，在畜属水，在卦属坎，在禽应室星……北猪味薄，煮之汁清。南猪味厚，煮之汁浓，毒尤甚。入药用纯黑豭猪。凡白猪、花猪、豰猪、牝猪、病猪、黄膘猪、米猪，并不可食。

【鉴药】

"豚卵"首见于《本经》。《本草纲目》以"豕"为正名。李时珍释名曰："按许氏《说文》云：豕字象毛足而后有尾形……《林氏小说》云：豕食不洁，故谓之豕。坎为豕，水畜而性趋下喜秽也……豕之子曰猪，曰豚……"《本经》载豚卵、悬蹄之功治，《别录》又补述猪四足、心、肾、胆、肚、齿、鬐膏、肪膏、豭猪肉、猪屎之效。古今医方常用猪身之物入药，亦供食用。

本品为常见、常食之家畜，故本草多不载其全形，只言所用部位。宋·苏颂《图经》始云："豚卵，《本经》不著所出州土，云一名豚颠……谨按杨雄《方言》云：猪，燕、朝鲜之间谓之豽，关东、西谓之毚，或谓之豕，南楚谓之狶（音喜）。其子谓之豯（音奚），吴杨之间谓之猪子，其实一种也。今云豚卵，当是猪子也……凡猪，骨细、少筋、多膏，大者有重百余斤，食物至寡，故人畜养之，甚易生息。"猪很早就被驯养为家畜，地区不同，名称或异。李时珍继苏颂之后，又补充了与猪相关的诸多名称（参上"文录"），且云："猪天下畜之，而各有不同。生青、兖、徐、淮者耳大；生燕、冀者皮厚；生梁、雍者足短；生辽东者头白；生豫州者味短；生江南者耳小，谓之江猪；生岭南者白而极肥。猪孕四月而生。""北猪味薄，煮之汁清。南猪味厚，煮之汁浓，毒尤甚。入药用纯黑豭猪。凡白猪、花猪、豥猪、牝猪、病猪、黄膘猪、米猪，并不可食。"此补充了猪的各地品种与特点，以及入药与不适合食用的猪品。以上所述之猪，其原动物均为今猪科动物猪 *Sus scrofa domestica* Brisson。今将古本草中与本条相关的原创图统述于下。考虑到诸图造型或有不同，其种则一，为免解说繁琐，兹分以下两类。

1. 单只全猪之图形：《本草图经》"豚卵"（图2）与图1皆为白描，图3采用阴刻，更显肥硕。《饮膳正要》"猪"（图4）猪鬣很长。《本草品汇精要》"豚"（图6）写生精细彩图。《本草蒙筌》"猪"（图8）绘一头大白肥猪。《补遗雷公炮制便览》"豚卵"（图11）绘一黑猪扭头之姿。《本草纲目》金陵本"豕"（图12）有图注"豚小"。图中绘一黑猪，与时珍所云"入药用纯黑豭猪"相合。《纲目》钱本"豕"（图13）亦为黑猪，耳朵特大。《三才图会》"豕"（图15）画技一般。《本草原始》"豕"（图16）为黑猪写生图。《草木便方》"猪胅"（图24）亦是猪，但画技太差，猪头不成形。"胅"，字书无此字，义不明。

2. 其他与猪相关图形：《滇南本草图说》"猪肉"（图5）用写意笔法表现农家猪圈。猪为大黑猪。《太乙仙制本草药性大全》"猪肤"（图9）绘一桶中盛装着剥下的猪皮。《补遗雷公炮制便览》"猪肚"（图10）绘两人在杀猪大盆里取出猪肚。此图可窥明代杀猪的场面与器具。《本草简明图说》"豕"（图25）绘一母猪，在给诸多小猪哺乳。

【小结】

《纲目》"豕"在《本经》称为"豚"，今多称"猪"。据苏颂《图经》、李时珍《纲目》所述，此即猪科动物猪 *Sus scrofa domestica* Brisson。古本草中图形皆能表现家猪的特征。

【品图】

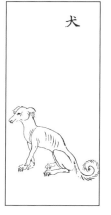

图1 饮膳·犬

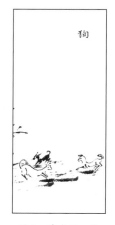

图2 滇南图·狗

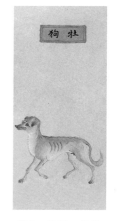

图3 品汇·牡狗

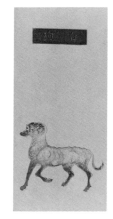

图4 食物·白狗

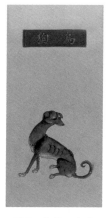

图5 食物·乌狗

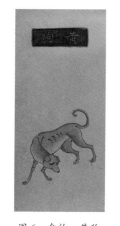

图6 食物·黄狗

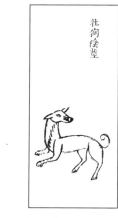

图7 蒙筌·牡狗阴茎

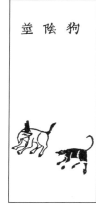

图8 太乙·狗阴茎

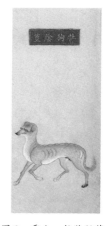

图9 雷公·牡狗阴茎

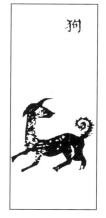

图10 纲目(金)·狗

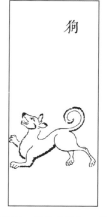

图11 纲目(钱)·狗

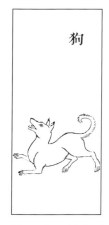

图12 纲目(张)·狗

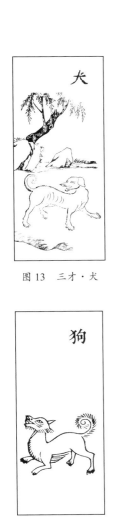

图 13　三才·犬

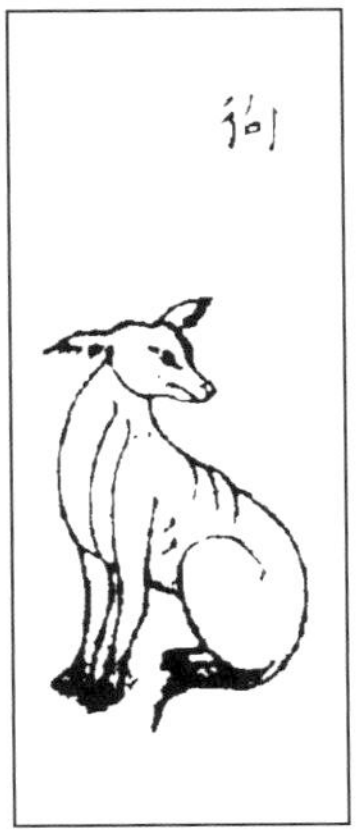

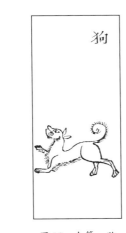

图 14　原始·狗

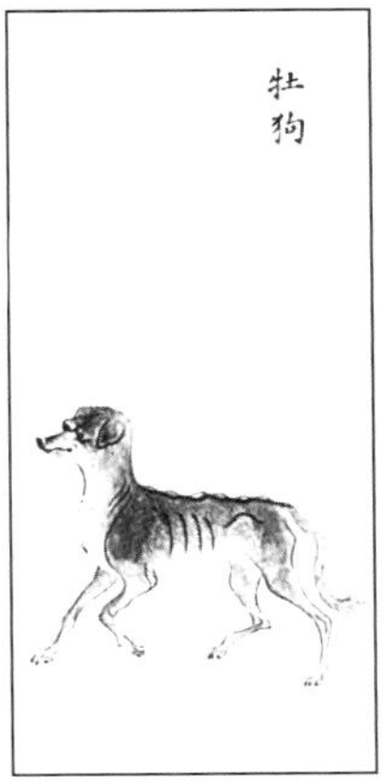

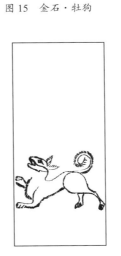

图 15　金石·牡狗

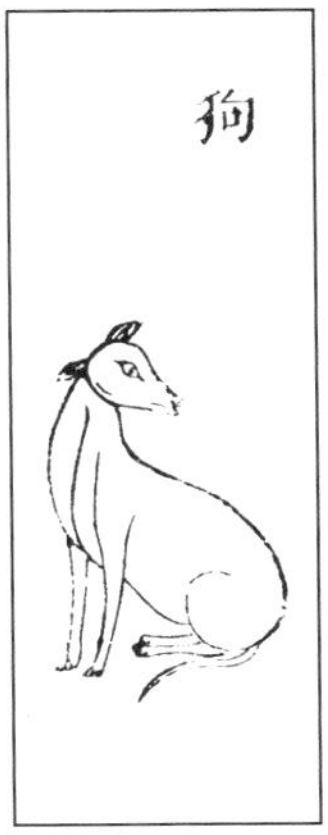

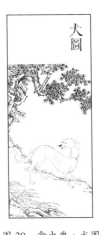

图 16　类纂·狗

图 17　备要·狗

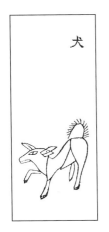

图 18　会纂·狗

图 19　求真·狗

图 20　禽虫典·犬图

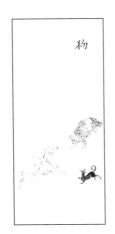

图 21　便方·犬

图 22　图说·狗

本品22图，取自20书，其中6幅彩图。有承继关系的图可分5个书类。

《本草品汇精要》：该书"牡狗"（图3）的仿绘彩图有《食物本草》"白狗"（图4，狗形一样，颜色改白）、《补遗雷公炮制便览》图9、《金石昆虫草木状》图15。

《本草纲目》（金陵本）：该书"狗"（图10）的仿绘图有《本草蒙筌》"牡狗阴茎"（图7，不用阴刻，纯用白描）。

《本草纲目》（钱本）：该书"狗"（图11）的仿绘图有《纲目》张本图12、《本草备要》图17、《食物本草会纂》图18、《本草求真》图19。

《三才图会》：该书“犬”（图13）的仿绘图有《古今图书集成·禽虫典》“犬图”（图20）。后者的狗形同，但野外树木背景更加繁茂。

《本草原始》：该书“狗”（图14）的仿绘图有《本草纲目类纂必读》图16。

以上22图中，除外10幅仿绘图，原创图有12幅（图1、2、3、5、6、8、10、11、13、14、21、22），详见下“鉴药”项。

【文录】

明《本草品汇精要》卷24“牡狗阴茎”【地】陶隐居云：旧不载所出州土，今处处有之。其种脚上别有一悬蹄，人呼为犬者是也。白狗、乌狗皆入药用，惟正黄色者温补，余色者微补为不及也。

明《本草纲目》卷50“狗”【释名】犬（《说文》）。【时珍曰】狗，叩也。吠声有节，如叩物也。或云为物苟且，故谓之狗，韩非云“蝇营狗苟”是矣。卷尾有悬蹄者为犬，犬字象形，故孔子曰：视犬字如画狗。齐人名地羊。俗又讳之以龙，称狗有乌龙、白龙之号。许氏《说文》云：多毛曰尨，长喙曰猃，音敛，短喙曰猲，音歇，去势曰猗，高四尺曰獒，狂犬曰猘，音折。生一子曰獴、曰獱，音其，二子曰狮，三子曰㺜。【集解】【时珍曰】狗类甚多，其用有三。田犬长喙善猎，吠犬短喙善守，食犬体肥供馔。凡本草所用，皆食犬也。犬以三月而生，在畜属木，在卦属艮，在禽应娄星。豺见之跪，虎食之醉，犬食番木鳖则死，物性制伏如此。

【鉴药】

“牡狗阴茎”首见于《本经》。《本草纲目》以“狗”为正名。一名犬。李时珍释名云：“狗，叩也。吠声有节，如叩物也。或云为物苟且，故谓之狗，韩非云‘蝇营狗苟’是矣。卷尾有悬蹄者为犬，犬字象形。”《本经》载牡狗阴茎“主伤中，阴痿不起，令强热大，生子，除女子带下十二疾。一名狗精”。《别录》补充狗胆、心、脑、齿、头骨、四脚蹄、白狗血、肉、屎中骨等功用。古今皆用狗身各部分入药。

“狗”在中国驯养及药用的历史非常悠久，尤多用作食疗品。梁·陶弘景云：“白狗、乌狗入药用……黄狗肉大补虚，不及牡者。牡者，父也。又呼为犬，言脚上别有一悬蹄者是也。”所谓“悬蹄”，《本草纲目图考》引今人王世襄解释：“养狗家对狗和犬的定义是：十八个脚趾的为狗，二十个脚趾的为犬。犬在后腿上比狗多两个不着地的脚趾，名曰后撩儿。”[1]陈藏器《本草拾遗》云：“狗正黄色者，肉温，补宜腰肾，

1 王家葵、蒋淼、胡颖翀：《本草纲目图考》，北京：科学出版社，2018：1732（注出王世襄：獾狗篇。《中国文化》，1994.9：194）.

起阳道。"《日华子本草》云："犬黄者大补益，余色微补。"这种用药习惯古今沿用不替。李时珍继续汇集有关狗的名称解释等文献（详见上"文录"），并谈及狗的品种："狗类甚多，其用有三。田犬长喙善猎，吠犬短喙善守，食犬体肥供馔。凡本草所用，皆食犬也。犬以三月而生……豺见之跪，虎食之醉，犬食番木鳖则死，物性制伏如此。"从动物分类来看，时珍所云"狗"，为今犬科动物家狗*Canis familiaris* Linnaeus。今将古本草中与本条相关的原创图统述于下。考虑到诸图造型或有不同，其种则一，为免解说繁琐，兹分以下两类。

1.单只狗的图形：《饮膳正要》"犬"（图1）绘一长喙、细脚之犬，此类时珍所云"田犬"，今谓之猎狗。《**本草品汇精要**》"牡狗"（图3）绘一黄色公狗，且特别绘出狗阴茎，此入药之主流。《**食物本草**》之"白狗"，其形同《品汇》图3，但改绘白色。其原创之"乌狗"（图5）、"黄狗"（图6）颜色、姿势不一，狗形相似。《**本草纲目**》金陵本"狗"（图10）为黑犬，也符合陶弘景所云"白狗、乌狗入药用"。《**纲目**》钱本"狗"（图11）为白狗，看样子颇为凶狠。其喙短，当是"吠犬"（看门狗）。《**三才图会**》"犬"（图13）在野外，喙长，或是"田犬"。《**本草原始**》"狗"（图14）蹲身而坐，身颇肥硕，或是"食犬"。《**草木便方**》"犬"（图21）图形简陋，仅粗得犬形。

2.其他相关图形：《**滇南本草图说**》"狗"（图2）绘野外3只狗，2白1黑。其图虽不精细，但颇具动态。《**太乙仙制本草药性大全**》"狗阴茎"（图8）绘两只1黑1白的动物，难辨狗形。《**本草简明图说**》"狗"（图22）绘两大一小狗。其形各不相同。右上者全身披长毛，右下者黑色小狗短腿尖耳，左下者健硕体大。此三个似为不同品种的宠物狗。

【小结】

"狗"在《本经》首重"牡狗阴茎"。古代狗身可入药的部位甚多。据陶弘景、陈藏器所述，传统以白狗、乌狗入药，黄狗肉补虚。李时珍则以狗的用途为标准，将狗分为田犬（猎狗）、吠犬（看门狗）、食犬（食用狗）。然其基原皆为今犬科动物家狗*Canis familiaris* Linnaeus。古本草书所绘图形，多为黄狗、白狗、黑狗。也有不同品种的宠物狗。

50-3 羊

【品图】

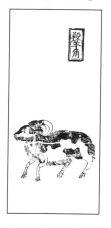

图1 图经（大）·羖
羊角

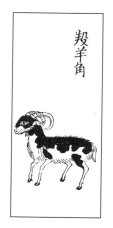

图2 图经（政）·羖
羊角

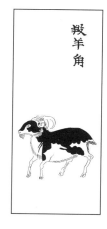

图3 图经（绍）·羖
羊角

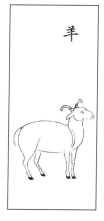

图4 饮膳·羊

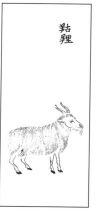

图5 饮膳·羖䍺

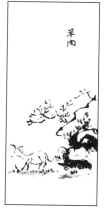

图6 滇南图·羊肉

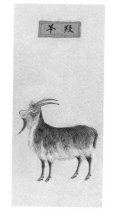

图7 品汇·羖羊

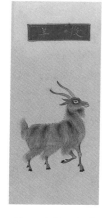

图8 食物·羖羊

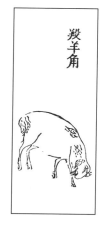

图9 蒙筌·羖羊角

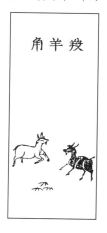

图10 太乙·羖羊角

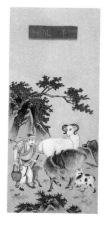

图11 雷公·羊乳

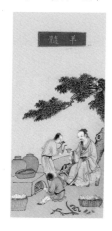

图12 雷公·羊髓

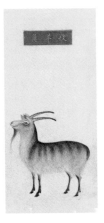

图 13　雷公·羖羊角

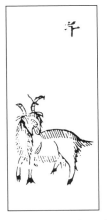

图 14　纲目（金）·羊

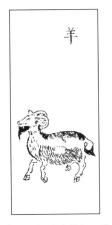

图 15　纲目（钱）·羊

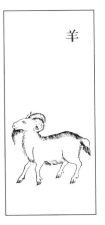

图 16　纲目（张）·羊

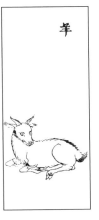

图 17　三才·羊

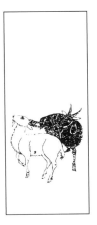

图 18　原始·羊

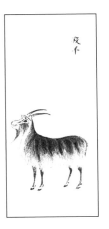

图 19　金石·羖羊

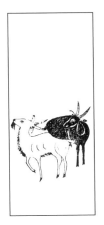

图 20　类纂·羊

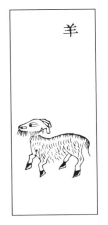

图 21　备要·羊

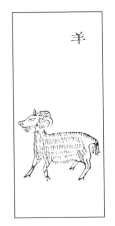

图 22　会纂·羊

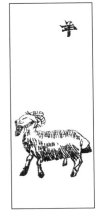

图 23　求真·羊

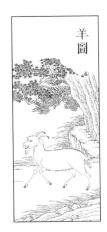

图 24　禽虫典·羊图

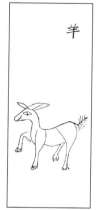

图25 便方·羊

本品25图，取自23书，其中4幅彩图。有承继关系的图可分4个书类。

《本草图经》：该书"羖羊角"图分别存于《大观》（图1）、《政和》（图2）、《绍兴》（图3）。此三传本药图大同小异，今以《政和》图2为《图经》图的代表。

《本草品汇精要》：该书"羖羊"（图7）的仿绘彩图有《食物本草》"羖羊"（图8，水平镜像，毛色灰褐，尾部上翘）、《补遗雷公炮制便览》"羖羊角"（图13）、《金石昆虫草木状》"羖羊"（图19）。

《本草纲目》（钱本）：该书"羊"（图15）的仿绘图有《纲目》张本图16、《本草备要》图21、《食物本草会纂》图22、《本草求真》图23、《古今图书集成·禽虫典》"羊图"（图24，增添了山间小路为背景）。

《本草原始》：该书"羊"（图18）的仿绘图有《本草纲目类纂必读》图20。

以上25图中，除外11幅仿绘图，原创图有14幅（图2、4、5、6、7、9、10、11、12、14、15、17、18、25），详见下"鉴药"项。

【文录】

《别录》（见《证类》卷17"羖羊角"） 生河西川谷。取无时，勿使中湿，湿即有毒。

梁《本草经集注》（同上） 陶隐居云：羊有三四种：最以青色者为胜，次则乌羊，其羖羯羊及房中无角羊，正可啖食之，为药不及都下者，其乳、髓则肥好也。

唐《食疗本草》（同上） 谨按：南方羊都不与盐食之，多在山中吃野草，或食毒草。若此羊，一二年间亦不可食，食必病生尔。为其来南地食毒草故也。若南地人食之，即不忧也。今将北羊于南地养三年之后，犹亦不中食，何况于南羊能堪食乎？盖土地各然也。

宋《本草图经》（同上）《图经》曰：今河东、陕西及近都州郡皆有之。此谓青羝羊也。余羊则不堪，取无时……羊之种类亦多，而羖羊亦有褐色、黑白色者。毛长尺余，亦谓之羖羬羊，北人引大羊以此羊为群首。又孟诜云：河西羊最佳，河东羊亦好，纵有驱至南方，筋力自劳损，安能补人？然今南方亦有数种羊，惟淮南州郡或有佳者，可亚大羊。江、浙羊都少味而发疾。

宋《本草衍义》卷16"羖羊角" 出陕西、河东，谓之粘羬羊，尤狠健，毛最长而厚，此羊可入药。如要食，不如无角白大羊。本草不言者，亦有所遗尔。又同、华之间，有卧沙细肋，其羊有角似羖羊，但低小，供馔在诸羊之上。

明《本草纲目》卷50"羊" 【释名】【时珍曰】《说文》云：羊字象头角足尾之形。孔子曰：牛、羊之字，以形似也。董子云：羊，祥也。故吉礼用之。牡羊曰羖，曰羝；

牝羊曰羒，曰牂，音臧。白曰羖，黑曰羭，多毛曰羖䍽，胡羊曰羖䍽，无角曰羝，曰羒。去势曰羯，羊子曰羔。羔五月曰羜，音宁；六月曰羍，音务；七月曰羍，音达；未卒岁曰㹟，音兆。《内则》谓之柔毛，又曰少牢。《古今注》谓之长髯主簿云。【集解】【时珍曰】生江南者为吴羊，头身相等而毛短。生秦晋者为夏羊，头小身大而毛长。土人二岁而剪其毛，以为毡物，谓之绵羊。广南英州一种乳羊，食仙茅，极肥，无复血肉之分，食之甚补人。诸羊皆孕，四月而生。其目无神，其肠薄而萦曲。在畜属火，故易繁而性热也。在卦属兑，故外柔而内刚也。其性恶湿喜燥，食钩吻而肥，食仙茅而肪，食仙灵脾而淫，食踯躅而死。物理之宜忌，不可测也。契丹以其骨占灼，谓之羊卜，亦有一灵耶？其皮极薄，南番以书字，吴人以画采为灯。

【鉴药】

"羖羊角"首见于《本经》。羖，音gǔ《本草纲目》以"羊"为正名，且合并《别录》"羊乳"条。李时珍释名曰："《说文》云：羊字象头角足尾之形。孔子曰：牛、羊之字，以形似也。董子云：羊，祥也。故吉礼用之。"《本经》载"羖羊角""主青盲，明目，杀疥虫，止寒泄，辟恶鬼、虎狼，止惊悸，久服安心益气轻身"。《别录》补充"疗百节中结气，风头痛及蛊毒，吐血，妇人产后余痛。烧之杀鬼魅，辟虎狼"，且增加羊髓、青羊胆、羊肺、羊心、羊肾、羊齿、羊肉、羊骨、羊屎等入药。古今皆用羊供食用，兼可作食疗品。

关于本品的生境、形态，《别录》仅载"生河西川谷"。梁·陶弘景云："羊有三四种：最以青色者为胜，次则乌羊，其羖䍽羊及牻中无角羊，正可啖食之，为药不及都下者，其乳、髓则肥好也。"可见当时对药用羊重视以色区分，其余供食用的羊则不分颜色。唐《食疗本草》则特别注意区分南方与北方所产之羊："南方羊都不与盐食之，多在山中吃野草，或食毒草。若此羊，一二年间亦不可食，食必病生尔……盖土地各然也。"宋《图经》则云："今河东、陕西及近都州郡皆有之。此谓青羝羊也。余羊则不堪，取无时……羊之种类亦多，而羖羊亦有褐色、黑白色者。毛长尺余，亦谓之羖䍽羊……然今南方亦有数种羊，惟淮南州郡或有佳者，可亚大羊。江、浙羊都少味而发疾。"宋·寇宗奭则云："出陕西、河东，谓之牂䍽羊，尤狠健，毛最长而厚，此羊可入药。如要食，不如无角白大羊。"李时珍在"羊"条汇集了诸多有关羊的不同名目（参上"文录"）。另外时珍曰："生江南者为吴羊，头身相等而毛短。生秦晋者为夏羊，头小身大而毛长。"其余蒐集了关于羊在医药之外的用途、羊的习性等资料。

以上关于羊的记载虽然很多，但从物种的角度来看，古代的最多见的家畜羊，其来源主要是牛科动物山羊*Capra hircus* Linnaeus、绵羊*Ovis aries* Linnaeus。今将古本草中与本条相关的原创图统述于下。考虑到诸图造型或有不同，其种则一，为免解说繁琐，兹分以下两类。

1.单只羊的图形：《本草图经》"羖羊角"（图2）绘一黑色、有角盘曲、无须、毛长、垂尾的"羖羊"。"羖"，即夏羊（出秦晋）之牡（公）羊，被认为最佳的药用羊。《饮膳正要》2幅图："羊"（图4）特点不明确。"羘羝"（图5）即"羖羝"，乃《图经》所云"羖羊亦有褐色、黑白色者。毛长尺余，亦谓之羖羝羊"。但其羊画了胡须，此山羊才有，不当出于此。《本草品汇精要》"羖羊"（图7）为彩图，所绘之羊灰色，角直，有胡须，长毛，介乎山羊与绵羊之间。《本草蒙筌》"羖羊角"（图9）所绘之羊无角、尾大而垂，似有卷毛，此或为母绵羊。《本草纲目》金陵本"羊"（图14）绘一羊，毛长，角直，无须，尾垂。似绵羊的特点多。《纲目》钱本"羊"（图15）所绘的羊，角盘曲，毛长，尾大而垂，此似绵羊。然又给此羊加上胡须，不明其意。《三才图会》"羊"（图17）绘一卧倒之羊，其角直，毛少，似为母山羊。《草木便方》"羊"（图25）似为一只小羊。其头上突起物似角亦似耳，尾翘，当系山羊。

2.其他相关图形：《滇南本草图说》"羊肉"（图6）绘野外一黑一白两只羊。其角高耸、少毛，可能是山羊。《太乙仙制本草药性大全》"羖羊角"（图10）绘一黑一白两只羊，皆有胡须，黑者尾翘。此似为公山羊。《补遗雷公炮制便览》有3图，原创者2幅："羊乳"（图11）绘一小羊正在吮吸母羊之奶。此母羊毛色黑，角直，有胡须（不明母羊何能有须）。旁另有一只大白羊，形似绵羊。一人手提一罐，似欲挤奶。"羊髓"（图12）绘煎煮羊髓的场景。图下方有两筐羊骨，一童子正在烧火煮羊骨，另有一人正拿着壶给一坐着的老者倾倒羊髓。《本草原始》"羊"（图18）绘黑、白两只羊。其角尖而直，有须，似为山羊。

以上诸羊图，虽皆能知是羊，但细分析其中还是有很多不辨公母、不分山羊、绵羊之处。恐怕画士也未必对各种羊很熟悉，故绘出若干不合实际的图形。

【小结】

"羊"在《本经》中名"羖羊角"。其种类较多。药用羊重视青、乌色的北方所产之羊。其原动物主要是牛科动物山羊*Capra hircus* Linnaeus、绵羊*Ovis aries* Linnaeus。古本草有关的插图较多，皆能绘出羊形，但在表现山羊、绵羊，以及雌雄等方面仍存在不足。

50–4　黄羊

【品图】

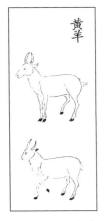

图1　饮膳·黄羊

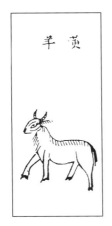

图2　纲目（金）·黄羊

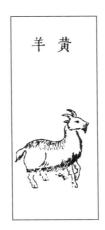

图3　纲目（钱）·黄羊

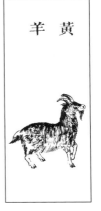

图4　纲目（张）·黄羊

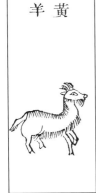

图5　会纂·黄羊

本品5图，取自5书。有承继关系的图可分2个书类。

《饮膳正要》：该书"黄羊"（图1）的仿绘者为《本草纲目》金陵本"黄羊"（图2）。

《本草纲目》（钱本）：该书"黄羊"（图3）的仿绘者有《纲目》张本图4、《食物本草会纂》图5。

以上5图中，除外3幅仿绘图，原创图尚有2幅（图1、3），详见下"鉴药"项。

【文录】

元《饮膳正要》卷3"黄羊"　其种类数等，成群，至于千数。白黄羊，生于野草内。黑尾黄羊，生于沙漠中。能走善卧，行走不成群。

明《本草纲目》卷50"黄羊"　【释名】羬羊（音烦）、茧耳羊。【时珍曰】羊腹带黄，故名。或云，幼稚曰黄，此羊肥小故也。《尔雅》谓之羬，出西番也。其耳甚小，西人谓之茧耳。【集解】【时珍曰】黄羊出关西、西番及桂林诸处。有四种，状与羊同，但低小细肋，腹下带黄色，角似殺羊，喜卧沙地。生沙漠，能走善卧，独居而尾黑者，名黑尾黄羊。生野草内，或群至数十者，名曰黄羊。生临洮诸处，甚大而尾似麢、鹿者，名洮羊。其皮皆可为裘褥。出南方桂林者，则深褐色，黑脊白斑，与鹿相近也。

【鉴药】

李时珍注"黄羊"出《纲目》。然《饮膳正要》已先立条。李时珍释名曰："羊腹带黄，故名。或云，幼稚曰黄，此羊肥小故也。"《饮膳》载其"补中益气，治劳伤虚寒"。本品现在属于国家濒危珍稀保护动物，严禁捕猎。

关于本品的生境、形态，《饮膳》云："其种类数等，成群，至于千数。白黄羊，生于野草内。黑尾黄羊，生于沙漠中。能走善卧，行走不成群。"此从群体的角度予以介绍。李时珍则进一步介绍了不同种的黄羊："黄羊出关西、西番及桂林诸处。有四种。"以下按行文顺序罗列，并附高士贤的考证所得。

"状与羊同，但低小细肋，腹下带黄色，角似羖羊，喜卧沙地。"高氏谓此指鹅喉羚羊*Gazella subgutturosa* Guldenstaedt，又名羚羊、长尾黄羊。

"生沙漠，能走善卧，独居而尾黑者，名黑尾黄羊。"高氏谓此指原羚（西藏黄羊）*Procapra picticaudata* Hodgson。

"生野草内，或群至数十者，名曰黄羊。"高氏谓此指黄羊*Procapra gutturosa* Pallas。亦即蒙古黄羊。[1]

"生临洮诸处，甚大而尾似麖、鹿者，名洮羊。其皮皆可为衾褥。"高氏谓此指鬣羚*Capricornis sumatraensis* Bechstein。[2]

"出南方桂林者，则深褐色，黑脊白斑，与鹿相近也。"高氏谓可能是斑羚，即青羊*Naemorhedus goral* Hardwicke。[3]古本草中与本条相关的原创图只有2幅。

1.《饮膳正要》"黄羊"（图1）绘两只黄羊，形态相似，大小不同。角短小稍弯曲，双角角尖对向相指，吻短而钝，颈粗，尾小，脚细长。此羊似为普氏羚羊*Procapra przcwalskii* Büchner。[4]该书作者与绘图者的身份与所居地区对黄羊比较熟悉，该图具有较强的写实性。

2.《纲目》钱本"黄羊"（图3）与该本所绘"羊"图的身体四肢近似，但角不同，且有胡须。与李时珍所说及今之黄羊相比，无此图所绘的黄羊。

【小结】

"黄羊"首出《饮膳正要》。据《饮膳》及李时珍所述，黄羊有多种原动物。其中含鹅喉羚羊*Gazella subgutturosa* Guldenstaedt、原羚（西藏黄羊）*Procapra picticaudata* Hodgson（即"黑尾黄羊"）、黄羊*Procapra gutturosa* Pallas、鬣羚*Capricornis sumatraensis* Bechstein（即"洮羊"）等。《饮膳正要》所绘"黄羊"似为普氏羚羊*Procapra przcwalskii* Büchner。

1　高士贤：《历代本草药用动物名实图考》，北京：人民卫生出版社，2013：270.
2　高士贤：《历代本草药用动物名实图考》，北京：人民卫生出版社，2013：209-210.
3　高士贤：《历代本草药用动物名实图考》，北京：人民卫生出版社，2013：495.
4　刘少英、吴毅主编：《中国兽类图鉴》，福州：海峡书局，2019：312.

50-5 牛

【品图】

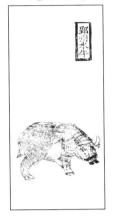

图1 图经（大）·郓州水牛

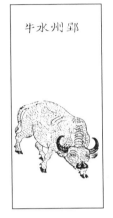

图2 图经（政）·郓州水牛

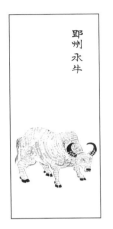

图3 图经（绍）·郓州水牛

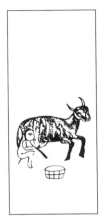

图4 歌括·牛乳

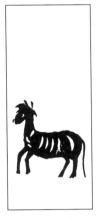

图5 歌括·牛角䚡

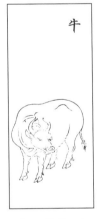

图6 饮膳·牛

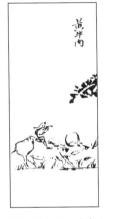

图7 滇南图·黄牛肉

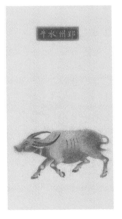

图8 品汇·郓州水牛

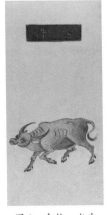

图9 食物·水牛

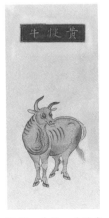

图10 食物·黄㸸牛

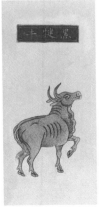

图11 食物·黑㸸牛

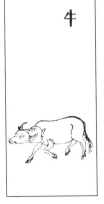

图12 蒙筌·牛

图 13 太乙·犊子脐屎

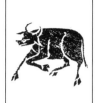

图 14 太乙·牛角䚡

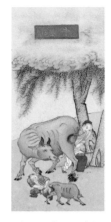

图 15 雷公·牛乳

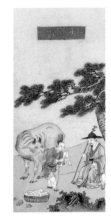

图 16 雷公·牛髓

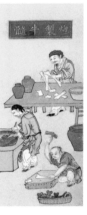

图 17 雷公·炮制牛髓

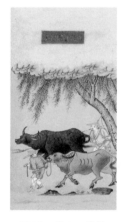

图 18 雷公·黄犍牛乌牯牛尿

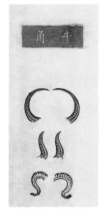

图 19 雷公·牛角

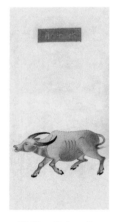

图 20 雷公·水牛角

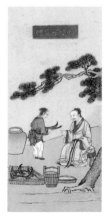

图 21 雷公·炮制牛角䚡

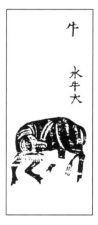

图 22 纲目（金）·牛

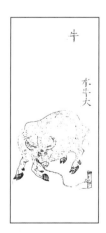

图 23 纲目（钱）·牛

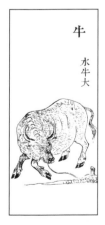

图 24 纲目（张）·牛

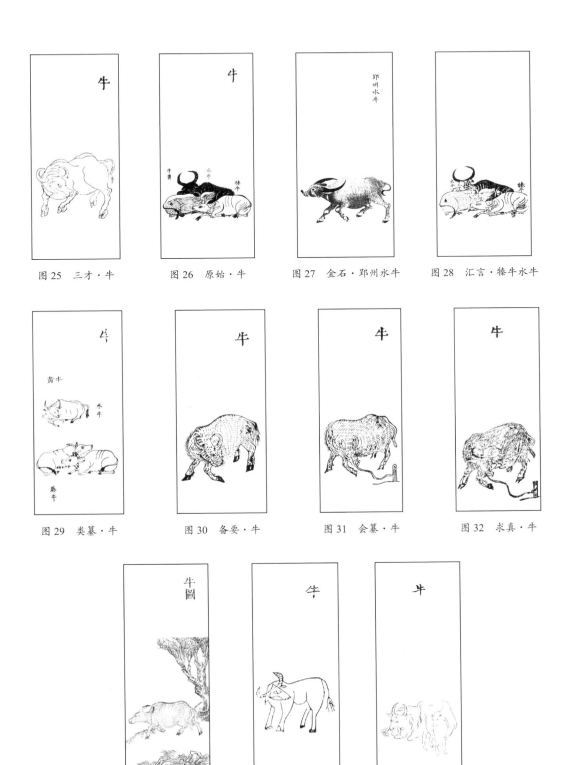

图 25　三才·牛　　　图 26　原始·牛　　　图 27　金石·郫州水牛　　　图 28　汇言·犫牛水牛

图 29　类纂·牛　　　图 30　备要·牛　　　图 31　会纂·牛　　　图 32　求真·牛

图 33　禽虫典·牛图　　　图 34　便方·牛　　　图 35　图说·牛

本品35图，取自25书，其中12幅彩图。有承继关系的图可分4个书类。

《本草图经》：该书"郢州水牛"图分别存于《大观》（图1）《政和》（图2）《绍兴》（图3）。此三传本药图大同小异（姿势改变，图1、3近似），今以《政和》图2为《图经》图的代表。

《本草品汇精要》：该书"郢州水牛"（图8）的仿绘彩图有《食物本草》"水牛"（图9）、《补遗雷公炮制便览》"水牛角"（图20）、《金石昆虫草木状》"郢州水牛"（图27）。

《本草纲目》（金陵本）：该书"牛"（图22）的仿绘图有《纲目》钱本图23（变阴刻为阳刻，再加修饰，另加了一个栓牛木桩）、《纲目》张本图24（此图以下皆仿绘钱本图23）、《本草备要》图30、《食物本草会纂》图31、《本草求真》图32。

《本草原始》：该书"牛"（图26）的仿绘图有《本草汇言》图28、《本草纲目类纂必读》图29（将原图拆分，以适应长条形排版）。

以上35图中，除外12幅仿绘图，原创图有23幅（图2、4、5、6、7、8、10、11、12、13、14、15、16、17、18、19、21、22、25、26、33、34、35），详见下"鉴药"项。

【文录】

梁《本草经集注》（见《证类》卷17"牛角䚡"） 陶隐居云：此牛，亦犎牛为胜，青牛最良，水牛为可充食尔。

唐《本草拾遗》（同上） 陈藏器云：《本经》不言黄牛、乌牛、水牛、但言牛。牛有数种，南人以水牛为牛，北人以黄牛、乌牛为牛。牛种既殊，入用亦别也。

宋《本草图经》（见《证类》卷16"牛黄"） 《图经》曰：凡牛之入药者，水牛、犎牛。黄牛取乳及造酥酪、醍醐等。然性亦不同，水牛乳凉，犎牛乳温，其肉皆寒也。

明《本草纲目》卷50"牛" 【释名】【时珍曰】按许慎云：牛，件也。牛为大牲，可以件事分理也。其文象角头三、封及尾之形。《周礼》谓之大牢。牢乃豢畜之室，牛牢大，羊牢小，故皆得牢名。《内则》谓之一元大武。元，头也。武，足迹也。牛肥则迹大。犹《史记》称牛为四蹄，今人称牛为一头之义。梵书谓之瞿摩帝。○牛之牡者曰牯，曰特，曰犅，曰犕；牝者曰挲，曰牸。南牛曰犍，北牛曰犎。纯色曰牺，黑曰㸊，白曰㹊，赤曰牸，驳曰犁。去势曰犍，又曰犗。无角曰牛。子曰犊，生二岁曰㹒，三岁曰犙，四岁曰牭，五岁曰犐，六岁曰犕。【集解】【时珍曰】牛有犎牛、水牛二种。犎牛小而水牛大。犎牛有黄、黑、赤、白、驳杂数色。水牛色青苍，大腹锐头，其状类猪，角若担矛，能与虎斗，亦有白色者，郁林人谓之周留牛。又广南有稷牛，即果下牛，形最卑小，《尔雅》谓之犤牛，《王会篇》谓之纨牛是也。牛齿有下无上，察其齿而知其年，三岁二齿，四岁四齿，五岁六齿，六岁以后，每年接脊骨一节也。牛耳聋，其听以鼻。牛瞳竖而不横。其声曰牟，项垂曰胡，蹄肉曰䗊，百叶曰膍，角胎曰䚡，鼻木曰桊，嚼草复出曰齝，腹草未化曰圣虀。牛在畜属土，在卦属坤，土缓而和，其性顺也。《造化权舆》云：干阳为马，坤阴为牛。故马蹄圆，牛蹄坼。马病则卧，阴胜也；牛病则立，阳胜也。马起先前足，卧先后足，从阳也；牛起先后足，卧先前足，从阴也。独以干健坤顺为说，盖知其一而已。

【鉴药】

"牛角䚡"首出《本经》。《本草纲目》以"牛"为正名，又将《别录》"牛乳"《拾遗》"特脐屎"合并到此条。李时珍释名曰："按许慎云：牛，件也。牛为大牲，可以件事分理也。其文象角头三、封及尾之形。"又"角胎曰䚡"（即牛角中的角塞）。《本经》载"牛角䚡：下闭血，瘀血疼痛，女人带下血。髓：补中，填骨髓。久服增年。胆可丸药"。《别录》又补牛心、肝、肾、齿、肉、屎、黄犍牛乌牯牛溺等入药部分。《纲目》所增更多。

《本经》仅言"牛"，不分种类。梁·陶弘景云："此牛，亦㸇牛为胜，青牛最良，水牛为可充食尔。""㸇"即北牛，亦即黄牛。唐·陈藏器云："《本经》不言黄牛、乌牛、水牛、但言牛。牛有数种，南人以水牛为牛，北人以黄牛、乌牛为牛。牛种既殊，入用亦别也。"宋·苏颂之说更详："凡牛之入药者，水牛、㸇牛。黄牛取乳及造酥酪、醍醐等，然性亦不同，水牛乳凉，㸇牛乳温，其肉皆寒也。"可见到宋代之时，药用牛的观念已经有了变化，并不特别推崇"㸇牛为胜"。故《图经》之牛，亦有"郢州水牛"图。

李时珍《纲目》"释名""集解"项下汇聚众多有关牛的名称（参上"文录"），也兼论牛的原动物相关内容："牛有㸇牛、水牛二种。㸇牛小而水牛大。㸇牛有黄、黑、赤、白、驳杂数色。水牛色青苍，大腹锐头，其状类猪，角若担矛，能与虎斗，亦有白色者。"此是本草多用之牛。按动物分类学，则主要有牛科牛属动物黄牛*Bos taurus domesticus* Gmelin、水牛属动物水牛*Bubalus bubalis* Linnaeus。

以下将古本草中与本条相关的原创图统述于下。考虑到牛有水牛、黄牛之分，又有牛的不同入药部位，为免解说繁琐，兹分以下两类。

1.全牛图形：《本草图经》"郢州水牛"（图2）为墨线所绘真切的水牛图。"郢州"即今湖北钟祥市。《本草歌括》"牛角䚡"（图5）绘一黑色动物，似有牛形，其角却不是上尖下圆。图名为"牛角䚡"，却无特写。画技受限，无法达意。《饮膳正要》"牛"（图6）所绘当为黄牛。《滇南本草图说》"黄牛肉"（图7）的图名与实际图绘内容不符。此图绘的是牧童骑牛吹笛图。《本草品汇精要》"郢州水牛"（图8）是一幅精美的水牛写生图。《食物本草》有3图，其中原创图2幅："黄犍牛"（图10）绘的是黄牛、"黑犍牛"（图11）绘的是乌牛。此二者都属于北牛类。《本草蒙筌》"牛"（图12）绘的也是水牛，但牛身不是灰黑色。《太乙仙制本草药性大全》"牛角䚡"（图14）绘的也是一头全牛，画技拙劣。《本草纲目》金陵本"牛"（图22）阴刻，其形与《太乙》图14一样拙劣，看不出牛头之形。《三才图会》"牛"（图25）属白描水牛图形。《本草原始》"牛"（图26）绘3头牛，分别加图注表明是"牸牛"（黄牛）、"水牛""牛黄"。其中"牛黄"图实为一头牛，但其表面一半是白的，一半有密集麻点。不明何以将有黄之病牛绘成此形。《古今图书集成·禽虫典》"牛图"（图33）绘一水牛在野外行走。《草木便方》"牛"（图34）图形简陋，幸绘有牛角，否则难以判断所绘为何物。《本草简明图说》"牛"（图35）绘2头牛，从其角形，推测右边为黄牛，左边为水牛。

2.牛的不同入药部分及相关图形：《本草歌括》"牛乳"（图4）绘一人在挤奶，旁有盆，用于盛奶。此牛黑色，似为水牛。《太乙仙制本草药性大全》"牸子脐屎"（图13）绘一小牛犊在吸奶，并没有表现"牸子脐屎"的地方。此与图名不符。《补遗雷公炮制便览》绘图多幅："牛乳"（图15）绘一人在给黄牛挤奶，其前一童子扭住牛犊，大有不让牛犊争奶之意。挤奶之人位于牛屁股之后，未见过如此挤奶的姿势。"牛髓"（图16）绘一人手持两牛骨给坐着的老者检验。旁有黄牛及一筐牛骨。示意此骨内有牛骨髓。"炮制牛髓"（图17）先由上方一人在桌上检查牛骨，再由右下一人用锤敲开骨头，最后由左边一人在锅中煮取牛髓。"黄犍牛乌牸牛尿"（图18）绘两农民牵着黄犍牛、乌牸牛各一头，右下角有一盆，示意用来装牛尿。"牛角"（图19）绘制的不同形状的牛角。"炮制牛角䚡"（图21）并无人在炮制牛角䚡。图中一童子手持两根黑色角状物，但比牛角细瘦。牛角䚡是牛角内的角塞，骨质，入药时一般只须烧焦即可。此图有大瓮、水桶及竹匾，似乎在示意须经水浸、晾晒。

【小结】

"牛"最早入药部分为《本经》记载的"牛角䚡"。此后牛不同部位入药的记载越来越多。据梁·陶弘景所载，早期入药多以黄牛为主。唐·陈藏器、宋·苏颂所说则水牛、黄牛并可入药。此即今牛科动物黄牛*Bos taurus domesticus* Gmelin、水牛*Bubalus bubalis* Linnaeus等。古本草插图大多能准确表现"牛形"。如《本草图经》《饮膳正要》《本草品汇精要》《食物本草》《本草原始》等均有较好的附图。

50-6 马

【品图】

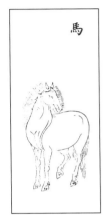

图1　饮膳·马

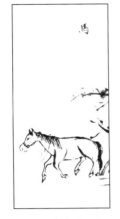

图2　滇南图·马

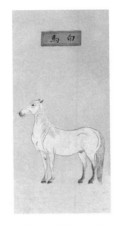

图3　品汇·白马

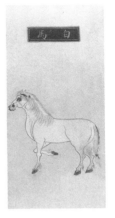

图4　食物·白马

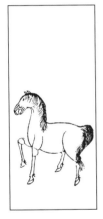

图5　蒙筌·马

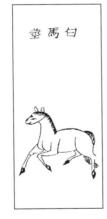

图6　太乙·白马茎

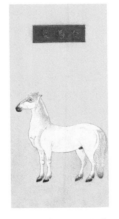

图7　雷公·白马茎

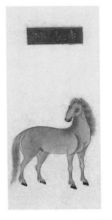

图8　雷公·赤马蹄

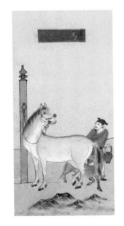

图9　雷公·马乳

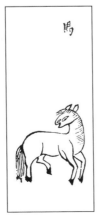

图10　纲目（金）·马

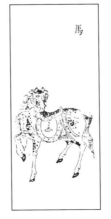

图11　纲目（钱）·马

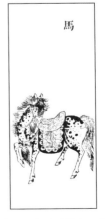

图12　纲目（张）·马

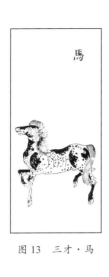

图 13　三才·马

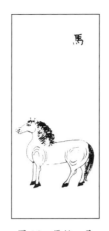

图 14　原始·马

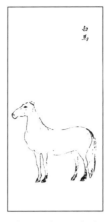

图 15　金石·白马

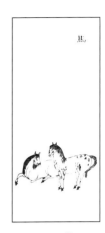

图 16　类纂·马

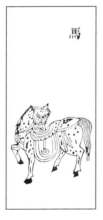

图 17　备要·马

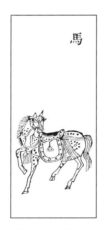

图 18　会纂·马

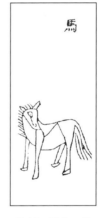

图 19　便方·马

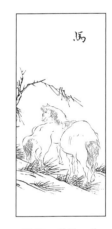

图 20　图说·马

　　本品20图，取自18书，其中6幅彩图。有承继关系的图可分2个书类。

　　《本草品汇精要》：该书"白马"（图3）的仿绘者有《食物本草》图4、《补遗雷公炮制便览》图7、《金石昆虫草木状》图15。

　　《本草纲目》（钱本）：该书"马"（图11）的仿绘者有《纲目》张本图12、《本草备要》图17、《食物本草会纂》图18。

　　以上20图中，除外6幅仿绘图，原创图尚有14幅（图1、2、3、5、6、8、9、10、11、13、14、16、19、20），详见下"鉴药"项。

【文录】

　　《别录》（见《证类》卷17"白马茎"）　生云中平泽。

　　梁《本草经集注》（同上）　陶隐居云：马色类甚多，以纯白者为良。其口、眼、蹄皆白，俗中时有两三尔。小小用不必尔。

明《本草纲目》卷50 "马" 【释名】【时珍曰】按许慎云：马，武也。其字象头、髦、尾、足之形。牡马曰騭，音质，曰儿；牝马曰騇，曰骒，曰草。去势曰骟。一岁曰䮚，音注；二岁曰驹；三岁曰䮚；四岁曰䮘，音桃。名色甚多，详见《尔雅》及《说文》。梵书谓马为阿湿婆。【集解】【时珍曰】《别录》以云中马为良。云中，今大同府也。大抵马以西北方者为胜，东南者劣弱不及。马应月，故十二月而生。其年以齿别之。在畜属火，在辰属午。或云：在卦属干，属金。马之眼光照人全身者，其齿最少。光愈近，齿愈大。马食杜衡善走，食稻则足重，食鼠屎则腹胀，食鸡粪则生骨眼。以僵蚕、乌梅拭牙则不食，得桑叶乃解。挂鼠狼皮于槽亦不食。遇侮马骨则不行。以猪槽饲马，石灰泥马槽，马汗着门，并令马落驹。系猕猴于厩，辟马病。皆物理当然耳。

【鉴药】

"白马茎"首出《本经》。《本草纲目》改用"马"作正名，且将《别录》"马乳"并入本条。李时珍释名曰："按许慎云：马，武也。其字象头、髦、尾、足之形。"白马茎指白马的阴茎。《本经》载"白马茎：主伤中，脉绝阴不起，强志益气，长肌肉肥健，生子"；"眼：主惊痫，腹满，疟疾"；"悬蹄：主惊邪瘈瘲，乳难，辟恶气，鬼毒。蛊疰，不祥"。《别录》又补充了马、白马蹄、赤马蹄、齿、鬐头膏、鬐毛、心、肺、肉、脯、屎（马通）、头骨、溺等的功治。此后的本草书继续扩大使用与马相关的部位与物品。现代马系列的药品已很少用。

"马"是古代很早就被驯养的家畜，用途极为广泛，故人们对马非常熟悉。古本草所载马身可用之品虽多，但却很少有相关的形态描述。《别录》仅云"生云中平泽"。此时的"云中"是秦时设立的郡名，治所在今内蒙古托克托县东北古城。梁·陶弘景云："马色类甚多，以纯白者为良。其口、眼、蹄皆白。"这也是《本经》要用"白马茎"的缘故。

李时珍《纲目》辑录了古代众多关于马的名色及解说。时珍云："《别录》以云中马为良。云中，今大同府也。"然时珍千虑一失的是，治所在山西大同的"云中郡"始建于唐天宝元年（742），并非《别录》之时的云中郡。但时珍云"大抵马以西北方者为胜，东南者劣弱不及"是没有错的。时珍记载了马的许多习性，甚至包括"系猕猴于厩，辟马病"这样的传说。但对其形态仍未置一词。但这无碍于将古本草的马定为马科动物马*Equus caballus* Linnaeus。今将古本草中与本条相关的原创图统述于下。

《饮膳正要》"马"（图1）造型优雅，准确地表现了白马的形态。《滇南本草图说》"马"（图2）采用写意笔法，也绘出了白马的动态形象。《本草品汇精要》"白马"（图3）用工笔彩绘出白马挺拔轩昂的气质。《本草蒙筌》"马"（图5）也能反映马的主要特征。《太乙仙制本草药性大全》"白马茎"（图6）的图形虽然简陋，毕竟还能表达此图是马。《补遗雷公炮制便览》3图，其中原创图2幅："赤马蹄"（图8）绘出一匹健美的赤马。虽然古本草以马入药首选白马，但使用马蹄却也重视赤马。"马乳"（图9）表现了母马与其所生的马驹，以及一人手持盛奶容器来取马奶的场景。《本草纲目》金陵本"马"（图10）所绘之马如小儿学画的习作。《纲目》钱本"马"（图11）是一匹矫健的花斑马，配有高档次的马鞍，一看就是匹好坐骑。绘图者不在乎本草重视哪种马，只顾表现他心目中最健美的马。《三才图会》"马"（图13）也是一匹矫健亢奋的花斑马，毕竟《三才》不是专业本草书，没有那么多讲究。《本草原始》"马"（图14）是中规中矩的一匹白马，但没有专业画家所绘之马的灵动感。《本草纲目类纂必读》"马"（图16）有两匹，一为白马，一为花斑马。二马虽乏生动，但还准确。《草木便方》"马"（图19）宛如七巧板拼成。民间非专业绘画人面对马匹还是别无良法的。《本草简明图说》"马"（图20）绘山野间两匹屁股朝着读者的马。绘画人不愿意袭用常见画马格套，这可以理解。但作为本草插图，马屁股毕竟不算药物，也无益于来源鉴定。

【小结】

"马"在《本经》中使用的是"白马茎"。此与古代马入药"以纯白者为良"的习俗有关。本品为马科动物马*Equus caballus* Linnaeus。古本草虽少有关于马形态的文字叙述，但许多精美的写实绘图可以弥补此缺憾。《饮膳正要》《本草品汇精要》《补遗雷公炮制便览》《纲目》钱本、《三才图会》《本草原始》等书中均有较好的马图。

50-7　驴

【品图】

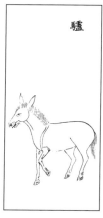 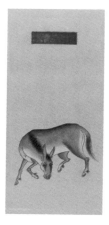 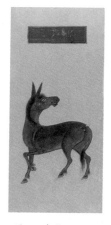 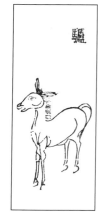

图1　饮膳·驴　　图2　食物·赤驴　　图3　食物·黑驴　　图4　蒙筌·驴

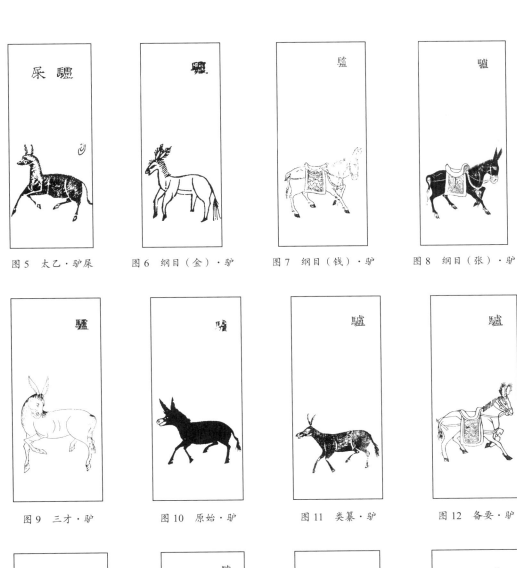

图 5　太乙·驴屎　　　　图 6　纲目（金）·驴　　　　图 7　纲目（钱）·驴　　　　图 8　纲目（张）·驴

图 9　三才·驴　　　　图 10　原始·驴　　　　图 11　类纂·驴　　　　图 12　备要·驴

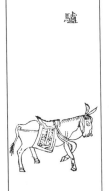
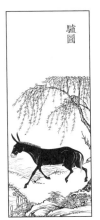
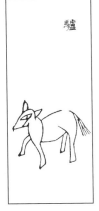
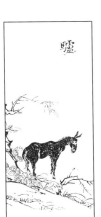

图 13　会纂·驴　　　　图 14　禽虫典·驴图　　　　图 15　便方·驴　　　　图 16　图说·驴

本品16图，取自15书，其中2幅彩图。有承继关系的图可分3个书类。

《饮膳正要》：该书"驴"（图1）的仿绘者有《本草纲目》金陵本图6（项背鬃毛较长，甚至连耳朵也绘成毛茸状）。

《本草纲目》（钱本）：该书"驴"（图7）的仿绘者有《纲目》张本图8（采用阴刻，体现乌驴）、《本草备要》图12、《食物本草会纂》图13。

《本草原始》：该书"驴"（图10）的仿绘者有《本草纲目类纂必读目》图11。

以上16图中，除外5幅仿绘图，原创图尚有11幅（图1、2、3、4、5、7、9、10、14、15、16），详见下"鉴药"项。

【文录】

宋《本草衍义》卷16"驴肉" 食之动风，脂肥尤甚……煎胶用皮者，取其发散皮肤之外也，仍须乌者；用乌之意，如用乌鸡子、乌蛇、乌鸦之类。其物虽治风，然更取其水色，盖以制其热则生风之义。

元《饮膳正要》卷3"驴" 野驴，性味同。比家驴鬃尾长，骨骼大。

明《本草品汇精要》卷25"驴屎" 【地】《蜀本》云：驴色类多，以乌者为胜，今河南、山、陕、北地多有之。

明《本草纲目》卷50"驴" 【释名】【时珍曰】驴，胪也。胪，腹前也。马力在膊，驴力在胪也。【集解】【时珍曰】驴，长颊广额，磔耳修尾，夜鸣应更，性善驮负。有褐、黑、白三色，入药以黑者为良。女直、辽东出野驴，似驴而色驳，鬃尾长，骨格大，食之功与驴同。西土出山驴，有角如羚羊，详"羚羊"下。东海岛中出海驴，能入水不濡。又有海马、海牛、海猪、海獭等物，其皮皆供用。

【鉴药】

"驴屎"首见于《唐本草》。《本草纲目》改作"驴"为正名。时珍释名曰："驴，胪也。胪，腹前也。马力在膊，驴力在胪也。"《唐本草》载"驴屎"可"主熨风肿瘘疮"。此外亦收录驴屎汁、驴尿、牝驴尿、驳驴尿、驴乳、尾下轴垢等的功效。后世阿胶多用驴皮熬成，至今为常用药。

"驴"在我国中原地区作为家畜的历史远不如马、牛、猪、羊。故其进入本草的时间也晚至唐代。此后迅速受到医药家的关注，并用其皮取代了早期熬制阿胶所用的牛皮。《蜀本草》云："驴色类多，以乌者为胜。"可见驴的使用以乌驴为佳。寇宗奭云："煎胶用皮者，取其发散皮肤之外也，仍须乌者；用乌之意，如用乌鸡子、乌蛇、乌鸦之类。其物虽治风，然更取其水色，盖以制其热则生风之义。"可见驴重黑色，是基于五行理论。

关于本品的生境、形态，元《饮膳正要》云："野驴，性味同。比家驴鬃尾长，骨骼大。""野驴"指生活在我国西藏与蒙古一带的亚洲野驴。据《本草品汇精要》记载：驴"今河南、山、陕、北地多有之。"这种状况至今犹然。李时珍云："驴，长颊广额，磔耳修尾，夜鸣应更，性善驮负。有褐、黑、白三色，入药以黑者为良。"这种驴乃家驴，即今马科动物驴*Equus asinus* Linnaeus。时珍还提到"女直、辽东出野驴，似驴而色驳，鬃尾长，骨格大，食之功与驴同。西土出山驴，有角如羚羊，详'羚羊'下。"高士贤据女直的位置，认为这种野驴当为今蒙古野驴*Equus hemionus* Pallas。而西土山驴，非为驴类，乃是牛科的鬣羚*Capricornis sumatraensis* Bechstein。[1]然而野驴从来不是古代药用驴的主体，当今又是国家重点保护动物，故不入药用驴的原动物之列。今将古本草中与本条相关的原创图统述于下。

《饮膳正要》"驴"（图1）是最早的驴图。其绘图者也出自盛产驴和野驴的地区。因此该图非常精确传神。其项背鬃毛较长，不排除是依据蒙古野驴*E. hemionus*写实绘成。《食物本草》2图："赤驴"（图2）从形态来看属于驴，但赤驴在古籍及当今一般书籍中罕见记载。此驴下腹部白色，鬃毛亦长，也有可能是依据蒙古野驴*E. hemionus*写实绘成。"黑驴"（图3）是典型的驴*E. asinus*形象。《本草蒙筌》"驴"（图4）与前几幅图相比，其头部描绘差多了，两耳如兔，鬃毛亦长。一般中原地区都是家驴，鬃毛短而稀少。《太乙仙制本草药性大全》"驴屎"（图5）采用阴刻以示黑驴。未表现鬃毛，此为家驴。《本草纲目》钱本"驴"（图7）为家驴，配了鞍子，属写实图。《三才图会》"驴"（图9）的驴耳及嘴都没有绘得很准确，粗具驴形。《本草原始》"驴"（图10）为写生图，其驴唇、驴耳尤其具有特点，使整个驴灵动起来。采用阴刻，突出黑驴，亦是此图之长。《古今图书集成·禽虫典》"驴图"（图14）也采用阴刻，驴耳、驴唇都很准确，唯其身材修长，颇似骏马。配有绿柳临睡，小桥野径，颇为美观。《草木便方》"驴"（图15）图形拙劣，嘴尖耳短，全无驴形。《本草简明图说》"驴"（图16）绘一野外黑驴，然其嘴及身材均似马，唯其耳尚有驴形。

【小结】

"驴"在《唐本草》著录为"驴屎"。本品进入本草的时间也较晚。《蜀本草》载"驴色类多，以乌者为胜"。唐宋驴皮取代牛皮煎制阿胶，此后形成阿胶的主要原料。据现代学者考证，李时珍所载药用驴当为今马科动物驴*Equus asinus* Linnaeus。其他野驴从来不是古代药用驴的主体，不必作为驴的原动物。《饮膳正要》《食物本草》《本草纲目》钱本、《本草原始》均有较好的本品写实图。

1　高士贤：《历代本草药用动物名实图考》，北京：人民卫生出版社，2013：142.

50-8 骡

【品图】

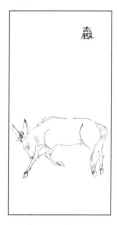

图1 三才·骡

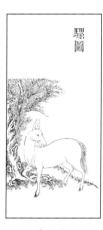

图2 禽虫典·骡图

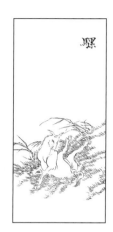

图3 图说·骡

本品3图，取自3书，此3图均为原创图。详见下"鉴药"项。

【文录】

唐《本草拾遗》（见《证类》卷17"白马茎"） 陈藏器云：骡又不产。

《食鉴本草》卷上"骡肉" 性顽劣，食之不益人。

明《本草纲目》卷50"骡" 【释名】【时珍曰】骡古文作蠃。从马，从蠃，谐声。【集解】【时珍曰】骡大于驴而健于马，其力在腰。其后有锁骨不能开，故不孳乳。其类有五：牡驴交马而生者，骡也；牡马交驴而生者，为駃騠（音决题）；牡驴交牛而生者，为（駝騧（音宅陌）；牡牛交驴而生者，为騊駼，（音谪蒙）；牡牛交马而生者，为駏驉。今俗通呼为骡矣。

【鉴药】

"骡"首出《食鉴本草》。此书虽载骡，但只言食忌，不言食疗，云"性顽劣，食之不益人。孕妇忌食。"但《吕氏春秋》载白骡肝可以活人。后世用者甚少。

时珍于"集解"中归纳"骡"（总名）之下分五类："牡驴交马而生者，骡也；牡马交驴而生者，为駃騠；牡驴交牛而生者，为駝騧；牡牛交驴而生者，为騊駼；牡牛交马而生者，为駏驉。今俗通呼为骡矣。"但据考实际上只有前两种

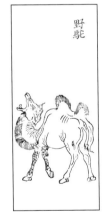情况能成立。[1]骡是驴和马杂交产生的后代。公驴交母马而生骡即马骡*Equus asinus* Linnaeus(♂) x *Equus caballus orientalis* Noack (♀)；公马交母驴而生骡，古名駏驉，今称驴骡*Equus caballis orientalis* N.(♂) x *Equus asinus* L. (♀)。此二种骡皆不能繁殖后代。

《三才图会》：该书"骡"（图1）、**《古今图书集成·禽虫典》**"骡图"（图2）、**《本草简明图说》**"骡"（图3）均绘有骡。骡有驴骡、马骡之分，似驴亦似马，要绘出特点的确不易，故此3图虽各有形态，大致皆是身似马而耳如驴，似是而非，难以表现骡的特点。

【小结】

"骡"首出《食鉴本草》。但论骡的种类，则以李时珍所述为详。时珍称"骡"有驴与马、牛，马与驴、牛杂交的5个类型。但实际只有公驴交母马而生的骡，即马骡*Equus asinus* Linnaeus(♂) x *Equus caballus orientalis* Noack (♀)；公马交母驴而生的骡（駏驉），即今驴骡*Equus caballis orientalis* N.(♂) x *Equus asinus* L. (♀)。古本草有三图，皆似是而非，难以表现骡的特点。

50–9　驼

【品图】

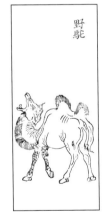
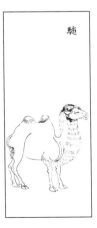
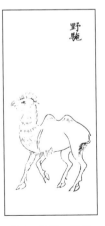
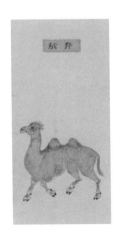

图1　图经（政）·野驼　　图2　饮膳·驼　　图3　饮膳·野驼　　图4　品汇·野驼

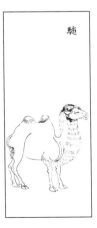

1　谢宗万：《本草纲目药物彩色图鉴》，北京：人民卫生出版社，2000：478-479.

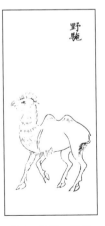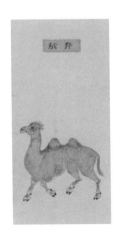

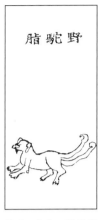

图 5 太乙·野驼脂

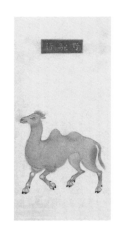

图 6 雷公·野驼脂

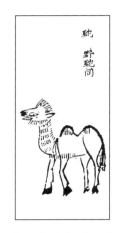

图 7 纲目（金）·驼

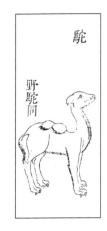

图 8 纲目（钱）·驼

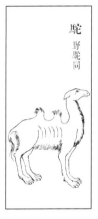

图 9 纲目（张）·驼

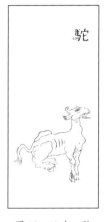

图 10 三才·驼

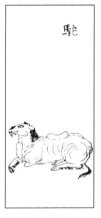

图 11 原始·驼

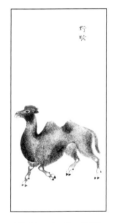

图 12 金石·野驼

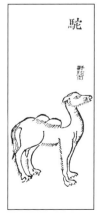

图 13 会纂·驼

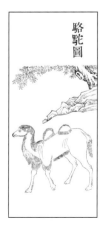

图 14 禽虫典·骆驼图

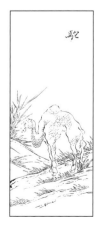

图 15 图说·驼

本品15图，取自14书，其中3幅彩图。有承继关系的图可分2个书类。

《本草品汇精要》：该书"野驼"（图4）的仿绘者有《补遗雷公炮制便览》图6、《金石昆虫草木状》图12。

《本草纲目》（钱本）：该书"驼"（图8）的仿绘者有《食物本草会纂》图13。

以上15图中，除外3幅仿绘图，原创图尚有12幅（图1、2、3、4、5、7、8、9、10、11、14、15），详见下"鉴药"项。

【文录】

宋《开宝本草》（见《证类》卷18"野驼脂"） 脂在两峰内。生塞北、河西。家驼为用亦可。

宋《本草图经》（同上）《图经》曰：野驼，出塞北、河西，今惟西北蕃界有之。此中尽人家畜养生息者，入药不及野驼耳。

宋《本草衍义》卷16"野驼" 生西北界等处，家生者峰、蹄最精，人多煮熟糟啖。粪为干末，搐鼻中，治鼻衄。此西番多用，尝进筑于彼，屡见之。

明《本草纲目》卷50"驼" 【释名】橐驼（《汉书》）。【时珍曰】驼能负橐囊，故名。方音讹为骆驼也。【集解】【时珍曰】驼状如马，其头似羊，长项垂耳，脚有三节，背有两肉峰如鞍形，有苍、褐、黄、紫数色，其声曰圈，其食亦齝。其性耐寒恶热，故夏至退毛至尽，毛可为毼。其粪烟亦直上如狼烟。其力能负重，可至千斤，日行二三百里。又能知泉源水脉风候。凡伏流人所不知，驼以足踏处即得之。流沙夏多热风，行旅遇之即死，风将至驼必聚鸣，埋口鼻于沙中，人以为验也。其卧而腹不着地，屈足露明者名明驼，最能行远。于阗有风脚驼，其疾如风，日行千里。土番有独峰驼。《西域传》云：大月氏出一封驼，脊上有一封隆起若封土，故俗呼为封牛，亦曰犦牛。《穆天子传》谓之牥牛，《尔雅》谓之犦牛，岭南徐闻县及海康皆出之。《南史》云：滑国有两脚驼，诸家所未闻也。/驼脂即驼峰。脂在峰内，谓之峰子油。入药以野驼者为良。

【鉴药】

"野驼脂"首见于《开宝本草》。《本草纲目》以"驼"为正名。李时珍释名曰："驼能负橐囊，故名。方音讹为骆驼也。"《开宝》载其"主顽痹风瘙，恶疮毒肿死肌，筋皮挛缩，踠损筋骨"。古医方书偶见用之，今罕见使用。

骆驼最早用作药物的是其"脂"，即其骆驼肉峰内的胶汁脂肪。《开宝》云："脂在两峰内。生塞北、河西。家驼为用亦可。"并不限于一定要用野驼脂。宋《图经》亦载"野驼出塞北、河西，今惟西北蕃界有之。此中尽人家畜养生息者，入药不及野驼耳"。可见即便在北宋，能见到的骆驼也尽是家养骆驼。寇宗奭认为"家生者峰、蹄最精，人多煮熟糟啖……此西番多用，尝进筑于彼，屡见之。"可见此物主要还是"西番"多用。时珍述骆驼之形云："驼状如马，其头似羊，长项垂耳，脚有三节，背有两肉峰如鞍形，有苍、褐、黄、紫数色，其声曰圈，其食亦齝。其性耐寒恶热，故夏至退毛至尽，毛可为毼。其粪烟亦直上如狼烟。其力能负重，可至千斤，日行二三百里。又能知泉源水脉风候。凡伏流人所不知，驼以足踏处即得之。流沙夏多热风，行旅遇之即死，风将至驼必聚鸣，埋口鼻于沙中，人以为验也。"据此，则本品即骆驼科动物双峰驼*Camelus bactrianus ferus* Przewalski。李时珍云"入药以野驼者为良"。如今野骆驼是国家一级保护动物，严禁猎捕。

今将古本草中与本条相关的原创图统述于下。《**本草图经**》"野驼"（图1）是一幅非常准确而又生动的双峰驼写实图。后世虽亦有多幅同类图者。《**饮膳正要**》2图："驼"（图2）、"野驼"（图3）。前者为家养，后者为野生，均为双峰驼。两相比较，野生者四肢更长、更瘦劲，余无大区别。《**本草品汇精要**》"野驼"（图4）为彩色图，亦较精致。《**太乙仙制本草药性大全**》"野驼脂"（图5）的绘图者大概没见过真骆驼，也不参看《图经》所绘，竟然绘出这样一幅无双峰、有双尾的怪物。此误图。《**本草纲目**》金陵本"驼"（图7）有图注"野驼同"。所谓双峰驼的示意图极其草率简陋。没见过骆驼也见过《图经》的图啊！有图可仿，还能绘成这样低劣之图，实在不应该。《**纲目**》钱本"驼"（图8）较金陵本图稍好，但距原物亦差距甚大。《**纲目**》张本"驼"（图9）较金陵本、钱本的图要好得多，其双峰及驼毛等均能显示骆驼的特征。《**三才图会**》"驼"（图10）的驼头下颌有山羊似的胡须，头颈后有角状物，全身除近蹄稍有毛之外，全是赤裸，亦无驼峰，此乃误图！《**本草原始**》"驼"（图11）绘一卧着之驼，其峰如马鞍，失真多矣。驼头亦不能体现骆驼的特点。以李中立的功力而论，此图算差图。《**古今图书集成·禽虫典**》"骆驼图"（图14）绘一野外行走间的骆驼。身体各部特征尚能体现，但仍不如《图经》图传神。《**本草简明图说**》"驼"（图15）绘一驼颈如蛇细而弯曲，单峰高耸，构图奇特。虽能会意所绘为驼，但写实性差。综观自宋至清的骆驼原创图，每况愈下。

【小结】

"驼"在《开宝本草》中所用为"野驼脂"。此物即驼峰内的胶汁脂肪，家驼为用亦可。据李时珍所述骆驼之形，此当骆驼科动物双峰驼*Camelus bactrianus ferus* Przewalski。《本草图经》《饮膳正要》《本草品汇精要》所绘骆驼均为写实图。

50-10　酪

【品图】

本品2图，取自2书，其中1幅彩图。此2图均为原创图。详见下"鉴药"项。

【文录】

唐《唐本草》（见《证类》卷16"酪"）
《唐本》注云：按牛、羊、马、水牛乳并尔言。驴乳尤冷，不堪作酪也。

唐《本草拾遗》（同上） 陈藏器云：干酪强于湿酪，牛者为上。

明《本草纲目》卷50"酪"【释名】潼

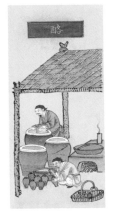

图1　雷公·酪

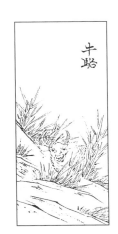

图2　图说·牛酪

（音栋）。【集解】【时珍曰】酪潼，北人多造之。水牛、犏牛、牦牛、羊、马、驼之乳，皆可作之。入药以牛酪为胜，盖牛乳亦多尔。按《饮膳正要》云：造法用乳半杓，锅内炒过，入余乳熬数十沸，常以杓纵横搅之，乃倾出罐盛。待冷，掠取浮皮以为酥。入旧酪少许，纸封放之即成矣。又干酪法：以酪晒结，掠去浮皮再晒，至皮尽，却入釜中炒少时，器盛，曝令可作块，收用。

【鉴药】

"酪"首见于《唐本草》。名义未详。《唐本草》载其"主热毒，止渴，解散发利，除胸中虚热，身面上热疮，肌疮"。为古今常食之品。

本品是由牛、羊、马、驼等动物的乳汁经炼制而成的乳制品，以牛奶为胜。时珍云："酪潼，北人多造之。水牛、犏牛、牦牛、羊、马、驼之乳，皆可作之。入药以牛酪为胜，盖牛乳亦多尔。"

关于古代制酪法，李时珍引《饮膳正要》文，《中华本草》将此文亦作《饮膳》之文引之。然追溯其源，《饮膳》并无此造酪法。其法见明·朱权《神隐》卷下"五月·造酪"："奶子半勺，锅内炒过，后倾余奶，熬数十沸，盛于罐中。候温，用旧酪少许于奶子内，搅匀，以纸封罐口。冬月暖处，夏月凉处，顿放则成酪。/七月·干酪：七八月间造之。烈日晒酪，酪上皮成，掠取再晒，又取皮，无皮方止。得斗许，锅中炒少时，以盘盛，晒干，团如饼大，又晒极干，收之，经年不坏，以供远行。"

1.《补遗雷公炮制便览》：该书"酪"（图1）为制取奶酪的场景。其中有煮奶用的锅、灶，有盛奶用的大缸，以及用来装奶酪的小罐，并非按制作工艺逐步绘图。

2.《本草简明图说》：该书"牛骆"（图2）绘一山草中的牛。观其正文所述功效，可知图名的"骆"乃"酪"之误。用草中露出一牛头作为奶酪附图，意义不大。

【小结】

本品即牛、羊、马、驼等动物的乳经炼制而成的乳制品。《纲目》所引《饮膳正要》造酪法实出明·朱权《神隐》。古代相关插图均未能有制作奶酪的工艺图。

50-11　酥

【品图】

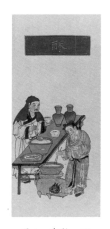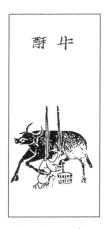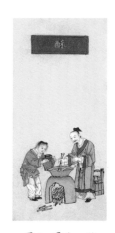

图1　食物·酥　　　　图2　太乙·牛酥　　　　图3　雷公·酥

本品3图，取自3书，其中2幅彩图。图2、图3为原创图，图1乃仿绘《本草品汇精要》的"醍醐"图（参"50-12醍醐"）。详见下"鉴药"项。

【文录】

梁《本草经集注》（见《证类》卷16"酥"）　陶隐居云：酥出外国，亦从益州来。本是牛、羊乳所为，作之自有法。佛经称乳成酪，酪成酥，酥成醍醐。醍醐色黄白，作饼，甚甘肥。亦时至江南。

唐《唐本草》（同上）《唐本》注云：酥，掏酪作之，其性犹与酪异，今通言功，是陶之未达。然酥有牛酥、羊酥，而牛酥胜羊酥。其牦牛复优于家牛也。

唐《食疗本草》（同上）　水牛酥功同，寒，与羊酪同功。羊酥真者胜牛酥。

明《本草纲目》卷50"酥"【释名】酥油（北虏名马思哥油）。【集解】【时珍曰】牛乳冷，羊乳温。牛酥不离寒，病之兼热者宜之；羊酥不离温，病之兼寒者宜之。各有所长也。牦酥虽胜，然而难得。酥乃酪之浮面所成，今人多以白羊脂杂之，不可不辨。按《臞仙神隐》云：造法以牛乳入锅煎二三沸，倾入盆内冷定，待面结皮，取皮再煎，油出去渣，入在锅内，即成酥油。一法：以桶盛乳，以木棍安板，捣半日，候沫出，撇取，煎，去焦皮，即成酥也。凡入药，以微火溶化滤净用之良。

【鉴药】

"酥"首见于《名医别录》。名义不详。《别录》载其"补五藏，利大肠，主口疮"。为古今常用食品。

梁·陶隐居云："酥出外国，亦从益州来。本是牛、羊乳所为……佛经称乳成酪，酪成酥，酥成醍醐。醍醐色黄白，作饼，甚甘肥。亦时至江南。"此言表明将乳精制提炼的过程为：乳→酪→酥→醍醐。《唐本草》云："酥，掐酪作之。""掐"（tāo），深取、精制的意思。李时珍对酥的制法记载尤详，云"酥乃酪之浮面所成"，并引《臞仙神隐》所载造酥油法。该书卷上"山居饮食"云："用牛奶，下锅滚二三沸，舀在盆内，候冷定，面结成酪皮，将酪皮锅内煎油出，去粗，舀在碗内，即是酥油。一法：用竹筒约长三尺，装牛奶于内约七分满，以木棍长三尺五寸，安拐头，下钉一圆板，安于竹筒内，捣半日，候沫出，撇于盆内，聚多下锅煎，撇去焦沫，即成酥油。如奶多，用缸桶坛盛造亦可。"简言之，其法以牛乳入锅煎二三沸，倾入盆内冷定，待面结成酪皮，取皮再煎，油出去渣，入在锅内，即成酥油。或以竹筒盛乳，用木棍捣半日，候沫出，撇取，煎，去焦皮，即成酥。故酥是牛乳或羊乳用不同方法提炼而成的酥油。

1.《太乙仙制本草药性大全》：该书"牛酥"（图2）表现的是一女性在挤牛奶的场景，并非制作牛酥。值得一提的是，此挤奶图比《补遗雷公炮制便览》"牛乳"绘一人在牛屁股后挤奶的姿势要正确得多。

2.《补遗雷公炮制便览》：该书"酥"（图3）表现煎炼酥油的设备（锅、灶等），其中人物似乎在夹取煎熬牛奶出现的表面结皮。

【小结】

"酥"在《名医别录》即已立条，据称其制法来自国外。"酥"为牛乳或羊乳等经提炼制成的酥油。其古代制法见于《神隐》。现有两幅题为"牛酥"或"酥"的插图只有一幅示意煎奶取酥。

50-12　醍醐

【品图】

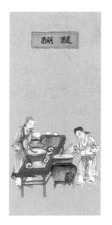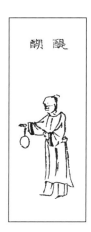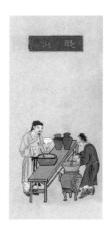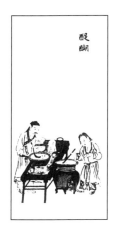

图1　品汇·醍醐　　　图2　太乙·醍醐　　　图3　雷公·醍醐　　　图4　金石·醍醐

　　本品4图，取自4书，其中图1、图2乃原创图，图3、图4乃仿绘图1而成。详见下"鉴药"项。

【文录】

　　梁《本草经集注》（见《证类》卷16"酥"） 陶隐居云：佛经称乳成酪，酪成酥，酥成醍醐。醍醐色黄白，作饼，甚甘肥。亦时至江南。

　　题·刘宋《雷公炮炙论》（见《证类》卷16"醍醐"） 雷公云：是酪之浆。凡用，以绵重滤过，于铜器中沸三两沸了用。

　　唐《唐本草》（同上）《唐本》注云：此酥之精液也。好酥一石，有三四升醍醐，熟抨炼贮器中待凝，穿中至底便津出得之。陶云黄白色为饼，此乃未达之言。

　　唐《本草拾遗》（同上） 陈藏器云：性滑，以物盛之皆透；唯鸡子壳及葫瓢盛之不出。

　　后蜀《蜀本草》（同上）《蜀本》云：一说在酥中，盛冬不凝，盛夏不融者，是也。

　　宋《本草衍义》卷16"醍醐" 作酪时，上一重凝者为酪面，酪面上其色如油者为醍醐。熬之即出，不可多得，极甘美。虽如此取之，用处亦少，惟润养疮痂最相宜。

【鉴药】

　　"醍醐"首见于《唐本草》。《中华本草》谓出《雷公炮炙论》。《炮炙论》成书年代无定论,不如《唐本草》准确。"醍醐"名义不详。《唐本草》载其"主风邪痹气,通润骨髓"。今多作食品。

本品在本草中独立成条虽晚至《唐本草》,但本草提及其名的文献更早,如梁·陶隐居在"酥"条已经提到此物:"佛经称乳成酪,酪成酥,酥成醍醐。醍醐色黄白,作饼,甚甘肥。"其中涉及醍醐与酪、酥的关系。《唐本草》云,醍醐"功优于酥。生酥中""此酥之精液也。好酥一石,有三四升醍醐"。《蜀本草》提出的检验标准是:"在酥中盛冬不凝,盛夏不融者是也"。实际上就是奶油。寇宗奭的制作法很实用:"作酪时,上一重凝者为酪面,酪面上其色如油者为醍醐。熬之即出,不可多得,极甘美。"总而言之,就是从牛羊乳里提炼出来的食用脂肪。现时生活很少用醍醐这个名称,或称之为"乳脂""奶油"。

1.《本草品汇精要》:该书"醍醐"(图1)表现的是制备醍醐的炉灶、煎锅,一童子在拨弄煎煮着的牛奶。其对面的老者似乎在添加牛奶。

2.《太乙仙制本草药性大全》:该书"醍醐"(图2)绘一人,手拎一大蛋形物。或许是依据陈藏器云:醍醐"性滑,以物盛之皆透;唯鸡子壳及葫瓢盛之不出。"故绘成此用鸡蛋壳或葫芦盛装醍醐之图。

【小结】

"醍醐"首见于《唐本草》,但其内容早在《本草经集注》已经提及。据陶隐居、《唐本草》《蜀本草》等书的记载,本品提出的为牛羊乳里提炼出来的食用脂肪,今称为"乳脂""奶油"。《本草品汇精要》绘制醍醐的简易设备与炼制法示意图。

50-13 乳腐

【品图】

本品仅一图,为原创图。详见下"鉴药"项。

【文录】

明《神隐》卷上"山居饮食" 造乳饼:取牛奶一斗,绢滤入锅,煎三五沸,水解,用醋点入,渐渐结成,漉出,绢布之类裹,以石压之。/收藏乳饼:取乳饼在盐瓮底,不拘年月,要用取出洗净蒸软,食用一如新者。/就乳团:用酪五升,下锅烧滚,入冷浆水半升,自然撮成块。如未成块,更用浆水一盏,决成块。滤滓,以布包团,搦如乳饼样。春秋酪滚,提下锅,用浆水就之。夏月滚,倾入盆就。/造乳线法:用牛奶不拘多少,盛于磁盆内,

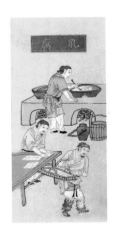

图1 雷公·乳腐

晒候四边有渐水出方成，下锅温热，以酸奶浆点之，用杓搅动，漉出，放于木盆内，用手揉擦三两次。搭成块，又下旧汤锅内再锡，捻成绢片样，上竹木棍卷扯，仍下本锅内再锡，卷扯三十五次，上净床晒干收起。如用时，温油煤熟，洒蜜或白砂糖食用。

明《本草纲目》卷50 "乳腐" 【释名】乳饼。【集解】【时珍曰】诸乳皆可造，今惟以牛乳者为胜尔。按《臞仙神隐书》云：造乳饼法，以牛乳一斗，绢滤入釜，煎五沸，水解之。用醋点入，如豆腐法，渐渐结成，漉出以帛裹之。用石压成，入盐瓮底收之。○又造乳团法：用酪五升煎滚，入冷浆水半升，必自成块。未成，更入浆一盏。至成，以帛包，搦，如乳饼样收之。○又造乳线法：以牛乳盆盛，晒至四边清水出，煎热，以酸奶浆点成。漉出揉擦数次，扯成块，又入釜荡之。取出，捻成薄皮，竹签卷扯数次，搦定晒干，以油煤熟食。

【鉴药】

李时珍注 "乳腐" 首见于《嘉祐本草》。该药属《嘉祐》新补之药，其后注 "新补，见孟诜及萧炳"。即根据唐·孟诜《食疗本草》、萧炳《四声本草》二书的资料综合成此药条。因此该药当首出《食疗》。《嘉祐》载其 "润五藏，利大小便，益十二经脉"。后世医方书偶见用此入药。古今多供食用。

关于乳腐的制法，李时珍云："诸乳皆可造，今惟以牛乳者为胜尔。" 时珍引明·朱权《臞仙神隐书》的 "造乳饼法"，是将牛乳煮沸，点入醋，如做豆腐法。待乳腐结成后，漉出以帛裹之，用石压成，就形成了豆腐状的 "乳腐"。除了用醋点乳腐外，朱权还有用冷浆水（发酵后的米浆水）点煮过的酪，制成 "乳团"。或用温热牛奶以酸奶浆点之，使之凝结成块的 "乳线" 法（以上诸法原文参上 "文录"）。总之要加入发酵制成的醋、酸浆水、酸奶浆，与牛奶共同制成乳制品。类似今奶酪、干酪（Chees）。

《补遗雷公炮制便览》：该书 "乳腐"（图1）绘3个人，上方一人在锅旁煮牛奶，左中一人在桌上将做好的乳腐切成豆腐块状。右下一人手提篮筐，内放乳腐。此图可能是模仿做豆腐方法绘成的图。

【小结】

"乳腐" 首见于《食疗本草》。据明·朱权《臞仙神隐书》所载多种制备法，可知 "乳腐" 即牛奶等奶类经添加发酵物后形成的乳制品。今存《补遗雷公炮制便览》"乳腐" 图可能是模仿做豆腐方法绘成的图。

50-14 阿胶

【品图】

图1　图经（大）·阿胶

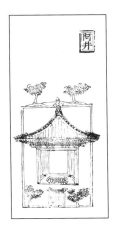

图2　图经（大）·阿井

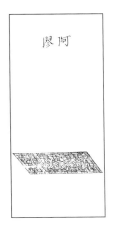

图3　图经（政）·阿胶

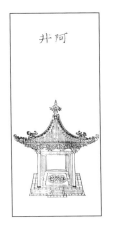

图4　图经（政）·阿井

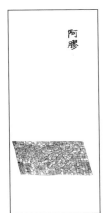

图5　图经（绍）·阿胶

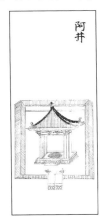

图6　图经（绍）·阿井

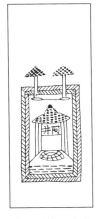

图7　歌括·阿胶

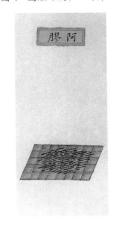

图8　品汇·阿胶

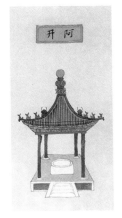

图9　品汇·阿井

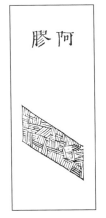

图10　蒙筌·阿胶

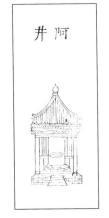

图11　蒙筌·阿井

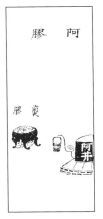

图12　太乙·阿胶

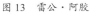

图 13　雷公·阿胶

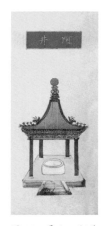

图 14　雷公·阿井

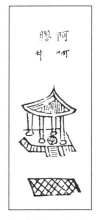

图 15　纲目（金）·阿胶

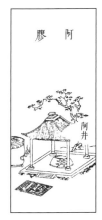

图 16　纲目（钱）·阿胶

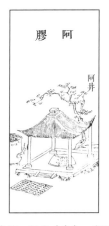

图 17　纲目（张）·阿胶

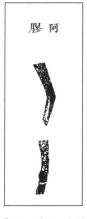

图 18　原始·阿胶

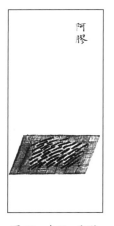

图 19　金石·阿胶

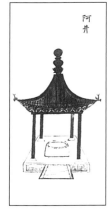

图 20　金石·阿井

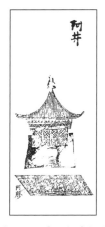

图 21　汇言·阿井阿胶

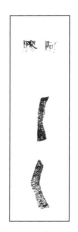

图 22　类纂·阿胶

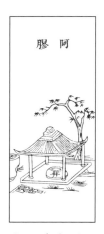

图 23　备要·阿胶

本品23图，取自16书，其中6幅彩图。有承继关系的图可分2个书类。

《本草图经》：该书2图。"阿胶""阿井"图依次分别存于《大观》（图1、2）、《政和》（图3、4）、《绍兴》（图5、6）。此三传本药图大同小异（"阿井"图差异较大），今以《政和》图3、4为《图经》图的代表。

仿绘《图经》2图的墨线图有：《本草歌括》"阿胶"（图7，实际仿绘图2，多加简化）、《本草蒙筌》"阿胶"（图10）、"阿井"（图11）分别仿绘《图经》图3、图4，小有简化或变动。《本草纲目》金陵本"阿胶"（图15）将《图经》2图合并成一图，再加简化。其中原"阿胶"图2被简化为网格，没有了晒在竹垫上的阿胶条块了。"阿井"则被简化得看不出有阿井了。此后在金陵本图15基础上，《本草汇言》"阿井"（图21）将其精细化，阿井成了封闭性的小亭子。《纲目》钱本图16在图15基础上调整角度再绘晒着的阿胶与覆盖阿井的小亭子，并添加小树与熬制阿胶的炉子。此后仿绘钱本图16的有《纲目》张本图17、《本草备要》图23。

仿绘《图经》2图的彩色图有：《本草品汇精要》"阿胶"（图8）"阿井"（图9）2图，除敷色外，还精细地绘制了竹簟子、屋顶华丽的小亭子。此后仿绘《品汇》2彩图的分别有《补遗雷公炮制便览》"阿胶"图13、图14、《金石昆虫草木状》图19、图20。

《本草原始》：该书"阿胶"（图18）的仿绘图有《本草纲目类纂必读》图22。

以上23图中，除外19幅仿绘图，原创图有4幅（图3、4、12、18），详见下"鉴药"项。

【文录】

《本经》《别录》（见《证类》卷16"阿胶"）　一名傅致胶。生东平郡。煮牛皮作之。出东阿。

梁《本草经集注》（同上）　陶隐居云：出东阿，故曰阿胶也。今东都下亦能作之，用皮亦有老少，胶则有清浊。凡三种：清薄者画用；厚而清者名为盆覆胶，作药用之，皆火炙，丸散须极燥，入汤微炙尔；浊黑者可胶物，不入药用，用一片鹿角即成胶，不尔不成也。

唐《本草拾遗》（同上）　陈藏器云：阿井水煎成胶，人间用者多非真也。凡胶，俱能疗风止泄补虚，驴皮胶主风为最。

宋《本草图经》（同上）《图经》曰：阿胶，出东平郡，煮牛皮作之。出东阿，故名阿胶。今郓州皆能作之，以阿县城北井水作煮为真。造之，阿井水煎乌驴皮。如常煎胶法：其井官禁，真胶极难得，都下货者甚多，恐非真。寻方书所说：所以胜诸胶者，大抵以驴皮得阿井水乃佳耳……此胶功用，皆谓今之阿胶也。故陈藏器云：诸胶皆能疗风止泄补虚，而驴皮胶主风为最。又今时方家用黄明胶，多是牛皮，《本经》阿胶，亦用牛皮，是二皮亦通用。然今牛皮胶制作不甚精，但以胶物者，不堪药用之。

明《本草纲目》卷50"阿胶"【释名】傅致胶（《本经》）。【时珍曰】阿井，在今山东兖州府阳谷县东北六十里，即古之东阿县也。有官舍禁之。郦道元《水经注》云：东阿有井大如轮，深六七丈，岁常煮胶以贡天府者，即此也。其井乃济水所注，取井水煮胶，用搅浊水则清。故人服之，下膈疏痰止吐。盖济水清而重，其性趋下，故治淤浊及逆上之痰也。【集解】【时珍曰】凡造诸胶，自十月至二三月间，用沙牛、水牛、驴皮者为上，猪、马、骡、驼皮者次之，其旧皮鞋履等物者为下。俱取生皮水浸四五日，洗刮极净。熬煮，时时搅之，恒添水。至烂，滤汁再熬成胶，倾盆内待凝，近盆底者名垒胶，煎胶水以咸苦者为妙。大抵古方所用多是牛皮，后世乃贵驴皮。若伪者皆杂以马皮、旧革鞍靴之类，其气浊臭，不堪入药。当以黄透如琥珀色，或光黑如瑿漆者为真。真者不作皮臭，夏月亦不湿软。

【鉴药】

"阿胶"首见于《本经》。《别录》云："出东阿。"陶弘景云："出东阿，故曰阿胶也。"《本经》载其"主心腹内崩，劳极洒洒如疟状，腰腹痛，四肢酸疼，女子下血，安胎，久服轻身益气。一名傅致胶。"《别录》补充功治："丈夫小腹疼，虚劳羸瘦，阴气不足，脚酸不能久立，养肝气。"本品为古今常用补血止血，滋阴润燥要药。

熬制此胶用的动物皮，《别录》记载"煮牛皮作之"。陶弘景云："用皮亦有老少，胶则有清浊。凡三种：清薄者画用；厚而清者名为盆覆胶，作药用之……浊黑者可胶物，不入药用。用一片鹿角即成胶，不尔不成也。"也就是说，当时熬制牛皮胶时，随着用料的不同（如老牛、小牛），熬出来的胶厚薄清浊也不同，但都各有作用。清而薄的胶，供绘画用；清而厚的胶，做药用（"盆覆胶"），浊而黑的胶，用作黏合剂。

唐代开始记载有"驴皮胶"，此见于陈藏器所云："阿井水煎成胶，人间用者多非真也。凡胶，俱能疗风止泄补虚，驴皮胶主风为最。"陈氏指出阿胶造假的多。但只要是动物皮熬成的胶，都有"疗风止泄补虚"的作用，当时以"驴皮胶主风为最"。在《拾遗》之前的《开元广济方》（723年）也记载了"驴皮胶"。由此可知，从东汉末《别录》成书，到开元二十七年（739）《拾遗》成书，这期间阿胶原料从牛皮逐渐转向了驴皮。

宋·苏颂《图经》对阿胶用皮有如下记载："阿胶出东平郡，煮牛皮作之。出东阿，故名阿胶。今郓州皆能作之，以阿县城北井水作煮为真。造之，阿井水煎乌驴皮。如常煎胶法：其井官禁，真胶极难得，都下货者甚多，恐非真。寻方书所说：所以胜诸胶者，大抵以驴皮得阿井水乃佳耳……此胶功用，皆谓今之阿胶也。故陈藏器云：诸胶皆能疗风止泄补虚，而驴皮胶主风为最。又今时方家用黄明胶，多是牛皮，《本经》阿胶，亦用牛皮，是二皮亦通用。然今牛皮胶制作不甚精，但以胶物者，不堪药用之。"

此段话表达了几个观点：①最早的阿胶确实是煮牛皮胶做的，出东阿。汉晋时期的"东阿县"即今山东阳谷县东25公里阿城镇。②北宋时郓州（今山东郓城县东北十六里，与阳谷县邻近）都能造阿胶。③北宋时真正的阿胶是阿井水煎乌驴皮。但由于阿井是属于官府的，不是什么人都能用，因此真正的阿井水煎乌驴皮所得之胶非常难得。④尽管如此，北宋都城河南汴梁一带卖阿胶的人甚多，大概都是假的。⑤北宋医家所用"黄明胶"多是牛皮做的，《本经》的阿胶亦用牛皮作的。如此看来，牛皮、驴皮可以通用。⑥但北宋时牛皮胶制作不甚精，只能作黏合剂，不堪做药。这可能导致驴皮独大，成为阿胶的主要原料。

李时珍对阿胶的看法是："凡造诸胶，自十月至二三月间，用沙牛、水牛、驴皮者为上，猪、马、骡、驼皮者次之，其旧皮鞋履等物者为下。""沙牛"即"黄沙牛"，黄牛也。可见李时珍是主张牛皮、驴皮为佳的。又，时珍曰："大抵古方所用多是牛皮，后世乃贵驴皮。若伪者皆杂以马皮、旧革鞍靴之类，其气浊臭，不堪入药。当以黄透如琥珀色，或光黑如瑿漆者为真。真者不作皮臭，夏月亦不湿软。"我国的驴有野驴、家驴之分。野驴多产内蒙古、西藏，数量甚少。我国中原多用的驴，是约在汉代引进的非洲野驴的后裔。经长期驯养，驴作为药物晚至《唐本草》才独立成条。此与驴皮胶的兴起时间是差不多的。古代社会以农为本，牛是不允许随意乱杀的。能取其皮的牛多是老牛、病牛、弱牛。故驴皮后来居上，可能有更广的社会原因。

李时珍记载的阿胶熬制法为："取生皮水浸四五日，洗刮极净。熬煮，时时搅之，恒添水。至烂，滤汁再熬成胶，倾盆内待凝，近盆底者名坌胶，煎胶水以咸苦者为妙。"各地制胶者又有自己的熬制经验，此非本书主题，不赘。与阿胶有关的原创图有如下几种。

1.《本草图经》：该书2图："阿胶"（图3）绘的是用竹或苇制成的席、簟上放着很多切成条状的阿胶块，正在晾干。"阿井"（图4）绘的是一口深井上盖了一个颇为豪华的小亭子予以保护。图2的阿井则绘的是围绕该井做成的院落，四面围墙、种树，专有大门。院落中间才是小亭盖在井口上。图3近似图1，只是围墙更显眼，四周无树。可见古代对阿井的保护是很重视的。

2.《太乙仙制本草药性大全》：该书"阿胶"（图12）直接绘出阿井，井口有很高的井甃，上面写着"阿井"2字。旁边是水桶，与正在熬着驴胶的大鼎罐。旁有图注"煎胶"。

3.《本草原始》：该书"阿胶"（图18）绘的是两条状的制好的阿胶块。

【小结】

"阿胶"首见于《本经》。最早出东阿，煮牛皮作之。此后到唐代开元间，出现用驴皮熬制的阿胶，而且被认为"主风为最"。李时珍经考证认为，诸胶用黄沙牛、水牛、驴皮者为上。大抵古方所用多是牛皮，后世乃贵驴皮。《纲目》中记载了熬制阿胶的方法。古本草图多绘阿井示意图与阿胶的药材图。

50–15　黄明胶

图1　备要·黄明胶

【品图】

本品仅1图，为原创图。详见下"鉴药"项。

【文录】

唐《药性论》（见《证类》卷16"白胶"）《药性论》云：白胶，又名黄明胶。

宋《本草图经》（见《证类》卷16"阿胶"）《图经》曰：又今时方家用黄明胶，多是牛皮，《本经》阿胶，亦用牛皮，是二皮亦通用。然今牛皮胶制作不甚精，但以胶物者，不堪药用之。当以鹿角所煎者，而鹿角胶《本经》自谓之白胶，云出云中，今处处皆得其法，可以作之。但功倍劳于牛胶，故鲜有真者，非自制造，恐多伪耳。

明《本草纲目》卷50"黄明胶"【释名】牛皮胶（《食疗》）、水胶（《外台》）、海犀膏。【正误】【时珍曰】案《本经》，白胶一名鹿角胶，煮鹿角作之；阿胶一名傅致胶，煮牛皮作之。其说甚明。黄明胶即今水胶，乃牛皮所作，其色黄明，非白胶也，但非阿井水所作耳。甄权以黄明为鹿角白胶，唐慎微又采黄明诸方附之，并误矣。今正其误，析附阿胶之后。但其功用亦与阿胶仿佛。苟阿胶难得，则真牛皮胶亦可权用。其性味皆平补，宜于虚热。若鹿角胶则性味热补，非虚热者所宜，不可不致辩也。

【鉴药】

"黄明胶"首出《本草纲目》。在时珍以前，黄明胶一名早已有之，但其或作白胶（鹿皮胶）的别名，或指用牛皮制成的阿胶。李时珍认为："案《本经》白胶一名鹿角胶，煮鹿角作之；阿胶一名傅致胶，煮牛皮作之。其说甚明。黄明胶即今水胶，乃牛皮所作，其色黄明，非白胶也，但非阿井水所作耳。"也就是说，时珍认为"黄明胶"应该是独立的一种胶，当时又叫"水胶"。它与古代牛皮制的阿胶不同之处，在于它不是用阿井水熬制的。其色黄明，与鹿角胶的白色、阿胶的黄透如琥珀色，或光黑如黳漆者不同。这种"黄明胶"的功用与阿胶相仿。

《本草备要》：该书"黄明胶"（图1）绘制的是熬制而成的胶条。此图无法示意其原料为牛皮，仅有其形，难以与其他胶类区别。

【小结】

"黄明胶"为《本草纲目》新增药。李时珍将其作为与白胶（鹿角胶）、阿胶（用阿井水熬牛皮或驴皮制成）不同的另一种独立的胶。原料是牛皮，非阿井水熬制，色黄透明。功效与阿胶相仿。现存一幅"黄明胶"插图,绘的是熬制出来后黄明胶成品。

50–16　牛黄

【品图】

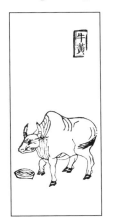

图1　图经（大）·牛黄

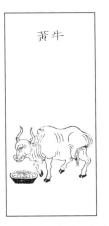

图2　图经（政）·牛黄

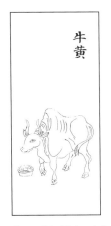

图3　图经（绍）·牛黄

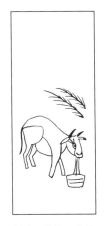

图4　歌括·牛黄

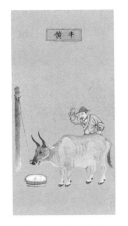

图5　品汇·牛黄

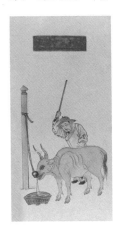

图6　食物·牛黄

图7　太乙·牛黄

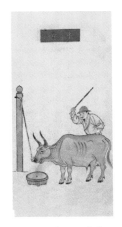

图8　雷公·牛黄

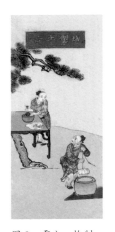
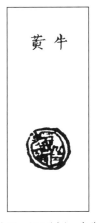
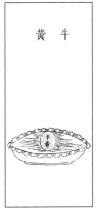
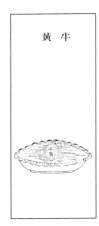

图9 雷公·炮制
牛黄

图10 纲目（金）·牛黄

图11 纲目（钱）·牛黄

图12 纲目（张）·牛黄

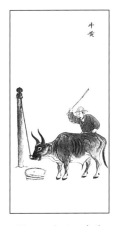
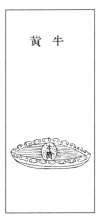
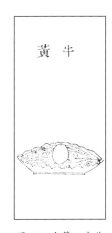

图13 金石·牛黄

图14 备要·牛黄

图15 会纂·牛黄

　　本品15图，取自14书，其中5幅彩图。有承继关系的图可分3个书类。

　　《本草图经》：该书"牛黄"图分别存于《大观》（图1）、《政和》（图2）、《绍兴》（图3）。此三传本药图大同小异，今以《政和》图2为《图经》图的代表。仿绘该图的墨线图有：《本草歌括》图4（绘一牛正在呕吐入盆，另绘两草茎）、《太乙仙制本草药性大全》图7（绘一黑牛面对一盆）。

　　《本草品汇精要》：该书"牛黄"（图5）的仿绘彩图有《食物本草》图6、《补遗雷公炮制便览》图8、《金石昆虫草木状》图13。

　　《本草纲目》（钱本）：该书"牛黄"（图11）的仿绘图有《纲目》张本图12、《本草备要》图14、《食物本草会纂》图15。

　　以上15图中，除外10幅仿绘图，原创图有5幅（图2、5、9、10、11），详见下"鉴药"项。

【文录】

《别录》（见《证类》卷16"牛黄"）【集解】生晋地平泽，于牛得之。

三国《吴普本草》（同上） 吴氏云：牛黄无毒。牛出入呻者有之，夜光走角中，牛死入胆中，如鸡子黄。

梁《本草经集注》（同上） 陶隐居云：旧云神牛出入，鸣吼者有之。伺其出角上，以盆水承而吐之，即堕落水中。今人多皆就胆中得之，多出梁益。一子如鸡子黄大，相重迭。药中之贵，莫复过此。一子及三二分，好者直五六千至一万。

题·刘宋《雷公炮炙论》（同上） 雷公云：凡使有四件，第一是生神黄，赚得者；次有角黄，是取之者；又有心黄，是病死后识者剥之，擘破取心，其黄在心中，如浓黄酱汁，采得便投于水中，黄沾水复便如碎蒺藜子许如豆者，硬如帝珠子；次有肝黄，其牛身上，光眼如血，色多玩弄，好照水，自有夜光，恐瞿人或有人别采之，可有神妙之事。

唐《唐本草》（同上）《唐本》注云：牛黄今出莱州。密州、淄州、青州、巂州、戎州。牛有黄者，必多吼唤，喝迫而得之，谓之生黄，最佳。黄有三种，散黄粒如麻豆，慢黄若鸡卵中黄，糊在肝胆。圆黄为块形，有大小，并在肝胆中。多生于犊特牛。其吴牛未闻有黄也。

宋《本草图经》（同上）《图经》曰：今出登、莱州，它处或有，不甚佳。凡牛有黄者，毛皮光泽，眼如血色，时复鸣吼，又好照水。人以盆水承之，伺其吐出乃喝迫，即堕落水中。既得之，阴干百日，一子如鸡子黄大，其重迭可揭折，轻虚而气香者佳。然此物多伪，今人试之，皆揩摩手甲上，以透甲黄者为真。又云：此有四种，喝迫而得者名生黄，其杀死而在角中得者名角中黄，心中剥得者名心黄：初在心中如浆汁，取得便投水中，沾水乃硬如碎蒺藜或皂荚子是也。肝胆中得之者名肝黄。大抵皆不及喝迫得者最胜。

宋《本草衍义》卷16"牛黄" 亦有骆驼黄，皆西戎所出也。骆驼黄极易得，医家当审别考而用之，为其形相乱也。黄牛黄轻松，自然微香，以此为异。盖又有牦牛黄，坚而不香。

明《本草纲目》卷50"牛黄"【释名】丑宝。【时珍曰】牛属丑，故隐其名。《金光明经》谓之瞿卢折娜。

【鉴药】

"牛黄"首见于《本经》。《本经》载其"主惊痫寒热，热盛狂痓。除邪逐鬼"。《别录》补充："疗小儿百病，诸痫热，口不开，大人狂癫。又堕胎。久服轻身增年，令人不忘。"古今皆以本品为清热解毒、息风定惊、开窍豁痰要药。

关于本品的来源，《别录》云"于牛得之"。《吴普本草》更加细化："牛出入呻者有之，夜光走角中，牛死入胆中，如鸡子黄。"即生于病牛胆中的结石，状如鸡子黄。其中"夜光走角中"，则是不着边际的一句话，无非使牛黄神秘化而已。陶弘景的一番话使本来很明确的来源变得复杂化了："旧云神牛出入，鸣吼者有之。伺其出角上，以盆水承而吐之，即堕落水中。今人多皆就胆中得之，多出梁益。一子如鸡子黄大，相重迭。药中之贵，莫复过此。一子及三二分，好者直五六千至一万。"这个"旧云"就是传闻。在这种传闻中，病牛成了"神牛"。"伺其出角上"一句更不好理解。牛角坚实，无物可出，也不与内脏相通，如何能通过呕吐把角里的东西吐在盆里？所以这"旧云"是不可信的。但后世绘图却抓住此话，来绘制牛黄获取法的图。但陶弘景云"今人多皆就胆中得之"，这才是真实的。

　　《雷公炮炙论》的记载就更玄乎，把本出胆囊、胆管中的牛黄，分出了4个等级：生神黄、角黄、心黄、肝黄（详见上"文录"）。《雷公炮炙论》道家色彩浓厚，尤其在选药方面，多奇谈怪论。以上4种牛黄，除肝黄外，余皆虚妄，兹不多议。

　　《唐本草》记载的牛黄多数比较实在："今出莱州、密州、淄州、青州、嶲州、戎州……黄有三种，散黄粒如麻豆，慢黄若鸡卵中黄，糊在肝胆。圆黄为块形，有大小，并在肝胆中。多生于犤特牛。其吴牛未闻有黄也。""犤特牛"即生于秦、晋的北牛，多为黄牛、乌牛。"吴牛"是南方的牛，多指水牛。据此，牛黄即牛科动物黄牛 *Bos taurus domesticus* Gmelin 的胆囊、胆管与肝管内中的结石。但《唐本草》提到"牛有黄者，必多吼唤，喝迫而得之，谓之生黄，最佳"。此说仍属因袭传闻。

　　宋·苏颂《图经》提到牛黄"一子如鸡子黄大，其重迭可揭折，轻虚而气香者佳。然此物多伪，今人试之，皆揩摩手甲上，以透甲黄者为真"。此说来自实际。其余皆多综述前人文（见上"文录"），不加甄别，无甚新意。寇宗奭另外提到"骆驼黄""牦牛黄"，医方书罕用。其中云"黄牛黄轻松，自然微香"，此乃经验所得。

　　李时珍在牛黄鉴定来源方面并无新论，但对牛黄生成则有新见："牛之黄，牛之病也。故有黄之牛，多病而易死。诸兽皆有黄，人之病黄者亦然。因其病在心及肝胆之间，凝结成黄，故还能治心及肝胆之病。正如人之淋石复能治淋也。按《宋史》云：宗泽知莱州，使者取牛黄。泽云：方春疫疠，牛饮其毒则结为黄。今和气流行，牛无黄矣。观此，则黄为牛病，尤可征矣。"此说实际上是批驳了宋代及其以前关于牛黄的种种传闻不实之词。今将古本草中与本条相关的原创图统述于下。

　　《本草图经》"牛黄"（图2）绘一头黄牛面朝一盆。《图经》云："凡牛有黄者……时复鸣吼，又好照水。人以盆水承之，伺其吐出乃喝迫，即堕落水中。"画士据此绘成此图，其实并无此事。《本草品汇精要》"牛黄"（图5）绘一人手持鞭子，喝迫黄牛吐出牛黄于水中。此亦据《图经》所说绘成。《补遗雷公炮制便览》"炮制牛黄"（图9）乃据《雷公炮炙论》之法绘图。雷公法云："凡用须先单捣，细研如尘，却绢裹。又用黄犍牛皮裹，安于井而上去水三四尺已来一宿，至明方取用之。"图中上方一人正在乳钵中研捣牛黄成末。另一人将研成末的牛黄包裹起来，正准备悬挂在井里。《本草纲目》金陵本"牛黄"（图10）绘一圆形物，断面有壳样物，里面纹理无规律。此恐是展示牛黄的断面。此思路不错，若能仔细写生，最有益于牛黄鉴定。《纲目》钱本"牛黄"（图11）绘一盘，盘中有水，水中有卵圆形物，上书"牛黄"2字。此盘及水中牛黄，示意是喝迫病牛吐出其黄所得"生黄"。生黄之说并无实据，故此图乃据传闻绘成，意义不大。

【小结】

"牛黄"为《本经》所载早期药物之一。据《吴普本草》、陶弘景《唐本草》、苏颂、李时珍所述，牛黄即牛科动物黄牛 *Bos taurus domesticus* Gmelin 的胆囊、胆管与肝管内中的结石。但古本草中关于牛黄的生成、采集等仍有种种不经之说，影响到相关本草图的绘制。

50–17 鲊答

【品图】

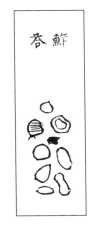 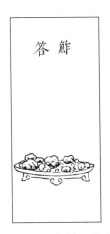 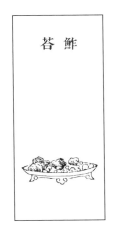

图1 纲目（金）·鲊答　　　图2 纲目（钱）·鲊答　　　图3 纲目（张）·鲊答

本品3图，取自3书，其中图1、图2为原创图，图3乃仿绘图2而成。详见下"鉴药"项。

【文录】

明《本草纲目》卷50"鲊答"【集解】【时珍曰】鲊答生走兽及牛马诸畜肝胆之间，有肉囊裹之，多至升许，大者如鸡子，小者如栗，如榛。其状白色，似石非石，似骨非骨，打破层叠。嘉靖庚子年，蕲州侯屠杀一黄牛得此物，人无识者。有番僧云：此至宝也，牛、马、猪畜皆有之，可以祈雨。西域有密咒，则霖雨立至。不知咒者，但以水浸搬弄，亦能致雨。后考陶九成《辍耕录》所载鲊答，即此物也。其言曰：蒙古人祷雨，惟以净水一盆，浸石子数枚，淘漉玩弄，密持咒语，良久辄雨。石子名鲊答，大者如鸡卵，小者不等，乃走兽腹中所产，独牛、马者最妙，盖牛黄、狗宝之类也。又按《京房易占》云：兵强主武，则牛腹生石。据此则鲊答、狗宝同一类也。但生于狗腹者为狗宝耳。

【鉴药】

"鲊答"首见于《本草纲目》。名义不详。鲊，音zhà。《纲目》载其治"惊痫毒疮"。后世未见用此名入药者。

关于本品的来源，李时珍曰："鲊答生走兽及牛马诸畜肝胆之间，有肉囊裹之，多至升许，大者如鸡子，小者如栗，如榛。其状白色，似石非石，似骨非骨，打破层叠。"据此描述，本品似为走兽及家畜的肝胆结石。此物据元末明初陶宗仪《辍耕录》的记载，蒙古人曾用此物祈雨。陶氏云："石子名曰鲊答，乃走兽腹中所产，独牛马者最妙，恐亦是牛黄、狗宝之属耳。"此处言"腹中所产"，并没有确定仅生肝胆。因此李时珍亦认为"据此则鲊答、狗宝同一类也。但生于狗腹者为狗宝耳。"现代学者亦持此见，谓生于狗者名狗宝，生于马者为马宝（马之胃结石），独未见牛胃有结石者。[1]故此鲊答当为多种走兽与家畜体内结石的总称。

《本草纲目》（金陵本）：该书"鲊答"（图1）绘数块大小、形状、色泽纹理不一的块状物，示意为各种"鲊答"。

《本草纲目》（钱本）：该书"鲊答"（图2）改绘为一个盘子里盛着若干大小不同的不规则形团块，也是示意为"鲊答"。

【小结】

"鲊答"为《本草纲目》新增药。据本条所述鲊答来自诸走兽及牛马诸畜的腹中或肝胆之间，此当为多种走兽与家畜体内结石的总称。古本草中相关的插图均为鲊答形状的示意图。

1　高士贤：《历代本草药用动物名实图考》，北京：人民卫生出版社，2013：370.

50-18 狗宝

【品图】

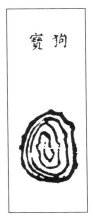
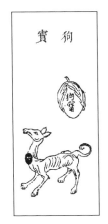
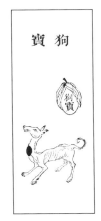

图1　纲目（金）·狗宝　　　图2　纲目（钱）·狗宝　　　图3　纲目（张）·狗宝

本品3图，取自3书，其中图1、图2为原创图，图3乃仿绘图2而成。详见下"鉴药"项。

【文录】

明《本草纲目》卷50"狗宝"【集解】【时珍曰】狗宝生癞狗腹中，状如白石，带青色，其理层叠，亦难得之物也。按贾似道《悦生随抄》云：任丘县民家一犬甚恶，后病衰，为众犬所噬而死。剖之，其心已化，似石非石，其重如石，而包膜络之如寒灰，观其脉理犹是心，不知何缘致此？尝闻人患石淋，有石块刀斧不能破。又尝见龙胫骨中髓皆是白石，虎目光落地亦成白石，星之光气也落则成石，松亦化石，蛇、蟹、蚕皆能成石。万物变化如此，不可一概断也。时珍尝静思之，牛之黄，狗之宝，马之墨，鹿之玉，犀之通天，兽之鲊答，皆物之病，而人以为宝也。人灵于物而犹不免此病，况物乎？人之病淋有沙石者，非兽之鲊答乎？人之病癖有心似金石者，非狗之宝乎？此皆囿于物而不能化者，故禽鸟有生卵如石者焉。按《程氏遗书》载：有波斯人发闽中古冢，棺内俱尽，惟心坚如石。锯开观之，有山水青碧如画，傍有一女，靓妆凭栏。盖此女有爱山癖，朝夕注意，故融结如此。又《宋潜溪文集》载：临川浮屠法循，行般舟三昧法，示寂后火焚，惟心不化，出五色光，有佛像高三寸，非骨非石，百体具足。又徽水有优婆塞，行禅观之法，及死火葬，心内包观音像如刻成。此皆志局于物，用志不分，精灵气液因感而凝形，正如孕女感异像而成鬼胎之类，非祥也，病也，有情之无情也。

【鉴药】

"狗宝"首见于《本草纲目》。时珍载其主治"噎食及痈疽疮疡"。至今犹有用者。

关于本品的来源，时珍曰："狗宝生癞狗腹中，状如白石，带青色，其理层叠。"此与今狗宝实物相符。现代学者认为此为犬科动物狗 *Canis familiaris* Linnaeus 的胃结石。[1]

时珍在此条转载了贾似道《悦生随抄》《程氏遗书》[2]中有关犬或人死后体内有物结为石的记载（参上"文录"），也记下了各种动植物化为石的传闻，并借此抒发了一些感想。其中提到："时珍尝静思之，牛之黄，狗之宝，马之墨，鹿之玉，犀之通天，兽之鲊答，皆物之病，而人以为宝也。人灵于物而犹不免此病，况物乎？人之病淋有沙石者，非兽之鲊答乎？"时珍体察到，这些东西的产生，非关吉凶，乃"病也，有情之无情也"。

1.《本草纲目》（金陵本）：该书"狗宝"（图1）为一狗宝的剖面，有同心纹理，与今狗宝的剖面一致，乃写实图。

2.《本草纲目》（钱本）：该书"狗宝"（图2）为新绘。绘一瘦病之狗，用黑色块示意狗宝所在位置。另绘了有包膜的狗宝形状。

【小结】

"狗宝"为《本草纲目》新增药。据李时珍的描述，古之狗宝与今狗宝为同物，乃犬科动物家狗 *Canis familiaris* Linnaeus 的胃结石。今存两幅本草插图，分别表现了狗宝剖面纹理、病狗生宝的位置及有包膜的狗宝外形。

50-19　底野迦

【品图】

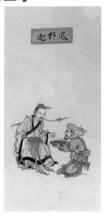
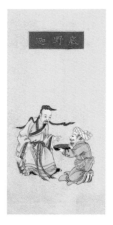
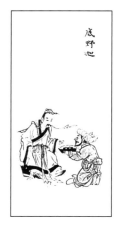

图1　品汇·底野迦　　　　图2　雷公·底野迦　　　　图3　金石·底野迦

1　国家中医药管理局《中华本草》编委会：《中华本草》（9），上海：上海科学技术出版社，1999：569.

2　程氏遗书：今核查《二程遗书》未见载此事者。追溯其文，见元明之际学者宋濂《潜溪文集》，今本名《文宪集》。时珍所引文，见该书卷28"录客语"。

本品3图，取自3书，均为彩色手绘图。其中图1乃原创图，图2、图3乃仿绘图1而成。详见下"鉴药"项。

【文录】

唐《唐本草》（见《证类》卷16"底野迦"） 出西戎。《唐本》注云：彼人云：用诸胆作之，状似久坏丸药，赤黑色。胡人时将至此，甚珍贵。试用有效。

宋《本草图经》（见《证类》卷16"牛黄"）《图经》曰：又有底野迦，是西戎人用诸胆和合作之，状似久坏丸药，赤黑色，今南海或有之。

【鉴药】

"底野迦"首见于《唐本草》。其名乃外来语Theriaca的音译。据载可"主百病中恶，客忤邪气，心腹积聚"。现代无此药，但日本尚存此古丸药原物。

《唐本草》云："出西戎。彼人云：用诸胆作之，状似久坏丸药，赤黑色。"据英国科技史学家李约瑟（Joseph Needham）介绍[1]，此药为古代及中世纪早期西方一种万应药。所含成分甚多[2]，其中包括胆、没药、鸦片和大麻等。夏德（Tr.Hirth）藏有一篇1506年写的《本草》手稿，其中有一幅彩图，画着献给皇帝的红黑色的底野迦药丸[3]。据此可知底野迦实系一种红黑色多种成分制成的药丸，虽含有鸦片，但并非单纯的鸦片制剂。[4]

《本草品汇精要》：该书"底野迦"（图1）绘一胡人，手端托盘，内有黑色丸子数个，跪献给一端坐的老者。此可能是据《唐本草》"胡人时将至此"而想象绘图。

【小结】

"底野迦"为西方中世纪早期及其以前的一种多种成分制成的丸药，内含诸胆、鸦片等药。唐代传入中国，然未流传下来。《本草品汇精要》"底野迦"图绘胡人进献此药场景。

1　Joseph Needham：*Science and Civilisation in China*.Cambridge at the University Press.1954: 204-205.

2　Б.Д.彼得罗夫著.任育南等译：《医学史》，北京：人民卫生出版社，1957：107.(该书记有芬香鸦片剂Tepuak.恐亦指底野迦，据称包含70多种成分。)李约瑟记底野迦成分或多达600种。

3　Joseph Needham：*Science and Civilisation in China*. Cambridge at the University Press.1954:204-205.

4　郑金生：从唐代底野迦到宋代人工牛黄，中成药研究，1982，34（2）:34-35.

50-20 诸血

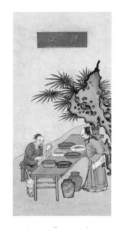

图1 雷公·诸血

【品图】

本品仅此1图，为原创图。详见下"鉴药"项。

【文录】

明《本草纲目》卷50"诸血"【集解】【时珍曰】兽畜有水陆之产，方土之殊，寒热温凉之不同，有毒无毒之各异。陈氏概以"诸血"立条，主病似欠分明，姑存其旧而已。

【鉴药】

"诸血"首见于《本草拾遗》。其功能治血虚、血枯引起的诸疾，或解药毒、菌毒、止渴等。李时珍认为各种兽畜的血液有"寒热温凉之不同，有毒无毒之各异"。概用"诸血"，不加区分，就导致主病欠分明。但为了存其旧，仍保留"诸血"一条。

《补遗雷公炮制便览》：该书"诸血"（图1）绘一张长条桌，上放六盆血液，示意"诸血"来源。其立意肤浅，将时珍贬斥的药物命名亦绘成彩图，似乎多此一举。

【小结】

"诸血"为《本草拾遗》设置的一个药条，指各种动物的血液。《补遗雷公炮制便览》"诸血"图绘六盆血液以示意。

50-21 震肉

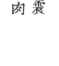

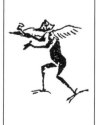

图1 太乙·震肉

【品图】

本品仅此一图，为原创图。详见下"鉴药"项。

【文录】

唐《本草拾遗》（见《证类》卷17"四种陈藏器馀·震肉"）陈藏器云：此畜为天雷所霹雳者是。

明《本草纲目》卷50"震肉"【集解】【时珍曰】按《雷书》云：雷震六畜肉，不可食，令人成大风疾。

【鉴药】

"震肉"首见于《本草拾遗》。其肉来源是"此畜为天雷所霹雳者是"，即遭雷击而死亡的畜类之肉。此肉据载治疗"主小儿夜惊，大人因惊失心。"从畜类的死因及所治疾病，可知此为典型的巫医时代用药法。此药为陈藏器拾掇古代用药的遗存，后世未见应用。

《太乙仙制本草药性大全》：该书"震肉"（图1）所绘之怪物，为人身、鸟翅、尖嘴、四肢末端若鸟爪，手持锥及砧，似乎是传说中的雷公形象。可能是以此喻示雷震之意。本草插图中出现神怪形象极少。此书之图乃书坊所为，全为虚构，乃好事之举。

【小结】

"震肉"为《本草拾遗》拾掇的早期巫医用药残迹，指被雷击而死的畜类之肉。今存唯一本草图所绘亦属虚构。

50-22　败鼓皮

【品图】

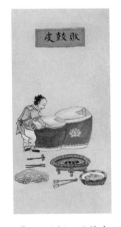 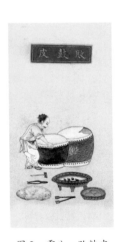 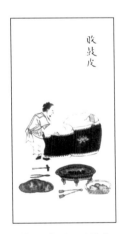

图 1　品汇·败鼓皮　　　图 2　雷公·败鼓皮　　　图 3　金石·败鼓皮

本品3图，取自3书，其中图1乃原创图，图2、图3乃仿绘图1而成。详见下"鉴药"项。

【文录】

宋《本草衍义》卷16"败鼓皮"　黄牛皮为胜。今不言是何皮，盖亦以驴、马皮为之者。唐韩退之所谓牛溲、马勃、败鼓之皮，俱收并著，待用无遗者。今用处亦少，尤好煎胶。专用牛皮，始可入药。

【鉴药】

"败鼓皮"首出《名医别录》。原载"主中蛊毒"。鼓皮（蒙鼓面之皮）可用牛、马、驴皮为之。被击打破损之后的鼓皮即为"败鼓皮"。寇宗奭云"当以黄牛皮为胜"。

用败鼓以败蛊，观此药名及所功用谐音，可知此为巫医时代用药的遗存。梁·陶弘景云："烧作屑，水和服之。病人即唤蛊主姓名，仍往令其呼取蛊，便差。"此更证明用鼓皮法属巫医用药法。《证类本草》所收败鼓皮之方，皆为败蛊毒。后世用此者渐稀，以至绝迹。

《本草品汇精要》： 该书"败鼓皮"（图1）绘2个大鼓，其蒙皮皆破。一人在手揭鼓皮。旁边有炭盆、锤、钳、夹等工具。

【小结】

"败鼓皮"为《别录》所载早期用药之一，乃破败的蒙鼓之皮，此皮多以牛皮为之。其名与"败蛊"谐音，多用于治蛊毒，乃巫医用药法。《本草品汇精要》"败鼓皮"所绘为实物及拆卸败鼓皮场景。

50-23　六畜毛蹄甲

【品图】

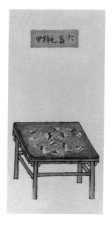 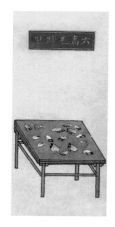 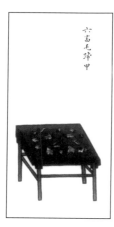

图 1　品汇·六畜毛蹄甲　　　图 2　雷公·六畜毛蹄甲　　　图 3　金石·六畜毛蹄甲

本品3图，取自3书，其中图1乃原创图，图2、图3乃仿绘图1而成。详见下"鉴药"项。

【文录】

《本经》（见《证类》卷18"六畜毛蹄甲"）　**骆驼毛尤良。**

梁《本草经集注》（同上） 陶隐居云：六畜，谓马、牛、羊、猪、狗、鸡也。骡、驴亦其类。骆驼，方家并少用。

明《本草纲目》卷50"六畜毛蹄甲"【集解】【时珍曰】 此系《本经》一品，姑存以见古迹。

【鉴药】

"六畜毛蹄甲"首出《本经》。所主疾病为鬼疰蛊毒，寒热惊痫，癫痉狂走等。后世用者亦罕。

梁·陶弘景解释"六畜"："六畜，谓马、牛、羊、猪、狗、鸡也。骡、驴亦其类，骆驼，方家并少用。"陶氏还提醒，这六畜的毛蹄已经出现在六畜的品类中，这里出现其实是重复，没有必要。李时珍也认可此说，但考虑到这个药出自《本经》，"姑存以见古迹。"

《本草品汇精要》： 该书"六畜毛蹄甲"（图1）画一大桌，上面铺陈着各种动物带毛、带甲的蹄子、脚爪等。

【小结】

"六畜毛蹄甲"为《本经》早期药物之一，指马、牛、羊、猪、狗、鸡的带毛、带指（趾）甲的蹄子、脚爪。《本草品汇精要》将以上这些物品写实绘图。

第五十一章　兽部

兽之二　兽类

51-1　狮

【品图】

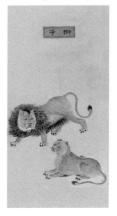

图1　品汇·狮子

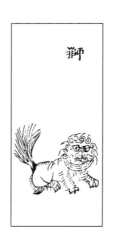

图2　纲目（金）·狮

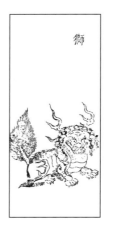

图3　纲目（钱）·狮

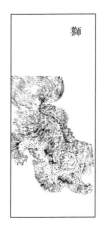

图4　纲目（张）·狮

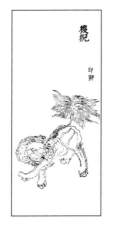

图5　三才·狻猊

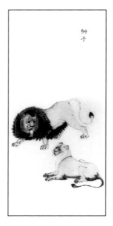

图6　金石·狮子

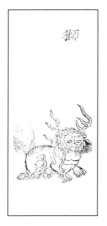

图7　会纂·狮

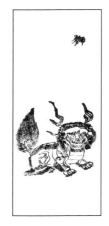

图8　求真·狮

本品10图，取自10书，其中2幅彩图。有承继关系的图可分2个书类。

《本草品汇精要》：该书"狮子"（图1）的仿绘者有《金石昆虫草木状》图6。

《本草纲目》（金陵本）：该书"狮"（图2）非写实，乃中国民间传统石狮形象。此后仿此立意者，图形或异，亦算仿绘图。此类图有《纲目》钱本图3（此或参考了佛家图画中的狮子形象）、《纲目》张本图4（图像更为复杂，不知其仿绘自何处）、《食物本草会纂》图7（仿绘钱本）、《本草求真》图8（仿绘钱本）。

以上10图中，除外5幅仿绘图，原创图尚有5幅（图1、2、5、9、10），详见下"鉴药"项。

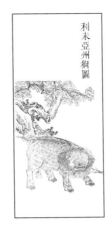
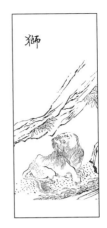

图9　禽虫典·利未亚州狮图　　图10　图说·狮

【文录】

明《本草品汇精要》卷24"狮子屎"　谨按：《物理论》云：狮子，名狻猊，为兽之长也。其形似虎，正黄色，有鬣微紫，铜头铁额，钩爪锯齿，摄目跪足，目光如电，声吼如雷，尾端茸毛黑色，大如升，捻之中有钩向下，能食虎豹，其牝者形色不异，但无鬣耳。所产之地多畜之，因以名国，盖贤君德及幽远而出者也。然其品类不啻七十余种，今撒麻罕所贡驯养天枰者，色状正符物理所云。

明《本草纲目》卷51"狮"　【释名】狻猊（音酸倪。《尔雅》作狻麑）、虓（许交切）。【时珍曰】狮为百兽长，故谓之狮。虓，象其声也。梵书谓之僧伽彼。《说文》云"一名白泽"。今考《瑞应图》，白泽能言语，非狮也。【集解】【时珍曰】狮子出西域诸国，状如虎而小，黄色，亦如金色猱狗，而头大尾长。亦有青色者，铜头铁额，钩爪锯牙，弭耳昂鼻，目光如电，声吼如雷。有耏髯，牡者尾上茸毛大如斗，日走五百里，为毛虫之长。怒则威在齿，喜则威在尾。每一吼则百兽辟易，马皆溺血。《尔雅》言其食虎豹。虞世南言其拉虎吞貙，裂犀分象。陶九成言其食诸禽兽，以气吹之，羽毛纷落。熊太古言其乳入牛、羊、马乳中，皆化成水。虽死后，虎豹不敢食其肉，蝇不敢集其尾。物理相畏如此。然《博物志》载：魏武帝至白狼山，见物如狸，跳至狮子头杀之。《唐史》载高宗时，伽毗耶国献天铁兽，能擒狮、象。则狮虽猛悍，又有制之者也。西域畜之，七日内取其未开目者调习之，若稍长则难驯矣。

【鉴药】

李时珍注"狮"出《本草纲目》，是未知《本草品汇精要》已先以"狮子屎"立条。

时珍释名曰："狮为百兽长,故谓之狮。"《品汇》言"狮子屎烧之去鬼气,服之破宿血,杀虫",此恐是误将苏合香之功附会于狮子屎。后世未见用真狮子屎者。

"狮子"非中国原产,见者甚罕。但狮子(或作"师子")形象早亦深入形象。唐·陈藏器《本草拾遗》"白师子"条曾用其石像作为治白虎历节病的压伏之物,可见狮子在国人心目中的位置。南北朝时外来的苏合香被谎称是"狮子屎"。唐代"师子矢,今内帑亦有之。其臭极甚,烧之可以辟邪恶"(见《唐本草》),可见狮子屎在《唐本草》中虽未立条,但作为药物,它已经进入了宫廷。

明《本草品汇精要》将狮子屎单立条,并述其形态:"谨按:《物理论》云:狮子名狻猊,为兽之长也。其形似虎,正黄色,有髯微紫,铜头铁额,钩爪锯齿,摄目跪足,目光如电,声吼如雷,尾端茸毛黑色,大如升,捻之中有钩向下,能食虎豹,其牝者形色不异,但无髯耳……然其品类不啻七十余种,今撒麻罕所贡驯养天枰者,色状正符物理所云。"这是真实狮子的形象。

李时珍亦述狮形:"狮子出西域诸国,状如虎而小,黄色,亦如金色猱狗,而头大尾长。亦有青色者,铜头铁额,钩爪锯牙,弭耳昂鼻,目光如电,声吼如雷。有耏髯,牡者尾上茸毛大如斗,日走五百里,为毛虫之长。怒则威在齿,喜则威在尾。每一吼则百兽辟易,马皆溺血。"然李时珍毕竟没有见过真狮子,故又多引前人文献,内多传闻,详参上"文录"。据《品汇》即时珍所述,此狮子与今狮子乃同物,即猫科动物狮*Panthera leo* Linnaeus。今将古本草中与本条相关的原创图统述于下。

《**本草品汇精要**》"狮子"(图1)为彩图。图中绘有公母狮子各一只,均为写生图,形态逼真,此即狮*P. leo*。据《品汇》记载,"今撒麻罕所贡驯养天枰"。故宫廷画家有条件利用皇家园林所驯养的狮子写生绘图。《**本草纲目**》金陵本"狮"(图2)观其头上的卷毛状,即知此乃仿古时大户人家的狮子门墩形象、略加改造绘成。此后诸仿绘图均从其立意,以中国民间传统文化中的狮子形象为主,各自发挥。《**三才图会**》"狻猊"(图5)在图名下有注"即狮"。图中的狮子形象仍非写实,乃艺术化的狮子。《**古今图书集成·禽虫典**》"利未亚洲狮图"(图9)的图名仿佛是某国传入之狮,但其形象仍非写实,不明是仿何处艺术品的狮形。《**本草简明图说**》"狮"(图10)乃人头狮身,卧居山间。此均非写实得来。

【**小结**】

"狮"首见于《本草品汇精要》。据《品汇》《纲目》所述形态,结合《品汇》写实绘图,可知狮子即今猫科动物狮*Panthera leo* Linnaeus。除《品汇》有狮子写生图外,其余各古本草附图所绘均非写实图。

51-2　虎

【品图】

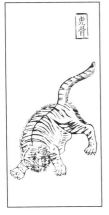

图1　图经（大）·虎骨

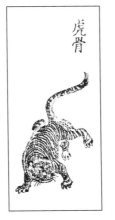

图2　图经（政）·虎骨

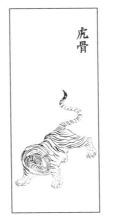

图3　图经（绍）·虎骨

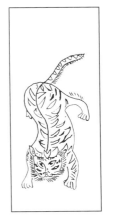

图4　歌括·虎骨

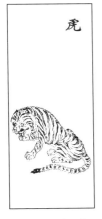

图5　饮膳·虎

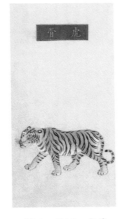

图6　品汇·虎骨

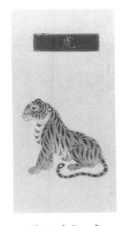

图7　食物·虎

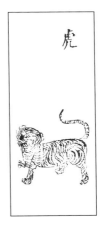

图8　蒙筌·虎

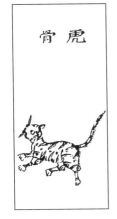

图9　太乙·虎骨

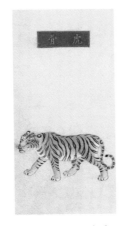

图10　雷公·虎骨

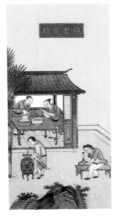

图11　雷公·炮制虎骨

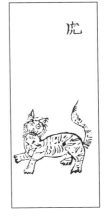

图12　纲目（金）·虎

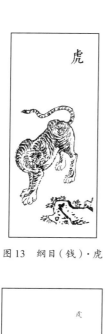

图 13　纲目（钱）·虎

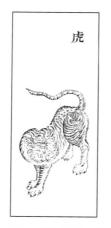

图 14　纲目（张）·虎

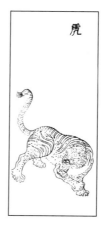

图 15　三才·虎

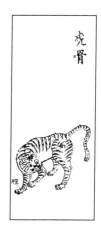

图 16　原始·虎骨

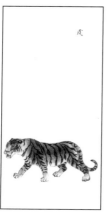

图 17　金石·虎

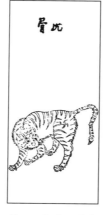

图 18　汇言·虎骨

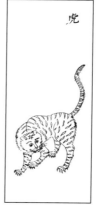

图 19　类纂·虎

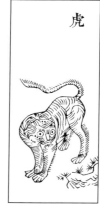

图 20　备要·虎

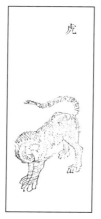

图 21　会纂·虎

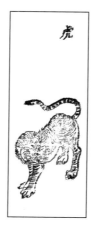

图 22　求真·虎

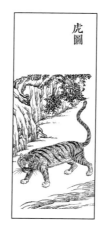

图 23　禽虫典·虎图

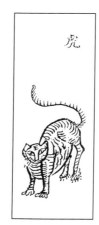

图 24　便方·虎

本品25图，取自24书，其中5幅彩图。有承继关系的图可分5个书类。

《本草图经》：该书"虎骨"图分别存于《大观》（图1）、《政和》（图2）、《绍兴》（图3）。此三传本药图大同小异，今以《政和》图2为《图经》图的代表。仿绘该图的有《本草歌括》图4（有所简略）。

《本草品汇精要》：该书"虎"（图6）的仿绘彩图有《补遗雷公炮制便览》图10、《金石昆虫草木状》图17。

《本草纲目》（金陵本）：该书"虎"（图12）的仿绘图有《本草蒙筌》图8（构图仿图12，但有所修润）。

《本草纲目》（钱本）：该书"虎"（图13）的仿绘图有《纲目》张本图14、《本草备要》图20、《食物本草会纂》图21、《本草求真》图22。

《本草原始》：该书"虎"（图16）的仿绘图有《本草汇言》"虎骨"（图18）、《本草纲目类纂必读》图19。

以上25图中，除外12幅仿绘图，原创图有13幅（图2、5、6、7、9、11、12、13、15、16、23、24、25），详见下"鉴药"项。

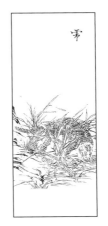

图25　图说·虎

【文录】

唐《本草拾遗》（见《证类》卷17"虎骨"）　陈藏器云：凡虎夜视，以一目放光，一目看物。猎人候而射之，弩箭才及，目光随堕地，得之者如白石是也。

宋《本草图经》（见《证类》卷17"虎骨"）《图经》曰：本经不载所出州土，今有山林处皆有之。

宋《本草衍义》卷16"虎骨"　陈藏器所注乙骨之事，及射之目光堕地如白石之说，必得之于人，终不免其所诬也。

明《本草纲目》卷51"虎"【释名】乌菟（音徒。《左传》作于菟，《汉书》作乌樐）、大虫（《肘后》）。【时珍曰】虎，象其声也。魏子才云：其文从虍从几，象其蹲踞之形。从人者非也。扬雄《方言》云：陈、魏之间，谓之李父。江淮、南楚之间，谓之李耳，或谓之鱣麟。自关东、西谓之伯都。珍按：李耳当作狸儿。盖方音转狸为李，儿为耳也。今南人犹呼虎为猫，即此意也。郭璞谓虎食物，值耳则止，故呼李耳，触其讳。应劭谓南郡李翁化为虎，故呼李耳。皆穿凿不经之言也。《尔雅》云：虎，浅毛曰虦猫，音栈。白虎曰魋，音含。黑虎曰甝，音育。似虎而五指曰貙，音伛。似虎而非真曰彪。似虎而有角曰虒，音嘶。【集解】【时珍曰】按《格物论》云：虎，山兽之君也。状如猫而大如牛，黄质黑章，锯牙钩爪，须健而尖，舌大如掌，生倒刺，项短鼻䶉。夜视，一目放光，一目看物，声吼如雷，风从而生，百兽震恐。《易通卦验》云：立秋虎始啸，仲冬虎始交。或云月晕时乃交。又云虎不再交，孕七月而生。又云虎知冲破，能画地观奇偶以卜食。今人效之，谓之虎卜。虎噬物，随月旬上下而啮其首尾。其搏物，三跃不中则舍之。人死于虎，则为伥鬼，导虎而行。虎食狗则醉，狗乃虎之酒也。闻羊角烟则走，恶其臭也。虎害人、兽，而猬、鼠能制之，智无大小也。狮、驳、酋耳、黄腰、渠搜能食虎，势无强弱也。《抱朴子》云：虎五百岁则变白。又海中有虎鲨能变虎。古有貙虎变人，貙人变虎之说，亦自有是理也。

【鉴药】

"虎骨"首见于《名医别录》。《本草纲目》以"虎"为正名。李时珍释名曰："虎，象其声也。魏子才云：其文从虍从几，象其蹲踞之形。"《别录》载虎骨"主除邪恶气，杀鬼疰毒，止惊悸，主恶疮鼠瘘"。另虎膏、虎爪、虎肉亦可入药。今虎为国家重点保护动物，严禁猎捕与使用买卖虎骨。

"虎"不像狮为国外所产动物，国内亦有，宋《图经》云"今有山林处皆有之"。故古代有关虎的记载既早且多，当然也不免涉及许多虎的神话与传说。例如唐·陈藏器云："虎威，令人有威，带之临官佳，无官为人所憎。威，有骨如乙字，长一寸，在胁两傍，破肉取之。尾端亦有，不如胁者……凡虎夜视，以一目放光，一目看物。猎人候而射之，弩箭才及，目光随堕地，得之者如白石是也。"对此，北宋·寇宗奭曾斥其非："陈藏器所注乙骨之事，及射之目光堕地如白石之说，必得之于人，终不免其所诬也。"

关于虎的生境与形态，李时珍引《格物论》之文。此文原见《古今合璧事类备要》卷77"走兽门·虎·格物总论"："虎，山兽之君，属阳。状如猫，而大如黄牛，黑章，钩爪锯牙，舌不大，于掌生倒刺，须硬尖而光。夜视一目放光，一目看物，猎人候而射之，光坠于地成白石。两胁间及尾端皆有骨如乙字，长一二寸许者，即其威也……其怒而吼也，声如雷，百兽为之震恐，而风从之生矣……"其中亦有寇宗奭批评之文。但虎的基原自古至今很明确，即今猫科动物虎*Panthera tigris* L.。今将古本草中与本条相关的原创图统述于下。

《**本草图经**》"虎骨"（图2）是一幅写实图，虎视眈眈，无可挑剔。《**饮膳正要**》"虎"（图5）也是一幅写实图，很准确。《**本草品汇精要**》"虎"（图6）为彩色图，虎的形状、姿态、颜色、毛皮均很真实。《**食物本草**》"虎"（图7）与图6的虎姿态不同，这是一只坐虎，但也是写生得来的图，非常精美。以上两幅图都是宫廷画士所为，他们能有机会接触到皇家园林里珍禽异兽，所以绘出来的虎栩栩如生。《**太乙仙制本草药性大全**》"虎骨"（图9）虽然简单，但在此书中却是很难得的一幅图，其身体四肢的描绘还是比较准确的，头部稍差。《**补遗雷公炮制便览**》"炮制虎骨"（图11）虽名为炮制虎骨，实则为炮制虎睛。此图依据《雷公炮炙论》之法绘图。雷公法为："夫用虎睛，先于生羊血中浸一宿漉出，微微火上焙之，干，捣成粉，候众药出，取合用之。"故图中上方屋子里的绿衣人在倾倒羊血，紫衣人在用手拌和虎睛。左下一人在炉灶上焙干虎睛，右下一人用杵将虎睛捣成粉。**《本草纲目》"虎"**（图12）显得十分的稚拙，画虎类猫。《纲目》钱本"虎"（图13）所绘则大不相同，基本准确。**《三才图会》"虎"**（图15）也还算写实。**《本草原始》"虎骨"**（图16）应该也是写实图，且用文字标示"胫"，此为虎骨最有力的部位。**《古今图书集成·禽虫典》"虎图"**（图23）绘山林间一大虎，形态还算准确，只是缺乏虎威，中间的身体如同披着虎皮，而非裹着虎皮的一只虎。**《草木便方》"虎"**（图24）非常简单，但虎姿还在，虎尾高扬。**《本草简明图说》"虎"**（图25）的绘图人画技应该说是不错的，但所绘的虎不仅皮毛憔悴，而且低头垂尾、弓腰驼背，好似虎落平阳被犬欺。

【小结】

"虎"为《名医别录》所载早期药物之一。据古本草所载，虎即今猫科动物虎 *Panthera tigris* L.。古本草相关图画中，大多能反映虎的特征。其中《本草图经》《饮膳正要》《本草品汇精要》《食物本草》《本草原始》等书所绘尤其传神。

51–3 酋耳

【品图】

本品1图，为原创图。详见下"鉴药"项。

【文录】

明《本草纲目》卷51"虎"附录 酋耳：《瑞应图》云，酋耳似虎绝大，不食生物，见虎、豹即杀之，太平则至。郭璞云：即驺虞也。白虎黑文，尾长于身。

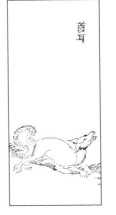

图1 三才·酋耳

【鉴药】

"酋耳"原置于"虎"条之后，作为附录药。李时珍引《瑞应图》所载之文提及此兽。考此原始文献唯有《说郛》弓32《耳目记》所载："周永昌中，涪州多虎暴。有一兽，似虎而绝大，逐一虎噬杀之。录奏检《瑞应图》，乃酋耳也，不食生物，有虎则杀之。"，"永昌"即武（则天）周永昌（689—690）年号。时珍引"郭璞云"之文，在《说文·虍部》可以找到：

"虞，驺虞也。白虎黑文，尾长于身。"但真实的物种至今尚未找到。

《三才图会》：该书"酋耳"（图1）绘一兽，身似虎而头如牛。此想象绘成，无此实物。

【小结】

"酋耳"是《瑞应图》所载古代传说中的动物。《说文》云是"驺虞"。原动物不明。《三才图会》所绘非写实图。

51-4　驳

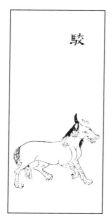

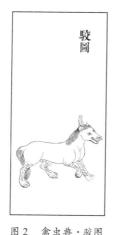

图 1　三才·驳　　图 2　禽虫典·驳图

【品图】

本品2图，取自2书，其中图1乃原创图，图2乃仿绘图1而成。详见下"鉴药"项。

【文录】

明《本草纲目》卷51"虎"附录　驳：《山海经》云，驳状如马，白身黑尾，一角锯牙，能食虎、豹。《周书》谓之兹白。《说苑》云：师旷言鹊食猬，猬食骏驳，骏驳食豹，豹食驳，驳食虎。

【鉴药】

"驳"原置于"虎"条之后，作为附录药。其原始文献出《山海经》卷8"海外北经"，云"北海内有兽……其名曰驳，状如白马，锯牙……食虎豹。"这种能食虎豹的动物亦见于《逸周书》卷7"王会解"："兹白者，若白马、锯牙，食虎豹。"然此兽至今不明为何种动物，无可考。

《三才图会》：该书"驳"（图1）绘一兽，身似马而脚似虎，有独角及锯齿。此据文字记载想象绘成之图，并无实物。

【小结】

"驳"为"虎"条之后的附录药。《山海经》《逸周书》载其形状，云能食虎豹。但原动物不明。《三才图会》所绘非写实图。

51–5 豹

【品图】

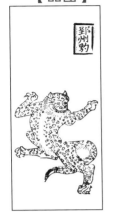

图1　图经（大）·郓
州豹

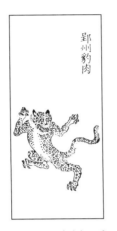

图2　图经（政）·郓
州豹

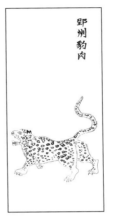

图3　图经（绍）·郓
州豹肉

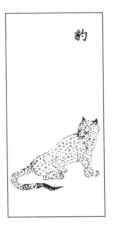

图4　饮膳·豹

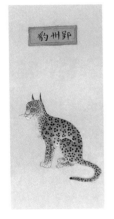

图5　品汇·郓州豹

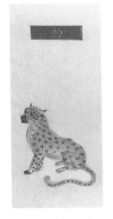

图6　食物·豹

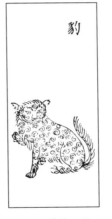

图7　蒙筌·豹

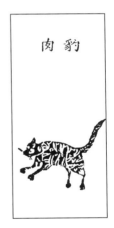

图8　太乙·豹肉

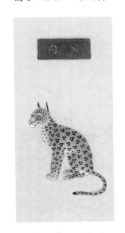

图9　雷公·豹肉

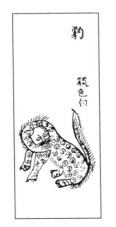

图10　纲目（金）·豹

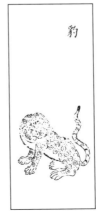

图11　纲目（钱）·豹

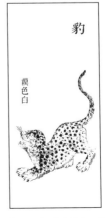

图12　纲目（张）·豹

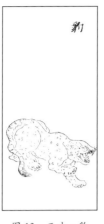

图 13 三才·豹

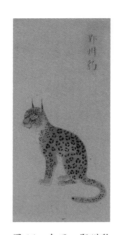

图 14 金石·郓州豹

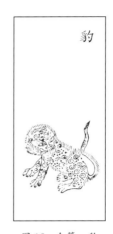

图 15 会纂·豹

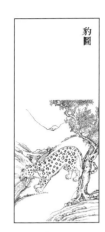

图 16 禽虫典·豹图

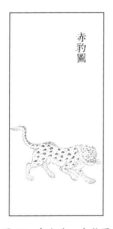

图 17 禽虫典·赤豹图

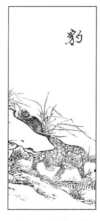

图 18 图说·豹

　　本品18图，取自17书，其中4幅彩图。有承继关系的图可分3个书类。

　　《本草图经》：该书"郓州豹"图分别存于《大观》（图1）、《政和》（图2）。《绍兴》（图3）图形全然不同，另作原创图处理。此二传本药图大同小异，今以《政和》图2为《图经》图的代表。

　　《本草品汇精要》：该书"郓州豹"（图5）的仿绘彩图有《食物本草》图6、《补遗雷公炮制便览》图9、《金石昆虫草木状》图14。

　　《本草纲目》（金陵本）：该书"豹"（图10）的仿绘图有《本草蒙筌》图7（有所修饰）、《纲目》钱本图11（略加改绘）、《食物本草会纂》图15、《本草求真》图22。

　　以上18图中，除外7幅仿绘图，原创图有11幅（图2、3、4、5、8、10、12、13、16、17、18），详见下"鉴药"项。

【文录】

　　梁《本草经集注》（见《证类》卷17"豹肉"）　陶隐居云：豹至稀有，为用亦鲜。

　　宋《本草图经》（同上）《图经》曰：今河、洛、唐、郓间或有之……谨按：豹有数种，有赤豹，《诗》云：赤豹，黄黑。陆机疏云：尾赤而文黑，谓之赤豹。有玄豹，《山海经》云：幽都之山，有玄虎、玄豹。有白豹，《尔雅》云：貘（音与貊同），白豹。郭璞注云：似熊，小头庳脚，黑白驳，能舐食铜铁及竹。骨节强直，中实少髓。……不知入药果用何类？古今医方鲜有用者。

宋《本草衍义》卷16"豹肉" 毛赤黄，其纹黑如钱而中空，比比相次。此兽猛捷过虎，故能安五藏，补绝伤，轻身。又有土豹，毛更无纹，色亦不赤，其形亦小。此各自有种，非能变为虎也，圣人假喻而已。恐医家未喻，故书之。

明《本草纲目》卷51"豹" 【释名】【时珍曰】豹性暴，故曰豹。按许氏《说文》云：豹之脊长，行则脊隆豸豸然，具司杀之形，故字从豸、从勺。王氏《字说》云：豹性勺物而取，程度而食，故字从勺，又名曰程。《列子》云：青宁生程，程生马。沈氏《笔谈》云：秦人谓豹为程，至今延州犹然。东胡谓之失刺孙。【集解】【时珍曰】豹，辽东及西南诸山时有之。状似虎而小，白面团头，自惜其毛采。其文如钱者，曰金钱豹，宜为裘。如艾叶者，曰艾叶豹，次之。又西域有金线豹，文如金线。海中有水豹，上应箕宿。

【鉴药】

"豹肉"首见于《名医别录》。《本草纲目》以"豹"为正名。李时珍释名曰："豹性暴，故曰豹。按许氏《说文》[1]云：豹之脊长，行则脊隆豸豸然，具司杀之形，故字从豸、从勺。"《别录》载其肉"主安五藏，补绝伤，轻身益气。久服利人"。陶弘景云："豹至稀有，为用亦鲜。"苏颂云："古今医方鲜有用者。"后世亦然。今此为国家一级保护动物，严禁捕猎。

关于豹的生境、形态，苏颂云："今河、洛、唐、郢间或有之。"苏氏据文献记载，云有赤豹、玄豹、白豹，但因罕用，故苏颂也"不知入药果用何类"。寇宗奭云："毛赤黄，其纹黑如钱而中空，比比相次。此兽猛捷过虎……又有土豹，毛更无纹，色亦不赤，其形亦小。此各自有种，非能变为虎也。"所谓"纹黑如钱而中空"，即金钱豹的豹纹状。李时珍曰："豹，辽东及西南诸山时有之。状似虎而小，白面团头，自惜其毛采。其文如钱者，曰金钱豹，宜为裘。如艾叶者，曰艾叶豹，次之。"据寇宗奭、李时珍所述，本品即猫科动物金钱豹*Panthera pardus* Linnaeus或其同属近缘动物。今将古本草中与本条相关的原创图统述于下。

《本草图经》"郢州豹肉"（图2）绘一张牙舞爪、花纹近圆形的金钱豹，唯嘴未画出豹须。《本草图经》绍兴本图3中的动物姿势与图1、图2不同，但花纹同，形体如虎。《饮膳正要》"豹"（图4）形态同图2，唯系坐姿。《本草品汇精要》"郢州豹"（图5）亦为坐姿，有豹须。其皮毛棕黄，但有近圆、由数块小斑组成的小圆斑。其耳上竖而尖，与实物不同。《食物本草》图6仿绘时将尖耳改小。《太乙仙制本草药性大全》"豹肉"（图8）为阴刻，花纹等均不似豹，但却绘出嘴边的胡须。《本草纲

---

1 说文：原文为："《说文·豸部》：豸：兽长脊，行豸豸然，欲有所司杀形。凡豸之属皆从豸。豹：似虎，圈文。从豸勺声。"时珍有所更改。

目》金陵本"豹"（图10）有图注"貘色白"。"豹"与貘"为不同种的动物，此误注。此图简陋，宛如豹形的布娃娃。《纲目》张本"豹"（图12）系另绘图，有斑纹，但非空心圆斑。此图粗具豹形。《三才图会》"豹"（图13）的背上也有圆斑，但却似无毛之兽，头部尤其无豹形。《古今图书集成·禽虫典》有2图："豹"（图16）为山野间一豹。画士大概是据其他图画仿绘，形态大致如豹，但细节处理还有瑕疵。如豹须居然长在额头与脸颊上。"赤豹图"（图17）无颜色，无法显示赤色。现实中亦无赤豹，此据《楚辞》《诗经》等古籍之名而绘制。《本草简明图说》"豹"（图18）亦如该书的"虎"图，其毛短而尖，宛如刺猬。虽有猛兽之形，而不似金钱豹。

【小结】

"豹"为《名医别录》早期药物之一。据寇宗奭、李时珍所述，本品即猫科动物金钱豹Panthera pardus Linnaeus或其同属近缘动物。《本草图经》各本、《饮膳正要》《本草品汇精要》等书所绘豹图颇为精美。

51-6 貘

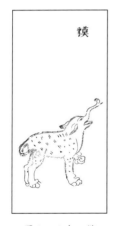
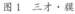

图1 三才·貘

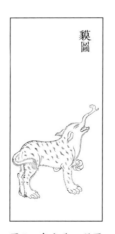

图2 禽虫典·貘图

【品图】

本品2图，取自2书，其中图1乃原创图，图2乃仿绘图1而成。详见下"鉴药"项。

【文录】

宋《本草图经》（见《证类》卷17"豹肉"）《图经》曰：《尔雅》云：貘（音与貊同），白豹。郭璞注云：似熊，小头痹脚，黑白驳，能舐食铜铁及竹。骨节强直，中实少髓。皮辟湿，人寝其皮，可以驱温疠。或曰：豹，白色者，别名貘。唐世多画貘作屏，白居易有赞序之。不知入药果用何类？古今医方鲜有用者。今黔、蜀中时有貘，象鼻犀目，牛尾虎足。土人鼎釜，多为所食，颇为山居之患，亦捕以为药。其齿、骨极坚，以刀斧椎煅铁皆碎，落火亦不能烧。人得之诈为佛牙、佛骨，以诳俚俗。

明《本草纲目》卷51"貘"【释名】【时珍曰】按陆佃云：皮为坐毯卧褥，能消膜外之气，故字从膜省文。【集解】【时珍曰】世传羚羊角能碎金刚石者即此，物相畏耳。按《说文》云：貘似熊，黄白色，出蜀中。《南中志》云：貘大如驴，状似熊，苍白色，多力，舐铁消千斤，其皮温暖。《埤雅》云：貘似熊，狮首豺髮，锐鬐卑脚，粪可为兵切玉，尿能消铁为水。又有啮铁、豻、昆吾兽，皆能食铜铁，亦貘类也。并附之。

【鉴药】

李时珍注"貘"首见于《本草图经》。实则《图经》无此独立药条，其说附于"豹"条，时珍将其分出立条。《埤雅·释兽·貘》："皮辟温湿，以为坐毯卧褥，则消膜外之气，字从膜省，盖以此也。"此一家之说。古今医方罕有用者。

《纲目》此条的资料来源或取之于宋·苏颂《图经》的，或由时珍补引。苏颂首先引录："《尔雅》云：貘（音与貊同），白豹。郭璞注云：似熊，小头痹脚，黑白驳，能舐[1]食铜铁及竹。骨节强直，中实少髓。皮辟湿，。或曰：豹，白色者，别名貘。"苏颂评述曰："唐世多画貘作屏，白居易有赞序之。不知入药果用何类？古今医方鲜有用者。"可见唐代还有人"画貘作屏"，或实有"似熊，小头痹脚，黑白驳，能舐食铜铁及竹"之物。时珍所引与此物相似者，如《说文·豸部》："貘：似熊而黄黑色，出蜀中。"李时珍引此文时，改"黄黑色"为"黄白色"。谢宗万据《说文》之说，谓其形态、色泽、产地，均为今熊猫科动物大熊猫*Ailluropoda melanoleuca* David。[2]大熊猫虽不能吃铜铁，但嗜好吃竹，色"黑白驳""黄黑色"或"黄白色"。与上记载相符。

此外，苏颂还提到："今黔、蜀中时有貘，象鼻犀目，牛尾虎足。土人鼎釜，多为所食，颇为山居之患，亦捕以为药。其齿、骨极坚，以刀斧椎煅铁皆碎，落火亦不能烧。人得之诈为佛牙、佛骨，以诳俚俗。"

"貘"之名，今用于产印尼苏门答腊岛的貘科之亚洲貘（马来貘）*Tapirus indicus*，又称五不像。其鼻似象，耳似犀，尾似牛，足似虎，躯似熊，此与《本草图经》所云"今黔、蜀中时有貘，象鼻犀目，牛尾虎足"有数处相像。故《图经》所称的貘，确有可能是此种亚洲貘。至于时珍所云其他被作为"貘"的动物，尚未见有报道。

《三才图会》：该书"貘"（图1）乃据《图经》所云之"貘"想象绘图，其鼻过长，身有虎斑，可知非据实物绘成。

【小结】

"貘"为时珍从《图经》所述分出的独立药。古代不同文献所载的"貘"有不同的形状。《本草图经》引录的似熊、黑白驳、嗜竹的动物似为熊猫科动物大熊猫*Ailluropoda melanoleuca* David。《图经》所引"象鼻犀目，牛尾虎足"的"貘"则似今貘科动物亚洲貘（马来貘）*Tapirus indicus*。《三才图会》"貘"图乃据文字想象绘成。

1　舐：今本或作"嗜"。
2　谢宗万：《本草纲目药物彩色图鉴》，北京：人民卫生出版社，2000：484.

51-7 象

【品图】

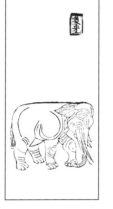

图1 图经（大）·象牙

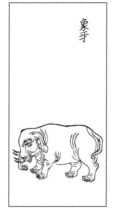

图2 图经（政）·象牙

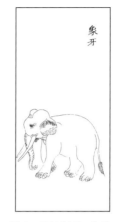

图3 图经（绍）·象牙

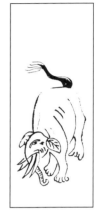

图4 歌括·象牙

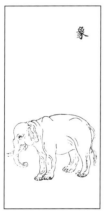

图5 饮膳·象

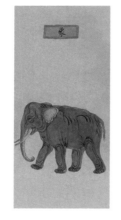

图6 品汇·象

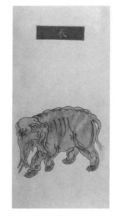

图7 食物·象

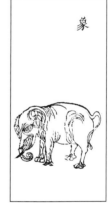

图8 蒙筌·象

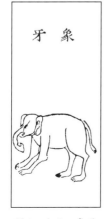

图9 太乙·象牙

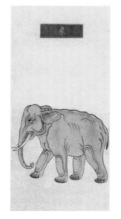

图10 雷公·象

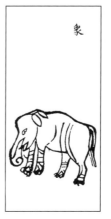

图11 纲目（金）·象

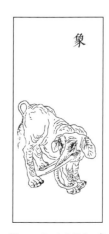

图12 纲目（钱）·象

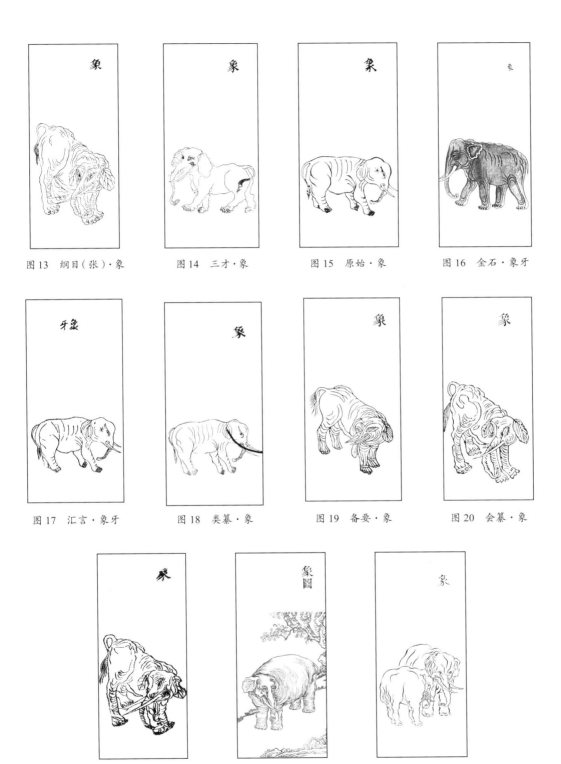

图 13　纲目（张）·象　　　　图 14　三才·象　　　　图 15　原始·象　　　　图 16　金石·象牙

图 17　汇言·象牙　　　　图 18　类纂·象　　　　图 19　备要·象　　　　图 20　会纂·象

图 21　求真·象　　　　图 22　禽虫典·象图　　　　图 23　图说·象

本品23图，取自23书，其中4幅彩图。有承继关系的图可分3个书类。

《本草图经》：该书"象牙"图分别存于《大观》（图1）《政和》（图2）《绍兴》（图3）。此三传本药图大同小异（图2方向相反，图3形象有变），今以《政和》图2为《图经》图的代表。

仿绘该图的墨线图有：《本草歌括》图4（该图虽然简陋，造型看似不同于此前诸书，但其口旁各2支象牙，透露此据《图经》而绘）、《饮膳正要》"象"（图5）、《本草纲目》金陵本"象"（图11）、《本草原始》"象"（图15）。此后仿绘《纲目》金陵本图11的有《本草蒙筌》图8。仿绘《原始》图15的有《本草汇言》图17、《本草纲目类纂必读》图18。

《本草品汇精要》：该书"象"（图6）的仿绘彩图有《食物本草》图7（亦稍有不同）、《补遗雷公炮制便览》图10、《金石昆虫草木状》图16。

《本草纲目》（钱本）：该书"象"（图12）的仿绘图有《纲目》张本图13、《本草备要》图19、《食物本草会纂》图20、《本草求真》图21。

以上23图中，除外16幅仿绘图，原创图有7幅（图2、6、9、12、14、22、23），详见下"鉴药"项。

【文录】

唐末《海药本草》（见《证类》卷16"象牙"）《海药》云：谨按：《内典》云，象出西国，有二牙、四牙者……西域重之，用饰床座。中国贵之，以为笏。昆仑诸国有象，生于山谷，每遇解牙，人不可取，昆仑以白木削为牙，而用易之。

宋《本草图经》（同上）《图经》曰：《尔雅》云：南方之美者，有梁山之犀、象焉。今多出交趾，潮、循州亦有之。彼人捕得，争食其肉，云肥脆堪作炙。或曰象有十二种肉，配十二辰属，惟鼻是其肉。又胆不附肝，随月在诸肉间。淳化中，上苑一驯象毙，太宗命取胆不获，使问徐铉，铉曰：当在前左足，既而剖足果得。又问其故，铉曰：象胆随四时，今其毙在春，故知左足也。世传荆蛮山中亦有野象。盖《左氏传》所谓楚师燧象以奔吴军，是其事也。然楚、粤之象皆青，惟西竺、弗林、大食诸国乃多白象。樊绰《云南记》、平居诲《于阗行程记》皆言其事。

明《本草纲目》卷51"象" 【释名】【时珍曰】许慎《说文》云：象字篆文，象耳、牙、鼻、足之形。王安石《字说》云：象牙感雷而文生，天象感气而文生。故天象亦用此字。《南越志》云：象闻雷声则牙花暴出，逡巡复没。古语云：犀因望月文生角，象为闻雷花发牙。伽耶（出《北户录》）。【集解】【时珍曰】象出交、广、云南及西域诸国。野象多至成群。番人皆畜以服重，酋长则饰而乘之。有灰、白二色，形体拥肿，面目丑陋。大者身长丈余，高称之，大六尺许。肉倍数牛，目才若豕，四足如柱，无指而有爪甲，行则先移左足，卧则以臂着地。其头不能俯，其颈不能回，其耳下弹。其鼻大如臂，下垂至地。鼻端甚深，可以开合。中有小肉爪，能拾针芥。食物饮水皆以鼻卷入口，一身之力皆在于鼻，故伤之则死。耳后有穴，薄如鼓皮，刺之亦死。口内有食齿，两吻出两牙夹鼻，雄者长六七尺，雌者才尺余耳。交牝则在水中，以胸相贴，与诸兽不同。许慎云三年一乳。古训云五岁始产，六十年骨方足，其性能久识。嗜刍、豆、甘蔗与酒，而畏烟火、狮子、巴蛇。南人杀野象，多设机穽以陷之。或埋象鞋于路，以贯其足。捕生象则以雌象为媒而诱获之，饲而狎之，久则渐解人言。使象奴牧之，制之以钩，左右前却罔不如命也。其皮可作甲鞯鼓，湿时切条，可贯器物。

【鉴药】

李时珍注"象"首出《开宝本草》。《开宝》所载为"象牙"，《纲目》以"象"为正名。《开宝》之前，已有《本草拾遗》《南海药谱》《日华子本草》等使用"象"身之物。故"象"药的出典，当首推《本草拾遗》。时珍释"象"名曰："许慎《说文》云：象字篆文，象耳、牙、鼻、足之形。"《开宝》载象牙"主诸铁及杂物入肉"。且载齿、肉、睛、胸前小横骨。后世医书或用象皮为外科药。当今象为国家重点保护动物，严禁猎捕。我国已全面禁止象牙买卖及象牙制品的加工销售活动。

关于象的生境、形态等，《海药》云："谨按：《内典》云，象出西国，有二牙、四牙者……昆仑诸国有象，生于山谷。"宋·苏颂《图经》云："今多出交趾，潮、循州亦有之……《左氏传》所谓楚师燧象以奔吴军，是其事也。然楚、粤之象皆青，惟西竺、弗林、大食诸国乃多白象。"李时珍云："象出交、广、云南及西域诸国。野象多至成群。番人皆畜以服重，酋长则饰而乘之。有灰、白二色，形体拥肿，面目丑陋。大者身长丈余，高称之，大六尺许。肉倍数牛，目才若豕，四足如柱，无指而有爪甲，行则先移左足，卧则以臂着地。其头不能俯，其颈不能回，其耳下弹。其鼻大如臂，下垂至地。鼻端甚深，可以开合。中有小肉爪，能拾针芥。食物饮水皆以鼻卷入口，一身之力皆在于鼻，故伤之则死。耳后有穴，薄如鼓皮，刺之亦死。口内有食齿，两吻出两牙夹鼻，雄者长六七尺，雌者才尺余耳。交牝则在水中，以胸相贴，与诸兽不同。"其中虽然也有少数传闻的内容，但多数描述均表明，本品即今象科动物亚洲象*Elephas maximus* Linnaeus。今将古本草中与本条相关的原创图统述于下。

《本草图经》"象牙"（图2）所绘之象，长鼻、大耳，拥肿庞大之身躯，一见即知是象。唯其四牙夹鼻，是其奇异处。图1之象构图不同于图2，但四牙相同。这大概是受《海药》言"象出西国，有二牙、四牙者"的影响。此缺陷至南宋时就发现不合实际。于是《绍兴》（图3）重新画过一象，更贴合实际。**《本草品汇精要》**"象"

（图6）为彩图，对表现大象的形体最为有利。此图象牙只有两支，此与今象同，且其大耳内的血管都绘得清清楚楚，可知此为写生得来，非常精美。《太乙仙制本草药性大全》"象牙"（图9）与图名不符。所绘动物无牙、四肢还明显有膝关节，此与象之实物不符。《本草纲目》钱本"象"（图12）也只有两支象牙，说明没有受《图经》图2的影响。其象各部皆有，唯独过瘦，其身反有中国牛的痕迹。《三才图会》"象"（图14）嘴有4牙，脖颈高于背，腿亦有明显的关节，大步流星，此参照其他图形改造而成，非写实性。《古今图书集成·禽虫典》"象图"（图22）所绘图形能突出象的诸多特点。《三才》象图的缺陷此图均无。背景为野外。《本草简明图说》"象"（图23）绘雌雄两只象，构图也算独特。

【小结】

"象"首出《本草拾遗》。据《海药》、宋《图经》《纲目》所载，本品即今象科动物亚洲象*Elephas maximus* Linnaeus。《本草图经》的《大观》《政和》传本所绘非常形象，唯独四牙夹鼻是其缺陷。《绍兴》传本图即已改正。此后《本草品汇精要》彩色写生图非常精美。其余本草图大多能反映象的一般模样。

51–8　犀

【品图】

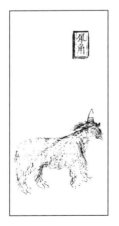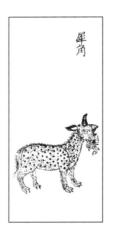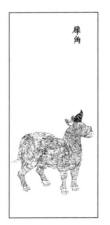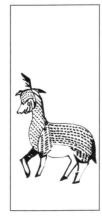

图1　图经（大）·犀角　　图2　图经（政）·犀角　　图3　图经（绍）·犀角　　图4　歌括·犀角

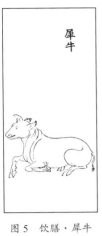

图 5 饮膳·犀牛

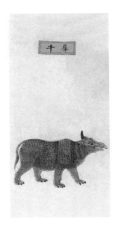

图 6 品汇·犀牛

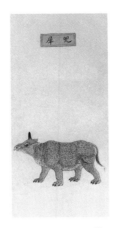

图 7 品汇·兕犀

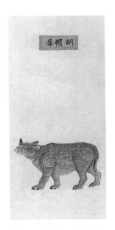

图 8 品汇·胡帽犀

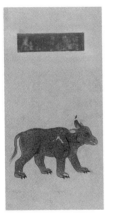

图 9 食物·犀

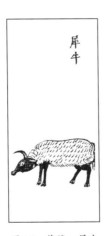

图 10 蒙筌·犀牛

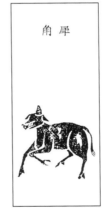

图 11 太乙·犀角

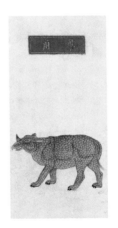

图 12 雷公·犀角

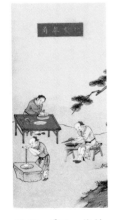

图 13 雷公·炮制
犀角

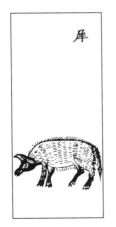

图 14 纲目（金）·犀

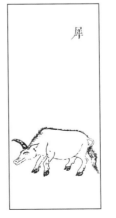

图 15 纲目（钱）·犀

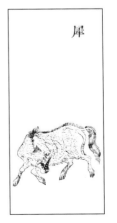

图 16 纲目（张）·犀

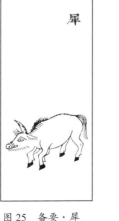

图 17　三才·兕　　　图 18　三才·犀　　　图 19　原始·犀　　　图 20　金石·犀牛

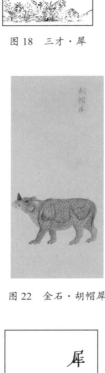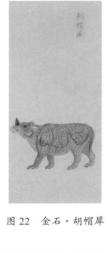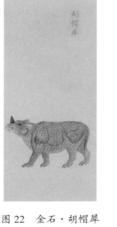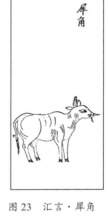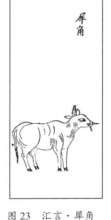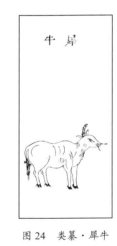

图 21　金石·兕犀　　　图 22　金石·胡帽犀　　　图 23　汇言·犀角　　　图 24　类纂·犀牛

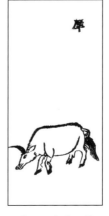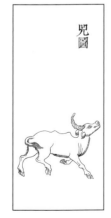

图 25　备要·犀　　　图 26　会纂·犀　　　图 27　求真·犀　　　图 28　禽虫典·兕图

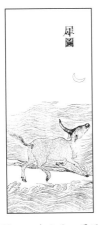

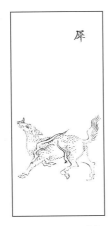

图29 禽虫典·犀图　　图30 图说·犀角

本品30图，取自23书，其中8幅彩图。有承继关系的图可分5个书类。

《本草图经》：该书"犀角"图分别存于《大观》（图1）、《政和》（图2）、《绍兴》（图3）。此三传本药图大同小异，今以《政和》图2为《图经》图的代表。

《本草品汇精要》：该书3图："犀牛"（图6）、"兕犀"（图7）、"胡帽犀"（图8）的仿绘彩图有《食物本草》"犀"（图9，仿绘图6）、《补遗雷公炮制便览》"犀牛"（图12，糅合《品汇》图7、8的特点，是唯一同时具有角在鼻端、身有盾状皮特点的图）、《金石昆虫草木状》3图（图20、21、22），依次分别仿绘《品汇》三同名图（图6、7、8）。

《本草纲目》（金陵本）：该书"犀"（图14）的仿绘图有《本草蒙筌》图10、《纲目》钱本图15、《本草备要》图25、《食物本草会纂》图26、《本草求真》图27。

《三才图会》：该书2图："兕"（图17）、"犀"（图18）的仿绘图有《古今图书集成·禽虫典》"兕图"（图28）、"犀图"（图29）。

《本草原始》：该书"犀"（图19）的仿绘图有《本草汇言》图23、《本草纲目类纂必读》图24。

以上30图中，除外16幅仿绘图，原创图有14幅（图2、4、5、6、7、8、11、13、14、16、17、18、19、30），详见下"鉴药"项。

【文录】

《别录》（见《证类》卷17"犀角"）　骏健。生永昌山谷及益州。

梁《本草经集注》（同上）　陶隐居云：今出武陵、交州、宁州诸远山。犀有二角，以额上者为胜。又有通天犀，角上有一白缕，直上至端，此至神验。或云是水犀角，出水中。《汉书》所云：骇鸡犀者，以置米中，鸡皆惊骇不敢啄；又置屋中，乌鸟不敢集屋上。又云：通天犀者，夜露不濡，以此知之。凡犀见成物，皆被蒸煮，不堪入药，惟生者为佳。虽是犀片亦是已经煮炙，况用屑乎？又有牸犀，其角甚长，文理亦似犀，不堪药用。

唐《唐本草》（同上）　《唐本》注云：牸是雌犀，文理细腻，斑白分明，俗谓斑犀。服用为上，然充药不如雄犀也。

唐《本草拾遗》（同上）　陈藏器云：本经有通天犀，且犀无水陆二种，并以精粗言之。通天者，脑上角千岁者长且锐白星彻，端能出气，通天则能通神，可破水、骇鸡，故曰通天。《抱朴子》曰：通天犀，有白理如线者以盛米，鸡即骇矣。其真者，刻为鱼，衔入水，水开三尺。其鼻角，一名奴角，一名食角。

唐末《海药本草》（同上）《海药》云：谨按《异物志》云：山东海水中，其牛乐闻丝竹。彼人动乐，牛则出来，以此采之……又按：通天犀，胎时见天上物命过，并形于角上，故云通天犀也。欲验，于月下以水盆映，则知通天矣。正经云是山犀，少见水犀。《五溪记》云：山犀者，食于竹木，小便即竟日不尽，夷獠家以弓矢而采，故曰黔犀。又刘孝标言：犀随角，里人以假角易之，未委虚实。

宋《本草图经》（同上）《图经》曰：今出南海者为上，黔、蜀者次之。犀似牛，猪首、大腹、痹脚，脚有三蹄。色黑。如食棘。其皮每一孔皆生三毛。顶一角，或云两角，或云三角。谨按郭璞《尔雅》注云：犀，三角，一在顶上，一在额上，一在鼻上。鼻上者即食角也，小而不椭（音堕）。亦有一角者。《岭南录异》曰：犀有二角，一在额上为兕犀，一在鼻上为胡帽犀。牸犀亦有二角，皆为毛犀，而今人多传一角之说。此数种俱有粟文，以文之粗细为贵贱。角之贵者，有通天花文。犀有此角，必自恶其影，常饮浊水，不欲照见也。其文理绝好者，则有百物之形。

明《本草纲目》卷51"犀"【释名】兕。【时珍曰】犀字，篆文象形。其牸名兕，亦曰沙犀。《尔雅翼》云：兕与牸字音相近，犹殺之为牸也。大抵犀、兕是一物，古人多言兕，后人多言犀，北音多言兕，南音多言犀，为不同耳。详下文。梵书谓犀曰羯伽。【集解】【时珍曰】犀出西番、南番、滇南、交州诸处。有山犀、水犀、兕犀三种，又有毛犀似之。山犀居山林，人多得之，水犀出入水中，最为难得。并有二角，鼻角长而额角短。水犀皮有珠甲，而山犀无之。兕犀即犀之牸者，亦曰沙犀，止有一角在顶，文理细腻，斑白分明，不可入药。盖牸角文大，而牸角文细也。洪武初，九真曾贡之，谓之独角犀是矣。陈藏器谓犀无水陆，郭璞谓有三角，苏颂谓毛犀为牸犀，皆出讹传，今并正之。毛犀即牦牛也，见本条。犀角纹如鱼子形，谓之粟纹。纹中有眼，谓之粟眼。黑中有黄花者为正透，黄中有黑花者为倒透，花中复有花者为重透，并名通犀，乃上品也。花如椒豆斑者次之，乌犀纯黑无花者为下品。其通天夜视有光者名夜明犀，故能通神开水，飞禽走兽见之皆惊。又《山海经》有白犀，白色。《开元遗事》有辟寒犀，其色如金，交趾所贡，冬月暖气袭人。《白孔六帖》有辟暑犀，唐文宗得之，夏月能清暑气。《岭表录异》有辟尘犀，为簪梳带胯，尘不近身。《杜阳编》有蠲忿犀，云为带，令人蠲去忿怒。此皆希世之珍，故附见之。

【鉴药】

"犀角"首见于《本经》。《本草纲目》改用"犀"为正名。《本经》载犀角"主百毒蛊疰，邪鬼瘴气，杀钩吻、鸩羽、蛇毒，除邪，不迷惑魇寐，久服轻身"。《别录》补充："疗伤寒温疫，头痛寒热，诸毒气。"古代医方书多见用之。犀牛被列入《世界自然保护联盟濒危物种红色名录》，严禁猎捕。中国境内现在已无野生的犀牛。为保护犀牛不至灭绝，现今国家禁止买卖和使用犀角。

关于犀牛的生境、产地，《别录》云"生永昌山谷及益州"。东汉"永昌"治今云南保山市东北金鸡村，辖境约今滇西、滇南及其周边广大地区。东汉"益州"治今四川广汉市。可见在汉代西南边陲还有犀牛分布。梁·陶弘景云："今出武陵、交州、宁州诸远山。犀有二角，以额上者为胜。又有通天犀，角上有一白缕，直上至端，此至神验。或云是水犀角，出水中……又有牸犀，其角甚长，文理亦似犀，不堪药用。"南北朝时的"武陵"治今湖南常德市。"交州"治今越南河北省仙游东。"宁州"治今云南曲靖市。可知到南北朝西南一带还有犀牛分布。唐·陈藏器提到"犀无水陆二种，并以精粗言之……其鼻角，一名奴角，一名食角。""鼻角"提法正确。

宋·苏颂《图经》调查全国药物资源，对犀牛的叙述是："今出南海者为上，黔、蜀者次之。犀似牛，猪首、大腹、痹脚，脚有三蹄。色黑。如食棘。其皮每一孔皆生三毛。顶一角，或云两角，或云三角。谨按郭璞《尔雅》注云：犀，三角，一在顶上，一在额上，一在鼻上。鼻上者即食角也，小而不橢（音堕）。亦有一角者。《岭南录异》曰：犀有二角，一在额上为兕犀，一在鼻上为胡帽犀。牸犀亦有二角，皆为毛犀，而今人多传一角之说。此数种俱有粟文，以文之粗细为贵贱。角之贵者，有通天花文。"这些资料有实际调查所得，对了解犀牛的生境、形态具有重要意义。其中提到犀牛角的数目是1—3角（实则无3角者），长在额上、鼻上，以一角为多。其形如牛，猪首、大腹、痹脚，此皆属今奇蹄目犀科（Rhinocerotidae）动物。

李时珍肯定没有见过犀牛，但他收集了许多相关的资料，并提出了他的一些见解。例如时珍引《尔雅翼》，其中卷18"兕"条指出："兕，似牛，一角，青色，重千斤……或曰即犀之牸者……或但谓之牸，盖即兕也。"即"犀""兕"本是一物，并非有雌雄之分。又"古人多言兕，今人多言犀，北人多言兕，南人多言犀"，纠缠两者名称含义其实无益。

对犀牛的种类、药材的形状，时珍云："犀出西番、南番、滇南、交州诸处。有山犀、水犀、兕犀三种，又有毛犀似之。山犀居山林，人多得之，水犀出入水中，最为难得。并有二角，鼻角长而额角短。水犀皮有珠甲，而山犀无之。兕犀即犀之牸者，亦曰沙犀，止有一角在顶，文理细腻，斑白分明，不可入药。盖牸角文大，而牸角文细也。洪武初，九真曾贡之，谓之独角犀是矣。陈藏器谓犀无水陆，郭璞谓有三角，苏颂谓毛犀为牸犀，皆出讹传，今并正之。毛犀即牦牛也，见本条。犀角纹如鱼子形，谓之粟纹。纹中有眼，谓之粟眼。黑中有黄花者为正透，黄中有黑花者为倒透，花中复有花者为重透，并名通犀，乃上品也。花如椒豆斑者次之，乌犀纯黑无花者为下品。"

时珍所云，只是文献综述后的判断，并非实际调查，故与今犀牛的种类并非完全吻合。时珍纠正"陈藏器谓犀无水陆，郭璞谓有三角，苏颂谓毛犀为牯犀，皆出讹传"，是其睿智明鉴。但其将犀牛分山犀、水犀、兕犀三种，也未必尽善。

以上诸家记载，结合今犀牛的实际情况，现代动物研究者认为犀之基原涉及犀科多种动物。旧时药材中犀角分为暹罗角（印度犀、爪哇犀、苏门犀的角）和广角（黑犀、白犀的角）二大类，以前者为贵。上述原动物包括印度犀*Rhinoceros unicornis* Linnaers、黑犀*Diceros bicornis* Linnaers、白犀*Ceratotherium simum* Cottoni、爪哇犀*R. sondaicus* Desmarest、苏门犀*Dicerorhinus sumatrensis* (Fischer)。[1]其中印度犀、爪哇犀为独角，其余皆两角。

古本草犀之插图较多，但多数因袭前人传闻，少有完全写实之图。唐·陈藏器早就指出犀角着生的部位是在鼻端（所谓"鼻角"），但后世多将其角绘在头顶。多数犀牛的粗厚皮肤在肩腰处成褶，宛如身披铠甲，然后世犀图却很少能表现此特征。今将古本草中与本条相关的原创图统述于下。

《**本草图经**》"犀角"（图2）体型庞大，误绘独角生于头顶。此外图1、图2均披有密毛，说明此2图并非写实图。相比之下，图3虽也是角在头顶，但皮厚成褶，无毛，较接近实物。《**本草歌括**》"犀角"（图4）顶角分叉，长颈，前脚有膝可折弯，此均非犀牛的特点。但其皮肤明显成铠甲状，说明绘图者知道犀角身如披甲的特点。《**饮膳正要**》"犀牛"（图5）更像是牛，角细在顶。此乃误图。《**本草品汇精要**》3图："犀牛"（图6）无毛有"甲"，体色形态等都如实物。唯头顶生独角与实物不符。"兕犀"（图7）与图6基本同形，角亦居头顶。"胡帽犀"（图8）将独角画在鼻端，角成圆锥体状，此应是印度犀*R, unicornis*。该图在古图中最接近实物。《**太乙仙制本草药性大全**》"犀角"（图11）独角生头顶，腿细有膝，此误图。《**补遗雷公炮制便览**》"炮制犀角"（图13）乃据《雷公炮炙论》之法绘图。雷公法为："凡修治之时，锉其屑入臼中，捣令细，再入钵中研万匝，方入药中用之。"这也极少数需要用"锉"（即今之锉）来粉碎的药材。现代或将古切制法"剉"改成"锉"者，是不明古代"剉"与"锉"是完全不同的方法。该图右边一人在用"锉"来锉碎犀角，再由左下一人在石臼中捣细，然后还要经过乳钵中研磨万遍后才用药用。此图把古代药物粉碎的三种方法全都用上了。《**本草纲目**》金陵本"犀"（图14）更类似牛或猪。顶生独角、全身披毛，还是因袭了《图经》图2的形象。其角中加一线，示意有"通天纹"。此不知犀角本是实心的，并非中空有心直通，而是其角如束丝而成，每一"丝"均从角底至角尖直通，故断面有"芦花纹"。李商隐云"心有灵犀一点通"，从断面来看，其实是"心有灵犀点点通"。《**本草纲目**》张本"犀"（图16）是诸图

---

1 高士贤：《历代本草药用动物名实图考》，北京：人民卫生出版社，2013：347.

中唯一绘有双角之犀图。其角一生鼻端，一生头顶。鼻角尖长，头角尖短。应该说这是将不同的犀角实物强行凑在一头牛的头上。其犀身多毛，腿如牛脚，乃牛之身。此非写实图，而是用实物犀角凑在牛身上而形成的"犀牛"。《三才图会》2图："兕"（图17）还是牛身、独角生于头顶，错图。"犀"（图18）不过是牛身多毛而已，也是误图。《本草原始》"犀角"（图19）仍然是牛身、头顶独角，此古图中多见的误图套路。《本草简明图说》"犀角"（图30）的角画在鼻端，这是正确的，但整个身体却非犀牛。此牛身上如飘带似的东西，乃是前人犀牛图中表示皮肤成褶的褶痕，被附会为如飘带之物。

综观以上诸图，以独角者占多数。今犀牛中独角最明显的是印度犀*R. unicornis*。然因绝大多数古代的犀图皆非写实图，故还不能认定古代犀牛多用印度犀。

【小结】

"犀角"为《本经》记载的早期药物。现代已禁止买卖和使用犀角。据古本草学家陶弘景、陈藏器、苏颂、李时珍等所言，犀牛即今奇蹄目犀科（Rhinocerotidae）动物，其原动物包括印度犀*Rhinoceros unicornis* Linnaers、黑犀*Diceros bicornis* Linnaers、白犀*Ceratotherium simum* Cottoni、爪哇犀*R. sondaicus* Desmarest、苏门犀*Dicerorhinus sumatrensis* (Fischer)。古本草犀之插图能正确绘出犀角着生部位、犀牛皮肤与四肢形状者极少。其中最接近实物之图当数《本草品汇精要》。所绘"胡帽犀"将独角画在鼻端的犀牛，其角成圆锥体状。此应是印度犀*R. unicornis*。

51–9 羬牛

【品图】

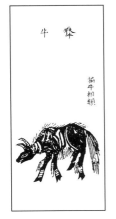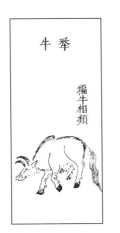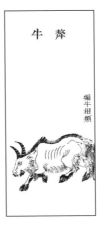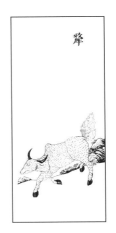

图1　纲目（金）·羬牛　　图2　纲目（钱）·羬牛　　图3　纲目（张）·羬牛　　图4　三才·羬

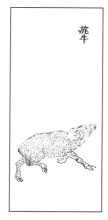

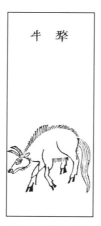

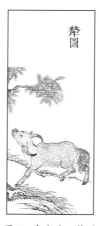

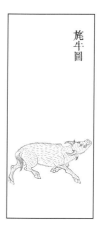

图5　三才·旄牛　　　图6　会纂·犛牛　　　图7　禽虫典·犛图　　　图8　禽虫典·旄牛图

本品8图，取自6书。有承继关系的图可分2个书类。

《本草纲目》（金陵本）：该书"犛牛"（图1）的仿绘者有《纲目》钱本图2（改为阳刻，并在仿绘中予以修饰）、《纲目》张本图3（又在钱本基础上再添牛毛，使之更接近实物）。此后《食物本草会纂》图6又仿绘《纲目》钱本图2。

《三才图会》：该书"旄牛"（图5）的仿绘者有《古今图书集成·禽虫典》"旄牛图"（图8）。

以上8图中，除外4幅仿绘图，原创图尚有4幅（图1、4、5、7），详见下"鉴药"项。

【文录】

明《本草纲目》卷51"犛牛"【释名】毛犀（《广志》）、猫牛（《汉书注》）、摩牛（音麻）、𤙡牛（音作）、竹牛（《昨梦录》）、犨牛（音抽）。【时珍曰】犛者，髦也，其髦可为旌旄也。其体多长毛，而身角如犀，故曰毛犀。《汲冢周书》作犛牛，颜师古作猫牛，《尔雅》作摩牛，音皆相近也。《山海经》作𤙡牛，西人呼为竹牛，因角理如竹也。或云竹即𤙡音之转，而犨又竹音之转也。杨慎《丹铅录》云：毛犀即象也。状如犀而角小，善知吉凶。古人呼为猫猪，交、广人谓之猪神是矣。【集解】【时珍曰】犛牛出西南徼外，居深山中野牛也。状及毛、尾俱同牦牛，牦小而犛大，有重千斤者，其尾名曰犛，亦可为旌旄缨帽之用。唐、宋西徼诸州贡之。《中山经》云：荆山多犛牛。郭璞注云：牦牛之属也，其色黑。又《昨梦录》云：西夏竹牛重数百斤，角甚长而黄黑相间，制弓极劲。彼人以伪犀角，卒莫能辨。曹昭《格古论》云：毛犀即犛牛也，角之花斑，皆类山犀而无粟纹。其理似竹，不甚为奇，故谓毛犀。观此，则犛之角胜于牦，而牦之毛尾胜于犛也。

明《本草纲目》卷51"牦牛"【释名】犣牛（音鬣，○《尔雅》）、犏牛（音偏）。○【时珍曰】牦与旄同，或作毛。《后汉书》云：冉𩢴夷出牦牛，一名犣牛，重千斤，毛可为旄，观此则牦牛之名，盖取诸此。颜师古云：牦牛即犏牛也。而叶盛《水东日记》云：毛牛与封牛合，则生犏牛，亦类毛牛，偏气使然。故谓之犏。然则犏又毛之遗种耶。【集解】【时珍曰】牦牛出甘肃临洮，及西南徼外，野牛也。人多畜养之。状如水牛，体长多力，能载重，迅行如飞，性至粗梗。髀、膝、尾、背、胡下皆有黑毛，长尺许。其尾最长，大如斗，亦自爱护，草木钩之，则止而不动。古人取为旌旄，今人以为缨帽。毛杂白色者，以茜染红色。《山海经》云：潘侯之山有旄牛，状如牛而四足节生毛。即此也。其肉味美，故《吕氏春秋》云：肉之美者，牦、象之肉也。

【鉴药】

"犛牛"首见于《本草纲目》。原注音为"毛、俚、来三音"。但此条应该读"毛"音。现代语词书将"犛"作为"牦"的异体字，但在《纲目》中，这是两种同类不同种的动物，不能将"犛"改作"牦"。时珍释名曰："犛者髦也，其髦可为旌旄也。""牦与旄同，或作毛。"《纲目》载其角主治"惊痫热毒，诸血病"；其黄（结石）"惊痫癫狂"。今或有用者。

"犛牛"的名目，可参上"文录"。其生境、形态，时珍云："犛牛出西南徼外，居深山中野牛也。状及毛、尾俱同牦牛，牦小而犛大，有重千斤者，其尾名曰犛，亦可为旌旄缨帽之用。唐、宋西徼诸州贡之……观此，则犛之角胜于牦，而牦之毛尾胜于犛也。"据此描述，在《纲目》中，犛牛与牦牛的形状相同，仅大小不同。且"犛之角胜于牦，而牦之毛尾胜于犛"。故《中华本草》认为"《纲目》所言牦牛即今之牛科动物牦牛 *Bos grunniens* Linnaeus，而'犛牛'也是牦牛，并非别一种。"[1]

但《纲目》中接着"犛牛"条又有一条"牦牛"，其别名为"犏牛"。《汉书·司马相如传》颜师古注曰："旄牛即今所谓偏牛者也。"又叶盛《水东日记》卷16云："庄浪属环雪山之地，产毛牛，毛杂黑白二色，长甚……毛牛与黄牛合，则生犏牛，亦颇类毛牛。又有山中野牛，亦相类。"时珍云："偏气使然。故谓之犏。然则犏又毛之遗种耶？"可见时珍将雪山之地的毛牛（或作"牦牛""犛牛"）与黄牛（封牛）的杂交种称之为"牦牛"，此为杂交种。今动物学学者高士贤认为："《本草纲目》所写的犛牛，即现今的牦牛。而所写的牦牛，则是牦牛与黄牛的杂交种，现通称之为'犏牛'。""犏牛"学名为 *Bos taurus domesticus* Gmelin ♂ x *Bos grunniens* Linnaeus ♀。[2]可见在《纲目》中，"牦牛""犛牛"的含义不一样。《纲目》"犛牛"即现今所称牦牛，《纲目》"牦牛"则特指"犏牛"，乃今牦牛与黄牛的杂交品种，

1　国家中医药管理局《中华本草》编委会：《中华本草》（9），上海：上海科学技术出版社，1999：677.
2　高士贤：《历代本草药用动物名实图考》，北京：人民卫生出版社，2013：157.

类似马与驴杂交生出的骡子，亦无生育能力。

但在古本草图中，要表现《纲目》中的"犛牛"与"牦牛"（"犏牛"）的区别确实不易。今将古本草中与本条相关的原创图统述于下。

《本草纲目》金陵本"犛牛"（图1）用阴刻法绘制此图，图注"犏牛相类"。此动物有双角，身上毛不甚厚，体格较瘦。此为牦牛示意图，但与实物相差甚远。后经钱本（图2）、张本（图3）二次修饰，更接近实物。《三才图会》有2图："犛"（图4）几乎就是牛图，但尾巴蓬松而大而已，此并非犛牛。"旄牛"（图5）所绘亦是牛形，身毛亦是短毛。此均非写实图。**《古今图书集成·禽虫典》**"犛图"（图7）与《三才》"犛牛"（图4）的牛身近似，但背景增加了草木，牛的姿势改变，牛的特点照旧，亦非今之牦牛。

【小结】

"犛牛"是《本草纲目》新增药。另还有一味新增药为"牦牛"。据李时珍所述，二者形态相似，仅"犛之角胜于牦，而牦之毛尾胜于犛"。另"牦牛"又称"犏牛"，据载乃"犛牛"与黄牛的杂交品。故在《纲目》中，"犛牛"指牛科动物牦牛*Bos grunniens* Linnaeus，而"犛牛"与黄牛杂交品即今犏牛*Bos taurus domesticus* Gmelin ♂ x *Bos grunniens* Linnaeus ♀。现今无"犛牛"之名，皆称"牦牛"，而杂交品称犏牛。古本草相关图中，皆无一是写实图。

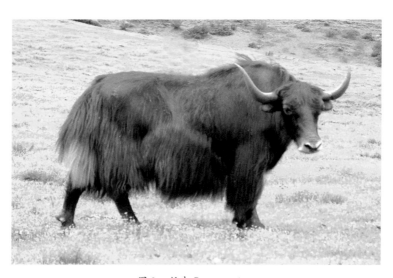

图 9　牦牛 *Bos grunniens*

51–10　海牛

【品图】

本品2图，取自2书，其中图1乃原创图，图2乃仿绘图1而成。详见下"鉴药"项。

【文录】

明《本草纲目》卷51"犛牛"附录：海牛　《齐地志》云：出登州海岛中。形似牛，罷脚鮎毛，其皮甚软，可供百用。脂可然灯。《寰宇志》名潜牛，《广志》名牦牛。/月支牛。《玄中记》云：出西胡及大月氏国。今日割取肉，明日其创即复合也。

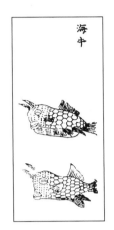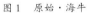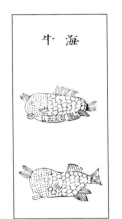

图 1　原始·海牛　　　图 2　类纂·海牛

明《本草原始》卷11"海牛"　生东海。海蠃之属。头有角如牛，故名海牛。角硬尖锐有纹，身苍色，有龟背纹，腹黄白色，有箸顶花点鱼尾。今房术中多用。

【鉴药】

"海牛"原置于"犛牛"条之后，作为附录药。其原始文献出《齐地志》。该书已佚，《太平御览》卷900"牛"条引《齐地记》佚文："海牛形似牛而无角，骈色，虎声，爪牙亦如虎，脚似罷鱼，尾似鮎鱼，尾长尺余，其皮甚软，可供百用。"或谓即今哺乳纲海牛目海牛科（*Trichechidae*）动物海牛*Trichechus manatus* Linnaeus一致。[1]然此海牛毫无爪牙，其前肢乃桨状鳍肢，如何符合"爪牙亦如虎"？罷鱼即扬子鳄*Alligator sinensis* Fauvel之类，今海牛本无脚，其鳍肢也不像鳄鱼。整个海牛体肥胖，无颈，头小，与牛无任何相似之处。另时珍所引《寰宇志》《广志》《玄中记》所载海牛，资料过简，无法供考证用。

《本草原始》：该书"海牛"（图1）绘两只相似的动物。其体型甚大，无腿，有背鳍及尾鳍，后半身背上有龟甲状纹，前半身头颈不明显，眼大，有双触角。该书所绘图多据写生，且有文字介绍："生东海，海蠃之属。头有角如牛，故名海牛。"图注云："角硬尖锐，有纹，身苍色，有龟背纹。腹黄白色，有著顶花点，鱼尾。"故当有此动物，不似凭想象虚构。《中药大辞典》将其定为软体动物门无腔目海牛科（*Dolididae*）海牛属（*Dioris*）动物。[2]高士贤据《本草原始》

1　高士贤：《历代本草药用动物名实图考》，北京：人民卫生出版社，2013：243.

2　江苏新医学院：《中药大辞典》，上海：上海科学技术出版社，1977：1925.

所记"鱼尾"的特征，认为不应是体形呈椭圆的种类，应当定为软体动物门多角海牛科（Polyceridae）的种类比较合适。因多角海牛科的体型多为披针形，尾部呈鱼尾状，故将福氏多角海牛Polycera fujitai Baba为代表。[1]《中药大辞典》图3与《历代本草药用动物名实图考》（图4）两"海牛"相比较，有较多的相似之处，但此2图与《原始》图1对比，则多处不符。李中立言"海牛"是"海赢之属"，其图似为写生之作，不属虚构。不明何以据此图能定作福氏多角海牛。今将现代考证的动物图附上，以俟高明指正。

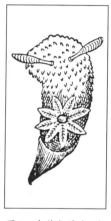

图3 中药大辞典·海牛

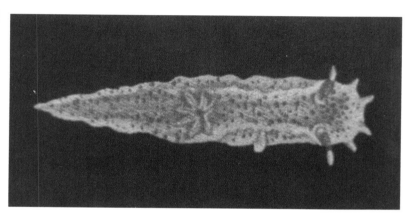

图4 动物名实图考·福氏多角海牛

【小结】

"海牛"是《纲目》"牦牛"条后附录药。原见《齐地记》。或谓即今哺乳动物海牛科（Trichechidae）动物海牛Trichechus manatus Linnaeus。另《本草原始》有"海牛"图文，今或考为软体动物海牛科（Dolididae）海牛属Dioris动物。或考为多角海牛科福氏多角海牛Polycera fujitai Baba之类。然此二种软体动物与《原始》图多处不符。

---

1 高士贤：《历代本草药用动物名实图考》，北京：人民卫生出版社，2013：243.

51-11 野马

【品图】

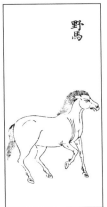

图1 饮膳·野马

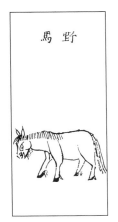

图2 纲目（金）·野马

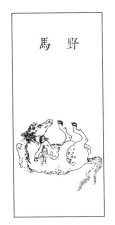

图3 纲目（钱）·野马

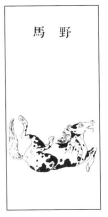

图4 纲目（张）·野马

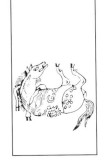

图5 会纂·野马

本品5图，取自5书。有承继关系的图仅1个书类。

《本草纲目》（钱本）：该书"野马"（图3）的仿绘者有《食物本草会纂》图5。

以上5图中，除外1幅仿绘图，原创图尚有4幅（图1、2、3、4），详见下"鉴药"项。

【文录】

明《本草纲目》卷51"野马"【集解】【时珍曰】按郭璞云：野马似马而小，出塞外。今西夏、甘肃及辽东山中亦有之。取其皮为裘，食其肉，云如家马肉，但落地不沾沙耳。《尔雅》云：騉如马，一角似鹿茸。不角者，騋也。《山海经》云：北海有兽，状如马，色青，名曰騊駼。此皆野马类也。

【鉴药】

"野马"首见于《本草纲目》。李时珍曰："野马，孙思邈《千金方》载有功用，而本草不收，今采补之。"《中华本草》注其出典为《千金·食治》。但《千金·食治》非正规本草书，时珍已申明"本草不收"才作为《纲目》新增，故仍当遵时珍所言。《千金·食治》载"野马阴茎……主男子阴痿缩，少精。肉……主人马痫，筋脉不能自收，周痹，肌不仁"。古代罕见用野马入药。今野马为国家一级保护动物，严禁捕杀。

李时珍撰写"野马"条,依据的是前人文献。其中首要的是郭璞注《尔雅·释畜》"野马":"如马而小。出塞外。"时珍曰:"今西夏、甘肃及辽东山中亦有之。"另《尔雅·释兽》所载"驧如马,一角,不角者骐。"《山海经》卷8"海外北经":"北海内有兽,其状如马,名曰驹騄。"李时珍云"此皆野马类也",则未免过于武断。据郭璞注,古代野马与今马科动物野马*Equus przewalskii* Poliakov较一致,此种乃世界上唯一的野生马类。[1]今将古本草中与本条相关的原创图统述于下。

《饮膳正要》"野马"(图1)所绘之野马类似家马,但耳更大,马鬃毛直立而短,不垂于颈部两侧。尾全具长毛,此类似野马*E. przewalskii*。**《本草纲目》金陵本**"野马"(图2)粗具马形。此马下颌有须,四蹄之后亦有须。此与野马不符。**《纲目》钱本**"野马"(图3)不过是绘一匹打滚撒野的马而已。**《纲目》张本**"野马"(图4)为花斑马,撒欢的劲头更足,但这不是野马的特性。

【小结】

"野马"为《本草纲目》新增药。据郭璞注《尔雅》野马"如马而小。出塞外。"今考此即马科动物野马*Equus przewalskii* Poliakov。《饮膳正要》"野马"图为野马*E. przewalskii*。但其他插图皆非写实图。

51–12　野猪

【品图】

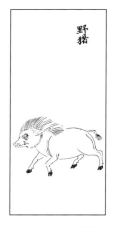
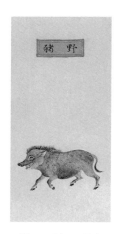
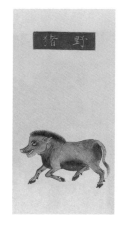
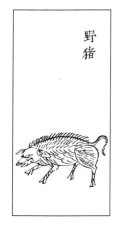

图1　饮膳·野猪　　　图2　品汇·野猪　　　图3　食物·野猪　　　图4　蒙荃·野猪

1　国家中医药管理局《中华本草》编委会：《中华本草》(9),上海：上海科学技术出版社,1999：612.

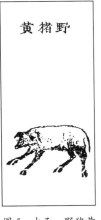

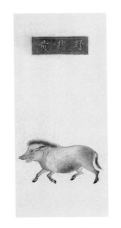

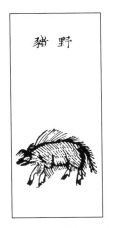

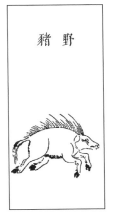

图5　太乙·野猪黄　　图6　雷公·野猪黄　　图7　纲目（金）·野猪　　图8　纲目（钱）·野猪

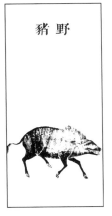

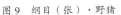

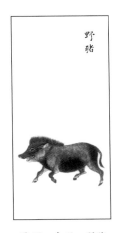

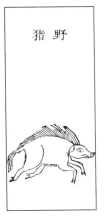

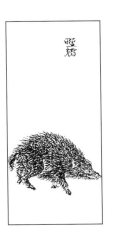

图9　纲目（张）·野猪　　图10　金石·野猪　　图11　会纂·野猪　　图12　图说·野猪

　　本品12图，取自12书，其中彩色图4幅。有承继关系的图可分3个书类。

　　《饮膳正要》：该书"野猪"（图1）的彩色图仿绘者有《本草纲目》金陵本"野猪"（图7，构图同图1。全身披长鬃毛，嘴尖，无獠牙）、《本草蒙筌》图4（仿绘金陵本图7，长毛减少）。

　　《本草品汇精要》：该书"野猪"（图2）的仿绘图有《食物本草》图3、《补遗雷公炮制便览》"野猪黄"（图6）、《金石昆虫草木状》图10。

　　《本草纲目》（钱本）：该书"野猪"（图8）的仿绘图有《纲目》张本图9（阴刻）、《食物本草会纂》图11（仿绘钱本图8）。

　　以上12图中，除外7幅仿绘图，原创图尚有5幅（图1、2、5、8、12），详见下"鉴药"项。

【文录】

唐《食疗本草》（见《证类》卷18"野猪黄"） 孟诜云：其冬月在林中食橡子。/三岁胆中有黄。

宋《本草衍义》卷16"野猪黄" 京西界野猪甚多，形如家猪，但腹小脚长，毛色褐，作群行，猎人惟敢射最后者，射中前奔者，则群猪散走伤人。肉色赤如马肉，其味甘，肉复软，微动风。黄不常有，间得之，世亦少用。食之尚胜家猪。

明《本草纲目》卷51"野猪"【集解】【时珍曰】野猪处处深山中有之，惟关西者时或有黄。其形似猪而大，牙出口外，如象牙。其肉有至二三百斤者。能与虎斗。或云：能掠松脂、曳沙泥涂身，以御矢也。最害田稼，亦啖蛇虺。《淮南子》曰：野彘有芃菅槎栉，堀虚连比，以象宫室，阴以防雨，景以蔽日。亦其知也。范致能《虞衡志》云：岭南一种懒妇，似山猪而小，善害田禾。惟以机轴纺织之器置田所，则不复近也。

【鉴药】

"野猪黄"首见于《唐本草》。《本草纲目》以"野猪"为正名。《唐本草》载其黄（胆结石）"主金疮，止血生肉。疗癫痫"。后世医方本草亦用其肉、脂、胆、齿、头骨、外肾、皮等入药。

关于本品形态、习性，《食疗》云"其冬月在林中食橡子""三岁胆中有黄"。宋·寇宗奭云："京西界野猪甚多，形如家猪，但腹小脚长，毛色褐，作群行，猎人惟敢射最后者，射中前奔者，则群猪散走伤人……黄不常有，间得之，世亦少用。"李时珍云："野猪处处深山中有之，惟关西者时或有黄。其形似猪而大，牙出口外，如象牙。其肉有至二三百斤者。能与虎斗。"据以上记载，《中华本草》谓古之野猪与今猪科动物野猪*Sus scrofa* Linnaeus相符。今将古本草中与本条相关的原创图统述于下。

《饮膳正要》"野猪"（图1）形如家猪，头背鬃毛长而密，余处无毛。吻突出，有獠牙，即时珍所云"牙出口外，如象牙"。此即野猪*S. scrofa*。《本草品汇精要》"野猪"（图2）绘一灰黑色野猪，猪鬃明显，全身皆有毛。其构图与《饮膳》相似，但全身有毛，却无獠牙。此亦为野猪*S. scrofa*。《太乙仙制本草药性大全》"野猪黄"（图5）阴刻，其形如猪，无鬃毛及獠牙，腿甚长，不像是野猪。《本草纲目》钱本"野猪"（图8）绘一奔跑的野猪，背脊有竖立的猪鬃，身上无毛，亦无獠牙。此与实物还有较大差距。《本草简明图说》"野猪"（图12）吻尖，毛多，背脊拱起，故看起来类似豪猪，当然豪猪的刺毛比此图更多。

【小结】

"野猪"为《唐本草》载入本草。据寇宗奭、李时珍所述本品形状习性，本品与今猪科动物野猪*Sus scrofa* Linnaeus相符。古本草中《饮膳正要》《本草品汇精要》所绘图形最接近实物。

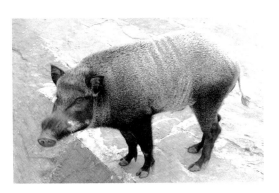

图 13　野猪 *Sus scrofa*

51–13　豪猪

【品图】

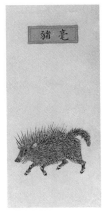

图 1　品汇·毫猪

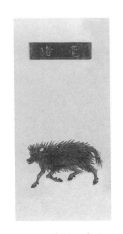

图 2　食物·毫猪

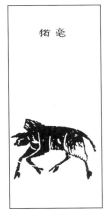

图 3　太乙·毫猪

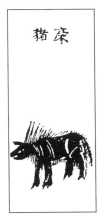

图 4　纲目（金）·豪猪

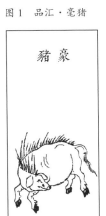

图 5　纲目（钱）·豪猪

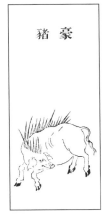

图 6　纲目（张）·豪猪

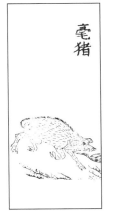

图 7　三才·毫猪

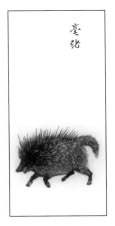

图 8　金石·毫猪

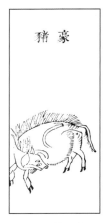

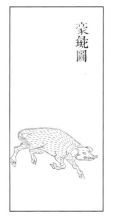

图9　会纂·豪猪　　　图10　禽虫典·豪彘图

本品10图，取自10书，其中3幅彩图。有承继关系的图可分3个书类。

《本草品汇精要》：该书"豪猪"（图1）的仿绘者有《食物本草》图2、《金石昆虫草木状》图8。

《本草纲目》（钱本）：该书"豪猪"（图5）的仿绘者有《本草纲目》张本图6、《食物本草会纂》图9。

《三才图会》：该书"豪猪"（图7）的仿绘者为《古今图书集成·禽虫典》"豪彘图"（图10）。

以上10图中，除外5幅仿绘图，原创图尚有5幅（图1、3、4、5、7），详见下"鉴药"项。

【文录】

唐《唐本草》（见《证类》卷21"蛞蝓"）《唐本》注云……豪猪，亦名蒿猪，毛如猬，簪摇而射人，其肚合屎干烧为灰，主黄疸，猪之类也。

宋《本草图经》（见《证类》卷18"豚卵"）《图经》曰：一名豪猪，鬣间有毫如箭，能射人。陕、洛、江东诸山中并有之。

明《本草纲目》卷51"**豪猪**"【释名】蒿猪（《唐本》）、山猪（《通志》）、獾貐（音原俞）、狟猪（音丸）。【时珍曰】《说文》云：豪，豕鬣如笔管者。能激毫射人故也。郭璞曰：吴、楚呼为鸾猪。《星禽》云：璧水貐，豪猪也。【集解】【时珍曰】豪猪处处深山中有之，多者成群害稼。状如猪，而项脊有棘鬣，长近尺许，粗如箸，其状似笄及猬刺，白本而黑端。怒则激去，如矢射人。羌人以其皮为靴。郭璞云：狟猪自为牝牡而孕也。张师正《倦游录》云：南海有泡鱼，大如斗，身有棘刺，能化为豪猪。

【鉴药】

"豪猪"首见于《本草纲目》。《说文》："豪：豕，鬣如笔管者。"时珍曰："能激毫射人故也。"《食疗》"猬"条云豪猪肚治"患水病彭胀"；《唐本草》："主黄疸。"古代医方书或见用之。

"豪猪"虽然晚到明代才由李时珍将其单独立条收入本草，但其具有的奇特防身功能令其早为人知。汉代《说文》载其"鬣如笔管"。《唐本草》提到"豪猪，亦名蒿猪，毛如猬，簪摇而射人……猪之类也"。《食疗》已经用其肚治水病。宋《图经》曰："豪猪，鬣间有毫如箭，能射人。陕、洛、江东诸山中并有之。"李时珍亦云：

"豪猪处处深山中有之，多者成群害稼。状如猪，而项脊有棘鬣，长近尺许，粗如箸，其状似笄及猬刺，白本而黑端。怒则激去，如矢射人。"以上众多类似的记载表明，此动物即豪猪科动物豪猪*Hystrix hodgsoni* Gray。今将古本草中与本条相关的原创图统述于下。

《**本草品汇精要**》"豪猪"（图1）绘一猪形动物，其吻如猪，且有带刺的尾巴。其背上有尖刺。此图虽然看似绘出了豪猪的特点，但实际上还是按文字叙述想象绘成的，破绽就在其头身如猪、其长尾、其刺过短且分布得不对。仿绘此图的《**食物本草**》图2更是不像实物。《**太乙仙制本草药性大全**》"豪猪"（图3）阴刻，须仔细琢磨，才知道此物有4长腿，头部模糊，背前似有前突之物，此外再也找不到可以"激毫射人"的东西。此误图！《**本草纲目**》金陵本"豪猪"（图4）也是四肢高立，头部不清，周身上下皆有长尖刺，真不知此物如何躺下睡觉。此亦误图，臆测绘成。《**纲目**》钱本"豪猪"（图5）是一头大猪，背部扁平如鱼脊，上长着如尖锐鱼鳍般的所谓"毫"。此图荒唐无稽。《**三才图会**》"豪猪"（图7）同样绘的是一头身材矫健的猪。猪身有短小硬毛。此也是误图。

【小结】

"豪猪"为《本草纲目》新增药。据《说文》《唐本草》、宋《图经》、李时珍等记载，此即豪猪科动物豪猪*Hystrix hodgsoni* Gray。但今存古本草插图，无一幅能正确反映本品的形态。即便是宫廷画家绘制的《本草品汇精要》"豪猪"图，也存在多处破绽。

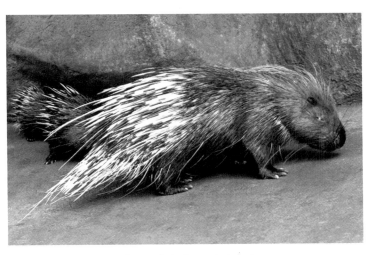

图 11　豪猪 *Hystrix hodgsoni*

51-14 熊

【品图】

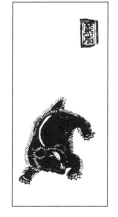

图 1　图经（大）·熊脂

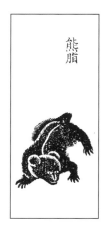

图 2　图经（政）·熊脂

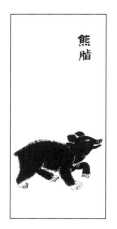

图 3　图经（绍）·熊脂

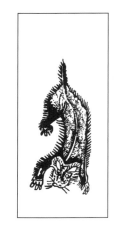

图 4　歌括·熊胆

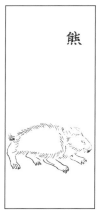

图 5　饮膳·熊

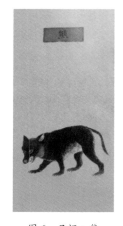

图 6　品汇·熊

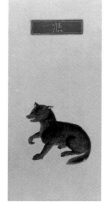

图 7　食物·熊

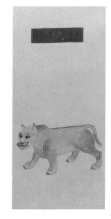

图 8　食物·羆

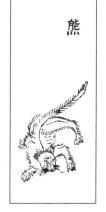

图 9　蒙筌·熊

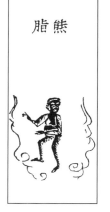

图 10　太乙·熊脂

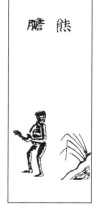

图 11　太乙·熊胆

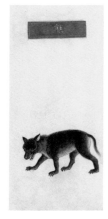

图 12　雷公·熊

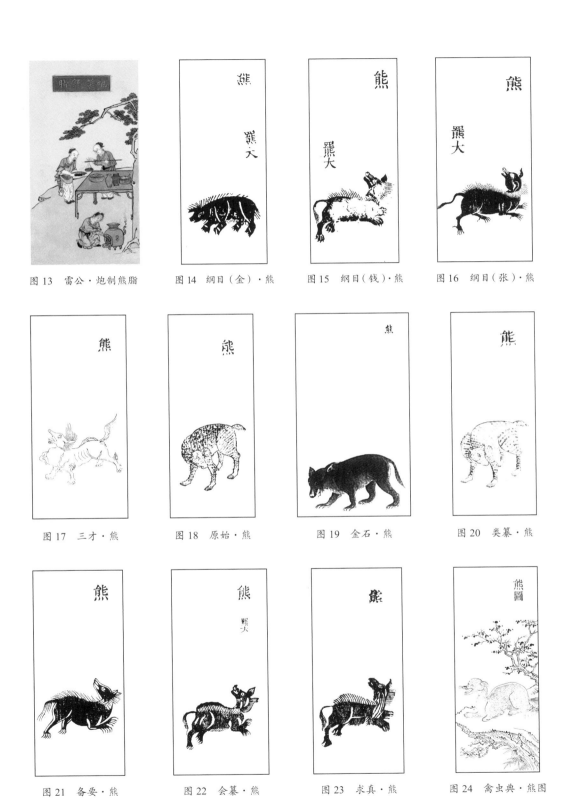

图 13　雷公·炮制熊脂　　　图 14　纲目（金）·熊　　　图 15　纲目（钱）·熊　　　图 16　纲目（张）·熊

图 17　三才·熊　　　图 18　原始·熊　　　图 19　金石·熊　　　图 20　类纂·熊

图 21　备要·熊　　　图 22　会纂·熊　　　图 23　求真·熊　　　图 24　禽虫典·熊图

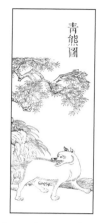

青熊图

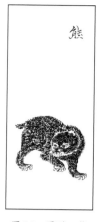

熊

图25 禽虫典·青熊图　　图26 图说·熊

本品26图，取自22书，其中6幅彩图。有承继关系的图可分4个书类。

《本草图经》：该书"熊脂"图分别存于《大观》（图1）、《政和》（图2）、《绍兴》（图3）。此三传本药图大同小异（图3方向姿势改变），今以《政和》图2为《图经》图的代表。仿绘此图的墨线图有《本草歌括》"熊胆"（图4，失真多矣）、《本草蒙筌》"熊"（图9，不如原图，尾巴加长）。

《本草品汇精要》：该书"熊"（图6）的仿绘彩图有《补遗雷公炮制便览》图12、《金石昆虫草木状》图19。

《本草纲目》（钱本）：该书"熊"（图15）的仿绘图有《纲目》张本图16、《本草备要》图21、《食物本草会纂》图22、《本草求真》图23。

《本草原始》：该书"熊"（图18）的仿绘图有《本草纲目类纂必读》图20。

以上26图中，除外11幅仿绘图，原创图有15幅（图2、5、6、7、8、10、11、13、14、15、17、18、24、25、26），详见下"鉴药"项。

【文录】

《别录》（见《证类》卷16"熊脂"）　生雍州山谷。十一月取。

梁《本草经集注》（同上）　陶隐居云：此脂即是熊白，是背上膏，寒月则有，夏月则无。其腹中肪及身中膏，煎取可作药，而不中啖。今东西诸山县皆有之，自是非易得物尔。

宋《本草图经》（同上）　《图经》曰：今雍、洛、河东及怀、卫山中皆有之。熊形类犬豕，而性轻捷，好攀缘，上高木，见人则颠倒自投地而下。冬多入穴而藏蛰，始春而出。

明《本草纲目》卷51"熊"　【释名】【时珍曰】熊者雄也。熊字篆文象形。俗呼熊为猪熊，罴为人熊、马熊，各因形似以为别也。《述异记》云：在陆曰熊，在水曰能，即鲧所化者。故熊字从能。《续搜神记》云：熊居树孔中，东土人击树，呼为子路则起，不呼则不动也。又狒狒亦名人熊，见本条。【集解】【时珍曰】熊如大豕而竖目，人足黑色。春夏膘肥时，皮厚筋弩，每升木引气，或堕地自快，俗呼跌膘，即庄子所谓熊经鸟申也。冬月蛰时不食，饥则舐其掌，故其美在掌，谓之熊蹯。其行山中虽数千里，必有跧伏之所，在石岩枯木中，山人谓之熊馆。刘敬叔《异苑》云：熊性恶秽物及伤残，捕者置此物于穴，则合穴自死。或为棘刺所伤出血，爪之，至骨即毙也。陆佃《埤雅》云：其胆春近首，夏在腹，秋在左足，冬在右足。熊、罴皆壮毅之物，属阳，故书以喻不二心之臣，而《诗》以为男子之祥也。

【鉴药】

"熊脂"首见于《本经》。《本草纲目》以"熊"为正名。李时珍释名曰："熊者雄也。熊字篆文象形。"《本经》载其脂"主风痹不仁筋急，五藏腹中积聚，寒热羸瘦，头疡白秃，面皯疱。久服强志，不饥，轻身"。后世医方书多用熊胆。现代或有人工养熊取熊胆汁者。

关于熊的生境、形态，《别录》仅云"生雍州山谷"。"雍州"即今陕西西安市。梁·陶弘景云："今东西诸山县皆有之，自是非易得物尔。"关于其形态，《说文·熊部》："熊：兽似豕。山居，冬蛰。"宋·苏颂《图经》曰："今雍、洛、河东及怀、卫山中皆有之。熊形类犬豕，而性轻捷，好攀缘，上高木，见人则颠倒自投地而下。冬多入穴而藏蛰，始春而出。"

李时珍则云："熊如大豕而竖目，人足黑色。春夏膘肥时，皮厚筋弩，每升木引气，或堕地自快，俗呼跌膘，即庄子所谓熊经鸟申也。冬月蛰时不食，饥则舐其掌，故其美在掌，谓之熊蹯。其行山中虽数千里，必有跧伏之所，在石岩枯木中，山人谓之熊馆。"《纲目》"熊"条附录中，时珍又辨析熊与罴、魋之异同："熊、罴、魋，三种一类也。如豕色黑者，熊也；大而色黄白者，罴也；小而色黄赤者，魋也。建平人呼魋为赤熊，陆机谓'罴为黄熊'是矣。罴，头长脚高，猛憨多力，能拔树木，虎亦畏之。遇人则人立而攫之，故俗呼为人熊。关西呼豭熊。"综合分析以上熊的形态、习性，可知"如豕色黑者"即熊科动物黑熊 *Selenarctos thibetanus* G. Cuvier、"大而色黄白者""头长脚高，猛憨多力"的"罴"为棕熊 *Ursus arctos arctos* Linnaeus。[1]今将古本草中与本条相关的原创图统述于下。

《本草图经》"熊脂"（图2）采用阴刻，绘一大熊，头、耳、脚、身、尾，无一不准确，此即黑熊 *S. thibetanus*。《饮膳正要》"熊"（图5）绘一兔头、毛身、短尾之动物，与熊不相干，乃误图。《本草品汇精要》"熊"（图6）绘一尖耳、细腿、长尾之动物，与熊的实物相差较大。《食物本草》彩色2图："熊"（图7）与《品汇》图6的姿势不同，但尖耳、瘦肢、长尾依旧，此与熊不合。"貔"（图8）绘一黄色类虎、尖耳长尾之动物。该书卷3"罴"条云："貔似虎。"画士则按此杜撰出此图。《太乙仙制本草药性大全》2图："熊脂"（图10）绘一站立的黑人，两边皆有如意纹。"熊胆"（图11）图如前图，也是一黑人，背景是山坡小草。此等怪图，百思不解。《补遗雷公炮制便览》"炮制熊脂"（图13）乃据《雷公炮炙论》之法绘成。雷公法为："雷

---

1 国家中医药管理局《中华本草》编委会：《中华本草》（9），上海：上海科学技术出版社，1999：574.

公云：凡收得后，炼过，就器中安生椒，每一斤熊脂入生椒十四个，炼子，去脂革并椒，入瓶中收，任用。"图中上方两人，在称量要与熊脂合炼的生椒（花椒）。下方炉前一人在烧火，炉子上有一小锅，示意调配好的药再在锅内炼制过。**《本草纲目》金陵本**"熊"（图14）绘一黑色猪形物，背上、腹下皆有长毛，毫无熊的形象。**《纲目》钱本**"熊"（图15）绘一带长毛的黑猪在打滚。不明此图欲表达何意。**《三才图会》**"熊"（图17）为白色。其身形如虎，四肢强健，但头部似猪而长满长头发，有长尾巴。此怪物与熊无半点相似处。**《本草原始》**"熊"（图18）为灰黑色，四肢瘦长，无熊的体型与体态。**《古今图书集成·禽虫典》**2图："熊图"（图24）绘山崖上蹲坐着一颈项瘦长之兽，与熊的臃肿健硕体态相差甚多。"青熊图"（图25）绘野外行走着的一白色狗状物，身有短毛。不明何以称此"白狗"为"青熊"。**《本草简明图说》**"熊"（图26）的身躯黑而壮，倒是有几分"熊"样。但其头无尖吻及圆耳，面相倒有几分类猫。以上17幅原创图，除最早出现的《本草图经》所绘之外，无一幅能较好地反映熊的主要特点。

【小结】

"熊"为《本经》所载早期药物之一，主要用其脂，后世多用其胆。据苏颂、李时珍所云，本条涉及的"如豕色黑者"即熊科动物黑熊Selenarctos thibetanus G. Cuvier、大于熊而色黄白者即"罴"，为今熊科动物棕熊Ursus arctos arctos Linnaeus。《本草图经》所绘之动物即黑熊S. thibetanus。但下此以往，诸多彩色或墨线图无一能较好地反映熊的主要特点，甚至有些图十分荒唐。

51–15 罴

【品图】

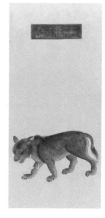 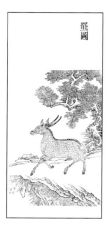 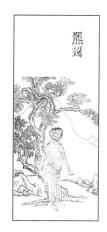

图1 食物·罴　　　图2 禽虫典·罴图-1　　　图3 禽虫典·罴图-2

本品3图，均为原创图。详见下"鉴药"项。

【文录】

明《本草纲目》卷51"熊"附录"黑羆" 【时珍曰】熊、黑、羆，三种一类也。如豕色黑者，熊也；大而色黄白者，黑也；小而色黄赤者，羆也。建平人呼羆为赤熊，陆机谓"黑为黄熊"是矣。黑，头长脚高，猛憨多力，能拔树木，虎亦畏之。遇人则人立而攫之，故俗呼为人熊。关西呼猳熊。罗愿《尔雅翼》云：熊有猪熊，形如豕；有马熊，形如马。即黑也。或云黑即熊之雄者。其白如熊白，而理粗味减，功用亦同。

【鉴药】

"黑"为《本草纲目》"熊"条下的附录药。李时珍加按语予以解说："熊、黑、羆，三种一类也……大而色黄白者，黑也；小而色黄赤者，羆也。建平人呼羆为赤熊。陆机谓'黑为黄熊'是矣。黑，头长脚高，猛憨多力……俗呼为人熊。关西呼猳熊。"可知"黑"只是熊的一种，上条"熊"中已提及"黑"为熊科动物棕熊*Ursus arctos* L.。详参"51-14熊"条"鉴药"。今将古本草中与本条相关的原创图统述于下。

《食物本草》"黑"（图1）的颜色为灰棕色，其余皆同该书所绘"熊"图（见上条"熊"图7）特点。《古今图书集成·禽虫典》2图："黑图-1"（图2）绘在野外行走着的一马状动物。头有双角似羊角，全身被细毛，四肢瘦劲。此与文字记载之"黑"相差太远。"黑-2"（图3）绘野外站立一人，全身披毛，此大概是依据时珍曰"遇人则人立而攫之，故俗呼为人熊"绘成。

【小结】

"黑"为《本草纲目》"熊"条下的附录药。现代学者考"黑"为熊科动物棕熊*Ursus arctos* L.。古本草有题为"黑"的图3幅，均系凭想象绘成。

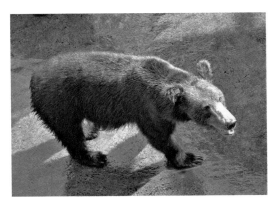

图4　棕熊 *Ursus arctos*

51–16 麤羊

5178

【品图】

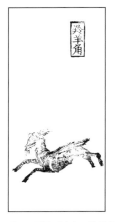

图 1 图经(大)·羚羊角

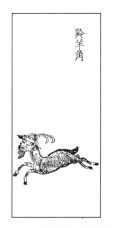

图 2 图经(政)·羚羊角

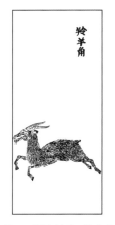

图 3 图经(绍)·羚羊角

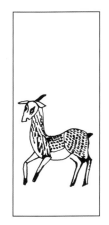

图 4 歌括·羚羊角

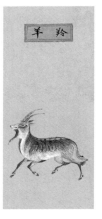

图 5 品汇·羚羊

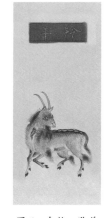

图 6 食物·羚羊

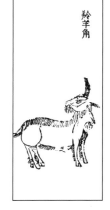

图 7 蒙筌·羚羊角

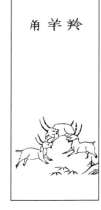

图 8 太乙·羚羊角

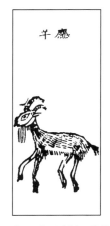

图 9 纲目(金)·麤羊

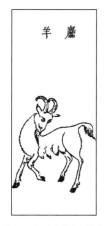

图 10 纲目(钱)·麤羊

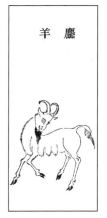

图 11 纲目(张)·麤羊

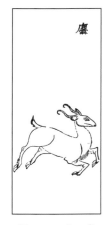

图 12 三才·麤

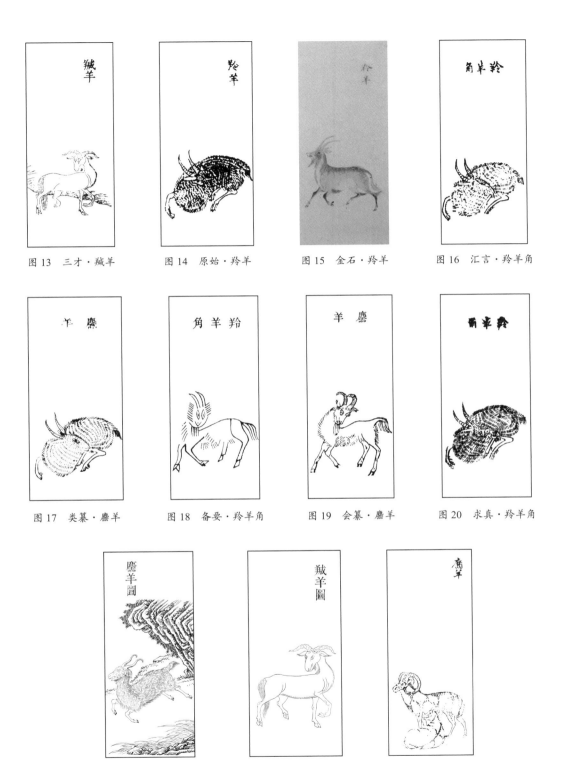

图 13　三才·羬羊　　　图 14　原始·羚羊　　　图 15　金石·羚羊　　　图 16　汇言·羚羊角

图 17　类纂·麢羊　　　图 18　备要·羚羊角　　　图 19　会纂·麢羊　　　图 20　求真·羚羊角

图 21　禽虫典·麢羊图　　　图 22　禽虫典·羬羊图　　　图 23　图说·麢羊

本品23图，取自21书，其中3幅彩图。有承继关系的图可分5个书类。

《本草图经》：该书"羚羊角"图分别存于《大观》（图1）《政和》（图2）《绍兴》（图3）。此三传本药图大同小异，今以《政和》图2为《图经》图的代表。仿绘此图者有《本草歌括》图4，其图简单，误绘为独角。

《本草品汇精要》：该书"羚羊"（图5）的仿绘彩图有《金石昆虫草木状》图15。

《本草纲目》（钱本）：该书"麢羊"（图10）的仿绘图有《纲目》张本图11、《本草备要》图18、《食物本草会纂》图19。

《三才图会》：该书2图。"麢"（图12）、"羬羊"（图13）的仿绘图有《古今图书集成·禽虫典》"麢羊图"（图21，仿《三才》图12，但其羊与原图呈水平镜像，且增添了山野背景）；"羬羊图"（图22，仿《三才》图13，但消除了原图的背景）。

《本草原始》：该书"羚羊"（图14）的仿绘图有《本草汇言》图16、《本草纲目类纂必读》图17、《本草求真》图20。

以上23图中，除外12幅仿绘图，原创图有11幅（图2、5、6、7、8、9、10、12、13、14、23），详见下"鉴药"项。

【文录】

《别录》（见《证类》卷17"羚羊角"）　生石城山川谷及华阴山，采无时。

梁《本草经集注》（同上）　陶隐居云：今出建平、宜都诸蛮中及西域。多两角，一角者为胜。角甚多节，蹙蹙圆绕。别有山羊角极长，惟一边有节，节亦疏大，不入药用。《尔雅》名羱羊，而羌夷云：只此名羚羊角，甚能陟峻。短角者乃是山羊尔。亦未详其正。

唐《唐本草》（同上）　《唐本》注云：《尔雅》云：羚，大羊。羊如牛大，其角堪为鞍桥。一名羱羊，俗名山羊，或名野羊。善斗至死。又有山驴，大如鹿，皮堪靴用，有两角，角大小如山羊角。前言其一边有蹙文又疏慢者是此也。陶不识，谓山羊，误矣。二种并不入药。而俗人亦用山驴角者。今用细如人指，长四五寸，蹙文细者。南山、商、浙间大有，今出梁州、直州、洋州亦贡之。

唐《本草拾遗》（同上）　陈藏器云：山羊、山驴、羚羊，三种相似，医工所用，但信市人，遂令汤丸或致乖舛。且羚羊角有神，夜宿以角挂树不着地。但取角弯中深锐紧小，犹有挂痕者即是真，慢无痕者非，作此分别，余无它异。真角，耳边听之集集鸣者良。陶云一角者，谬也。

宋《本草图经》（同上）　《图经》曰：今秦、陇、龙、蜀、金、商州山中皆有之。戎人多捕得来货，其形似羊也，青而大，其角长一二尺，有节如人手指握痕，又至坚劲。今入药者皆用此角。谨按《尔雅》云：羚，大羊。羱，如羊。郭璞注云：羚，似羊而大，角圆锐，好在山崖间；羱似吴羊而大角，角椭，出西方……观今市货者，与《尔雅》所谓羱羊，陶注所谓山羊，唐注所谓山驴，大都相似。今人相承用之，以为羱羊其细角长四五寸，如人指多节蹙蹙圆绕者，其间往往弯中有磨角成痕处，京师极多，详本草及诸家所出，此乃是真羱羊，而世多不用，不知其所以然者何也？又陈藏器谓：真角，耳边听之集集鸣者良。今牛羊诸角，但杀之者听之皆有声，不必专羚羊也，自死角则无声矣。

宋《本草衍义》卷16"羚羊角" 令皆取有挂痕者。陈藏器取耳边听之集集鸣者良。亦强出此说，未尝遍试也。今将他角附耳，皆集集有声，不如有挂痕一说尽矣。然多伪为之，不可不察也。

明《本草纲目》卷51"麢羊"【释名】羚羊（俗）、麢羊（音铃）、九尾羊。【时珍曰】按王安石《字说》云：鹿则比类，而环角外向以自防，麢则独栖，悬角木上以远害，可谓灵也。故字从鹿，从灵省文。后人作羚。许慎《说文》云：麢，山羊也，大而细角。《山海经》作羬，云状如羊而马尾。费信《星槎胜览》云：阿丹国羚羊，自胸中至尾，垂九块，名九尾羊。【集解】【时珍曰】羚羊似羊，而青色毛粗，两角短小；羱羊似吴羊，两角长大；山驴，驴之身而羚之角，但稍大而节疏慢耳。陶氏言羚羊有一角者，而陈氏非之。按《寰宇志》云：安南高石山出羚羊，一角极坚，能碎金刚石。则羚固有一角者矣。金刚石出西域，状如紫石英，百炼不消，物莫能击，惟羚羊角扣之，则自然冰泮也。又貘骨伪充佛牙，物亦不能破，用此角击之即碎，皆相畏耳。羚羊皮，西人以作座褥。

明《本草汇言》卷18"羚羊角" 形似羊，毛青而觕。夜宿独栖，常挂角树上。两角者多，一角者更佳。其角白亮如玉，长七八寸，细如人指，有节，蹙蹙圆绕，湾而深锐紧小，有挂痕者为真。其节亦密。内有天生木胎也。别有山羊、山马角，颇相似，不可不审。但山羊、山马角大而节疏，仅一边有节也。

清《本草从新》卷6"羚羊角" 一边有节而疏，乃山驴、山羊，非羚也。明亮而尖不黑者良。多两角，一角者更胜。

清《增订伪药条辨》卷4"羚羊角" 产中国者，如陕西、哈密、外福、化城，新疆奇台县为最佳，巩昌、汉中者次。亦有黑白二种。黑者清肾肝热，白者清肺热熄风。近年以白者为重，故市上仅有白羚羊，黑者多无觅。讵知近年药用渐繁，捕猎殆尽，因而价值日昂。

【鉴药】

"羚羊角"首见于《本经》。《本草纲目》以"麢羊"为正名。李时珍释名曰："按王安石《字说》云：鹿则比类，而环角外向以自防，麢则独栖，悬角木上以远害，可谓灵也。故字从鹿，从灵省文。后人作羚。"按《本经》即以"羚羊"为正名，非时珍所云"后人作羚"。姑存此说。《本经》载羚羊角"主明目，益气，起阴，去恶血注下，辟蛊毒恶鬼不祥，安心气，常不魇寐"。《别录》所补功治更多，古代用为平肝息风、清热解毒要药。近代捕猎殆尽，亟须保护。故野生羚羊现为国家一级保护动物，严禁捕猎。

关于古代羚羊的生境、形态，有关记载甚多。《别录》仅云"生石城山川谷及华阴山"。汉代"石城"治今安徽池州西南。"华阴"即今陕西华阴市。梁·陶弘景云："今出建平、宜都诸蛮中及西域。多两角，一角者为胜。角甚多节，蹙蹙圆绕。别有山羊角长极长，惟一边有节，节亦疏大，不入药用。《尔雅》名羱羊，而羌夷云只此名羚羊角，甚能陟峻。"可见早期的羚羊角，其特点就是"角甚多节，蹙蹙圆绕"。但凡是羊类，均为两角。陶云"一角者为胜"，陈藏器斥之为谬。

《唐本草》所说羚羊为："羚，大羊。羊如牛大，其角堪为鞍桥。一名羱羊，俗名山羊，或名野羊。善斗至死。又有山驴，大如鹿，皮堪靴用，有两角，角大小如山羊角。前言其一边有蹙文又疏慢者是此也。陶不识，谓山羊，误矣。二种并不入药。而俗人亦用山驴角者。今用细如人指，长四五寸，蹙文细者。南山、商、浙间大有，今出梁州、直州、洋州亦贡之。"此说已涉及多种动物，《唐本草》所说"羊如牛大"的羚羊，后世并不多用。

唐·陈藏器提出的羚羊标准影响甚大："山羊、山驴、羚羊，三种相似，医工所用，但信市人，遂令汤丸或致乖舛。且羚羊角有神，夜宿以角挂树不着地。但取角弯中深锐紧小，犹有挂痕者即是真，慢无痕者非，作此分别，余无它异。真角，耳边听之集集鸣者良。"所谓"羚羊挂角，无迹可寻"之说即源于此。羚羊角特点是"角弯中深锐紧小"，被附会为"夜宿以角挂树不着地……犹有挂痕"的痕迹，此传闻之说，岂有羊能自挂于树之理？所谓"真角耳边听之集集鸣者良"亦未必真。凡空心之角，耳边听之皆"集集鸣者"，非独真羚羊角如此也。故寇宗奭批评说："陈藏器取耳边听之集集鸣者良。亦强出此说，未尝遍试也。今将他角附耳，皆集集有声。"

宋·苏颂《图经》综述宋代通行诸说，谓"今秦、陇、龙、蜀、金、商州山中皆有之。戎人多捕得来货，其形似羊也，青而大，其角长一二尺，有节如人手指握痕，又至坚劲。今入药者皆用此角……观今市货者，与《尔雅》所谓羱羊，陶注所谓山羊，唐注所谓山驴，大都相似。今人相承用之，以为羱羊其细角长四五寸，如人指多节蹙蹙圆绕者，其间往往弯中有磨角成痕处，京师极多，详本草及诸家所出，此乃是真羱羊，而世多不用，不知其所以然者何也？"其中提到"有节如人手指握痕""如人指多节蹙蹙圆绕者"，此为后世鉴定羚羊角的简易方法。近代鉴定羚羊，每以手握羚羊角，四指与角之环节自然贴合为真，药业术语谓之"合把"。苏颂提到当时所用角有长一二尺者，有长四五寸者，后世多用较短者。寇宗奭也认为鉴别羚羊最主要的是"令皆取有挂痕者""不如有挂痕一说尽矣。然多伪为之，不可不察也"。"挂痕""合把"是药业口口相传的鉴定方法。此法在宋代已经十分流行。

李时珍身在蕲州，对羚羊原动物并无感性认识，多凭文献所载。时珍云："羚羊似羊，而青色毛粗，两角短小；羱羊似吴羊，两角长大；山驴，驴之身而羚之角，但稍大而节疏慢耳。"其他引录，多涉传闻，于鉴定羚羊无益。

现代动物学家考证羚羊原动物，认为古代羚羊来源不一。如高士贤认为，时珍所云"羚羊似羊，而青色毛粗，两角短小"者，是指青羊*Naemorhedus goral* Hardwicke而言。"羱羊似吴羊，两角长大"，显然是指盘羊*Ovis ammon* Linnaeus。"山驴，驴之身而羚之角"则是鬣羚*Capricornis sumatraensis* Bechstein，亦即洮羊。时珍提到《寰宇志》云：安南高石山出羚羊，一角极坚，能碎金刚石。则羚固有一角者矣。"此种一角者，高氏认为指的是藏羚*Pantholops hodgsoni* Abel。藏羚也是两角，两角水平直立，侧面观之是一角，故称一角兽。陈藏器所称羚羊（角弯中深锐紧小）则指北山羊*Capra ibex* Linnaeus而言。[1]以上涉及的原动物有5种。

《中华本草》考证认为，古代所用的羚羊角主要为分布在我国西北地区的鹅喉羚、黄羊、小羚羊、斑羚等动物的角。这些古代羚羊都与当今药典所载的赛加羚羊（高鼻羚羊）*Saiga tatarica* Linnaeus不是同一来源。该书引据李时珍之后的本草，考证赛加羚羊角入药始于明代。[2]其依据是：明《本草汇言》载："其角白亮如玉，长七八寸，细如人指，有节，蹙蹙圆绕，湾而深锐紧小，有挂痕者为真。"又清《本草从新》云："明亮而尖不黑者良。"清末民初《增订伪药条辨》云："产中国者，如陕西、哈密、外福、化城，新疆奇台县为最佳，巩昌、汉中者次。亦有黑白二种……近年以白者为重，故市上仅有白羚羊，黑者多无觅。讵知近年药用渐繁，捕猎殆尽，因而价值日昂。"这种白亮如玉，长七八寸，明亮而尖不黑者，就是当今赛加羚羊。

其实赛加羚羊的运用未必始于明代。宋代及其以前文献多处提到的羚羊角鉴定法中，最重要的就是"节痕"，即所谓"有节如人手指握痕"，这是一般造假做不到的事。即便可以将假角琢磨出"节痕"，却无法做到自然圆润，毫无窒碍。老药工的"合把"鉴定法，除了赛加羚羊，其他来源的羊角都不可能有与之相合的粗细、长度与弯曲度。故寇宗奭说"不如有挂痕一说尽矣"，是为经验之谈，也是羚羊真品（赛加羚羊）鉴定的不二法门。今将古本草中与本条相关的原创图统述于下。

《本草图经》"羚羊角"（图2）有后倾稍弯的长角，但其羊有胡须，此乃仿山羊绘图，再添长角（有可能是参照药材羚羊角补绘），故此图非写实图。《图经》3图在角的形状上都不相同。比较而言，《绍兴》图3的角更接近羚羊角药材。《本草品汇精要》"羚羊"（图5）为彩色图，整个羊体被长毛下颌有长须，此还是将山羊、

1 高士贤：《历代本草药用动物名实图考》，北京：人民卫生出版社，2013：495.
2 国家中医药管理局《中华本草》编委会：《中华本草》（9），上海：上海科学技术出版社，1999：734.

绵羊再移植羚羊的角拼凑出来的图画，非写实图。《**食物本草**》"羚羊"（图6）只是将图5的羊变换姿势，仍是拼凑之图，非写实。《**本草蒙筌**》"羚羊角"（图7）绘的是独角，且全书上下都被长毛，下颌有胡须，此同样是臆测绘成的图。《**太乙仙制本草药性大全**》"羚羊角"（图8）乃游戏笔墨，绘几只羊在一起嬉戏，且都有胡须，说明这些画士脑子里只有山羊和药材羚羊角的形象，没有羚羊全体的形象。《**本草纲目**》金陵本"麢羊"（图9）的草率程度无第二家可比，其羊亦有长须，无法相信此是写实图，故不多议。《**纲目**》钱本"麢羊"（图10）仍是山羊的身，羚羊的角。其腹部数个下垂的带毛之物无法理解。《**三才图会**》有2图，"麢"（图12）总算没画山羊胡子了，此图颇有羚羊之态。但其角末端呈弯钩状，此为现知各种羚羊所无。可能还是受"羚羊挂角"之说的影响才画成这样。"羬羊"（图13）从其角形，近似盘羊，但其尾如马尾，长可及地，此非羚羊矣，又是一幅拼凑图。"羬羊"是一种见于《山海经》记载的羊。《**本草原始**》"羚羊角"（图14）绘一趴着的羚羊。其角形倒像是今赛加羚羊的角，但其身躯的毛如此浓密，此与实物亦不符。《**本草简明图说**》"麢羊"（图23）当为写实图，所绘之羊角大而弯曲，此为盘羊*Ovis ammon* Linnaeus。但此图绘成已在清末，其时羚羊角的主流早已是赛加羚羊，盘羊角是不作羚羊角用的。

【小结】

"羚羊角"为《本经》所载早期药物之一。宋代及其以前关于羚羊的记载，涉及多种原动物。现代考证明代以前羚羊的原动物，主要有青羊*Naemorhedus goral* Hardwicke、盘羊*Ovis ammon* Linnaeus、鬣羚*Capricornis sumatraensis* Bechstein、藏羚*Pantholops hodgsoni* Abel、北山羊*Capra ibex* Linnaeus等5种。或认为还包括鹅喉羚、黄羊、小羚羊等动物的角。明以后所用的羚羊角原动物是赛加羚羊（高鼻羚羊）*Saiga tatarica* Linnaeus。《中华本草》认为此赛加羚羊角入药始于明代。但从宋代鉴别羚羊注重"有节如人手指握痕"来看，与现代药业鉴定羚羊的"合把"法是一致的。因此赛加羚羊角的使用可能早于明代。今存古代相关的药图，很多都是将普通山羊的形象，配上羚羊角药材图拼凑起来的。只有《本草简明图说》"麢羊"图是盘羊*Ovis ammon* Linnaeus的写实图，但盘羊的角在晚清早已不当羚羊角使用。

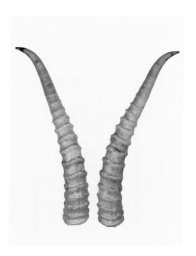

图24　羚羊角药材

51–17　山羊

【品图】

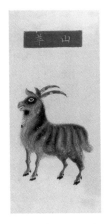

图 1　食物·山羊

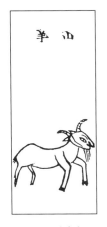

图 2　纲目（金）·山羊

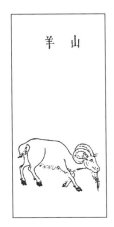

图 3　纲目（钱）·山羊

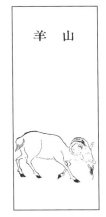

图 4　纲目（张）·山羊

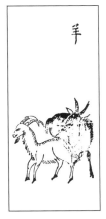

图 5　汇言·羊

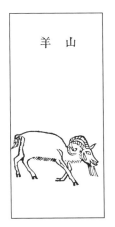

图 6　会纂·山羊

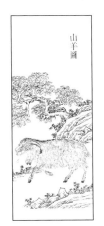

图 7　禽虫典·山羊图

本品7图，取自7书，其中1幅彩图。有承继关系的图仅1个书类。

《本草纲目》（钱本）：该书"山羊"（图3）的仿绘者有《纲目》张本图4、《食物本草会纂》图6。

以上7图中，除外2幅仿绘图，原创图尚有5幅（图1、2、3、5、7），详见下"鉴药"项。

【文录】

梁《本草经集注》（见《证类》卷17"羚羊角"） 陶隐居云：别有山羊角极长，惟一边有节，节亦疏大，不入药用。《尔雅》名羱羊，而羌夷云：只此名羚羊角，甚能陟峻。短角者乃是山羊尔。亦未详其正。

唐《唐本草》（同上）《唐本》注云：羚，大羊。羊如牛大，其角堪为鞍桥。一名羱羊，俗名山羊，或名野羊。善斗至死。

宋《本草图经》（见《证类》卷17"羧羊角"）《图经》曰：闽、广山中，出一种野羊，彼人谓之羚羊，其皮厚硬，不堪多食，肉颇肥软益人。

元《日用本草》卷3"山羊肉" 角生极长，节生一边，与羚羊相似。有挂痕为羚羊，无者为山羊。

明《本草纲目》卷51"山羊" 【释名】羱羊。【时珍曰】羊之在原野者，故名。【集解】【时珍曰】山羊有二种。一种大角盘环，肉至百斤者。一种角细者，《说文》谓之莧羊，音桓。陆氏云：羱羊状如驴而群行，其角甚大，以时堕角，暑天尘露在上，生草戴行。故《代都赋》云：羱羊养草以盘桓。

【鉴药】

"山羊"首见于《日用本草》。一名"羱羊"。时珍释名曰："羊之在原野者，故名。"但未释何以名"山羊"。《日用》载其"主蛇蛟、恶疮，筋骨急强，中风虚劳，益气"。鉴于《日用》之"山羊"与当今常与家畜绵羊并称的家养山羊*Capra hircus* Linnaeus不是同属动物，故古之"山羊"今多属保护动物，已不能随意捕猎以供食物或药用。

古之"山羊"，有其特殊含义，此名并不用来称呼今家养的山羊。梁·陶弘景于"羚羊角"条提到："别有山羊角极长，惟一边有节，节亦疏大，不入药用。《尔雅》名羱羊，而羌夷云只此名羚羊角，甚能陟峻。短角者乃是山羊尔。亦未详其正。"可见陶弘景对这些羊的区分，自己都"亦未详其正"。陶所称"山羊角极长，惟一边有节，节亦疏大"，《尔雅》中称为"羱羊"。《尔雅》（郭璞注）原文曰："羱如羊（羱羊似吴羊而大角，角椭，出西方）。"此羊角既大且长（雄性角长可达1m），"一边有节，节亦疏大"是指其角上的环节不是环绕成圈，仅在角的前上侧。此种"羱羊"，今均考作北山羊*Capra ibex* Linnaeus。此羊当时的羌地百姓认定是羚羊角的原动物，特别能爬悬崖，而把短角者称之为"山羊"。此短角山羊也许是指青羊*Naemorhedus goral* Hardwicke，此羊"青色毛粗，两角短小"。

《唐本草》也把"山羊"作为"羱羊"的俗名，又名"野羊"。《日用本草》所云的"山羊"，其形态为："角生极长，节生一边，与羚羊相似。有挂痕为羚羊，无者为山羊。"对照陶弘景所云，就是陶氏所说的"羱羊"。这种"羱羊"的角（节生一边）是没有"挂痕"的。"挂痕"是指角上的环节极为圆润柔和，被附会为羊常自将角挂树上导致的磨痕。

李时珍虽然以《日用本草》所设"山羊"为正名，但其内容已经完全不同："山羊有二种。一种大角盘环，肉至百斤者。一种角细者，《说文》谓之莫羊，音桓。"这种"大角盘环，肉至百斤"的山羊，今考为盘羊 *Ovis ammon* Linnaeus。[1] 所谓"莫（huán）羊"《说文》谓"山羊细角者"。此或即前已提到的青羊 *Naemorhedus goral* Hardwicke。故《纲目》中的"山羊"实际上包含北山羊、青羊、盘羊，非当今所称的山羊。以上3种羊的野生者均为国家保护动物，严禁滥捕。今将古本草中与本条相关的原创图统述于下。

《食物本草》"山羊"（图1）为彩绘，颇为精致。将其与该书所绘"羖羊"相比，两者相似，此非《纲目》"山羊"中的任何一种羊，就是今山羊 *Capra hircus*。毛长，有须，角细稍长。《本草纲目》金陵本"山羊"（图2）有角，不似青羊 *N. goral* 角短而直，基部靠近。且下颌有胡须，此亦似今山羊 *C. hircus*。《纲目》钱本"山羊"（图3）另绘一种羊，角大弯曲，且有胡须。从角形与下颌有胡须来看，此似北山羊 *C. ibex*。《本草汇言》"羊"（图5）绘黑白两只羊。均有须，角形如今山羊 *C. hircus*。《古今图书集成·禽虫典》"山羊图"（图7）绘野外一动物，密被羊毛，下颌亦有须毛，但不呈圆锥形，有角后倾，不明为何种动物。

【小结】

此条"山羊"为《日用本草》首载。其原动物形态即陶弘景提到的一种羊，为《尔雅》"羱羊"，俗称"山羊"。此羊今考为牛科动物北山羊 *Capra ibex* Linnaeus。李时珍诠释时提到此山羊有两种，其中"大角盘环，肉至百斤者"今考为盘羊 *Ovis ammon* Linnaeus。另一种"角细者，《说文》谓之莫羊"，此或为青羊 *Naemorhedus goral* Hardwicke。今存古本草以"山羊"为图名者，其原动物多为与前三种古"山羊"无关的山羊 *Capra hircus* Linnaeus。仅《纲目》钱本所绘动物似北山羊 *C. ibex*。

1　国家中医药管理局《中华本草》编委会：《中华本草》（9），上海：上海科学技术出版社，1999：727-728.

51-18 鹿

【品图】

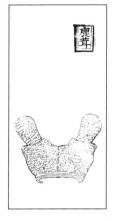

图 1　图经（大）·鹿茸

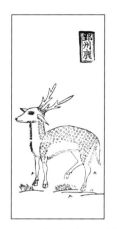

图 2　图经（大）·郓州鹿

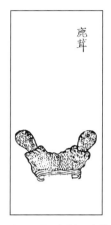

图 3　图经（政）·鹿茸

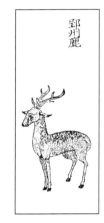

图 4　图经（政）·郓州鹿

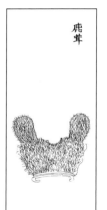

图 5　图经（绍）·鹿茸

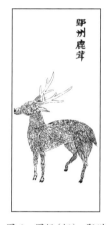

图 6　图经（绍）·郓州
鹿茸

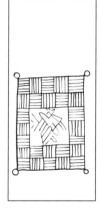

图 7　歌括·白胶

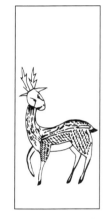

图 8　歌括·鹿茸

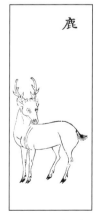

图 9　饮膳·鹿

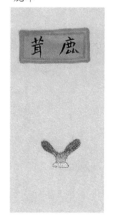

图 10　品汇·鹿茸

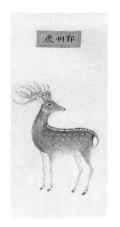

图 11　品汇·郓州鹿

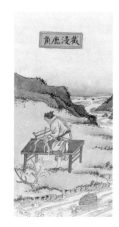

图 12　品汇·截浸鹿角

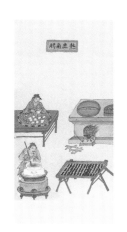

图 13　品汇·熬鹿角胶

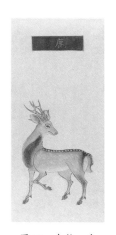

图 14　食物·鹿

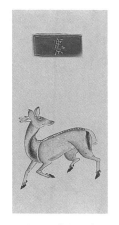

图 15　食物·麌

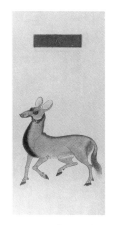

图 16　食物·麈

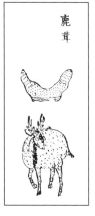

图 17　蒙筌·鹿茸

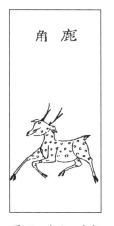

图 18　太乙·鹿角

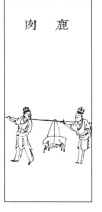

图 19　太乙·鹿肉

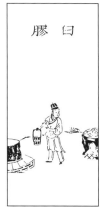

图 20　太乙·白胶

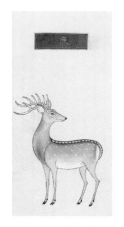

图 21　雷公·鹿

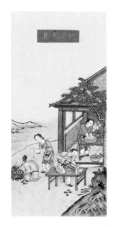

图 22　雷公·炮制鹿茸

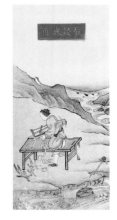

图 23　雷公·截浸鹿角

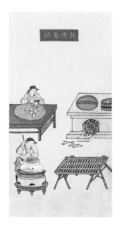

图 24　雷公·熬鹿角胶

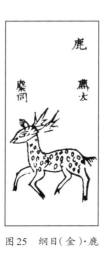

图 25　纲目（金）·鹿

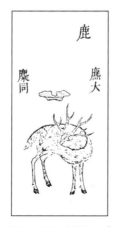

图 26　纲目（钱）·鹿

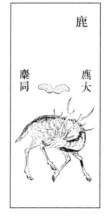

图 27　纲目（张）·鹿

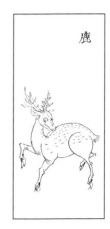

图 28　三才·鹿

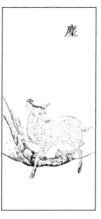

图 29　三才·麈

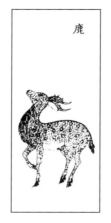

图 30　原始·鹿

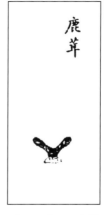

图 31　金石·鹿茸

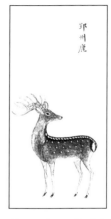

图 32　金石·郓州鹿

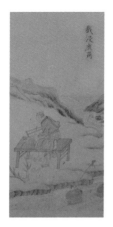

图 33　金石·截浸鹿角

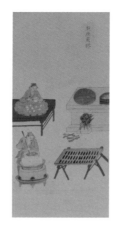

图 34　金石·熬鹿角胶

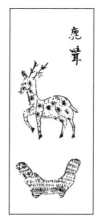

图 35　汇言·鹿茸

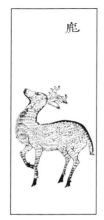

图 36　类纂·鹿

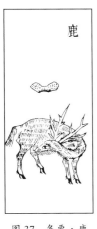

图 37　备要·鹿

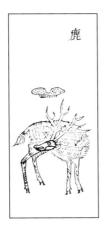

图 38　会纂·鹿

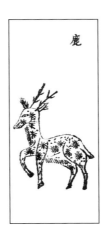

图 39　求真·鹿

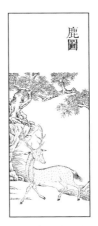

图 40　禽虫典·鹿图

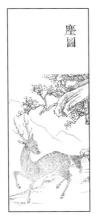

图 41　禽虫典·麈图

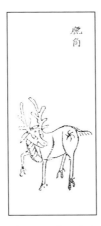

图 42　便方·鹿角

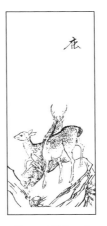

图 43　图说·鹿

　　本品43图，取自24书，其中14幅彩图。有承继关系的图可分4个书类。

　　《本草图经》：该书有2图："鹿茸""郓州鹿"。此2图分别存于《大观》（图1、2）、《政和》（图3、4）、《绍兴》（图5、6）。此三传本药图大同小异（《绍兴》2图，鹿毛密集），今以《政和》图3、图4为《图经》图的代表。

　　仿绘《图经》2图的墨线图有：《本草歌括》"鹿茸"（图8，仿绘拙劣，头部扭转）、《本草蒙筌》"鹿茸"（图17，上为鹿茸药材，下为鹿，但构图略有变化）、《本草纲目》金陵本"鹿"（图25，构图基本相同，但绘成行走状。加图注"麃大""麋同"。按"麃"乃大"麇"之名，"麋"与"鹿"并不相同，此2注均误）。《纲目》钱本"鹿"（图26）图注同金陵本，但在一图中同时绘出鹿茸、鹿。其鹿与《图经》图4的构图不一，形态相似。《本草汇言》"鹿茸"（图35）也是将鹿、鹿茸绘在同一图中，上为鹿，描绘简单，有放射形的花点。下为鹿茸，基本仿绘图3。此后仿绘《纲目》钱本图

26的有《纲目》张本图27、《本草备要》图37、《食物本草会纂》图38。《本草求真》图39仿绘《本草汇言》图35，只仿绘鹿，未绘鹿茸。

仿绘《图经》2图的彩色图依次有：《本草品汇精要》"鹿茸"（图10）、"郓州鹿"（图11，梅花鹿的身体，马鹿的角）。此后《补遗雷公炮制便览》"鹿"（图21）仿绘《品汇》图11；《金石昆虫草木状》"鹿茸"（图31）、"郓州鹿"（图32）依次仿绘《品汇》图10、图11。

《本草品汇精要》：该书还有两幅新绘图："截浸鹿角"（图12）、"熬鹿角胶"（图13）仿绘此2彩图的有《补遗雷公炮制便览》同名2图（图23、24）《金石昆虫草木状》同名2图（图33、34）。

《三才图会》：该书2图："鹿"（图28）、"麈"（图29）的仿绘图有《古今图书集成·禽虫典》"鹿图"（图40，嘴部仿绘时走形为尖嘴。将原图的稀毛改绘为有斑的毛，另增绘野外山树背景。）、"麈图"（图41，与图29构图一样，但将原无角、有如意的头顶改为双角；原旋花斑点改为细毛无斑点。另增加群山野外背景）。

《本草原始》：该书"鹿"（图30）的仿绘图有《本草纲目类纂必读》图36。

以上43图中，除外25幅仿绘图，原创图有18幅（图3、4、7、9、12、13、14、15、16、18、19、20、22、28、29、30、42、43），详见下"鉴药"项。

【文录】

宋《本草图经》（见《证类》卷17"鹿茸"）《图经》曰：鹿茸并角，《本经》不载所出州土，今有山林处皆有之。四月角欲生时取其茸，阴干。以形如小紫茄子者为上，或云茄子茸太嫩，血气犹未具，不若分岐如马鞍形者有力。

明《本草纲目》卷51"鹿"【释名】【时珍曰】鹿字篆文，象其头、角、身、足之形。《尔雅》云：鹿牡曰麚，音加；牝曰麀，音攸；其子曰麛，音迷；绝有力曰麉，音坚。斑龙名出《澹寮方》。按《乾宁记》云：鹿与游龙相戏，必生异角。则鹿得称龙，或以此与？梵书谓之密利迦罗。【集解】【时珍曰】鹿，处处山林中有之。马身羊尾，头侧而长，高脚而行速。牡者有角，夏至则解，大如小马，黄质白斑，俗称马鹿。牝者无角，小而无斑，毛杂黄白色，俗称麀鹿，孕六月而生子。鹿性淫，一牡常交数牝，谓之聚麀。性喜食龟，能别良草。食则相呼，行则同旅，居则环角外向以防害，卧则口朝尾闾，以通督脉。殷仲堪云：鹿以白色为正。《述异记》云：鹿千岁为苍，又五百岁为白，又五百岁为玄。玄鹿骨亦黑，为脯食之，可长生也。《埤雅》云：鹿乃仙兽，自能乐性，六十年必怀璚于角下，角有斑痕紫色，行则有涎，不复急走。故曰：鹿戴玉而角斑，鱼怀珠而鳞紫。沈存中《笔谈》云：北狄有驼鹿，极大而色苍黄，无斑。角大而有文，坚莹如玉，茸亦可用。《名苑》云：鹿之大者曰麈，群鹿随之，视其尾为准。其尾能辟尘，拂毡则不蠹，置茜帛中，岁久红色不黯也。

【鉴药】

"鹿茸""白胶"（鹿角熬胶）分别首出《本经》。《本草纲目》合并此二条，总以"鹿"为正名。时珍释名曰："鹿字篆文，象其头、角、身、足之形。"《本经》载鹿茸"主漏下恶血，寒热惊痫，益气强志，生齿不老"，白胶"主伤中劳绝，腰痛羸瘦，补中益气，妇人血闭无子，止痛安胎，久服轻身延年。一名鹿角胶。"古今皆为常用滋补药。

"鹿"在我国早期文献中作为吉祥之兽多有记载。《诗经·小雅》有"呦呦鹿鸣，食野之苹"之句。其形象为人们所熟知。故本草中很少有介绍鹿的形态之文，往往直接言其入药部位及用法。但对鹿茸，毕竟知之者不多，故宋《图经》曰："鹿茸并角，《本经》不载所出州土，今有山林处皆有之。四月角欲生时取其茸，阴干。以形如小紫茄子者为上，或云茄子茸太嫩，血气犹未具，不若分岐如马鞍形者有力。"

李时珍则在"鹿"条汇集众多前代有关鹿的文献资料，释其名目，究其来源："鹿，处处山林中有之。马身羊尾，头侧而长，高脚而行速。牡者有角，夏至则解，大如小马，黄质白斑，俗称马鹿。牝者无角，小而无斑，毛杂黄白色，俗称麀鹿，孕六月而生子。鹿性淫，一牡常交数牝，谓之聚麀。"此外，也集录了一些关于鹿的见闻轶事等。如北宋·沈括《梦溪笔谈》卷26"药议"云："又北方戎狄中有麋、麖、麈。驼麈极大而色苍，麂黄而无班。亦鹿之类，角大而有文，莹莹如玉，其茸亦可用。"详见上"文录"。根据以上记载，《中华本草》认为《梦溪笔谈》所载为今之马鹿*Cervus elaphus* Linnaeus。李时珍所言之鹿为梅花鹿*Cervus nippon* Temminck。[1]

今将古本草中与本条相关的原创图统述于下。考虑到诸图鹿的造型或有不同，其原动物相似处很多，为免解说繁琐，兹分以下两类。

1.鹿与鹿茸的图形：《本草图经》2图："鹿茸"（图3）为连着鹿头盖骨的鹿茸药材图，俗称"砍茸"。两边两个"小茄子"即初生的鹿茸，尚未分叉，非常娇嫩，是气血最充盈的部位。"郢州鹿"（图4）绘的是梅花鹿*C. nippon*。其背上有不规则圆形状的斑点，是为"梅花"斑纹。头上有已经老化的角。《饮膳正要》"鹿"（图9）的头型略似马，头上有一对角，但背上未示梅花点，可能是疏忽漏绘。《食物本草》有3幅新图："鹿"（图14）所绘类似鹿，有分叉的角，但其角的分叉与鹿差别很大。且其胸前有一缕棕黑色的毛，脊背有一串白点组成的斑点线，此均不明为何物。"麖"（图15）绘的是一种类似鹿的动物，皮毛有白色斑点，角细小，有一个分叉，白色。《梦溪笔谈》提到是鹿一类的动物。李时珍认为是大麂子。高士贤考"大者曰麖"，系

1 国家中医药管理局《中华本草》编委会：《中华本草》(9)，上海：上海科学技术出版社，1999：646-647.

指赤麂*Muntiacus muntjak* Zimmermann。[1]"麈"（图16）有耳无角，胸口有一条黑色的毛，且尾巴甚长。此与前"鹿"（图14）相似，但不是梅花鹿或马鹿，不明是何动物。按李时珍引《名苑》云："鹿之大者曰麈，群鹿随之，视其尾为准。"大概就是鹿群领头的大鹿。此图连角都没有，如何称得上是"麈"？无角有耳的鹿科动物中有麝，其耳甚似此图，但其尾甚长，且前后肢基本等长，因此也可排除麝的可能性。总之此图原动物尚无定论，待考。**《太乙仙制本草药性大全》**有3幅新图，另两幅见下。"鹿角"（图18）用极简单的线条，表现满身花点。头上有细小的两角。此拙劣示意图，示意为梅花鹿。**《三才图会》**2图："鹿"（图28）绘得不成鹿形，头上的角分叉太多，脊背如鸵鸟，尾巴极短。此类拙劣的鹿图，无法作考证用。"麈"（图29）的身体与前"鹿"相仿佛，周身有放射状的花斑，头上无角，却有个灵芝状物，不明其意。**《本草原始》**"鹿"（图30）颇具鹿形，身上有梅花点，头有角，尾短，此典型的梅花鹿*C. nippon*。**《草木便方》**"鹿角"（图42）图形拙劣，但能看出此动物四足，有两个大角，分叉甚多。屁股上画了一个大花，或示意此为梅花鹿。**《本草简明图说》**"鹿"（图43）绘2头鹿，体表均有梅花点，雄鹿有角，雌鹿无角。

2.与鹿相关的其他图形：《本草歌括》**"白胶"（图7）所绘的主体是用竹片或苇子编织的席子，中间有长条形的白胶成品，摊在席上晾干。**《本草品汇精要》**2幅制药新图："截浸鹿角"（图12）、"熬鹿角胶"（图13），此二图见于该书24卷"白胶"前，是制取"白胶"（即鹿角胶）的工序。"截浸鹿角"（图12）是取鹿角锯成长三寸许的小段（见图中一人在用锯子锯鹿角），然后将锯好的小段用竹篓子装好，用绳子将篓子栓住，绳子的另一头绑在木桩上，任其在流水中浸漂21天令软。然后进入到"熬鹿角胶"（图13）工序。浸漂之后的鹿角段，由左上一人用刀削去表面的粗皮，清理干净，然后在右上角的炉灶上，用大锅煎将鹿角加上其他药物一起煮3—7天。等鹿角都熬得虚白了，漉出角，将原煮角汁水再用细绢袋滤过，于银器内盛之，以重汤锅内（见左下角白色锅）微火慢慢熬，有人在不断搅动，至稠黏，就成了胶。然后切成条，放在右下角的架子上晾干。**《太乙仙制本草药性大全》**"鹿肉"（图19）绘两人抬着一筐宰杀后的鹿肉。"白胶"（图20）左边一口井，中间一个拿着水桶打水的人，右边是一口锅，里面大概熬着鹿角胶（白胶）。**《补遗雷公炮制便览》**"炮制鹿茸"（图22）是根据《雷公炮炙论》之法绘制的。雷公法非常繁复，文多不录。其工序首先由拿锯子的人将鹿茸锯截成片。这些片子用鹿皮裹着，由紫衣人捧给蹲身地上的人去用火烧炮。室内一人用手入盆。按雷公法，此当用羊脂或黄精自然汁浸泡。桌下有杵、臼，当为捣粉用。

1　高士贤：《历代本草药用动物名实图考》，北京：人民卫生出版社，2013：377.

【小结】

《纲目》"鹿"条包括了《本经》的"鹿茸""白胶"（鹿角熬胶）两药。据沈括、李时珍等的描述，古代的"鹿"其原动物主要有梅花鹿*Cervus nippon* Temminck、马鹿*Cervus elaphus* Linnaeus。今存本品相关的插图较多，其中表现鹿及鹿茸的图占多数。《本草图经》《本草原始》绘有比较真实的梅花鹿图形。《食物本草》"麋"图则类似赤麂*Muntiacus muntjak* Zimmermann。"麈"图近似于麋鹿*Elaphurus davidianus* Milne-Edwards。《本草品汇精要》绘有较精致的熬制白胶（鹿角胶）的图形。《补遗雷公炮制便览》则按雷公法绘制了炮制图。但以上诸药图中，尚未发现马鹿的写实图。

51–19 麋

【品图】

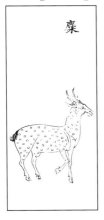

图 1　饮膳·麋

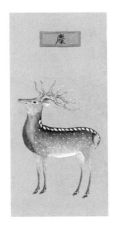

图 2　品汇·麋

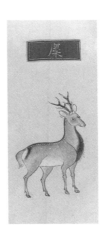

图 3　食物·麋

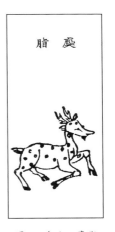

图 4　太乙·麋脂

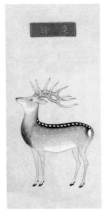

图 5　雷公·麋

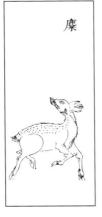

图 6　三才·麋

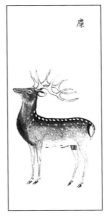

图 7　金石·麋

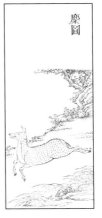

图 8　禽虫典·麋图

本品8图，取自8书，其中4幅彩图。有承继关系的图仅1个书类。

《本草品汇精要》：该书"麋"（图2）的仿绘者为《补遗雷公炮制便览》"麋"（图5）、《金石昆虫草木状》"麋"（图7）。

以上8图中，除外2幅仿绘图，原创图尚有6幅（图1、2、3、4、6、8）。

【文录】

《别录》（见《证类》卷18"麋脂"） 生南山山谷及淮海边。十月取。

梁《本草经集注》（同上） 陶隐居云：今海陵间最多，千百为群，多牝少牡。

宋《本草图经》（见《证类》卷17"麋骨"）《图经》曰：麋骨及肉。本经不载所出州土，今陂泽浅草中多有之。亦呼为麖。麖之甚多，麋其总名也。

明《本草纲目》卷51"麋"【释名】【时珍曰】陆佃云：麋喜音声。班固云：麋性淫迷。则麋之名义取乎此。《尔雅》云：牡曰麔，音咎；牝曰麎，音辰；其子曰麇，音夭。【集解】【时珍曰】麋，鹿属也。牡者有角。鹿喜山而属阳，故夏至解角；麋喜泽而属阴，故冬至解角。麋似鹿而色青黑，大如小牛，肉蹄，目下有二窍为夜目。故《淮南子》云：孕女见麋而子四目也。《博物志》云：南方麋千百为群，食泽草。践处成泥，名曰麋畯，人因耕获之。其鹿所息处，谓之鹿场也。今猎人多不分别，往往以麋为鹿。牡者犹可以角退为辨，牝者通目为麇鹿矣。

【鉴药】

"麋"首见于《本经》。《汉书·五行志》云："麋之为言迷也，盖牝兽之淫者也。"其肉、茸、角、骨、皮等皆可入药。该兽清末在国内灭绝后，遂无可用。

麋是我国特有物种，曾为多见动物。梁·陶弘景云："今海陵间最多，千百为群，多牝少牡。"据宋《图经》记载："今医家多贵麋茸、麋角，力紧于鹿。"可见宋代其药用价值甚至要高过鹿茸。李时珍对麋的形态、习性描述甚详："麋，鹿属也。牡者有角。鹿喜山而属阳，故夏至解角；麋喜泽而属阴，故冬至解角。麋似鹿而色青黑，大如小牛，肉蹄，目下有二窍为夜目……《博物志》云：南方麋千百为群，食泽草。践处成泥，名曰麋畯，人因耕获之。其鹿所息处，谓之鹿场也。今猎人多不分别，往往以麋为鹿。牡者犹可以角退为辨，牝者通目为麇鹿矣。"其特殊的形态使之获得"四不像"（尾似驴、颈似驼、蹄似牛、角似鹿）的别名。此即鹿科动物麋鹿*Elaphurus davidianus* Milne-Edwards。

由于长时间的猎捕，以及麋所栖息的湿地逐渐被开垦，麋的数量日渐减少。清代已成皇家圈养供观赏动物。清末仅剩的麋鹿被运往英国，至20世纪80年代由英国政府归还若干只我国，成为国家一级保护动物。[1]今将古本草中与本条相关的原

1 国家中医药管理局《中华本草》编委会：《中华本草》（9），上海：上海科学技术出版社，1999：665.

创图统述于下。

《饮膳正要》"麋鹿"（图1）头如马，蹄如牛，角似鹿，有几分如麋鹿。但严格地说，还有瑕疵：体有梅花点，此仿梅花鹿；角的分叉不对，应该是分前后枝，前枝再分二叉；尾巴太短。故有此数点，还无法确定其是否写实图。**《本草品汇精要》**"麋鹿"（图2）的体色皆如鹿，其似麋鹿处为颏及项部沙黄，项背有黑褐色的纹理，主蹄分叉，侧蹄显著。角形不似鹿。但瑕疵是全身有白点似梅花鹿，背脊有白色鞯状的花纹，尾不长，角后枝分叉多。总之此图不完全写实。**《食物本草》**"麋"（图3）尾巴较长，此似麋鹿。但其他地方也如图1、图2，均有细节不符。**《太乙仙制本草药性大全》**"麋脂"（图4）是拙劣示意图，全身有黑点，模仿梅花鹿。还有山羊胡子，角形更是乱画。不议！**《三才图会》**"麋"（图6）无一处像麋鹿，议之无益。**《古今图书集成·禽虫典》**"麋图"（图8）无角，其余身体各部，无一如麋鹿。此非写实图。

古代麋鹿常见，宫廷画师更有条件接触到麋鹿实物，故《本草品汇精要》《食物本草》有可能写生绘图。其他墨线图多属凭想象绘图，难以为凭。上一条"鹿"条下《食物本草》所绘"麖"图反倒近似于麋鹿*Elaphurus davidianus* Milne-Edwards。

【小结】

"麋"是《本经》记载的早期药物之一，也是我国特有物种。至清末除英国运走若干头麋鹿外，国内麋鹿绝迹。据陶弘景、苏颂、李时珍的记载，此即鹿科动物麋鹿*Elaphurus davidianus* Milne-Edwards。俗称"四不像"。明代，宫廷画师有条件接触到麋鹿实物，故《本草品汇精要》《食物本草》所绘接近写实。其他墨线图多属凭想象绘图，难以为凭。

51–20　麂

【品图】

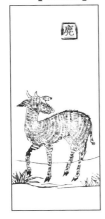 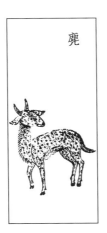 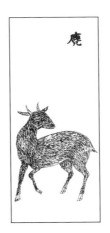 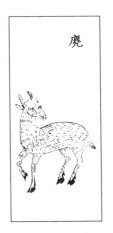

图1　图经（大）·麂　　图2　图经（政）·麂　　图3　图经（绍）·麂　　图4　饮膳·麂

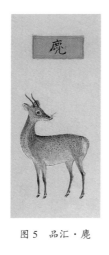

图 5 品汇·麂

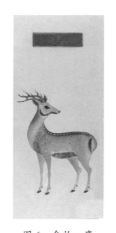

图 6 食物·麂

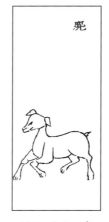

图 7 太乙·麂

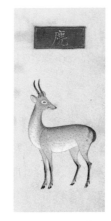

图 8 雷公·麂

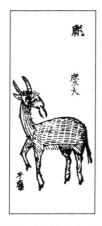

图 9 纲目(金)·麂

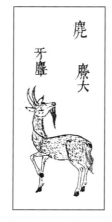

图 10 纲目(钱)·麂

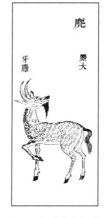

图 11 纲目(张)·麂

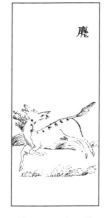

图 12 三才·麂

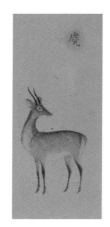

图 13 金石·麂

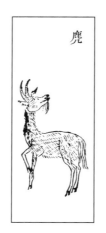

图 14 会纂·麂

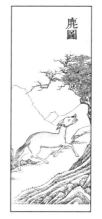

图 15 禽虫典·麂图

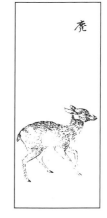

图 16 图说·麂

本品16图，取自16书，其中4幅彩图。有承继关系的图可分2个书类。

《本草图经》：该书"麂"图分别存于《大观》（图1）、《政和》（图2）、《绍兴》（图3）。此三传本药图大同小异，今以《政和》图2为《图经》图的代表。仿绘该书的墨线图有《饮膳正要》图4。仿绘该书的彩色图有《本草品汇精要》图5。后者将角绘成细长，耳朵支棱，吻端有须。此后仿绘《品汇》图5者有《补遗雷公炮制便览》图8、《金石昆虫草木状》图13。

《本草纲目》（钱本）：该书"麂"（图10）的仿绘图有《纲目》张本图11、《食物本草会纂》图14。

以上16图中，除外8幅仿绘图，原创图有8幅（图2、6、7、9、10、12、15、16），详见下"鉴药"项。

【文录】

宋《开宝本草》（见《证类》卷18"麂"） 生东南山谷。

宋《本草图经》（同上）《图经》曰：麂，出东南山谷，今有山林处皆有，而均、房、湘、汉间尤多，实麈类也。谨按《尔雅》：麖（与几同），大麕，旄毛狗足。释曰：麕亦麈也。旄毛，狨（音猱）长毛也。大麕，毛长狗足者名麖。南人往往食其肉，然坚韧，不及麈味美。多食之，则动痼疾。其皮作履舄，胜于众皮。头亦入药用，采无时。又有一种类麖而更大，名麔（音京），不堪药用。《山海经》曰：女几之山，其兽多麔麖是此。

《衍义》卷16"麂" 麂，獐之属，又小于獐，但口两边有长牙，好斗，则用其牙。皮为第一，无出其右者，然多牙伤痕。四方皆有，山深处则颇多。其声如击破钹。

明《本草纲目》卷51"麂"【释名】麕（即古麂字）。【时珍曰】麂味甘旨，故从旨。又《字说》云：山中有虎，麂必鸣以告，其声几几然，故曰麂。大者曰麖。【集解】【时珍曰】麂居大山中，似麈而小，牡者有短角，黧色豹脚，脚矮而力劲，善跳越。其行草莽，但循一径。皮极细腻，靴、韈珍之。或云亦好食蛇。《符瑞志》有银麂，白色。今施州山中出一种红麂，红色。

【鉴药】

李时珍注"麂"出《开宝本草》。然此条下唐慎微引有《拾遗》文，与《开宝》文多同。则该药当首出唐·陈藏器《本草拾遗》。时珍释名曰："《字说》云：山中有虎，麂必鸣以告，其声几几然，故曰麂。"聊备一说。《开宝》载其"主五痔病"。后世医方罕见用此。今野生麂类亦很稀少，宜加保护。

关于本品的生境、形态，《拾遗》仅载"生东南"。宋·苏颂《图经》曰："麂……今有山林处皆有，而均、房、湘、汉间尤多，实麈类也。"其中北宋的"均州"在今湖北丹江口市。"房州"在今湖北房县。"湘、汉"在此或指湘江、汉水一带。苏颂考其形态种类为:"谨按《尔雅》:麞(与几同),大麠,旄毛狗足。释曰:麠亦麞也。旄毛,狳(音猱)长毛也。大麠,毛长狗足者名麞。南人往往食其肉,然坚韧,不及麞味美。多食之,则动痼疾。其皮作履舄,胜于众皮。头亦入药用,采无时。又有一种类麞而更大,名麠(音京),不堪药用。《山海经》曰:女几之山,其兽多麠麞是此。"

苏颂所引的"麞",按时珍所注,即"麂"的古字。其中郭璞注云"麂"与"麠"同类,属于"大麠,毛长狗足"。但时珍则云"麂居大山中,似麞而小,牡者有短角,麩色豹脚,脚矮而力劲,善跳越。其行草莽,但循一径。皮极细腻,靴、鞯珍之。"实际"麂"是"麞"之小者。今考此种为鹿科动物小麂Muntiacus reevesi Ogilby。[1]苏颂提到"一种类麞而更大,名麠(音京)"。时珍亦云麂"大者曰麠",据考此即赤麂M. muntjak Zimmermann。[2]时珍云:"今施州山中出一种红麂,红色。"从名字来看,应该属于赤麂。但赤麂并非红色,而是棕褐色。小麂的体色为淡栗红色。据高士贤考证,本条"麂"与现今鹿科麂属(Muntiacus)动物一致,本属我国产4种。除上小麂、赤麂之外,还有黑麂M. crinifrons Scilater。高氏认为"麩色者当是黑麂"。[2]但时珍并没有专门提到"麩色者",只是在描述"麂"的时候,有"麩色豹脚"一语而已。

宋·寇宗奭云:"麂,獐之属,又小于獐,但口两边有长牙,好斗,则用其牙。"有獠牙的是獐,麂属动物无獠牙。寇氏误也。详见下条"麞"。今将古本草中与本条相关的原创图统述于下。

《本草图经》"麂"(图2)为鹿形,角短小,尾短,此与小麂M. reevesi相似。但耳朵耷拉、全身有斑点,又与小麂不符。《食物本草》"麂"(图6)鹿身,有稀疏白色斑点。其角长而有分叉。从角的形状来看,此图表现的不是"麂"。可能把其他鹿科动物误题为"麂"。《太乙仙制本草药性大全》"麂"(图7)更像一只狗。无角,耳朵耷拉。此亦非麂,不明其所示为何物。《本草纲目》金陵本"麂"(图9)的图形拙劣。头面部乱得看不清真容。嘴前有两长条状物,不明示意为何物。有角,上有环节。此图无法认为是"麂",更像羊。其图注为"麠大""牙麞"。前注还可理解,后注与"麂"不相干。有獠牙者为"麞",非"麂"。《纲目》钱本"麂"(图10)的绘图者也同样看不懂金陵本的"麂"图,于是将其嘴边的不明物更换成山羊胡子,从而使该图更像羊而不是"麂"。此乃以错改错。《三才图会》"麂"(图12)绘一撒欢的动物,无角,长尾,与"麂"不似。其形类狗,不明何物。《古今图书集成·禽虫典》"麂图"(图15)所绘动物与《三才》图12比较像,不明何物。《本草简明图说》

---

1 国家中医药管理局《中华本草》编委会:《中华本草》(9),上海:上海科学技术出版社,1999:677.
2 高士贤:《历代本草药用动物名实图考》,北京:人民卫生出版社,2013:377.

"麂"（图16）无角，尾短小，头吻等都比较像小麂或雌麂。

【小结】

　　"麂"首出《本草拾遗》。据苏颂、李时珍所述之"麂"，"似麕而小"者当为今鹿科动物小麂*Muntiacus reevesi* Ogilby。类"麂"而大者为"麕"，即今赤麂*M. muntjak* Zimmermann。《本草图经》《本草简明图说》所绘近似于小麂。其他插图均非写实图，很难表达麂的特征。

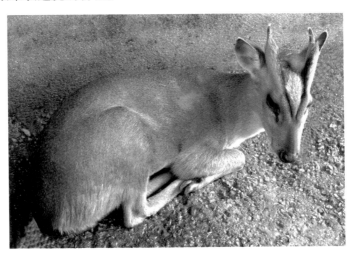

图 17　小麂 *Muntiacus reevesi*

51–21　麕

【品图】

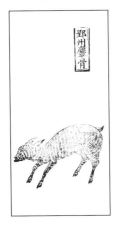

图 1　图经（大）·郓州麕骨

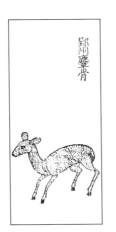

图 2　图经（政）·郓州麕骨

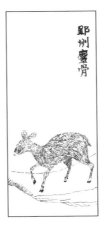

图 3　图经（绍）·郓州麕骨

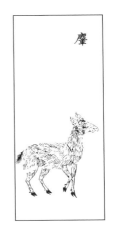

图 4　饮膳·麕

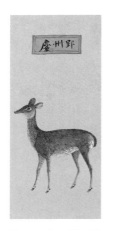

图 5 品汇·郓州麇

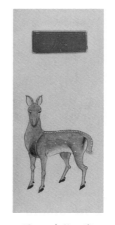

图 6 食物·麇

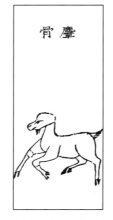

图 7 太乙·麇骨

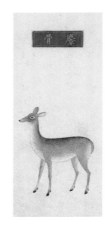

图 8 雷公·麇骨

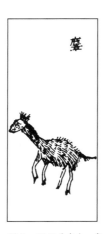

图 9 纲目（金）·麇

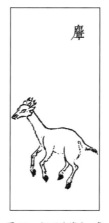

图 10 纲目（钱）·麇

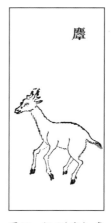

图 11 纲目（张）·麇

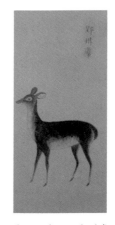

图 12 金石·郓州麇

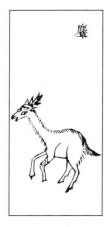

图 13 会纂·麇

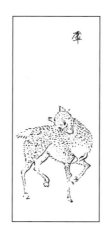

图 14 图说·麇

本品14图，取自14书，其中4幅彩图。有承继关系的图可分3个书类。

《本草图经》：该书"郓州麇骨"图分别存于《大观》（图1）、《政和》（图2）、《绍兴》（图3，毛密，增添水边背景）。此三传本药图大同小异，今以《政和》图2为《图经》图的代表。

《本草品汇精要》：该书"郓州麇"（图5）的仿绘彩图有《补遗雷公炮制便览》图8《金石昆虫草木状》图12。

《本草纲目》（金陵本）：该书"麇"（图

9）的仿绘图有《纲目》钱本图10（仿其构图，去掉密毛。修饰全体）。此后《纲目》张本图11、《食物本草会纂》图13皆仿钱本图10。

以上14图中，除外7幅仿绘图，原创图有7幅（图2、4、5、6、7、9、14），详见下"鉴药"项。

【文录】

唐《食疗本草》（见《证类》卷17"麇骨"） 孟诜云：又其中往往得香。栗子大，不能全香。

宋《本草图经》（同上）《图经》曰：今陂泽浅草中多有之。亦呼为麇。麇之类甚多，麇其总名也。有有牙者，有无牙者，用之皆同。然其牙不能噬啮。

明《本草纲目》卷51"麇"【释名】麇（音君。亦作麇）。【时珍曰】猎人舞采，则麇、麇注视。麇喜文章，故字从章。陆氏曰：麇性惊慞，故谓之麇。又善聚散，故又名麇。囷，圆仓也。《尔雅》云：麇，牡曰麌，音语；牝曰麕，音栗；其子曰麇，音助。大者曰麈，音庖。古语云：四足之美有麈，是矣。【集解】【时珍曰】麇，秋冬居山，春夏居泽。似鹿而小，无角，黄黑色，大者不过二三十斤。雄者有牙出口外，俗称牙麇。其皮细软，胜于鹿皮，夏月毛毡而皮厚，冬月毛多而皮薄也。《符瑞志》有银麇，白色。云王者刑罚中理则出。《运斗枢》云：枢星散为麇鹿。【正误】【时珍曰】麇无香，有香者麝也。俗称土麝，呼为香麇是矣。今正之。

【鉴药】

"麇骨"首见于《名医别录》。《本草纲目》以"麇"为正名。"麇"今简化为"獐"，则原字与"鹿"相关之义则无。今仍从原著用"麇"。时珍释名曰："麇喜文章，故字从章。陆氏曰：麇性惊慞，故谓之麇。"《别录》载其骨"主虚损泄精"，其肉"补益五藏"。

关于本品的生境、形态，《食疗本草》云："又其中往往得香。栗子大，不能全香。"《日华子本草》亦云"脐下有香"。这是因为"麝"形似"麇"引起的混乱。时珍"正误"云："麇无香，有香者麝也。俗称土麝，呼为香麇是矣。今正之。"故有香的是麝，无香的才是麇。

宋·苏颂《本草图经》曰："今陂泽浅草中多有之。亦呼为麇。麇之类甚多，麇其总名也。有有牙者，有无牙者，用之皆同。然其牙不能噬啮。"麇好生于山地水泽边，雄性有獠牙，雌性无。李时珍云："麇，秋冬居山，春夏居泽。似鹿而小，无角，黄黑色，大者不过二三十斤。雄者有牙出口外，俗称牙麇。其皮细软，胜于鹿皮，夏月毛毡而皮厚，冬月毛多而皮薄也。"据此，现代动物学以此为鹿科动物獐*Hydropotes inermis* Swinhoe。今将古本草中与本条相关的原创图统述于下。

《**本草图经**》"郓州麋骨"（图2）形如小鹿。两耳椭圆，无角，尾短。未绘獠牙。此形态可以是鹿科动物獐 H. inermis。但其前肢短，后肢长，整个身体呈弓腰低头状，这又可能是同科动物麝 Moschus spp.。麋与麝形似，主要在有香无香。这是墨线图无法表现的。《**饮膳正要**》"麋"（图4）的体型同图2，亦是无角，有耳，短尾，但全身密被较长的毛，不呈弓腰状。故此似獐。《**本草品汇精要**》"郓州麋"（图5）鹿形，圆耳，无角，小尾，不呈弓腰状。此大致符合獐 H. inermis 的特性。《**食物本草**》"麋"（图6）改变动物姿态。脊背处有白斑点组成一长条花纹，尾较长。虽大致近似"麋"，还有若干缺陷。《**太乙仙制本草药性大全**》"麋"（图7）所绘动物无角、无耳、有须、有蹄，似羊非羊，更无麋形。误图。《**本草纲目**》金陵本"麋"（图9）拙劣，四足长胫，毛长、尾长，头顶有丛竖毛，无角无耳，无法猜是何物。其后的仿绘图虽加修饰小改，亦无麋形。《**本草简明图说**》"麋"（图14）绘一多毛动物，无角，有小毛尖耳、短尾，其头部形状看不出是麋形。

【小结】

"麋"为《名医别录》所载早期药物之一。据苏颂、李时珍所述，本品当为鹿科动物獐 Hydropotes inermis Swinhoe。古本草图中，《本草图经》《饮膳正要》《本草品汇精要》《食物本草》所绘粗得其形。其余墨线图皆是敷衍塞责之作。

51-22 麝

【品图】

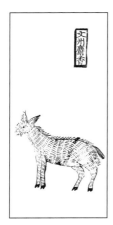 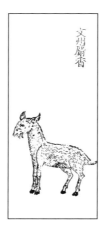 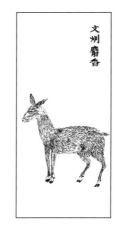 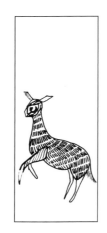

图1　图经（大）·文州麝香　　图2　图经（政）·文州麝香　　图3　图经（绍）·文州麝香　　图4　歌括·麝香

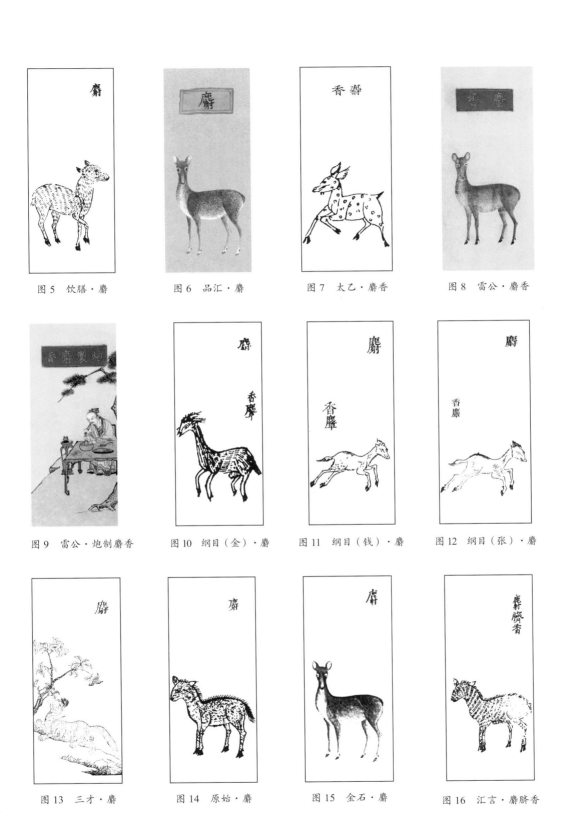

图5 饮膳·麝　　　图6 品汇·麝　　　图7 太乙·麝香　　　图8 雷公·麝香

图9 雷公·炮制麝香　　　图10 纲目（金）·麝　　　图11 纲目（钱）·麝　　　图12 纲目（张）·麝

图13 三才·麝　　　图14 原始·麝　　　图15 金石·麝　　　图16 汇言·麝脐香

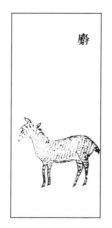

图 17 类纂·麝

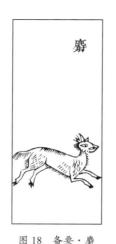

图 18 备要·麝

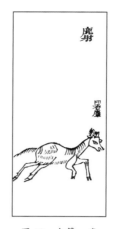

图 19 会纂·麝

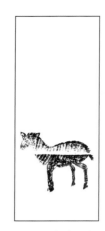

图 20 求真·麝

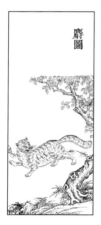

图 21 禽虫典·麝图

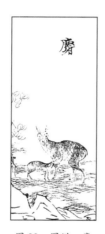

图 22 图说·麝

本品22图，取自21书，其中4幅彩图。有承继关系的图可分4个书类。

《本草图经》：该书"文州麝香"图分别存于《大观》（图1）、《政和》（图2）、《绍兴》（图3）。此三传本药图大同小异，今以《政和》图2为《图经》图的代表。仿绘此图的有《本草歌括》"麝香"（图4，简单抽象。）

《本草品汇精要》：该书"麝"（图6）的仿绘彩图有《补遗雷公炮制便览》"麝香"（图8）、《金石昆虫草木状》"麝"（图15）。

《本草纲目》（钱本）：该书"麝"（图11）的仿绘图有《纲目》张本图12、《本草备要》图18、《食物本草会纂》图19。

《本草原始》：该书"麝"（图14）的仿绘图有《本草汇言》"麝脐香"（图16）、《本草纲目类纂必读》图17、《本草求真》图20。

以上22图中，除外11幅仿绘图，原创图有11幅（图2、5、6、7、9、10、11、13、14、21、22），详见下"鉴药"项。

【文录】

《别录》（见《证类》卷16"麝香"） 生中台川谷及益州、雍州山中。春分取之，生者益良。

梁《本草经集注》（同上） 陶隐居云：麝形似麞，常食柏叶，又啖蛇，五月得香，往往有蛇皮骨，故麝香疗蛇毒。今以蛇蜕皮裹麝香弥香，则是相使也。其香正在麝阴茎前皮内，别有膜裹之。今出随郡、义阳、晋熙诸蛮中者亚之。出益州者形扁，仍以皮膜裹之。一子真香，分糅作三四子，刮取血膜，杂以余物，大都亦有精粗，破看一片，毛共在裹中者为胜，彼人以为志。若于诸羌夷中得者多真好，烧当门沸良久即好。今惟得活者，自看取之，必当全真尔。

题·刘宋《雷公炮炙论》（同上）　雷公云：凡使，多有伪者，不如不用。其香有三等：一者名遗香，是麝子脐闭满，其麝自于石上，用蹄尖弹脐，落处一里草木不生并焦黄。人若收得此香，价与明珠同也。二名脐香，采得甚堪用。三名心结香，被大兽惊心破了，因兹狂走，杂诸群中，遂乱投水。被人收得，擘破见心，流在脾上，结作一大干血块，可隔山涧早闻之香，是香中之次也。

宋《本草图经》（同上）　《图经》曰：今陕西、益、利、河东诸路山中皆有之，而秦州、文州诸蛮中尤多。形似麞而小，其香正在阴前皮内，别有膜裹之。春分取之，生者益良。此物极难得真。蛮人采得，以一子香，刮取皮膜，杂内余物，裹以四足膝皮，共作五子。而土人买得，又得分糅一为二三，其伪可知。惟生得之，乃当全真耳。蕲、光山中，或时亦有，然其香绝小，一子才若弹丸，往往是真香，盖彼人不甚能作伪尔。一说香有三种：第一生香，麝子夏食蛇、虫多，至寒则香满，入春急痛，自以爪剔出之，落处远近草木皆焦黄，此极难得，今人带真香过园中，瓜果皆不实，此其验也；其次脐香，乃捕得杀取者；又其次心结香，麝被大兽捕逐，惊畏失心，狂走巅坠崖谷而毙，人有得之，破心见血流出，作块者是也，此香干燥不可用。又有一种水麝，其香更奇好，脐中皆水，沥一滴于斗水中，令濯衣，其衣至弊而香不歇。唐天宝初，虞人常获一水麝，诏养于囿中，每取以针刺其脐，捻以真雄黄，则其创复合，其香气倍于肉麝，近岁不复闻有之。

宋《证类本草》卷16“麝香”　杨文公《谈苑》：公常言：商汝山多群麝，所遗粪常就一处，虽远逐食，必还走之，不敢遗迹他所，虑为人获，人反以是求得，必掩群而取之。麝绝爱其脐，每为人所逐，势急即投岩，举爪剔裂其香，就縶而死，犹拱四足保其脐。李商隐诗云：投岩麝退香。许浑云：寻麝采生香。

明《本草纲目》卷51“麝”　【释名】【时珍曰】麝之香气远射，故谓之麝。或云麝父之香来射，故名，亦通。其形似麞，故俗呼香麞。梵书谓麝香曰莫诃婆伽。【集解】【时珍曰】麝居山，麞居泽，以此为别。麝出西北者香结实，出东南者谓之土麝，亦可用，而力次之。南中灵猫囊，其气如麝，人以杂之。

【鉴药】

“麝香”首见于《本经》。《本草纲目》以“麝”为正名。李时珍释名曰：“麝之香气远射，故谓之麝。或云麝父之香来射，故名，亦通。”《本经》载其“主辟恶气，杀鬼精物，温疟蛊毒，痫痓，去三虫，久服除邪，不梦寤魇寐”。《别录》补充“疗诸凶邪鬼气，中恶，心腹暴痛，胀急痞满，风毒。妇人产难，坠胎，去面䵟（音孕）、目中肤翳。通神仙"。后世多用此开窍辟秽、活血散结。为保护珍稀野生动物计，古今皆尝试人工取麝香。现麝为我国重点保护野生动物，禁止猎捕，已研制成功人工麝香。

关于本品的生境、形态，《别录》仅载"生中台川谷及益州、雍州山中"。"中台"在今江西大余县。"益州"治今四川广汉市。"雍州"即今甘肃武威市。梁·陶弘景云："麝形似獐，常食柏叶，又啖蛇，五月得香……其香正在麝阴茎前皮内，别有膜裹之。今出随郡、义阳、晋熙诸蛮中者，亚之。出益州者形扁，仍以皮膜裹之。一子真香，分糅作三四子，刮取血膜，杂以余物，大都亦有精粗。破看一片，毛共在裹中者为胜，彼人以为志。若于诸羌夷中得者多真好，烧当门沸良久即好。今惟得活者，自看取之，必当全真尔。"此段文已经介绍了麝的基本形态、麝香的形成、鉴别以及当时作伪的情况。

宋·苏颂《图经》对此有更详细的综述。限于本书主题，仅择与生境、形态相关内容引述如下，其余可参上"文录"："今陕西、益、利、河东诸路山中皆有之，而秦州、文州诸蛮中尤多。形似獐而小，其香正在阴前皮内，别有膜裹之……蕲、光山中，或时亦有，然其香绝小，一子才若弹丸，往往是真香，盖彼人不甚能作伪尔……又有一种水麝，其香更奇好，脐中皆水，沥一滴于斗水中，令濯衣，其衣至弊而香不歇。唐天宝初，虞人常获一水麝，诏养于囿中，每取以针刺其脐，捻以真雄黄，则其创复合，其香气倍于肉麝，近岁不复闻有之。"苏颂此言不仅介绍了宋代麝的主产区在秦州（今甘肃天水市）、文州（今甘肃文县），还介绍了唐代就有人工取麝的尝试。[1]李时珍云："麝居山，獐居泽，以此为别。麝出西北者香结实，出东南者谓之土麝，亦可用，而力次之。南中灵猫囊，其气如麝，人以杂之。"

根据以上记载的麝香主产地、麝之形态习性等，《中华本草》考古代的麝香主要原动物是鹿科动物林麝*Moschus berezovskii* Flerov和马麝*Moschus sifanicus* Przewalski。不包括分布于今东北的原麝*Moschus moschiferus* Linnaeus。[2]但高士贤认为我国产4种麝，即原麝（林麝与此种合并为一）、马麝、黑麝与喜马拉雅麝。古代"出西北者"应为马麝，"出东南者"，系指原麝。故其书仅列原麝*Moschus moschiferus* Linnaeus和马麝*Moschus sifanicus* Przewalski。[3]《中国兽类图鉴》认为麝类过去列于鹿科，现普遍列为单独的麝科（Moschidae）。其下仅有麝属一个属。原麝*M. moschiferus*是麝属最早被命名的一个种。林麝*M. berezovskii*、马麝*M. sifanicus*

1 郑金生：古代的人工养珠和驯麝取香，中华医史杂志，1980，10（1）：360.
2 国家中医药管理局《中华本草》编委会：《中华本草》（9），上海：上海科学技术出版社，1999：668-669.
3 高士贤：《历代本草药用动物名实图考》，北京：人民卫生出版社，2013：483.

与安徽麝*M. anhuiensis* Wang,Hu & Yan都曾被列为原麝下的亚种。[1]今将古本草中与本条相关的原创图统述于下。

　　《**本草图经**》"文州麝香"（图2）为鹿形，无角有耳，嘴有獠牙，其腹下绘出了圆形的脐，说明此是雄麝。从该图名为"文州"，则此动物当为马麝*M. sifanicus*。《**饮膳正要**》"麝"（图5）与《图经》图2相似，当为麝属动物，未绘出獠牙，其他特征不明显，难以定种。《**本草品汇精要**》"麝"（图6）为麝属动物，耳上不圆形，有白纹带延长至胸部。尾极短，此似为原麝*M. moschiferus*。《**太乙仙制本草药性大全**》"麝香"（图7）绘一动物，两耳有毛，尾极短，身有圆形斑点。此似为麝属动物的示意图。无法测知其具体种类。《**补遗雷公炮制便览**》"炮制麝香"（图9）乃据《雷公炮炙论》之法绘图。雷公法为："凡使麝香，并用子日开之，不用苦细研筛用之也。"故图中只有一人在研磨麝香，并不需要过度细研。《**本草纲目**》金陵本"麝"（图10）有图注"香麞"。故其图与该本的"麞"图十分相似。其特殊之处是在生殖器前绘出了突出的所谓"脐"（香囊）。其他部位均无法确定为麝属动物。《**纲目**》钱本"麝"（图11）为新绘图。所绘动物后肢长于前肢，此是麝属动物的特点之一。但此图没有绘出獠牙、尾巴过长，是其不足。《**三才图会**》"麝"（图13）所绘动物头部形状类似人的表情，具有长尾，四肢短粗，身体臃肿，无一处符合麝的特征。《**本草原始**》"麝"（图14）近似《图经》图2，但无獠牙。此麝属动物，但无法定其种类。《**古今图书集成·禽虫典**》"麝图"（图21）所绘动物如虎，全身有虎条文与梅花鹿的梅花纹。此与麝相差太远。《**本草简明图说**》"麝"（图22）绘一大一小两只麝，其耳竖立，后肢长，呈弓背状，此似为原麝*M. moschiferus*。

　　【**小结**】

　　"麝香"为《本经》所载早期药物之一。其原动物据陶弘景、苏颂、李时珍所述，当为今麝科（原作鹿科）麝属动物。至于具体的种，有数种不同的说法。按最新出版的《中国兽类图鉴》，主要有原麝*Moschus moschiferus* Linnaeus和马麝*Moschus sifanicus* Przewalski等。《本草图经》《本草品汇精要》《本草原始》《本草简明图说》等均有本品原动物较好的图形。

1　刘少英、吴毅主编:《中国兽类图鉴》，福州：海峡书局，2019：256.

51-23　灵猫

【品图】

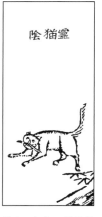
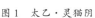

图1　太乙·灵猫阴

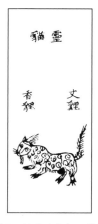

图2　纲目（金）·灵猫

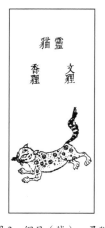

图3　纲目（钱）·灵猫

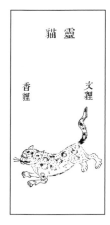

图4　纲目（张）·灵猫

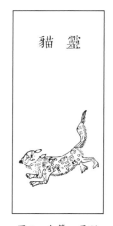

图5　会纂·灵猫

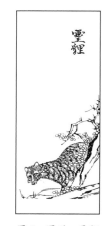

图6　图说·灵狸

本品6图，取自6书。有承继关系的图仅1个书类。

《**本草纲目**》（**钱本**）：该书"灵猫"（图3）的仿绘者有《纲目》张本图4、《食物本草会纂》图5。

以上6图中，除外2幅仿绘图，原创图尚有4幅（图1、2、3、6），详见下"鉴药"项。

【文录】

唐《**本草拾遗**》（见《**证类**》卷17"四种陈藏器馀·灵猫"）　陈藏器云：生南海山谷。如狸，自为牝牡，亦云蛤狸。《异物志》云：灵狸一体自为阴阳，刳其水道，连囊以酒洒，阴干。其气如麝，若杂真香。罕有别者，用之亦如麝焉。

宋《**本草图经**》（见《**证类**》卷17"狸骨"）《图经》曰：南方有一种香狸，人以作脍生，若北地狐生法。其气甚香，微有麝气。

明《**本草纲目**》卷51"灵猫"【释名】灵狸（作蛤者非）、香狸（《杂俎》）、神狸（《离骚》注）、类。【时珍曰】自为牝牡，又有香气，可谓灵而神矣。【集解】【时珍曰】按段成式言，香狸有四外肾，则自能牝牡者，或由此也。刘郁《西域记》云：黑契丹出香狸，文似土豹，其肉可食，粪溺皆香如麝气。杨慎《丹铅录》云：予在大理府见香猫如狸，其文如金钱豹。此即《楚辞》所谓"乘赤豹兮载文狸"，王逸注为神狸者也。《南山经》所谓亶爰之山有兽焉，状如狸而有髦，其名曰类，自为牝牡，食者不妬。《列子》亦云：亶爰之兽，自孕而生，曰类。疑即此物也。又《星禽真形图》：心月狐有牝牡两体，其神狸乎？珍按：刘、杨二说与《异物志》所说相合，则类即灵狸无疑矣。类、狸字音亦相近也。

【鉴药】

"灵猫"首见于《本草拾遗》。又名灵狸、香狸、神狸。李时珍释名曰："自为牝牡，又有香气，可谓灵而神矣。"所谓"自为牝牡"即雌雄同体，此并非灵猫特性，可能是灵猫多营独居生活，[1]使人附会其自为牝牡。《拾遗》载其"主中恶鬼气，飞尸，蛊毒，心腹卒痛，狂邪鬼神，如麝用之"。此动物今为国家二级保护动物，禁止滥捕。

关于本品的生境、形态，《拾遗》原载："生南海山谷。如狸……《异物志》云：灵狸一体自为阴阳，剔其水道，连囊以酒洒，阴干。其气如麝，若杂真香。罕有别者。"可见本品外貌如狸。由于传说其"一体自为阴阳"，故古人将其泌尿生殖器及外分泌腺（香腺囊）一起割下入药，其气香如麝香。宋·苏颂《图经》"狸骨"条提到"南方有一种香狸，人以作脍生，若北地狐生法。其气甚香，微有麝气"。此也是灵猫。据称其生肉片也带有香气。

李时珍无法见到此物，只能依靠蒐集到的资料。其所引"段成式言，香狸有四外肾"，查《酉阳杂俎》无此文，文见《物类相感志·禽鱼》："香狸生四个外肾。"又时珍引"刘郁《西域记》"，其书名《西使记》，其中提到契丹国"香猫似土豹，粪溺皆香如麝"。明·杨慎的著作所载，是本条的主要内容。杨慎《丹铅总录》卷5"鸟兽类·文狸"载："《楚辞·九歌》乘赤豹兮载文狸。王逸注云神狸而不言其状。按《山海经》：'亶爰之山有兽焉，状如狸而有髦，其名曰类，自为牡牝。'余在大理尝见之，其状如狸，其文如豹，土人名曰香髦，疑即此物也。星家衍心星为狐，《二十八宿真形图》心星有牡牝两体，其王逸所谓神狸之说乎？"其中的"其状如狸，其文如豹"是考察香狸的重要依据。《列子·天瑞》："亶爰之兽，自孕而生，曰类。"故时珍按："刘（郁）、杨（慎）二说与《异物志》所说相合，则'类'即'灵狸'无疑矣。'类''狸'字音亦相近也。"据以上资料，《中华本草》考本品为灵猫科动物大灵猫*Viverra zibetha* Linnaeus、小灵猫*Viverricula indica* Desmarest[*Viverra indica* Desmarest]。所谓"灵猫香"即此兽的香腺囊中的分泌物。[2]高士贤据杨慎言"余

1　高士贤：《历代本草药用动物名实图考》，北京：人民卫生出版社，2013：144.
2　国家中医药管理局《中华本草》编委会：《中华本草》（9），上海：上海科学技术出版社，1999：585-586.

在大理尝见之"，认为此当为产云南之灵猫科动物大斑灵猫*Viverra megaspila* Bryth。[1]今将古本草中与本条相关的原创图统述于下。

《太乙仙制本草药性大全》"灵猫阴"（图1）绘一猫状动物，口衔一短棒。背景为竹叶、墙垣。此为示意图，然不明示意为何种动物。《本草纲目》金陵本"灵猫"（图2）有图注"香狸""文狸"皆灵猫之别名。图中动物与同书下文"猫""狸"之图构图相近。此图灵猫头部有"冠羽"状的丛毛。后肢根前有浓墨点成的黑块，可能示意为"阴"（外生殖器及香腺囊）。其尾如鱼之残骨刺状。全身有圆形花斑如豹纹。此图所示，很难鉴定为今灵猫科动物。《纲目》钱本"灵猫"（图3）在金陵本图2的基础上再予以改进，将头绘成猫头，粗大尾巴绘有黑白相间的环纹，颇似今灵猫之尾。然灵猫之吻部略尖如鼠，非如图中所绘。不明绘图者修改此图有何依据。《本草简明图说》"灵狸"（图6）绘山野间一动物，体型较大，然后半身隐藏山石后，无法知其全貌。

【小结】

"灵猫"为《本草拾遗》收入本草。据陈藏器、苏颂、李时珍引用之文，可知本品为灵猫科动物。今或考为大灵猫*Viverra zibetha* Linnaeus、小灵猫*Viverricula indica* Desmarest。或考为产云南之同科动物大斑灵猫*Viverra megaspila* Bryth。今存古本草图中，唯《本草纲目》钱本所绘略相似。

51-24　猫

【品图】

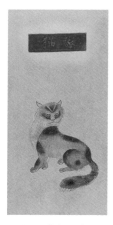 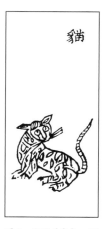 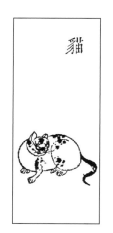 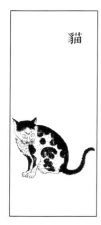

图 1　食物·家猫　　　图 2　纲目（金）·猫　　　图 3　纲目（钱）·猫　　　图 4　纲目（张）·猫

1　高士贤：《历代本草药用动物名实图考》，北京：人民卫生出版社，2013：144.

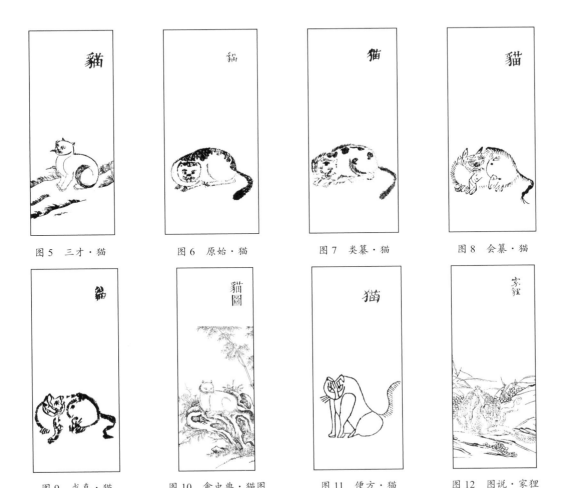

图 5　三才·猫　　　图 6　原始·猫　　　图 7　类纂·猫　　　图 8　会纂·猫

图 9　求真·猫　　图 10　禽虫典·猫图　　图 11　便方·猫　　图 12　图说·家狸

本品12图，取自12书，其中1幅彩图。有承继关系的图仅1个书类。

《本草原始》：该书"猫"（图3）的仿绘者有《本草纲目》钱本图3、《本草纲目类纂必读》图7。此后仿绘《纲目》钱本图3的有《食物本草会纂》图8、《本草求真》图9、《古今图书集成·禽虫典》"猫图"（图10，猫形参照图3，但增添假山、花、竹为背景）。

以上12图中，除外5幅仿绘图，原创图尚有7幅（图1、2、4、5、6、11、12），详见下"鉴药"项。

【文录】

梁《本草经集注》（见《证类》卷17"狸骨"）　狸类甚多，今此用虎狸，无用猫者，猫狸亦好。其骨至难别，自取乃可信。

唐《唐本草》（同上）《唐本》注云：狸屎灰……家狸亦好，一名猫也。

明《本草纲目》卷51"猫"【释名】家狸。【时珍曰】猫，苗、茅二音，其名自呼。陆佃云：鼠害苗而猫捕之，故字从苗。《礼记》所谓迎猫为其食田鼠也。亦通。《格古论》云：一名乌圆。或谓蒙贵即猫，非矣。【集解】【时珍曰】猫，捕鼠小兽也，处处畜之。有黄、黑、白、驳数色，狸身而虎面，柔毛而利齿。以尾长腰短，目如金银，及上腭多棱者为良。或云：其睛可定时。子、午、卯、酉如一线，寅、申、巳、亥如满月，辰、戌、丑、未如枣核也。其鼻端常冷，惟夏至一日则暖。性畏寒而不畏暑，能画地卜食，随月旬上下啮鼠首尾，皆与虎同，阴类之相符如此。其孕也，两月而生，一乳数子，恒有自食之者。俗传牝猫无牡，但以竹帚扫背数次则孕，或用斗覆猫于灶前，以刷帚头击斗，祝灶神而求之亦孕。此与以鸡子祝灶而抱雏者相同。俱理之不可推者也。猫有病，以乌药水灌之，甚良。世传薄荷醉猫，死猫引竹，物类相感然耳。

【鉴药】

李时珍注"猫"首出《蜀本草》。今查核，《蜀本草》无"猫"条。仅《唐本草》"狸骨"条注文中提到"狸屎灰……家狸亦好，一名猫也"。故此条当属《纲目》新增。时珍曰："古方多用狸，今人多用猫，虽是二种，性气相同，故可通用。"且释其名曰："猫，苗、茅二音，其名自呼。"本条功用多参"狸"条。今罕见用此入药。

"猫"为常见人家饲养动物，时珍以前之本草未见立条。时珍述其形态为："猫，捕鼠小兽也，处处畜之。有黄、黑、白、驳数色，狸身而虎面，柔毛而利齿。以尾长腰短，目如金银，及上腭多棱者为良。或云：其睛可定时。子、午、卯、酉如一线，寅、申、巳、亥如满月，辰、戌、丑、未如枣核也。其鼻端常冷，惟夏至一日则暖。性畏寒而不畏暑，能画地卜食，随月旬上下啮鼠首尾，皆与虎同，阴类之相符如此。其孕也，两月而生，一乳数子，恒有自食之者。"此即今猫科动物家猫*Felis ocreata domestica* Brisson。今将古本草中与本条相关的原创图统述于下。

《食物本草》"家猫"（图1）为写生绘制的家猫图。此标本好找，加上画家手笔，自然栩栩如生。《本草纲目》金陵本"猫"（图2）宛如年画或剪纸，可作为猫的示意图。《纲目》张本"猫"（图4）亦是写生绘图，故猫之神形具备。《三才图会》"猫"（图5）绘野外一猫，也得其形。《本草原始》"猫"（图6）大概取自家宠物写生，颇得其真。《草木便方》"猫"（图11）线条简洁，其猫耸肩怒视，猫威毕现。《本草简明图说》"家狸"（图12）却绘成了野猫之态。此猫在野外撒野，自追其尾。

【小结】

"猫"为《本草纲目》新增药。据李时珍所述形态，此即猫科动物家猫*Felis ocreata domestica* Brisson。古本草画猫者，多能得其形。其中《食物本草》《本草原始》《三才图会》《纲目》张本所绘之图皆能反映家猫的特征。

51-25 狸

【品图】

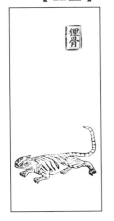

图1　图经（大）·狸骨

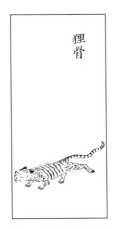

图2　图经（政）·狸骨

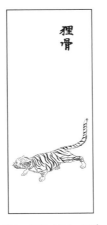

图3　图经（绍）·狸骨

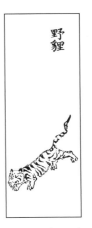

图4　饮膳·野狸

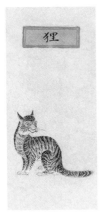

图5　品汇·狸

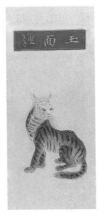

图6　食物·玉面狸

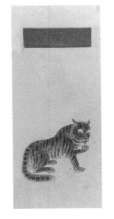

图7　食物·九节狸

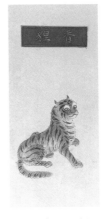

图8　食物·香狸

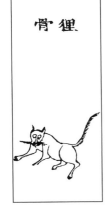

图9　太乙·狸骨

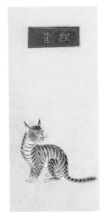

图10　雷公·狸骨

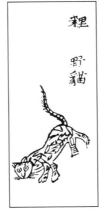

图11　纲目（金）·狸

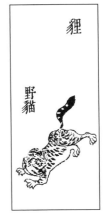

图12　纲目（钱）·狸

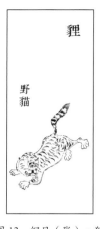
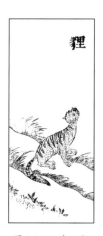
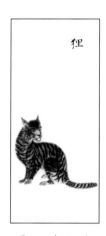
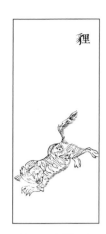

图 13　纲目（张）·狸　　　图 14　三才·狸　　　图 15　金石·狸　　　图 16　会纂·狸

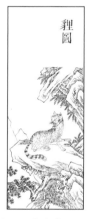
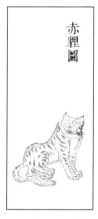
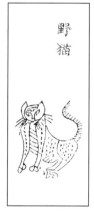

图 17　禽虫典·狸图　　　图 18　禽虫典·赤狸图　　　图 19　便方·野猫

　　本品19图，取自16书，其中6幅彩图。有承继关系的图可分5个书类。

　　《本草图经》：该书"狸骨"图分别存于《大观》（图1）、《政和》（图2）、《绍兴》（图3）。此三传本药图大同小异，今以《政和》图2为《图经》图的代表。

　　《饮膳正要》：该书"野狸"（图4）的仿绘图有《本草纲目》金陵本图11（其构图一致，小有不同）。

　　《本草品汇精要》：该书"狸"（图5）的仿绘彩图有《食物本草》"玉面狸"（图6）、《补遗雷公炮制便览》"狸骨"（图10）、《金石昆虫草木状》"狸"（图15）。

　　《本草纲目》（钱本）：该书"狸"（图12）的仿绘图有《纲目》张本图13、《食物本草会纂》图16。

　　《三才图会》：该书"狸"（图14）的仿绘图有《古今图书集成·禽虫典》"狸图"（图17）。后者狸形虽仿绘自图14，但背景将原图的山坡草地改为山崖绝壁。

以上19图中，除外9幅仿绘图，原创图有10幅（图2、4、5、7、8、9、12、14、18、19），详见下"鉴药"项。

【文录】

梁《本草经集注》（见《证类》卷17"狸骨"） 陶隐居云：狸类甚多，今此用虎狸，无用猫者，猫狸亦好。其骨至难别，自取乃可信。又有狸，色黄而臭，肉亦主鼠瘘。

宋《本草图经》（同上）《图经》曰：今处处有之。其类甚多，以虎斑文者堪用，猫斑者不佳。

宋《本草衍义》卷16"狸骨" 形类猫，其纹有二：一如连钱者，一如虎纹者，此二色狸皆可入药。其肉味与狐不相远。江西一种牛尾狸，其尾如牛，人多糟食，未闻入药。

明《本草纲目》卷51"狸" 【释名】野猫。【时珍曰】按《埤雅》云：兽之在里者，故从里，穴居薶伏之兽也。《尔雅》云：狸子曰隶，音曳。其足蹯，其迹内，音钮，指头处也。【集解】【时珍曰】狸有数种。大小如狐，毛杂黄黑有斑，如猫而圆头大尾者为猫狸，善窃鸡、鸭，其气臭，肉不可食。有斑如貙虎，而尖头方口者为虎狸，善食虫鼠果实，其肉不臭，可食。似虎狸而有黑白钱文相间者，为九节狸，皮可供裘领。《宋史》安陆州贡野猫、花猫，即此二种也。有文如豹，而作麝香气者为香狸，即灵猫也。南方有白面而尾似牛者，为牛尾狸，亦曰玉面狸，专上树木食百果，冬月极肥，人多糟为珍品，大能醒酒。张揖《广雅》云：玉面狸，人捕畜之，鼠皆帖伏不敢出也。一种似猫狸而绝小，黄斑色，居泽中，食虫、鼠及草根者，名狐，音迅。又登州岛上有海狸，狸头而鱼尾也。

【鉴药】

"狸骨"首见于《名医别录》。《本草纲目》以"狸"为正名。时珍释名曰："按《埤雅》云：兽之在里者，故从里，穴居薶伏之兽也。"一名野猫。《别录》载其骨"主风疰、尸疰、鬼疰，毒气在皮中淫跃如针刺者，心腹痛，走无常处，及鼠瘘恶疮"，且载其肉、阴茎亦入药。古代方书或有用此者，今罕见使用。

关于本品的来源，梁·陶弘景云："狸类甚多，今此用虎狸，无用猫者，猫狸亦好。其骨至难别，自取乃可信。又有狸，色黄而臭，肉亦主鼠瘘。"所谓"虎狸""猫狸"，指其外形相似而言。或考"虎狸"即今猫科动物荒漠猫*Felis bieti* Milne-Edwardsmanul；"猫狸"即豹猫*Prionailurus bengalensis* Kerr。"色黄而臭"的指金猫*Pardofelis marmorata* (Martin)。[1]

宋代苏颂云："今处处有之。其类甚多，以虎斑文者堪用，猫斑者不佳。"所谓

1 高士贤：《历代本草药用动物名实图考》，北京：人民卫生出版社，2013：234.

"虎斑""猫斑"，当就陶弘景所云"虎狸""猫狸"。寇宗奭云："形类猫，其纹有二：一如连钱者，一如虎纹者，此二色狸皆可入药。其肉味与狐不相远。江西一种牛尾狸，其尾如牛，人多糟食，未闻入药。"所谓"如连钱者"，当为豹猫；所谓"如虎纹者"，或为荒漠猫。至于"牛尾狸"，或考为灵猫科动物花面狸（果子狸）*Paguma larvata Hamilton-Smith*。[1]此非猫科动物，当非《别录》所言之狸。

　　明·李时珍对"狸"的论述更详："狸有数种。大小如狐，毛杂黄黑有斑，如猫而圆头大尾者为猫狸，善窃鸡、鸭，其气臭，肉不可食。有斑如貙虎，而尖头方口者为虎狸，善食虫鼠果实，其肉不臭，可食。"据考其中"猫狸"即指豹猫*P. bengalensis*。"虎狸"指荒漠猫*Felis bieti*。此外，李时珍还提到"九节狸""香狸"（灵猫）、"牛尾狸"（玉面狸）、"犰""海狸"等（参上"文录"），此均非猫科动物，非《别录》所载之狸，故不详细引录高士贤的考证意见。今将古本草中与本条相关的原创图统述于下。

　　《**本草图经**》"狸骨"（图2）所绘其纹如虎纹，则此狸当为虎狸。《**饮膳正要**》"野狸"（图4）也是猫形虎纹，当为虎狸。《**本草品汇精要**》"狸"（图5）绘一蹲踞的狸猫，其纹亦为虎纹，故还是虎狸。《**食物本草**》3图，其"玉面狸"仿绘自《品汇》图4，名虽不同，实属虎狸。其余2幅为原创图。"九节狸"（图7）按时珍所出文字记载，当为灵猫科动物，但此图仍属虎狸。"香狸"（图8）按时珍所出文字记载，当为灵猫科动物灵猫。但此图不过是形状不同的虎狸。《**太乙仙制本草药性大全**》"狸骨"（图9）绘一长尾、四足动物。其形不似狸，此示意图，难测其源。《**本草纲目**》钱本"狸"（图12）有图注"野猫"，其纹理仍为条状纹，似亦属虎狸。《**三才图会**》"狸"（图14）所绘为一昂头的虎狸。《**古今图书集成·禽虫典**》"赤狸图"（图18）的图名未见本草记载，其图形仍似为虎狸。《**草木便方**》"野猫"（图19）图形简单，虽似猫科动物，但无法据此拙劣之图下定论。

【小结】

　　"狸"为《名医别录》所载早期药用动物。据陶弘景、苏颂、寇宗奭、李时珍所述，猫科狸类动物自古多用的是"虎狸"，即荒漠猫*Felis bieti* Milne-Edwardsmanul；"猫狸"即豹猫*Prionailurus bengalensis* Kerr。古本草所绘图形中，几乎都是虎狸（身有虎斑纹）。其中《本草图经》《饮膳正要》《本草品汇精要》《食物本草》所绘尤精。

1　高士贤：《历代本草药用动物名实图考》，北京：人民卫生出版社，2013：234.

51-26 风狸

【品图】

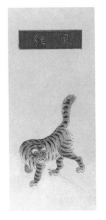

图1 食物·风狸

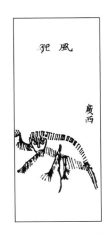

图2 纲目（金）·风狸

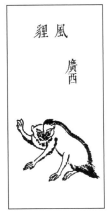

图3 纲目（钱）·风狸

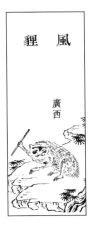

图4 纲目（张）·风狸

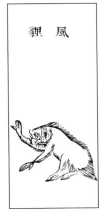

图5 会纂·风狸

本品5图，取自5书，其中1幅彩图。有承继关系的图仅1个书类。

《本草纲目》（金陵本）：该书"风狸"（图2）的仿绘者有《纲目》钱本图3（在图2示意图基础上，凭想象将其实物化，脸形似猫）。《纲目》张本图4又在图3的基础上将想象动物细化处理（如多绘身毛，又按文字记载，让风狸手持一指示棒，并添加山野背景）。仿绘钱本图3的图还有《食物本草会纂》图5。

以上5图中，除外3幅仿绘图，原创图尚有2幅（图1、2），详见下"鉴药"项。

【文录】

唐《本草拾遗》（见《证类》卷17"狸骨"） 陈藏器云：风狸溺，主诸色风。人取养之，食果子以笼之。溺如乳，甚难得，似兔而短，在高树候风而吹至彼树，出邕州已南。

明《本草纲目》卷51"风狸" 【释名】【时珍曰】风狸能因风腾越，死则得风复生，而又治风疾，故得风名。猚狸言其诘崛也。【集解】【时珍曰】今考《十洲记》之风生兽，《南州异物志》之平猴，《岭南异物志》之风母，《酉阳杂俎》之猚狸，《虞衡志》之风狸，皆一物也。但文有大同小异尔。其兽生岭南及蜀西徼外山林中，其大如狸如獭，其状如猿猴而小，其目赤，其尾短如无，其色青黄而黑，其文如豹。或云一身无毛，惟自鼻至尾一道有青毛，广寸许，长三四分。其尿如乳汁，其性

5219

食蜘蛛，亦啖熏陆香。昼则蜷伏不动如猬，夜则因风腾跃甚捷，越岩过树，如鸟飞空中。人网得之，见人则如羞而叩头乞怜之态。人挝击之，倏然死矣，以口向风，须臾复活。惟碎其骨、破其脑乃死。一云刀斫不入，火焚不焦，打之如皮囊，虽铁击其头破，得风复起。惟石菖蒲塞其鼻，即死也。一云此兽常持一杖，指飞走悉不能去，见人则弃之。人获得，击打至极，乃指示人。人取以指物，令所欲如意也。二说见《十洲记》及《岭南志》，未审然否？

【鉴药】

"风狸"首见于《本草拾遗》，原附见于《名医别录》"狸骨"条下。时珍释其名曰："风狸能因风腾越，死则得风复生，而又治风疾，故得风名。"《拾遗》载其尿"主诸色风"。后世未见用此入方者，

关于本品的生境、形态，陈藏器云："风狸……人取养之，食果子以笼之。溺如乳，甚难得，似兔而短，在高树候风而吹至彼树，出邕州已南。""邕州"在今广西南宁市。

李时珍再次探究其来源，结论是："今考《十洲记》之风生兽，《南州异物志》之平猴，《岭南异物志》之风母，《酉阳杂俎》之猱猵，《虞衡志》之风狸，皆一物也。但文有大同小异尔。"即"风狸"在不同的文献里，分别有风生兽、平猴、风母、猱猵等名。其原始记录如下：

《十洲记》：其佚文见《御览》卷908"风母"："《十洲记》曰：炎州有风生兽，似豹，青色，大如猩猩，烧之不死，斫刺不入，以铁椎锻其（刀）头乃死，以其口向风，须臾活。以石上菖蒲塞其鼻即死。取其脑，菊华和服之，尽十斤，寿五百岁。"

《南州异物志》：其佚文见《御览》卷908"风母"："《南洲异物记》曰：风母兽一名平猴，状如猴，无毛，赤目，若行逢人便叩头，似如惧罪自乞人。若挝打之，恹然死地，无复气息，少得风吹，须臾能起。"

《岭南异物志》：其佚文见《御览》卷908"风母"："《岭南异物志》曰：风猩如猿猴而小。昼则蜷伏不能动，夜则腾跃甚疾，好食蜘蛛虫。打杀，以口向风复活。唯破脑不复生矣。以酒浸，愈风疾……或云邕州首领宁洞得之……"

《酉阳杂俎》：卷16"毛篇"："猱猵，徼外勃樊州，熏陆香所出也，如枫脂，猱猵好啖之，大者重十斤，状似獭，其头身四支了无毛，唯从鼻上竟脊至尾有青毛，广一寸，长三四分……"

《虞衡志》：《桂海虞衡志·志兽》："风狸状如黄猿，食蜘蛛，昼则拳曲如猬，遇风则飞行空中。其溺及乳汁主大风疾奇效。"

时珍综合以上文献，归纳其生境、形态为："其兽生岭南及蜀西徼外山林中，其大如狸如獭，其状如猿猴而小，其目赤，其尾短如无，其色青黄而黑，其文如豹。或云一身无毛，惟自鼻至尾一道有青毛，广寸许，长三四分。其尿如乳汁，其性食

蜘蛛，亦啖熏陆香。昼则蜷伏不动如猬，夜则因风腾跃甚捷，越岩过树，如鸟飞空中。人网得之，见人则如羞而叩头乞怜之态。人挝击之，倏然死矣，以口向风，须臾复活。惟碎其骨、破其脑乃死。一云刀斫不入，火焚不焦，打之如皮囊，虽铁击其头破，得风复起。"其中当然有些还是据传闻。例如"以口向风，须臾复活""刀斫不入，火焚不焦，打之如皮囊"等。但从上述文献寻找其形态特征，今动物学家考其原动物为懒猴科动物蜂猴*Nycticebus coucang* Boddaert。此猴体背正中有一棕褐色脊纹自顶部延伸到尾部，此与时珍曰"自鼻至尾一道有青毛"相符。其面相如狸，实为猴，故古人称其为"平猴，状如猴"等。此为国家一级重点保护野生动物，甚为罕见。

1.《食物本草》：该书"风狸"（图1）绘以如虎之物，此是沿袭该书画"虎狸"的套路想象绘成，并非别有依据。

2.《本草纲目》：该书"风狸"（图2）有图注"广西"，乃其出产地。此为简陋示意图。按此图可以想象成多种动物。李时珍尚且要搜寻多种文献才能拼凑其形，其儿子们皆为儒生，更不懂风狸为何物。从其示意，此物4足，面如猴、似狸，全身披毛，有尾。后世仿绘者各逞想象，为之粉饰，终究不是实物。

【小结】

"风狸"为《本草拾遗》收入本草。据陈藏器、李时珍所述，今考其原动物为懒猴科动物蜂猴*Nycticebus coucang* Boddaert。[1]古本草原创图2幅，皆非写实图，与实物相差甚远。

51–27　狐

【品图】

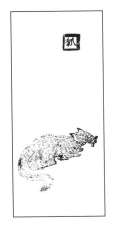 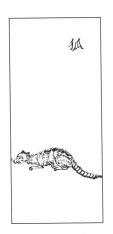 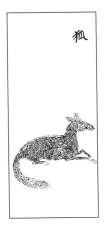 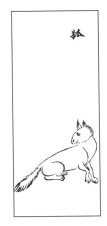

图1　图经（大）·狐　　图2　图经（政）·狐　　图3　图经（绍）·狐　　图4　饮膳·狐

1　此学名乃据国家中医药管理局《中华本草》编委会：《中华本草》(9)，上海：上海科学技术出版社，1999：526。刘少英、吴毅主编：《中国兽类图鉴》，福州：海峡书局，2019：90所出学名为*Nycticebus bengalensis* Fischer。

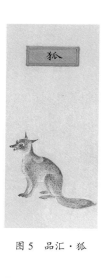

图5　品汇·狐

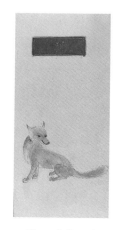

图6　食物·狐

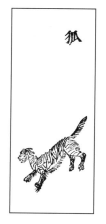

图7　蒙筌·狐

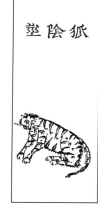

图8　太乙·狐阴茎

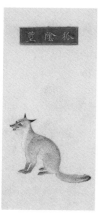

图9　雷公·狐阴茎

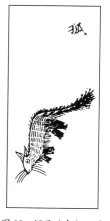

图10　纲目（金）·狐

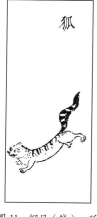

图11　纲目（钱）·狐

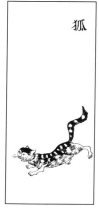

图12　纲目（张）·狐

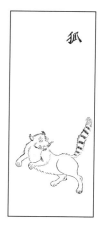

图13　三才·狐

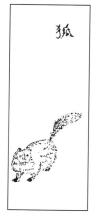

图14　原始·狐

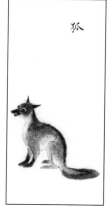

图15　金石·狐

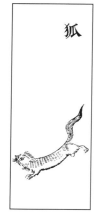

图16　会纂·狐

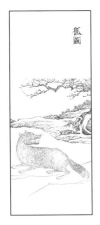

图17 禽虫典·狐图

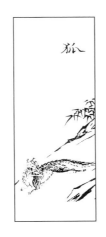

图18 图说·狐

本品18图，取自18书，其中4幅彩图。有承继关系的图可分3个书类。

《本草图经》：该书"狐"图分别存于《大观》（图1）、《政和》（图2）、《绍兴》（图3）。此三传本药图中，图1、图3相似，图2为水平镜像。图2的形状与另外两图也有不同，此图尾大有9节环纹。身体狭长。鉴于图2流传更广，今仍以《政和》图2为《图经》图的代表。

仿绘《图经》图2者有：《本草纲目》金陵本图10，其图斜置，头部向左下。嘴尖如鼠，夸大嘴部触须。尾仍有环节，但呈斜向，且被毛遮蔽。故此图虽是仿绘，走形甚大，故钱本重绘一图（图11）。

《本草品汇精要》：该书"狐"（图6）的仿绘彩图有《补遗雷公炮制便览》图9、《金石昆虫草木状》图15。

《本草纲目》（钱本）：该书"狐"（图11）的仿绘图有《纲目》张本图12（构图虽同，但改绘过度，脸成猫形，尾有环纹，延伸到颈部，造成严重失真）、《食物本草会纂》图16（将嘴部改尖，更贴近实物）。

以上18图中，除外7幅仿绘图，原创图有11幅（图2、4、5、6、7、8、11、13、14、17、18），详见下"鉴药"项。

【文录】

梁《本草经集注》（见《证类》卷18"狐阴茎"） 陶隐居云：江东无狐，皆出北方及益州间。形似狸而黄，亦善能为魅。

唐《唐本草》（同上）《唐本》注云：鼻尖似小狗，惟大尾，全不似狸。

宋《本草图经》（同上）《图经》曰：今江南亦时有，京、洛尤多。形似黄狗，鼻尖尾大，北土作脍生食之，甚暖。

宋《本草衍义》卷16"狐" 此兽多疑，极审听，人智出之，以多疑审听而捕取，捕者多用置。

明《本草纲目》卷51"狐"【释名】【时珍曰】《埤雅》云：狐，孤也。狐性疑，疑则不可以合类，故其字从孤省。或云狐知虚实，以虚击实，实即孤也，故从孤，亦通。【集解】【时珍曰】狐，南北皆有之，北方最多。有黄、黑、白三种，白色者尤稀。尾有白钱文者亦佳。日伏于穴，夜出窃食。声如婴儿，气极臊烈。毛皮可为裘，其腋毛纯白，谓之狐白。许慎云：妖兽，鬼所乘也。有三德，其色中和，小前大后，死则首丘。或云狐知上伏，不度阡陌。或云狐善听冰，或云狐有媚珠。或云狐至百岁，礼北斗而变化，为男女淫妇以惑人。又能击尾出火。或云狐魅畏狗。千年老狐，惟以千年枯木然照，则见真形。或云犀角置穴，狐不敢归。《山海经》云：青丘之山，有狐九尾，能食人。食之不蛊。

【鉴药】

"狐阴茎"首见于《名医别录》。《本草纲目》以"狐"为正名。李时珍释名曰：《埤雅》云：狐，孤也。狐性疑，疑则不可以合类，故其字从孤省。或云狐知虚实，以虚击实，实即孤也，故从孤，亦通。"《别录》载其阴茎"主女子绝产，阴痒，小儿阴癞卵肿。五藏及肠……主蛊毒寒热，小儿惊痫。雄狐屎烧之辟恶"。古代医方书或见用之，今未见使用。

关于本品的生境、形态，梁·陶弘景云："江东无狐，皆出北方及益州间。形似狸而黄。"《唐本草》云"鼻尖似小狗，惟大尾，全不似狸"。宋·苏颂《图经》曰："今江南亦时有，京、洛尤多。形似黄狗，鼻尖尾大。"可见其主要特点是"鼻尖尾大"。

时珍曰："狐，南北皆有之，北方最多。有黄、黑、白三种，白色者尤稀。尾有白钱文者亦佳。日伏于穴，夜出窃食。声如婴儿，气极臊烈。毛皮可为裘，其腋毛纯白，谓之狐白。"此外时珍还记载了若干有关狐狸的传闻，可参上"文录"。

狐为常见动物，据古本草记载及现在狐狸的分布，或考其原动物为犬科狐狸 *Vulpes vulpes* Linnaeus 及南狐 *Vulpes vulpes hoole* Swinhoe。[1] 前一种狐狸又名赤狐。高士贤谓时珍所云"黄、黑、白三种"，考我国现存的狐种只有两种体色，即沙黄和红棕，没有黑白两色者。国内常见者除赤狐外，还有同科沙狐 *Vulpes corsac* Linnaeus。[2] 今将古本草中与本条相关的原创图统述于下。

《本草图经》"狐"（图2）所绘动物身体狭长，面窄吻尖，四肢短，尾长，此是狐，种类不明。但其尾有黑白相间的环纹，此大失真。《饮膳正要》"狐"（图4）尾蓬松粗长，似狐。但其吻不尖，又不似狐。《本草品汇精要》"狐"（图5）其色黄褐色，窄面尖嘴，此类赤狐*V. vulpes*。然耳朵过尖，几乎成了猞猁。《食物本草》"狐"（图6）其色黄红，嘴稍粗，整体尚如赤狐*V. vulpes*。《本草蒙筌》"狐"（图7）乃按虎狸的方式，绘有虎纹的狸猫，此乃误图，容易使人误作虎或虎狸。《太乙仙制本草药性大全》"狐阴茎"（图8）的头部如狐，面窄尾尖，但身有虎纹，尾不蓬松且大，前肢甚长，此均与狐不合。《本草纲目》钱本"狐"（图11）并非写实图，乃参《图经》图2，将其黑白相间的环纹加宽，再将图2有节段的背脊毛绘成虎纹状。头面部变为猫形，使整个动物不像狐狸，倒近似虎狸（野猫的一种）。《三才图会》"狐"（图13）亦非写实图。该图取《图经》图2尾有环节，再将尾蓬松化。其实无论哪种狐狸，其尾皆非九节纹形。另此图的头面、身形无一似狐，实为误图。《本草原始》"狐"（图

1　国家中医药管理局《中华本草》编委会：《中华本草》（9），上海：上海科学技术出版社，1999：572.

2　高士贤：《历代本草药用动物名实图考》，北京：人民卫生出版社，2013：166.

14）整个动物身体臃肿如家猫，尾大如松鼠，头面也是猫形，故无法认此动物为狐。《古今图书集成·禽虫典》"狐图"（图17）为一狰狞的野兽，此非狐。《本草简明图说》"狐"（图18）细看头形似狐状，身半以下皆草率为之，无法看清。作为插图，难以达意。

【小结】

"狐"为《名医别录》所载早期药用动物之一。据陶弘景、《唐本草》、苏颂所云，本品以"鼻尖尾大"为鉴别特点。其原动物即犬科动物狐狸（赤狐）*Vulpes vulpes* Linnaeus、南狐*Vulpes vulpes hoole* Swinhoe或沙狐*Vulpes corsac* Linnaeus。古本草原创图中，《本草图经》《本草品汇精要》《食物本草》所绘较精，清代狐狸图大多均非写实图。

51-28　貉

【品图】

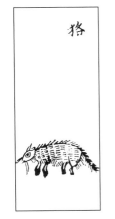

图1　纲目（金）·貉

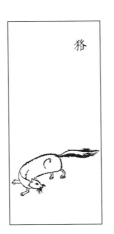

图2　纲目（钱）·貉

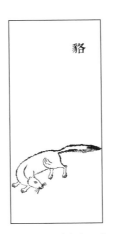

图3　纲目（张）·貉

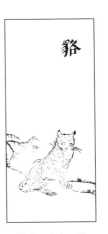

图4　三才·貉

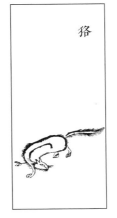

图5　会纂·貉

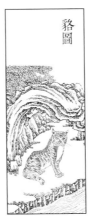

图6　禽虫典·貉图

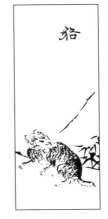

图7　图说·貉

本品7图，取自7书。有承继关系的图可分2个书类。

《本草纲目》（钱本）：该书"貉"（图2）的仿绘者有《纲目》张本图3、《食物本草会纂》图5。

《三才图会》：该书"貉"（图4）的仿绘者有《古今图书集成·禽虫典》"貉图"（图6）。后者动物仿图4，另增绘山涧崖树为背景。

以上7图中，除外3幅仿绘图，原创图尚有4幅（图1、2、4、7），详见下"鉴药"项。

【文录】

宋《本草衍义》卷16"猯" 貉，形如小狐，毛黄褐色。

明《本草纲目》卷51"貉" 【释名】【时珍曰】按《字说》云：貉与獾同穴各处，故字从各。《说文》作貈，亦作狢。《尔雅》：貈子曰貉，音陌。其雌曰貔，音恼。原本以貊作貈者，讹矣。【集解】【时珍曰】貉生山野间。状如狸，头锐鼻尖，斑色。其毛深厚温滑，可为裘服。与獾同穴而异处，日伏夜出，捕食虫物，出则獾随之。其性好睡，人或蓄之，以竹叩醒，已而复寐，故人好睡者谓之貉睡。俗作渴睡，谬矣。俚人又言其非好睡，乃耳聋也，故见人乃知趋走。《考工记》云：貉踰汶则死，土气使然也。王浚川言北曰狐，南曰貉，《星禽书》言氐土貉是千岁独狐化成者，并非也。

【鉴药】

李时珍注"貉"出《本草衍义》。但《衍义》并没有为之立条，只是随文提及。如果这样也算出典，那比《衍义》还早提到此物的是宋《图经》。故此条的出典，应该是《本草纲目》。时珍释名曰："按《字说》云：貉与獾同穴各处，故字从各。"《字说》释名最为牵强，聊备一说。宋《图经》云："貉肉主元藏虚劣及女子虚惫，方书亦稀用之。"后世方书更少见此物名。

关于本品的生境、形态，《图经》"狐"条云："狐之类猫……与獾、貉三种，而大抵相类。"可见貉与狐一样，可能都是犬科动物。寇宗奭《衍义》曰："貉，形如小狐，毛黄褐色。"更进一步缩小范围。

李时珍首先是整理了本品的名字："《说文》作貈，亦作狢。"今通行以"貉"（hé）为正。时珍云："貉生山野间。状如狸，头锐鼻尖，斑色。其毛深厚温滑，可为裘服。与獾同穴而异处，日伏夜出，捕食虫物，出则獾随之。其性好睡，人或蓄之，以竹叩醒，已而复寐，故人好睡者谓之貉睡。俗作渴睡，谬矣。"今动物学家订其为犬科动物貉*Nyctereutes procyonoides* Gray。此动物体型小，似狐而肥胖，四肢粗短。吻短耳小且圆。身毛及尾毛长而蓬松。吻两侧连同眼睛周围的毛为黑褐色，形成"八"字形黑纹。今将古本草中与本条相关的原创图统述于下。

《本草纲目》金陵本"狢"（图1）的造型与同本"狐"图相似。四足、长尾，身狭长多毛。其头形如梭，眼大，嘴有须。此与"貉"的实物相差甚远，非写实图。

《纲目》钱本"貉"（图2）系新绘，但其身侧扁如带，尾长，身无毛，此比图1离实物还远。《三才图会》"貉"（图4）如猫形，长尾，身有虎斑纹。此非貉也。《本草简明图说》"貉"（图7）的造型亦如猫，尾短，全身毛多杂乱。此亦非貉形。按成语有"一丘之貉"，人多知其名，然未必见过此动物。以上诸家绘图者，似均不识何为貉，故所绘之图皆系虚构。

【小结】

"貉"旧注出《本草衍义》，实应为《本草纲目》新增药。据苏颂、寇宗奭、李时珍所述，本品当为犬科动物貉*Nyctereutes procyonoides* Gray。古本草本品的原创图无一能表现貉的真实形象。

51-29　猯

【品图】

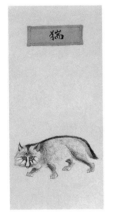

图1　品汇·猯

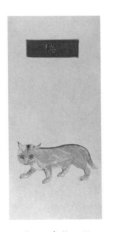

图2　食物·猯

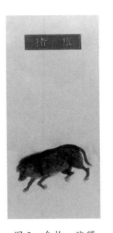

图3　食物·猪獾

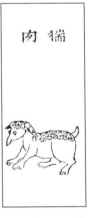

图4　太乙·猯肉

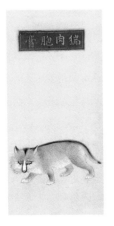

图5　雷公·猯肉胞骨

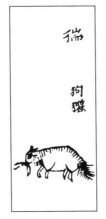

图6　纲目（金）·猯

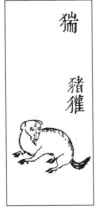

图7　纲目（钱）·猯

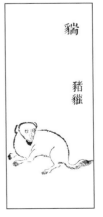

图8　纲目（张）·猯

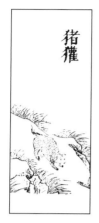
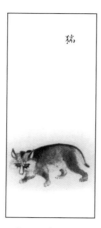
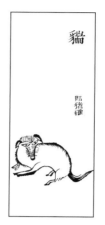
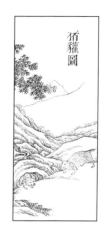

图 9　三才·猪獾　　　图 10　金石·貒　　　图 11　会纂·貒　　　图 12　禽虫典·猪獾图

　　本品12图，取自11书，其中2幅彩图。有承继关系的图可分2个书类。

　　《本草品汇精要》：该书"貒"（图1）的仿绘者有《食物本草》图2、《补遗雷公炮制便览》"貒肉胞骨"（图5）、《金石昆虫草木状》图10。

　　《本草纲目》（钱本）：该书"貒"（图7）的仿绘者有《纲目》张本图8（将图注订正为"猪獾"）《食物本草会纂》"貒"（图11，将图注订正为"猪獾"，并把头面部改成猪形）。

　　以上12图中，除外5幅仿绘图，原创图尚有7幅（图1、3、4、6、7、9、12），详见下"鉴药"项。

【文录】

　　唐《唐本草》（见《证类》卷18"貒"）《陈藏器本草》云：貒……一名獾豚，极肥也。

　　宋《本草图经》（见《证类》卷18"狐阴茎"）《图经》曰：狐之类貒（音湍），似犬而矮，尖喙，黑足，褐色，与獾、貉三种，而大抵相类。头、足小别。郭璞注《尔雅》云：貒一名獾，乃是一物，然方书说其形差别也。

　　宋《本草衍义》卷16"貒"　肥矮，毛微灰色，头连脊毛一道黑，嘴尖黑，尾短阔。蒸食之极美。

　　明《本草纲目》卷51"貒"【释名】獾独（藏器）。【时珍曰】貒，团也，其状团肥也。《尔雅》云：貒子曰貗，其足蹯，其迹内。蹯，足掌也。内，指头迹也。【集解】【时珍曰】貒即今猪獾也。处处山野间有之。穴居，状似小猪独，形体肥而行钝。其耳聋，见人乃走。短足短尾，尖喙褐毛，能孔地食虫蚁瓜果。其肉带土气，皮毛不如狗獾。苏颂所注乃狗獾，非貒也。郭璞谓獾即貒，亦误也。

【鉴药】

"猯"首见于《唐本草》。《本草纲目》以"貒"为正名。"猯"同"貒",音(tuān)义均同。李时珍释名曰:"貒,团也,其状团肥也。"《唐本草》载其肉、胞、膏"主上气乏气,咳逆";肉"主久水胀不差"等。后世医方书罕见用此。

关于本品的生境、形态,《尔雅》(郭璞注)云:"貒,子貗。(貒豚也。一名貛。)"郭注既称之为"貒豚",又云"一名貛"。可知此物很早就与"貛"混淆。《拾遗》载"一名貛豚,极肥也"。宋·苏颂《图经》"狐阴茎"云:"狐之类貒(音湍)……与貛、貉三种,而大抵相类。头、足小别。郭璞注《尔雅》,云'貒一名貛',乃是一物,然方书说其形差别也。"可见郭璞、苏颂都持貒、貛为一物的观点。宋·寇宗奭《衍义》"猯"条云:"肥矮,毛微灰色,头连脊毛一道黑,嘴尖黑,尾短阔。"其中"头连脊毛一道黑",恐也是指狗獾而言。[1]

李时珍辨析曰:"貒即今猪獾也。处处山野间有之。穴居,状似小猪独,形体肥而行钝。其耳聋,见人乃走。短足短尾,尖喙褐毛,能孔地食虫蚁瓜果。其肉带土气,皮毛不如狗獾。苏颂所注乃狗獾,非貒也。郭璞谓貛即貒,亦误也。"今动物学将此物定为鼬科动物猪獾*Arctonyx collaris* F. Cuvier。[2]此物鼻吻较长,吻端与猪鼻酷似,眼小,耳短圆可见,四肢粗短;尾较长,基粗末细。颊部到耳后有一条黑褐色条纹,从前额到额顶中央有一条短宽的白色条纹。今将古本草中与本条相关的原创图统述于下。

《本草品汇精要》"猯"(图1)的形体肥硕,主要鉴别点在头部。其耳较大,明显伸出,与原物短圆不同。鼻端与猪鼻略似,呈肉色,此与狗獾的鼻端为黑色不同。此动物虽然没有昂起头,但还是可以知道其喉部为白色,此与狗獾喉部为黑色不同。尽管此图还有若干瑕疵(如按寇宗奭所言加了"头连脊毛一道黑",此非猪獾特点),但比较而言,这是最接近猪獾*A. collaris*的一幅写实图。其耳形与面形似更接近鼬獾*Melogale moschara (Gray)*。此动物广泛分布于我国秦岭以南的广大地区。[3]《食物本草》"猪獾"(图3)整个是一头黑猪,显系误图。《太乙仙制本草药性大全》"猯肉"(图4)所绘类狗,吻端类鼠。无法揣测此图示意。《本草纲目》金陵本"猯"(图6)有图注"狗獾",此与时珍之意相反。所绘动物僵硬死板,其头似兔,吻端触须过长。有尾如毛刷,四足之末不知何形。此图非写实图,难以知其示意何种动物。《纲目》钱本"猯"(图7)身肥硕依旧,四足改为猪蹄形,与原动物的脚爪不同。头形改作类犬,然其额下又有须。总之不伦不类,不知示意何物。《三才图会》"猪獾"(图9)

1　高士贤:《历代本草药用动物名实图考》,北京:人民卫生出版社,2013:433.

2　国家中医药管理局《中华本草》编委会:《中华本草》(9),上海:上海科学技术出版社,1999:578.

3　刘少英、吴毅主编:《中国兽类图鉴》,福州:海峡书局,2019:189.

所绘动物嘴、耳均似猪，身体肥硕。此亦是想象绘图。**《古今图书集成·禽虫典》**"猪獾图"（图12）绘两只动物，右边一只与图9为水平镜像。其头形如猪，且有两只扇风耳。左边一只藏于山洞，其鼻、耳亦如猪。此动物明显是想象绘图。背景为群山之中。

【小结】

"貒"（猯）为《唐本草》所载之动物。又名猪獾。此动物与同科的"獾"（又名狗獾）外形有相似之处。郭璞、苏颂、寇宗奭均混淆猪獾与狗獾。李时珍将貒（猪獾）与狗獾区分开来。"貒"（猯）即鼬科动物猪獾 *Arctonyx collaris* F. Cuvier。《本草品汇精要》所绘最接近"貒"（猪獾）。其余诸图皆非写实图。

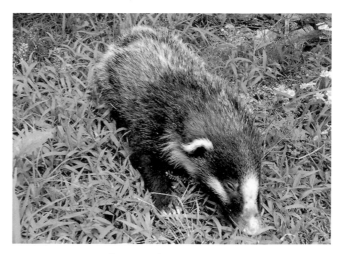

图 13　猪獾 *Arctonyx collaris*

51–30　獾

【品图】

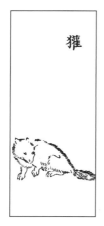

图 1　饮膳·獾

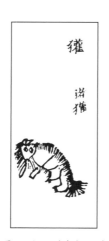

图 2　纲目（金）·獾

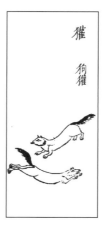

图 3　纲目（钱）·獾

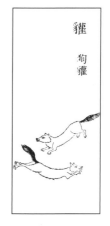

图 4　纲目（张）·獾

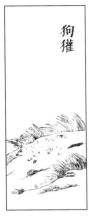

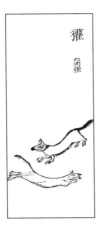

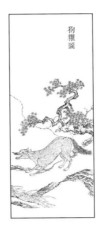

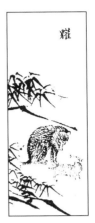

图5 三才·狗獾　　　　图6 会纂·獾　　　　图7 禽虫典·狗獾图　　　　图8 图说·獾

　　本品8图，取自8书。有承继关系的图可分2个书类。

　　《本草纲目》（钱本）：该书"獾"（图3）的仿绘者有《纲目》张本图4、《食物本草会纂》图6。

　　《三才图会》：该书"狗獾"（图5）的仿绘者有《古今图书集成·禽虫典》"狗獾图"（图7）。后者在仿绘图5动物之时，添加了群山草树为背景。

　　以上8图中，除外3幅仿绘图，原创图尚有5幅（图1、2、3、5、8），详见下"鉴药"项。

【文录】

　　《食物本草》卷3"山狗獾"　　形如家狗，脚微短，好鲜食果食。味甘美。皮可为裘。有数种，在处有之，蜀中出者名天狗。

　　明《本草纲目》卷51 "獾"　【释名】【时珍曰】獾又作貆，亦状其肥钝之貌。蜀人呼为天狗。【集解】【时珍曰】貒，猪獾也；獾，狗獾也。二种相似而略殊。狗獾似小狗而肥，尖喙矮足，短尾深毛，褐色。皮可为裘领。亦食虫蚁瓜果。又辽东女真地面有海獾皮，可供衣裘，亦此类也。

【鉴药】

　　"山狗獾"首见于《食物本草》。《本草纲目》以"獾"（huān）为正名。一名狗獾。时珍释名曰："獾又作貆，亦状其肥钝之貌。"《食物》未载其药用，仅载"味甘美。皮可为裘"。《图经》载其肉"主小儿疳瘦""杀蛔虫"。后世医方书未见载其入方。

　　李时珍首次明确地区分"貒"与"獾"："貒，猪獾也；獾，狗獾也。二种相似而略殊。狗獾似小狗而肥，尖喙矮足，短尾深毛，褐色。皮可为裘领。亦食虫蚁瓜果。"

动物学中的狗獾为鼬科动物狗獾*Meles meles* Linnaeus。[1]最新的分类学研究把原有的*M. meles*重新划分为独立的3个物种，其中有狗獾*Meles leucurus* Hodgson。此种狗獾见于我国除台湾和海南以外的大陆各省区。该种与上条"貒"（猪獾）的形体毛色比较相近，区别在于：狗獾裸露的鼻部为黑色，且鼻子与上唇之间非裸露，覆有短毛，黑色贯眼纹窄长；喉部的毛色为黑色。猪獾有一个形似猪鼻的肉粉色吻鼻部，有两条宽大的黑色贯眼纹；喉部的毛色为白色。[2]今将古本草中与本条相关的原创图统述于下。

　　《饮膳正要》"獾"（图1）确有狗獾的外形（身、尾、爪等）。但其头部与各部毛色均绘制得比较简单，故无法列举足以供鉴别的特点。《本草纲目》金陵本"獾"（图2）有图注"猪獾"。此是将该图别名与"狗貒"图别名弄颠倒了。该图简陋草率，仅知其示意有毛动物，4足，吻端尖，尾巴毛蓬松。余皆不明。《纲目》钱本"獾"（图3）改图注为"狗獾"。绘小动物两只，瘦长，四足，尾大，其形类狐。其余可供鉴别种类的特征基本上都没有绘出。《三才图会》"狗獾"（图5）身为狗形，其头部将吻端绘出明显的猪鼻状（此在《古今图书集成·禽虫典》中表现得最清楚）。虽然此图所绘也不能鉴定为"貒"（猪獾），但可知此图是倾向于猪獾特点的。《本草简明图说》"獾"（图8）所绘动物有小圆耳，突出的吻部，但其所绘体毛凌乱，掩盖了很多鉴别特征。

【小结】

　　"獾"在《食物本草》作"山狗獾"。李时珍首次明确地区分"貒"与"獾"。此种动物原定为鼬科动物狗獾*Meles meles* Linnaeus。最新的分类学研究将该种重新划分为独立的3个物种，我国大陆各省区广泛分布的是狗獾*Meles leucurus* Hodgson。古本草图多因过简，突出不了狗獾的鉴别特征。亦有误将猪獾特点绘作狗獾者。

1　国家中医药管理局《中华本草》编委会：《中华本草》（9），上海：上海科学技术出版社，1999:583.
2　刘少英、吴毅主编：《中国兽类图鉴》，福州：海峡书局，2019:192-194.

51-31　木狗

【品图】

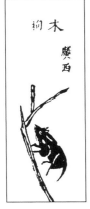 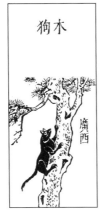 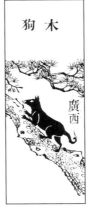 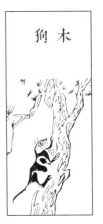

图 1　纲目（金）·木狗　　图 2　纲目（钱）·木狗　　图 3　纲目（张）·木狗　　图 4　会纂·木狗

　　本品4图，取自4书，其中图1为原创图，其余3图均系直接或间接仿绘图1而成。详见下"鉴药"项。

【文录】

　　明《本草纲目》卷51"木狗"【集解】【时珍曰】按熊太古《冀越集》云：木狗生广东左、右江山中。形如黑狗，能登木。其皮为衣褥，能运动血气。元世祖有足疾，取以为袴，人遂贵重之，此前所未闻也。珍尝闻蜀人言：川西有玄豹，大如狗，黑色，尾亦如狗。其皮作裘、褥，甚暖。冬月远行，用其皮包肉食，数日犹温，彼土亦珍贵之。此亦木狗之属也。故附见于此云。

【鉴药】

　　"木狗"首见于《本草纲目》。"形如黑狗，能登木"，或以为名。《纲目》载其"除脚痹风湿气，活血脉，暖腰膝"。后世医方未见用此者。

　　关于本品的生境、形态，李时珍引熊太古《冀越集》中之文。其原文见《冀越集记》前集"两江所产"："又产木狗，形如黑狗，能登木，其皮可为衣褥，能运动人身气血。昔闻世皇有足疾，取其皮为袴，故人贵之也。"熊太古为元末明初之人，其书撰成于至正十五年（1355），故时珍称"世皇"为"元世祖"。时珍自己也曾闻蜀人言："川西有玄豹，大如狗，黑色，尾亦如狗。其皮作裘、褥，甚暖。"高士贤据木狗之形、产地、能登木等特征，谓此应是猫科动物黑豹（印第安豹）*Panthera pardus* Meyer。此种是金钱豹的一个色型。我国华南豹有黑色变种，通体纯黑。[1]

《本草纲目》（金陵本）：该本"木狗"（图1）为示意图，绘一黑色4足动物在攀爬树木。此图简陋，其嘴尖，有两耳及尾。仿绘此图者将其实物化，绘一豹或狗状物在登木。此本是据文字记载想象绘制的简陋示意图，无法作为依据去猜想实物。

【小结】

"木狗"为《本草纲目》新增药。据李时珍引录的《冀越集记》及其所闻，木狗、玄豹可能是今猫科动物黑豹（印第安豹）*Panthera pardus* Meyer。《本草纲目》金陵本据文字记载想象绘图，无法供考证用。

51–32　豽

【品图】

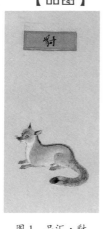

图1　品汇·豽

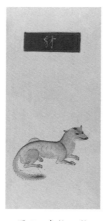

图2　食物·豽

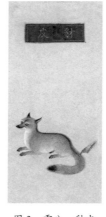

图3　雷公·豽皮

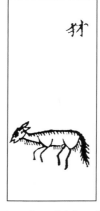

图4　纲目（金）·豽

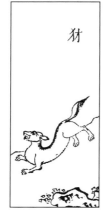

图5　纲目（钱）·豽

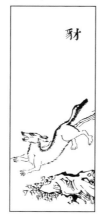

图6　纲目（张）·豽

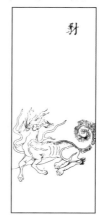

图7　三才·豽

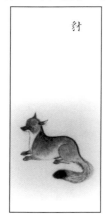

图8　金石·豽

1　高士贤：《历代本草药用动物名实图考》，北京：人民卫生出版社，2013：25.

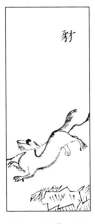

图9　会纂·豺　　　图10　禽虫典·豺图　　　图11　图说·豺

本品11图，取自11书，其中4幅彩图。有承继关系的图可分2个书类。

《本草品汇精要》：该书"豺"（图1）的仿绘者有《补遗雷公炮制便览》图3、《金石昆虫草木状》图8。

《本草纲目》（钱本）：该书"豺"（图5）的仿绘者有《纲目》张本图6、《食物本草会纂》图9。

以上11图中，除外4幅仿绘图，原创图尚有7幅（图1、2、4、5、7、10、11），详见下"鉴药"项。

【文录】

明《本草品汇精要》卷25"豺皮"　谨按：《埤雅》云：其形似狗而长尾，白颊，高前广后，其色黄，季秋取兽，四面陈之，以祀其先，世谓之豺祭兽，以报本，故先王候之以田。《礼记》所谓豺祭兽，然后田猎是也。俗云：豺群噬虎，言其猛捷，且众可以窘虎也。本经不载所出州土，今在处山林或有之。

明《本草纲目》卷51"豺"　【释名】豺狗。【时珍曰】按《字说》云：豺能胜其类，又知祭兽，可谓才矣，故字从才。《埤雅》云：豺，柴也。俗名体瘦如豺是矣。【集解】【时珍曰】豺，处处山中有之，狼属也。俗名豺狗，其形是狗而颇白，前矮后高而长尾。其体细瘦而健猛，其毛黄褐而髼鬇，其牙如锥而噬物，群行虎亦畏之。又喜食羊，其声如犬，人恶之，以为引魅不祥。其气臊臭可恶。罗愿云：世传狗为豺之舅，见狗辄跪，亦相制耳。

【鉴药】

"豺皮"首见于《唐本草》。《本草纲目》以"豺"为正名。一名豺狗。李时珍释名曰："按《字说》云：豺能胜其类，又知祭兽，可谓才矣，故字从才。《埤雅》云：

豺，柴也。俗名体瘦如豺是矣。"《唐本草》载其皮"主冷痹，脚气，熟之以缠病上"。古代医方书罕有用此动物名者。《证类本草》于该条下所引方剂均用"狼"名。现代此物为国家二级保护动物，禁止捕杀。

关于本品的生境、形态，宋代及其以前本草未予详介。《本草品汇精要》引《埤雅》，其卷3"豺"原文为："《释兽》曰：豺，狗足。豺似狗而长尾，白颊，高前广后，其色黄，季秋取兽，四面陈之，以祀其先，世谓之豺祭兽。故先王候之以田。《礼记》所谓豺祭兽，然后田猎是也……俗云'豺群噬虎'，言其猛捷，且众可以窘虎也。"《品汇》云："本经不载所出州土，今在处山林或有之。"

李时珍云："豺，处处山中有之，狼属也。俗名豺狗，其形是狗而颇白，前矮后高而长尾。其体细瘦而健猛，其毛黄褐而髭髳，其牙如锥而噬物，群行虎亦畏之。又喜食羊，其声如犬，人恶之，以为引魅不祥。其气臊臭可恶。"今定其为犬科动物豺Cuon alpinus Pallas。今将古本草中与本条相关的原创图统述于下。

《本草品汇精要》"豺"（图1）形体类狐，头吻较短。其项、背毛色棕红或棕褐色，腹部色较浅。尾长而蓬松，其色为灰黑，末端更黑。此近似今之豺C. alpinus。《食物本草》"豺"（图2）其形色与图1近似，唯姿势不同，来源为一。《本草纲目》金陵本"豺"（图4）为一极简单抽象的示意图。说此图与豺之形无大悖则可，据此图去鉴定物种则不可。《纲目》钱本"豺"（图5）的图形与该书的"狐""獾"图构图相似。唯尾毛多黑。头部特征与豺尚不符。《三才图会》"豺"（图7）明显不是写实图，其夸张的头形，虚构的彩带状物，孔雀毛似的尾巴等，均说明此是虚妄之图。《古今图书集成·禽虫典》"豺图"（图10）绘一瘦骨嶙峋的狗状动物，尾大蓬松，吻尖耳竖，确有几分近似今之豺C. alpinus。《本草简明图说》"豺"（图11）形类狗，吻长，尾瘦，均不类豺，很难找到其为豺的特征。

"豺"在日常口语中也非罕用之字，但它的形态与狗、狼确有很多相似的地方。对于古代墨线本草图来说，要准确表达并非易事，出现若干虚构图也无法多挑剔。

【小结】

"豺"为《唐本草》收入的动物。《本草品汇精要》引《埤雅》，及李时珍所述本品的形状习性，可知本品即犬科动物豺Cuon alpinus Pallas。《本草品汇精要》《食物本草》所绘皆能反映豺的某些特点。

51–33 狼

【品图】

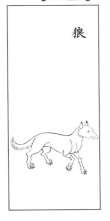

图1 饮膳·狼

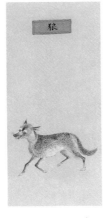

图2 品汇·狼

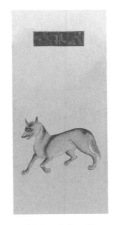

图3 食物·狼

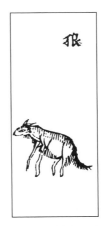

图4 纲目（金）·狼

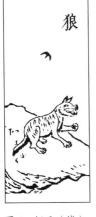

图5 纲目（钱）·狼

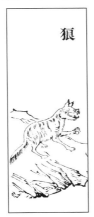

图6 纲目（张）·狼

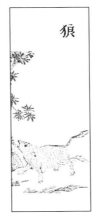

图7 三才·狼

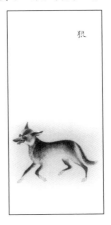

图8 金石·狼

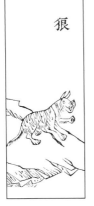

图9 会纂·狼

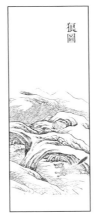

图10 禽虫典·狼图

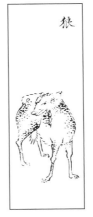

图11 图说·狼

本品11图，取自11书，其中3幅彩图。有承继关系的图可分2个书类。

《本草品汇精要》：该书"狼"（图2）的仿绘者有《金石昆虫草木状》图8。

《本草纲目》（钱本）：该书"狼"（图5）的仿绘者有《纲目》张本图6、《食物本草会纂》图9。

以上11图中，除外3幅仿绘图，原创图尚有8幅（图1、2、3、4、5、7、10、11），详见下"鉴药"项。

【文录】

唐《本草拾遗》（见《证类》卷18"五种陈藏器馀·狼筋"）　陈藏器云：狼大如狗，苍色，鸣声诸孔皆涕。

明《本草品汇精要》卷25"狼"　谨按：《埤雅》云：其形大如狗，青色，作声诸窍皆沸。盖今训狐，鸣则亦后窍应之，豺祭、狼卜，又善逐兽，皆兽之有才智者，故豺从才，狼从良是也。里语曰：狼卜食，狼将远逐食，必先倒立以卜所向，故今猎人遇狼辄喜，盖狼之所向兽之所在也。而灵智有如此。其粪烧之，烟直而聚，虽风吹之不斜，故古今烽火用者，亦取其直聚而不散也。

明《本草纲目》卷51"狼"　【释名】毛狗。【时珍曰】《禽书》云：狼逐食，能倒立，先卜所向，兽之良者也。故字从良。《尔雅》云：牡曰獾，牝曰狼，其子曰獥，音叫。【集解】【时珍曰】狼，豺属也，处处有之。北方尤多，喜食之。南人呼为毛狗是矣。其居有穴。其形大如犬而锐头尖喙，白颊骈胁，高前广后，脚不甚高，能食鸡、鸭、鼠物。其色杂黄黑，亦有苍灰色者。其声能大能小，能作儿啼以魅人，野俚尤恶其冬鸣。其肠直，故鸣则后窍皆沸，而粪为烽烟，直上不斜。其性善顾而食庆践藉。老则其胡如袋，所以跋胡疐尾，进退两患。其象上应奎星。

【鉴药】

"狼筋"首见于《本草拾遗》。《本草纲目》以"狼"为正名。李时珍释名曰："《禽书》云：狼逐食，能倒立，先卜所向，兽之良者也。故字从良。"聊备一说。《拾遗》载狼筋并无正经疗效，云"人有犯盗者熏之，当脚挛缩，因之获贼也"。此巫家之术。故时珍云："愚谓其事盖术者所为，未必实有是理。"《饮膳正要》载狼肉"主补益五脏，厚肠胃，填精髓。腹有冷积者，宜食"。

关于本品的生境、形态，《说文·犬部》："狼：似犬，锐头，白颊，高前，广后。"《本草品汇精要》引《埤雅》以明其来源。《埤雅》卷4"狼"载："狼，大如狗，青色。作声诸窍皆沸。盖今训狐鸣则亦后窍应之。豺祭、狼卜，又善逐兽，皆兽之有才智者，故豺从才，狼从良作也。里语曰：狼卜食，狼将远逐食，必先倒立以卜所向，故今猎人遇狼辄喜，盖狼之所向兽之所在也。而灵智如此。"

李时珍亦曰："狼，豺属也，处处有之。北方尤多喜食之。南人呼为毛狗是矣。

其居有穴。其形大如犬而锐头尖喙，白颊骈胁，高前广后，脚不甚高，能食鸡、鸭、鼠物。其色杂黄黑，亦有苍灰色者。其声能大能小，能作儿啼以魅人，野俚尤恶其冬鸣。其肠直，故鸣则后窍皆沸，而粪为烽烟，直上不斜。其性善顾而食戾践藉。"其中亦有传闻不经之言。但其形态大致如此，即今犬科动物狼*Canis lupus* Linnaeus。今将古本草中与本条相关的原创图统述于下。

《饮膳正要》"狼"（图1）形如狗，然图形简单，粗得狼形。《本草品汇精要》"狼"（图2）毛色青苍，两耳直竖，吻鼻较长，两眼直视前方。此即狼*C. lupus*。《食物本草》"狼"（图3）头形如图2，然此图之兽后肢明显长于前肢，此与俗说"狼足后短"相反。实则狼四肢均较长，前后无不同。《本草纲目》金陵本"狼"（图4）最明显的特点是前肢长于后肢，此囿于"狼足后短"之俗说，是不知真狼。其头如兔，形象猥琐，作为示意图都不合格。《纲目》钱本"狼"（图5）绘一虎纹动物，其貌狰狞，有狼之势，却未必写实。《三才图会》"狼"（图7）体型壮硕，尾巴瘦而多弯、上扬，此非写实，想象之图。《古今图书集成·禽虫典》"狼"（图10）绘一疾走之狼，与狼形尚无大悖谬之处。《本草简明图说》"狼"（图11）头身部与狼近似，然其细长两脚分开矗立、雄赳赳的站姿，似非狼所有。

【小结】

"狼"是《本草拾遗》收入的动物，此古今多见的野兽。据《说文》《埤雅》及《本草纲目》所载，此即今犬科动物狼*Canis lupus* Linnaeus。《饮膳正要》《本草品汇精要》等书所绘基本能反映其形。

51-34　兔

【品图】

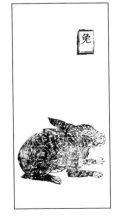 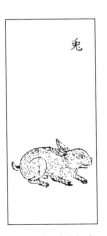 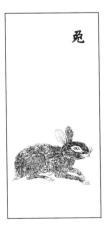 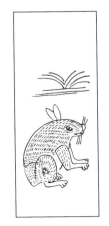

图1　图经（大）·兔　　图2　图经（政）·兔　　图3　图经（绍）·兔　　图4　歌括·兔头骨

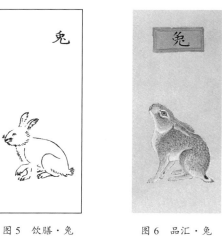

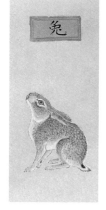

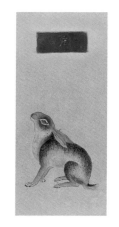

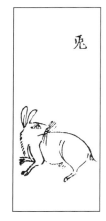

图 5 饮膳·兔　　图 6 品汇·兔　　图 7 食物·兔　　图 8 蒙荃·兔

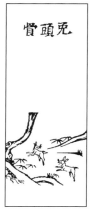

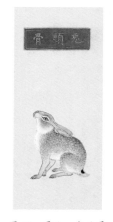

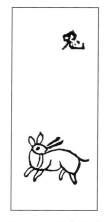

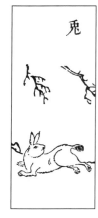

图 9 太乙·兔头骨　　图 10 雷公·兔头骨　　图 11 纲目（金）·兔　　图 12 纲目（钱）·兔

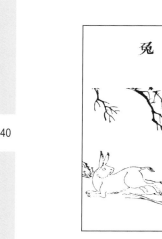

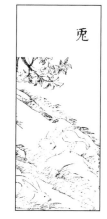

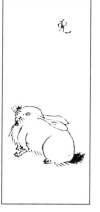

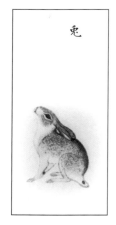

图 13 纲目（张）·兔　　图 14 三才·兔　　图 15 原始·兔　　图 16 金石·兔

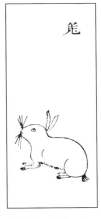
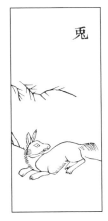
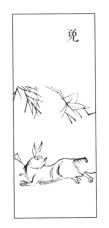
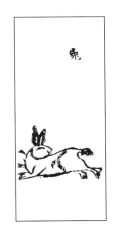

图 17　类纂·兔　　　　图 18　备要·兔　　　　图 19　会纂·兔　　　　图 20　求真·兔

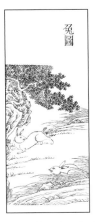
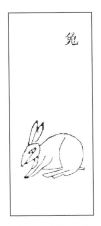
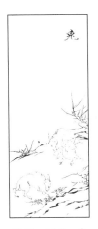

图 21　禽虫典·兔图　　　　图 22　便方·兔　　　　图 23　图说·兔

本品23图，取自23书，其中4幅彩图。有承继关系的图可分5个书类。

《**本草图经**》：该书"兔"图分别存于《大观》（图1）、《政和》（图2）、《绍兴》（图3）。此三传本药图大同小异（图1、图3毛色似为深灰），今以《政和》图2为《图经》图的代表。仿绘该图的有《本草歌括》"兔头骨"（图4，高度简化，增添数草）。

《**本草品汇精要**》：该书"兔"（图6）的仿绘彩图有《食物本草》图7、《补遗雷公炮制便览》图10、《金石昆虫草木状》图16。

《**本草纲目**》（**金陵本**）：该书"兔"（图11）的仿绘图有《本草蒙筌》图8。

《**本草纲目**》（**钱本**）：该书"兔（图12）的仿绘图有《纲目》张本图13、《本草备要》图18、《食物本草会纂》图19、《本草求真》图20、《古今图书集成·禽虫典》"兔图"（图21.此图除仿绘钱本图12之兔外，另外绘了一只藏在草棵里的兔，并增绘了野外草树山石背景）。

《**本草原始**》：该书"兔"（图15）的仿绘图有《本草纲目类纂必读》图17。

以上23图中，除外13幅仿绘图，原创图有10幅（图2、5、6、9、11、12、14、15、22、23），详见下"鉴药"项。

【文录】

宋《本草图经》（见《证类》卷17"兔头骨"）《图经》曰：兔，旧不著所出州土，今处处有之，为食品之上味。

明《本草纲目》卷51"兔"【释名】明视。【时珍曰】按魏子才《六书精蕴》云：兔子篆文象形。一云：吐而生子，故曰兔。《礼记》谓之明视，言其目不瞬而了然也。《说文》：兔子曰娩，音万。狡兔曰㺜，音俊，曰毚，音谗。梵书谓兔为舍迦。【集解】【时珍曰】按《事类合璧》云：兔大如狸而毛褐，形如鼠而尾短，耳大而锐。上唇缺而无脾，长须而前足短。尻有九孔，趺居，趫捷善走。舐雄毫而孕，五月而吐子。其大者为㲝，音绰，似兔而大，青色，首与兔同，足与鹿同。故字象形。或谓兔无雄，而中秋望月中顾兔以孕者，不经之说也。今雄兔有二卵。《古乐府》有"雄兔脚扑速，雌兔眼迷离"，可破其疑矣。《主物簿》云：孕环之兔，怀于左腋，毛有文采，至百五十年，环转于脑，能隐形也。王廷相《雅述》云：兔以潦为鳖，鳖以旱为兔。荧惑不明，则雄生兔。

【鉴药】

"兔头骨"首见于《名医别录》。《本草纲目》以"兔"为正名。李时珍释名曰："按魏子才《六书精蕴》云：兔子篆文象形。"《别录》载其头骨"主头眩痛，癫疾"。另载其骨、脑、肝、肉等功用。古代医方书时见用之。今多供食用。

与多数常见动物一样，兔的形态习性等除早期字书有简要记载外，在李时珍之前的本草书反而很少记载。宋·苏颂《图经》仅言"兔，旧不著所出州土，今处处有之"。李时珍论兔，多求诸古籍。如《古今合璧事类备要别集》卷79"兔·格物总论"云："兔，鼠形，尾匾弯短，大如猫，毛色褐，耳大而锐且卓，口缺长须，尻九孔，趺居，趫捷善走……"此即今兔科多种兔类动物，《中华本草》列举了5种兔，本书从中挑选3种古代可能常用之兔：家兔*Oryctolagus cuniculus domesticus* (Gmelin)、华南兔*Lepus sinensis Gray* Radde、蒙古兔*Lepus tolai* Pallas。[1]今将古本草中与本条相关的原创图统述于下。

《本草图经》"兔"（图2）所绘长耳、三瓣嘴、短尾、后足长于前足等特征均十分准确。《饮膳正要》"兔"（图5）亦是写实图。《本草品汇精要》"兔"（图6）为彩色写生图。兔形及毛色均精细美观。时珍谓"中秋望月中顾兔以孕者，不经之说也"。但此说影响很大，故兔屎名为"望月砂"。此兔呈抬头状，亦取望月之意。《太

1　国家中医药管理局《中华本草》编委会：《中华本草》（9），上海：上海科学技术出版社，1999：544.

乙仙制本草药性大全》"兔头骨"（图9）绘野外两兔相逐，游戏笔墨而已。《本草纲目》金陵本"兔"（图11）为示意图，图形简陋，且将触须绘成两根胡萝卜形。《纲目》钱本"兔"（图12）绘野外一兔奔跑状，此或是指野兔。《三才图会》"兔"（图14）亦绘野外（背景草树甚多）一野兔奔跑状。《本草原始》"兔"（图15）为家兔的写实图，憨态可掬。《草木便方》"兔"（图22）图形拙劣，但特征毕现。《本草简明图说》"兔"（图23）绘群兔野外嬉戏。

【小结】

"兔"为《名医别录》收载的早期动物药之一。此为常见动物，即今兔科多种兔类动物，古代常用之兔有家兔*Oryctolagus cuniculus domesticus* (Gmelin)、华南兔*Lepus sinensis Gray* Radde、蒙古兔*Lepus tolai* Pallas等。《本草图经》《饮膳正要》《本草品汇精要》《本草原始》等书均为写实图，图形准确。

51–35　败笔

【品图】

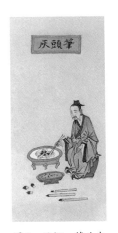 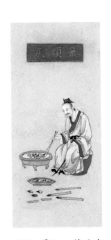 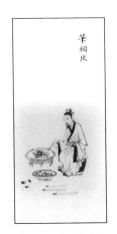

图1　品汇·笔头灰　　图2　雷公·笔头灰　　图3　金石·笔头灰

本品3图，取自3书，均为彩图。其中图1为原创图，图2、图3乃仿绘图1而成。详见下"鉴药"项。

【文录】

明《本草纲目》卷51"败笔"【集解】【时珍曰】上古杀青书竹帛，至秦蒙恬以兔毫作笔。后世复以羊、鼠诸毛为之，惟兔毫入药用。

【鉴药】

"败笔"首见于《唐本草》。原载用治小便不利，阴肿脱肛等。古方或用治难产。晚近无用者。

关于本品来源，时珍曰："秦蒙恬以兔毫作笔。后世复以羊、鼠诸毛为之，惟兔毫入药用。"既然败笔的主要原料是某些动物的毛，何不直接用毛？时珍解释说："笔不用新而用败者，取其沾濡胶墨也。胶墨能利小便、胎产故耳。"看来本品虽然名为"败笔"，实际上是利用其中笔头沾惹的"胶墨"。

《本草品汇精要》：该书"笔头灰"（图1）绘一人在火盆中煅烧败笔头。

【小结】

"败笔"为《唐本草》首载药，即日久用坏的毛笔头。时珍认为笔头沾濡的胶墨是药效主要原因。《本草品汇精要》附图展示的是炮制法。

51–36　山獭

【品图】

本品仅此一图，在本草书中属首见，不明是否仿绘其他书籍之图。

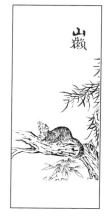

图1　图说·山獭

【文录】

《齐东野语》卷20"山獭治箭毒"　世传补助奇僻之品有所谓山獭者，不知始于何时。谓以少许磨酒，饮之立验。然本草医方皆所不载，止见《桂海虞衡志》云：出宜州嵠峒。峒人云：獭性淫毒，山中有此物，凡牝兽悉避去。獭无偶，抱木而枯。峒獠尤贵重之。能解箭毒。中箭者，研其骨少许，傅之立消。一枚直金一两。或得杀死者，功力劣。抱木枯死者，土人自稀得之。然今方术之士，售伪以愚世人者，类以鼠璞、猴胎为之。虽杀死者亦未之见也。周子功尝使大理，经南丹州，即此物所产之地。其土人号之曰插翘，极为贵重。一枚直黄金数两。私货出界者，罪至死。方春时，猺女数千，歌啸山谷，以寻药挑菜为事。獭性淫，或闻妇人气，必跃升其身，刺骨而入，牢不可脱，因扼杀而藏之。土人验之之法，每令妇人摩手极热，取置掌心，以气呵之，即趯然而动，盖为阴气所感故耳。然其地亦不常有。

明《本草纲目》卷51"山獭"　【集解】【时珍曰】山獭出广之宜州嵠峒及南丹州，土人号为插翘。其性淫毒，山中有此物，凡牝兽皆避去，獭无偶则抱木而枯。猺女春时成群入山，以采物为事。獭闻妇人气，必跃来抱之，刺骨而入，牢不可脱，因扼杀之。负归，取其阴一枚，直金一两，若得抱木死者尤奇贵。峒獠甚珍重之，私货出界者罪至死。然本地亦不常有，方士多以鼠璞、猴胎伪之。试之之法，但令妇人摩手极热，取置掌心，以气呵之，即趯然而动，盖阴气所感也。此说出范石湖《虞衡志》、周草窗《齐东野语》中，而不载其形状，亦缺文也。

【鉴药】

"山獭"首见于《本草纲目》。李时珍引宋·范成大《桂海虞衡志》、周密《齐东野语》之文（见上"文录"）设立此条，但云诸书"不载其形状，亦缺文也"。可知李时珍亦未见过此动物。其功效乃据传闻，云可治阳虚阴痿。医方书未见用此者。

今据邬家林考证，本品可能为鼬科动物鼬獾*Melogale moschata* Gray。[1]在此之前，亦有考为貂科动物欧亚水獭*Lutra lutra chinensis* Gray者。水獭栖息于水，与山獭习性不同，不应作为山獭的原动物。此为濒危动物，今亦稀见。

《本草简明图说》：该"山獭"（图1）所绘动物之形类似水獭。此图绘成已晚，有可能参考其他动植物专书绘成，不大可能依照鼬獾或欧亚水獭实物写生。

【小结】

"山獭"为《本草纲目》新增药。今或考为鼬科动物鼬獾*Melogale moschata* Gray。《本草简明图说》所绘形近水獭。

51–37 水獭

【品图】

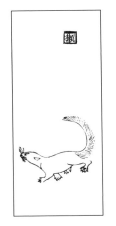 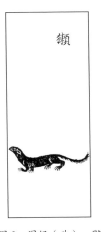 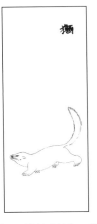 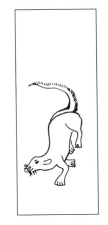

图1 图经（大）·獭　　图2 图经（政）·獭　　图3 图经（绍）·獭　　图4 歌括·獭肝

---

1 邬家林：水獭、猿獭、山獭的本草考证，中药材，1998，(03)：153.

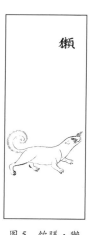

图 5 饮膳·獭

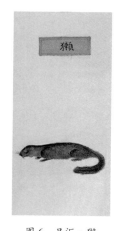

图 6 品汇·獭

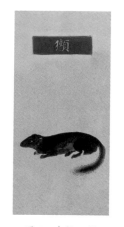

图 7 食物·獭

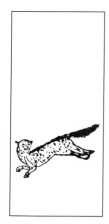

图 8 蒙筌·獭

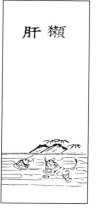

图 9 太乙·獭肝

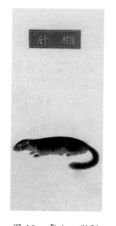

图 10 雷公·獭肝

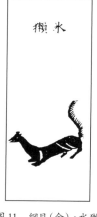

图 11 纲目(金)·水獭

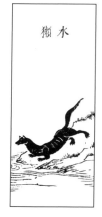

图 12 纲目(钱)·水獭

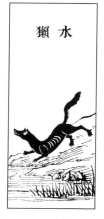

图 13 纲目(张)·水獭

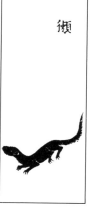

图 14 原始·獭

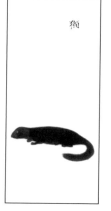

图 15 金石·獭

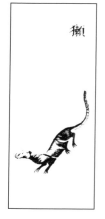

图 16 类纂·獭

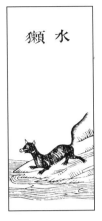
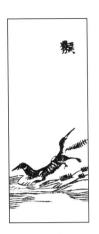
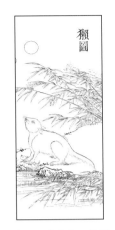

图17　备要·水獭　　　　图18　求真·獭　　　　图19　禽虫典·獭图

本品19图，取自19书，其中4幅彩图。有承继关系的图可分2个书类。

《本草图经》：该书"獭"图分别存于《大观》（图1）、《政和》（图2）、《绍兴》（图3）。此三传本药图大同小异（图3偏肥），今以《政和》图2为《图经》图的代表。

仿绘该图的墨线图有：《本草歌括》"獭肝"（图4，仿绘图1。与图1比，图形逆时针旋转90度）、《本草纲目》金陵本"水獭"（图11，仿绘图2，阴刻，尾巴上扬）、《本草原始》"獭"（图14）。此后仿绘《纲目》金陵本图11的有《纲目》钱本图12（增加了水边背景）。仿绘钱本图12的有《纲目》张本图13（嘴绘成有尖齿）、《本草备要》图17、《本草求真》图18。仿绘《原始》图14的有《本草纲目类纂必读》图16。

《本草品汇精要》：该书"獭"（图6）的仿绘彩图有《食物本草》图7、《补遗雷公炮制便览》图10、《金石昆虫草木状》图15。

以上19图中，除外13幅仿绘图，原创图有6幅（图2、5、6、8、9、19），详见下"鉴药"项。

【文录】

梁《本草经集注》（见《证类》卷18"獭肝"）　陶隐居云：獭有两种：有獱獭，形大，头如马，身似蝙蝠，不入药用；此当取以鱼祭天者……多出溪岸边，其肉不可与兔肉杂食。

宋《本草图经》（同上）　《图经》曰：獭，旧不著所出州土，今江湖间多有之。北土人亦驯养以为玩。《广雅》一名水狗。然有两种：有獱（音宾），獱或作猵（音频），獭形大，头如马，身似蝙蝠。《淮南子》云：养池鱼者，不畜獱獭。许慎注云：猵，獭类是也。入药当以取鱼祭天者。

宋《本草衍义》卷16"獭"　四足俱短，头与身尾皆褊，毛色若故紫帛，大者身与尾长三尺余，食鱼，居水中，出水亦不死，亦能休于大木上，世谓之水獭。尝縻置大水瓮中，于其间旋转如风，水谓之旋垄起，四面高，中心凹下，观者骇目。皮，西戎将以饰毳服领袖，问之云垢不着，如风霆翳目，即就袖口饰目中即出。

明《本草纲目》卷51"水獭"【释名】水狗。【时珍曰】王氏《字说》云：正月、十月獭两祭鱼，知报本反始，兽之多赖者。其形似狗，故字从犬，从赖。大者曰獱，音宾，曰猵，音编。又桓宽《盐铁论》以独为猵，群为獭，如猿之与独也。【集解】【时珍曰】獭状似青狐而小，毛色青黑，似狗，肤如伏翼，长尾四足，水居食鱼。能知水信为穴，乡人以占潦旱，如鹊巢知风也。古有"熊食盐而死，獭饮酒而毙"之语，物之性也。今川、沔渔舟，往往驯畜，使之捕鱼甚捷。亦有白色者。或云獱獭无雌，以猿为雌，故云猿鸣而獭候。

【鉴药】

"獭肝"首见于《名医别录》。《本草纲目》以"獭"为正名。李时珍释名曰："王氏《字说》云：正月、十月獭两祭鱼，知报本反始，兽之多赖者。其形似狗，故字从犬，从赖。"聊备一说。《别录》载其肝治"鬼疰蛊毒，却鱼鲠，止久嗽"。肉"疗疫气温病及牛、马时行病"。古医方书时有用者。今本品为国家二级保护动物，禁止捕杀。

关于"獭"的来源，梁·陶弘景云："獭有两种：有獱獭，形大，头如马，身似蝙蝠，不入药用；此当取以鱼祭天者……多出溪岸边。""獱獭"不入药用，本条暂且不论（见下条"海獭"）。"獭肝"用"以鱼祭天""多出溪岸"的"水獭"。所谓"以鱼祭天"，是指水獭贪食，常把捕得的鱼陈列在水边，或附会为祭天。以至于产生"獭祭"一词，形容多用典故、堆砌成文。

宋·苏颂《图经》曰："獭，旧不著所出州土，今江湖间多有之。北土人亦驯养以为玩。《广雅》一名水狗。然有两种：有獱（音宾），獱或作猵（音频），獭形大，头如马，身似蝙蝠。《淮南子》云：养池鱼者，不畜獱獭。许慎注云：猵，獭类是也。入药当以取鱼祭天者。"但苏氏对"入药当以取鱼祭天者"没什么介绍，大段文字讲不入药的"獱獭"。

宋·寇宗奭始论及水獭之形："四足俱短，头与身尾皆编，毛色若故紫帛，大者身与尾长三尺余，食鱼，居水中，出水亦不死，亦能休于大木上，世谓之水獭。"时珍又云："獭状似青狐而小，毛色青黑，似狗，肤如伏翼，长尾四足，水居食鱼。能知水信为穴，乡人以占潦旱……今川、沔渔舟，往往驯畜，使之捕鱼甚捷。亦有白色者。"寇、李所云的水獭，现代动物学指鼬科动物水獭*Lutra lutra* Linnaeus。[1]今将古本草中与本条相关的原创图统述于下。

1　国家中医药管理局《中华本草》编委会：《中华本草》（9），上海：上海科学技术出版社，1999：579.

《本草图经》"獭"（图2）采用阴刻，与其体色棕灰至咖啡色相符。其身体加尾巴成长条形，四肢短小，头部宽扁而圆。十分准确传神，可确定为水獭L. lutra。《饮膳正要》"獭"（图5）亦能反映水獭形，嘴边的触须众多，小眼、小耳，均与水獭合。唯其尾上扬如狗，大概是画面不够作出的处理。《本草品汇精要》"獭"（图6）敷色之后更加精细准确。可确定为水獭L. lutra。《本草蒙筌》"獭"（图8）的构图与该书"狐"图近似，皮肤斑点为点状，尾与脊平，此非写实图。《太乙仙制本草药性大全》"獭肝"（图9）绘水下一虎纹动物欲捕鱼。有水面背景。《古今图书集成·禽虫典》"獭图"（图19）绘一兔状动物在对月而望。但此"兔"尾巴很长，又不似兔。此误图也。

【小结】

"獭"为《名医别录》收录的早期动物药之一。据陶弘景、苏颂所云，"入药当以取鱼祭天者"。寇宗奭、李时珍认为此即水獭，并述其形。此即今鼬科动物水獭 Lutra lutra Linnaeus。《本草图经》《饮膳正要》《本草品汇精要》均有非常准确的写实图。

51–38　海獭

【品图】

本品2图，取自2书。此2图均为原创图。

【文录】

唐《本草拾遗》（见《证类》卷16"五种陈藏器徐·海獭"） 陈藏器云：似獭，大如犬，脚下有皮，如人胼拇，毛着水不濡。海中鱼獭、海牛、海马、海驴等皮毛，在陆地皆候风潮，犹能毛起。《博物志》有此说也。

明《本草纲目》卷51"海獭"【集解】

【时珍曰】大猵小獭，此亦獭也。今人以其皮为风领，云亚于貂焉。如淳注《博物志》云：海猵头如马，自腰以下似蝙蝠，其毛似獭，大者五六十斤，亦可烹食。

【鉴药】

"海獭"首见于《本草拾遗》。生海中，似獭，或以为名。《拾遗》载其"主人食鱼中毒，鱼骨伤人，痛不可忍，及鲠不下者"。后世医方书未见用此者。

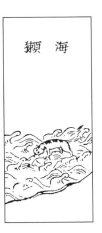
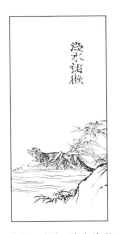

图1　太乙·海獭　　图2　图说·海水诸獭

关于海獭的生境、形态，《拾遗》载："似獭，大如犬，脚下有皮，如人胼拇，毛着水不濡。海中鱼獭、海牛、海马、海驴等皮毛，在陆地皆候风潮，犹能毛起。《博物志》有此说也。"此言本动物生活在海中，其形态似獭。陈藏器云《博物志》有此说，今核查《博物志》未见此说，倒是后来李时珍云"如淳注《博物志》"有如下文字：

"《太平御览》卷912"獭"：又如淳注《博物志》曰：獱如马，自腰以下似扁蝠，毛似獭，大可五六十斤。淳同乡人吉武景福中征辽东时，为运船至于海中，有猵獭跳上船，船人皆谓海神，共叩头敬礼。船左武令人云：但鱼耳，可烹而食之。"

由此可知，这种海獭是真正生活在海水中的动物。根据陈藏器所述的形态，此海獭当为鼬科动物海獭Enhydra lutris。其形态"似獭，大如犬"。所谓"脚下有皮，如人胼拇"，当指其后肢扁而宽，鳍状，趾间具蹼。此种海獭不同于淡水中的水獭。但如淳注云"獱如马，自腰以下似扁蝠，毛似獭，大可五六十斤"，这是很矛盾的文字。"如马"是如马大还是如马形？假如是如马大，那就不止"大可五六十斤"。假如如马形，又何至于"自腰以下似扁蝠"？时珍将"扁蝠"写作"蝙蝠"，一种大五六十斤的动物，怎么会像很小"蝙蝠"呢？是像其有薄膜翼？还是像其如鼠的身体？所以这"如淳注"很难理解。

李时珍在"海獭"条云："大獱小獭，此亦獭也。今人以其皮为风领，云亚于貂焉。"然后直接引如淳注《博物志》的内容。可见李时珍也未必见过这种"海獱"。那么时珍云"大獱小獭"又源出何处？此要联系梁·陶弘景在"獭肝"下的叙述："獭有两种：有獱獭，形大，头如马，身似蝙蝠，不入药用。"此言与如淳注所言基本相同，只是这里说"头如马、身似蝙蝠"。如此形态的动物，恐世间无此物。陶未述此"獱獭"是否出海中。

宋·苏颂《图经》则云"獭……今江湖间多有之。北土人亦驯养以为玩。《广雅》一名水狗。然有两种：有獱（音宾），獱或作猵（音频），獭形大，头如马，身似蝙蝠。《淮南子》云：养池鱼者，不畜獱獭。许慎注云：猵，獭类是也。"按苏颂所云，既然是"江湖间"水狗的一种，就不该是海中之物。"养池鱼者"，也不可能再放养海中海獭。西汉《盐铁论》云："水有猵獭而池鱼劳。"此与《淮南子》云"养池鱼者，不畜獱獭"是同义的，说明"獱獭"（或"猵獭"）并不等于海獭。又古代有"独频曰獱，群曰獭"的说法。李时珍谓"又桓宽《盐铁论》以独为猵，群为獭，如猿之与独也"。按此意思，则"獱"就是"獭"，不过是个体还是群体的区别。另外，"獱"也不等于就比"獭"要大。《汉书·扬雄传上》："蹈獱獭。"颜师古注："獱，小獭也。"因此，古本草对不入药的"獱獭"有关记载，应该说还有许多疑窦，无法认定"獱獭"就是陈藏器说的海獭。

高士贤《历代本草药用动物名实图考》一书中，考订陈藏器、李时珍所说的海獭，与现今之海獭一致，也就是陶弘景所言之"獱獭"，其原动物是鼬科动物海獭Lutra *perspicillata* Geoffroy，又名江獭、咸水獭、滑毛獭。[1]这与通常说的海獭*Enhydra lutris*为不同属的动物，后者为海獭属（*Enhydra*）。要之，唐·陈藏器所云"海獭"，可以认为是海獭属的海獭*E. lutris*。陶弘景、苏颂所说"獱獭"，非海獭属动物，可能是水獭属动物，例如江獭*Lutra perspicillata* Geoffroy。

1.《太乙仙制本草药性大全》：该书"海獭"（图1）绘一狗状动物，长腿、虎纹，走在巨浪中。其图形拙劣，凭想象绘成，无足为徵。

2.《本草简明图说》：该书"海水诸獭"绘水岸背景，一獭游于其中。此动物似为鼬科水獭或海獭属的动物，据此图无法确定其种类。

【小结】

"海獭"为《本草拾遗》收入本草。据陈藏器所述，此动物生海中，据其形态，当为鼬科动物海獭*Enhydra lutris*。陶弘景云水獭有两种，其中一种是不入药用的獱獭，所记形态恐世间无此物。苏颂所说的生江湖中、可驯养以为玩的獱獭（或猵獭）与陶弘景所云基本相同，应该不是海洋动物。此外"獱"可指单独个体的獭，也可指小獭。故所谓"獱獭"，可能是水獭属动物，例如江獭*Lutra perspicillata* Geoffroy。今存两图，或凭想象绘成，或可知为鼬科獭类动物，但无法知其种类。

51–39　腽肭兽

【品图】

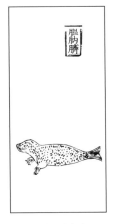 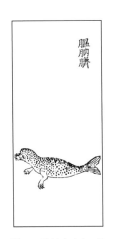 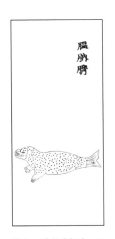 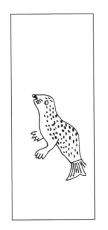

图1　图经（大）·腽肭脐　　图2　图经（政）·腽肭脐　　图3　图经（绍）·腽肭脐　　图4　歌括·腽肭脐

---

1 高士贤：《历代本草药用动物名实图考》，北京：人民卫生出版社，2013；257-258.

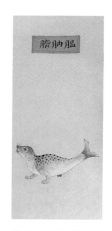

图 5　品汇·膃肭脐

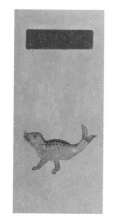

图 6　食物·膃肭脐

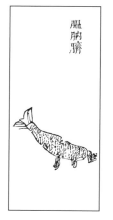

图 7　蒙筌·膃肭脐

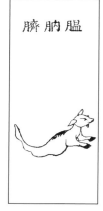

图 8　太乙·膃肭脐

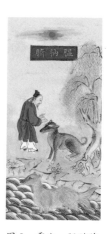

图 9　雷公·膃肭脐

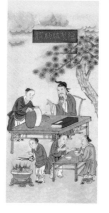

图 10　雷公·炮制
膃肭脐

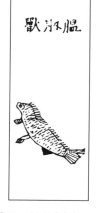

图 11　纲目（金）·膃
肭兽

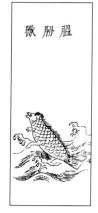

图 12　纲目（钱）·膃
肭兽

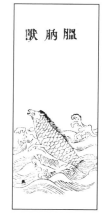

图 13　纲目（张）·膃
肭兽

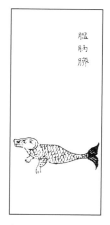

图 14　原始·膃肭脐

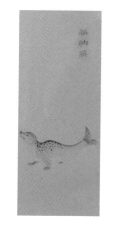

图 15　金石·膃肭脐

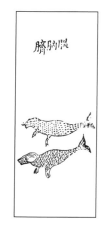

图 16　汇言·膃肭脐

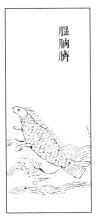

图 17　本草汇·膃肭脐

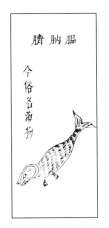

图 18　类纂·膃肭脐

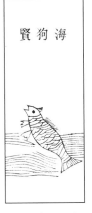

图 19　备要·海狗肾

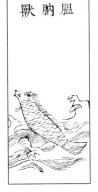

图 20　会纂·膃肭兽

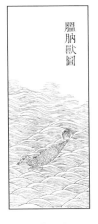

图 21　禽虫典·膃肭兽图

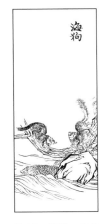

图 22　图说·海狗

本品22图，取自21书，其中5幅彩图。有承继关系的图可分3个书类。

《本草图经》：该书"膃肭脐"图分别存于《大观》（图1）《政和》（图2）《绍兴》（图3）。此三传本药图大同小异，今以《政和》图2为《图经》图的代表。

仿绘此图的墨线图有《本草歌括》图4（图似图1，但其图几乎竖立）。

仿绘此图的彩色图有《本草品汇精要》"膃肭脐"（图5，该图除精绘敷色之外，其前肢改绘得更似兽足，后肢与尾则同图2，全改为分叉的尾鳍）。此后仿绘《品汇》的彩图有《食物本草》图6、《金石昆虫草木状》图15。

《本草纲目》（金陵本）：该书"膃肭兽"（图11）的仿绘图有《纲目》钱本图12（构图同图11，但嘴改为鱼嘴，鱼鳞更明显且规律。背毛更细密。增添海浪背景）。此后之图全仿钱本图12：《纲目》张本图13、《本草汇》图17、《本草备要》图19、《食物本草会纂》图20。

《本草原始》：该书"膃肭脐"（图14）的仿绘图有《本草蒙筌》图7（头部不完整，仿绘鳞片，背无毛）、《本草汇言》图16（图中两动物，上一动物仿《图经》图2，下一动物仿《原始》图14）、《本草纲目类纂必读》图18（有图注"今俗名海狗"）。

以上22图中，除外14幅仿绘图，原创图有8幅（图2、8、9、10、11、14、21、22），详见下"鉴药"项。

【文录】

题·刘宋《雷公炮炙论》（见《证类》卷18“腽肭脐”） 雷公云：凡使，先须细认，其伪者多。其海中有兽号曰水乌龙，海人采得杀之。取肾将入诸处，在药中修合，恐有误，其物自殊。有一对，其有两重薄皮裹丸气肉核，皮上自有肉黄毛，三茎共一穴。年年荫湿，常如新。兼将于睡着犬，蹑足置于犬头，其犬蓦惊如狂，即是真也。

唐《药性论》（同上）《药性论》云：此是新罗国海内狗外肾也。连而取之。

唐《本草拾遗》（同上） 陈藏器云：骨肭兽，似狐而大，长尾。脐似麝香，黄赤色。生突厥国，胡人呼为阿慈勃他你。

唐末《海药本草》（同上）《海药》云：谨按《临海志》云：出东海水中。状若鹿形，头似狗，长尾。每遇日出，即浮在水面，昆仑家以弓矢而采之，取其外肾，阴干百日。

宋《开宝本草》（同上） 生西戎。

宋《本草图经》（同上）《图经》曰：腽肭脐，出西戎，今东海傍亦有之，云是新罗国海狗肾。旧说是骨讷兽，似狐而大，长尾，其皮上自有肉黄毛，三茎共一穴。今沧州所图，乃是鱼类，而豕首两足。其脐红紫色，上有紫斑点，全不相类……采无时。《异鱼图》云：试腽肭脐者，于腊月冲风处，置盂水浸之，不冻者为真也。

宋《本草衍义》卷16“腽肭脐” 今出登、莱州。《药性论》以谓是海内狗外肾。日华子又谓之兽。今观其状，非狗非兽，亦非鱼也。但前即似兽，尾即鱼，其身有短密淡青白毛，腹胁下全白，仍相间于淡青，白毛上有深青黑点，久则色复淡，皮厚且韧，如牛皮，边将多取以饰鞍鞯。其脐治脐腹积冷，精衰，脾肾劳极有功，不待别试也。似狐长尾之说，盖今人多不识。

明《本草纲目》卷51“腽肭兽”【释名】骨豽（《说文》作貀，与肭同）、海狗。【时珍曰】《唐韵》：腽肭，肥貀。或作骨貀，讹为骨讷，皆番言也。【集解】【时珍曰】按《唐书》云：骨貀兽出辽西、营州及结骨国。《一统志》云：腽肭脐出女直及三佛齐国。兽似狐，脚高如犬，走如飞，取其肾渍油名腽肭脐。观此，则似狐之说非无也。盖似狐似鹿者，其毛色尔；似狗者，其足形也；似鱼者，其尾形也。入药用外肾而曰脐者，连脐取之也。又《异物志》云：豽兽出朝鲜，似狸，苍黑色，无前两足，能捕鼠。郭璞云：晋时召陵扶夷县获一兽，似狗豹文，有角两脚。据此则豽有水陆二种，而藏器所谓似狐长尾者，其此类与？

【鉴药】

李时珍注“腽肭脐”首出《开宝本草》。然《嘉祐本草》在此条下引《药性论》，《证类本草》引“雷公”“陈藏器”，均早于《开宝》。从药条内容来看，《药性论》更为正规，今以《药性论》为本品出典。时珍释名曰：“《唐韵》：腽肭，肥貀。或作骨貀，讹为骨讷，皆番言也。"据赵中振考察，"腽肭"读音贴近海狗肾来源之一的海象Walrus一词。[1]《药性论》载其"主治男子宿癥气块，积冷劳气，羸瘦，肾精衰损"。古今医方多用其暖肾壮阳，益精补髓。其原动物今为国家二级保护动物，禁止滥捕。

关于本品的生境、形态，《药性论》云："此是新罗国海内狗外肾也。连而取之。""外肾"即外生殖器（阴茎）；"连而取之"指要取用与之相连的睾丸。《雷公炮炙论》云其药材形状"有一对，其有两重薄皮裹丸气肉核"。唐·陈藏器《拾遗》述其形："骨肭兽，似狐而大，长尾。脐似麝香，黄赤色。生突厥国，胡人呼为阿慈勃他你。""似狐而大，长尾"，则近似于水獭类动物，而与后世所称的海豹科、海狮科动物（均为短尾）都不相似。其中提到本品"生突厥国"，疑为药材集散之地。突厥国建立于隋唐之际，地不靠海。《开宝》提到"生西戎"，与陈藏器所云一致。此记载不排除非洲所产的海狮等通过陆路从西方传来。

唐末《海药本草》也有本品的形态描述："谨按《临海志》云：出东海水中。状若鹿形，头似狗，长尾。每遇日出，即浮在水面，昆仑家以弓矢而采之，取其外肾，阴干百日。"这样的描述同样与今腽肭脐原动物不符。因此，唐代原动物的描述，除了生境均为海中，所取皆为外肾之外，具有长尾，形状似鹿、似狗、似狐的动物不可能是今所谓海豹科、海狮科动物。

宋·苏颂《图经》记载的本品生境有根本的改变："腽肭脐，出西戎，今东海傍亦有之，云是新罗国海狗肾……今沧州所图，乃是鱼类，而豕首两足。其脐红紫色，上有紫斑点，全不相类。"北宋时的"沧州"，治今河北沧县，所辖之地邻接东海。苏颂描述的"豕首两足。其脐红紫色，上有紫斑点"的动物与《图经》"腽肭脐"（图2）完全相符，而与唐代陈藏器所云腽肭脐原动物"全不相类"。

宋·寇宗奭所述的腽肭脐，其产地与沧州相邻："今出登、莱州。《药性论》以谓是海内狗外肾。《日华子》又谓之兽。今观其状，非狗非兽，亦非鱼也。但前即似兽，尾即鱼，其身有短密淡青白毛，腹胁下全白，仍相间于淡青，白毛上有深青黑点，久则色复淡，皮厚且韧，如牛皮，边将多取以饰鞍鞯。其脐治脐腹积冷，精衰，脾肾劳极有功，不待别试也。似狐长尾之说，盖今人多不识。"北宋"登州"治今山东蓬莱市。"莱州"治今山东莱州市。其地与沧州均在今渤海湾周边。寇氏看来是见过原动物的。他的印象是"非狗非兽，亦非鱼也"。"前即似兽，尾即鱼"，这就与今海豹科动物一致。海豹每年春洄游到渤海湾一带觅食。因此，上述苏、寇所说的腽肭脐原动物最有可能是海豹类动物。《图经》图2与之相似。此说既与《药性论》所云"新罗国海内狗外肾"的地域相符，又与今腽肭脐（海狗肾）主要来源于哺乳纲鳍足目海豹科动物一致，其中多见的动物为斑海豹*Phoca largha* Linnaeus。[2]

1　此观点见于赵中振"腽肭脐小考"，此稿亦被《中华医史杂志》接受。承赵教授先提供摘要以便引述。
2　国家中医药管理局《中华本草》编委会：《中华本草》（9），上海：上海科学技术出版社，1999:593.

　　《纲目》"集解"汇集不同时代的文献，并无实地考察经验。因此李时珍的分析与猜测，多与宋代及其以后的用药实际不合。本书追溯了时珍所引全部文献的来源。如时珍所引《唐书》，其文见于《新唐书》卷217下"回鹘下"，其兽完全不是海洋动物，此与陈藏器所言一致。时珍所引《一统志》，其文见于《明一统志》卷89"于阗"、卷90"三佛齐国"。"于阗"是古国名，都城在今新疆和田县市，不靠海。"三佛齐国"都城在今印度尼西亚苏门答腊岛巨港，其地临海。此地所产"腽肭脐"，原动物"兽形如狐，脚高如犬，走如飞"，很大程度上乃据传闻。《明一统志》未见腽肭脐"出女直"的记载。时珍所引《异物志》所载"貀兽出朝鲜，似狸，苍黑色，无前两足，能捕鼠"，则根本不是海洋动物。总之时珍所引的数种文献，其时代、地域、所述原动物形态的差距均很大，对考证腽肭脐的原动物并无重要价值，还是以宋代苏颂、寇宗奭的考察意见为主，最为可靠。今将古本草中与本条相关的原创图统述于下。

　　《**本草图经**》"腽肭脐"（图2）是一似兽似鱼的动物。其形态与《图经》云"豕首两足。其脐红紫色，上有紫斑点"一致，近似斑海豹*P. largha*。但此图也有描绘不到位的地方。如斑海豹的前肢较小，上部隐于体内，前后肢的足趾有蹼，形成鳍足，后肢鳍足与尾相连，粗看类似鱼的尾鳍。但这些细微处，图2处理成前肢类有爪之足，无后肢，有分叉的尾鳍。但这些细微瑕疵不影响将此图作为斑海豹的证据。仿绘其图的《本草品汇精要》按墨线图敷色，且在腹部增加了2小块突起物，示意为"脐"（外肾）。《**太乙仙制本草药性大全**》"腽肭脐"（图8）构图可能参考了《图经》图2，但据绘图者的想象予以改绘。其动物头有耳，下颌有须，前2足有蹄，尾部无鳍。此系想象图。《**补遗雷公炮制便览**》有2图："腽肭脐"（图9）系新绘图。图岸上，水中各有一兽。岸上者形似黑狗，但鼻端有触须，类似《图经》图2之兽的鼻端。水中者身体亦如狗，体色棕黄，四肢长，尾有分叉尾鳍，此类似《图经》图2之兽的尾部。此2兽均据"海狗"立意，绘两狗形动物。为了与《图经》图有联系，又分别在鼻端与尾部保留图2的特点。此纯系想象图，毫无鉴定意义。背景有一人及柳树，不明其示意。"炮制腽肭脐"（图10）乃据《雷公炮炙论》之法绘制。雷公法为："若用，须酒浸一日后，以纸裹，微微火上炙令香，细剉单捣用也。"故图左上一人伸手入酒坛，示意酒浸。左下一人用火钳夹着纸包好的腽肭脐在火上烘炙。右下一人在研钵中捣碎。此图没有显示"细剉"的工序。另外有两人为陪衬，未亲手参与炮制。《**本草纲目**》"腽肭兽"（图11）明显可见仿绘《图经》图2构图，但其形已经完全偏向于"鱼"，而非图名所云之"兽"。为此添加鳞片、背鳍。其臀鳍位置用黑三角表示，也许是示意为"脐"。此等绘图不按《图经》转绘，却绘出如下虚假的动物，不明绘图者何意。《**本草原始**》"腽肭脐"（图14）也是仿《图经》图2的构图，但头部改作吻部宽厚、无触须之形，全身鱼鳞更规则。此亦随意妄改之误图。《**古今图书集成·禽虫典**》"腽朒兽图"（图21）绘大海之中一大鱼，鱼身兽头、马尾。纯属虚构。**《本草简明图说》**"海狗"（图22）绘3只水獭状的动物，四肢有毛。此与古本草腽肭脐图文均不相符。通观以上诸图，除最早《图经》所绘接近实物外，其余原创图皆凭想象妄改前人图，或另据遐想新绘图形，离实物越来越远。

【小结】

"腽肭脐"首出《药性论》。《开宝》在主流本草中再次立条。《本草拾遗》《海药本草》所载地名或动物外形均与后世所载不同。唐《药性论》、宋·苏颂、寇宗奭所云腽肭脐（海狗肾）的产地均在今渤海湾周边，其形状类似今海豹科动物斑海豹*Phoca largha* Linnaeus。此与今所用腽肭脐原动物相符。《本草图经》所绘即近似斑海豹。后之本草新绘图皆非写图。

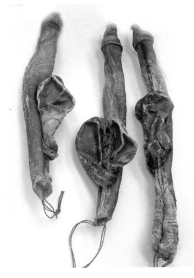

图23　腽肭脐（海狗肾）药材

兽之三　鼠类

51-40　鼠

【品图】

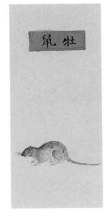

图1　品汇·牡鼠

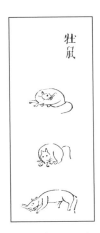

图2　蒙筌·牡鼠

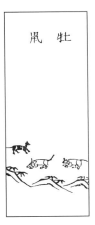

图3　太乙·牡鼠

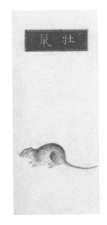

图4　雷公·牡鼠

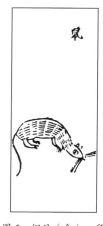

图5　纲目（金）·鼠

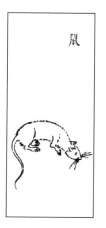

图6　纲目（钱）·鼠

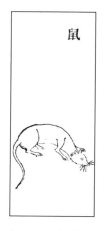

图7　纲目（张）·鼠

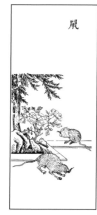

图8　三才·鼠

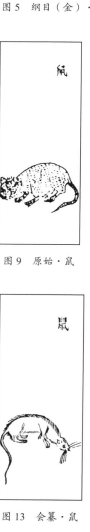

图9　原始·鼠

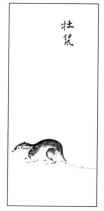

图10　金石·牡鼠

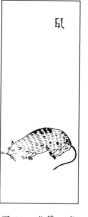

图11　类纂·鼠

图12　备要·猴鼠矢

图13　会纂·鼠

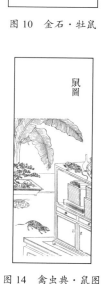

图14　禽虫典·鼠图

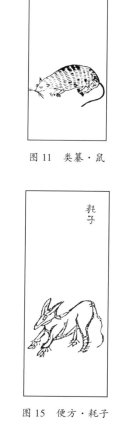

图15　便方·耗子

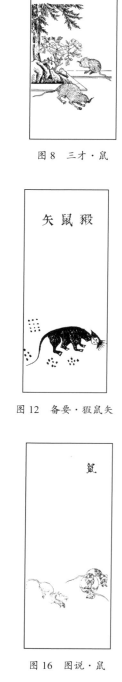

图16　图说·鼠

本品16图，取自16书，其中3幅彩图。有承继关系的图可分3个书类。

《本草品汇精要》：该书"牡鼠"（图1）的仿绘者有《补遗雷公炮制便览》图4、《金石昆虫草木状》图10。

《本草纲目》（金陵本）：该书"鼠"（图5）的仿绘者有《纲目》钱本图6（基本仿绘，但未绘短线组成的身毛）。此后仿绘钱本图6者有《纲目》张本图7、《本草备要》"猳鼠矢"图12（鼠为黑色，周边有点点鼠屎）、《食物本草会纂》图13。

《本草原始》：该书"鼠"（图9）的仿绘者为《本草纲目类纂必读》图11。

以上16图中，除外7幅仿绘图，原创图尚有9幅（图1、2、3、5、8、9、14、15、16），详见下"鉴药"项。

【文录】

梁《本草经集注》（见《证类》卷22"牡鼠"） 陶隐居云：牡鼠，父鼠也，其屎两头尖。

明《本草纲目》卷51"鼠"【释名】【时珍曰】此即人家常鼠也。以其尖喙善穴，故南阳人谓之雒鼠。其寿最长，故俗称老鼠。其性疑而不果，故曰首鼠。岭南人食而讳之，谓为家鹿。鼠字篆文，象其头、齿、腹、尾之形。【集解】【时珍曰】鼠形似兔而小，青黑色。有四齿而无牙，长须露眼。前爪四，后爪五。尾文如织而无毛，长与身等。五脏俱全，肝有七叶，胆在肝之短叶间，大如黄豆，正白色，贴而不垂。

【鉴药】

"牡鼠"首见于《名医别录》。《本草纲目》以"鼠"为正名，且将其从虫鱼部移到兽部。时珍释名曰："鼠字篆文，象其头、齿、腹、尾之形。"《别录》载本品"疗蜷折，续筋骨……四足及尾，主妇人堕胎"。另其肉、粪亦皆载有用途。古代医方书或见用之。今未见用者。

"鼠"为日常生活中的常见小动物。许多早期文献均载其名。但本草少见言其形态。梁·陶弘景云："牡鼠，父鼠也，其屎两头尖。"可见药用鼠当为公鼠。宋《图经》多载其用，不言其形。李时珍曰："此即人家常鼠也。以其尖喙善穴，故南阳人谓之雒鼠。其寿最长，故俗称老鼠。其性疑而不果，故曰首鼠。岭南人食而讳之，谓为家鹿。""鼠形似兔而小，青黑色。有四齿而无牙，长须露眼。前爪四，后爪五。尾文如织而无毛，长与身等。五脏俱全，肝有七叶，胆在肝之短叶间，大如黄豆，正白色，贴而不垂。"此说与今鼠科动物褐家鼠*Rattus norvegicus* Berkenhout、黄胸鼠*Rattus flavipectus* Milne-Edwands等相符。[1]今将古本草中与本条相关的原创图统述

---

1 国家中医药管理局《中华本草》编委会：《中华本草》（9），上海：上海科学技术出版社，1999：557-558.

于下。

《本草品汇精要》"牡鼠"（图1）为写生绘图。毛色灰棕，嘴尖耳短、尾细长。此即褐家鼠 *R. norvegicus*《本草蒙筌》"牡鼠"（图2）绘3只形状不同的鼠，图形简单，但能表达所绘为鼠。《太乙仙制本草药性大全》"牡鼠"（图3）绘野外3只鼠，图小、笔画简单，不是很像鼠，示意而已。《本草纲目》金陵本"鼠"（图5）绘一鼠，身长、尾细，触须夸张，示意为鼠。《三才图会》"鼠"（图8）绘后花园里两只硕鼠，形态基本正确。《本草原始》"鼠"（图9）头甚大，身肥，尾细，基本可见鼠形。《古今图书集成·禽虫典》"鼠"（图14）绘书架及盆景间，有两鼠觅食。《草木便方》"耗子"（图15）绘耳大如兔，嘴尖如鸟。前肢短，后肢长，其臀高撅。此图略具鼠形，但难确定其种。《本草简明图说》"鼠"（图16）绘3只鼠，形态生动，特征突出。

【小结】

"鼠"为《名医别录》所载早期动物药之一，药用雄性鼠。此即今鼠科动物褐家鼠 *Rattus norvegicus* Berkenhout、黄胸鼠 *Rattus flavipectus* Milne-Edwands 等。《本草品汇精要》《本草简明图说》等书所绘鼠形甚真切。

51–41　鼹鼠

【品图】

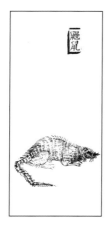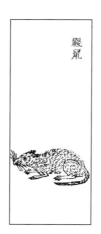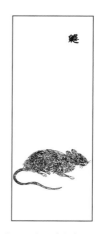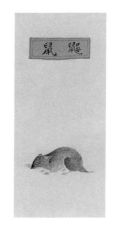

图1　图经（大）·鼹鼠　　图2　图经（政）·鼹鼠　　图3　图经（绍）·鼹　　图4　品汇·鼹鼠

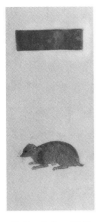

图 5　食物·鼹鼠

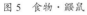

图 6　太乙·鼹鼠

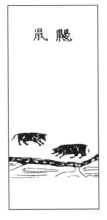

图 7　雷公·鼹鼠

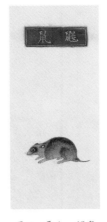

图 8　纲目（金）·鼹鼠

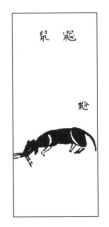

图 9　纲目（钱）·鼹鼠

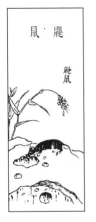

图 10　纲目（张）·鼹鼠

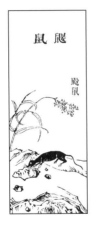

图 11　金石·鼹鼠

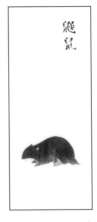

图 12　会纂·鼹鼠

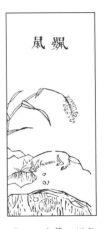

　　本品12图，取自12书，其中4幅彩图。有承继关系的图可分3个书类。

　　《本草图经》：该书"鼹鼠"图分别存于《大观》（图1）、《政和》（图2）、《绍兴》（图3）。此三传本药图大同小异，其中图2与图1、图3成水平镜像，形态亦略有不同。今以《政和》图2为《图经》图的代表。

　　《本草品汇精要》：该书"鼹鼠"（图4）的仿绘者有《食物本草》图5、《补遗雷公炮制便览》图7、《金石昆虫草木状》图11。

　　《本草纲目》（钱本）：该书"鼹鼠"（图9）的仿绘者有《纲目》张本图10、《食物本草会纂》图12。

　　以上12图中，除外7幅仿绘图，原创图尚有5幅（图2、4、6、8、9），详见下"鉴药"项。

【文录】

《别录》（见《证类》卷18"鼹鼠"） 在土中行。五月取，令干，燔之。

梁《本草经集注》（同上） 陶隐居云：俗中一名隐鼠，一名鼢鼠。形如鼠大而无尾，黑色，长鼻甚强，常穿耕地中行，讨掘即得。今诸山林中，有兽大如水牛，形似猪，灰赤色，下脚似象，胸前、尾上皆白，有力而钝，亦名鼹鼠。

唐《本草拾遗》（同上） 陈藏器云：本经所说即是小于鼠在地中行者。陶亦云形如鼠，尾黑，常穿耕地中，讨掘即得。如经所言，乃是今之鼢鼠小口尖者。其鼹鼠是兽，非鼠之俦。大如牛，前脚短，皮入秋褿用。《庄子》云：饮河满腹者。又，隐鼠，阴穿地而行，见日月光则死，于深山林木下土中有之……既小鼢鼠亦是鼹鼠，即是有二鼹，物异名同尔。

宋《嘉祐本草》（同上） 按《蜀本》云：行土中，又五六月取，燔之，必是鼢鼠，非鼹鼠也。又其皮作腰带鞓。其形既大，岂可行于土中，并得而燔也。盖一名隐鼠。隐、鼹相近而误之耳。

宋《本草图经》（同上） 《图经》曰：今处处田垄间多有之。一名鼢鼠。《尔雅》：鼠属，鼢鼠是其一。郭璞云：地中行者，化为鴽者，皆为此也。其形类鼠而肥，多膏，色黑，口鼻尖大，常穿地行。旱岁则为田害。

宋《本草衍义》卷16"鼹鼠" 鼹鼠，鼢鼠也。其毛色如鼠，今京畿田中甚多。脚绝短，但能行，尾长寸许，目极小，项尤短。兼易掘取，或安竹弓射之，用以饲鹰。陶不合更引：今诸山林中，大如水牛，形似猪，灰赤色者也。设使是鼠，则孰能见其溺精成鼠也。陶如此轻信，但真醇之士，不以无稽之言为妄矣。今经云在土中行，则鼢鼠无疑。

明《本草纲目》卷51"鼹鼠" 【释名】【时珍曰】田鼠偃行地中，能壅土成垄，故得诸名。【集解】【时珍曰】许慎言鼢乃伯劳所化。《月令》季春田鼠化为鴽，《夏小正》八月鴽为鼠，是二物交化，如鹰、鸠然也。鴽乃鹑类。隆庆辛未夏秋大水，蕲、黄频江之地，鼢鼠遍野，皆枬鱼所化。芦稼之根，啮食殆尽，则鼢之化，不独一种也。

【鉴药】

"鼹鼠"首见于《名医别录》。一名田鼠、鼢鼠、隐鼠。李时珍释名曰："田鼠偃行地中，能壅土成垄，故得诸名。"《别录》载其"主痈疽，诸瘘蚀恶疮，阴蜃烂疮"。古今医方书中罕见用此。

关于本品的生境、形态，《别录》仅云"在土中行"。现知营地下生活的鼠并非一种，甚至并非同一目、同一科的动物。故此说法过于宽泛。

梁·陶弘景对此的记载是："俗中一名隐鼠，一名鼢鼠。形如鼠大而无尾，黑色，长鼻甚强，常穿耕地中行，讨掘即得。"其别名对考察来源帮助不大，因为有多种营地下生活，不见天日、能"壅土成垄"的鼠都可以叫隐鼠和鼹鼠。陶氏具体描述的这种鼠，与宋·苏颂《图经》所说的"其形类鼠而肥，多膏，色黑，口鼻尖大，常穿地行。旱岁则为田害"非常相似。结合其分布地区（在本草学家视野之内），则此种鼹鼠或为今劳亚食虫目鼹科动物。例如麝鼹*Scaptochirus maschatus* Milne-Edwards，[1]或华南缺齿鼹*Mogera latouchei* (Thomas)等。[2]

陶弘景还提到一种大型的鼹鼠："今诸山林中，有兽大如水牛，形似猪，灰赤色，下脚似象，胸前、尾上皆白，有力而钝，亦名鼹鼠。"此非"土中行"之鼹鼠，或考其为河马科动物河马*Hippopotamus amphibious* Linnaeus。[3]此动物及陶弘景所云"鼠王"（传说中的鼠类）均不属于本药讨论范围。下文陈藏器亦提及此二动物，不再赘述。

唐·陈藏器对鼹鼠的看法是："本经所说即是小于鼠在地中行者。陶亦云形如鼠，尾黑，常穿耕地中，讨掘即得。如经所言，乃是今之鼢鼠小口尖者。其鼹鼠是兽，非鼠之俦……又，隐鼠，阴穿地而行，见日月光则死，于深山林木下土中有之……既小鼢鼠亦是鼹鼠，即是有二鼹，物异名同尔。"陈氏认识到"地中行"者并非一种，有"物异名同"现象。陶氏所称鼹鼠，陈氏谓是鼢鼠。对此只能据形态判别，毋纠缠于其名目。

《蜀本草》对《别录》"鼹鼠"提出了异议："'行土中，又五六月取，燔之'，必是鼢鼠，非鼹鼠也。又其皮作腰带鞓。其形既大，岂可行于土中，并得而燔也？盖一名隐鼠。隐、鼹相近而误之耳。"也就是说，《蜀本草》认为"鼹鼠"当是"鼢鼠"之误，是由"隐鼠"别名引起的音误。但《蜀本草》这种说法后世无人响应。

宋·寇宗奭《本草衍义》与《蜀本草》说法相反："鼹鼠，鼢鼠也。其毛色如鼠，今京畿田中甚多。脚绝短，但能行，尾长寸许，目极小，项尤短。兼易掘取，或安竹弓射之，用以饲鹰……今经云在土中行，则鼢鼠无疑。"寇氏认为"鼹鼠"就是"鼢鼠"，但他所描述的这种鼹鼠"尾长寸许"，与陶弘景所云"无尾"的鼹鼠恐亦非同种动物。

明·李时珍又提出另一种鼢鼠："隆庆辛未夏秋大水，蕲、黄频江之地，鼢鼠遍野，皆柳鱼所化。芦稼之根，啮食殆尽，则鼢之化，不独一种也。""柳鱼"化鼢，本是无稽之谈。但这种鼢鼠"芦稼之根，啮食殆尽"，其食性与陶弘景所说鼹鼠不同。或认为乃啮齿目仓鼠科（Cricetidae）鼢鼠类动物。[4]也可能是水灾造成的特殊现象。啮食"芦稼之根"可能是严重缺食状态其他鼠类所为，并不一定是《别录》所云"在土中行"的鼹鼠主流。因此，《别录》"鼹鼠"还是以陶弘景、苏颂所云的鼹科动物为正。今将古本草中与本条相关的原创图统述于下。

1　高士贤：《历代本草药用动物名实图考》，北京：人民卫生出版社，2013：489.（该书同时记载了大缺齿鼹，考虑到此种仅分布在东北长白山，不在古本草学家的视野，故不载入）。

2　国家中医药管理局《中华本草》编委会：《中华本草》（9），上海：上海科学技术出版社，1999：522.（该书记载了5种鼹科动物，据其分布区域，最可能进入古本草学家视野的除麝鼹外，当数此华南缺齿鼹。）

3　高士贤：《历代本草药用动物名实图考》，北京：人民卫生出版社，2013：309.

4　国家中医药管理局《中华本草》编委会：《中华本草》（9），上海：上海科学技术出版社，1999：522.

《本草图经》"鼹鼠"（图2）的形体（鼠头、鼠尾、四肢等）实际就是鼠科动物，没有任何营地下生活的鼠类特征。图1的头如穿山甲，但背脊高耸，尾巴甚长，也非其他地穴生活的鼠类所应有。故《图经》"鼹鼠"图并没有理解"在土中行"的含义，或误以为能穿穴者即鼹鼠。《本草品汇精要》"鼹鼠"（图4）其余部分皆如鼠科动物，唯其尾部无长尾，乃一段尖。这可能是据文字记载的修正，非写实所改。《太乙仙制本草药性大全》"鼹鼠"（图6）绘田陌之间两黑色动物，体型甚大，从习性到形体均非鼹鼠。《本草纲目》金陵本"鼹鼠"（图8）有图注"鼢"，系将鼹鼠与鼢鼠视为一物。其动物头如家鼠，身长、尾长，非鼹科动物，乃据文字想象绘图。《纲目》钱本"鼹鼠"（图9）有图注"鼢鼠"。绘庄稼地有鼠所掘地下洞穴。其鼠形亦是普通家鼠。绘图者根本不知道普通的老鼠打洞与鼹鼠营地下生活的区别，故有此附会之图。要之，古代本草图无一幅能反映鼹鼠习性与形态的图形。

【小结】

"鼹鼠"为《名医别录》所载早期药用动物之一。《别录》仅云"在土中行"，可以是不同目、不同科的营地下生活的动物。陶弘景描述的鼹鼠为劳亚食虫目鼹科动物，或为麝鼹Scaptochirus maschatus Milne-Edwards、华南缺齿鼹Mogera latouchei (Thomas)。古代物异名同的营地下生活的鼠类多种。不同本草所载鼹鼠来源或有不同。古本草有关插图无一能正确反映鼹鼠的形态或习性。

51–42　鼩鼠

【品图】

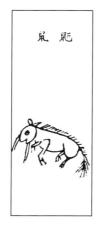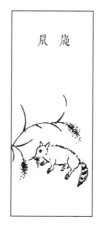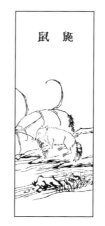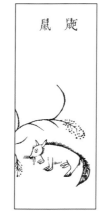

图1　纲目（金）·鼩鼠　　图2　纲目（钱）·鼩鼠　　图3　纲目（张）·鼩鼠　　图4　会纂·鼩鼠

本品4图，取自4书。有承继关系的图仅1个书类。

《本草纲目》（钱本）：该书“鼫鼠”（图2）的仿绘者有《纲目》图3（增添水滨背景）、《食物本草会纂》图4。

以上4图中，除外2幅仿绘图，原创图尚有2幅（图1、2），详见下“鉴药”项。

【文录】

明《本草纲目》卷51“鼫鼠”【释名】硕鼠(与鼫同。出《周易》)、鼩鼠（音酌。出《广雅》)、雀鼠（出《埤雅》)。【时珍曰】硕，大也，似鼠而大也。关西方音转鼫为鼩，讹鼩为雀。蜀人谓之鼨鼠，取其毛作笔。俊亦大也。【集解】【时珍曰】鼫鼠处处有之。居土穴树孔中，形大于鼠，头似兔，尾有毛，青黄色，善鸣，能人立，交前两足而舞。好食粟、豆，与鼢鼠俱为田害。鼢小居田，而鼫大居山也。范成大云：宾州鼫鼠专食山豆根，土人取其腹干之入药，名鼫鼠肚。陆机谓此亦有五技，与蝼蛄同名者，误矣。

【鉴药】

“鼫鼠”首见于《本草纲目》。一名硕鼠。“鼫”（shí）与“硕”同。李时珍释名曰：“硕，大也，似鼠而大也。”《纲目》载其主咽喉痹痛。今罕见用此。

关于本品的生境、形态，李时珍云：“鼫鼠处处有之。居土穴树孔中，形大于鼠，头似兔，尾有毛，青黄色，善鸣，能人立，交前两足而舞。好食粟、豆，与鼢鼠俱为田害。鼢小居田，而鼫大居山也。”追溯时珍之言，实出二书：郭璞注《尔雅·释兽·鼠属》“鼫鼠”：“形大如鼠，头似兔，尾有毛，青黄色，好在田中食粟豆。关西呼为鼩鼠。见《广雅》，鼩音瞿。”《埤雅》卷11“释虫·鼠”：“鼫鼠，兔首，似鼠而大，能人立，交前两足而舞。害稼者。一名雀鼠。”据载B.E.Read（1931年）将上述动物定为松鼠（*Sciurus vulgaris*）。高士贤据其毛色、生境及生活习性，考此鼠即松鼠科动物岩松鼠*Sciurotamias davidianus* Milne-Edwrds。[1]

1.《本草纲目》（金陵本）：该书“鼫鼠”（图1）为简陋示意图，仅可知该鼠有小耳，长触须（极为夸张）、四肢、背有毛，尾长有毛。无法确定物种。

2.《本草纲目》（钱本）：该书“鼫鼠”（图2）将图1示意动物实物化，尾绘成黑白相间，类九尾狐。再绘一禾本科植物，示意“好食粟豆”。以上二图均非写实图。

【小结】

“鼫鼠”为《本草纲目》新增药。据郭璞注《尔雅》“鼫鼠”、《埤雅》释“鼫鼠”，今或将本品定为松鼠科动物岩松鼠*Sciurotamias davidianus* Milne-Edwrds。《本草纲目》金陵本、钱本所绘本品插图均非写实图。

1 谢宗万：《本草纲目药物彩色图鉴》，北京：人民卫生出版社，2000:499.

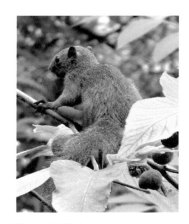

图 5　岩松鼠 *Sciurotamias davidianus*

51-43　竹䶉

【品图】

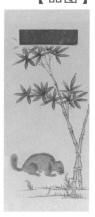

图 1　食物·竹䶉

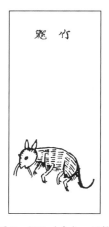

图 2　纲目（金）·竹䶉

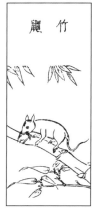

图 3　纲目（钱）·竹䶉

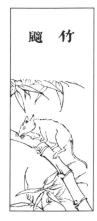

图 4　纲目（张）·竹䶉

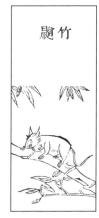

图 5　会纂·竹䶉

本品5图，取自5书，其中1幅彩图。有承继关系的图仅1个书类。

《本草纲目》（钱本）：该书"竹䶉"（图3）的仿绘者有《纲目》张本图4、《食物本草会纂》图5。

以上5图中，除外2幅仿绘图，原创图尚有3幅（图1、2、3），详见下"鉴药"项。

【文录】

明《本草纲目》卷51"竹䶉"【释名】竹狄。【时珍曰】䶉状其肥，狄言其美也。【集解】【时珍曰】竹䶉，食竹根之鼠也。出南方，居土穴中。大如兔，人多食之，味如鸭肉。《燕山录》云：

煮羊以齫，煮鳖以蚊。物性相感也。

　　清《寿世秘典》卷4"竹𪕭"　居土穴中，大如兔，食竹根，未尝见日。形似家鼠，苍色，尾短，目细而长，前足不分爪指，乃一片者，后足微有爪指。味如鸭肉，人多食之。一名竹㹠，𪕭状其肥，㹠言其美矣。

　　清《医林纂要探源》卷3"𪕭"　似田鼠而大，居地穴，鲜见风日，见日则目昏，竹𪕭，食竹根，茅𪕭食茅根，肥腯而美。

　　清《本草求原》卷20"竹𪕭"　俗名篱鼠。此鼠食竹根。

【鉴药】

　　"竹𪕭"首见于《本草纲目》。一名竹㹠。时珍释名曰："𪕭状其肥，㹠言其美也。""竹𪕭，食竹根之鼠也。"故名。《纲目》载其肉"补中益气，解毒"。今或人工饲养以供食用。

　　关于本品生境、形态，李时珍云："食竹根之鼠也。出南方，居土穴中。大如兔，人多食之，味如鸭肉。"清《寿世秘典》云："居土穴中，大如兔，食竹根，未尝见日。形似家鼠，苍色，尾短，目细而长，前足不分爪指，乃一片者，后足微有爪指。味如鸭肉，人多食之。"清《医林纂要探源》"𪕭"条云："似田鼠而大，居地穴，鲜见风日，见日则目昏，竹𪕭食竹根，茅𪕭食茅根，肥腯而美。"清《本草求原》"竹𪕭"："俗名篱鼠"。以上所载，当为今鼹形鼠科[1]动物中华竹鼠*Rhizomys sinensis* Gray及其同属近缘动物。此鼠终生营地下生活，体粗壮，毛密实柔软，爪强而锐。今将古本草中与本条相关的原创图统述于下。

　　《食物本草》"竹𪕭"（图1）绘竹下一鼠，见笋欲食。其鼠如家鼠，尾蓬松如松鼠。然竹𪕭从不到地面觅食，体肥硕不见颈，足短爪利，尾裸露无毛。此误图也。《本草纲目》金陵本　"竹𪕭"（图2）状如鼠，耳高耸如兔，四肢细瘦。然竹𪕭耳小，多隐于毛内，四肢粗短，爪强如铲。故知此图非写实。《纲目》钱本　"竹𪕭"（图3）绘一鼠登竹竿啃竹，此不明竹𪕭乃营地下生活，"未尝见日"。足知此非写实图。

【小结】

　　"竹𪕭"为《本草纲目》新增药。据李时珍及清代《寿世秘典》等书记载，本品即今鼹形鼠科竹鼠亚科动物中华竹鼠*Rhizomys sinensis* Gray及其同属近缘动物。古代有关本品的插图，无一能真实反映其形态与习性。

　　1　刘少英、吴毅主编：《中国兽类图鉴》，福州：海峡书局，2019：423.（《中华本草》（9），1999：556、高士贤：《历代本草药用动物名实图考》102页均作竹鼠科。）

51-44　土拨鼠

【品图】

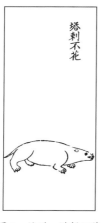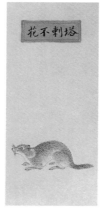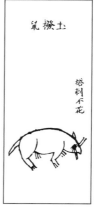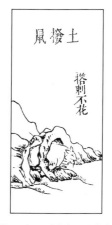

图1　饮膳·塔剌不花　　图2　品汇·塔剌不花　　图3　纲目（金）·土拨鼠　　图4　纲目（钱）·土拨鼠

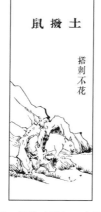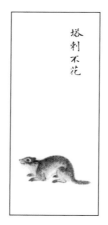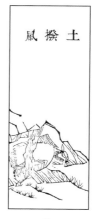

图5　纲目（张）·土拨鼠　　图6　金石·塔剌不花　　图7　会纂·土拨鼠

　　本品7图，取自7书，其中2幅彩图。有承继关系的图可分3个书类。

　　《饮膳正要》：该书"塔剌不花"（图1）的仿绘者有《本草纲目》金陵本"土拨鼠"（图3，构图同，但背脊隆起，似更肥胖。耳更明显，触须夸张）。

　　《本草品汇精要》：该书"塔剌不花"（图2）的仿绘者有《金石昆虫草木状》图6。

　　《本草纲目》钱本：该书"土拨鼠"（图4）的仿绘者有《纲目》张本图5、《食物本草会纂》图7。

以上7图中，除外4幅仿绘图，原创图尚有3幅（图1、2、4），详见下"鉴药"项。

【文录】

唐《本草拾遗》（见《证类》卷16"五种陈藏器馀·土拨鼠"）　陈藏器云：生西蕃山泽。穴土为窠，形如獭，夷人掘取食之。《魏略》云：大秦国，出辟毒鼠。近似此也。

元《饮膳正要》卷3"塔剌不花"　一名土拨鼠。生山后草泽中，北人掘取以食，虽肥，煮则无油，汤无味。

明《本草纲目》卷51"土拨鼠"　【释名】貔狱（音驼拨）。【时珍曰】按《唐书》有貔狱鼠，即此也。貔狱，言其肥也。《唐韵》作䮝狱，音仆朴，俗讹为土拨耳。蒙古人名答剌不花。【集解】【时珍曰】皮可为裘，甚暖，湿不能透。

【鉴药】

"土拨鼠"首见于《本草拾遗》。李时珍释其名曰："按《唐书》有貔狱鼠，即此也。貔狱，言其肥也。《唐韵》[1]作䮝狱，音仆朴，俗讹为土拨耳。"《拾遗》载其"主野鸡瘘疮"，即痔漏疮。今未见药用，或可供食用。

关于本品的生境、形态，陈藏器曰："生西蕃山泽。穴土为窠，形如獭，夷人掘取食之。"元《饮膳正要》"塔剌不花"条云："一名土拨鼠。生山后草泽中。"时珍仅补述"皮可为裘，甚暖，湿不能透"。高士贤谓上述有关土拨鼠的产地、形态及习性，均与旱獭吻合。旱獭在我国产数种，按其产地应为松鼠科动物草原旱獭 *Mamota bobak* (Muller)。[2]

1.**《饮膳正要》**：该书"塔剌不花"（图1）所绘动物头如水獭（实物头阔而短），四肢强健，耳圆而小。本品粗得旱獭之形。

2.**《本草品汇精要》**：该书"塔剌不花"（图2）所绘动物如鼠，毛色淡褐，耳小带圆。此比较接近旱獭。

3.**《本草纲目》（钱本）**：该书"土拨鼠"（图4）绘群山间一开口宽敞的山洞，内出半个身子的鼠状动物，其耳明显高耸如兔。此图动物非写实，也不谐土拨鼠穴居并非居于山洞习性。此误图。

【小结】

"土拨鼠"为《本草拾遗》收入本草。元代名"塔剌不花"。据陈藏器《饮膳正要》

1　时珍所引《唐书》《唐韵》分别为：《新唐书》卷40"地理志·兰州"土贡"貔狱鼠"。《原本广韵》卷5"屋"："狱（䮝狱，鼠名）。"

2　高士贤：《历代本草药用动物名实图考》，北京：人民卫生出版社，2013：6.（《辞海》此种中文名"四川旱獭"。《本草纲目图考》1789页"草原旱獭"学名作*Mamota sibirica* Radde）。

及李时珍记载,本品或考为松鼠科动物草原旱獭*Mamota bobak* (Muller)。《饮膳正要》《本草品汇精要》所绘本品图形大致能反映其主要特点。

51–45　貂鼠

【品图】

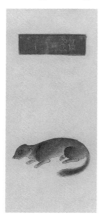

图1　食物·貂鼠

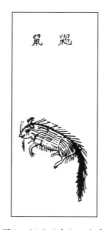

图2　纲目(金)·貂鼠

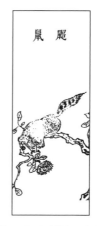

图3　纲目(钱)·貂鼠

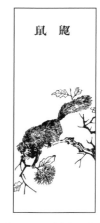

图4　纲目(张)·貂鼠

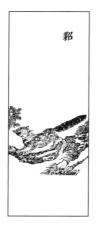

图5　三才·貂

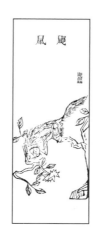

图6　会纂·貂鼠

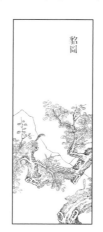

图7　禽虫典·貂图

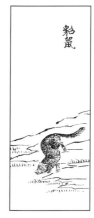

图8　图说·貂鼠

　　本品8图,取自8书,其中1幅彩图。有承继关系的图仅1个书类。

　　《本草纲目》(钱本):该书"貂鼠"(图3)的仿绘者有《纲目》张本图4、《食物本草会纂》图6。

　　以上8图中,除外2幅仿绘图,原创图尚有6幅(图1、2、3、5、7、8),详见下"鉴药"项。

【文录】

明《**本草纲目**》卷51"**貂鼠**"【释名】栗鼠（《尔雅翼》）、松狗。【时珍曰】貂亦作鼦。罗愿云：此鼠好食栗及松皮，夷人呼为栗鼠、松狗。【集解】【时珍曰】按许慎《说文》云：貂，鼠属，大而黄黑色，出丁零国。今辽东、高丽及女直、鞑靼诸胡皆有之。其鼠大如獭而尾粗。其毛深寸许，紫黑色，蔚而不耀。用皮为裘、帽、风领，寒月服之，得风更暖，着水不濡，得雪即消，拂面如焰，拭眯即出，亦奇物也。惟近火则毛易脱。汉制侍中冠，金珰饰首，前插貂尾，加以附蝉，取其内劲而外温。毛带黄色者，为黄貂，白色者，为银貂。

清《**本草纲目拾遗**》卷9"**貂尾**"　貂出西北塞外，食松栗，即南中松狗之类，其行捷，穿树枝如飞。盖以尾为用者，故其力在尾。

【鉴药】

"貂鼠"首见于《本草纲目》。"貂"（diāo），名义不详。《纲目》载其毛皮可拂去尘沙眯目。其皮毛珍贵。今野生品为国家一级保护动物，严禁捕猎。

关于本品的生境、形态，《说文·豸部》："貂：鼠属。大而黄黑，出胡丁零国。"《尔雅翼》卷21"貂"："貂，鼠属，大而黄黑，好在木上，亦谓之栗鼠。"又同书卷9"枞"曰："今貂鼠好在松上食松皮，人谓之松狗。所谓松柏之鼠，当谓此耳。"时珍云："今辽东、高丽及女直、鞑靼诸胡皆有之。其鼠大如獭而尾粗。其毛深寸许，紫黑色，蔚而不耀。用皮为裘、帽、风领，寒月服之，得风更暖，着水不濡，得雪即消，拂面如焰，拭眯即出，亦奇物也。惟近火则毛易脱。汉制侍中冠，金珰饰首，前插貂尾，加以附蝉，取其内劲而外温。毛带黄色者，为黄貂，白色者，为银貂。"清《本草纲目拾遗》"貂尾"载："其行捷，穿树枝如飞。"据以上记载，《中华本草》谓其原动物即鼬科动物紫貂*Martes zibellina* Linnaeus。貂皮在古今皆为珍品，人多知之，然其原动物见者不多。今将古本草中与本条相关的原创图统述于下。

《**食物本草**》"貂鼠"（图1）为彩图。此图中的动物身体细长，皮毛顺溜，尾长而蓬松。鼻面部尖。此为紫貂*M. zibellina*。唯所绘貂耳甚小，不似实物耳大、略呈三角形。《**本草纲目**》金陵本"貂鼠"（图2）有蓬松而大的貂尾，其他头面、身、足与紫貂相差甚远，丑陋不堪。《**纲目**》钱本"貂鼠"（图3）绘一动物具长尾，尾毛蓬松，且有黑白相间的粗条纹，此套用绘九尾狐的套路。可知绘图者没有见过貂鼠实物，甚至没见过貂尾饰品，才会画出此花纹的尾巴。此非写实图。《**三才图会**》"貂"（图5）绘一长尾如獭的动物在树上穿行。其图不甚精细，尾部虽长大，但无貂尾之柔顺秀美。《**古今图书集成·禽虫典**》"貂图"（图7）在大树之上绘一貂鼠，其形粗似，但不真切。《**本草简明图说**》"貂鼠"（图8）在山坡浅草无树之地绘一动物，首先就不明貂鼠栖息于林中的习性。所绘动物近似貂鼠，但头部描绘潦草不清晰，身体臃肿，此又与实物有一定差距。

【小结】

"貂鼠"为《本草纲目》新增药。据《说文》《尔雅翼》《本草纲目》《本草纲目拾遗》所载，本品即鼬科动物紫貂*Martes zibellina* Linnaeus。《食物本草》所绘"貂鼠"最接近实物。其余原创图皆未能较好反映原动物的形态特征。

51–46　黄鼠

【品图】

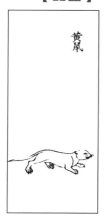

图1　饮膳·黄鼠

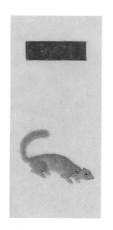

图2　食物·黄鼠

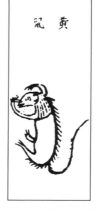

图3　纲目（金）·黄鼠

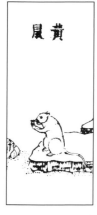

图4　纲目（钱）·黄鼠

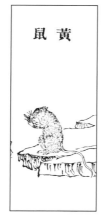

图5　纲目（张）·黄鼠

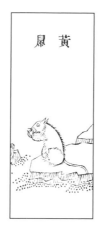

图6　会纂·黄鼠

本品6图，取自6书，其中1幅彩图。有承继关系的图仅1个书类。

《本草纲目》（钱本）：该书"黄鼠"（图4）的仿绘者有《纲目》张本图5（密绘鼠毛）《食物本草会纂》图6。

以上6图中，除外2幅仿绘图，原创图尚有4幅（图1、2、3、4），详见下"鉴药"项。

【文录】

明**《本草纲目》卷51"黄鼠"**【释名】礼鼠（《韩文》）、拱鼠（同上）、䶎鼠（音浑）、貔狸。【时珍曰】黄鼠，晴暖则出坐穴口，见人则交其前足，拱而如揖，乃窜入穴。即《诗》所谓"相鼠有体，人而无礼"。《韩文》所谓"礼鼠拱而立"者也。古文谓之䶂鼠，辽人呼为貔狸，或以貔狸为竹㹉、狸、獾者非，胡人亦名令邦。【集解】【时珍曰】黄鼠出太原、大同、延、绥及沙漠诸地皆有之，辽人尤为珍贵。状类大鼠，黄色，而足短善走，极肥。穴居有土窖如床榻之状者，则牝牡所居之处，秋时畜豆、粟、草木之实以御冬，各为小窖，别而贮之。村民以水灌穴而捕之。味极肥美，如豚子而脆。皮可为裘领。辽、金、元时以羊乳饲之，用供上膳，以为珍馔，千里赠遗。今亦不甚重之矣。最畏鼠狼，能入穴衔出也。北胡又有青鼠，皮亦可用。银鼠，白色如银，古名䶄鼠，音吸。《抱朴子》言：南海白鼠重数斤，毛可为布也。《百感录》云：西北有兽类黄鼠，短喙无目，性狡善听，闻人足音辄逃匿，不可卒得，土人呼为瞎撞。亦黄鼠类也。

【鉴药】

"黄鼠"首见于《本草纲目》。时珍云"状类大鼠，黄色"，故名。《纲目》载其肉"润肺生津。煎膏贴疮肿，解毒止痛"。时珍曰："黄鼠，北方所食之物，而方书无载。"

关于本品的生境、形态，时珍曰："黄鼠出太原、大同、延、绥及沙漠诸地皆有之，辽人尤为珍贵。状类大鼠，黄色，而足短善走，极肥。穴居有土窖如床榻之状者，则牝牡所居之处，秋时畜豆、粟、草木之实以御冬，各为小窖，别而贮之。村民以水灌穴而捕之。味极肥美，如豚子而脆。皮可为裘领。辽、金、元时以羊乳饲之，用供上膳，以为珍馔，千里赠遗。今亦不甚重之矣。"由此可知，本品主要分布在北方，古代曾作为美食，明代以后不受重视，今亦然。此种黄鼠即今松鼠科动物黄鼠 *Citellus dauricus* Brandt。[1] 此鼠特殊之点是头大、眼大，耳小身长，前肢趾爪大而直。

此鼠之肉能供食，皮毛亦可为衣，但其最出名的是一些习性。《诗经·相鼠》有句："相鼠有体，人而无礼！人而无礼，胡不遄死？"唐·韩愈《城南联句》有诗句曰："牵柔谁绕紫。礼鼠拱而立。"这种鼠又名"礼鼠"。时珍解释说："黄鼠，晴暖则出坐穴口，见人则交其前足，拱而如揖，乃窜入穴。"这些习性比其肉和皮更能引起古人的兴趣。今将古本草中与本条相关的原创图统述于下。

《饮膳正要》"黄鼠"（图1）所绘之鼠身细长，耳小眼大，此似黄鼠 *C. dauricus*。然其尾细长无毛，此乃家鼠之尾，是其不足。**《食物本草》**"黄鼠"（图2）毛色草黄，身形细长，此与黄鼠合。但作为宫廷画家的手笔，此图尚有可挑剔之处：眼小，此非黄鼠特点。黄鼠有大眼贼之别名，可见其眼之大。尾大如松鼠，此亦有些夸张。黄鼠为松鼠科动物，其尾蓬松，不似家鼠尾细无毛，但也不是很粗大。故此图仍有不足。**《本草纲目》金陵本**"黄鼠"（图3）画不出黄鼠人立拱手为礼的形象，只好把图竖立，形成臀坐姿势，前肢内环示意拱手。其眼稍大，也并非绘画人知道黄鼠有大眼特征。该

1　国家中医药管理局《中华本草》编委会：《中华本草》（9），上海：上海科学技术出版社，1999：548.

书所绘鼠类大多为大眼。故此图示意效果不佳。**《纲目》钱本** "黄鼠"（图4）臀坐而立拱手之形较图3更明确，但其鼠形则差之远矣。其背景虽系野外，但无草无树，所立如方形床榻。此或据时珍所云 "沙漠诸地皆有之" "穴居有土窖如床榻之状者" 而绘。

【小结】

"黄鼠" 为《本草纲目》新增药。据李时珍所言，本品为北方多见的松鼠科动物黄鼠*Citellus dauricus* Brandt。《饮膳正要》《食物本草》所绘粗得其形。

51–47　鼬鼠

【品图】

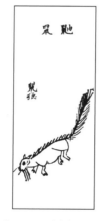 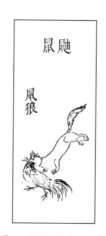 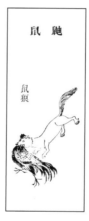 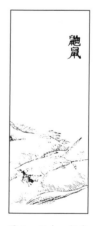

图1　纲目（金）·鼬鼠　　图2　纲目（钱）·鼬鼠　　图3　纲目（张）·鼬鼠　　图4　三才·鼬鼠

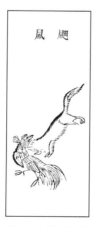 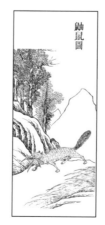 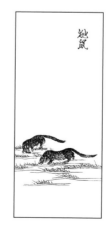

图5　会纂·鼬鼠　　图6　禽虫典·鼬鼠图　　图7　图说·鼬鼠

本品7图，取自7书。有承继关系的图可分2个书类。

《本草纲目》(钱本)：该书"鼬鼠"（图2）的仿绘者有《纲目》张本图3、《食物本草会纂》图5。

《三才图会》：该书"鼬鼠"（图4）的仿绘者有《古今图书集成·禽虫典》"鼬鼠图"（图6）。

以上7图中，除外3幅仿绘图，原创图尚有4幅（图1、2、4、7），详见下"鉴药"项。

【文录】

明《本草纲目》卷51"**鼬鼠**"【释名】黄鼠狼(《纲目》)、鼪鼠(音谷)、地猴。【时珍曰】按《广雅》，鼠狼即鼬也。江东呼为鼪。其色黄赤如柚，故名。此物健于捕鼠及禽畜，又能制蛇虺。《庄子》所谓"骐骥捕鼠，不如狸、鼪"者，即此。【集解】【时珍曰】鼬，处处有之。状似鼠而身长尾大，黄色带赤，其气极臊臭。许慎所谓似貂而大，色黄而赤者，是也。其毫与尾可作笔，严冬用之不折，世所谓"鼠须栗尾"者，是也。

【鉴药】

"鼬鼠"首见于《本草纲目》。一名黄鼠狼。时珍释名曰："其色黄赤如柚，故名。"《纲目》载其肉"煎油，涂疮疥，杀虫"。心肝主治心腹痛。古今医方书皆罕见用此。然其尾毛可制毛笔，是谓"狼毫"。

关于本品的生境、形态，时珍曰："按《广雅》，鼠狼即鼬也。江东呼为鼪。其色黄赤如柚，故名。此物健于捕鼠及禽畜，又能制蛇虺。《庄子》所谓'骐骥捕鼠，不如狸、鼪'者，即此。"又云："鼬，处处有之。状似鼠而身长尾大，黄色带赤，其气极臊臭。许慎所谓似貂而大，色黄而赤者，是也。其毫与尾可作笔，严冬用之不折，世所谓'鼠须栗尾'者，是也。"此处提到"许慎所谓"乃是错引。以下的话不见《说文》，见晋·郭璞注《尔雅》"鼬鼠"："鼠鼬，似鼬，赤黄色，大尾，啖鼠，江东呼为鼪。"可见本品很早即为人所熟知。其原动物即今鼬科动物黄鼬*Mustela sibirica* Pallas。[1]此动物头圆、唇有须，小耳横宽，颈部长、四肢短，尾长蓬松。今将古本草中与本条相关的原创图统述于下。

《本草纲目》金陵本"鼬鼠"（图1）身体圆长，尾长蓬松，有触须但画得太夸张。唯小耳尖锐，与实物不合。作为示意图，此图尚能达意。《纲目》钱本"鼬鼠"（图2）绘黄鼠狼咬住一只大公鸡，展示其习性。《三才图会》"鼬鼠"（图4）绘背景为山野草丛，一黄鼠狼咬住一只鸡，这是民众最熟悉的黄鼠狼觅食方式。《**本草简明图说**》"鼬鼠"（图7）绘2只身体粗笨的动物，头部描绘过黑，看不出细节。虽说其形体与

1　国家中医药管理局《中华本草》编委会：《中华本草》(9)，上海：上海科学技术出版社，1999：585.

鼬鼠无大悖逆，但还是很难说这是鼬鼠。背景为浅草地，但鼬鼠不是食草动物，此画家未注意的细节。

【小结】

"鼬鼠"为《本草纲目》新增药。即黄鼠狼。据郭璞、李时珍所述，本品即今鼬科动物黄鼬*Mustela sibirica* Pallas。今存本品的图形多属于示意图，其形体虽有鼬鼠的模样，但细部特征并不明显。

51-48　鼷鼠

【品图】

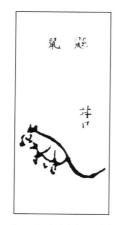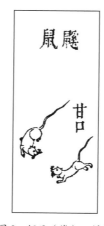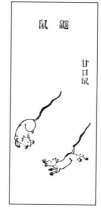

图1　纲目（金）·鼷鼠　　　图2　纲目（钱）·鼷鼠　　　图3　纲目（张）·鼷鼠

本品3图，取自3书，其中图1、图2为原创图，图3乃仿绘图2而成。详见下"鉴药"项。

【文录】

唐《本草拾遗》（见《证类》卷21"二十一种陈藏器徐·鼷鼠"）　陈藏器云：此虫极细，不可卒见。《尔雅》云：有虫毒，食人至尽不知。《左传》曰：食郊牛角者也。《博物志》云：食人死肤，令人患恶疮，多是此虫食。主之法，当以狸膏摩之及食狸肉。凡正月食鼠残，多为鼠瘘，小孔下血者，是此病也。

明《本草纲目》卷51"鼷鼠"　【释名】甘口鼠。【时珍曰】鼷乃鼠之最小者，啮人不痛，故曰甘口。今处处有之。

【鉴药】

"鼷鼠"首见于《本草拾遗》。名义不详。《拾遗》原载其毒，不言其治。后世无用者。

关于本品的来源，陈藏器云："食人及牛、马等皮肤成疮，至死不觉。此虫极细，不可卒见。"又"《博物志》云：食人死肤，令人患恶疮，多是此虫食。"这种不能卒见的"鼠"，以人"死肤"为食，则好像类似螨虫之类的生物而不是鼠类动物。

明·李时珍对此补充的解释是："鼷乃鼠之最小者，啮人不痛，故曰甘口。今处处有之。"此与陈藏器所云迥然不同。高士贤综述曰：按Read（1931年）将鼷鼠定为*Mus speciosus* Temm，此为一种普通小鼠。寿振黄主编《中国经济动物志》兽类（1931年）记载：小家鼠别名为鼷鼠。据李时珍的记载，可知是个体小的人类伴生鼠种，其名当为鼠科动物小家鼠*Mus musculus* Linnaeus，又名鼶鼶。[1]

1.《本草纲目》（金陵本）：该书"鼷鼠"（图1）有图注"甘口"。所绘为一只小老鼠。

2.《本草纲目》（钱本）：该书"鼷鼠"（图2）图注同图1。绘两只小老鼠，姿势与图1不同，形态与普通小鼠差不多。

【小结】

"鼷鼠"为《本草拾遗》所载药。据陈藏器所云，此是"食人死肤，令人患恶疮"的一种类似螨虫之类的细小生物，并非鼠类动物。李时珍所云"鼠之最小者，啮人不痛"的"鼷鼠"，今或考为鼠科动物小家鼠*Mus musculus* Linnaeus，又名鼶鼶。古本草所附图形乃小老鼠，此从李时珍所说。

1　高士贤：《历代本草药用动物名实图考》，北京：人民卫生出版社，2013：489.

51-49 猬

【品图】

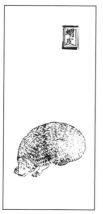

图1 图经（大）·猬皮

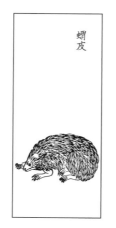

图2 图经（政）·猬皮

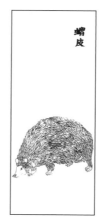

图3 图经（绍）·猬皮

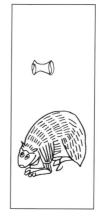

图4 歌括·猬皮

图5 品汇·猬

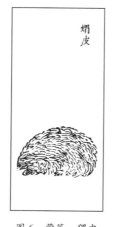

图6 蒙筌·猬皮

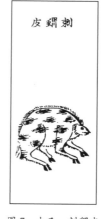

图7 太乙·刺猬皮

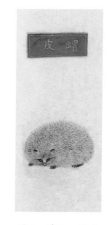

图8 雷公·猬皮

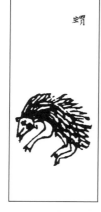

图9 纲目（金）·猬

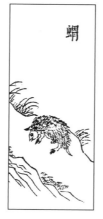

图10 纲目（钱）·猬

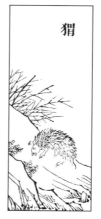

图11 纲目（张）·猬

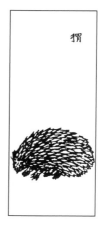

图12 原始·猬

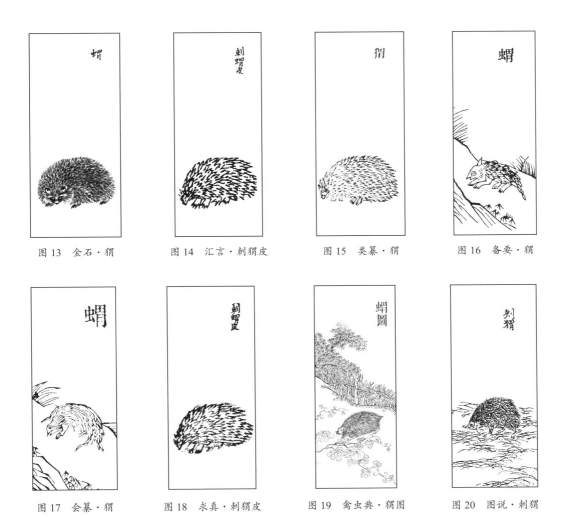

图 13　金石·猬　　　图 14　汇言·刺猬皮　　　图 15　类纂·猬　　　图 16　备要·猬

图 17　会纂·猬　　　图 18　求真·刺猬皮　　　图 19　禽虫典·猬图　　　图 20　图说·刺猬

　　本品20图，取自20书，其中3幅彩图。有承继关系的图可分2个书类。

　　《本草图经》：该书"猬皮"图分别存于《大观》（图1）、《政和》（图2）、《绍兴》（图3）。此三传本药图大同小异，今以《政和》图2为《图经》图的代表。

　　仿绘该图的墨线图有：《本草歌括》"猬皮"（图4，仿绘甚劣，将尖刺绘成毛状）、《本草蒙筌》"猬皮"（图6，仿绘潦草，尖刺被绘成柔毛状，甚至掩盖了头部及趾爪）、《本草纲目》金陵本"猬"（图9，仿绘时有所简化，项背尖刺明显，且将原隐藏腹下的脚拉出来成长足状，末端似蹄。此与《太乙仙制本草药性大全》图非常相似，非爪。实系蛇足）、《本草原始》"猬"（图12，头脚不太清晰，其尖刺比图2更加突出）。此后仿绘《纲目》金陵本图9者有《纲目》钱本图10（此图动物仿绘自图9，但增加了山坡草丛背景）。再后仿绘钱本图10者有《纲目》张本图11、《本草备要》图16、《食物本草会纂》图17、《本草简明图说》图20。仿绘《原始》图12者有《本草汇言》

图14、《本草纲目类纂必读》图15、《本草求真》图18。

《本草品汇精要》：该书"猬"（图5）的仿绘彩图有《补遗雷公炮制便览》图8、《金石昆虫草木状》图13。

以上20图中，除外16幅仿绘图，原创图有4幅（图2、5、7、19），详见下"鉴药"项。

【文录】

《别录》（见《证类》卷21"猬皮"） 生楚山川谷田野。取无时，勿使中湿。

梁《本草经集注》（同上） 陶隐居云：田野中时有此兽，人犯近，便藏头足，毛刺人，不可得捉，能跳入虎耳中。而见鹊便自仰腹受啄，物有相制，不可思议尔。

唐《唐本草》（同上）《唐本》注云：猬极狞钝，大者如小独，小者犹瓜大，或恶鹊声，故反腹令啄，欲掩取之，犹蚌鹬尔。虎耳不受鸡卵，且去地三尺，猬何能跳之而入？野俗鄙说，遂为雅记，深可怪也。

后蜀《蜀本草》（同上）《蜀本》注云：勿用山枳鼠皮，正相似，但山枳毛端有两岐为别。又有虎鼠皮亦相类，但以味酸为别。又有山獯皮类兔皮，颇相似，其色褐，其味甚苦，亦不堪用。《图经》云：状如猯、独。脚短，刺尾长寸余，苍白色，取去，肉火干，良也。

明《本草纲目》卷51"猬" 【释名】彙（古猬字。俗作蝟）、毛刺（《尔雅》）、猬鼠。【时珍曰】按《说文》"彙"字篆文象形，头足似鼠，故有鼠名。【集解】【时珍曰】猬之头、觜似鼠，刺毛似豪猪，蜷缩则形如芡房及栗房，攒毛外刺，尿之即开。《炙毂子》云：刺端分两头者为猬，如棘针者为蚵。与《蜀》说不同。《广韵》云：似猬而赤尾者，名暨居。

【鉴药】

"蝟皮"首见于《本经》。《本草纲目》以"猬"为正名，谓"彙（古猬字。俗作蝟）"，且将其从《证类》虫鱼部移到兽部。时珍释其名曰："按《说文》'彙'字篆文象形，头足似鼠，故有鼠名。"即今刺猬。《本经》载其皮"主五痔，阴蚀，下血赤白五色，血汁不止，阴肿痛引腰背"。古医方书或有用者。今不见用。

关于本品的生境、形态，《别录》仅云"生楚山川谷田野"。梁·陶弘景云："田野中时有此兽，人犯近，便藏头足，毛刺人，不可得捉，能跳入虎耳中。而见鹊便自仰腹受啄，物有相制，不可思议尔。"对陶氏所云"跳入虎耳"，《唐本草》驳斥说："虎耳不受鸡卵，且去地三尺，猬何能跳之而入？野俗鄙说，遂为雅记，深可怪也。"《唐本草》形容刺猬："猬极狞钝，大者如小独，小者犹瓜大。"唐本《图经》（见《蜀本草》引）云："状如猯、独。脚短，刺尾长寸余，苍白色，取去，肉火干。"此可补《唐本草》说之不足。《蜀本草》提到当时有几种动物的皮或刺与刺猬相似："勿用山枳鼠皮，正相似，但山枳毛端有两岐为别。又有虎鼠皮亦相类，但以味酸为别。又有山猺皮类兔皮，颇相似，其色褐，其味甚苦，亦不堪用。"后世未见有混同刺猬皮刺者，故此数种亦无人知晓为何动物。李时珍云："猬之头、觜似鼠，刺毛似豪猪，蜷缩则形如芡房及栗房，攒毛外刺，尿之即开。"据以上诸本草学家所述，本品即今猬科动物。《中华本草》据以上所述，认为古代所用猬皮的来源与今一致。该书列举3种刺猬：刺猬*Erinaceus europaeus* Linnaeus、达乌尔刺猬*Hemiechinus dauricus* Sundevall、大耳猬*Hemiechinus auritus* Gmelin。[1]刺猬当属常见动物，且古人已点明其辨识要点，兹不赘述。今将古本草中与本条相关的原创图统述于下。

《本草图经》"猬皮"（图2）所绘动物头宽吻尖、几乎全身都密生尖刺（实物的腹部及四肢为细硬白毛，非尖刺状），基本上反映了刺猬的形状。**《本草品汇精要》**"猬"（图5）整体形状同《图经》图2，也是全身密生尖刺。由于选择了头面正视角度，无法表现其"吻尖"的特点。比较而言，此图也基本反映了刺猬的形状。**《太乙仙制本草药性大全》**"刺猬皮"（图7）没能表现体背及侧面尖刺，仅脊背有一层小毛刺，其身有无法理解的短横线斑块，四肢甚长，且有蹄。此图乃误图。**《古今图书集成·禽虫典》**"猬皮"（图19）的野外背景非常精细。动物"猬"吻尖，有触须，全身披尖刺，其尖刺甚长，遮蔽腹部。虽有猬形，但细部多有不确处。

【小结】

"猬"为《本经》所载早期动物药之一。据陶弘景、《唐本草》、唐本《图经》、李时珍等所述，本品为猬科动物，其中有刺猬*Erinaceus europaeus* Linnaeus、达乌尔刺猬*Hemiechinus dauricus* Sundevall、大耳猬*Hemiechinus auritus* Gmelin。《本草图经》《本草品汇精要》《古今图书集成·禽虫典》所绘刺猬图大致能反映刺猬的主要特征，但细部的描绘仍有部分缺陷。

1　国家中医药管理局《中华本草》编委会：《中华本草》（9），上海：上海科学技术出版社，1999：519.

兽之四 寓类怪类

51–50 猕猴

【品图】

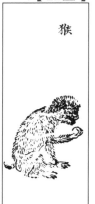

图1 饮膳·猴

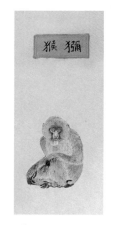

图2 品汇·猕猴

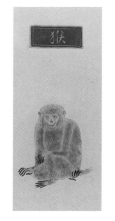

图3 食物·猴

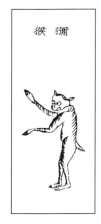

图4 太乙·猕猴

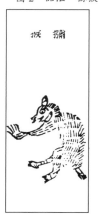

图5 雷公·猕猴

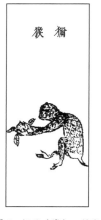

图6 纲目（金）·猕猴

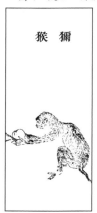

图7 纲目（钱）·猕猴

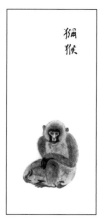

图8 纲目（张）·猕猴

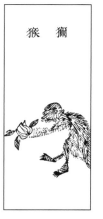

图9 三才·猴

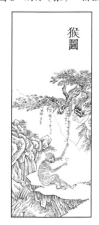

图10 金石·猕猴

图11 会纂·猕猴

图12 禽虫典·猴图

本品12图，取自12书，其中4幅彩图。有承继关系的图可分2个书类。

《本草品汇精要》：该书"猕猴"（图2）的仿绘者有《食物本草》"猴"（图3）《补遗雷公炮制便览》图5、《金石昆虫草木状》图10。

《本草纲目》（钱本）：该书"猕猴"（图7）的仿绘者有《纲目》张本图8、《食物本草会纂》图11。

以上12图中，除外5幅仿绘图，原创图尚有7幅（图1、2、4、6、7、9、12），详见下"鉴药"项。

【文录】

宋《证类本草》卷18"猕猴"　此物数种者都名禺属。取色黄、尾长、面赤者是。人家养者，肉及屎并不主病，为其食息杂，违其本真也。

明《本草品汇精要》卷25"猕猴"　【地】《别录》云：出贵州，诸山林间皆有之。

明《本草纲目》卷51"猕猴"　【释名】沐猴（《史记》）、为猴（《说文》）、胡孙（《格古论》）、王孙（《柳文》）、马留（《倦游录》）、狙。【时珍曰】按班固《白虎通》云：猴，候也。见人设食伏机，则凭高四望，善于候者也。猴好拭面如沐，故谓之沐，而后人讹沐为母，又讹母为猕，愈讹愈失矣。《说文》云：为字象母猴之形。即沐猴也，非牝也。猴形似胡人，故曰胡孙。《庄子》谓之狙。养马者厩中畜之，能辟马病，胡俗称马留云。梵书谓之摩斯咤。【集解】【时珍曰】猴，处处深山有之。状似人，眼如愁胡，而颊陷有嗛。嗛，音歉，藏食处也。腹无脾以行消食，尻无毛而尾短。手足如人，亦能竖行。声嗝嗝若咳。孕五月而生子，生子多浴于涧。其性躁动害物，畜之使坐代上，鞭捶旬月乃驯也。其类有数种。小而尾短者，猴也；似猴而多髯者，虏也；似猴而大者，玃也；大而尾长赤目者，禺也；小而尾长仰鼻者，狖也；似狖而大者，果然也；似狖而小者，蒙颂也；似狖而善跃越者，獑胡也；似猴而长臂者，猿也；似猿而金尾者，狨也；似猿而大，能食猿、猴者，独也。不主病者，并各以类附之。

【鉴药】

"猕猴"首见于《证类本草》。李时珍释名曰："按班固《白虎通》云：猴，候也。见人设食伏机，则凭高四望，善于候者也。"《证类》载其肉、头角、手、屎、肉、皮均可药用。古医方书偶可见用其骨者。今猕猴为国家二级保护动物，禁止滥捕。

关于本品的来源，唐慎微云："此物数种者都名禺属。取色黄、尾长、面赤者是。人家养者，肉及屎并不主病，为其食息杂，违其本真也。""禺"，晋·郭璞注《山海经·南山经》"禺"："禺似猕猴而大，赤目长尾。"故"禺属"即猕猴类，时珍谓之"寓属"。其种类甚多。

明《本草品汇精要》记载"出贵州，诸山林间皆有之"。李时珍则云："猴，处处深山有之。状似人，眼如愁胡，而颊陷有嗛。嗛，音歉，藏食处也。腹无脾以行消食，尻无毛而尾短。手足如人，亦能竖行。声嗝嗝若咳。孕五月而生子，生子多浴于涧。"按李时珍的说法，此类动物还包括猴、猱、玃、禺、狖、果然、蒙颂、獑猢、猿、狨、独等（参上"文录"）。高士贤考曰：唐慎微所言"色黄、尾长、面赤者"，指猕猴 *Macaca mulatta* Zimmermann，又名恒河猴、广西猴；李时珍所言"尻无毛而尾短"者，指短尾猴 *Macaca arctoides* I.Geoffroy，又名红面猴。[1]

《饮膳正要》"猴"（图1）绘一猴手拿水果。有短尾。此非彩图，若干特点无法表现，但为猕猴类动物无疑。《本草品汇精要》"猕猴"（图2）所绘之猴色棕黄，面为肉色，因系坐姿，无法露尾，大致属于 *M. mulatta*。《太乙仙制本草药性大全》"猕猴"（图4）呈完全人立状，颈部似有围巾几乎像人装扮的猴形。凭此图无法认定其为猴。《本草纲目》金陵本"猕猴"（图6）图形拙劣，头部尤其杂乱，勉强可认为在示意为猴类。《纲目》钱本"猕猴"（图7）绘一短尾猴，手捧大桃。《三才图会》"猕猴"（图9）绘一猴形动物，毛少，手脚皆甚似人类。《古今图书集成·禽虫典》"猴图"（图12）绘山间一猴，全身是毛，唯脸部似猴，尾长，其头颈、手脚均像人类。

【小结】

"猕猴"首载于《证类本草》。据考唐慎微所言"色黄、尾长、面赤者"为猕猴 *Macaca mulatta* Zimmermann，李时珍所云"尻无毛而尾短"者为短尾猴 *Macaca arctoides* I.Geoffroy。《饮膳正要》《本草品汇精要》《纲目》钱本所绘皆为猴科动物。

51–51　玃

【品图】

本品2图，取自2书。此2图均为原创图。详见下"鉴药"项。

【文录】

明《本草纲目》卷51"猕猴"附录"玃"

【时珍曰】玃，老猴也。生蜀西徼外山中，似猴而大，色苍黑，能人行。善攫持人物，又善顾盼，故谓之玃。纯牡无牝，故又名玃父，

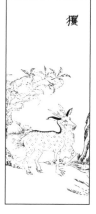

图1　三才·玃

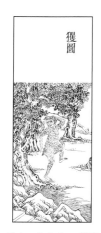

图2　禽虫典·玃图

1　高士贤：《历代本草药用动物名实图考》，北京：人民卫生出版社，2013：300.

亦曰猳玃。善摄人妇女为偶，生子。又《神异经》云：西方有兽名𤟤，大如驴，状如猴，善缘木。纯牝无牡，群居要路，执男子合之而孕。此亦玃类，而牝牡相反者。

【鉴药】

“玃”（jué）被置于《本草纲目》“猕猴”条之后作为附录药。李时珍加按语，称“玃，老猴也。生蜀西徼外山中，似猴而大，色苍黑，能人行。善攫持人物，又善顾盼，故谓之玃。纯牡无牝，故又名玃父，亦曰猳玃。善摄人妇女为偶，生子。”所云“纯牡无牝”“善摄人妇女为偶，生子”之类，乃传闻不经之事。《抱朴子内篇》卷3“对俗”云：“猕猴寿八百岁变为猿，猿寿五百岁变为玃。玃千岁。”可见“玃”乃神话中的动物。

时珍又另述“𤟤”兽：“又《神异经》云：西方有兽名𤟤，大如驴，状如猴，善缘木。纯牝无牡，群居要路，执男子合之而孕。此亦玃类，而牝牡相反者。”由此可见，同样的“玃”类，古代传说中既有“纯牡无牝”（单一雄性）者，又有“纯牝无牡”（单一雌性）者。如此矛盾的记载，如何考得其原动物？此神话传说中的动物，无须追究其现实原动物。《辞海》释“玃”：“大母猴。即猕猴。司马相如《上林赋》：‘蛫玃飞蠝。’”又释“貜”：“同‘玃’。大母猴。《尔雅·释兽》：‘貜父善顾’。郝懿行义疏：‘貜当作玃。’”[1]此只知其一，不知其二，非专指大母猴也。

1.《三才图会》：该书“玃”（图1）以野外山树为背景，绘一四足动物，鹿角、龙头、后肢为蹄，前肢为爪。不明何以绘成此模样。

2.《古今图书集成·禽虫典》：该书“玃”（图2）所绘乃一全身披毛的雌性老猿形象。背景为古木林间。此或据《神异经》所载“𤟤”（玃类，纯牝无牡）的传闻绘成。

【小结】

“玃”为《纲目》“猕猴”条后附录药。所载之事多属传闻，且无关医药，故无须追究其原动物。《三才图会》《古今图书集成·禽虫典》所绘内容皆甚荒诞。

1 《辞海》编辑委员会：《辞海》1999年普及版，上海：上海辞书出版社，2002:1917.

51–52　狖

【品图】

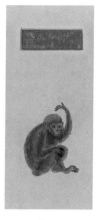

图 1　食物·狖兽

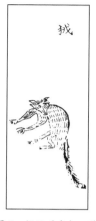

图 2　纲目（金）·狖

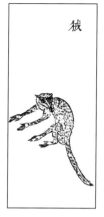

图 3　纲目（钱）·狖

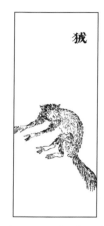

图 4　纲目（张）·狖

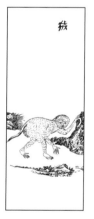

图 5　三才·狖

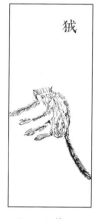

图 6　会纂·狖

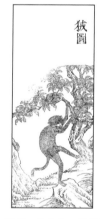

图 7　禽虫典·狖图

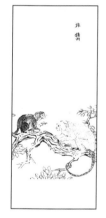

图 8　图说·猿　猴肉

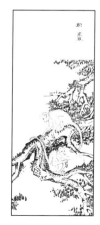

图 9　图说·狖　果然

本品9图，取自8书，其中1幅彩图。有承继关系的图仅1个书类。

《本草纲目》（金陵本）：该书"狖"（图2）的仿绘者有《纲目》钱本图3（将图2示意图实物化，形态基本一致）。此后仿绘钱本图3者有《纲目》张本图4（略有修饰）、《食物本草会纂》图6。

以上9图中，除外3幅仿绘图，原创图尚有6幅（图1、2、5、7、8、9），详见下"鉴药"项。

【文录】

唐《本草拾遗》（见《证类》卷18 "五种陈藏器馀·狨兽"）　陈藏器云：似猴而大，毛长，黄赤色。生山南山谷中。人将其皮作鞍褥。

明《本草纲目》卷51 "狨"　【释名】猱（难逃切）。【时珍曰】狨，毛柔长如绒，可以藉，可以缉，故谓之狨。而猱字亦从柔也。或云生于西戎，故从戎也。猱古文作夒，象形。今呼长毛狗为猱，取此象。【集解】【时珍曰】杨亿《谈苑》云：狨出川峡深山中。其状大小类猿，长尾作金色，俗名金线狨。轻捷善缘木，甚爱其尾。人以药矢射之，中毒即自啮其尾也。宋时文武三品以上许用狨座，以其皮为褥也。/卷51 "猕猴"　【集解】【时珍曰】……大而尾长赤目者，禺也；小而尾长、仰鼻者，狖也。

【鉴药】

"狨兽"首见于《本草拾遗》。《本草纲目》改作"狨"为正名，取"猱"为别名。李时珍释名曰："狨，毛柔长如绒，可以藉，可以缉，故谓之狨。而猱字亦从柔也。或云生于西戎，故从戎也。猱古文作夒，象形。今呼长毛狗为猱，取此象。"《拾遗》载其"主五野鸡病"（即五痔病）。古医方罕见用此。

关于其生境、形态，陈藏器云："似猴而大，毛长，黄赤色。生山南山谷中。人将其皮作鞍褥。"唐代"山南"为山南道，辖境相当今四川嘉陵江流域以东，陕西秦岭、甘肃潘冢山以南，河南伏牛山西南，湖北涢水以西，自重庆市至湖南岳阳市之间的长江以北地区。这一地区猿猴类动物分布最多。但"毛长，黄赤色"则涉及好几种猴类。

李时珍本人恐怕也没有见过"狨"，故其在"集解"引录了北宋·杨亿《谈苑》。其原文为："狨类鼠而大，尾长而金色，生川峡深山中，人以药矢射杀之，取其尾，为卧褥鞍被坐毯之用。狨甚爱其尾，既中毒，即齿断其尾以掷之，恶其为身患。杜甫诗云'狨掷寒条马见惊'，盖轻捷善缘木，猿狨之类也。"杨亿只说了这种"尾长而金色"是"猿狨之类"，但没有提到此狨的名字。稍后北宋·陆佃《埤雅》卷4 "释兽·狨"有同样的内容，可能参用了《说苑》："狨，盖猿狨之属。轻捷，善缘木。大小类猿，长尾，尾作金色，今俗谓之金线狨者是也。生川峡深山中。人以药矢射杀之，取其尾为卧褥、鞍被、坐毯。狨甚爱其尾，中矢毒即自啮断其尾，以掷之，恶其为深患也。"此处始提到"金线狨"。今考本品为猴科动物金丝猴*Rhinopithecus roxellanae* (Milne-Edwards)，[1]一名川金丝猴。金丝猴为猴科仰鼻猴属动物，其特点是尾长、鼻仰。川金丝猴毛色为金黄。李时珍在"猕猴"条提到："小而尾长、仰鼻者，

1　国家中医药管理局《中华本草》编委会：《中华本草》（9），上海：上海科学技术出版社，1999：529.

狨也。"因此，"狨"也是金丝猴的异名。此种动物为国家一级保护动物。严禁捕猎。今将古本草中与本条相关的原创图统述于下。

《食物本草》"狨兽"（图1）所绘就是一只普通的猕猴。绘图者依据的是《纲目》以前的《证类》本草所存有关文字。因此从插图的角度来看，此图并不算错。《本草纲目》金陵本"狨"（图2）所绘之图是为《纲目》插图，此时李时珍已经提到了"金丝狨"，并述其具长尾的特征，故此图其他部位绘图都很一般，唯独此图有一条长长的尾巴，示意此为金丝狨。《三才图会》"狨"（图5）绘山间一猴状动物，但其脸相似老妪，不似金丝猴。金丝猴面部显著特点是成体两嘴角有很大的瘤状突起、鼻孔上仰，此图毫无体现。故知非写实图。《古今图书集成·禽虫典》"狨图"（图7）绘山野中一雌性长尾猴正在攀爬大树。但其头面也丝毫没有突出金丝猴的特征，是知同样非写实图。《本草简明图说》有2图，其一图名为"猿　猴肉"（据书口所题）（图8）绘两只猴类动物。其图有解说云："小而尾短者猴也……大而尾长赤目者禺也。小而尾长仰鼻者狨也……似猴而长臂者猿也。"将所绘两猴对照图解，右边一只白色者，有长长的尾巴，鼻端短，似仰鼻，当为金丝猴*R. roxellanae*。图中并没有"似猴而长臂"的"猿"，乃误题"猿"名。另一只猴黑色，"小而尾短"乃普通猕猴。此2猴绘在同一图中，只能凭图形区分。其二图书口题名"狨　果然"（图9）绘2只白色的长尾猴，下面一只鼻可见孔，可能示意为仰鼻。此亦当为"狨"，即川金丝猴。此图并无"果然"在内。

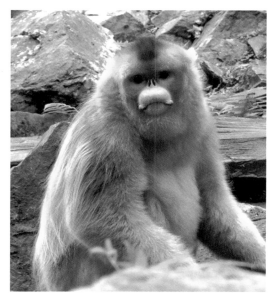

图10　金丝猴 *Rhinopithecus roxellanae*

【小结】

"狨"为《本草拾遗》首载的动物。陈藏器所云似为一种大猕猴，分布范围很广。北宋·杨亿谈到的"尾长而金色，生川峡深山中"的狨，在北宋·陆佃《埤雅》中称之为"金线狨"。今考其为猴科动物金丝猴*Rhinopithecus roxellanae* (Milne-Edwards)，一名川金丝猴。《食物本草》"狨兽"所绘是猕猴，乃为陈藏器所云之狨的插图。《本草纲目》金陵本"狨"图示意此为长尾的金丝猴。《本草简明图说》有2图均绘有长尾、仰鼻之"狨"图，此当为金丝猴*R. roxellanae*。

51–53　猿

【品图】

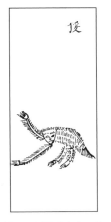

图1　纲目（金）·猿

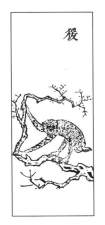

图2　纲目（钱）·猿

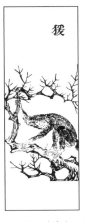

图3　纲目（张）·猿

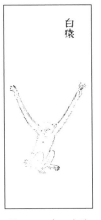

图4　三才·白猿

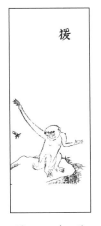

图5　三才·猿

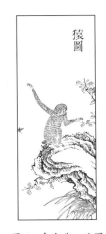

图6　禽虫典·猿图

本品6图，取自5书。有承继关系的图可分2个书类。

《本草纲目》（金陵本）：该书"猿"（图1）的仿绘者有《纲目》钱本图2（增加了此猿登树的背景）。此后《纲目》张本图3又仿绘钱本图2。

《三才图会》：该书"猿"（图5）的仿绘者有《古今图书集成·禽虫典》"猿图"（图6，猿形仿《三才》图5，但全身添毛，且增绘山崖背景）。

以上6图中，除外3幅仿绘图，原创图尚有3幅（图1、4、5），详见下"鉴药"项。

【文录】

明《本草纲目》卷51"狨"附录 【时珍曰】猨，善援引，故谓之猨，俗作猿。产川、广深山中。似猴而长大，其臂甚长，能引气，故多寿。或言其通臂者，误矣。臂骨作笛，甚清亮。其色有青、白、玄、黄、绯数种。其性静而仁慈，好食果实。其居多在林木，能越数丈，着地即泄泻死，惟附子汁饮之可免。其行多群，其雄善啼，一鸣三声，凄切入人肝脾。范氏《桂海志》云：猿有金丝者黄色，玉面者黑色，及身面俱黑者。或云黄是牡，黑是牝，牝能啸，牡不能也。王济《日询记》云：广人言猿初生毛黑而雄，老则变黄，溃去势囊，转雄为雌，与黑者交而孕。数百岁，黄又变白也。时珍案：此说与《列子》貐变化为猿，《庄子》猨狙以猿为雌之言若相合，必不妄也。

【鉴药】

"猿"为《本草纲目》"狨"条之后"附录"药。原作"猨"，本书若无特别需要，均统一简化为"猿"。时珍释名曰："猨，善援引，故谓之猨，俗作猿。"

因"猿"为附录药。故时珍未分项解说，直接加注说明其形态："产川、广深山中。似猴而长大，其臂甚长，能引气，故多寿。或言其通臂者，误矣。臂骨作笛，甚清亮。其色有青、白、玄、黄、绯数种。其性静而仁慈，好食果实。其居多在林木，能越数丈……其行多群，其雄善啼，一鸣三声，凄切入人肝脾。"时珍又引南宋·范成大《桂海志》，其原文见《桂海虞衡志·志兽》："猿有三种，金丝者黄，玉面者黑，纯黑者面亦黑。金丝、玉面皆难得。或云纯黑者雄，金丝者雌。又云：雄能啸，雌不能也。猿性不耐着地，着地辄泻以死，煎附子汁饮之即生。"根据上述记载，尤其是"似猴而长大，其臂甚长"，今或考猿即今长臂猿科动物黑长臂猿 *Hylobates concolor* Harlan。[1] 此种猿老幼、雌雄不同色。幼小时雌雄均呈淡棕色。成年猿全身黑色，雌猿全身大部分为金黄色，唯头顶及后头部黑色不变。今将古本草中与本条相关的原创图统述于下。

《本草纲目》金陵本"猿"（图1）为示意图，所绘之猿手臂甚长，能示意此图所绘为长臂猿。《三才图会》2图。一为"白猿"（图4），仅绘一猿高举两长臂，如悬吊状。古本草提到猿有三种，但没有提到白猿。其二"猿"（图5）绘一猿坐在山崖上，举起一只长臂，另一只手臂不长。其色亦白。不明何以将其另绘一图。

【小结】

"猿"（"猨"）为《本草纲目》新增药。据范成大《桂海虞衡志》及李时珍所述，此猿即今长臂猿科动物黑长臂猿 *Hylobates concolor* Harlan。今存古本草相关图，或据文字绘出长臂之猿，但并非写实之图。

1　高士贤：《历代本草药用动物名实图考》，北京：人民卫生出版社，2013：376.（《中国兽类图鉴》125页此种中文名为"西黑冠长臂猿"。）

51-54　独

【品图】

本品仅此一图，当属原创。详见下"鉴药"项，

【文录】

明《本草纲目》卷51"狨"附录"独"【时珍曰】独，似猿而大，其性独，一鸣即止，能食猿猴。故谚曰"独一鸣而猿散"。"独夫"盖取诸此。或云即黄腰也，又见"虎"下。

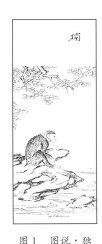

图1　图说·独

【鉴药】

"独"为《本草纲目》"狨"条之后"附录"药。仅有李时珍按语，未引资料出处，亦无药用记载。

时珍云："独，似猿而大，其性独，一鸣即止，能食猿猴。故谚曰'独一鸣而猿散'……或云即黄腰也。"李时珍所言皆据传闻。今或推测此为猴科动物狒狒（*Papio*），或猴科动物山魈*Mandrillus sphinx*。此两种动物中国不产，又与医药无关，故附述之。

《本草简明图说》"独"（图1）绘一蹲坐于水边的猴，此据想象绘成，无法据此考其基原。

【小结】

"独"为《纲目》"狨"条后的"附录"药。李时珍按语所述内容多据传闻，难以考订其基原。《本草简明图说》亦非写实图。

51-55　果然

【品图】

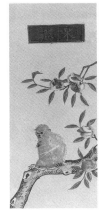

图1　食物·果然

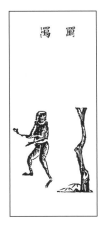

图2　太乙·罻罿

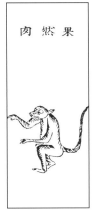

图3　太乙·果然肉

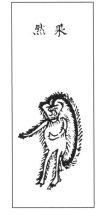

图4　纲目（金）·果然

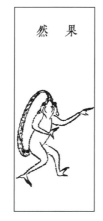
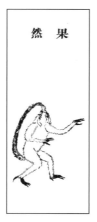
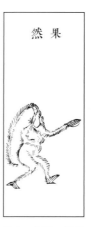
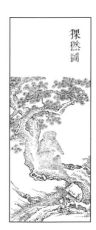

图5　纲目（钱）·果然　　图6　纲目（张）·果然　　图7　会纂·果然　　图8　禽虫典·猓然图

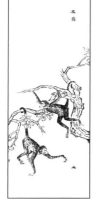

图9　图说·禺猿

本品9图，取自8书，其中1幅彩图。有承继关系的图仅1个书类。

《本草纲目》（钱本）：该书"果然"（图5）的仿绘者有《纲目》张本图6、《食物本草会纂》图7。

以上9图中，除外2幅仿绘图，原创图尚有7幅（图1、2、3、4、5、8、9），详见下"鉴药"项。

【文录】

唐《本草拾遗》（见《证类》卷18"五种陈藏器馀·果然肉"）

陈藏器云：似猴，人面，毛如苍鸭，肋边堪作褥。《南州异物志》云：交州有果然兽，其名自呼，如猿，白质黑文，尾长过其头，鼻孔向天，雨以尾塞鼻孔，毛温而细。《尔雅》：蜼，仰鼻而长尾。郭注与此相似也。

明《本草纲目》卷51"果然"【释名】【时珍曰】郭璞云：果然，自呼其名。罗愿云：人捕其一，则举群啼而相赴，虽杀之不去也。谓之果然，以来之可必也。大者为然，为禺；小者为狖，为蜼。南人名仙猴，俗作猓狱。【集解】【时珍曰】果然，仁兽也。出西南诸山中。居树上，状如猿，白面黑颊，多髯而毛采斑斓，尾长于身，其末有歧，雨则以歧塞鼻也。喜群行，老者前，少者后。食相让，居相爱，生相聚，死相赴。柳子所谓仁让孝慈者是也。古者画蜼为宗彝，亦取其孝让而有智也。或言犹豫之犹，即狖也。其性多疑，见人则登树，上下不一，甚至奔触，破头折胫。故人以比心疑不决者，而俗呼骏愚为痴猱也。

【鉴药】

"果然肉"首见于《本草拾遗》。《本草纲目》以"果然"为正名。《山海经》[1]曰："果然，兽似狝猴，以名自呼。"《拾遗》载其肉"主疟瘴，寒热"。后世未见以此药用者。

关于本品的生境、形态，陈藏器云："似猴，人面，毛如苍鸭，肋边堪作褥。《南州异物志》云：交州有果然兽，其名自呼，如猿，白质黑文，尾长过其头，鼻孔向天，雨以尾塞鼻孔，毛温而细。《尔雅》：蜼，仰鼻而长尾。郭注与此相似也。"考郭璞注《尔雅》"蜼，卬鼻而长尾"曰："蜼似狝猴而大，黄黑色，尾长数尺，似獭尾，末有歧。鼻露向上，雨即自县于树，以尾塞鼻，或以两指。江东人亦取养之，为物捷迅。"综上所述，其最大的特点是似猿猴、长尾、仰鼻（鼻孔朝上）、黄黑色。

李时珍在本条多引前人言。其中有宋·罗愿《尔雅翼》"猓"条所载："李肇曰：旧说剑南人之采猓然者，获一猓然，则数十猓然可尽得矣。何也？猓然性仁，不忍伤其类，见被获者，聚族而啼。虽杀之，终不忍去也。然则谓之果然者，以其来之可必欤？"时珍亦将前人所言归纳之："果然，仁兽也。出西南诸山中。居树上，状如猿，白面黑颊，多髯而毛采斑斓，尾长于身，其末有歧，雨则以歧塞鼻也。喜群行，老者前，少者后。食相让，居相爱，生相聚，死相赴。柳子所谓仁让孝慈者是也……或言犹豫之犹，即狨也。其性多疑，见人则登树，上下不一，甚至奔触，破头折胫。"高士贤据"仰鼻长尾"特征，考其为滇金*丝猴Rhinopithecus bieti* Milne-dwards。[2]此种为猴科仰鼻猴属动物，其皮毛以灰黑与白色为主，此接近陈藏器所引的"白质黑文"，与川金丝猴毛色金黄不同。然此种尾部不分歧，时珍所言"其末有歧，雨则以歧塞鼻"恐系传闻不实之辞。今将古本草中与本条相关的原创图统述于下。

《食物本草》"果然"（图1）以结果桃树为背景，绘一金黄色毛的狝猴坐于树上。其尾不长，鼻不仰，非"果然"可知。《太乙仙制本草药性大全》2图，其一"罳罳"（图2）直立长腿，全为人形。旁有一树，示意林居。此臆想之图，不可为据。其二"果然肉"（图3）绘一长尾猴类，头面部口鼻难分，此随意之图，无足为凭。《本草纲目》金陵本"果然"（图4）肢瘦身小，独一尾超长，从身后弯上头顶，分叉塞鼻，此据传闻绘成之图，纯属臆测，于鉴药无益。《纲目》钱本"果然"（图5）以金陵本图4为基础，但仿其意，还是显示长尾甩上头顶来塞鼻。此臆测图，不能用于鉴药。《古今图书集成·禽虫典》"猓然"（图8）以山间大松树为背景，绘一坐树的雌性猴类，全身披毛，尾短。此兽非"果然"，臆测而已。《本草简明图说》"禺 猿"（图9）原书有解说："似猴而尾长、仰鼻者禺也。臂长而善援引者猿也。"该图中绘两只黑色、

　　1　山海经：此下之文时珍云出"郭璞"。今查郭璞注《山海经》未见此文。此文可见《太平御览》卷910"果然"条引《山海经》曰：果然，兽似狝猴，以名自呼。"

　　2　高士贤：《历代本草药用动物名实图考》，北京：人民卫生出版社，2013：155.（高氏谓此猴为叶猴科金丝猴属。《中国兽类图鉴》114页作猴科仰鼻猴属。）

长尾之猴。右上一只仰鼻明显。其图注也提到了猿，但图中的2猴的上臂与腿几乎等长，且长臂猿无尾，故决定了此图没有长臂猿，两只都是黑色、长尾、仰鼻的滇金丝猴。此绘图者的时代已是晚清，且绘图者也参考过西洋绘图，此类动物图也许是受西洋画的影响绘成。

【小结】

"果然"为《本草拾遗》收载的动物之一。据郭璞、陈藏器、李时珍所言，此似为今猴科动物滇金丝猴*Rhinopithecus bieti* Milne-dwards。今存各相关药图中，尚无一幅能准确表现此动物主要特征者。

51–56　猩猩

【品图】

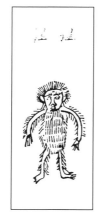 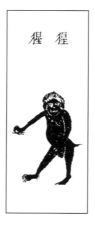 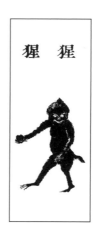 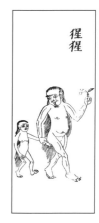

图 1　纲目（金）·猩猩　　图 2　纲目（钱）·猩猩　　图 3　纲目（张）·猩猩　　图 4　三才·猩猩

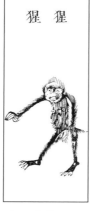 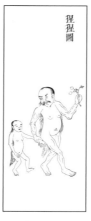 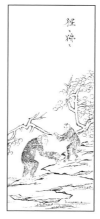

图 5　会纂·猩猩　　　图 6　禽虫典·猩猩图　　图 7　图说·猩猩狒狒

本品7图，取自7书。有承继关系的图可分2个书类。

《本草纲目》（钱本）：该书"猩猩"（图2）的仿绘者有《纲目》张本图3、《食物本草会纂》图5。

《三才图会》：该书"猩猩"（图4）的仿绘者有《古今图书集成·禽虫典》"猩猩图"（图6）。

以上7图中，除外3幅仿绘图，原创图尚有4幅（图1、2、4、7），详见下"鉴药"项。

【文录】

明《本草纲目》卷51"猩猩" 【释名】【时珍曰】猩猩能言而知来，犹惺惺也。【集解】【时珍曰】猩猩，自《尔雅》、《逸周书》以下数十说，今参集之云。出哀牢夷及交趾封溪县山谷中。状如狗及猕猴，黄毛如猿，白耳如豕，人面人足，长发，头颜端正，声如儿啼，亦如犬吠，成群伏行。阮汧云：封溪俚人以酒及草屐置道侧，猩猩见即呼人祖先姓名，骂之而去。顷复相与尝酒着屐，因而被擒，槛而养之。将烹，则推其肥者，泣而遣之。西胡取其血染毛罽不黯，刺血必箠而问其数，至一斗乃已。又按《礼记》亦云猩猩能言，而郭义恭《广志》云猩猩不能言，《山海经》云猩猩能知人言，三说不同。大抵猩猩略似人形，如猿猴类耳。纵使能言，当若鹦鹉之属，亦未必尽如阮氏所说也。又罗愿《尔雅翼》云：古之说猩猩者，如豕、如狗、如猴。今之说猩猩者，与狒狒不相远。云如妇人被发袒足，无膝群行，遇人则手掩其形，谓之野人。据罗说则似乎后世所谓野女、野婆者也。岂即一物耶？

【鉴药】

"猩猩"首见于《本草纲目》。李时珍释名曰："猩猩能言而知来，犹惺惺也。"此乃臆测之说。时珍据《逸书》《山海经》《水经》归纳其功为"食之不昧不饥，令人善走，穷年无厌，可以辟谷"，皆非实有之事。

"猩猩"在现代尽人皆知其形，但在古代却众说纷纭。时珍云："猩猩，自《尔雅》、《逸周书》以下数十说。"可见猩猩入本草虽晚，但在古籍中的记载并不少见。但逐一追溯时珍所引文献之源，其说真真假假，夹有众多传闻。故时珍参集诸说，勾画其形，今略曰："出哀牢夷及交趾封溪县山谷中。状如狗及猕猴，黄毛如猿，白耳如豕，人面人足，长发，头颜端正，声如儿啼，亦如犬吠，成群伏行……又按《礼记》亦云猩猩能言，而郭义恭《广志》云猩猩不能言，《山海经》云猩猩能知人言，三说不同。大抵猩猩略似人形，如猿猴类耳。纵使能言，当若鹦鹉之属，亦未必尽如阮氏所说也。又罗愿《尔雅翼》云：古之说猩猩者，如豕、如狗、如猴。今之说猩猩者，与狒狒不相远。"其余与生境、形态关系不大之文，详见上"文录"。总的说来，古人对猩猩的形象认识基本正确，如形如狒狒，人面人足，长发等，此即今猩猩科动物。该科动物中，产于亚洲，毛黄色的种类有猩猩*Simia saturis* Linnaeus。[1]今将古本草中与本条相关的原创图统述于下。

《本草纲目》金陵本 "猩猩"（图1）整个是一直立长毛的人形。其脸型也看不到有今猩猩的踪影。此等非写实图，无益鉴药。**《纲目》钱本**"猩猩"（图2）采用阴刻，以示色深或黑色的动物。此图所绘动物直立，身形与人近似，头面亦然。略有区别的是有短尾。猩猩与其他猿猴类不同的是无尾，故知此图亦属臆测绘成。**《三才图会》**"猩猩"（图4）绘大小两个赤裸无毛、披长头发的人形动物。右为雄性，左为雌性，面相皆如人。说此是猩猩，不免贻笑后人。**《本草简明图说》**"猩猩"（图7）原有解说："猩猩、狒狒，或为野人，或为人熊，或为野女，大约不离猿猴之属。兹照西人图绘，约略摹之。"可知此图是参照摹绘自西人图绘。但其中两长毛的人形动物，其嘴脸、身形并无今猩猩踪影。综观以上文字与图画，可见古代本草中对猩猩的认识依然模糊失真。自古以来民间多有野人、野女的传说，亦多与猩猩相混。

【小结】

"猩猩"为《本草纲目》新增药。其资料来源为数十种载有相关资料的古文献。据时珍参照诸古籍归纳出来的猩猩形象与习性，虽说仍有不少传闻虚假成分，但其来源可认为是今猩猩科动物猩猩*Simia saturis* Linnaeus。古代本草相关图形基本上全是想象绘图。连参照西人图绘画成的《本草简明图说》相关图，仍未脱臆测的窠臼。

51–57　狒狒

【品图】

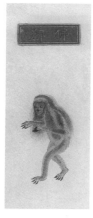 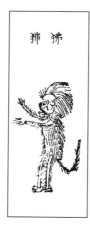 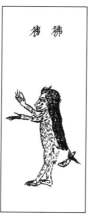 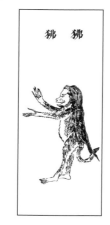

图1　食物·狒狒　　图2　纲目（金）·狒狒　　图3　纲目（钱）·狒狒　　图4　纲目（张）·狒狒

1　高士贤：《历代本草药用动物名实图考》，北京：人民卫生出版社，2013：342.

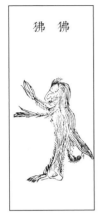 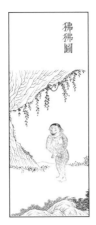

图 5　会纂·狒狒　　图 6　禽虫典·狒狒图

本品6图，取自6书，其中1幅彩图。有承继关系的图仅1个书类。

《本草纲目》（钱本）：该书"狒狒"（图3）的仿绘者有《纲目》张本图4、《食物本草会纂》图5。

以上6图中，除外2幅仿绘图，原创图尚有4幅（图1、2、3、6），详见下"鉴药"项。

【文录】

唐《本草拾遗》（见《证类》卷17"四种陈藏器馀·髴髵"）　陈藏器云：出西南夷。如猴。宋孝建中，獠子以西波尸地，高城郡安西县主簿韦文礼进雌雄二头。宋帝曰：吾闻髴髵，能负千钧，若既力如此，何能致之？彼土人丁銮进曰：髴髵见人喜笑，则上唇掩其目，人以钉钉着额任其奔驰，候死而取之。发极长，可为头髮，血堪染靴，其毛一似猕猴，人面红赤色，作人言马声（或作鸟字），善知生死。饮其血，使人见鬼。帝闻而欣然命工图之。亦出《山海经》。《尔雅》云：狒狒如人，被发迅走，食人。亦曰枭羊，彼俗亦谓之山都。郭景纯有赞（文繁不载），脯带脂者，薄割火上炙热，于人肉傅癣上，虫当入脯中，候其少顷揭却，须臾更三五度，差。

明《本草纲目》卷51"狒狒"　【释名】枭羊（《山海经》）、野人（《方舆志》）、人熊。【时珍曰】《尔雅》作狒，《说文》作髴，从昌，从囟，从内，象形。许慎云：北人呼为土蝼。今人呼为人熊。按郭璞谓山都即狒狒，稍似差别，抑名同物异与？【集解】【时珍曰】按《方舆志》云：狒狒，西蜀及处州山中亦有之，呼为人熊。人亦食其掌，剥其皮。闽中沙县幼山有之，长丈余，逢人则笑，呼为山大人，或曰野人及山魈也。又邓德明《南康记》云：山都，形如昆仑人，通身生毛。见人辄闭目，开口如笑。好在深涧中翻石觅蟹食之。珍按：邓氏所说，与《北山经》之山狷《述异记》之山都、《永嘉记》之山鬼、《神异经》之山臊、《玄中记》之山精、《海录碎事》之山丈、《文字指归》之旱魃、《搜神记》之治鸟，俱相类，乃山怪也。今并附之。以备考证。

【鉴药】

"髴髵"首见于《本草拾遗》。《本草纲目》以"狒狒"为正名。名义不详。《拾遗》谓以其肉割薄片，可治癣。后世未见用者。

"狒狒"及其相关的各种名目早见《山海经》《尔雅》《说文》等古文献，其说甚多，扑朔迷离，莫衷一是（详参上"文录"）。今择其较可信者讨论如下。

陈藏器云："出西南夷。如猴。宋孝建中，獠子以西波尸地，高城郡安西县主簿韦文礼进雌雄二头。宋帝曰：吾闻罔两，能负千钧，若既力如此，何能致之？彼土人丁銮进曰：罔两见人喜笑，则上唇掩其目，人以钉钉着额任其奔驰，候死而取之。发极长，可为头髮，血堪染靴，其毛一似狝猴，人面红赤色，作人言马声（或作鸟字），善知生死。饮其血，使人见鬼。帝闻而欣然命工图之。""宋孝建"是刘宋时年号，其时在公元454—456年之间。可见其时"西南夷"确有一种被称为"罔两"的野兽，其形如猴，面红，发极长，力大。此段描述中也有传闻的色彩，如"善知生死。饮其血，使人见鬼"之类。陈藏器认为此动物亦出《山海经》。

《山海经》所载的动物不限于中国所产。《尔雅·释兽》载："狒狒如人，被发，迅走，食人。"郭璞注："枭羊也。《山海经》曰：其状如人，面长唇黑，身有毛，反踵，见人则笑交。广及南康郡山中亦有此物，大者长丈许。俗呼之曰山都。"此种"狒狒""枭羊""山都"与我国不产的猴科动物狒狒*Papio hamadryas*之类比较，其形象似乎并不相同。

李时珍显然也未亲见过狒狒，故其文多取自前人文献。时珍云："许慎云：北人呼为土蝼。今人呼为人熊。按郭璞谓山都即狒狒，稍似差别，抑名同物异与？"显然，时珍发觉早期狒狒相关的各种称呼，其形性是有差别的，很有可能是名同物异。《说文·内部》："罔：周成王时，州靡国献罔。人身，反踵，自笑，笑即上唇掩其目。食人。北方谓之土蝼。《尔疋》云罔罔。"《说文》中提到"周成王时州靡国献罔"，此故事与陈藏器所引宋孝建中西南夷所贡罔两有类似之处。

李时珍引录比较晚的文献也有同类记载："按《方舆志》云：狒狒，西蜀及处州山中亦有之，呼为人熊。人亦食其掌，剥其皮。闽中沙县幼山有之，长丈余，逢人则笑，呼为山大人，或曰野人及山魈也。又邓德明《南康记》云：山都，形如昆仑人，通身生毛。见人辄闭目，开口如笑。好在深涧中翻石觅蟹食之。"对这些记载的真实性，以及是否同为狒狒，李时珍并未逐一评论。时珍云："珍按：邓氏所说，与《北山经》之山㹠、《述异记》之山都、《永嘉记》之山鬼、《神异经》之山臊、《玄中记》之山精、《海录碎事》之山丈、《文字指归》之旱魃、《搜神记》之治鸟，俱相类，乃山怪也。今并附之。以备考证。"在李时珍看来，这些记载中的动物都属于"山怪"，难以确认为何物，附之以备考。

今或谓《纲目》所记，与今猴科动物狒狒（阿拉伯狒狒）*Papio hamadryas*相符。[1]此说可商。我国古今皆不产狒狒属动物，其形性与古籍所载又不尽相合，此结论证据不足。我国古代的"罔两"或"狒狒"以及其他某些"山怪"，有可能是古代山中灵长目不同科的猿猴类动物。具体种属待考。今将古本草中与本条相关的原创图

1　高士贤：《历代本草药用动物名实图考》，北京：人民卫生出版社，2013：446.

统述于下。

《食物本草》"狒狒"（图1）绘一黄毛、人形动物，此据文字想象绘图，无益鉴药。《本草纲目》金陵本"狒狒"（图2）为示意图。此图所绘为猴脸，人身、直立、具长发、长尾的动物，非写实，无可考。《纲目》钱本"狒狒"（图3）在金陵本基础上，改示意为实物图，图中动物具人脸、长发、有尾、直立，非写实，无可考。《古今图书集成·禽虫典》"狒狒图"（图6）绘一形如老妪、全身长毛（四肢末端无毛）的动物。古不见记载，今无此动物，乃想象绘图。

【小结】

"禺禺"为《本草拾遗》收录的动物药之一。《纲目》作"狒狒"。陈藏器所载出"西南夷"的"禺禺"形如猴。此动物与早期古籍所载如人的狒狒、枭羊、山都形象并不完全相同。李时珍认为许慎、郭璞所言的类似动物"稍似差别，抑名同物异与"？且时珍谓古籍中的狒狒、人熊、山㺅、山大人、野人、山魈、山都、山鬼、山獩、山精、山丈、旱魃、治鸟等，"俱相类，乃山怪也。今并附之。以备考证。"今或考为猴科动物阿拉伯狒狒*Papio hamadryas*，其分布地域、形性等俱与以上山怪不尽相合，此论难以成立。我国古代的"狒狒"及其他某些"山怪"，有可能是古代山中灵长目不同科的猿猴类动物，具体种类待考。古代现存相关绘图皆非写实图。

51–58 彭侯

【品图】

本品仅此1图，当属原创。详见下"鉴药"项。

【文录】

明《本草纲目》卷50 "彭侯" 【集解】【时珍曰】按《白泽图》云：木之精名曰彭侯，状如黑狗，无尾，可烹食。千岁之木有精曰贾䀈，状如豚，食之味如狗。《搜神记》云：吴时敬叔伐大樟树血出，中有物，人面狗身。敬叔云：此名彭侯。乃烹而食之，味如狗也。

【鉴药】

"彭侯"首见《本草纲目》为其立条。李时珍所依据的资料主要为《白泽图》《搜神记》，并归纳其主治为"食之辟邪，令人志壮"。

关于"彭侯"的形态，《太平御览》卷886"精"条引《白泽图》云："木之精名彭侯，

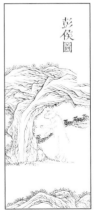

图1　禽虫典·彭侯图

状如黑狗，无尾，可烹而食之。千载木其中有虫，名曰贾诎，状如豚，食之如狗肉味。"

又，《搜神记》卷18："吴先主时，陆敬叔为建安太守，使人伐大樟树。下数斧，忽有血出，树断，有物，人面狗身，从树中出。敬叔曰：'此名彭侯。'乃烹食之，其味如狗。"以上所载，后世无考。

《古今图书集成·禽虫典》：该书"彭侯图"（图1）绘一如熊直立的动物，与文献记载"如狗"不符。"彭侯"原动物无可考，此图亦当为想象绘图。

【小结】

"彭侯"为《本草纲目》新增药。构成该条的资料主要为《白泽图》《搜神记》。所载动物是一种状如狗、无尾、人面的传说中的动物。后世无考，原动物不明。《古今图书集成·禽虫典》所绘亦为想象绘图。

第五十二章　人部

　　按：“人部”是《本草纲目》中最后的一部,按《纲目》“从微至巨”“从贱至贵”分类思想,“人部”是最高贵的一个部。在长期的封建社会中,身体肤发,受之父母,不敢损伤,又有什么可以入药? 李时珍认为：“《神农本草》人物惟发髲一种,所以别人于物也。”其他动物不管什么都能用,但《神农本草经》属于“人”药只有“发髲”一种。历史上的巫医方士也有将人的骨、肉、胆、血都拿来作药的事例,李时珍斥为“甚哉不仁也”。所以他设置“人部”的原则,一是“凡经人用者,皆不可遗”,二是“惟无害于义者,则详述之”。因此在收集条目比较宽泛,但择取内容则很慎重,不收“惨忍邪秽”的东西。该部共有药37种,不再过细分类。

　　从现在的眼光来看,人部药包括人身某一部位（如乱发、爪甲、人骨、人势、人胆、人肉等）,或者是人体的正常分泌物及排泄物（如乳汁、妇人月水、口津唾、人精、人汗等）、病理产物（如癖石、淋石）,甚至有的是利用人身排泄物制取的药物（如秋石）,也包括与人相关的一些东西,如木乃伊。也有的并不入药用,只是用以说明特殊的病理状况,如人傀（畸形怪异的人）。这些“药物”里,有一些是医药发展早期的巫医用药残余,荒诞不经。也有后世方士邪术鼓吹的“以人补人”之药（如红铅等）。对此李时珍也是极力反对的。但这不等于说“人部”药全都是荒谬的。动植物为了生存繁衍,其自身会生成某些特殊的物质,消除外来的侵袭。因此生物体内有与生俱来的抗病“内药”。与汉文化相悖逆的是,中医在元明之时开始大量使用胎盘,事实证明胎盘中有很多至今受益的成分。受古代科技条件的限制,古人还不知道如何提取、运用人体的“内药”,对人部药的认识与使用还相当初级。但这毕竟是先人们曾经尝试利用人药的轨迹,是当今大量与人身相关药物的雏形与基石。从用药思想来说,敢于发掘利用自身体内之药并不错。希望读者能正确看待“人部”药。

　　本章有古代插图的药物仅22种（含附录药）,这些插图大多都是辅助图或写实图。这些图形对鉴定药物用处不大,但其中有的辅助图也各有自己的特色。

52–1　发髲

【品图】

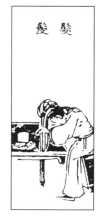

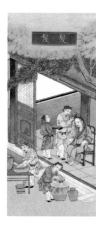

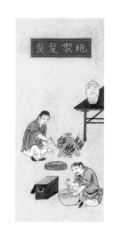

图 1　太乙·发髲　　　　　图 2　雷公·发髲　　　　　图 3　雷公·炮制发髲

本品3图，取自3书，其中2幅彩图。3图均为原创图。详见下"鉴药"项。

【文录】

梁《本草经集注》（见《证类》卷15"发髲"）　陶隐居云：李云：是童男发……而用发皆取其父梳头乱者尔。不知此发髲，审是何物？且髲字书记所无，或作蒜音，人今呼斑发为蒜发，书家亦呼乱发为髲，恐髲即舜音也。童男之理，未或全明。

唐《唐本草》（同上）　《唐本》注云：此发髲根也，年久者用之神效。即发字误矣。既有乱发及头垢，则阙髲明矣。又头垢功劣于发髲，犹去病用陈久者梳及船茹、败天翁、蒲席皆此例。甄立言作鬉（音总）。鬉，亦髲也，字书无髲字，但有发鬈。鬈，发美貌，作丘权音，有声无质，则髲为真者也。

宋《本草衍义》卷16"发髲"　发髲与乱发自是两等。发髲味苦，即陈旧经年岁者。如橘皮皆橘也，而取其陈者。狼毒、麻黄、吴茱萸、半夏、枳实之类，皆须陈者，谓之六陈，入药更良。败蒲亦然，此用髲之义耳。今人又谓之头髲。其乱发条中，自无用髲之义，此二义甚明，亦不必如此过谓搜索。

明《本草纲目》卷52"发髲"　【释名】【时珍曰】发髲，乃剪髢下发也；乱发，乃梳枇下发也。按许慎《说文》云：大人曰髡，小儿曰鬎。顾野王《玉篇》云：髲，鬎也。鬎，发髲也。二说甚明。古者刑人鬎发，妇人以之被髻，故谓之发髲。《周礼》云王后、大人之服，有以发髢为首饰者是矣。又《诗》云：鬒发如云，不屑髢也。甄权所谓发鬈，雷敩所谓二十男子顶心剪下发者，得之矣。李当之以为童男发，陶弘景以为鬃发，苏恭以为发根，宗奭以为陈发者，并误矣。且顾野王在苏恭之前，恭不知《玉篇》有髢字，亦欠考矣。毛苌《诗传》云：被之僮僮。被，首饰也。编发为之，即此髢也。

【鉴药】

"发髲"首见于《本经》。时珍释名曰："顾野王《玉篇》云：髲，鬄也。鬄，发髲也。""发髲，乃剪髢下发也。"《本经》载其"主五癃关格不通，利小便水道，疗小儿痫，大人痓，仍自还神化。"古代医方书或用之。今人不用。

"发髲"是最早进入本草的唯一人部药。关于"发髲"的含义，三国时《李当之本草》说是"童男发"。但到南梁之时，陶弘景已经不知道"发髲"指头发的哪一部分，云"字书无髲字，但有发鬄"。《唐本草》解释说："此发髲根也，年久者用之神效。"即头发根。寇宗奭则认为"发髲"就"陈旧经年岁"的头发。李时珍对以上注说不以为然："李当之以为童男发，陶弘景以为鬃发，苏恭以为发根，宗奭以为陈发者，并误矣。"按时珍的说法："发髲，乃剪髢下发也；乱发，乃梳枇下发也。"剪剃下来的头发即"发髲"，梳下的头发就是乱发。

在医药发展早期，受巫文化浸染的巫医，对人身体不断生长的东西（发、须、爪等）赋予神奇色彩。故《本经》除记载一些经过医家遴选的药效（如通关格、利水、疗痫、痓等），还保留了"仍自还神化"一句，此即巫药残余，谓自身的东西再返回自身，能产生神奇的变化。礼教重视"身体肤发受之父母"，乃至许多民俗，都还保留了敬畏头发（含发髲、乱发）的习俗。医家则摒除巫医用药法，或煅成血余炭，用于消瘀通淋等。

1.《太乙仙制本草药性大全》：该书的"发髲"（图1）绘一人在梳头，示意梳头取"发髲"入药。

2.《补遗雷公炮制便览》：该书有2图。其一为"发髲"（图2）绘一人在剪取头发，另一人端盆盛装头发。另有两人在淘洗、清洁剪下的头发。其二"炮制发髲"（图3）据《雷公炮炙论》之法绘成。雷公法为："凡於丸散膏中，先用苦参水浸一宿，漉出入瓶子，以火煅之令通赤，放冷研用。"图中右上一瓷坛，示意内有苦参水浸的发髲。图中间的绿衣人在煅烧放入瓶子里的发髲。最后由右下一人将煅好的发髲（已成了"血余炭"）杵捣为末。

【小结】

"发髲"是见于《本经》的唯一人部药。古代对"发髲"有多种解释，李时珍认为剪剃下来的头发即"发髲"。今存本草图多提示采取或煅成炭的方法。

52-2 乱发

【品图】

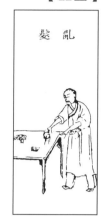

图1 太乙·乱发

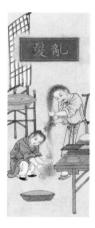

图2 雷公·乱发

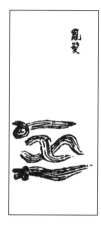

图3 汇言·乱发

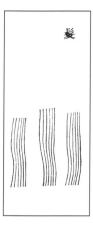

图4 备要·发

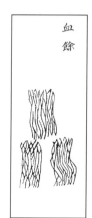

图5 便方·血馀

5304

本品5图，取自5书，其中1幅彩图。5图均为原创图。详见下"鉴药"项。

【文录】

明《本草纲目》卷52"乱发"【释名】血余(《纲目》)、人退。【时珍曰】头上曰发，属足少阴、阳明；耳前曰鬓，属手、足少阳；目上曰眉，属手、足阳明；唇上曰髭，属手阳明；颏下曰须，属足少阴、阳明；两颊曰髯，属足少阳。其经气血盛，则美而长；气多血少，则美而短；气少血多，则少而恶；气血俱少，则其处不生。气血俱热，则黄而赤；气血俱衰，则白而落。《素问》云：肾之华在发。王冰注云：肾主髓，脑者髓之海，发者脑之华，脑减则发素。滑寿注云：水出高原，故肾华在发。发者血之余，血者水之类也。今方家呼发为血余，盖本此义也。《龙木论》谓之人退焉。叶世杰《草木子》云：精之荣以须，气之荣以眉，血之荣以发。《类苑》云：发属心，禀火气而上生；须属肾，禀水气而下生；眉属肝，禀木气而侧生。故男子肾气外行而有须，女子、宦人则无须，而眉发不异也。说虽不同，亦各有理，终不若分经者为的。刘君安云：欲发不落，梳头满千遍。又云：发宜多梳，齿宜数叩。皆摄精益脑之理尔。又昆斋吴玉有《白发辨》，言发之白虽有迟早老少，皆不系寿之修短，由祖传及随事感应而已。援引古今为证，亦自有理。文多不录。

【鉴药】

"乱发"见于《名医别录》。时珍云："乱发，乃梳枇下发也。"《别录》载其"主咳嗽，五淋，大小便不通，小儿惊痫，止血。鼻衄"。多烧灰或煅成炭使用。现代仍有用此药者。

本条"释名"中，时珍系统列述周身毛发的名称、对应的经络、与性别、气血、脏腑的关系等（参见上"文录"）。其中提到"发者血之余……今方家呼发为血余，盖本此义也"。也正因为"发乃血余，故能治血病，补阴，疗惊痫，去心窍之血"。今将古本草中与本条相关的原创图统述于下。

《太乙仙制本草药性大全》"乱发"（图1）桌上有一梳子，一人在桌上收拾梳理下来的头发。《补遗雷公炮制便览》"乱发"（图2）绘一人在梳理其长发，一童子在收集掉落地上的乱发。此示意乱发的收集方法。《本草汇言》：该书"乱发"（图3）示意收集好的乱发形态。《本草备要》"发"（图4）也是示意图，用线条表示头发丝。《草木便方》"血馀"（图5）乃药材示意图，示意用头发煅成的炭。

【小结】

"乱发"为《名医别录》药，为梳理下来的头发，多煅成炭用，即血余炭。古本草相关图多致力示意收集乱发之法，以及乱发制成的血余炭。

52–3　头垢

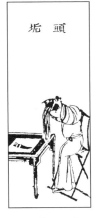 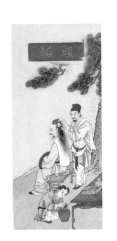

图1　太乙·头垢　　图2　雷公·头垢

【品图】

本品2图，取自2书，其中1幅彩图。2图均为原创图。详见下"鉴药"项。

【文录】

梁《本草经集注》（见《证类》卷15"头垢"）

陶隐居云：术云：头垢浮针，以肥腻故尔。今当用悦泽人者，其垢可丸。

明《本草纲目》卷52"头垢"【释名】梳上者名曰百齿霜。

【鉴药】

"头垢"首见于《名医别录》。据载"主淋闭不通"。古代医方书或用此治淋闭、疮毒等。现代不用。

　　本品为头上的油腻污垢、头皮屑等，多通过用密齿的梳篦梳理头发，将梳篦缝隙间的污垢刮下，故又名"百齿霜"。本草插图多反映取垢的方法。

　　《太乙仙制本草药性大全》"头垢"（图1）绘一人坐在桌前自己用梳篦刮取头垢的场景。桌上铺白纸，有毛刷，收集头垢用。《补遗雷公炮制便览》"头垢"（图2）绘一人在从另一人头上用梳篦取头垢，左下有童子将收集到的头垢入罐中贮藏。

【小结】

　　"头垢"为《名医别录》所载早期药物之一，乃人头上的油腻污垢及皮屑，多从梳篦中刮下。本草插图反映用梳篦取头垢的场景。

52–4　耳塞

【品图】

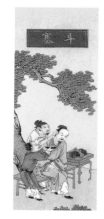

图1　雷公·耳塞

　　本品1图，取自1书，为原创手绘彩图。详见下"鉴药"项。

【文录】

　　吴越《日华子本草》（见《证类》卷15"耳塞"）　又名脑膏、泥丸脂。

　　明《本草纲目》卷52"耳塞"　【释名】耳垢（《纲目》）、脑膏（《日华》）、泥丸脂。【时珍曰】《修真指南》云：肾气从脾右畔上入于耳，化为耳塞。耳者，肾之窍也。肾气通则无塞，塞则气不通，故谓之塞。

【鉴药】

　　"耳塞"首见于《日华子本草》。原条在《开宝本草》"天灵盖"之后。《嘉祐本草》将其新分条，独立为药。据载用于"治癫狂鬼神及嗜酒"，或用解蛇虫毒等。后世罕用。

　　本品即俗称"耳屎"，《纲目》称其为"耳垢"。隐名为脑膏、泥丸脂、生人脑。

　　《补遗雷公炮制便览》：该书"耳塞"（图1）为取耳屎图。绘一人正在帮人掏耳屎。一童子持小盂在准备盛接掏出来的东西。图右几案上有以小匣子，用布包扎。此似为掏耳人随身所带工具，且说明当时已有掏耳的专门职业。

【小结】

　　"耳塞"为《日华子本草》所载，即耳垢、耳屎。《补遗雷公炮制便览》绘专门的掏耳人在为人掏耳屎。

52-5 爪甲

【品图】

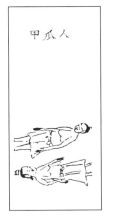

图1 太乙·人爪甲

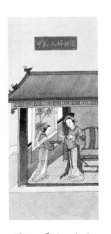

图2 雷公·怀妊
妇人爪甲

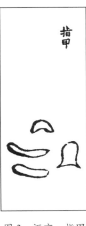

图3 汇言·指甲

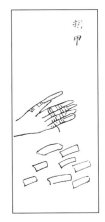

图4 便方·指甲

本品4图，取自4书，其中1幅彩图。4图均为原创图。详见下"鉴药"项。

【文录】

明《本草纲目》卷52"爪甲"【释名】筋退。【时珍曰】爪甲者，筋之余，胆之外候也。《灵枢经》云：肝应爪。爪厚色黄者胆厚，爪薄色红者胆薄，爪坚色青者胆急，爪耎色赤者胆缓，爪直色白者胆直，爪恶色黑者胆结。

【鉴药】

"爪甲"首见于《本草纲目》。一名筋退。《纲目》载其主治"鼻衄……催生，下胞衣，利小便，治尿血及阴阳易病，破伤中风，去目瞖。"古代医方书或见用之，今不用。

"爪甲"为人的手、足指甲，有时还会特别限定取爪甲的对象（如男、女、父母、童子、怀妊妇人、本人或他人等）。中医理论谓"爪甲者，筋之余"，肝胆外候，故爪甲的色泽、硬度、形状等有时可作为诊断内脏的参考。

人爪甲很早就被巫医用作药物。古道家书、医药书中均有巫医用爪甲遗迹残余。古代"斩三尸法"在特定日期去除手足爪甲，烧灰水服即是一例。

1.《太乙仙制本草药性大全》：该书"人爪甲"（图1）绘一男一女头足互倒的平卧之图，各自的指甲加粗，不明此图示意。

2.《补遗雷公炮制便览》：该书"怀妊妇人指甲"（图2）绘一孕妇在剪指甲，一侍女托着盘子准备盛接。此因唐·陈藏器《本草拾遗》记载，怀孕妇人的指甲可以治疗眼目翳障，故画士绘此示意图。

3.《本草汇言》：该书"指甲"（图3）所绘乃剪下来的指甲或趾甲。

4.《草木便方》：该书"指甲"（图4）绘一只手，指甲超长。另绘剪下来的长指甲片。

【小结】

"爪甲"为《本草纲目》新增药，即人的手、足指甲。古代道家、医家书中均有用爪甲法的遗存。古本草图多表现取爪甲法或爪甲实物。

52-6　牙齿

【品图】

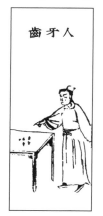

图1　太乙·人牙齿

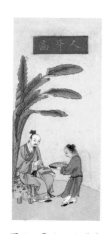

图2　雷公·人牙齿

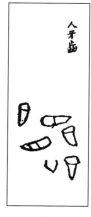

图3　汇言·人牙齿

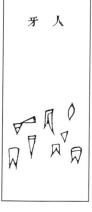

图4　备要·人牙

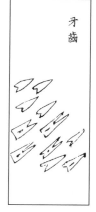

图5　便方·牙齿

本品5图，取自5书，其中1幅彩图。5图均为原创图。详见下"鉴药"项。

【文录】

明《本草纲目》卷52"牙齿"【释名】【时珍曰】两旁曰牙，当中曰齿。肾主骨，齿者,骨之余也。女子七月齿生，七岁齿龀，三七肾气平而真牙生，七七肾气衰，齿稿发素。男子八月齿生，八岁齿龆，三八肾气平而真牙生，五八肾气衰，齿稿发堕。钱乙云：小儿变蒸蜕齿，如花之易苗。不及三十六齿者，由蒸之不及其数也。

【鉴药】

"人牙齿"首见于《日华子本草》。《本草纲目》以"牙齿"为正名。此药原在《开宝本草》"天灵盖"之后。《嘉祐本草》将其新分条,独立为药。时珍释名曰:"两旁曰牙,当中曰齿。"《日华子》载其"除劳治疟,蛊毒气"。明代曾被用作治痘疮神品。今无人用此。

人的牙齿随年龄增长会有不同的变化。中医认为"肾主骨,齿者,骨之余也"。古人或谓痘疮之毒从肾出,且谓人牙可治痘疮陷伏。李时珍说:"近世用人牙治痘疮陷伏,称为神品,然一概用之,贻害不浅。"外科疮漏亦或用之。所用人牙多为脱落之牙。用人牙治病亦有巫药残余之嫌。今将古本草中与本条相关的原创图统述于下。

《太乙仙制本草药性大全》"人牙齿"(图1)绘一人手指桌上的脱落之牙,示意可用作药。《补遗雷公炮制便览》"人牙齿"(图2)绘一童子手端一盘落齿,一老者用手指点。其含义不明。《本草汇言》"人牙齿"(图3)、《本草备要》"人牙"(图4)、《草木便方》"牙齿"(图5)所绘均为不同形状的脱落牙齿。

【小结】

"人牙齿"为《日华子本草》所载药,即人脱落的牙齿。明代曾被视为治痘疮神品,李时珍斥责此用药法贻害不浅。古本草相关图均为展示脱落人牙的实物图。

52–7　人屎（附：人中黄）

【品图】

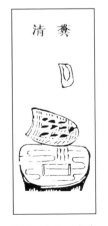 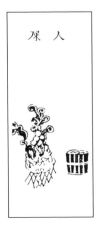 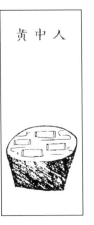 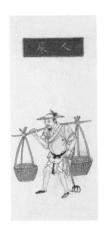

图1　太乙·粪清　　图2　太乙·人屎　　图3　太乙·人中黄　　图4　雷公·人屎

本品6图，取自3书，其中1幅彩图。6图均为原创图。详见下"鉴药"项。

【文录】

《别录》（见《证类》卷15"人屎"） 宜用绝干者捣末。沸汤沃服之。/东向圊厕溺坑中青泥，疗喉痹，消痈肿。

梁《本草经集注》（同上） 今近城寺别塞空罂口，内粪仓中，积年得汁，甚黑而苦，名为黄龙汤，疗温病垂死皆差。

唐《唐本草》（同上）《唐本》注云：新者最效，须与水和服之。其干者烧之烟绝，水渍饮汁，名破棺汤。主伤寒热毒。

吴越《日华子本草》（同上）《日华子》云：粪清，冷。腊月截淡竹，去青皮，浸渗取汁。

宋《本草衍义》卷16"人屎" 用干陈者为末，于阴地净黄土中，作五六寸小坑；将末三两匙于坑中，以新汲水调匀，良久，俟澄清，与时行大热狂渴须水人饮之，愈。今世俗谓之地清。

元《丹溪心法》卷1"瘟疫五" 作人中黄法：以竹筒两头留节，中作一窍，内甘草于中，仍以竹木钉闭窍，于大粪缸中浸一月，取出晒干。大治疫毒。

明《本草纲目》卷52"人屎"【释名】人粪（《别录》[1]）、大便。【时珍曰】屎、粪乃糟粕所化，故字从米，会意也。/粪清：【汪机曰】用棕皮绵纸上铺黄土，浇粪汁淋土上，滤取清汁，入新瓮内，椀覆定，埋土中。一年取出，清若泉水，全无秽气，年久者弥佳，比竹筒渗法更妙。

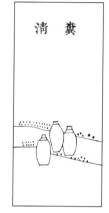

图5 备要·粪清

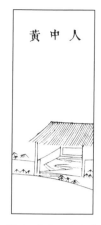

图6 备要·人中黄

【鉴药】

"人屎"见于《名医别录》。李时珍释名曰："屎、粪乃糟粕所化，故字从米，会意也。"《别录》载绝干人屎"主疗时行大热狂走，解诸毒"、"东向圊厕溺坑中青泥""疗喉痹，消痈肿"。在早期用药实践中，逢热狂、喉痹危症用人屎为药，乃"死马当作活马医"之举。后世用本品多见于疫病大热、诸毒热、箭毒、菌毒等危症。然直接用干、鲜人屎者渐次减少，转而用"粪清"类。

《本草纲目》在"人屎"条下出另出"粪清"一名，以区别于直接用"人屎"。所谓"清"，即让人屎汁液经过特殊方式过滤，然后取其澄清的汁液、或渗入了汁液

---

1 别录：已核《别录》，无"人粪"别名。

的其他药物粉末入药。随着过滤方法、是否掺入其他药品的不同,就有黄龙汤、人中黄、地请、还元水等名目。例如最常用的"人中黄",其制取法为:"以竹筒两头留节,中作一窍,内甘草于中,仍以竹木钉闭窍,于大粪缸中浸一月,取出晒干。大治疫毒。"粪清、人中黄因经过特殊过滤,汁清无秽气,故后世多用此救治疫病大热等危症。

1.《太乙仙制本草药性大全》:该书有3图,均为极简单的示意图。其中"粪清"(图1)下部为一大坑,似乎有液体,内有一圆筒,可能是指塞有甘草末的竹筒。坑上似为一大箕筐,内有黑色物,可能示意为粪便。右上角有一近四方形的块状物,不明其意。整个图或为制取人中黄的场景。"人屎"(图2)右为便桶,左为竹箕筐内盛着的蝉花状物,未见人屎有如此形状者,不明何意。"人中黄"(图3)示意非常明确,即大坑里浸着一个个带节的竹筒,示意人中黄的制作情况。

2.《补遗雷公炮制便览》:该书"人屎"(图4)绘一人挑着粪筐,手拿粪扒捡粪。

3.《本草备要》:该书2图,"粪清"(图5)绘3个同样的带盖的瓮,但其背景是野外,不明地线上有规律的黑点是何示意,是否是按李时珍所引"汪机"的黄土过滤法(参上"文录")绘成的图?不便妄测。"人中黄"(图6)更难臆测。图中绘一无门的大屋,屋里地面为不规则的直线条,不明其示意。四周有竹叶样的植物。是否示意要用竹?此图与人中黄何干,尚不明了。

【小结】

"人屎"为《名医别录》记载的早期药物之一,古代曾用此救治危症。后世用竹筒、黄土等法滤取其清汁(所谓"粪清"),用治疫病大热及各种热毒、中毒危症等。"人中黄"即属"粪清"之一。古本草相关图多为收集粪便、制取粪清、人中黄等示意图。

52-8 人尿

【品图】

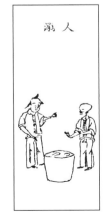

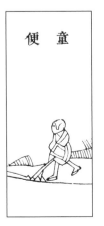

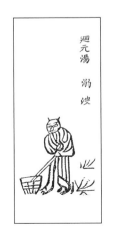

图1 太乙·人溺　　图2 备要·童便　　图3 便方·回元汤

本品3图，取自3书，3图均为原创图。详见下"鉴药"项。

【文录】

《别录》（见《证类》卷15"人溺"） 童男者尤良。

明《**本草纲目**》卷52"人尿"【释名】溲（《素问》）、小便（《素问》）。【时珍曰】尿，从尸从水，会意也。方家谓之轮回酒、还元汤，隐语也。饮入于胃，游溢精气，上输于脾。脾气散精，上归于肺，通调水道，下输膀胱。水道者，阑门也。主分泌水谷，糟粕入于大肠，水汁渗入膀胱。膀胱者，州都之官，津液之府，气化则能出矣。《阴阳应象论》云：清阳为天，浊阴为地。地气上为云，天气下为雨。故清阳出上窍，浊阴出下窍。【发明】【时珍曰】小便性温不寒，饮之入胃，随脾之气上归于肺，下通水道而入膀胱，乃其旧路也。故能治肺病，引火下行。凡人精气，清者为血，浊者为气；浊之清者为津液，清之浊者为小便，小便与血同类也。故其味咸而走血，治诸血病也。

【鉴药】

"人溺"首见于《名医别录》。《本草纲目》改用"人尿"为正名。"溺""尿"音义皆同。时珍释名曰："尿，从尸从水，会意也。"《别录》载其"疗寒热头疼，温气"。古代医方书多载人尿疗疾、养生之功。至今民间仍有人以喝尿为养生法。清洁人尿亦可用于制药。

"人尿"较之"人屎"，其臭秽程度较低。中医认为饮食入胃，经消化之后，水汁渗入膀胱。道家称之为"轮回酒""还元汤"，喻示小便可以重复利用。本草书记载本品功效甚多，所治甚广。元代名医朱丹溪称赞本品"降火最速"。李时珍云："小便性温不寒，饮之入胃，随脾之气上归于肺，下通水道而入膀胱，乃其旧路也。故能治肺病，引火下行。凡人精气，清者为血，浊者为气；浊之清者为津液，清之浊者为小便，小便与血同类也。故其味咸而走血，治诸血病也。"中药"秋石"即是从人尿中提取出来的结晶。

人尿一般以男童之便最佳。许多方剂需要用童便送服或调服，亦多指男童之尿。中药炮制法中，童便也是常用的辅料，用来减低药物毒性和副作用。现代中医已经极少直接用童便入药或作为送服药，但在民间，喝尿养生族还大有人在。本品有3幅插图，统述如下。

《**太乙仙制本草药性大全**》"人溺"（图1）、《**本草备要**》"童便"（图2）、《**本草便方**》"回元汤"（图3，图注"溺溲"），均为好事者所绘，图劣意俗。此3图无一例外都以男童撒尿入桶为主题，示意收集男童之尿。

【小结】

　　"人尿"（"人溺"）是《名医别录》所载除热之药。古代医药书多盛赞其功，且用本品作为送服药或炮制辅料。民间或饮此以作为养生法。古本草相关插图多以男童撒尿入桶为主题。

52–9　溺白垽

【品图】

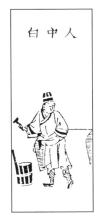
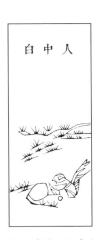
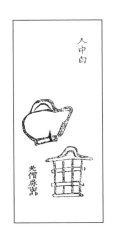

图1　太乙·人中白　　　　图2　备要·人中白　　　　图3　便方·人中白

　　本品3图，取自3书，3图均为原创图。详见下"鉴药"项。

【文录】

　　吴越《日华子本草》（见《证类》卷15"溺白垽"）《日华子》云：人中白，凉……是积尿垽入药。

　　明《本草纲目》卷52"溺白垽"【释名】人中白。【时珍曰】滓淀为垽，此乃人溺澄下白垽也。以风日久干者为良。入药并以瓦煅过用。【发明】【时珍曰】人中白，降相火，消瘀血，盖咸能润下走血故也。今人病口舌诸疮用之有效，降火之验也。

【鉴药】

　　"溺白垽"首出《唐本草》。"垽"音yìn。时珍释名曰："滓淀为垽，此乃人溺澄下白垽也。"《唐本草》载其"疗鼻衄，汤火灼疮"。后世多用于治劳热渴疾，消瘀，敷疮。现代罕用。

"溺白垽"是人尿的自然沉淀物，用时需要经过煅制。"人中白"是常用之名。本品较之人尿使用方便，故古代本品在人部药中属较常用之药。本品有3幅插图，今统而述之。

《**太乙仙制本草药性大全**》"人中白"（图1）、《**本草备要**》"人中白"（图2）、《**本草便方**》"人中白"（图3），除图2拙劣，无法揣度其意外，其余两图皆示意采集人中白法。其中图1绘一人手持小铲，走向尿桶，示意刮取尿桶上沉积的尿垢。图3之上绘一尿壶（或曰"夜壶"），示意壶中有尿垢。下面绘一寺庙式的房子，旁有注文"老僧尿器"。古代人尿入药以童便为佳，以其无淫欲，故尿液纯净。还有一种看法，谓老僧亦无淫欲，故此图之注示意可取老僧之尿垢。

【小结】

"溺白垽"为《唐本草》所载药，又名人中白，乃人尿的白色沉淀。古代多用于治劳热渴疾，消瘀敷疮等。古代相关药图或示意刮取尿桶积垢，或示意用"老僧尿器"中的积垢。

52–10　秋石

【品图】

本品2图，取自2书。2图均为原创图。详见下"鉴药"项。

【文录】

《**苏沈良方**》卷1"秋石方"　凡世之炼秋石者，但得火炼一法而已。此药须兼用阴阳二石，方为至法。今具二法于后。凡火炼秋石，阳中之阴，故得火而凝，入水则释然消散，归于无体。盖质去但有味在，此离中之虚也。水炼秋石，阴中之阳，故得水而凝，遇暴润，千岁不变。味去而质留，此坎中之实。二物皆出于心肾二脏，

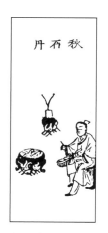
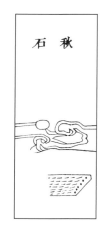

图1　太乙·秋石丹　　图2　备要·秋石

而流于小肠。水火二脏，腾蛇元武正气，外假天地之水火，凝而为体。服之还补太阳、相火二脏，上为养命之本。具方于后。阴炼法：小便三五石，夏月虽腐败亦堪用。分置大盆中，以新水一半以上相和，旋转搅数百匝，放令澄清，撇去清者，留浊脚，又以新水同搅，水多为妙。又澄去清者，直候无臭气，澄下秋石如粉，即止。

暴干，刮下。如腻粉光白，粲然可爱，都无气臭为度。再研，以乳男子乳，和如膏，烈日中暴干。如此九度。须拣好日色乃和，盖假太阳真气也。第九度即丸如梧桐子大，暴干，每服三十丸，温酒吞下。阳炼法：小便不计多少，大约两桶为一担。先以清水挼好皂角浓汁，以布绞去滓。每小便一担桶，入皂角汁一盏，用竹篦急搅，令转百子遭乃止。直候小便澄清，白浊者皆碇底，乃徐徐撇去清者不用，只取浊脚，并作一满桶。又用竹篦子搅百余匝，更候澄清。又撇去清者不用。十数担，不过取得浓脚一二斗。其小便须先以布滤过，勿令有滓。取得浓汁，入净锅中煎干，刮下捣碎，再入锅，以清汤煮化。乃于筥箕内，丁淋下清汁，再入锅熬干。又用汤煮化，再依前法丁淋。如熬干，色未洁白，更准前丁淋，直候色如霜雪即止。乃入固济沙盒内，歇口火煅成汁，倾出。如药未成窝，更煅一两度，候莹白五色即止。细研，入沙盒内固济，顶火四两，养七昼夜。久养火尤善。再研，每服二钱，空心温酒下。

宋《宝庆本草折衷》卷14"秋石"（用男子小便煎炼成。今诸处皆得煎炼之法，其法不一也。）续说云：秋石者，出于人之真元。夫本元斲耗，若又以本元者复以补之，犹窗纸破，补以纸；身衣破，补以衣之义耳……真者味咸，色莹，气觉微恶。薄俗亦以食盐煎制，其体色与秋石无异，但味苦而咸。或患肿渴及嗽，更服盐，反增其极矣！

明《本草蒙筌》卷12"人溺" 秋石丹炼，务在秋时。聚童溺多着缸盛，用秋露须以布取。（清晨露水盛降之时，用布二、三匹铺禾草梢上一宿，实时湿透搅入盆内收之。）石膏水飞细末，桑枝刀削直条。四者办齐，如法炼就。（每溺一缸，投石膏末七钱，桑条搅混二次。过半刻许，其精英渐沉于底，清液自浮于上，俟其澄定，将液倾流。再以别溺满挽如前，投末混搅，倾上留底，俱勿差违。待溺挽完，清液倾尽，方入秋露水一桶于内，亦以桑条搅之。水静即倾，如此数度，滓秽洗涤，污味咸除。制毕，重纸封面，灰渗晒干，成为坚凝，囫囵取出。其英华之轻清者自浮结面上，质白。原石膏末并余滓之重浊者，并沉聚底下，质缁而黯。面者留用，底者刮遗。制度如期，灵性完具。入药拯济，诚养丹田。若复入罐固封，文火煅炼半刻，色虽白甚，性却变温，终不及晒者优也。）谓之秋石，名实相符。然阴阳分炼略殊，由男女所属不一。

明《本草纲目》卷52"秋石" 【释名】秋冰。【时珍曰】《淮南子》丹成，号曰秋石。言其色白质坚也。近人以人中白炼成白质，亦名秋石，言其亦出于精气之余也。再加升打，其精致者，谓之秋冰，此盖仿海水煎盐之义。方士亦以盐入炉火煅成伪者，宜辨之。【发明】【时珍曰】古人惟取人中白、人尿治病，取其散血、滋阴降火、杀虫解毒之功也。王公贵人恶其不洁，方士遂以人中白设法煅炼，治为秋石。叶梦得《水云录》极称阴阳二炼之妙。

【鉴药】

李时珍注"秋石"出《本草蒙筌》。实则《蒙筌》"人溺"条下仅文中有"秋石丹"的内容，并未单立条。"秋石"作为独立药，首出南宋《宝庆本草折衷》。时珍释名曰："曰秋石。言其色白质坚也。"《宝庆》载其"大补暖，悦色，进食，益下元，强骨髓，补精血，开心益志。久年冷劳虚惫，服之壮盛"。古今医方均或有用者。

关于本品的制法，虽号称出于《淮南子》，但《淮南子》并无此物。秋石详细制法，以宋《苏沈良方》所载为详。其中所载阴炼法、阳炼法备受英国科技史家李约瑟的推崇："毫无疑问，在公元十一世纪和十七世纪之间，中国医化学家得到了雄激素和雌激素的制剂，并且在那个时代半经验性的治疗中可能十分有效。这肯定是在现代科学世纪之前任何类型的科学医学中的非凡成就。"[1]

所谓阴炼法，是将多量的小便反复加清水搅拌，取其沉淀。经暴干，研和人乳，再暴干，如此九度乃成。阳炼法是分次在多量人尿中加皂角浓汁，搅拌，集取沉淀物。又反复澄清、凝聚，再屡经熬干（蒸发）、煮化（溶解）、过滤、再熬干等工序，"直候色如霜雪即止"（结晶）。又用"固济砂盒"升华处理，最后研末和枣肉为丸。其中阳炼法据称采用了皂角浓汁（含皂苷Saponin）来沉淀甾体化合物，故受到现代科技史家的关注。

秋石古今皆用。古代多用于补益虚损，但亦有人以此作为兴阳助淫之药。由于本品多伪作，甚或以食盐煎制，故宋·陈衍指出，若"患肿渴及嗽，更服盐，反增其极矣"。

本品有2幅插图：《太乙仙制本草药性大全》"秋石丹"（图1）绘一人在简易炉灶及丹炉前煽火，乃仿炼丹之意。《**本草备要**》"秋石"（图2）则过于抽象，其线条怪异，无法揣测其示意。

【小结】

"秋石"为南宋《宝庆本草折衷》单独立条，为人尿经炼制后的结晶。其现存详细制法以宋《苏沈良方》最早。本品据称是含雄激素和雌激素的制剂。古本草相关药图均未反映出本品真实炼制过程。

1　转引自阮芳赋：《中国激素的发现》，北京：科学出版社，1979：118-134.

52-11　淋石

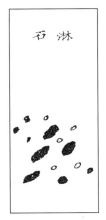
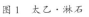
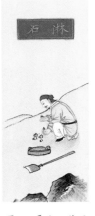

图1　太乙·淋石　　图2　雷公·淋石

【品图】

本品2图，取自2书。2图均为原创图。详见下"鉴药"项。

【文录】

唐《本草拾遗》（见《证类》卷5"淋石"）

陈藏器云：溺中出，正如小石，非他物也，候出时收之，淋为用最佳也。

宋《开宝本草》（同上） 此是患石淋人或于溺中出者，如小石，水磨服之，当得碎石随溺出。

明《本草纲目》卷52"淋石"【集解】【时珍曰】 此是淫欲之人，精气郁结，阴火煎熬，遂成坚质。正如滚水结碱，卤水煎盐，小便炼成秋石，同一义理也。

【鉴药】

李时珍误注"淋石"首见于《嘉祐》。主流本草中，《开宝本草》先予立条。此后《嘉祐本草》在该条下又引《本草拾遗》。故其出典当为《拾遗》。《开宝》云："患石淋人或于溺中出者，如小石"，故名。《拾遗》载其"淋为用最佳也。又主噎病吐食"。古医方书偶见用之。

本品来源，陈藏器云："溺中出，正如小石，非他物也。"《开宝》进一步明确指出"是患石淋人或于溺中出者"，即尿路结石患者排出的细碎结石。结石形成原因众多，时珍谓"淫欲之人，精气郁结，阴火煎熬，遂成坚质。正如滚水结碱，卤水煎盐，小便炼成秋石，同一义理也"，未免武断。

本品有2幅插图：《太乙仙制本草药性大全》"淋石"（图1）绘数块碎石状物，示意为淋石。《补遗雷公炮制便览》彩绘"淋石"（图2）绘一人用铲子在野外寻挖碎石，以为淋石之源。足见此画士对淋石缺乏正确认识。

【小结】

"淋石"首见于《本草拾遗》，为尿路结石患者排出的细碎结石，古代用之治石淋。古本草插图或出碎石块数个，或误以为是野外之碎石，均无法表现本草文字已正确描述的内容。

52-12 乳汁

【品图】

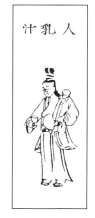 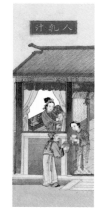 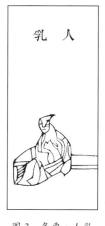 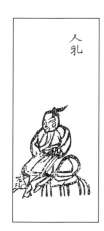

图1　太乙·人乳汁　　　　图2　雷公·人乳汁　　　　图3　备要·人乳　　　　图4　便方·人乳

本品4图，取自4书，其中1幅彩图。4图均为原创图。详见下"鉴药"项。

【文录】

宋《本草衍义》卷16"人乳汁"　治目之功多，何也？人心生血，肝藏血，肝受血则能视。盖水入于经，则其血乃成。又曰：上则为乳汁，下则为月水，故知乳汁则血也。

明《本草纲目》卷52"乳汁"　【释名】奶汁《纲目》。【时珍曰】乳者化之信，故字从孚、化省文也。方家隐其名，谓之仙人酒、生人血、白朱砂，种种名色。盖乳乃阴血所化，生于脾胃，摄于冲任。未受孕则下为月水，既受孕则留而养胎，已产则赤变为白，上为乳汁，此造化玄微，自然之妙也。邪术家乃以童女矫揉取乳，及造反经为乳诸说，巧立名谓，以弄贪愚。此皆妖人所为，王法所诛，君子当斥之可也。凡入药并取首生男儿、无病妇人之乳，白而稠者佳。若色黄赤、清而腥秽如涎者，并不可用。有孕之乳，谓之忌奶，小儿饮之吐泻，成疳魃之病，最为有毒也。

【鉴药】

"人乳汁"首见于《名医别录》。《本草纲目》改"乳汁"为正名。李时珍释名曰："乳者化之信，故字从孚、化省文也。"《别录》载其"主补五藏，令人肥白悦泽"。古医方或用之。人乳是婴儿最佳饮食，为人部药类最常见有益之物。

李时珍对本品的形成有正确论述："盖乳乃阴血所化，生于脾胃，摄于冲任。

未受孕则下为月水，既受孕则留而养胎，已产则赤变为白，上为乳汁，此造化玄微，自然之妙也……凡入药并取首生男儿、无病妇人之乳，白而稠者佳。若色黄赤、清而腥秽如涩者，并不可用。"

但在明代嘉靖、万历年间，社会流行"以人补人"之风。常见易得的人乳，被"方家隐其名，谓之仙人酒、生人血、白朱砂，种种名色"。"邪术家乃以童女矫揉取乳，及造反经为乳诸说，巧立名谓，以弄贪愚。"李时珍斥责此邪术："皆妖人所为，王法所诛，君子当斥之可也。"

本品有4幅插图，其中《太乙仙制本草药性大全》"人乳汁"（图1）、《本草备要》"人乳"（图3）、《本草便方》"人乳"（图4）皆为或粗糙或精细的母亲乳儿之图。《补遗雷公炮制便览》彩绘"人乳汁"（图2）绘一男子持罐讨要人家哺儿之乳的场景。此图立意一般，但描绘极为精致。

【小结】

"人乳汁"为《名医别录》记载的早期药物之一，补益功效甚多。明代邪术家编造"反经为乳"邪说，用法术矫揉童女取乳，李时珍斥之为"妖人所为"。古本草有关乳汁的辅助图，多绘母亲乳儿。《补遗雷公炮制便览》则绘一人讨要人乳以为药的场景。

52–13　妇人月水

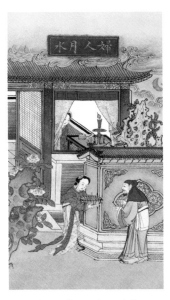

图1　雷公·妇人月水

【品图】

本品仅1图，为彩色原创图。详见下"鉴药"项。

【文录】

明《本草纲目》卷52"妇人月水"【释名】【时珍曰】女子，阴类也，以血为主。其血上应太阴，下应海潮。月有盈亏，潮有朝夕，月事一月一行，与之相符，故谓之月水、月信、月经。经者，常也，有常轨也。天癸者，天一生水也。邪术家谓之红铅，谬名也。女人之经，一月一行，其常也；或先或后，或通或塞，其病也。复有变常而古人并未言及者，不可不知。有行期只吐血衄血，或眼耳出血者，是谓逆行。有三月一行者，是谓居经，俗名按季。有一年一行，是谓避年。有一生不行而受胎者，是谓暗经。有受胎之后，月月行经而产子者，是谓盛胎，俗名垢胎。有受胎数月，血忽大下而胎不陨者，是谓漏胎。此虽以气血有余不足言，而亦异于常矣。女子二七天癸至，七七天癸绝，其常也。/【发明】【时珍曰】……今有方士邪术，鼓弄愚人，以法取童女初行经水服食，谓之先天红铅，巧立名色，多方配合，谓《参同契》之金华，《悟真篇》之首经，皆此物也。愚人信之，吞咽秽滓，以为秘方，往往发出丹疹，殊可叹恶……凡红铅方，今并不录。

【鉴药】

"妇人月水"首出《嘉祐本草》，即月经。时珍释其名曰："月有盈亏，潮有朝夕，月事一月一行，与之相符，故谓之月水、月信、月经。经者，常也，有常轨也。"《纲目》载其"解毒箭并女劳复"。医药家一般不用此为药。

本品在古代被视为污秽之物。道家炼丹、医家制药均须避来月经的妇人。李时珍曰："女人入月，恶液腥秽，故君子远之，为其不洁，能损阳生病也。煎膏治药，出痘持戒，修炼性命者皆避忌之。"故宋以前罕见用月经治病。然巫术家借其污秽，谓可驱赶鬼邪、坏人神气。民间或用于解毒箭、女劳复（因房事引发的疾病），亦极少见用。

明代嘉靖、万历年间兴起的"以人补人"邪风中，"红铅"方最为盛行。"红铅"即时珍所说"以法取童女初行经水服食，谓之先天红铅"。其法须配合其他壮阳药物，蹂躏童女，极为邪恶。李时珍深恶痛绝此邪术所用之药，故《纲目》本条中"凡红铅方，今并不录"。

《补遗雷公炮制便览》：该书彩绘"妇人月水"（图1）绘一老者，于夜间站立在影壁之外，等候侍女端出盛有月水的木盆，大概示意讨要月经为药。此图所绘，不是做"红铅"的原料。"红铅"原料是未婚女子的初次月经。但医药家不会使用月经为药。故此图绘图者实想当然而绘此图。

【小结】

"妇人月水"为《嘉祐本草》新补药，为育龄女性的经血，一般不入药用。明代邪术家以法取童女初次月经配制"红铅"，遭李时珍严厉谴责。《补遗雷公炮制便览》"妇人月水"图绘有人讨要月经为药情景，此既非医家所为，亦非方士"红铅"方所需。

52–14　人血

【品图】

本品仅1图，为彩色原创图。详见下"鉴药"项。

【文录】

明《本草纲目》卷52"人血"【集解】【时珍曰】血犹水也。水谷入于中焦，泌别熏蒸，化其精微，上注于肺。流溢于中，布散于外。中焦受汁，变化而赤，行于隧道，以奉生身，是之谓血，命曰营气。血之与气，异名同类；清者为营，浊者为卫；营行于阴，卫行于阳；气主煦之，血主濡之。血体属水，以火为用，故曰气者血之帅也。气升则升，气降则降；气热则行，气寒则凝；火活则红，火死则黑。邪犯阳经则上逆，邪犯阴经则下流。盖人身之血，

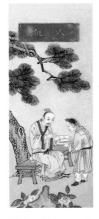

图1　雷公·人血

皆生于脾，摄于心，藏于肝，布于肺，而施化于肾也。仙家炼之，化为白汁，阴尽阳纯也。苌弘死忠，血化为碧。人血入土，年久为磷，皆精灵之极也。/【发明】【时珍曰】肉干麸起，燥病也，不可卒润也。饮人血以润之，人之血可胜刺乎？夫润燥、治狂犬之药亦伙矣，奚俟于此耶？始作方者，不仁甚矣，其无后乎？虐兵、残贼，亦有以酒饮人血者，此乃天戮之民，必有其报，不必责也。诸方用血，惟不悖于理者，收附于下。

【鉴药】

"人血"首见于《本草拾遗》，载其"主羸病人皮肉干枯，身上麸片起。又狂犬咬，寒热欲发者，并刺热血饮之"。古代医方亦见用人血者，多为衄出之血、吐出血块之类。

李时珍在"人血"条解说有关血液生成之理。甚至提到"人血入土，年久为磷，皆精灵之极也"。时珍极力反对旧以人血润燥之方，谓"肉干麸起，燥病也，不可卒润也。饮人血以润之，人之血可胜刺乎？"甚至叱骂"始作方者，不仁甚矣，其无后乎"！故本条方剂所用人血，"惟不悖于理者"（如吐出、衄出之血等）。民间以人血馒头治劳瘵之说，正规本草书从未见载。

《补遗雷公炮制便览》：该书彩绘"人血"（图1）绘一人手持小刀，刺破肘前皮肤，令血流入盘中。小童端盘盛接。此宫廷画士想象之图，非实有献血治病之事。

【小结】

"人血"进入本草始于《本草拾遗》。刺鲜血救治血枯燥偶见早期医药书记载。

李时珍极力反对以人血作为润燥药。《补遗雷公炮制便览》所绘"人血"图乃想象绘图，非实有其事。

52-15　人精

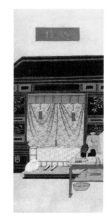

图1　雷公·人精

【品图】

本品仅1图，为彩色原创图。详见下"鉴药"项。

【文录】

明《本草纲目》卷52"人精"【集解】【时珍曰】营气之粹，化而为精，聚于命门。命门者，精血之府也。男子二八而精满一升六合。养而充之，可得三升；损而丧之，不及一升。谓精为峻者，精非血不化也；谓精为宝者，精非气不养也。故血盛则精长，气聚则精盈。邪术家蛊惑愚人，取童女交媾，饮女精液，或以己精和其天癸，吞咽服食。呼为铅汞，以为秘方，放恣贪淫，甘食秽滓，促其天年。吁！愚之甚矣，又将谁尤？

【鉴药】

李时珍注"人精"出《嘉祐本草》。此为《嘉祐》新补药，注云"见陶隐居"。其条文原见于梁·陶弘景《本草经集注》"人屎"条注文之末。宋《嘉祐本草》为之分条。陶弘景云："人精和鹰屎，亦灭瘢。"

以人精入药，可见于马王堆出土的西汉简帛医书，属早期用药之一。以人精灭瘢可能是巫医用药的残迹。

"人精"主要是指男子的精液。但从李时珍所云："邪术家蛊惑愚人，取童女交媾，饮女精液"，则也包括女性阴道分泌液。《千金方》亦有以"女人精汁"涂汤火伤之方。古代无论男女，都以"精气神"为三宝。但在明代"以人补人"邪术盛行之时，也有以人精服用的愚蠢现象。李时珍云："以己精和其天癸，吞咽服食。呼为铅汞，以为秘方，放恣贪淫，甘食秽滓，促其天年。吁！愚之甚矣，又将谁尤？"

《补遗雷公炮制便览》：该书彩绘"人精"（图1）绘一古时大木床，床前帐幔垂闭，床前有男鞋一双，桌上有卸下的冠冕，暗示帐中有男子。其表现"人精"的手法颇为隐晦。写生绘成的明代架床十分精美。

【小结】

"人精"为《嘉祐本草》新方条药，主要指男子精液，有时也包括女人精汁（阴道分泌液）。精为人身之宝，一般不轻泄。明代有以人精与女子月经调和做"铅汞"养生药者，李时珍斥之为"愚之甚矣"。《补遗雷公炮制便览》采用隐晦手法绘制"人精"图。

52–16　口津唾

【品图】

本品仅1图，为原创图。详见下"鉴药"项。

【文录】

明《本草纲目》卷52"口津唾"【释名】【时珍曰】人舌下有四窍：两窍通心气，两窍通肾液。心气流入舌下为神水，肾液流入舌下为灵液。道家谓之金浆玉醴。溢为醴泉，聚为华池，散为津液，降为甘露，所以灌溉脏腑，润泽肢体。故修养家咽津纳气，谓之清水灌灵根。人能终日不唾，则精气常留，颜色不槁；若久唾，则损精气，成肺病，皮肤枯涸。故曰远唾不如近唾，近唾不如不唾。人有病，则心肾不交，肾水不上，故津液干而真气耗也。秦越人《难经》云：肾主五液。入肝为泪，入肺为涕，入脾为涎，入心为汗，自入为唾也。【发明】【时珍曰】唾津，乃人之精气所化。人能每旦漱口擦齿，以津洗目，及常时以舌舐拇指甲，揩目，久久令人光明不昏。又能退翳，凡人有云翳，但每日令人以舌舐数次，久则真气熏及，自然毒散翳退也。

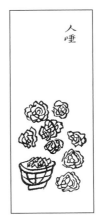

图1　便方·人唾

【鉴药】

"口津唾"原注出《本草纲目》。此因李时珍编著《本草纲目》所用底本为《政和证类本草》，未能得见《大观证类本草》。《大观》卷15"人精"后有"人口中涎及唾"一药，注云"新补见陈藏器"。故此药最早当见唐·陈藏器《本草拾遗》。

"口津唾""人口中涎及唾"均为人口中的唾液。李时珍详细论述了口津在人体的生成、流行状况（参上"文录"）。指出唾液对养生的意义，以及某些治疗作用。口中津为人身产生的可吞咽回收的一种液体。道家素重口中津，称为"金浆玉醴"。修养家的一个养生方法，即"咽津纳气"，使精气常留。

《草木便方》：该书"人唾"（图1）绘一盏，内有泡沫状物。其四周亦多有如花朵般的团状物，疑为夸张示意的唾液。

【小结】

"口津唾"首见于《本草拾遗》，即人口中的唾液。养生家有"咽津"法，不主张轻易外唾。《草木便方》所绘为痰盂所装泡沫状物。

52–17　阴毛

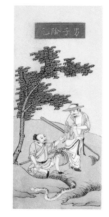

图1　雷公·男子阴毛

【品图】

本品仅1图，为原创图。详见下"鉴药"项。

【文录】

明《本草纲目》卷52"阴毛"【主治】男子阴毛：主蛇咬，以口含二十条咽汁，令毒不入腹。（藏器。）妇人阴毛：主五淋及阴阳易病。（时珍。）

【鉴药】

"男子阴毛"首见于《本草拾遗》。《本草纲目》改作"阴毛"为正名。陈藏器云："主蛇咬，口含二十条，咽其汁，蛇毒不入腹内"。后世未见用者。

阴毛即人生殖器近小腹部的须毛。多用男子阴毛，亦有用妇人阴毛者。早期巫术用此所治疾病多涉及横生逆产、五淋、阴阳易病等与前阴相关的疾病。亦有匪夷所思用治蛇伤等病者，多荒诞不经。此唐·陈藏器拾掇医药发展早期的用药法之一，当属于巫医用药残迹。

《补遗雷公炮制便览》：该书"男子阴毛"（图1）绘一行路人为蛇所伤，急求一农民褪裤拔阴毛相救。此图乃据陈藏器所收阴毛治蛇咬方想象绘成，情趣低俗。

【小结】

"阴毛"为《本草拾遗》载入本草，主要指男人或妇女阴部的毛须。其入药乃早期巫药的残迹。《补遗雷公炮制便览》据陈藏器所述，绘以阴毛救治蛇伤的场景。

52-18　人骨

【品图】

本品仅1图，为原创图。详见下"鉴药"项。

【文录】

明《本草纲目》卷52"人骨"　【释名】【时珍曰】许慎云：骨者，肉之核也。《灵枢经》云：肾主骨。有《骨度篇》，论骨之大小、长短、广狭甚详。/【发明】【时珍曰】古人以掩暴骨为仁德，每获阴报。而方伎之流，心乎利欲，乃收人骨为药饵，仁术固如此乎？且犬不食犬骨，而人食人骨可乎？父之白骨，惟亲生子刺血沥之即渗入。又《酉阳杂俎》云：荆州一人损胫，张七政以药酒，破肉去碎骨一片，涂膏而愈，二年复痛。张曰：所取骨寒也。寻之尚在床下，以汤洗绵裹收之，其痛遂止。气之相应如此，孰谓枯骨无知乎。仁者当悟矣。

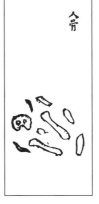

图1　汇言·人骨

【鉴药】

李时珍注"人骨"出《拾遗》。今查《证类》人部药未见此药，"兽部"有《拾遗》"诸朽骨"条，然皆兽骨，非人骨。此属时珍误题。其真正在本草中将此立条者为李时珍《纲目》。人骨在早期巫医用药时尚有用者，古代医药家偶有用此物入药者。

李时珍引"骨病，接骨，臁疮，并取焚弃者"，云出"藏器"，但未能查得陈藏器有此言论。时珍反对使用人骨："方伎之流，心乎利欲，乃收人骨为药饵，仁术固如此乎？且犬不食犬骨，而人食人骨可乎？"时珍甚至列举事例，如滴血入骨以认亲、碎骨知寒等，试图证明"气之相应如此，孰谓枯骨无知乎"。此又未免太过。

《本草汇言》：该书"人骨"（图1）绘一堆死人残骨，实好事之举。

【小结】

"人骨"为《本草纲目》拾掇相关内容设立的条目。用死人骨头治病乃早期巫医用药法残余。《本草汇言》绘若干块人骨以作插图。

52–19 天灵盖

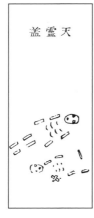 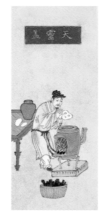

图1 太乙·天灵盖　　图2 雷公·天灵盖

【品图】

本品2图，取自2书，其中1幅彩图。2图均为原创图。详见下"鉴药"项。

【文录】

宋《开宝本草》（见《证类》卷15"天灵盖"）

弥腐烂者入用。有一片如三指阔，此死人顶骨十字解者……方家婉其名尔。

唐《本草拾遗》（同上）　陈藏器云：有一片如三指阔，此骨是天生天赐，盖押一身之骨，未合即未有，只有囟门。

宋《重广补注神农本草并图经》（同上）

别说云：谨按：天灵盖，《神农本经》人部惟发髲一物外，余皆出后世医家，或禁术之流，奇怪之论，殊非仁人之用心。世称孙思邈有大功于世，以杀命治命，尚有阴责，况于是也。近数见医家用以治传尸病，未有一效者。信《本经》不用，未为害也。残忍伤神，又不急于取效，苟有可易，仁者宜尽心焉。苟不以是说为然，决为庸人之所惑乱。设云非此不可，是不得已，则宜以年深尘泥所渍朽者为良，以其绝尸气也。

明《本草纲目》卷52"天灵盖"【释名】脑盖骨（《纲目》）、仙人盖（《纲目》）、头颅骨。【时珍曰】人之头圆如盖，穹窿象天，泥丸之宫，神灵所集。修炼家取坎补离，复其纯干，圣胎圆成，乃开颅囟而出入之，故有天灵盖诸名也。

【鉴药】

李时珍注"天灵盖"出《开宝本草》。后此药条下《证类本草》又引"陈藏器"，故此药实当出《本草拾遗》。《开宝》载其"主传尸，尸疰，鬼气伏连，久瘠劳疟，寒热无时者"。此为巫医用药残留，但流传甚久远，直到明清医药书仍能见到。

"天灵盖"即死人头盖骨的隐名。《开宝》云："此死人顶骨十字解者……方家婉其名尔。"巫医持鬼神病因说，故用其所治疾病多与鬼神有关。南宋·杨士瀛云："盖尸疰者，鬼气也。伏而未起，故令淹缠，得枯骸枕骨治之，魂气飞越，不复附人，于是乎瘥。"可见后世医家中，还有受鬼神病因说影响者。南宋·陈承对"人部"的药，只认为"发髲"是出《本经》的。"余皆出后世医家，或禁术之流，奇怪之论，殊非仁人之用心。"李时珍云："人之头圆如盖，穹窿象天，泥丸之宫，神灵所集。修炼家取坎补离，复其纯干，圣胎圆成，乃开颅囟而出入之，故有天灵盖诸名也。"其中"泥丸之宫，神灵所集"一语，被认为是传统医学脑主神灵说之滥觞。

后世用天灵盖之处，多见劳瘵、骨蒸、疟疾、痘疮、痔疮等方。其中《急救仙方》所载"上清紫庭追痨仙方论法"用此物，须经檀香煎汤洗过，用酥涂炙，再配合咒语使用。可见此法确实是巫医用药的残余。近现代此等用法已渐成历史陈迹。

古本草中有2幅与本品相关的插图，《太乙仙制本草药性大全》"天灵盖"（图1）绘墓里两具头脚互倒的遗骸，以示其颅骨。《补遗雷公炮制便览》"天灵盖"（图2）绘一人在炉灶上摆弄人头骨，大概是示意天灵盖需经过煅烧处理。

【小结】

"天灵盖"为《本草拾遗》所载药，即死人的头盖骨。此为巫医用药残余，对后世影响甚大、延续使用的时间很长，至近现代才逐渐消亡。古本草插图2幅，或绘墓中遗骸的颅骨，或绘炮制颅骨图。

52–20　人胞

【品图】

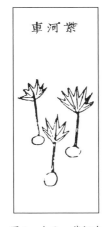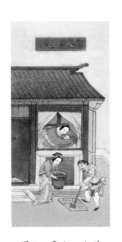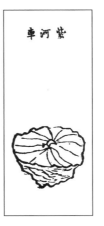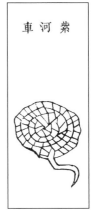

图1　太乙·紫河车　　　图2　雷公·人胞　　　图3　汇言·紫河车　　　图4　备要·紫河车

本品4图，取自4书，其中1幅彩图。4图均为原创图。

【文录】

唐《本草拾遗》（见《证类》卷15"一十种陈藏器馀·人胞"）　此人产后时衣，埋地下七八年，化为水，清澄如真水。

明《本草纲目》卷52"人胞"【释名】胎衣(《纲目》)、紫河车(《纲目》)、混沌衣(《纲目》)、混元母(《蒙筌》)、佛袈裟(《纲目》)、仙人衣。【时珍曰】人胞,包人如衣,故曰胞衣。方家讳之,别立诸名焉。丹书云:天地之先,阴阳之祖,乾坤之囊钥,铅汞之匡廓,胚胎将兆,九九数足,我则乘而载之,故谓之河车。其色有红、有绿、有紫,以紫者为良。/【发明】【时珍曰】人胞虽载于《陈氏本草》,昔人用者尤少。近因丹溪朱氏言其功,遂为时用。而括苍吴球始创大造丸一方,尤为世行。其方药味平补,虽无人胞,亦可服饵,其说详见本方下。按《隋书》云:琉球国妇人产乳,必食子衣。张师正《倦游录》云:八桂獠人产男,以五味煎调胞衣,会亲啖之。此则"诸兽生子,自食其衣"之意,非人类也。崔行功《小儿方》云:凡胎衣宜藏于天德月德吉方。深埋紧筑,令儿长寿。若为猪狗食,令儿颠狂;虫蚁食,令儿疮癣;鸟鹊食,令儿恶死;弃于火中,令儿疮烂。近于社庙污水井灶街巷,皆有所禁。按此亦"铜山西崩,洛钟东应",自然之理也。今复以之蒸煮炮炙,和药捣饵,虽曰以人补人,取其同类,然以人食人,独不犯崔氏之禁乎?其异于琉球獠人者,亦几希矣。

【鉴药】

"人胞"首见于《本草拾遗》。后世多用隐名"紫河车"。时珍释名曰:"人胞,包人如衣,故曰胞衣。方家讳之,别立诸名焉。丹书云:天地之先,阴阳之祖,乾坤之囊钥,铅汞之匡廓,胚胎将兆,九九数足,我则乘而载之,故谓之河车。其色有红、有绿、有紫,以紫者为良。"《拾遗》载其"主血气羸瘦,妇人劳损,面䵟皮黑,腹内诸病渐瘦悴者"。此为古今皆沿用不替之药。

"人胞"即妇女分娩排出的胎盘。汉文化中本无食用胎盘的传统,相反胎盘不得随意抛弃,必须妥善处理。唐·王焘《外台秘要》引崔氏凡藏儿衣法:"依月吉,地向阳高燥之处,入地三尺埋之瓶,上土厚一尺七寸,惟须牢筑,令儿长寿,有智慧。若藏衣不谨,为猪狗所食者,令儿癫狂。虫蚁食者,令儿病恶疮。犬鸟食之,令儿兵死。近社庙傍者,令儿见鬼。近深水洿池,令儿溺死。近故灶傍,令儿惊惕。近井傍者,令儿病聋盲。弃道路街巷者,令儿绝嗣无子。当门户者,令儿声不出,耳聋。着水流下者,令儿青盲。弃于火里者,令儿生疠疮。着林木头者,令儿自绞死。如此之忌,皆须慎之。又安产妇及藏衣天德、月空法……凡藏儿衣,皆依此法,天德、月空处埋之。"故唐以前诸本草不载人胞入药。

然某些胎生动物分娩后,多自食胎盘。某些地区与民族也有类似的习惯。《隋书·流求国》云:"妇人产乳,必食子衣。"张师正《倦游杂录·啖男胎衣》云:"桂州妇人产男者,取其胞衣,净濯细切,五味煎调之,召至亲者合宴,置酒以啖。若不预者,必致忿争。"此外族习俗渐次影响到内地民族。《本草拾遗》记载最早用人胞治妇人劳损,"以五味和之,如馄饨(音甲,饼也)法,与食之"。尽管唐代记载了人胞入药,但在唐宋间人胞的使用仍然不多。至元明之时才开始盛行。

元代朱丹溪在"补天丸"中用了紫河车一具。明代吴球《诸证辨疑》的"阴阳养寿丹"、《活人心统》的"大造丸"也与朱丹溪一样,使用了紫河车一具,要求洗净,布绞干,蒸熟捣烂为糊,与其他药末同捣为丸。吴球在大造丸中,详论紫河车的功效,云"儿孕胞中,脐系于胞,系母腰,受母之阴。父精母血相合生成真元,气之所钟也。名紫河车者,盖天地之先,阴阳之祖,胎将兆九数足,此则乘之者也,故名。其历念篇名曰:混皮释氏,谓之佛袈裟,制服之能,却病延寿。但不可常得之物,且有所嫌忌,古人不用耳。愚每制此方惠之人人,其效应可数。"此后大造丸盛行,紫河车遂成为补益良药。今将古本草中与本条相关的原创图统述于下。

《太乙仙制本草药性大全》"紫河车"(图1)绘3个如同植物般的图形,下为一小圆球,上有一茎,连着一掌状裂片,不明何意。《补遗雷公炮制便览》"人胞"(图2)绘一妇人新娩,另一妇人端着马桶,等待着一男子挖坑。此图示意掩埋胎盘旧俗,非本草设"人胞"条的本意。《本草汇言》"紫河车"(图3)绘一干燥胎盘的形状。《本草备要》"紫河车"(图4)绘一带着脐带的胎盘形状,颇为抽象。

【小结】

"人胞"为《本草拾遗》收入本草。本品即妇女分娩排出的胎盘,多称为紫河车。本品至元明之时始作为补益药大行于世。今存4幅古本草相关图,或直接描绘干燥胎盘的实物形象示意图,或绘择方位埋胎盘图。

52–21　胞衣水

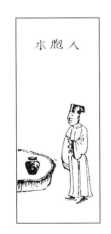

图1　太乙·人胞水

【品图】

本品仅1图,为原创图。详见下"鉴药"项。

【文录】

唐《本草拾遗》(见《证类》卷15"一十种陈藏器馀·人胞")

陈藏器云:妇人胞衣变成水……此人产后时衣埋地下,七八年化为水,清澄如真水。南方人以甘草、升麻和诸药物盛埋之,三五年后拨去,取为药。

【鉴药】

李时珍注"胞衣水"出《本草拾遗》,实则为《拾遗》"人胞"

条提及"人胞衣变成水"的方法与用法。李时珍以"胞衣水"为名将其单独立条。此即将胎盘埋于地下七八年化成的水,或与甘草等药埋入地下形成。据载可主天行热病。

按胞衣化水所治疾病,与人中黄相似。此法出现之时,胎盘(紫河车)尚未作为补益药行世。故此法只是唐代出现过,后世并无仿效者。

《太乙仙制本草药性大全》:该书"人胞水"(图1)绘一人立于一大坑旁,其前有一小坛。据其图名,或示意坛中有人胞,欲埋于地下化水。

【小结】

"人胞水"乃《本草纲目》自《本草拾遗》分条药。本品即将胎盘用容器封盛埋于地下化成的水。古本草有此示意图,后世未见效仿使用。

52–22　人胆

【品图】

本品仅1图,为原创图。详见下"鉴药"项。

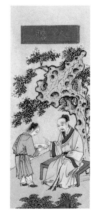

图1　雷公·人胆

【文录】

明《本草纲目》卷52"人胆"【发明】【时珍曰】北虏战场中,多取人胆汁傅金疮,云极效。但不可再用他药,必伤烂也。若先敷他药,即不可用此。此乃杀场救急之法,收胆干之亦可用,无害于理也。有等残忍武夫,杀人即取其胆和酒饮之,云令人勇。是虽军中谬术,君子不为也。

【鉴药】

"人胆"首见于《本草拾遗》。原载本品"主鬼气,尸疰,伏连"。后世未见用者。

本品所治疾病皆鬼神病因盛行时的病名,可知此乃巫医用药残迹。至明代,李时珍介绍战争中曾有人取胆汁敷金疮,收胆干之亦可用。军中或传人胆和酒服能令人勇,时珍斥之为"谬术,君子不为也"。

《补遗雷公炮制便览》:该书"人胆"(图1)绘一童子托一盘,盘中有血色人胆,不似干燥后的胆。有老者在用手指点。画士炫技,连活人之胆亦绘成插图,识陋可知。

【小结】

"人胆"为《本草拾遗》收入本草,此即活人的胆汁,曾为巫家用于治鬼病。明代军中亦有用胆的传闻与谬术。古本草有关于显示离体"人胆"的辅助图。

主要引用书目

一、插图古本草及相关书籍
（按本书凡例后"插图本草书排列及简称对照表"为序）

图经（大）：①［宋］唐慎微纂、艾晟校：《经史证类备急本草》，宋嘉定四年（1211）刘甲潼州刻本，有配补。②［宋］唐慎微纂、艾晟校：《经史证类大观本草》，朝鲜覆刻元大德六年（1302）宗文书院刻本。③［宋］唐慎微纂、艾晟校：《经史证类大观本草》，明初翻刻元大德六年（1302）宗文书院刻本。

图经（政）：［宋］唐慎微纂、曹孝忠校，［元］张存惠补勘：《重修政和经史证类备用本草》，北京：人民卫生出版社影印金泰和甲子下己酉（1249）张存惠晦明轩本，1957.

图经（绍）：［宋］王继先校定：《绍兴校定经史证类备急本草》，日本神谷克桢抄本。

履巉岩：［宋］王介撰绘：《履巉岩本草》，明初彩绘抄本。

歌括：［元］胡仕可撰：《本草歌括》，明成化元年（1465）熊氏种德堂刻本。

饮膳：［元］忽思慧撰：《饮膳正要》，涵芬楼1934年影印日本静嘉堂文库所藏明景泰间刊本。

救荒：［元］朱橚撰：《救荒本草》，明嘉靖四年（1525）山西太原刻本。

滇南图：题［明］兰茂撰，［清］范洪等抄补：《滇南本草图说》清乾隆三十八年（1773）朱景阳递抄本。

滇南：题［明］兰茂撰、高暄校补：《滇南本草》，清光绪十三年（1887）昆明务本堂刻本

品汇：①［明］刘文泰撰：《本草品汇精要》，日本杏雨书屋2011年影印弘治十八年（1505）原本。②［明］刘文泰撰：《本草品汇精要》，清安乐堂重抄绘本（约18世纪初）。本书所用彩色药图取自安乐堂本。

野菜谱：［明］王磐著：《野菜谱》，万历十四年（1586）跋刊本。

蒙筌：［明］陈嘉谟撰：《本草蒙筌》，明崇祯元年（1628）万卷楼增补绘图刻本。

食物：①［明］卢和、汪颖撰，［明］宫廷画士绘：《食物本草》，明抄绘4卷全本（约明嘉靖后期）

（该本有多种影印本，本书主要使用北京：作家出版社，2012年影印明抄绘本）。②《绣像食物本草》，大阪：日本武田科学振兴财团，2003年影印3卷本（残脱卷一）。

太乙：［明］王文洁撰：《太乙仙制本草药性大全》，明万历间书林积善堂刻本。

茹草：［明］周履靖撰：《茹草编》，明金陵荆山书院刻本。

雷公：［明］佚名宫廷画师绘：《补遗雷公炮制便览》，明万历辛卯（1591）手绘本。

纲目（金):［明］李时珍撰，李建元、李建木图：《本草纲目》"附图"，明万历二十一年（1593）金陵胡承龙刻本。

纲目（钱):［明］李时珍撰，［明］陆喆图：《本草纲目》"附图"，明崇祯十三年（1640）钱蔚起刻绘本。

纲目（张):［明］李时珍撰，［清］许功甫图：《本草纲目》"附图"，清光绪十一年（1885）张绍棠味古斋刻绘本。

三才：［明］王圻、王思义编：《三才图会》，明万历三十七年（1609）刻本。

原始：①［明］李中立撰绘：《本草原始》，明万历四十年（1612）序刻本。②［明］李中立撰绘：《本草原始》，明崇祯十一年（1638）葛鼎校订本（有万历本所无6图）。

金石：①［明］文俶绘：《金石昆虫草木状》，台湾故宫博物院藏明末彩绘本（黑白缩微胶片，此为本书图片来源）。②［明］文俶绘：《金石昆虫草木状》，台北：世界书局（彩色影印本），2013.

汇言：［明］倪朱谟撰：《本草汇言》，清康熙间刻本。

博录：［明］鲍山编：《野菜博录》，南京：江苏国学图书馆陶风楼1953年影印。

图谱：［明］周淑祜、周淑禧合绘：《本草图谱》，国家图书馆、中医科学院图书馆藏明末清初彩绘本。

野谱补：［明］姚可成：《救荒野谱补遗》，崇祯十一年（1638）吴门书林刻《食物本草》卷首。

本草汇：［清］郭章宜撰：《本草汇》，清康熙五年（1666）吴门郭氏梅花屿刻本书业堂藏。

类纂：［清］何镇纂：《本草纲目类纂必读》，清康熙十一年（1672）毓麟堂刻本。

备要：［清］汪昂撰：《本草备要》，清道光（1821—1850）间绘图刻本。

会纂：［清］沈李龙纂：《食物本草会纂》，清道光元年（1821）萧山裕文堂藏板。

求真：［清］黄宫绣撰：《本草求真》，清乾隆（1736—1795）间刻本。

质问：［琉球］吴继志：《质问本草》，日本天保八年（1837）精刻本。

草木典：①［清］蒋廷锡等编纂：《古今图书集成·草木典》，清雍正四年（1726）铜活字本。②［清］蒋廷锡等编纂：《古今图书集成·草木典》，上海文艺出版社1998年据中华书局1934年影印本缩印。

禽虫典：①［清］蒋廷锡等编纂：《古今图书集成·禽虫典》，清雍正四年（1726）铜活字本。②［清］蒋廷锡等编纂：《古今图书集成·禽虫典》，上海：上海文艺出版社1998年据中华书局1934年影印本缩印。

精绘：〔清〕佚名画师转绘：《精绘本草图》，日本杏雨书屋藏嘉庆（1796—1820）以后节绘本。

草药：〔清〕莫树蕃纂：《草药图经》，清道光十四年（1834）刊本。

图考：〔清〕吴其濬撰：《植物名实图考》，清道光二十八年（1848）蒙自陆应谷刻本。

便方：〔清〕刘善述、刘士季撰：《草木便方》，清光绪六年（1880）岳池学文堂刻本。

图说：〔清〕高承炳撰绘：《本草简明图说》，清光绪十八年（1892）上海古香阁石印本。

二、本书各论"文录"项常引本草书

（按成书年代为序。有插图者见第一项。整理本见第三项）

《本经》：〔宋〕唐慎微纂、曹孝忠校，〔元〕张存惠补勘：《重修政和经史证类备用本草》，北京：人民卫生出版社影印金泰和甲子下己酉（1249）张存惠晦明轩本，1957（以下凡简称《证类》《证类本草》者均见此书）。见该书"序例"及各药条之白大字（阴文）。

《别录》：见《证类本草》（版本同上）各药条具有以下特征之黑大字（阳文）：与白大字相杂，或黑大字后径附小字（畏恶反忌等内容）、"陶隐居"云，或在《证类》"有名未用"部之黑大字。另外《证类》卷三以后各卷分目录中，凡黑大字药名前后无任何出处文字者，该药即属《别录》药。

三国《吴普本草》：见《证类本草》（版本同上）、《太平御览》等书所存《吴氏本草》《吴普本草》、"吴氏"等佚文。

梁《本草经集注》：原著有出土残卷多种，详见马继兴：《中国出土古医书考释与研究》，上海：上海世纪出版股份有限公司、上海科学技术出版社，2015.

题·刘宋《雷公炮炙论》：见《证类本草》墨盖子（￢）下所引"雷公云"文字，及《序例》所引《雷公炮炙论序》。

唐《唐本草》：①〔唐〕苏敬等：《新修本草》（残卷五种），见马继兴《中国出土古医书考释与研究》（中卷），上海：上海世纪出版股份有限公司、上海科学技术出版社，2015。②《千金翼方》卷二至卷四为《本草》，此为该书全部药条正文，但无注说。③《证类本草》中，该书新增药条为黑大字，末注"《唐本》先附"。其余药条下冠以"《唐本》注"之文字为该书注说。④〔唐〕苏敬等撰：《新修本草》，上海：上海古籍出版社影印本，1985.

唐《药性论》：《证类本草》转引《嘉祐本草》所载《药性论》佚文（冠以"《药性论》云"）。

唐《本草拾遗》：见《证类本草》转引《开宝本草》《嘉祐本草》《本草图经》等所录佚文，以及唐慎微墨盖子（￢）下所辑佚文。多标记为陈藏器《本草拾遗·序例》、陈藏器《拾遗序》《陈藏器本草》、陈藏器馀、陈藏器拾遗、陈藏器等。

唐《四声本草》：见《证类本草》转载《嘉祐本草》所引"萧炳云"。

唐末《海药本草》：见《证类本草》转引若干卷次后之《海药馀》、墨盖子（￢）下"《海药》云"。

唐末《南海药谱》：见《证类本草》转载《嘉祐本草》所引《南海药谱》云"。

南唐《食性本草》：见《证类本草》转载《嘉祐本草》所引"陈士良云"。

后蜀《蜀本草》：见《证类本草》转载《嘉祐本草》所引《蜀本》《蜀本注》。另或考《开宝本草》所引"别本注"，《证类本草》所引《唐本馀》《唐本》，亦属《蜀本草》内容。

吴越《日华子本草》：见《证类本草》转载《嘉祐本草》所引"《日华子》云"。部分《嘉祐本草》新补药亦或注明出《日华子》。

宋《开宝本草》：《证类本草》中，该书新增药条为黑大字，末注"今附"。其余药条下冠以"今注""今按""今详""又按"之文字为该书注说。另存序言。

宋《嘉祐本草》：《证类本草》中，该书新增药条为黑大字，末注"新补"。其余药条下增补资料则冠以"臣禹锡等谨按"。另存《嘉祐补注总叙》《补注所引书传》等内容。

宋《本草图经》：《证类本草》中存《本草图经序》《图经本草奏敕》、诸药图。另"《图经》曰"以下文字，以及书末《本经外草类》《本经外木蔓类》100味药均属此书。附图的不同书系，参见第一项"图经"条。

宋《本草衍义》：〔宋〕寇宗奭：《本草衍义》，元覆刊宋宣和元年（1119）本。

宋《重广补注神农本草并图经》：《证类本草》墨盖子（一）下存陈承于44味药物之末所添按语，冠以"别说云"。时珍称该书为《本草别说》。

三、本书相关研究文献（按书名首字拼音为序）

《宝庆本草折衷》，〔宋〕陈衍撰，郑金生校点，见《南宋珍稀本草三种》，北京：人民卫生出版社，2007.

《本草纲目彩色图鉴》，刘永新、林余霖主编，北京：军事医学科学出版社，2006.

《本草纲目彩色图谱》，沈连生主编，北京：华夏出版社，1998.

《本草纲目的矿物史料》，王嘉荫，北京：科学出版社，1957.

《本草纲目全本图典》，〔明〕李时珍原著，陈士林主编，北京：人民卫生出版社，2018.

《本草纲目拾遗》，〔清〕赵学敏，上海：商务印书馆，1955.

《本草纲目图考》，王家葵、蒋淼、胡颖翀，北京：科学出版社，2018.

《本草纲目药物彩色图鉴》，谢宗万，北京：人民卫生出版社，2000.

《本草纲目引文溯源》，郑金生、张志斌主编，北京：科学出版社，2019.

《本草纲目影校对照》，张志斌、郑金生校点，北京：科学出版社，2018.

《本草经考注》，〔日〕森立之著，孙屏等校点，北京：学苑出版社，2002.

《本草学》，陈重明、黄胜白等，南京：东南大学出版社，2005.

《补遗雷公炮制便览》，〔明〕佚名宫廷画师编绘，郑金生考校，上海：上海辞书出版社，2012.

Chinese Medicinal Plants from the Pen Ts'ao Kang Mu, 3rd edition. Bernard E. Read, Peking Natural History Bulletin 1936, repr. Taipei 1977.

《草木便方》，［清］刘善述原著，赵素云、李文虎、孙西整理，重庆：重庆出版社，1988.

《常见中药材品种整理和质量研究》（南方协作组）徐国钧、徐珞珊，福州：福建科学技术出版社，1997-2001.

《常用中药材品种整理和质量研究》（北方编），蔡少青、李军，北京：北京医科大学出版社，2001.

《法定药用植物志》（华东篇），赵维良主编，北京：科学出版社，2018.

《故训汇纂》，宗福邦、陈世、萧海波主编，北京：商务印书馆，2003.

《桂海虞衡志》，［宋］范成大撰，《丛书集成新编》第91册影《古今逸史》本，台北：新文丰出版公司，1986.

《回回药方考释》，宋岘考释，北京：中华书局，2000.

《嘉祐本草辑复本》，［宋］掌禹锡等撰，尚志钧辑复，北京：中医古籍出版社，2009.

《结晶学与矿物学基础》，赵建刚、王娟鹃、孙舒东，武汉：中国地质大学出版社，2009.

《救荒本草校释与研究》，［明］朱橚著，王家葵、张瑞贤、李敏校注，北京：中医古籍出版社，2007.

《救荒本草校注》，［明］朱橚著，倪根金校注、张翠君参注，北京：中国农业出版社，2008.

《救荒本草译注》，［明］朱橚著，王锦秀、汤彦承译注，上海：上海古籍出版社，2015.

《橘录》，［宋］韩彦直，见《丛书集成初编》据《百川学海》本排印，上海：商务印书馆，1936.

《开宝本草》（辑复本），［宋］卢多逊、李昉等撰，尚志钧辑校，合肥：安徽科学技术出版社，1998.

《矿物药浅说》，李焕，济南：山东科学技术出版社，1981.

《李时珍研究论文集》，中国药学会药学史分会，武汉：湖北科学技术出版社，1985.

《历代本草药用动物名实图考》，高士贤，北京：人民卫生出版社，2013.

《历代中药文献精华》，尚志钧、林乾良、郑金生，北京：科学技术文献出版社，1989.

《岭表录异》［唐］刘恂，见《丛书集成初编》3123，上海：商务印书馆，1936.

《岭南杂记》，［清］吴震方撰，《丛书集成初编》第3129册，上海：商务印书馆，1936.

《履巉岩本草》，［宋］王介撰绘，郑金生校注，见《南宋珍稀本草三种》，北京：人民卫生出版社，2007.

《梦溪补笔谈·补笔谈》，［宋］沈括，《丛书集成初编》据《学津讨原》本排印，1937.

《闽中海错疏》，［明］屠本畯，见《丛书集成初编》本，上海：商务印书馆，1939.

《名医别录》，［梁］陶弘景集，尚志钧辑校，北京：人民卫生出版社，1986.

《南方草木状考补》，中国科学院昆明植物研究所编，昆明：云南民族出版社，1991:89-91.

《农书·农史论集》，胡道静著，北京：农业出版社，1985.

《然犀志》，[清]李调元，见《丛书集成初编》本，上海：商务印书馆，1939.

《绍兴校定经史证类备急本草》，[宋]王继先校定，郑金生辑校，见《南宋珍稀本草三种》，北京：人民卫生出版社，2007.

《神农本草经辑注》，马继兴主编，北京：人民卫生出版社，1995.

《神农本草经校点》，尚志钧著，芜湖：皖南医学院科研处印，1981.

《神农本草经图考》，王德群，北京：北京科学技术出版社，2017.

《诗经词典》，向熹，成都：四川人民出版社，1985.

《石雅》，章鸿钊，见《民国丛书》第二编（88），上海：上海书店，1990.

《苏图研究》，孙启明，见：张志斌，郑金生主编：《本草纲目研究札记》，北京：科学出版社，2019.

《太平御览》[宋]李昉等撰，北京：中华书局影印，1960.

《太嶽太和山志》，[明]任自垣撰，明宣德六年（1431）刻本。

《唐·新修本草》（辑复本），[唐]苏敬等撰，尚志钧辑校，合肥：安徽科学技术出版社，1981.

《新校注本本草纲目》，[明]李时珍编纂，刘衡如、刘山永校注，北京：华夏出版社，2013.

《新注校定国译本草纲目》，[日]木村康一新注校定，铃木真海译，东京：春阳堂书店，1974.

《药林外史》，郑金生撰，桂林：广西师范大学出版社，2007.

《药性论》，[唐]甄权著，尚志钧辑校，芜湖：皖南医学院科研科油印，1983.

《医说》，[宋]张杲撰，上海：上海科学技术出版社，1984.

《医心方》，[日]丹波康赖，北京：人民卫生出版社影印本，1955.

《译注质问本草》，[琉球]吴继志著，原田禹雄译注，高津孝解说，琉球国冲绳：榕树书林，2002.

《益部方物略记》，[宋]宋祁，《丛书集成初编》影《秘册汇函》本，上海：商务印书馆，1936.

《酉阳杂俎》，[唐]段成式，见《丛书集成初编》，上海：商务印书馆，1937.

《元刊梦溪笔谈》，[宋]沈括，北京：文物出版社，1975.

《正仓院药物》，[日]朝比奈泰彦，日本：植物文献刊行会，1955.

《植物名实图考校释》，[清]吴其濬原著，张瑞贤、王家葵、张卫校注，北京：中医古籍出版社，2008.

《中国出土古医书考释与研究》，马继兴，上海：上海科学技术出版社，2015.

《中国激素的发现》，阮芳赋，北京：科学出版社，1979.

《中国矿物药》，李大经、李鸿超、严寿鹤等，北京：地质出版社，1988.

《中国鸟类图鉴》，曲利明主编，福州：海峡书局，2013.

《中国兽类图鉴》，刘少英、吴毅主编，福州：海峡书局，2019.

《中国药用植物》，叶华谷等主编：北京：化学工业出版社，2019.

《中国栽培植物源流考》，罗桂环，广州：广东人民出版社，2018.

《中国造纸史》，潘吉星著，上海：上海人民出版社，2009.

《中国植物志》，中国科学院《中国植物志》编辑委员会，北京：科学出版社，1959-2004.

《中华本草》，国家中医药管理局《中华本草》编委会，上海：上海科学技术出版社，1999.

《中华大典·医药卫生典·药学分典》，郑金生主编，成都：巴蜀书社，2013.

《中华大典·医药卫生典·药学分典·药物图录总部（彩绘图卷）》，郑金生主编，成都：巴蜀书社，2007.

《中华大典·医药卫生典·药学分典·药物图录总部（墨线图卷）》，郑金生主编，成都：巴蜀书社，2007.

《中华化学史话》，曹元宇，南京：江苏科学技术出版社，1979.

《中华名物考》（外一种），[日]青木正儿著，范建民译，北京：中华书局，2005.

《中药材品种论述》上册，谢宗万，上海：上海科学技术出版社，1980.

《中药材品种论述》中册，谢宗万，上海：上海科学技术出版社，1994.

《中药大辞典》，江苏新医学院，上海：上海科学技术出版社，197.

《中药简史》，朱晟、何端生撰，桂林：广西师范大学出版社，2007.

《遵生八牋校注》，[明]高濂著，赵立勋等校注，北京：人民卫生出版社，1994.

致谢

王家葵、王锦秀、林余霖、罗桂环、[日]真柳诚、[德]文树德（Paul U. Unschuld）、[德]文淑德（Ulrike Unschuld）、李长青、陈明、方晓阳、郝近大、赵中振、曹晖、张水利、廖育群、曾熊生、王育林、郭秀梅、于大猛、王蒙、程华胜、[日]久保辉幸、徐增莱、陈家春、孙华美、熊正辉、梁永宣、杨春晖、王立、李逢林等。

本书编撰过程曾得到上列诸位中外学者与友人的教益与帮助，特此致谢！

药物正名索引

六　画

本
草
纲
目
药
物
古
今
图
鉴

四

虫
鳞
介
禽
兽
人
部

药物正名索引

十三画

本草纲目药物古今图鉴 四 虫鳞介禽兽人部

拉丁学名索引

本草纲目药物古今图鉴 四 虫鳞介禽兽人部

F

Fagopyrum dibotrys（D. Don）Hara（金荞麦）2350

Fagopyrum esculentum Moench（荞麦） 2771

Fagopyrum tataricum（L.）Gaertn.（苦荞麦） 2773

Felis bieti Milne-Edwardsmanul（荒漠猫） 5218

Felis ocreata domestica Brisson（家猫） 5214

Ferula assafoetida L.（阿魏） 3819

Ferula fukanensis K. M. Shen（阜康阿魏） 3819

Ferula sinkiangensis K. M. Shen（新疆阿魏） 3819

Ferula teterrima Kar. et Kir.（臭阿魏） 3819

Ficus carica L.（无花果） 3534

Ficus erecta Thunb. var. *beecheyana*（Hook. et Arn.）King（天仙果） 3537

Ficus pumila Linn.（薜荔） 2372, 2375

Firmiana simplex（Linnaeus）W. Wight（梧桐）3882

Fissidens cristatus Mitt.（卷叶凤尾藓） 2642

Fistularia petimba Lacepede（鳞烟管鱼） 4705

Fistularia villosa Klunzinger（毛烟管鱼） 4705

Foeniculum vulgare Mill.（茴香） 3021

Forficual auricularia（地蜈蚣） 4505

Formica fusca Linnaeus（丝光褐林蚁） 4414

Forsythia suspense（Thunb.）Vahl（连翘） 1721

Fortunella margarita（Lour.）Swingle（金橘）3415

Francolinus pintadeanus (Scopoli)（鹧鸪） 4954

Fraxinus bungeana DC.（小叶梣） 3914

Fraxinus chinenses Roxb.（白蜡树） 3914

Fritillaria cirrhosa D.Don（川贝母） 881

G

Gallus gallus domesticus Brisson（家鸡） 4935

Ganoderma applanatum（Pers. ex. Gray）Pat.（树舌） 3253

Ganoderma lucidum（Leyss. ex Fr.）Karst.（灵芝、赤芝） 3243

Ganoderma sinense Zhao,Xu et Zhang（紫芝） 3243

Garcinia mangostana L.（莽吉柿） 3544

Garcinia morella Desv.（M.J.）（藤黄） 2424

Gardenia jasminoides Ellis（栀子） 4058

Gardenia jasminoides Ellis var. *grandiflora* Z. W, Zie et Okda（长果栀） 4058

Gastrodia elata Bl.（天麻） 665

Gazella subgutturosa Guldenstaedt（鹅喉羚羊） 5090

Geastrum hygrometricum Pers.（硬皮地星） 2666

Gecko japonicus (Dumeril et Bibron)（多疣壁虎） 4553

Gecko subpalmatus Güenther（蹼趾壁虎） 4553

Gecko swinhonis Güenther（无蹼壁虎） 4550, 4553

Gekko gecko Linnaeus（蛤蚧、大壁虎） 4558

Gelidium amansii（Lamx.）Lamx.（石花菜） 3231

Gelsemium elegans（Gardn. & Champ.）Benth.（钩吻） 2068

Gentiana ma-crophylla Pall.（秦艽） 798

Gentiana manshurica Kitag.（条叶龙胆） 915

Gentiana regescens Franch.（滇龙胆草） 915

Gentiana scabra Bunge（龙胆） 915

Ginkgo biloba L.（银杏） 3435

Glaucidium cuculoides（Vigors）（斑头鸺鹠） 5065, 5068

Glechoma longituba（Nakai）Kupr（活血丹） 1238

Gleditsia sinensis Lam.（皂荚） 3926

Gloeosstereum incarnatum S.Ito. et Imai（粘韧革菌） 3249

Gloiopeltis furcata（Post. et Rupr.）J. Ag.（海萝） 3235

Gloiopeltis tenax（Turn.）J. Ag.（鹿角海萝） 3235

Glycine max（L.）Merr.（大豆） 2846, 2848, 2850, 2890, 2891

Glycine soja Sieb. et Zucc.（唠豆、野大豆） 2866, 3140

Glycyrrhiza uralensis FisCh.（甘草） 573

Glycyrrhiza glabra L.（光果甘草） 573

Glycyrrhiza inflata Batal.（胀果甘草） 573

Gnaphalium affine D. Don（鼠曲草） 1629

Gnetum montanum Markgr.（买麻藤） 2393

Gossypium arboreum L.（树棉） 4196

Gossypium herbaceum L.（草棉） 4196

Gracilaria asiatica C. F. Chang et B. M Xia（江蓠） 3236

Gracula religiosa Linnaeus（南亚鹩哥） 5043

Grevia biloba G. Don.（扁担杆） 3908

Grewia biloba G. Don var. *parviflora*（Bunge）Hand.- Mazz.（小花扁担杆） 3908

Grus grus (Linnaeus)（灰鹤） 4868

Grus japonensis (P. L. Müller)（丹顶鹤） 4862

Grus vipio Pallas（白枕鹤） 4867, 4868

Gryllodes chinenesis (Weber).。（油葫芦） 4462

Gryllodes sigilltus (Walker)（细纹油葫芦） 4462

Gryllotalpa africana Palisot et Beauvois（非洲蝼蛄） 4443

Gryllotalpa unispina Saussure（华北蝼蛄） 4443

Gueldenstaedtia verna（Georgi）Boriss. subsp. *multiflora*（Bunge）Tsui（米口袋） 1356

Gymnocladus chinensis Baill.（肥皂荚） 3928

Gynura pseudochina（L.）DC.（狗头七） 1817

Gyrinus curtus Motsch.（豉虫） 4525

H

Halcyon smyrnensis W.（白胸翡翠） 4868

Halcyon smyrnensis（Linnaeus）（白胸翡翠） 4927, 4967

Haliaeetus albicilla Linnaeus（白尾海雕） 5057

Haliotis diversicolor Reeve（杂色鲍） 4805

M

Z

Zacco platybus Schlegel（宽鳍鱲） 4649

Zanthoxylum bungeanum Maxim.（花椒）3558, 3563

Zanthoxylum nitidum（Roxb.）DC.（两面针、入地金牛） 2434, 2689, 3570

Zanthoxylum simulans Hance（野花椒） 3566

Zaocys dhumnades (Cantor)（乌梢蛇） 4561, 4575

Zea mays L.（玉蜀黍） 2798, 2833

Zelkova schneideriana Hand.-Mazz.（大叶榉） 3951

Zingiber officinale Rosc.（姜） 2982

Zingiber mioga（Thunb.）Rosc.（蘘荷） 1510

Zingiber striolatum Diels（阳荷） 1510

Zizania latifolia（Griseb.）Stapf（菰） 2486, 2823

Ziziphus jujuba Mill. var. *jujube*（枣） 3319

Zizyphus jujuba Mill. var. *spinosa*（Bunge）Hu ex H.F.Chow（酸枣） 4064, 4068

Zostera marina Linn.（大叶藻） 2515, 2521

拉丁学名索引

5375

科学出版社中医药出版分社

联系电话:010—64019031　　010—64037449
E-mail:med-prof@mail.sciencep.com

(R—0025.01)

ISBN 978-7-5088-5561-5

9 787508 855615 >

定　价:680.00 元